BIOQUÍMICA BÁSICA

Base molecular de los procesos fisiológicos

BIOQUÍMICA BÁSICA
Base molecular de los procesos fisiológicos

Emilio Herrera
María del Pilar Ramos
Pilar Roca
Marta Viana

ELSEVIER

Ámsterdam Barcelona Beijing Boston Filadelfia Londres Madrid
México Milán Múnich Orlando París Roma Sídney Tokio Toronto

ELSEVIER

Travessera de Gràcia, 17-21 - 08021 Barcelona, España

ISBN edición impresa: 978-84-8086-898-3
ISBN edición electrónica: 978-84-9022-388-8

Depósito legal edición impresa: B. 5.352-2014
Depósito legal edición electrónica: B. 5.353-2014
Servicios editoriales: Fotoletra, S.A.

Advertencia

La medicina es un área en constante evolución. Aunque deben seguirse unas precauciones de seguridad estándar, a medida que aumenten nuestros conocimientos gracias a la investigación básica y clínica habrá que introducir cambios en los tratamientos y en los fármacos. En consecuencia, se recomienda a los lectores que analicen los últimos datos aportados por los fabricantes sobre cada fármaco para comprobar la dosis recomendada, la vía y duración de la administración y las contraindicaciones. Es responsabilidad ineludible del médico determinar las dosis y el tratamiento más indicado para cada paciente, en función de su experiencia y del conocimiento de cada caso concreto. Ni los editores ni los directores asumen responsabilidad alguna por los daños que pudieran generarse a personas o propiedades como consecuencia del contenido de esta obra.

El Editor

Autores

CRISTINA ABRADELO DE USERA
Profesora Titular de Química Física,
Departamento de Química y Bioquímica,
Facultad de Farmacia,
Universidad CEU San Pablo,
Madrid

EDUARDO ARILLA FERRERO
Catedrático de Bioquímica y Biología Molecular,
Departamento de Bioquímica y Biología Molecular,
Universidad de Alcalá,
Alcalá de Henares,
Madrid

ANDRÉS AVELINO BUENO NÚÑEZ
Catedrático de Microbiología,
Centro de Investigación del Cáncer (IBMCC),
Departamento de Microbiología y Genética,
Universidad de Salamanca/CSIC,
Salamanca

CONCHA CERDÁ MICÓ
Médico Adjunto,
Servicio de Análisis Clínicos-CDB,
Hospital General Universitario,
Valencia

SONIA CLAPÉS HERNÁNDEZ
Profesora Titular de Bioquímica,
Departamento de Bioquímica,
Instituto de Ciencias Básicas y Preclínicas Victoria de Girón,
Universidad de Ciencias Médicas,
La Habana, Cuba

FRANCISCO DASÍ FERNÁNDEZ
Investigador,
Fundación Investigación Hospital Clínico Universitario de Valencia,
Instituto de Investigación Sanitaria INCLIVA,
Profesor Asociado de Fisiología,
Departamento de Fisiología,
Facultad de Medicina,
Universidad de Valencia,
Valencia

FERNANDO ESCRIVÁ PONS
Profesor Titular de Bioquímica y Biología Molecular,
Departamento de Bioquímica y Biología Molecular,
Facultad de Farmacia,
Universidad Complutense,
Madrid

MÍRIAM FANJUL-FERNÁNDEZ
Investigadora,
Instituto Universitario de Oncología del Principado de Asturias,
Departamento de Bioquímica y Biología Molecular,
Universidad de Oviedo,
Oviedo

TERESA FERNÁNDEZ AGULLÓ
Profesora Titular de Fisiología,
Facultad de Ciencias de la Salud,
Universidad Rey Juan Carlos,
Madrid

FRANCISCO JOSÉ GARCÍA PALMER
Catedrático de Bioquímica y Biología Molecular,
Departamento de Biología Fundamental y Ciencias de la Salud,
Facultad de Ciencias,
Universitat de les Illes Balears,
Palma de Mallorca

ÁNGEL GIL HERNÁNDEZ
Catedrático de Bioquímica y Biología Molecular,
Departamento de Bioquímica y Biología Molecular II,
Facultad de Farmacia,
Universidad de Granada,
Granada

EMILIO HERRERA CASTILLÓN
Catedrático Emérito de Bioquímica y Biología Molecular,
Departamento de Química y Bioquímica,
Facultad de Farmacia,
Universidad CEU San Pablo,
Madrid

MIGUEL ÁNGEL LASUNCIÓN RIPA
Jefe del Servicio de Bioquímica,
Departamento de Investigación,
Hospital Universitario Ramón y Cajal,
Madrid

CARLOS LÓPEZ-OTÍN
Catedrático de Bioquímica y Biología Molecular,
Instituto Universitario de Oncología del Principado de Asturias,
Departamento de Bioquímica y Biología Molecular,
Universidad de Oviedo,
Oviedo

JORDI OLIVER OLIVER
Profesor Titular de Bioquímica y Biología Molecular,
Departamento de Biología Fundamental y Ciencias de la Salud,
Facultad de Ciencias,
Universitat de les Illes Balears,
Palma de Mallorca

HENAR ORTEGA SENOVILLA
Profesora Adjunta de Bioquímica y Biología Molecular,
Departamento de Química y Bioquímica,
Facultad de Farmacia,
Universidad CEU San Pablo,
Madrid

JOSÉ MARÍA PÉREZ FREIJE
Profesor Titular de Bioquímica y Biología Molecular,
Instituto Universitario de Oncología del Principado de Asturias,
Departamento de Bioquímica y Biología Molecular,
Universidad de Oviedo,
Oviedo

JUAN CARLOS PRIETO VILLAPÚN
Catedrático de Bioquímica y Biología Molecular,
Departamento de Bioquímica y Biología Molecular,
Facultad de Medicina,
Universidad de Alcalá,
Alcalá de Henares,
Madrid

IGNASI RAMÍREZ SUNYER
Profesor Titular de Bioquímica y Biología Molecular,
Department de Bioquímica i Biologia Molecular,
Universitat de Barcelona,
Barcelona

MARÍA DEL PILAR RAMOS ÁLVAREZ
Catedrática de Bioquímica y Biología Molecular,
Departamento de Química y Bioquímica,
Facultad de Farmacia,
Universidad CEU San Pablo,
Madrid

MANUEL ROS PÉREZ
Catedrático de Bioquímica y Biología Molecular,
Facultad de Ciencias de la Salud,
Universidad Rey Juan Carlos,
Madrid

MARÍA SACRISTÁN MARTÍN
Profesora Titular de Microbiología,
Centro de Investigación del Cáncer (IBMCC),
Departamento de Microbiología y Genética,
Universidad de Salamanca/CSIC,
Salamanca

GUILLERMO SÁEZ TORMO
Catedrático de Bioquímica y Biología Molecular,
Facultad de Medicina,
Universidad de Valencia,
Servicio de Análisis Clínicos-CDB,
Hospital General Universitario de Valencia,
Valencia

PILAR ROCA SALOM
Catedrática de Bioquímica y Biología Molecular,
Departamento de Biología Fundamental y Ciencias de la Salud,
Facultad de Ciencias,
Universitat de les Illes Balears,
Palma de Mallorca

ANTONIO SÁNCHEZ POZO
Catedrático de Bioquímica y Biología Molecular,
Departamento de Bioquímica y Biología Molecular II,
Facultad de Farmacia,
Universidad de Granada,
Granada

ADAMO VALLE GÓMEZ
Profesor Contratado Doctor de Bioquímica y Biología Molecular,
Departamento de Biología Fundamental y Ciencias de la Salud,
Facultad de Ciencias,
Universitat de les Illes Balears,
Palma de Mallorca

MARÍA DOLORES VÁZQUEZ NOVELLE
Investigadora,
Centro de Investigación del Cáncer (IBMCC),
Departamento de Microbiología y Genética,
Universidad de Salamanca/CSIC,
Salamanca

MARTA VIANA ARRIBAS
Profesora Titular de Bioquímica y Biología Molecular,
Departamento de Química y Bioquímica,
Facultad de Farmacia,
Universidad CEU San Pablo,
Madrid

ANTONIO ZORZANO OLARTE
Catedrático de Bioquímica y Biología Molecular,
Departament de Bioquímica i Biologia Molecular,
Universitat de Barcelona,
Institut de Recerca Biomèdica (IRB Barcelona) y CIBERD,
Barcelona

Prefacio

Por definición, la bioquímica engloba el conocimiento de la base molecular de los procesos que tienen lugar en los seres vivos. Desde este punto de vista, la medicina no es una excepción, de forma que el conocimiento del individuo sano y del enfermo abarca los aspectos fisicoquímicos y moleculares de los procesos fisiológicos y patológicos que tienen lugar en ellos, así como las leyes que los controlan. Con este planteamiento, queda patente que la bioquímica resulta esencial para entender la etiología de las enfermedades, constituyendo un pilar fundamental para la medicina y otras áreas biosanitarias como la farmacia, la biotecnología o la veterinaria, y para todas las disciplinas integradas en ellas, como son la inmunología, la farmacología, la genética, la dietética y la nutrición, etc. Realmente, tanto los fundamentos de la fisiopatología como la analítica del diagnóstico y los aspectos fundamentales de la terapéutica se sustentan en el conocimiento de los procesos moleculares de la enfermedad. Este punto de vista y el enorme avance que está teniendo lugar en los últimos años en el conocimiento de los procesos moleculares que tienen lugar en los organismos vivos, han hecho que la bioquímica y la biología molecular lleguen a desbordar la capacidad de los que estamos interesados en ella, desde las perspectivas del investigador, el docente y el alumno.

La enorme extensión de la bioquímica actual y la vertiginosa incorporación de nuevos conocimientos hacen imposible compilar un texto completo de la disciplina. Ello obliga a centrarse en un determinado enfoque, y nosotros nos hemos inclinado por aportar en esta obra uno preferentemente funcional. De hecho, junto con los capítulos fundamentales de la bioquímica básica, hemos incorporado capítulos específicos dirigidos a revisar aspectos que hemos considerado relevantes como ejemplos para comprender la base molecular de determinados procesos fisiológicos.

Con este planteamiento, la presente obra se inicia con una introducción donde se describe el escenario en el que se desarrollan los procesos bioquímicos, así como el papel del agua y el concepto de pH (capítulo 1). Continúa con una serie de capítulos que aportan los fundamentos esenciales de la bioquímica, como los relativos a la estructura de las proteínas y la catálisis enzimática (capítulos 2 al 4), y la bioenergética y las vías centrales del metabolismo (capítulos 5 al 7). A continuación, se revisan la estructura y el metabolismo de los carbohidratos (capítulos 8 al 11), los lípidos (capítulos 12 al 17), y los compuestos nitrogenados (capítulos 18 al 21), incluyendo en todos los casos su proceso de digestión y absorción. El siguiente bloque engloba los procesos implicados en la transmisión de la información génica, que incluye desde la estructura de los ácidos nucleicos hasta los procesos de replicación, transcripción y traducción, así como la regulación de la expresión génica, finalizando con un capítulo dedicado al DNA recombinante y la tecnología genómica (capítulos 22 al 27). Después se presentan dos capítulos dedicados a la comunicación intra e intercelular, describiendo tanto las estructuras como los procesos moleculares que son responsables de la señalización, y que están basados en los conocimientos desarrollados en los capítulos anteriores (capítulos 28 y 29).

En la última parte de la obra se presenta una serie de novedosos capítulos en los que, poco a poco, se va aumentado la complejidad desde la molécula hasta los procesos fisiológicos y, finalmente, a la integración. En este bloque se incluye el metabolismo mineral, o el estudio de la relación entre la estructura y la función de las proteínas a través de la descripción estructural de la matriz extracelular, y las proteínas de unión al oxígeno. Por último, se describen desde el punto de vista bioquímico y molecular algunos procesos fisiológicos, como la bioquímica de la sangre y del sistema nervioso, o la base molecular del ciclo celular (capítulos 30 al 35), para concluir con un tema que describe la integración metabólica asociada a diferentes estados nutricionales (capítulo 36).

En la elaboración de la presente obra se ha tratado de desarrollar contenidos básicos y a la vez actualizados de la bioquímica, en un libro de fácil acceso para los alumnos de los primeros cursos de diferentes grados. A pesar de haber mantenido acrónimos y anglicismos por falta de un término adecuado, o porque su traducción da lugar a términos complejos, se ha cuidado la nomenclatura adaptándola en lo posible a la terminología castellana. Además, en el presente escenario de la ciencia, con un enfoque cada vez más internacional, algunas abreviaturas tienen el rango de fórmulas, no son traducibles y están aceptadas universalmente.

Para elaborar este texto se ha contado con numerosos colaboradores, todos ellos profesores universitarios de reconocido prestigio y expertos en temas afines a los de los capítulos que han escrito. Todos ellos han colaborado muy activamente adaptándose a los requerimientos impuestos para obtener un texto homogéneo y accesible, pero a la vez actualizado. Con su habilidad, buen saber, rigor y esfuerzo, han hecho que finalmente la obra alcance un alto nivel intelectual y de actualización, sin sacrificar su claridad. Las aportaciones de la editorial Elsevier a la obra han sido también importantes, haciendo posible que se hiciera realidad.

Todos, sin excepción, hemos aunado esfuerzos con enorme entusiasmo y considerable entrega, con el deseo de ofrecer una nueva obra de bioquímica básica en castellano, con un enfoque preferentemente funcional, orientado a los alumnos de los nuevos grados de Ciencias de la Salud y Ciencias Experimentales que estudian Bioquímica por primera vez.

Deseamos dar las gracias a todos los que de una u otra forma han hecho posible la finalización de este ilusionante proyecto y, por supuesto, también a nuestros alumnos, quienes nos han servido de punto de referencia a la hora de escribir esta obra, puesto que son ellos sus principales receptores.

Por último, este proyecto no hubiese sido posible sin el apoyo constante de nuestros seres queridos, quienes con su paciencia y sacrificio nos han animado y permitido que esta obra llegase a ser una realidad.

A todos, muchas gracias.

Emilio Herrera
M. Pilar Ramos
Pilar Roca
Marta Viana

Índice de capítulos

*Recursos *online* disponibles en: www.studentconsult.es

Recursos *online* disponibles en: www.studentconsult.es

Parte I

Introducción y fundamentos

ÍNDICE DE CAPÍTULOS

Capítulo 1

Introducción. La célula como escenario de procesos bioquímicos. Agua, enlaces hidrógeno y pH

Emilio Herrera Castillón

OBJETIVOS DE APRENDIZAJE

- **Entender el concepto de bioquímica.**
- **Conocer los aspectos fundamentales de la estructura celular y las principales características funcionales de los orgánulos celulares.**
- **Entender la importancia biológica del agua y de sus principales características fisicoquímicas, como condicionantes de sus propiedades.**
- **Entender el concepto de ácidos, bases, pH y pK, así como el fundamento de los tampones o amortiguadores, y conocer los principales amortiguadores fisiológicos.**

1.1. INTRODUCCIÓN

El término *physiologia* fue acuñado por Fernel en 1554, y posteriormente definido como la ciencia que estudia las funciones de los organismos vivos. A medida que fueron conociéndose esas funciones, dentro del concepto de la *fisiología* se diferenció entre *fisiología animal* y *fisiología vegetal*, y de cada una de ellas se derivaron otras disciplinas más específicas. Así, por ejemplo, la *fisiología animal* se desglosó en *fisiología comparada, fisiología humana, endocrinología, neurología*, etc. A su vez, se diferenciaron también disciplinas que incluían procesos comunes que tienen lugar en animales y vegetales, como es el caso de la *genética*, e incluso de los procesos que tienen lugar en los microorganismos (*microbiología*). A medida que se fue ahondando en el conocimiento de los procesos fisiológicos en cualquiera de estas disciplinas, se reconoció que todos ellos tienen un denominador común, como es la interacción de las moléculas responsables de los mismos. El conocimiento de estas interacciones moleculares y de las leyes que las rigen ha llevado al desarrollo de la *bioquímica*, que puede definirse como *la ciencia que engloba el conocimiento de la estructura, la organización y las funciones de los seres vivos en términos moleculares*.

De acuerdo con esa definición, puede considerarse que la bioquímica se divide en tres parcelas o áreas: la *bioquímica estructural*, que implica el conocimiento de la estructura química de los componentes de la materia viva y su relación con la función; la *bioquímica metabólica*, que comprende todas las reacciones químicas que tienen lugar en los organismos vivos; y la *biología molecular*, que comprende la química y los procesos responsables del almacenaje y la transmisión de la información biológica. En este tercer apartado se incluye la *genética molecular*, que comprende la herencia y la expresión de la información genética desde un punto de vista molecular.

1.2. LA CÉLULA COMO ESCENARIO DE PROCESOS BIOQUÍMICOS

En 1665, Robert Hooke describió que los tejidos de plantas (en su caso, el corcho) estaban constituidos por pequeños compartimentos que denominó *cellulae* o células. Unos años más tarde, en 1840, Theodor Shwann propuso que todos los organismos vivos estaban constituidos por células, lo cual fue confirmado posteriormente.

A pesar de las grandes diferencias de tamaño entre los distintos organismos vivos, las dimensiones de las células son bastante similares, de forma que los organismos se diferencian más por el número de células que por el tamaño de éstas. Existen dos tipos celulares claramente diferenciados desde el punto de vista estructural, que definen a su vez dos clases de organismos: procariotas y eucariotas. Los *procariotas* son organismos unicelulares; entre ellos se encuentran las *bacterias* comunes o *eubacterias* y las *arqueobacterias*, que constituyen una clase antigua. Las células procariotas (fig. 1.1) habitualmente disponen de una membrana plasmática rodeada de una pared celular, que es rígida y que en ocasiones se encuentra rodeada por una cápsula. En el interior de la cavidad delimitada por la membrana se encuentra el citoplasma, que contiene el citosol o hialoplasma (medio acuoso del citoplasma) y las estructuras suspendidas en él. Aunque las células procariotas carecen de membranas internas, su citoplasma parece disponer de compartimentos funcionales. Así, el denominado *nucleoide* está formado por una región irregular que contiene una molécula larga de ácido desoxirribonucleico (DNA), que es el *cromosoma*, así como los complejos proteicos que participan en la síntesis del DNA y en su regulación. También en muchas bacterias hay otras moléculas de DNA circular de tamaño pequeño, que se encuentran

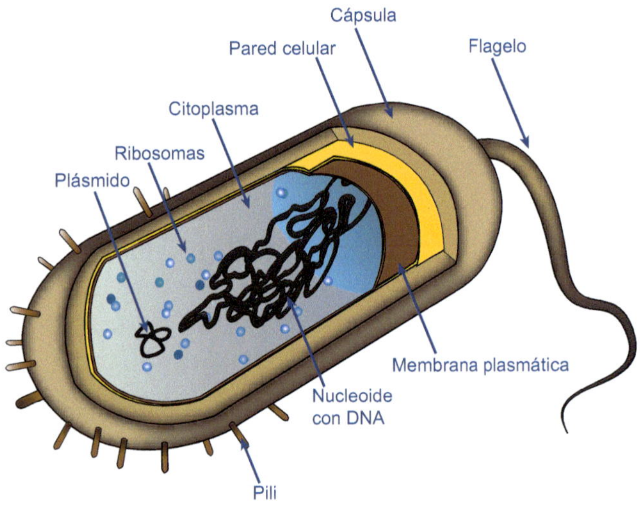

Fig. 1.1 Representación esquemática de una célula procariota. En el citoplasma se encuentra el nucleoide, que contiene una larga molécula de DNA que lleva el material genético. También se encuentran los ribosomas, donde se sintetizan las proteínas, así como otras partículas y moléculas disueltas. El citoplasma está limitado por una membrana plasmática, que en su exterior tiene una pared rígida, la cual con frecuencia está recubierta de una cápsula gelatinosa. De la superficie celular salen vellosidades *(pili)*, así como flagelos, que facilitan el movimiento de la célula.

separadas del cromosoma y que se denominan *plásmidos*. Suspendidos en el citosol se hallan los *ribosomas*, así como enzimas y complejos moleculares que realizan diferentes tareas, como la síntesis y la degradación de biomoléculas. A su vez, en el citosol se encuentran cuerpos de inclusión, que realmente constituyen depósitos de glucógeno, lípidos o polifosfatos.

Muchas células procariotas tienen apéndices externos. Los *pili* o vellosidades son estructuras que facilitan la unión o fijación a otras células o superficies. Los *flagelos* son filamentos flexibles de naturaleza proteica, que son utilizados para el movimiento.

Los organismos restantes se denominan *eucariotas*, e incluyen a los vegetales y animales pluricelulares, así como a organismos unicelulares o pluricelulares simples, como los protozoos, hongos y algas. La mayoría de las células eucariotas son de mayor tamaño que las procariotas, y su interior se encuentra compartimentado mediante orgánulos, que son estructuras rodeadas por una membrana. Estos orgánulos llevan a cabo funciones específicas, y junto a las demás estructuras intracelulares se encuentran organizados en entidades dinámicas muy integradas.

En las figuras 1.2A y 1.2B se representan las estructuras generalizadas de una célula animal y vegetal, respectivamente, y se indican los orgánulos moleculares predominantes. La *membrana plasmática* está formada por una bicapa lipídica, con proteínas integradas y otras unidas a ella. Esta membrana proporciona a la célula resistencia mecánica y protección, y además constituye una barrera de permeabilidad selectiva que permite la entrada y la salida de iones y otras moléculas a través de canales o transportadores complejos. A su vez, esta membrana contiene *receptores*, que se unen a moléculas señalizadoras. Las *mitocondrias* son comunes en la mayoría de las células eucariotas, y en ellas tiene lugar el metabolismo oxidativo. Mediante este metabolismo aerobio, la energía de las moléculas derivadas de los alimentos es aprovechada para la síntesis dependiente de oxígeno del ATP, que es la principal forma en que se presentan los enlaces ricos en energía, los cuales son utilizados en el resto del metabolismo celular. El *retículo endoplásmico* está formado por un sistema de túbulos, vesículas y sacos membranosos interconectados, con forma de membranas plegadas. El denominado *retículo endoplásmico rugoso* contiene numerosos *ribosomas*, y en ellos tiene lugar parte de la síntesis de proteínas. El *retículo endoplásmico liso* está formado por membranas que continúan en el rugoso, y entre sus funciones se encuentra la síntesis de lípidos. El *aparato de Golgi* (o *complejo de Golgi*) está formado por vesículas membranosas en forma de saco. Su función principal es el empaquetamiento, la secreción y el desplazamiento de diferentes productos celulares (en particular, las proteínas recién sintetizadas) tanto a los compartimentos internos como al exterior. El *núcleo* está formado por una *envoltura nuclear*, que tiene poros y que permite su comunicación con el citoplasma. Dicha envoltura nuclear rodea el *nucleoplasma*, que contiene una importante cantidad de DNA, el cual está empaquetado en los cromosomas, con proteínas que proporcionan un soporte estructural y dan lugar a las *fibras de cromatina*. Una parte del DNA se encuentra poco empaquetado en una región densa del núcleo, que es el *nucleolo*, donde se sintetiza el RNA ribosómico. Los *peroxisomas* son pequeños orgánulos membranosos y esféricos que contienen enzimas oxidativas, aunque su composición y función varía según las distintas especies, e incluso entre las células de un mismo organismo.

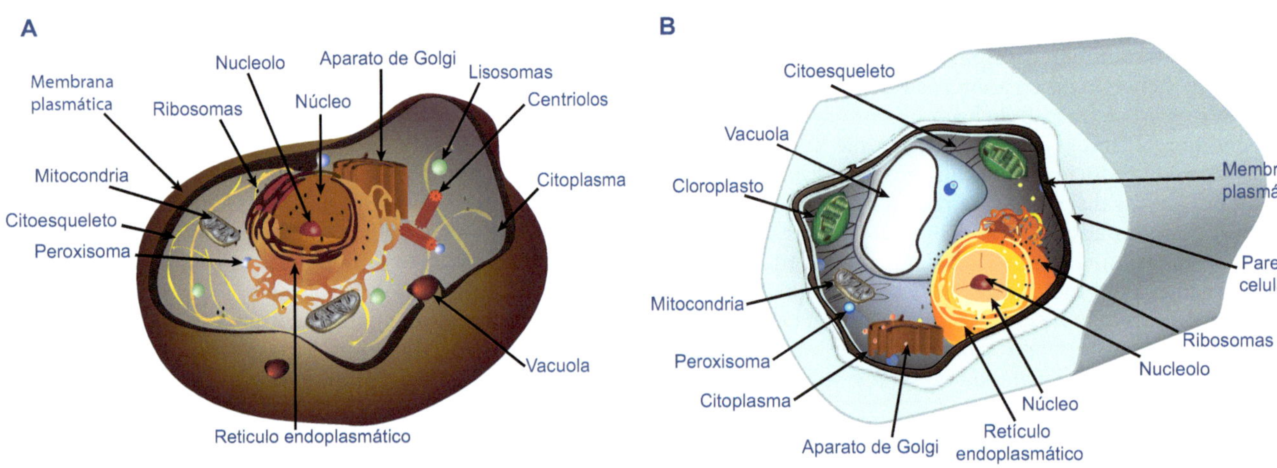

Fig. 1.2 Representación esquemática de células eucariotas. A. Célula animal. **B.** Célula vegetal.

Las células animales y vegetales contienen también orgánulos específicos. Así, las células animales contienen *lisosomas*, que son orgánulos esféricos en forma de saco, rodeados por una membrana. Su aspecto difiere en función del tipo celular, y en su interior contienen enzimas hidrolíticas cuya función es digestiva. Las células vegetales tienen *cloroplastos*, donde se produce la fotosíntesis, así como una *vacuola* de considerable tamaño, que normalmente se encuentra llena de agua. Además, por fuera de la membrana plasmática, las células vegetales habitualmente tienen una *pared celular*, que contiene gran cantidad de celulosa, lo que les confiere dureza. A su vez, los *cuerpos basales* actúan como anclajes para los cilios o flagelos en las células que los poseen.

Se ha demostrado también que el *citoplasma* celular no es sólo una disolución en la que se encuentran suspendidos los distintos orgánulos membranosos descritos más arriba, sino que está formado por una red compleja de fibras y filamentos de naturaleza proteica heterogénea, denominada *citoesqueleto*. Sus componentes principales son los microtúbulos, los microfilamentos y los filamentos intermedios. Entre otras funciones, el citoesqueleto es responsable del mantenimiento de la forma global de la célula, así como del movimiento celular, y además sirve como soporte de guía para el movimiento de los orgánulos intracelulares.

1.3. EL AGUA

1.3.1. Importancia biológica del agua

El agua es el componente químico más abundante de los organismos vivos. Sus propiedades físicas son realmente únicas, en cuanto a que puede solvatar a una amplia gama de moléculas orgánicas e inorgánicas, gracias a su estructura dipolar y su capacidad de formar enlaces de hidrógeno. Por definición, la solvatación es la interacción de un soluto con un solvente, que conduce a la estabilización de las especies del soluto en la solución. Así, la forma en que el agua (solvente) solvata a las biomoléculas influye en la estructura de éstas. El agua es un nucleófilo, es decir, una molécula que reacciona cediendo un par de electrones libres, y como tal es un reactante o producto en muchas reacciones biológicas. A su vez, el agua tiene una ligera tendencia a disociarse en iones hidroxilo (OH^-) y protones (H^+), lo cual influye en la acidez o basicidad de las soluciones acuosas, y consecuentemente participa de forma muy activa en mantener las condiciones compatibles con la vida.

En el hombre, el agua llega a constituir un 45-73% de su peso total. Se encuentra tanto en el espacio intracelular (55%) como en el extracelular (45%), y constituye un solvente continuo entre los distintos compartimentos de nuestro organismo. El agua es el medio en que se llevan a cabo las reacciones del organismo y desempeña un papel fundamental en todas las etapas del metabolismo (absorción, transporte, digestión y excreción tanto de sustancias inorgánicas como orgánicas), e incluso en el mantenimiento de la temperatura corporal. Todo ello justifica que no hay posibilidad de vida sin agua.

1.3.2. El agua como solvente biológico ideal

1.3.2.1. Formación de dipolos

La molécula de agua tiene una estructura tridimensional de un tetraedro irregular, ligeramente sesgado, con su oxígeno en el centro, que tiene una hibridación *sp*^{3}. Dos de sus esquinas están ocupadas por los átomos de hidrógeno, cada uno de los cuales está unido al oxígeno mediante un enlace covalente sencillo (fig. 1.3A). De hecho, dos de los seis electrones de los orbitales externos del oxígeno intervienen en los enlaces covalentes con los hidrógenos. A su vez, los cuatro electrones restantes están en pares no enlazados que ocupan dos de las esquinas del tetraedro, y son excelentes aceptores de enlaces hidrógeno (fig. 1.3B). La molécula del agua es dipolar, con carga eléctrica distribuida asimétricamente en su estructura. El oxígeno es más electronegativo que el hidrógeno, y lleva una carga negativa parcial (δ^-), mientras que cada uno de los dos hidrógenos llevan una carga positiva parcial (δ^+) (fig. 1.4). De esta forma, cada molécula de agua es simultáneamente un donador y un aceptor de enlaces de hidrógeno, y constituye un dipolo con una elevada constante dieléctrica. Esta característica de fuerte dipolo y con alta constante dieléctrica hace que el agua pueda disolver una elevada cantidad de sustancias con carga, tales como las sales.

1.3.2.2. Enlaces de hidrógeno

Los enlaces covalentes entre un átomo de hidrógeno y el oxígeno, nitrógeno o azufre (grupo *donador*) son relativamente polares, de forma que el núcleo del hidrógeno puede

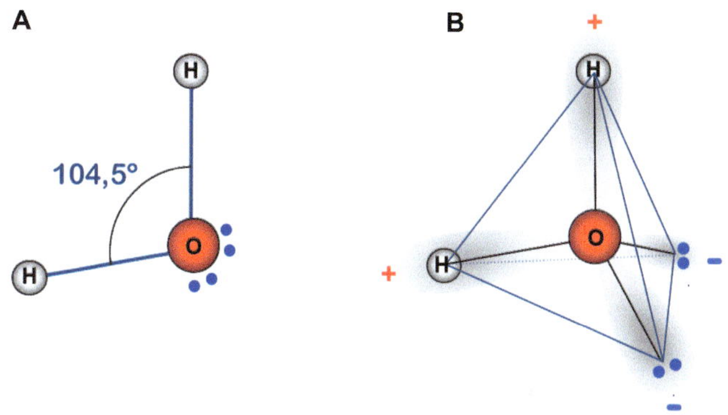

Fig. 1.3 Representación de la estructura de la molécula del agua. **A.** Ángulo formado por los átomos de hidrógeno con relación al oxígeno, que es inferior al de un tetraedro típico (109,5°). **B.** Geometría tetraédrica de la molécula del agua, con indicación de los dos pares de electrones sin compartir del oxígeno.

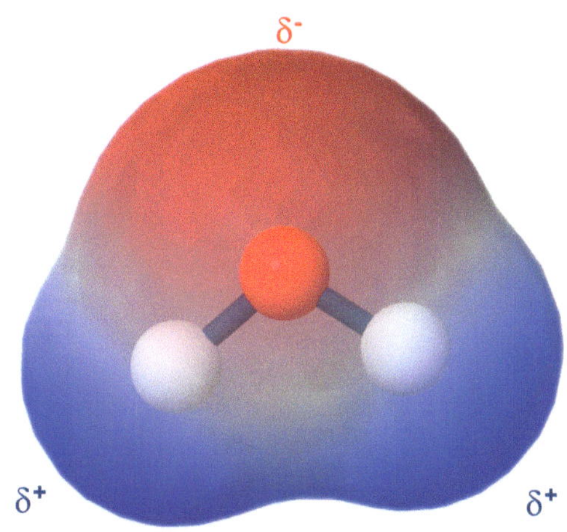

Fig. 1.4 Configuración dipolar de la molécula del agua. La molécula del agua tiene dos enlaces O–H polares y un momento bipolar neto. El símbolo δ representa una carga parcial, de forma que cada enlace O–H tiene un momento dipolar. El momento dipolar neto de la molécula está determinado por los tamaños y las direcciones de los momentos dipolares de cada uno de los enlaces.

ser atraído débilmente por un par de electrones libres de un grupo *aceptor*, como por ejemplo el oxígeno, nitrógeno o azufre de una molécula vecina, dando lugar a un *enlace (o puente) de hidrógeno* (fig. 1.5). Puesto que el agua reúne estas dos características, cada molécula puede formar enlaces hidrógeno con otras cuatro moléculas de agua (fig. 1.6). Cada enlace de hidrógeno es relativamente débil (del orden de 20 kJ/mol) en comparación con el enlace covalente (por ejemplo, 460 kJ/mol en el caso de los enlaces O–H), pero cuando son muchas las moléculas que los forman, se convierten en agregados tridimensionales grandes y dinámicos. En el caso del agua líquida, cada molécula se asocia mediante enlaces de hidrógeno a unas 3,5 moléculas de agua, como media. A su vez, estos enlaces son transitorios, con una duración que no es superior a un microsegundo. Por todo ello, los enlaces de hidrógeno influyen en las propiedades físicas del agua, contribuyendo a su elevada viscosidad, tensión superficial y punto de ebullición.

La formación de enlaces de hidrógeno permite al agua disolver muchas moléculas de los organismos vivos (biomoléculas) que contienen grupos funcionales capaces de formar enlaces hidrógeno con ella. Así, por ejemplo, los átomos de oxígeno de los alcoholes, aldehídos, cetonas y amidas aportan pares de electrones no enlazados que sirven de aceptores de los hidrógenos de moléculas del agua (fig. 1.7A). Cabe indicar también que los enlaces de hidrógeno no son exclusivos del agua, sino que pueden formarse entre moléculas que reúnan las características de donadores y aceptores arriba indicadas, como ocurre entre dos moléculas de alcohol (fig. 1.7B) o entre el oxígeno del grupo carbonilo de un enlace peptídico y el hidrógeno unido al nitrógeno de otro (fig. 1.7C).

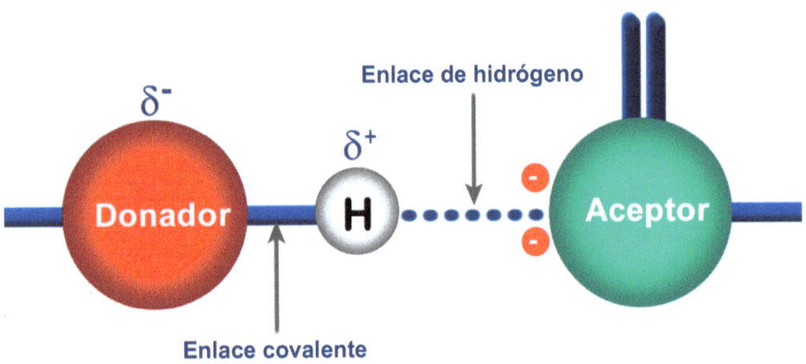

Fig. 1.5 Enlace de hidrógeno. La figura muestra la representación de un enlace de hidrógeno entre dos moléculas. La fuerza de esta interacción es máxima cuando el enlace covalente (donador-H, como por ejemplo O-H) se orienta directamente a lo largo de la nube de un par de electrones solitarios de un aceptor, al que se une por enlace de hidrógeno.

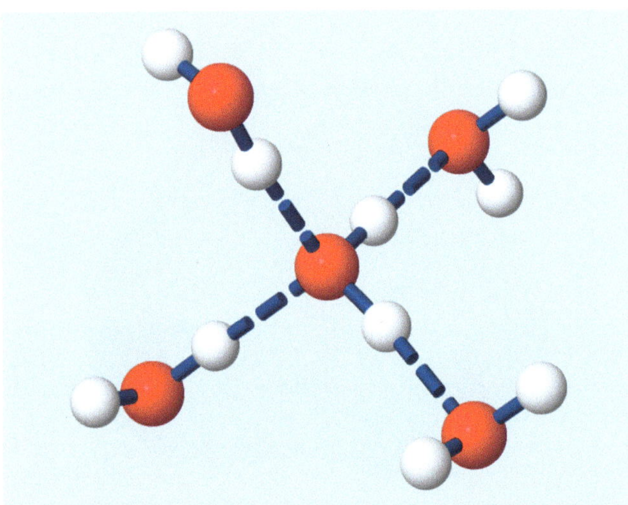

Fig. 1.6 Enlaces de hidrógeno entre moléculas de agua. Una molécula de agua puede llegar a formar puentes de hidrógeno con otras cuatro moléculas de agua, ya que puede actuar como donadora y como aceptora de dos hidrógenos. En la figura, los átomos de hidrógeno se representan como bolas blancas, mientras que los de oxígeno son las rojas.

1.3.2.3. Influencia del agua en la estructura de las biomoléculas y en las fuerzas de interacción entre ellas

Aunque los enlaces no covalentes son más débiles que los covalentes, contribuyen de forma importante en la estructura, la estabilidad e incluso en la funcionalidad de las macromoléculas. Estas fuerzas pueden ser de atracción o de repulsión, e implican interacciones dentro de la propia molécula o entre ésta y las moléculas de agua que le circundan.

La mayoría de las biomoléculas son *anfipáticas*, lo que implica que contienen zonas o grupos no polares (hidrofóbicas) y grupos polares o iónicos (hidrofílicos). Un ejemplo de este tipo de molécula es un fosfolípido, que contiene las cadenas hidrofóbicas de sus ácidos grasos que repelen el agua y una cabeza polar, con alta afinidad por el agua. Otro ejemplo es el caso de las proteínas, con aminoácidos que tienen cadenas laterales hidrofóbicas (como por ejemplo la fenilalanina) y otros con cadenas laterales con carga o polares, con afinidad por el agua (como el glutamato o la serina). Esta configuración facilita el máximo número de estructuras energéticamente favorables en las biomoléculas, tales como las interacciones dipolo-dipolo, grupo con carga-dipolo o enlaces de hidrógeno.

Los compuestos apolares en un medio acuoso tienden a asociarse entre sí, dando lugar a una *interacción hidrofóbica*. Esta asociación evita o minimiza las interacciones energéticamente desfavorables entre grupos apolares y el agua. Así, cuando se mezclan moléculas hidrofóbicas (es decir, con aversión al agua) con agua, se asocian entre sí, lo cual no es el resultado de una atracción mutua ni de lo que se ha venido a definir como enlaces hidrofóbicos. Es, sin embargo, el resultado de minimizar las

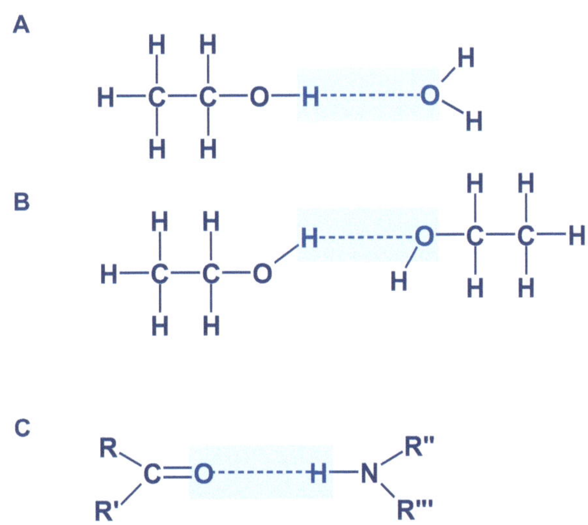

Fig. 1.7 Ejemplos de distintos enlaces de hidrógeno. A. Entre un alcohol y el agua. **B.** Entre dos alcoholes (etanol). **C.** Entre el grupo carbonilo (C = O) de un péptido y el hidrógeno de un nitrógeno de otro péptido.

interacciones desfavorables entre los grupos apolares y el agua. Cuando las moléculas apolares se encuentran en un ambiente acuoso, las moléculas de agua unidas entre sí por enlaces de hidrógeno forman muchas capas alrededor de aquellas, constituyendo lo que se denomina una *esfera de solvatación.* La formación de un máximo de enlaces de hidrógeno entre las moléculas de agua puede mantenerse únicamente incrementando el orden de las moléculas adyacentes de agua, lo cual implica un descenso de la entropía. Esto hace que en este tipo de interacciones se tienda a incrementar la entalpía (de los enlaces de hidrógeno) y que las moléculas apolares tiendan a formar pequeñas esferas a fin de minimizar el área de la superficie expuesta al agua, y de esta forma reducir el número de moléculas de agua afectadas. De forma semejante, las partes hidrofóbicas de las biomoléculas de gran tamaño tienden a orientarse hacia su interior o dentro de una estructura lipídica, reduciendo así su contacto con el agua.

La estructura dipolar del agua y su capacidad de formar enlaces de hidrógeno con átomos electronegativos le permiten disolver sustancias iónicas y polares, como es el caso de las sales, como el cloruro sódico (NaCl), que están unidas por enlaces iónicos. En disolución acuosa, los iones de las sales se encuentran hidratados. Debido precisamente a la polaridad positiva y negativa de las moléculas del agua, son atraídas por iones como Na^+ y Cl^-. El resultado es que dichos iones se separan porque las moléculas de agua los atraen con una fuerza mayor que la fuerza con que se atraen entre sí, de forma que en disolución acuosa se encuentran disociados. Las moléculas de agua que rodean a esos iones se agrupan formando una especie de caparazón, que es realmente la esfera de solvatación (fig. 1.8).

Las interacciones electrostáticas del tipo de enlace iónico entre grupos con distinta carga dentro de una biomolécula o entre ellas, reciben habitualmente el nombre de *puentes salino.* Estos puentes son efectivos a mayor distancia que los puentes de hidrógeno.

Existen también unas fuerzas débiles de atracción entre biomoléculas neutras denominadas *interacciones* o *fuerzas de Van der Waals.* Se forman por la atracción de dipolos transitorios que se generan del rápido movimiento de electrones de todos los átomos neutros. Estas interacciones son más débiles que los enlaces de hidrógeno, por lo que sólo son efectivas a distancias muy cortas, del orden de 2 a 4 Å, pero realmente son muy numerosas en las biomoléculas, como las proteínas, y por ello efectivas.

1.3.3. Ionización del agua

La capacidad del agua para ionizarse es limitada, pero esencial para los organismos vivos. El agua puede actuar como un ácido (cesión de un ión hidrógeno, H^+) y como una base (formación del ión hidróxido, OH^-); su ionización o disociación puede representarse así:

$$H_2O + H_2O \rightleftarrows H_3O^+ + OH^-$$

En una solución acuosa no solamente existen los protones hidronio (H_3O^+), sino múltiplos de ellos ($H_5O_2^+$, $H_7O_3^+$). De todas formas, estos protones se representan normalmente como H^+, aunque teniendo en cuenta que se encuentran hidratados. Así pues, la disociación del agua se puede representar así:

$H_2O \rightleftarrows H^+ + OH^-$, y la constante de equilibrio de la reacción o *constante de disociación* (K_{eq}) es:

$$K_{eq} = \frac{[H^+][OH^-]}{[H_2O]} \quad (1)$$

En el caso del agua sin disociar, su concentración se obtiene de la división entre el peso en gramos de 1 L de agua (1.000 g) y el peso molecular del agua (18 g/mol), lo que da un valor de (55,5 M). Este valor es muy alto en relación con cualquier soluto, por lo que se considera constante. Así, de la ecuación (1) se puede escribir:

$$K_{eq} \times 55{,}5 = [H^+][OH^-]$$

Este término ($K_{eq} \times 55{,}5$) es el *producto iónico del agua* (K_w). A su vez, el valor de K_{eq} para la ionización reversible del agua a 25 °C es $1{,}8 \times 10^{-16}$ M, de forma que el valor de K_w será:

$$K_w = (1{,}8 \times 10^{-16})(55{,}5) = [H^+][OH^-] = 1{,}0 \times 10^{-14}$$

Así pues, en cualquier dilución acuosa, el producto $[H^+]$ $[OH^-]$ a 25 °C es $1{,}0 \times 10^{-14}$. A su vez, cuando se disocia el agua pura, el valor de $[H^+]$ es igual al del $[OH^-]$, de forma que:

$$[H^+] = [OH^-] = 1 \times 10^{-7} \quad (2)$$

En consecuencia, este valor es la concentración de iones hidrógeno e iones hidroxilo en el agua pura y neutra. Cuando una sustancia iónica o polar se disuelve en agua, el valor relativo de H^+ y de OH^- puede cambiar, aunque el de K_w permanece constante. Ello da lugar a disoluciones ácidas o básicas.

1.4. CONCEPTO DE ÁCIDO, BASE Y pH

El término pH fue propuesto por Sörensen en 1909, y lo definió como el logaritmo negativo de la concentración de iones hidrógeno:

$$pH = -\log[H^+]$$

De igual forma, el pH del agua pura y neutra a 25 °C será:

$$pH = -\log 10^{-7} = -(-7) = 7$$

Aquellas soluciones con valores de pH por debajo de 7 (con alta concentración de iones H^+) se consideran ácidas, mientras que las que poseen un pH por encima de 7 (con baja concentración de H^+) son básicas.

Según la moderna definición de Bronsted y Lowry, un *ácido* es un compuesto que en disolución dona iones H^+ (protones) a otro compuesto, denominado *base.* Así pues, una base es un aceptor de protones. Los ácidos fuertes son aquellos que se disocian completamente, como es el caso del HCl o el H_2SO_4, y poseen valores de pH muy bajos. De igual forma, los ácidos débiles, como el ácido acético (CH_3-COOH) o el ácido carbónico (H_2CO_3) se disocian parcialmente, por lo que su

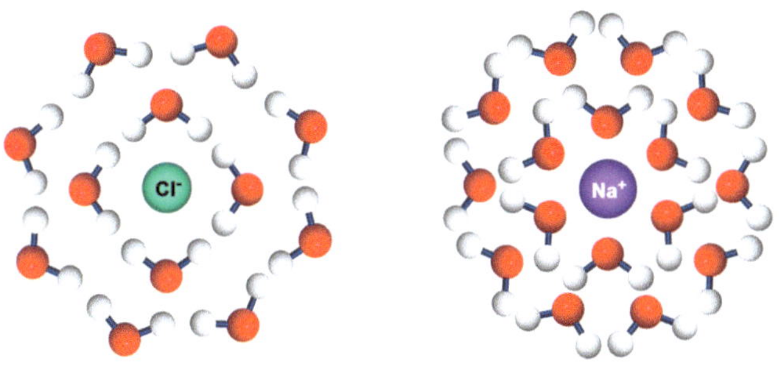

Fig. 1.8 Esferas de solvatación de los iones Cl^- y Na^+ de una molécula de cloruro sódico.

pH es más alto que el de los ácidos fuertes. También las bases fuertes, como el KOH o el NaOH se encuentran totalmente disociadas, mientras que las bases débiles, como el $Ca(OH)_2$ están parcialmente disociadas. A su vez, una *sal* es un compuesto formado por cationes (iones con carga positiva) y aniones (iones con carga negativa), y constituyen el producto típico de una reacción entre una base (proporciona el catión) y un ácido (proporciona el anión).

1.5. TAMPONES O AMORTIGUADORES

Un ácido puede considerarse una especie protonada o donadora de protones (por ejemplo, HA o $R\text{-}NH_3^+$), mientras que a su forma desprotonada (A^- o $R\text{-}NH_2$) se le denomina *base conjugada,* por ser aceptora de protones. De igual forma, podemos referirnos a una base en el caso de A^- o $R\text{-}NH_2$, mientras que sus respectivos *ácidos conjugados* serán HA o $R\text{-}NH_3^+$. Cabe también indicar que, para cualquier ácido débil, su base conjugada es fuerte, y de igual forma, para cada base débil, su ácido conjugado es fuerte.

Los tampones o amortiguadores son soluciones que resisten a cambios de pH cuando se añaden ácidos o bases. Están formados por la mezcla de un ácido débil (como por ejemplo el ácido acético, $CH_3\text{-}COOH$) y su base conjugada (el ión acetato, $CH_3\text{-}COO^-$), o por la mezcla de una base débil (como por ejemplo el amoniaco, NH_3) y su ácido conjugado (el ión amonio, NH_4^+). Así pues, las mezclas $CH_3\text{-}COOH/CH_3\text{-}COO^-$ y NH_3/NH_4^+ son ejemplos de sistemas tampones.

En el caso del sistema $CH_3\text{-}COOH/CH_3\text{-}COO^-$, los compuestos presentes en una solución amortiguadora serían el ácido, su sal sódica y el agua, ya que la sal de un ácido débil se encuentra fuertemente disociada. Realmente, en la situación basal el equilibrio de este sistema sería:

$$CH_3\text{-}COOH \rightleftarrows CH_3\text{-}COO^- + H^+ \qquad (3)$$

Cuando a esta mezcla se añade un ácido (es decir, iones H^+), casi todos los iones hidrógeno reaccionarán con los iones acetato, de forma que el equilibrio se desplaza hacia la formación del ácido acético, y así se *amortigua* o *tampona* la llegada de H^+:

$$H^+ + CH_3\text{-}COO^- \rightleftarrows CH_3\text{-}COOH$$

En el caso de que se le añadan iones OH^-, como por ejemplo mediante la adición de una base, los iones H^+ presentes en el sistema (3) reaccionarán con los iones OH^- en la formación de agua, y el equilibrio se desplazará hacia el ión acetato, con lo que se amortiguará el pH, que cambiará poco:

$$CH_3\text{-}COOH \rightleftarrows CH_3\text{-}COO^- + \underbrace{H^+ + OH^-}_{H_2O}$$

1.5.1. Concepto de pK

Los grados de fortaleza o debilidad de los ácidos y las bases se expresan en función de sus respectivas constantes de disociación (K_a). Así, la disociación de un ácido débil representativo es:

$$R\text{-}COOH \rightleftarrows R\text{-}COO^- + H^+ \qquad (4)$$

$$K_a = \frac{[R\text{-}COO^-][H^+]}{[R\text{-}COOH]} \qquad (5)$$

En el caso de los ácidos débiles, el valor del denominador es muy superior al del numerador, por lo que K_a es un número con exponente negativo. Ello ha llevado a expresar dicho valor de K_a como el pK_a, que es una forma que recuerda la expresión del pH para el caso de $[H^+]$:

$$pK_a = -\log K_a$$

De hecho, mientras más fuerte sea un ácido, más bajo es su pK_a. En el caso de las bases, su fuerza se expresa en función del pK_a de sus ácidos conjugados.

En la ecuación (4), como ejemplo de la relación entre un ácido y su base conjugada, cuando sus concentraciones son iguales, del cociente (5) resulta que K_a es igual a $[H^+]$. Es decir, cuando:

$$[R\text{-}COO^-] = [R\text{-}COOH], \text{ resulta que:}$$
$$K_a = [H^+]$$

De igual forma, si se considera el logaritmo negativo de cada uno de los términos de esta igualdad, tenemos que:

$$-\log K_a = -\log [H^+],$$

o lo que es igual: $pK_a = pH$

Es decir, el valor del pK_a de un ácido es igual al pH cuando la concentración de su forma protonada es igual a la de su forma desprotonada.

1.5.2. Ecuación de Henderson-Hasselbalch

Esta ecuación fue desarrollada independientemente por el químico biológico americano L.J. Henderson y el fisiólogo sueco K.A. Hasselbalch para relacionar el pH con el sistema amortiguador del bicarbonato en la sangre. Se puede derivar considerando la disociación de un ácido débil:

$$HA \rightleftarrows H^+ + A^-,$$

Cuya constante de disociación es: $K_a = \frac{[H^+][A^-]}{[HA]}$, y esta expresión es igual a:

$[H^+][A^-] = K_a\,[HA]$. A su vez, dividiendo los dos términos por $[A]$:

$$[H^+] = K_a \frac{[HA]}{[A^-]},$$

de forma que:

$$\log[H^+] = \log K_a + \log\frac{[HA]}{[A^-]}$$

y pasando todo a negativo:

$$-\log[H^+] = -\log K_a - \log\frac{[HA]}{[A^-]} \qquad (6)$$

Puesto que $-\log[H^+] = pH$, $-\log K_a = pK$,

y $-\log\frac{[AH]}{[A]} = \log\frac{[A^-]}{[HA]}$, de la ecuación (6) resulta que:

$$pH = pK_a + \log\frac{[A^-]}{[HA]} \qquad (7)$$

o lo que es igual:

$$\mathbf{pH = pK_a + \log\frac{[base\ conjugada]}{[ácido]}}$$

Esta expresión se conoce como la ecuación de Henderson-Hasselbalch, que tiene un gran poder predictivo para el valor del pH de equilibrios protónicos, como los de ácidos débiles y tampones.

En el caso de los tampones se pretende que el pH cambie muy poco cuando se añaden iones H^+ o OH^-. De la ecuación de Henderson-Hasselbalch se puede derivar que cuando el pH de una solución es igual a su pK_a (es decir, cuando los valores de [base conjugada] son iguales a los de [ácido]), su capacidad amortiguadora puede lograrse tanto frente a la adición de un ácido como de una base. En la figura 1.9 se representa la titulación de un ácido débil, como es el ácido acético, con el hidróxido sódico. En ella se puede comprobar cómo la máxima capacidad amortiguadora se produce cuando el pH se iguala al pK_a; es decir, cuando en la ecuación (7) se da que:

$$[A^-]=[AH], \text{ el } pH=pK_a$$

Resulta, por tanto, que la amortiguación más eficaz tiene lugar en la parte de la curva de titulación que tiene la menor pendiente.

1.5.3. Principales sistemas amortiguadores fisiológicos

La fuente principal de iones H^+ en el organismo es el ácido carbónico, formado a partir del dióxido de carbono producido en el metabolismo celular. A su vez, la degradación de muchas proteínas y de otras biomoléculas da lugar a la liberación al líquido extracelular de ácidos tales como los ácidos sulfúrico y fosfórico. Estos ácidos, en un medio acuoso como es la sangre, se disocian en iones H^+ y aniones. Por otro lado, en el metabolismo se producen ácidos orgánicos tales como el ácido láctico y los ácidos grasos, los cuales también se disocian liberando iones H^+. Todo ello implica que en el organismo se forman continuamente iones H^+.

A pesar de esta continua formación de iones H^+, resulta esencial que su concentración se mantenga constante tanto en el líquido extracelular como intracelularmente, ya que en caso contrario se producirían cambios estructurales y funcionales en las proteínas y otras moléculas, y se alteraría la distribución de otros iones entre el líquido extracelular y el interior de las células. Todo ello obliga a disponer de mecanismos capaces de neutralizar eficazmente esos ácidos producidos metabólicamente. Una parte importante de esos ácidos son neutralizados por las bases procedentes de los alimentos, pero el resto debe ser neutralizado por el propio organismo. Ello se consigue a expensas de los tampones o amortiguadores fisiológicos y la posterior eliminación del ácido o la base por vía renal o respiratoria.

Los principales tampones fisiológicos son el sistema ácido carbónico/bicarbonato, la hemoglobina y el tampón fosfato. Otros sistemas amortiguadores del pH son las proteínas y los aminoácidos. Con todo ello se consigue mantener el pH en el rango fisiológico, que en humanos es de 7,35 a 7,45 en sangre. De hecho, se considera que una persona sufre *acidosis* cuando el pH de su sangre es menor de 7,35, mientras que sufre *alcalosis* cuando es superior a 7,45. A su vez, los límites de pH de la sangre entre los cuales es posible la vida humana del adulto son 7,0 y 7,8.

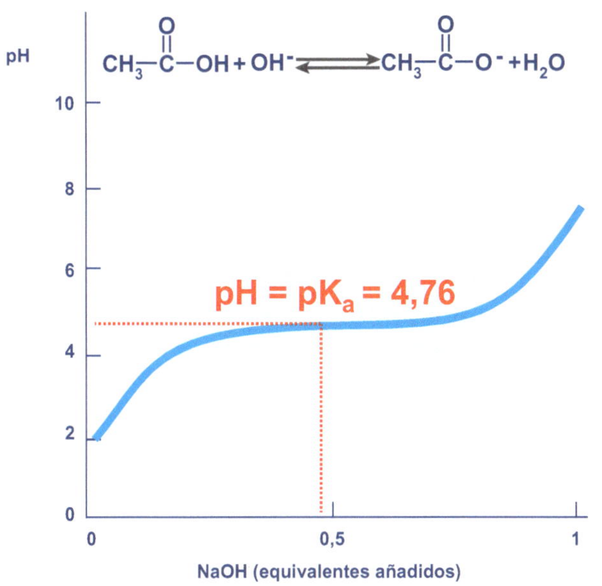

Fig. 1.9 Curva de titulación de un ácido débil (ácido acético) con una base fuerte (hidróxido sódico). En el punto de partida de la titulación, prácticamente todo el ácido acético se encuentra sin disociar (en forma ácida). En el punto medio de la titulación, en el que el pH es igual al pK_a, la concentración del ácido es igual a la de su base conjugada. A su vez, en el punto final de la titulación, en el que los equivalentes de iones hidroxilo son iguales a los del ácido del punto de partida, prácticamente todo el ácido se encuentra disociado, en forma de su base conjugada.

1.5.3.1. Tampón ácido carbónico/bicarbonato

Éste es el principal tampón de la sangre y los fluidos extracelulares. El CO_2 se forma intracelularmente en los tejidos como producto final del metabolismo de los compuestos carbonados. Al ser un gas, se difunde al medio extracelular, donde una parte es hidratado formando ácido carbónico, que es un ácido débil:

$$CO_2+H_2O \rightleftarrows H_2CO_3 \quad (8)$$

El resto del CO_2 circulante en sangre (alrededor de un 95%) se difunde al interior de los eritrocitos, donde la enzima *anhidrasa carbónica* cataliza la conversión del CO_2 en ácido carbónico. Posteriormente, éste se disocia a iones H^+ e iones bicarbonato (HCO_3^-):

$$H_2CO_3 \rightleftarrows HCO_3^-+H^+ \quad (9)$$

A pesar de que el ácido carbónico es débil, esta disociación es enormemente eficaz (prácticamente del 100%), debido a que la hemoglobina capta los iones H^+ en el proceso de su acción amortiguadora, como se explica más adelante (fig. 1.10). Ello hace, por un lado, que la reacción (9) se desplace a la derecha y que el ión bicarbonato formado salga del eritrocito al plasma. Por otro lado, esto favorece que las concentraciones de ácido carbónico en sangre sean muy bajas, y que las ecuaciones anteriores puedan resumirse en:

$$CO_2+H_2O \rightleftarrows H^++HCO_3^- \quad (10)$$

El pK_a del sistema HCO_3^-/H_2CO_3 es 6,1, por lo que parecería poco apropiado para amortiguar la sangre. De hecho, según la ecuación de Henderson-Hasselbalch, para mantener un pH de 7,4 se requiere un cociente HCO_3^-/H_2CO_3 de aproximadamente 20, ya que:

$$pH=pK_a+\log\frac{[HCO_3^-]}{[H_2CO_3]};7,4=6,1+\log\frac{[HCO_3^-]}{[H_2CO_3]};$$

$$1,3=\log\frac{[HCO_3^-]}{[H_2CO_3]}\text{; siendo el antilog de } 1,3 = 20,$$

$$20=\frac{[HCO_3^-]}{[H_2CO_3]}=\frac{[HCO_3^-]}{\alpha pCO_2}$$

siendo α el coeficiente de disolución del CO_2, cuyo valor en

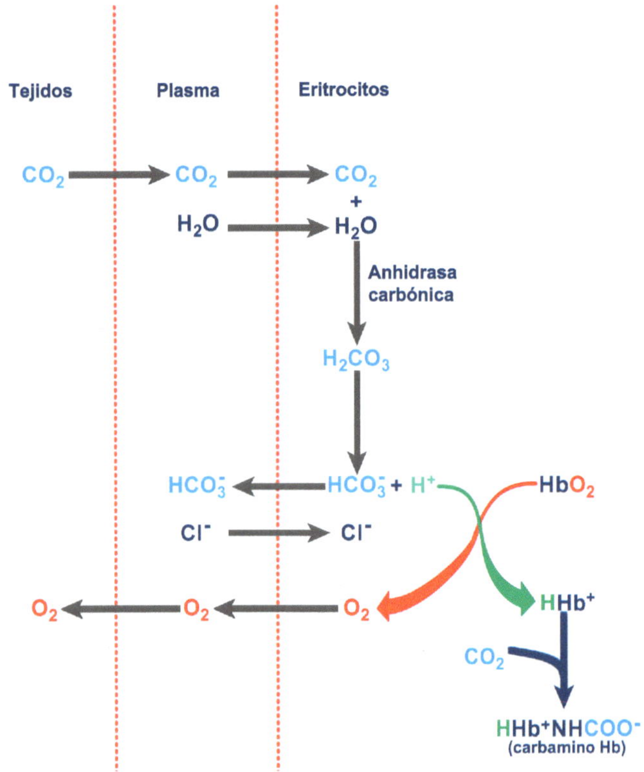

Fig. 1.10 **Representación esquemática del transporte del CO_2 derivado del metabolismo de los tejidos a la sangre, y su contribución junto a la hemoglobina (Hb) a la amortiguación del pH de la sangre y la liberación de oxígeno de los eritrocitos a los tejidos.** Cuando disminuyen las concentraciones de HCO_3^- en la sangre, los riñones eliminan iones H^+, con lo que el equilibrio de la siguiente reacción: $CO_2 + H_2O \rightleftarrows H_2CO_3 \rightleftarrows HCO_3^- + H^+$, se desplaza hacia la derecha, lográndose así aumentar el valor de $[HCO_3^-]$. En este proceso se pierde ácido carbónico, que es reemplazado rápidamente por la hidratación del CO_2 derivado del metabolismo celular. A su vez, en caso de que se produzcan excesivas cantidades de ión bicarbonato, se eliminan por el riñón. Cuando se aumenta la llegada de iones H^+ a la sangre, desciende el valor de $[HCO_3^-]$ (por desplazamiento de la indicada reacción hacia la izquierda), pero el CO_2 que se produce en exceso se elimina por vía respiratoria, con lo que se mantiene el cociente $[HCO_3^-]/[H_2CO_3]$ prácticamente inalterado.

condiciones fisiológicas de pH 7,4 y temperatura de 37 °C es de 0,03 y pCO_2 la presión parcial de CO_2 expresada en mmHg.

En caso de que estuviéramos ante un sistema cerrado, cualquier aumento de iones H^+ haría descender la concentración de bicarbonato y aumentar la de ácido carbónico, con lo que descendería el pH. Sin embargo, este sistema amortiguador es abierto, de forma que pueden variar independientemente las concentraciones del ácido carbónico y del ión bicarbonato. Las concentraciones de CO_2 (y por tanto, de ácido carbónico) se ajustan mediante cambios en la frecuencia de respiración, mientras que las de bicarbonato se regulan por los riñones. El mecanismo de compensación renal se describe en la figura 1.10.

En cuanto a la compensación respiratoria, este sistema de tampón ácido carbónico/bicarbonato funciona de forma coordinada con el de la hemoglobina, que se describe a continuación.

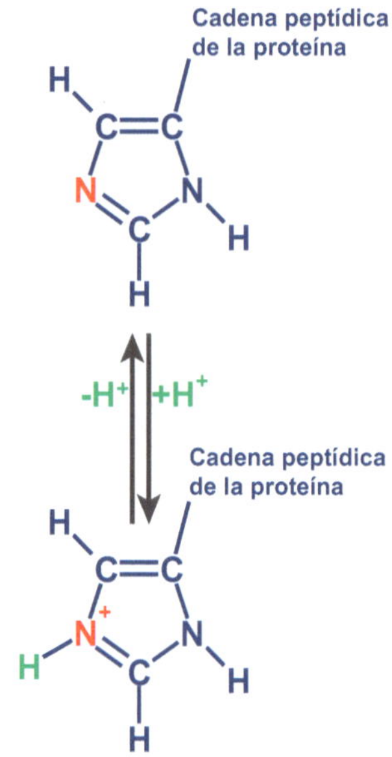

Fig. 1.11 **Participación de los grupos imidazólicos de la histidina en las propiedades amortiguadoras de la hemoglobina y de otras proteínas.**

1.5.3.2. *Tampón hemoglobina*

La propiedad tamponadora de la hemoglobina se basa en el par hemoglobina reducida/oxihemoglobina, y debe sus propiedades a la capacidad de disociación del grupo imidazólico de la histidina unido al ión ferroso (Fe^{2+}) en su estructura (fig. 1.11; v. cap. 35).

La deoxihemoglobina (forma reducida de la hemoglobina, HHb) es un ácido más débil que la oxihemoglobina, la cual contiene hidrógenos de sus grupos imidazólicos capaces de disociarse ($HHbO_2$). Sus respectivas disociaciones pueden representarse así:

$$HHb \rightleftarrows Hb^- + H^+,\ pK = 7,9$$
$$HHbO_2 \rightleftarrows HbO_2^- + H^+, pK = 6,7$$

En condiciones fisiológicas, la HHb está disociada en un 20%, mientras que el 80% se encuentra sin disociar. A su vez, en estas condiciones, la $HHbO_2$ se encuentra disociada en un 80%, mientras que el 20% se encuentra en forma ácida. Ello hace que pueda actuar como un eficaz tampón. El sistema, integrado con la participación del CO_2 derivado del metabolismo de los tejidos y la incorporación de oxígeno en los pulmones, puede escribirse del siguiente modo:

$$HbO_2^- + CO_2 + H_2O \underset{\text{Pulmones}}{\overset{\text{Tejidos}}{\rightleftarrows}} HHb + HCO_3^- + O_2$$

En la disociación del CO_2 hidratado (H_2CO_3) a HCO_3^- y H^+, éste se combina con la hemoglobina para formar HHb, mientras que el HCO_3^- sale del eritrocito en intercambio con iones cloruro (Cl^-). El resultado es que el CO_2 hidratado es amortiguado y el ión bicarbonato liberado, lo que contribuye eficazmente a mantener el elevado cociente $[HCO_3^-]/[H_2CO_3]$. Al mismo tiempo, como se representa en la figura 1.10, el oxígeno transportado por los eritrocitos asociado a la hemoglobina (HbO_2) es liberado cuando ésta es reducida, se difunde al plasma y llega a los tejidos.

Así pues, el CO_2 liberado en el metabolismo de los tejidos y difundido al plasma es transportado preferentemente en forma de bicarbonato (HCO_3^-), tras su formación en los eritrocitos, contribuyendo eficazmente al mantenimiento del pH en sangre. A su vez, una pequeña fracción del CO_2 que entra en los eritrocitos se combina directamente y de forma reversible con un grupo amino ($-NH_2$) de la hemoglobina, dando lugar a la carbamino hemoglobina (también denominada carbamato de hemoglobina):

$$HHb^+\text{-}NH_2 + CO_2 \rightleftarrows HHb^+\text{-}NH\text{-}COO^- + H^+ \text{ (fig. 1.10)}$$

En el capítulo 35 se describen con más detalle algunos de estos conceptos, dentro del encuadre del transporte de oxígeno en sangre.

1.5.3.3. *Tampón fosfato*

La forma de disociación del fosfato puede ser como se indica a continuación:

$$H_3PO_4 \rightleftarrows H_2PO_4^- + H^+ \quad pK'_1 = 2{,}1$$
$$H_2PO_4^- \rightleftarrows HPO_4^{2-} + H^+ \quad pK'_2 = 7{,}2$$
$$HPO_4^{2-} \rightleftarrows PO_4^{3-} + H^+ \quad pK'_3 = 12{,}7$$

Teniendo en cuenta estos valores, es obvio que a efectos de amortiguación fisiológica, el único equilibrio que interesa es el segundo, cuyo pK es el más próximo al pH fisiológico, dado que el pH normal de los líquidos extracelulares se encuentra en un intervalo entre 6,9 y 7,4.

Aunque en condiciones de pH fisiológico, el tampón fosfato es un buen amortiguador, las concentraciones de $[HPO_4^{2-}]$ y $[H_2PO_4^-]$ en plasma son considerablemente bajas (del orden de 4 mEq/l), lo que supone un valor de alrededor de la sexta parte de las del bicarbonato, por lo que tiene menos poder amortiguador que éste. Sin embargo, el sistema fosfato es un buen amortiguador en los líquidos intracelulares, donde su concentración es considerablemente alta (del orden de 75 mEq/L).

RESUMEN

1. **Las células eucariotas son de mayor tamaño que las procariotas y su interior se encuentra compartimentado, conteniendo membrana plasmática, mitocondrias, retículo endoplásmico rugoso y liso, aparato de Golgi, núcleo y orgánulos específicos.**
2. **El agua es el componente químico más abundante de los organismos vivos. Gracias a su estructura dipolar puede solvatar a una amplia gama de moléculas orgánicas e inorgánicas. También puede formar puentes hidrógeno con otras moléculas, incluida la propia agua.**
3. **El agua tiene limitada capacidad de ionizarse. Su producto iónico es el producto de su constante de disociación por su concentración sin disociar.**
4. **El pH es el logaritmo negativo de la concentración de iones hidrógeno. Un ácido es un compuesto que en disolución dona iones hidrógeno a otro compuesto denominado base.**
5. **Los tampones o amortiguadores son soluciones que resisten a cambios de pH cuando se añaden ácidos o bases. Están formados por la mezcla de ácido débil y su base conjugada o por una base débil y su ácido conjugado.**
6. **Los principales sistemas amortiguadores fisiológicos son el ácido carbónico/bicarbonato, la hemoglobina y el tampón fosfato.**

Bibliografía

Atkins P, Loretta J. Chemical Principles. The Quest for Insight. 4th ed. New York: W.H. Freeman; 2008.

Cooper GM, Hausman RE. La célula. 3ª ed. Barcelona: Marbán Libros, S.L; 2007.

Davenport HW. The ABC of acid base chemistry. 6th ed. Chicago: University of Chicago Press; 1974.

Hsia CC. Respiratory function of hemoglobin. N Engl J Med. 1998;338:239-47.

Harris DC. Quantitative Chemical Analysis. 7th ed. New York: W.H. Freeman; 2006.

Stillinger FH. Water revisited. Science 1980;209:451-7.

Parte II

Estructuras y funciones de proteínas y enzimas

ÍNDICE DE CAPÍTULOS

Capítulo 2

Aminoácidos, péptidos y proteínas

Pilar Roca Salom

OBJETIVOS DE APRENDIZAJE

- **Conocer la estructura y las propiedades de los aminoácidos.**
- **Entender qué es una proteína y cuál es su importancia en la vida.**
- **Conocer las fuerzas que intervienen en el mantenimiento de la estructura de las proteínas.**
- **Conocer los diferentes niveles de organización de la estructura de las proteínas.**
- **Comprender cómo las proteínas se pliegan para alcanzar la conformación nativa.**

2.1. INTRODUCCIÓN

Las proteínas son polímeros lineales de aminoácidos, compuestas por carbono (C), oxígeno (O), hidrógeno (H), nitrógeno (N) y en menor proporción de azufre (S).

Las proteínas desempeñan diferentes funciones biológicas, ya que son los instrumentos moleculares mediante los que se expresa la información genética. La lista que sigue da una idea de la enorme gama de funciones biológicas que las proteínas realizan, entre otras:

- **Los catalizadores bioquímicos** conocidos como *enzimas* son proteínas.
- **Protección inmune.** Las proteínas conocidas colectivamente como *inmunoglobulinas* constituyen la primera barrera de defensa de los organismos contra las infecciones de origen bacteriano o viral.
- **Transporte y almacenamiento.** Muchos iones y moléculas pequeñas son transportados y almacenados por proteínas específicas.
- **Transporte a través de membranas.** Existen proteínas que facilitan el transporte de materiales a través de las membranas celulares.
- **Hormonas.** Muchas hormonas, como la insulina, son proteínas.
- **Proteínas estructurales.** Proporcionan el soporte mecánico a los organismos vivos, formando también en algunos casos, sus cubiertas externas.
- **Movimiento coordinado.** Ciertos ensamblajes de proteínas llevan a cabo la contracción muscular y posibilitan la motilidad celular.
- **Generación y transmisión del impulso nervioso.** La respuesta de las células nerviosas a estímulos específicos depende de la presencia de receptores proteicos.
- **Control del crecimiento y la diferenciación.** El control secuencial de la expresión de la información genética es imprescindible para el crecimiento y la diferenciación de las células.
- **El citoesqueleto** de las células está compuesto por proteínas.

Las proteínas, además de por su función, se pueden clasificar también por su estructura en dos grandes grupos: *globulares* y *fibrosas*. En las *proteínas globulares,* la cadena o cadenas polipeptídicas se encuentran plegadas de modo muy compacto, adoptando formas esféricas; estas proteínas normalmente son solubles en los sistemas acuosos y se difunden con facilidad, y muchas de ellas desempeñan una función *móvil o dinámica.* Las *proteínas fibrosas* son insolubles en agua y son moléculas finas y alargadas, con las cadenas polipeptídicas extendidas a lo largo de un eje. La mayor parte de las proteínas fibrosas desempeñan un papel *protector o estructural.*

Las proteínas pueden estar formadas por una única cadena polipeptídica o por varias cadenas polipeptídicas, por lo que también se pueden clasificar como proteínas *monoméricas* u *oligoméricas.*

Muchas proteínas únicamente están formadas por polímeros de aminoácidos y no presentan grupos de otra naturaleza; reciben el nombre de *proteínas simples.* No obstante, otras clases de proteínas, sometidas a hidrólisis liberan otros compuestos químicos además de los aminoácidos; reciben el nombre de *proteínas conjugadas.* La porción diferente a los aminoácidos que se encuentra en una proteína conjugada recibe habitualmente el nombre de grupo prostético, el cual desempeña un papel importante en su función biológica. Las proteínas conjugadas se clasifican en función de la naturaleza química de su grupo prostético (tabla 2.1).

2.2. AMINOÁCIDOS

Las proteínas son polímeros de aminoácidos. Si una proteína se hidroliza bajo unas condiciones cuidadosamente controladas, se liberan mayoritariamente hasta veinte tipos de aminoácidos (concretamente 19 aminoácidos y un iminoácido).

Tabla 2.1 Clasificación y grupos prostéticos de proteínas conjugadas

Clase	Grupo prostético	Ejemplo
Lipoproteínas	Lípidos	Lipoproteínas de la sangre
Glucoproteínas	Glúcidos	γ-globulina de la sangre
Fosfoproteínas	Grupos fosfato	Caseína de la leche
Hemoproteínas	Hemo (ferroporfirina)	Hemoglobina
Flavoproteínas	Nucleótido de flavina	Succinato deshidrogenasa
Metaloproteínas	Metales (Fe, Zn, etc.)	Ferritina, alcohol deshidrogenasa

La secuencia de estos aminoácidos en la proteína es la que determina su estructura tridimensional, y al tener veinte aminoácidos diferentes podemos tener una gran diversidad de estructuras proteicas. De hecho, la conformación y la función de una proteína están determinadas por los aminoácidos que la componen y la secuencia en que éstos se unen para formar la *cadena polipeptídica*.

2.2.1. Estructura de los aminoácidos

Los aminoácidos son compuestos que presentan un grupo *carboxilo* (–COOH) y un grupo *amino* ($-NH_2$) unidos a un mismo átomo de carbono, que se conoce como carbono alfa (α). Este carbono α se encuentra unido también a una cadena lateral (–R) que los diferencia entre sí. Responden a la fórmula general que se presenta en la figura 2.1.

Las cadenas laterales, o grupos R de los aminoácidos difieren en su estructura, tamaño y carga eléctrica, y determinan sus propiedades fisicoquímicas, como su solubilidad y su comportamiento en la cadena polipeptídica. En la figura 2.2 se presentan los nombres y estructuras de los veinte aminoácidos, clasificados por las características de polaridad de su cadena lateral: no polar, polar sin carga, polar con carga, carga negativa y carga positiva.

Numerosas proteínas contienen derivados de aminoácidos, que se forman una vez sintetizada la cadena polipeptídica como modificaciones postraduccionales, y no se encuentran codificados en el código genético. Entre estos aminoácidos modificados se encuentran γ-carboxiglutamato, 4-hidroxiprolina, 5-hidroxiprolina, o-fosfoserina, 3-metilhistidina y ε-N-acetil-lisina, algunos de los cuales son componentes esenciales de proteínas, como por ejemplo el colágeno (v. cap. 31).

2.2.2. Propiedades de los aminoácidos

2.2.2.1. Propiedades acidobásicas

Todos los aminoácidos presentan al menos dos grupos ionizables (carboxilo y amino), y muchos de ellos pueden estar en su forma de zwitterión. El zwitterión es un compuesto químico que es eléctricamente neutro pero que tiene cargas formales positivas y negativas sobre átomos diferentes (fig. 2.3).

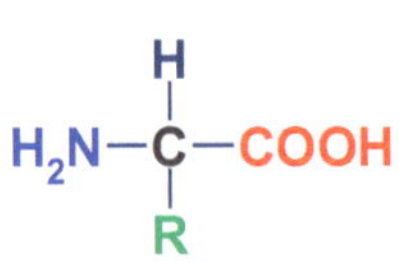

Fig. 2.1 **Estructura general de los aminoácidos.** Presenta en su estructura un grupo carboxilo (–COOH) y un grupo amino ($-NH_2$) unidos a un mismo átomo de carbono (Cα), el cual se encuentra unido también a una cadena lateral (R).

El grupo carboxilo de los aminoácidos tiene un pKa o pK_1 que se encuentra situado entre 1,8 y 2,5, mientras que el grupo amino tiene un pKb o pK_2 que se encuentra situado entre 9,0 y 9,8.

Los aminoácidos que no son ácidos o básicos poseen dos valores de pK, el más bajo del grupo carboxilo y el más alto del grupo amino. Puesto que el pH fisiológico es 7,4, el grupo carboxilo de estos aminoácidos se encuentra desprotonado ($-COO^-$) y el grupo amino está protonado ($-NH_3^+$), por lo que normalmente se encuentran cargados, aunque la carga neta sea 0.

En la tabla 2.2 se muestran los valores de pK de los grupos ionizables de los veinte principales aminoácidos proteicos, además de su masa molecular, el punto isoeléctrico y el porcentaje de presencia en proteínas.

El *punto isoeléctrico* (pI) se define como el valor del pH en el cual el aminoácido presenta carga neta igual a 0, y por lo tanto no se desplaza al someterlo a la acción de un campo eléctrico. También es el punto en el que el aminoácido presenta menor solubilidad. El punto isoeléctrico se calcula a partir de los valores de pK de los diferentes grupos ionizables incluyendo la cadena lateral según aminoácidos, y es la semisuma de los dos pK, anterior y posterior a la formación de la especie neutra (tabla 2.2).

En la figura 2.4 se presentan las curvas de titulación para la alanina, el ácido glutámico y la histidina, así como el cálculo del pI de cada uno de ellos. En las curvas de titulación de la alanina se observan dos mesetas, que corresponden a la desprotonación del grupo carboxilo y del grupo amino. El punto medio de cada una de estas mesetas se corresponde con el pK de cada uno de los grupos ionizables, y representan dos zonas donde el aminoácido presenta capacidad amortiguadora, y su valor es máximo cuando el valor de pH coincide con el valor de pK. En el caso del ácido glutámico y de la histidina se pueden observar tres mesetas en la curva de titulación, que se corresponden con los valores de pK de los tres grupos ionizables (–COOH, $-NH_2$ y R), presentando capacidad amortiguadora en las tres.

2.2.2.2. Propiedades ópticas

Todos los aminoácidos, excepto la glicina, poseen un átomo de carbono *asimétrico* (átomo o centro quiral), el átomo de carbono α, al que se encuentran unidos cuatro sustituyentes diferentes: el grupo carboxilo, el grupo amino, el grupo R y el átomo de hidrógeno. Cuando un átomo de carbono tiene cuatro sustituyentes diferentes (A, B, X, Y) pueden ordenarse de dos maneras que representan imágenes especulares que no pueden superponerse (fig. 2.5A).

Los compuestos con átomos quirales tienen dos formas isoméricas diferentes, que son idénticas en todas las propiedades físicas y químicas excepto en la dirección en la que provocan el giro del plano de la luz polarizada en un polarímetro. Las dos formas que pueden adoptarse se denominan *isómeros ópticos o enantiómeros*. Cada uno de estos compuestos pueden girar el plano de luz a la izquierda (–) o a la derecha (+).

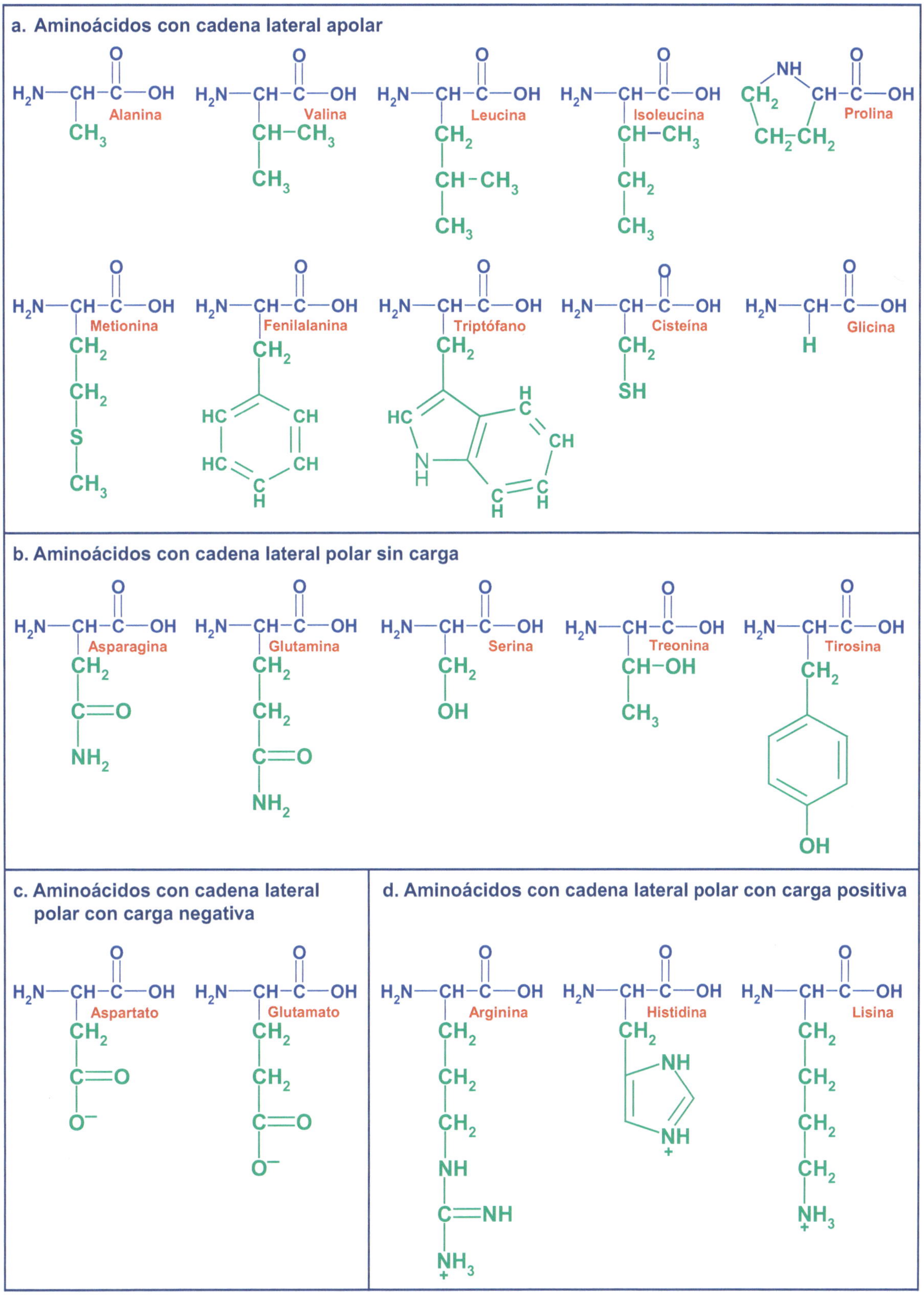

Fig. 2.2 **Estructura de los veinte aminoácidos. A.** Aminoácidos con cadena lateral apolar. **B.** Aminoácidos con cadena lateral polar sin carga. **C.** Aminoácidos con cadena lateral con carga negativa a pH fisiológico (ácidos). **D.** Aminoácidos con cadena lateral polar con carga positiva en condiciones de pH fisiológico (básicos).

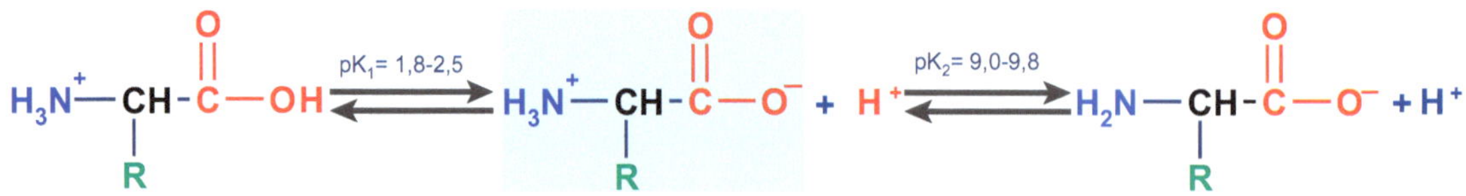

Fig. 2.3 **Equilibrios del grupo carboxilo y amino.** El zwitterión puede observarse entre ambos equilibrios.

Tabla 2.2 Propiedades de los aminoácidos. Masa molecular, pK_1, pK_2, pK_R, punto isoeléctrico (PI) y presencia en proteínas

Aminoácido			M Da	pK_1 $-COOH$	pK_2 $-NH_2$	pK_R $-R$	pI	Presencia en proteína %
Glicina	Gly	G	75	2,34	9,60		5,97	7,7
Alanina	Ala	A	89	2,34	9,69		6,01	9,0
Valina	Val	V	117	2,32	9,62		5,97	6,9
Leucina	Leu	L	131	2,36	9,60		5,98	7,5
Isoleucina	Ile	I	131	2,36	9,68		6,02	4,6
Metionina	Met	M	149	2,28	9,21		5,74	1,7
Prolina	Pro	P	115	1,99	10,96		6,48	4,6
Fenilalanina	Phe	F	165	1,83	9,13		5,48	3,5
Triptófano	Trp	W	204	2,38	9,39		5,89	1,1
Serina	Ser	S	105	2,21	9,15	13,60	5,68	7,1
Treonina	Thr	T	119	2,11	9,62	13,60	5,87	6,0
Glutamina	Gln	Q	146	2,17	9,13		5,65	3,9
Asparagina	Asn	N	132	2,02	8,80		5,41	4,4
Aspartato	Asp	D	133	1,88	9,60	3,65	2,77	5,5
Glutamato	Glu	E	147	2,19	9,67	4,25	3,22	6,2
Histidina	His	H	155	1,82	9,17	6,00	7,59	2,1
Cisteína	Cys	C	121	1,96	8,18	10,28	5,07	2,8
Tirosina	Tyr	Y	181	2,20	9,11	10,07	5,66	3,5
Lisina	Lys	K	146	2,18	8,95	10,53	9,74	7,0
Arginina	Arg	R	174	2,17	9,04	12,48	10,76	4,7

Una base sistemática para la clasificación y la designación de los *enantiómeros* distinta de la que proporciona la dirección del giro del plano de polarización de la luz es la configuración absoluta de los cuatro sustituyentes diferentes del tetraedro en torno al átomo de carbono asimétrico.

Se denominan entonces estereoisómeros L y D según la posición del grupo más voluminoso, en este caso el $-NH_2$, independientemente de la dirección en la que hacen girar el plano de la luz polarizada. Los símbolos L y D se refieren de este modo a la configuración absoluta de los cuatro sustituyentes alrededor del carbono quiral, y no a la dirección de giro del plano de la luz polarizada (fig. 2.5B).

Cuando un compuesto posee dos o más centros quirales, tiene 2^n estereoisómeros posibles, donde n es el número de centros quirales. Por ejemplo, la treonina y la isoleucina, que tienen dos centros quirales, tienen cuatro estereoisómeros; sin embargo, en las moléculas de proteínas naturales sólo aparece uno de los cuatro isómeros posibles, la L-treonina (fig. 2.6).

Los aminoácidos que se encuentran en las proteínas son los L-estereoisómeros, y aunque en la naturaleza se pueden encontrar D-aminoácidos, nunca se han encontrado formando parte de las proteínas.

2.3. ENLACE PEPTÍDICO

Dos aminoácidos pueden unirse covalentemente mediante un enlace amida sustituido, llamado *enlace peptídico*, dando lugar a un péptido. El enlace peptídico se forma entre un grupo α-carboxilo de uno de los aminoácidos y el grupo α-amino del otro, por eliminación de una molécula de agua (fig. 2.7).

2.3.1. Dimensiones, ángulos diédricos y resonancia del enlace peptídico

El enlace peptídico tiene características de doble enlace; en la figura 2.8 se muestran tanto los ángulos (fig. 2.8A) como las distancias (fig. 2.8B) entre los átomos que forman este enlace.

La distancia del enlace C–N es un 10% más corta que la que habitualmente presenta un enlace sencillo, y la longitud del enlace C=O es unos 0,02 Å mayor que la encontrada en aldehídos y cetonas típicos. Estas dos observaciones se explican por la presencia de una estructura resonante del enlace peptídico, a la que contribuyen fundamentalmente las formas o tipos I y II (fig. 2.9). La estructura resonante I, cuyo enlace C–N es sencillo y del tipo σ permite el giro alrededor de dicho enlace, pero la estructura resonante II, que contiene un enlace doble,

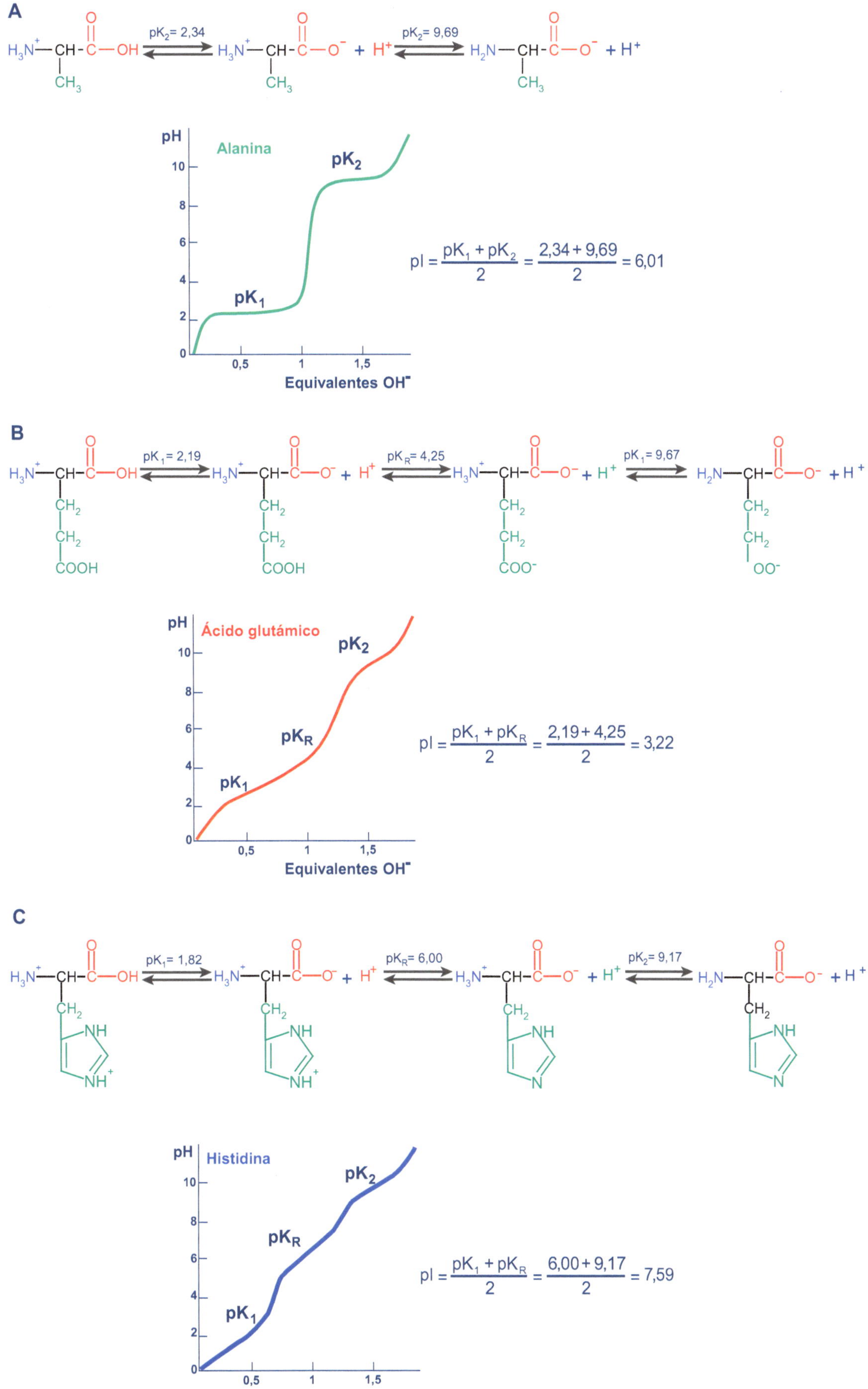

Fig. 2.4 **A.** Curva de titulación y cálculo del pI de la alanina, **B,** el ácido glutámico y **C,** la histidina.

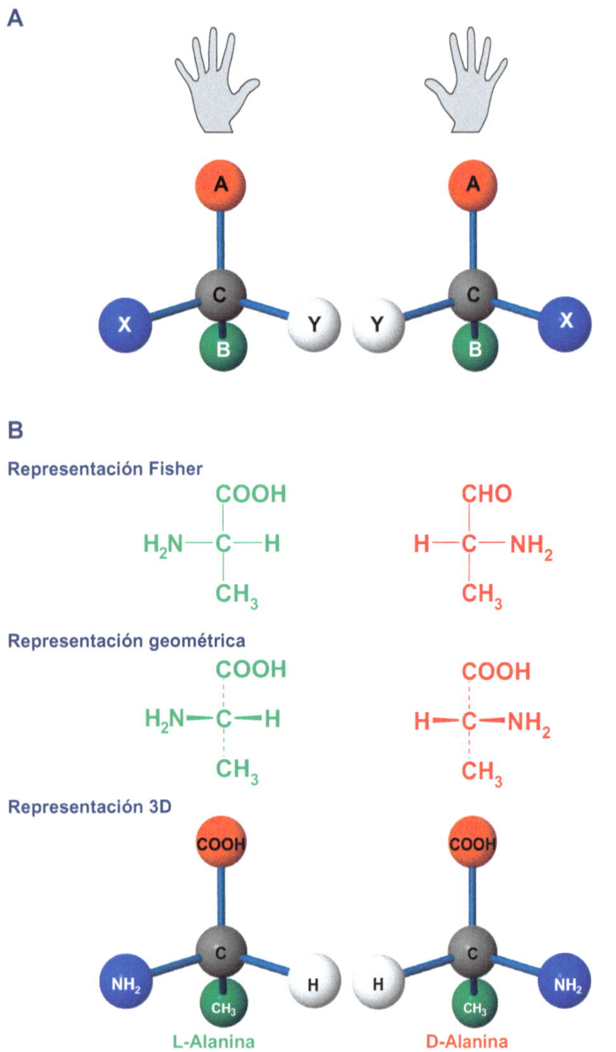

Fig. 2.5 **A.** Representación de las dos formas de ordenar los sustituyentes de un átomo de carbono asimétrico o quiral, y su analogía con las imágenes especulares de la mano izquierda y derecha. **B.** Representaciones de Fisher, geométrica y espacial de la L y D-Alanina. En el caso de los aminoácidos se considera grupo funcional al grupo amino (NH_2) del segundo carbono (Cα).

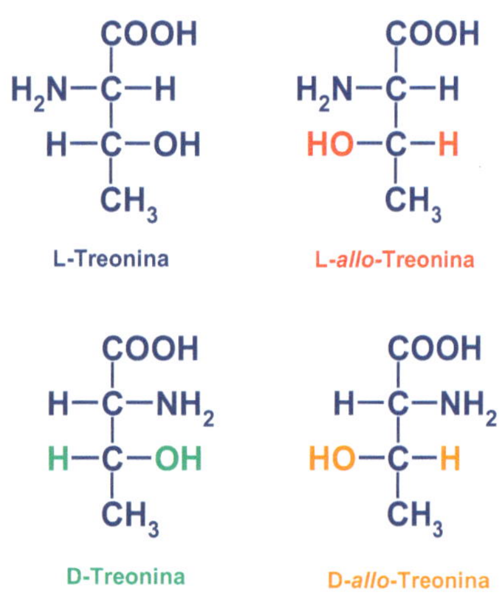

Fig. 2.6 **Estereoisómeros de la treonina.**

enlace σ y π, impide la rotación del mismo. En la estructura resultante de la hibridación entre las formas resonantes I y II, los electrones del orbital π están deslocalizados a lo largo de los enlaces C–O y C–N, la rotación del enlace C–N está impedida y todos los átomos que forman el enlace peptídico se encuentran en el mismo plano (fig. 2.10).

De esta coplanaridad se desprende que las únicas libertades de giro en una cadena peptídica se sitúan en los enlaces de los carbonos α, que sirven así de nexo de unión entre los distintos planos que componen el esqueleto de la proteína. Para cada uno de los Cα se definen dos ángulos, Φ (phi) y Ψ (psi), que corresponden a la rotación de los enlaces Cαi–Ni y Cαi–Ci, respectivamente. Si conocemos el valor de estos ángulos para cada uno de los Cα, la disposición espacial de la cadena polipeptídica queda definida exactamente.

2.3.2. Configuraciones posibles del enlace peptídico

El enlace peptídico, al tener características de doble enlace, puede presentar dos configuraciones *trans* o *cis*. La síntesis ribosómica de las cadenas peptídicas es estereoespecífica; produce sólo la configuración *trans* del enlace. Sin embargo, existen algunas proteínas globulares con enlaces peptídicos *cis*, que se deben a una isomerización postransduccional a nivel de un único aminoácido, la prolina, en el que la barrera energética entre la configuración *cis* y *trans* es pequeña (unas 2 kcal/mol) (fig. 2.11).

2.3.3. Impedimentos estéricos, conformación y plasticidad del enlace

El estudio de modelos moleculares sólidos de aminoácidos realizados a escala en función de sus radios de Van der Waals ha permitido determinar qué valores de los ángulos Φ y Ψ están prohibidos a causa del impedimento estérico (fig. 2.12).

El bioquímico indio Ramachandran describió que la conformación de una cadena polipeptídica puede ser totalmente descrita representando cada residuo de aminoácido en un gráfico bidimensional por sus valores de Φ y Ψ. Estos gráficos se conocen con el nombre de *representaciones de Ramachandran* (fig. 2.13).

2.4. ESTRUCTURA DE LAS PROTEÍNAS

La estructura de las proteínas es compleja, por lo que para facilitar su estudio se han establecido diferentes niveles de organización:

- **Estructura primaria:** hace referencia a la secuencia de aminoácidos que forman la proteína.
- **Estructura secundaria:** hace referencia a la disposición repetitiva y regular del esqueleto polipeptídico; a este nivel de estructura también se le denomina grupo lineal.
- **Estructura supersecundaria:** hace referencia a la formación de agregados físicos preferenciales de estructuras secundarias.
- **Estructura terciaria:** hace referencia a la estructura tridimensional de la proteína globular.
- **Estructura cuaternaria o agregados proteicos:** se corresponde al nivel de máxima complejidad y resulta de la asociación de diferentes cadenas polipeptídicas para formar agregados.

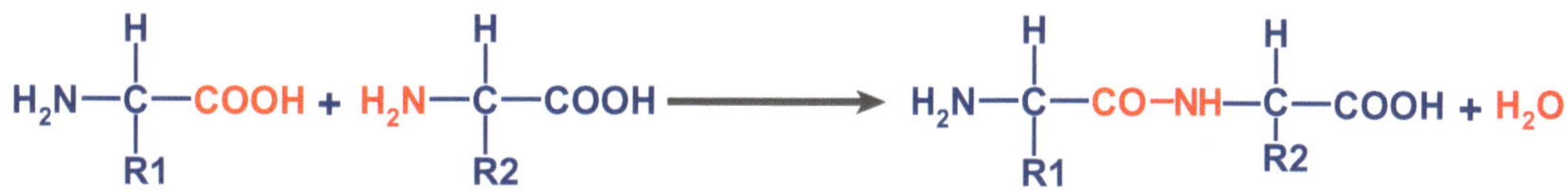

Fig. 2.7 **Formación del enlace peptídico.**

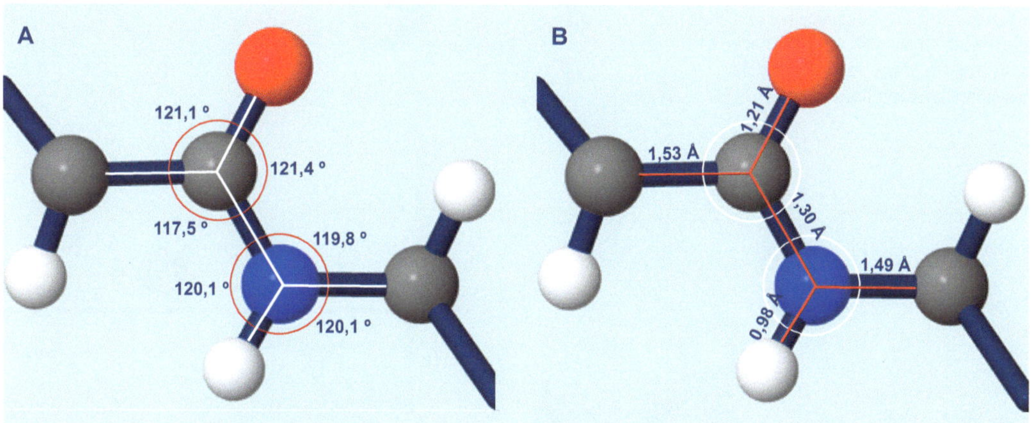

Fig. 2.8 **A.** Ángulos y **B.** dimensiones del enlace peptídico.

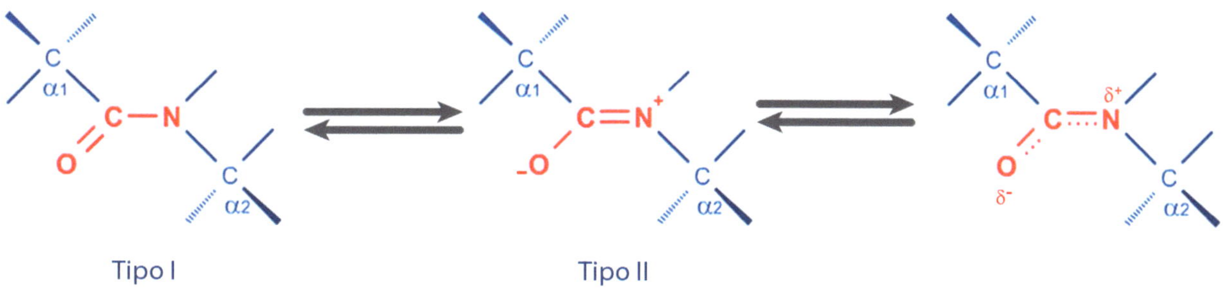

Fig. 2.9 **Estructura electrónica resonante del enlace peptídico.**

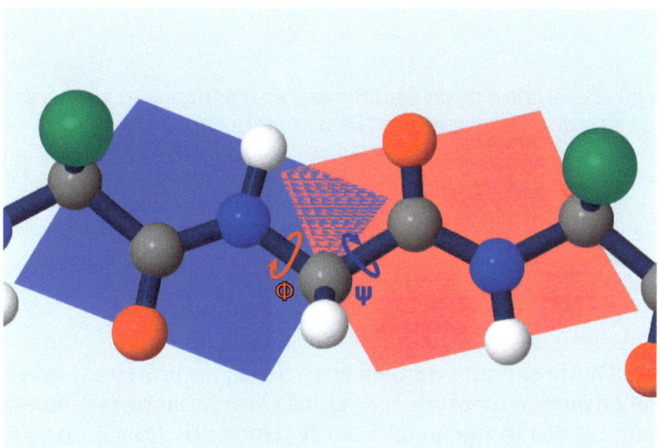

Fig. 2.10 **Ángulos diédricos Φ y Ψ.** El valor 0 de los ángulos se define (IUPAC-IUB, 1969) Ψi = 0° para Cαi–Ni *trans* Cαi–Oi; Φi = 0° para Cαi–Oi; *trans* a Ni–H. En consecuencia, los dos planos de los enlaces peptídicos conectados por un Cα son coplanares. El valor positivo del ángulo Φ se establece, por convenio, cuando el giro del enlace Cαi–Ni se realiza en el sentido de giro de las agujas del reloj, con el observador situado en Ci y mirando hacia el Ni. El valor positivo del ángulo Ψ se establece cuando el giro del enlace Cαi–Ci se realiza en el sentido de giro de las agujas del reloj; con el observador situado en Cαi y mirando hacia Ci.

2.4.1. Fuerzas que determinan la estructura proteica

En la estructura de las proteínas, además de los enlaces peptídicos de tipo covalente, intervienen otros tipos de enlaces, como las fuerzas no covalentes (enlaces salinos, enlaces de hidrógeno, fuerzas de Van der Waals y fuerzas hidrofóbicas) que son de uno a tres órdenes de magnitud más débiles que las correspondientes al enlace covalente, aunque son de gran importancia en la estabilización de la estructura terciaria, y los enlaces disulfuro (fig. 2.14).

2.4.1.1. Enlaces iónicos (puentes salinos)

Las cadenas laterales de algunos aminoácidos presentan carga en condiciones de pH fisiológico, que puede ser positiva (aminoácidos básicos) o negativa (aminoácidos ácidos). Los puentes salinos son las fuerzas que se dan entre grupos cargados: con carga opuesta se pueden atraer formando un enlace iónico, que habitualmente se denomina puente salino cuando se forma en las proteínas. La magnitud de esta interacción depende de la constante dieléctrica del medio, de forma que en el medio no acuoso del interior de la proteína, la fuerza de atracción es mayor que en su superficie (el agua tiene una constante dieléctrica elevada). Los grupos cargados tienden a situarse en la superficie

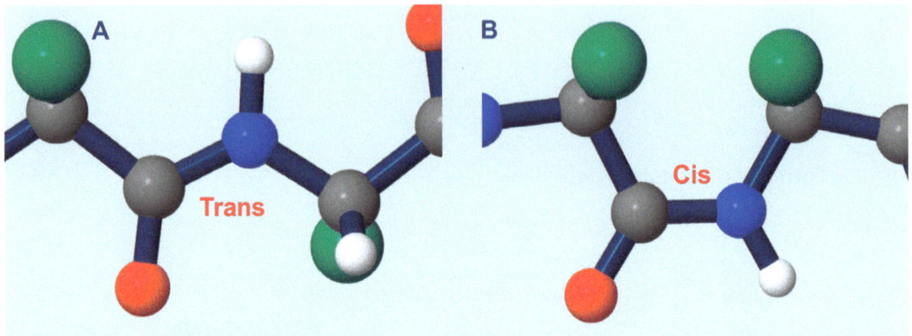

Fig. 2.11 **A.** Configuración *trans* y **B.** *cis* del enlace peptídico. La configuración trans es más estable porque la repulsión estérica es mínima.

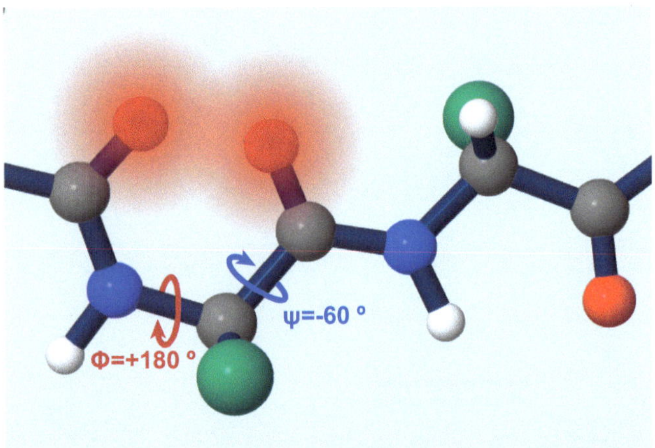

Fig. 2.12 Conformaciones inestables producidas por algunos ángulos de rotación. Cuando $\Phi = +180°$ y $\Psi = -60°$, los oxígenos carbonílicos adyacentes se encuentran tan próximos que sus radios de Van der Waals se solapan y se desestabiliza la conformación.

de la proteína con objeto de estabilizar la macromolécula en el entorno acuoso, y no tienen tanta importancia en el proceso de plegamiento de la proteína como otras interacciones.

2.4.1.2. Interacciones o fuerzas de Van der Waals

Las interacciones de Van del Waals tienen lugar entre moléculas neutras. Existen varios tipos de interacciones, como el dipolo-dipolo, dipolo-dipolo inducido, dipolo inducido-dipolo inducido. Este tipo de interacciones son importantes en el proceso de plegamiento que sufre la proteína, no sólo por las fuerzas atractivas, sino también por los impedimentos estéricos. Dentro de este grupo, por su importancia, destacan los enlaces de hidrógeno y las interacciones hidrofóbicas.

2.4.1.2.1 ENLACES DE HIDRÓGENO (ENLACES POR PUENTE DE HIDRÓGENO)

El enlace de hidrógeno o por puente de hidrógeno ya se definió en el capítulo 1. Normalmente, la distancia de un enlace de hidrógeno en una proteína es un 10-25% mayor que la que existe entre dos moléculas de agua. Por otro lado, las limitaciones de tipo geométrico a la hora de formar estos enlaces entre dos grupos del esqueleto proteico impiden que los dipolos se hallen perfectamente alineados, que es la situación de máxima energía.

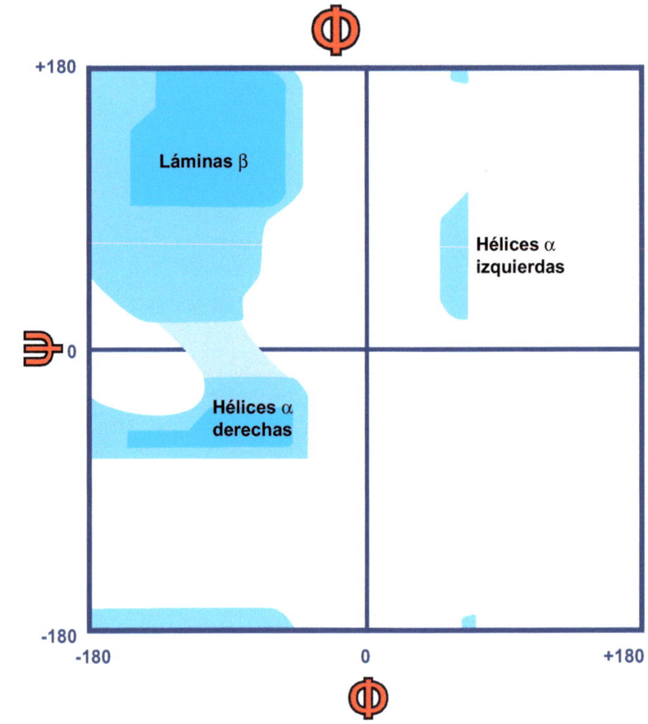

Fig. 2.13 Gráfica de las conformaciones más normales observadas en las cadenas polipeptídicas (áreas azules). La mayoría de las veces, los residuos de las proteínas adoptan las conformaciones permitidas. Sin embargo, algunas veces algún residuo puede encontrarse fuera de estas zonas permitidas; este hecho demuestra una cierta plasticidad del enlace peptídico, pudiendo adoptarse conformaciones prohibidas cuando el impedimento estérico correspondiente se encuentra relajado (por ejemplo, mediante la formación de un enlace de hidrógeno).

Desde el punto de vista estructural, las proteínas siguen la estrategia de establecer el máximo número posible de enlaces de hidrógeno intramoleculares entre los átomos que componen los enlaces peptídicos, y de mantener en su superficie el máximo número de cadenas laterales (grupos R) con posibilidad de formar enlaces de hidrógeno con moléculas de agua.

2.4.1.2.2 INTERACCIONES HIDROFÓBICAS

Algunos aminoácidos, concretamente ocho (Gly, Ala, Val, Leu, Ile, Phe, Pro y Met), pueden dar lugar a interacciones hidrofóbicas, dado que en su cadena lateral (apolar) presentan grupos

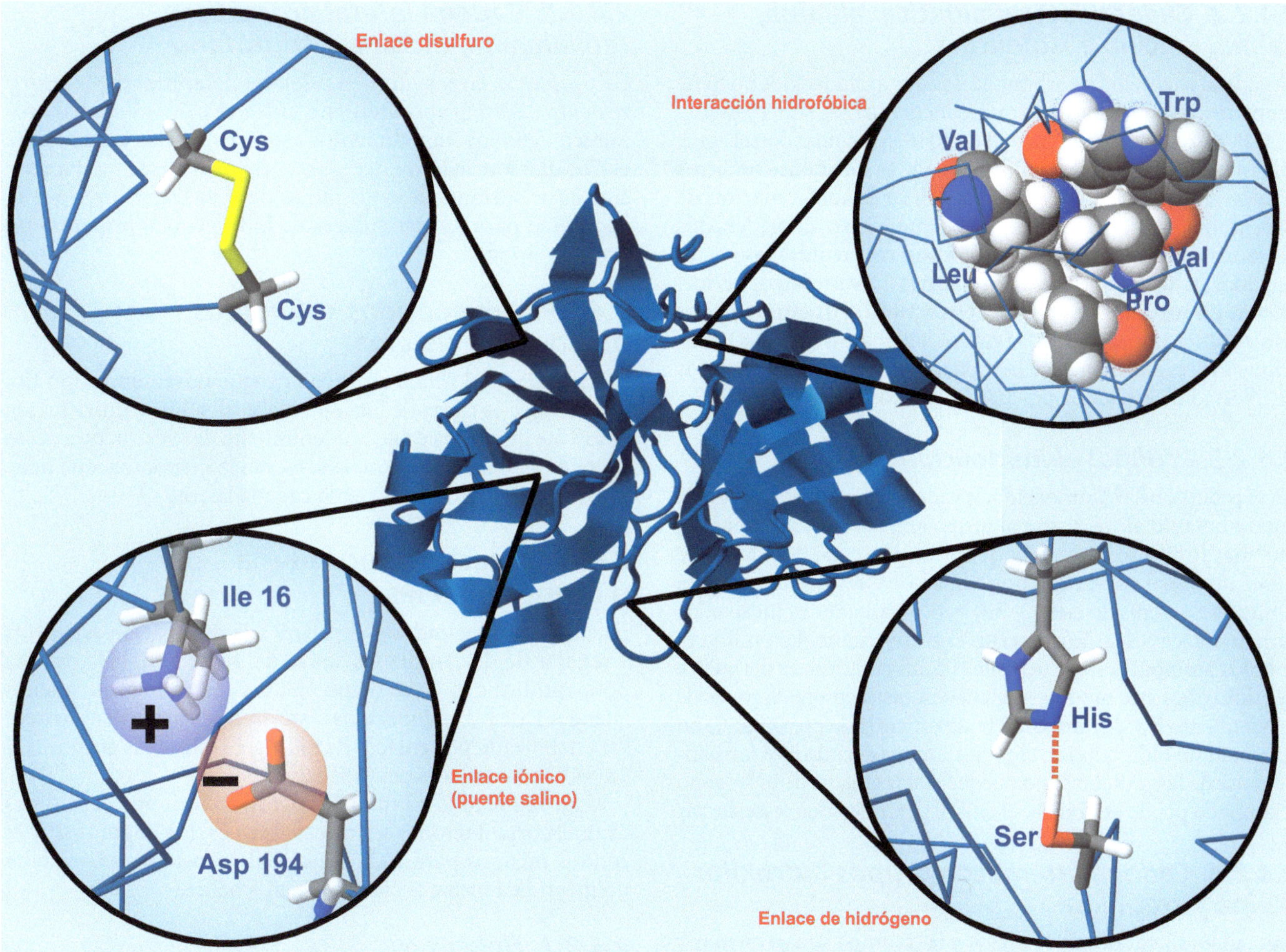

Fig. 2.14 Representación de las fuerzas que mantienen la estructura terciaria de las proteínas. Enlace disulfuro, interacción hidrofóbica, puente salino y enlace de hidrógeno.

hidrofóbicos, que se ordenan de tal manera que forman un núcleo hidrofóbico en el interior de la proteína huyendo del medio acuoso. Dado que nuestro organismo presenta un entorno acuoso, la estructura terciaria más estable de la proteína será aquella en la cual la mayor parte de los residuos hidrofóbicos se agrupen en el interior, evitando interaccionar con el agua, pero favoreciendo la interacción entre ellos. Por otra parte, dado que los residuos hidrofílicos que se distribuyen en la superficie pueden formar enlaces de hidrógeno o iónicos con el agua, el número de este tipo de enlaces que contribuyen a la estabilización de la estructura terciaria es reducido. De esta forma, las interacciones hidrofóbicas intramoleculares superan a las interacciones hidrofílicas en la contribución a la estructura final de la proteína.

2.4.1.3. Enlaces disulfuro (o puentes disulfuro)

Los enlaces disulfuro o puentes disulfuro, S–S, se establecen entre residuos de cisteína de una misma cadena o bien pertenecientes a cadenas polipeptídicas distintas. Aunque los enlaces disulfuro no están implicados en la dirección del proceso de plegamiento de la cadena polipeptídica, son a menudo esenciales para el mantenimiento de la estructura nativa. Con frecuencia, los puentes disulfuro aparecen próximos a los plegamientos β (véase el apartado de estructura secundaria).

2.4.2. Estructura primaria

La estructura primaria de las proteínas se refiere exclusivamente a la secuencia de aminoácidos que componen la proteína. Aunque esta estructura no hace referencia a su conformación espacial, toda la información referente a la proteína nativa se encuentra en ella y, en consecuencia, la elucidación de la secuencia es un paso indispensable para concretar la base estructural de su función biológica. La secuencia de aminoácidos de la proteína se da en dirección N-terminal a C-terminal (N → C).

Las características estructurales de los grupos laterales R influyen en la estructura tridimensional de las proteínas. Cada aminoácido tiene una cadena lateral determinada con unas propiedades únicas y que desempeña un determinado papel en una posición dada de la estructura proteica, ya que la estructura de la proteína depende tanto de la tendencia a hidratarse de las cadenas polares e iónicas, como la de las cadenas no polares a asociarse entre ellas pero no con el agua (efecto hidrofóbico).

2.4.2.1. Glicina

La glicina, al tener dos hidrógenos en el Cα, sin ninguna cadena lateral, es un aminoácido que incrementa la flexibilidad de la cadena proteica y permite el plegamiento de ésta sobre sí misma. Por este motivo es un aminoácido muy conservado en el proceso evolutivo.

2.4.2.2. Cadena lateral alifática: alanina, valina, leucina e isoleucina

La cadena lateral hidrocarbonada de estos aminoácidos no tiene grupo reactivo, sino tan solo grupo metileno ($-CH_2-$) y metilo ($-CH_3$). Presentan la propiedad de no interaccionar con el agua. Sin embargo, interaccionan de forma más favorable con otros grupos apolares. Esto permite estabilizar la conformación de la proteína. Los residuos alifáticos pueden ser considerados los ladrillos alrededor de los cuales son construidas las partes funcionales de las moléculas de proteínas. La variedad de las formas es importante en su papel estructural. Los aminoácidos con ramificaciones en el Cβ (valina, leucina e isoleucina) contribuyen al plegamiento de la proteína, al disminuir los grados de libertad de la cadena por impedimentos estéricos.

2.4.2.3. Prolina: el iminoácido cíclico

En la prolina, un α-iminoácido, la cadena lateral R se encuentra enlazada tanto al Cα como al grupo amino. Es el aminoácido que más limitaciones estereoquímicas presenta, debido a que posee un único enlace con posibilidad de giro Ψ, ya que Φ está limitado a valores de entre −35° y 85°, y además es incapaz de formar enlaces de hidrógeno con el grupo amino. La prolina es el único aminoácido que permite la conformación *cis* del enlace peptídico. Por este motivo se encuentra casi siempre en zonas de acodamiento β y, por tanto, en la superficie de la proteína. Al no presentar un hidrógeno en el grupo amino (cuando está formando parte de las proteínas) no puede formar enlaces de hidrógeno y tampoco puede estabilizar el enlace peptídico por resonancia.

2.4.2.4. Cadena lateral con grupos hidroxilo: serina y treonina

Las cadenas laterales de la serina y la treonina son pequeñas y alifáticas, pero presentan un grupo polar hidroxilo (−OH), lo que les permite formar enlaces de hidrógeno con este grupo.

2.4.2.5. Cadena lateral ácida: ácido aspártico y ácido glutámico

La característica principal de estos aminoácidos es que presentan en su cadena lateral un grupo carboxilo (que con un pH fisiológico se encuentra cargado $-COO^-$), lo que hace que estos aminoácidos se encuentren en la superficie de la molécula y contribuyen a la solubilidad de la misma en el medio acuoso, favoreciendo la formación de puentes salinos. Estas cadenas laterales también pueden formar quelatos con iones metálicos cuando se encuentran a la distancia apropiada.

2.4.2.6. Cadena lateral amida: asparagina y glutamina

Son los dos aminoácidos con residuos amida (son las amidas del ácido aspártico y del ácido glutámico). Las cadenas laterales no se encuentran ionizadas en condiciones de pH fisiológico y no son muy reactivas químicamente, pero la amida es un grupo polar que les permite formar enlaces de hidrógeno como aceptores y dadores.

2.4.2.7. Cadena lateral básica: lisina, arginina e histidina

Estos tres aminoácidos, en condiciones de pH fisiológico, presentan carga positiva y se encuentran en la superficie de la proteína, contribuyendo a su solubilidad en el medio acuoso.

2.4.2.8. Cadena lateral aromática: fenilalanina, tirosina y triptófano

La presencia en los aminoácidos fenilalanina, triptófano y tirosina de un grupo metileno entre el Cα y el núcleo aromático evita los impedimentos estéricos de este grupo sobre el Cα, que forma parte del eje central de la proteína. La tirosina es importante desde el punto de vista estructural por su capacidad para formar enlaces de hidrógeno al presentar un grupo hidroxilo.

2.4.2.9. Aminoácidos sulfurados: metionina y cisteína

La cisteína es el único aminoácido que posee un grupo tiol (-SH) y que es capaz de formar enlaces disulfuro, única fuerza covalente implicada en el mantenimiento de la estructura de las proteínas. Esta cualidad no la presenta la metionina, que tiene un átomo de azufre (-S-) en la cadena lateral.

2.4.3. Estructura secundaria o grupos lineales

La estructura secundaria se refiere a la disposición repetitiva y regular de determinadas zonas del esqueleto de la cadena polipeptídica a lo largo de un eje, sin considerar las cadenas laterales R de los aminoácidos. Este nivel estructural se encuentra estabilizado por enlaces de hidrógeno entre los grupos NH y C=O de los enlaces peptídicos.

La regularidad es tal que sucesivas uniones peptídicas asumen orientaciones idénticas; esto es, los ángulos Φ y Ψ son los mismos para cada resto, y el esqueleto de la cadena polipeptídica forma un grupo lineal o hélice.

2.4.3.1. Hélices α

La hélice α, con giro hacia la derecha, es una de las estructuras secundarias más abundante en las proteínas globulares (fig. 2.15). Su conformación es muy estable y corresponde a una posición central de una de las regiones permitidas del diagrama de Ramachandran (fig. 2.13) Φ= −57 ° y Ψ= −47 °. En este tipo de estructura, el esqueleto peptídico se encuentra enrollado de forma compacta alrededor del eje longitudinal de la molécula, y las cadenas laterales de los aminoácidos sobresalen hacia el exterior del esqueleto helicoidal (fig. 2.15). A estas hélices también se las llama hélices 3,613, debido a que hay un total 3,6 residuos de aminoácidos y 13 átomos por vuelta.

La hélice α se encuentra estabilizada por el establecimiento de enlaces de hidrógeno entre el grupo C=O y NH del enlace peptídico de los restos i e i + 4, respectivamente (i + 4 representa el aminoácido situado cuatro residuos más adelante). La estabilidad de la hélice se debe a que los átomos que intervienen en la formación de los enlaces de hidrógeno se encuentran prácticamente alineados, y a que el radio de la hélice permite interacciones de Van der Waals entre los átomos a través de su eje.

La frecuencia de aparición de hélice α en las proteínas globulares es muy alta, y la longitud más usual de la misma es de 17 Å, lo que supone aproximadamente once residuos de aminoácidos o, lo que es lo mismo, dos vueltas de hélice. Los plegamientos de las hélices α sobre sí mismas, encontrados en muchas proteínas globulares, se logra por incorporación de prolinas en los puntos de plegamiento.

Una propiedad muy importante que se deriva de la regularidad conformacional de la hélice α, y que es extensiva a otros

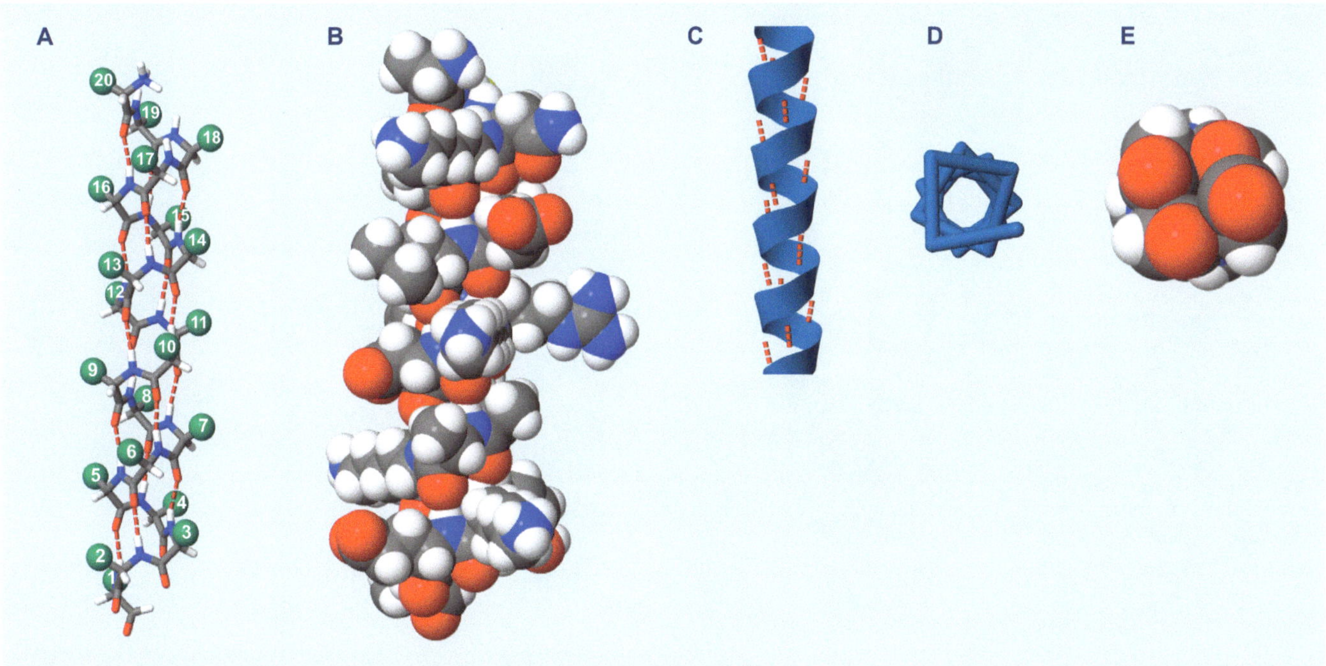

Fig. 2.15 **Representación de la estructura de la hélice α. A.** Cadena polipeptídica de una hélice α, con los enlaces de hidrógeno representados en rojo; puede observarse que se establecen entre el aminoácido i (NH) y el i + 4 (CO). **B.** Representación de una hélice α en radio de Van der Waals; puede observarse cómo las cadenas laterales se sitúan hacia el exterior de la hélice. **C.** Las hélices α se representan como un bucle, los enlaces hidrógeno que se establecen entre los elementos del enlace peptídico estabilizan la estructura y la hacen muy resistente. **D.** Vista superior del esqueleto de la cadena polipeptídica. **E.** Vista superior de una hélice α, donde puede observarse que los átomos de la cadena polipeptídica se encuentran a la distancia del radio de Van der Waals.

grupos lineales, es la existencia de cooperatividad en el proceso de plegamiento. Es decir, una vez formado el primer paso de hélice, la entrada de nuevos restos en este tipo de conformación se ve muy favorecida, ya que el paso de hélice existente actúa como molde sobre el que construye el siguiente paso de hélice.

Las hélices α pueden inestabilizarse por la presencia de algunos aminoácidos, como la prolina, que genera una flexión en la hélice debido a la estructura cíclica de este iminoácido, que tiene restringida la rotación entre el nitrógeno y el carbono α, y además el grupo amino no puede formar enlaces de hidrógeno. La proximidad de residuos de aminoácidos con la misma carga (bien cargas positivas de lisinas, argininas e histidinas; o bien de cargas negativas de glutamato y aspartato) provoca repulsiones que desestabilizan la hélice. Otro factor que puede desestabilizar la hélice es la contigüidad de residuos de aminoácidos voluminosos y de aminoácidos ramificados (valina, leucina e isoleucina).

2.4.3.2. Hélices 3_{10}

La hélice 3_{10} recibe esta denominación porque contiene tres residuos aminoacídicos por vuelta de hélice y diez átomos por vuelta. Esta hélice corresponde a los ángulos $\Phi=-50°$ y $\Psi=-25°$. Su estabilidad se debe a la formación de enlaces de hidrógeno entre los componentes del enlace peptídico de los restos i e i + 3, respectivamente (fig. 2.16).

La frecuencia de este tipo de hélice es pequeña comparada con la de las hélices α, ya que al presentar un empaquetamiento azimutal de las cadenas laterales (en la misma vertical) es menos favorable que el empaquetamiento alternado que se observa en las hélices α. Además, los enlaces de hidrógeno en este tipo de estructura secundaria no se encuentran perfectamente alineados, con lo que la fuerza del enlace es menor. Se suele encontrar este tipo de estructura en las cercanías de los extremos amino y carboxilo de las hélices α y normalmente no suelen tener más de un paso de hélice.

Tanto las hélices α como las hélices 3_{10} tienen, desde el punto de vista del esqueleto polipeptídico, una imagen especular. Sin embargo, las interacciones de las cadenas laterales R impiden en ambos casos hélices a izquierdas (levógiras), por lo que éstas no se encuentran en la naturaleza.

2.4.3.3. Lámina β

Otro tipo de estructura secundaria que pueden adoptar las cadenas polipeptídicas cuando se encuentran muy extendidas es el de *lámina β*. Cada cadena constituye un grupo lineal; es decir, todos los ángulos Φ y Ψ son idénticos (fig. 2.17). En este tipo de estructura secundaria, los restos de los distintos aminoácidos de cadena polipeptídica quedan perpendiculares al plano que define la lámina de forma alternante por encima y por debajo de ésta. Este tipo de estructura permite la asociación de dos o más cadenas dispuestas una al lado de la otra, que logran su estabilidad mediante enlaces de hidrógeno entre componentes C=O y N–H del enlace peptídico de cadenas adyacentes.

En la figura 2.18 se pueden observar dos tipos de lámina β que son frecuentes en las proteínas. Se denomina *lámina β paralela* cuando el sentido N-terminal a C-terminal es el mismo en ambas cadenas; los ángulos son $\Phi = -119°$ y $\Psi = +113°$ (fig. 2.18A). Si la disposición de las cadenas es en sentido contrario entonces se denominan *láminas β antiparalelas,* que corresponde con los ángulos $\Phi = -139°$ y $\Psi = +135°$ (fig. 2.18B).

2.4.3.4. Acodamientos o giros

La conformación espacial de las proteínas globulares requiere cambios en el sentido de progresión de su estructura secundaria

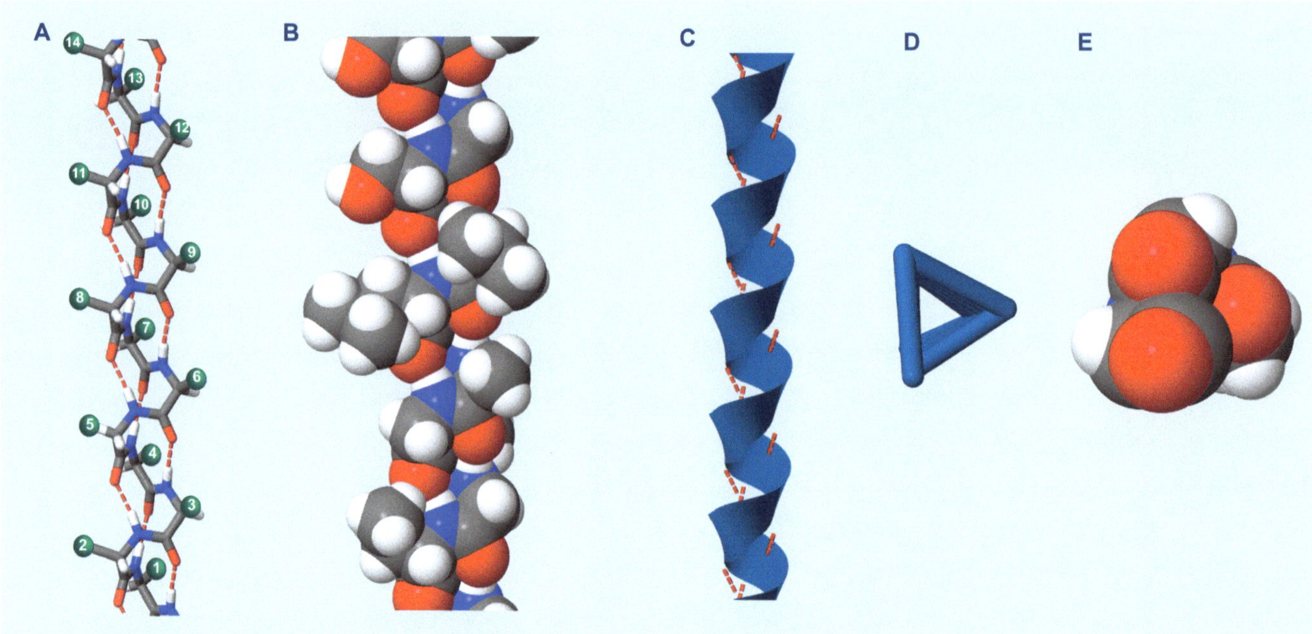

Fig. 2.16 Representación de la estructura de la hélice 3_{10}. A. Cadena polipeptídica de una hélice 3_{10}, con los enlaces de hidrógeno representados en rojo; puede observarse que se establecen entre el aminoácido i (NH) y el i + 3 (CO). **B.** Representación de una hélice 3_{10} en radio de Van der Waals; puede observarse cómo las cadenas laterales se sitúan hacia el exterior de la hélice y adoptan una conformación azimutal. **C.** Las hélices 3_{10} se representan como un bucle; los enlaces hidrógeno que se establecen entre los elementos del enlace peptídico estabilizan la estructura y la hacen muy resistente. **D.** Vista superior del esqueleto de la cadena polipeptídica. **E.** Vista superior de una hélice 3_{10}, donde puede observarse que los átomos de la cadena polipeptídica se encuentran a la distancia del radio de Van der Waals.

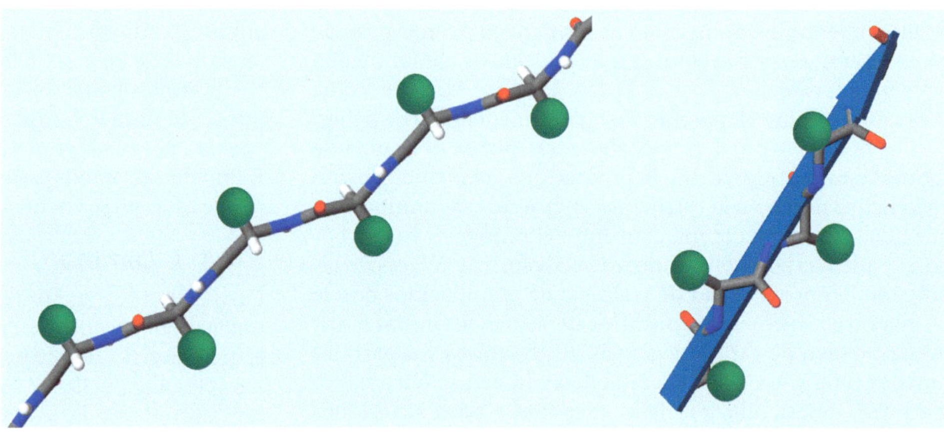

Fig. 2.17 Representación de la estructura de la lámina β. En este tipo de estructura, los restos de los distintos aminoácidos de cadena polipeptídica quedan perpendiculares al plano que define la lámina de forma alternante (el plano se representa con una flecha).

con objeto de alcanzar el grado de empaquetamiento característico de su estructura nativa. Estos cambios de sentido se logran con los *acodamientos o giros* que se realizan gracias a la formación de un enlace de hidrógeno entre los componentes del enlace peptídico C=O de un aminoácido y N–H de otro aminoácido.

Los giros se clasifican en función de la separación entre los dos aminoácidos que intervienen en la formación del enlace de hidrógeno:

- Giro α: i→i ± 4
- Giro β: i→i ± 3
- Giro γ: i→i ± 2
- Giro δ: i→i ± 1
- Giro π: i→i ± 5

El acodamiento más común es el β. Dependiendo de los ángulos de Ramachandran de los aminoácidos que intervienen, hay diferentes subtipos de giros β.

2.4.4. Estructuras supersecundarias

En las proteínas pueden encontrarse agregados físicos preferenciales de hélices α y láminas β y otras estructuras secundarias que se combinan de muchas formas cuando la cadena polipeptídica se pliega sobre sí misma. Estos agregados se conocen con el nombre de estructuras supersecundarias. Su elevada frecuencia de aparición se debe a que son estructuras favorecidas bien por razones cinéticas durante el proceso de plegamiento, o bien por razones energéticas en la proteína plegada, o por ambos.

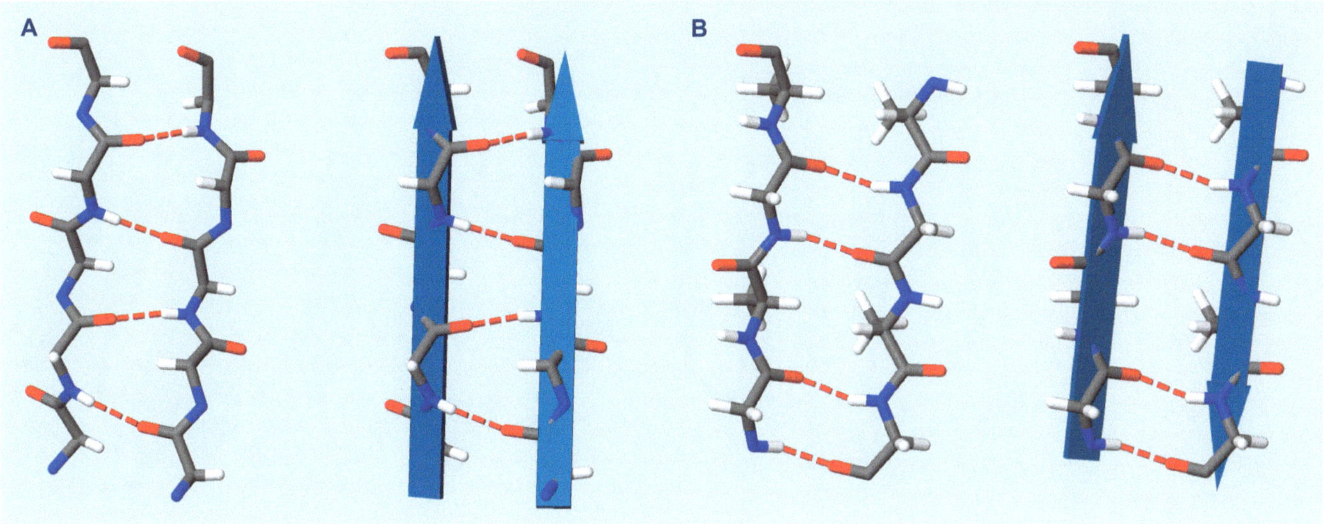

Fig. 2.18 **A.** Representación de láminas β paralelas y **B.** láminas β antiparalelas.

2.4.4.1. Doble espiral de hélices α (coiled-coil α-helix)

Esta estructura se encuentra en proteínas fibrosas con alto contenido en hélice α (α-queratinas) y en proteínas globulares. Son dos hélices α que se enrollan entre sí para formar una superhélice a izquierdas con una distancia de repetición de 140 Å. El ángulo entre los ejes de las dos hélices es de 10° y la unidad de repetición es un heptapéptido, lo que supone que cada siete aminoácidos se obtiene una posición equivalente en la superhélice (fig. 2.19).

La doble espiral de hélice α es una estructura energéticamente muy favorable porque permite un buen entramado de las cadenas laterales de los aminoácidos en contacto entre dos hélices, aumentando la estabilidad de forma considerable por fuerzas de atracción de Van der Waals entre sus átomos. En caso de que los aminoácidos de contacto entre hélices sean hidrofóbicos, la superficie adquiere una estabilidad adicional a causa del efecto hidrofóbico.

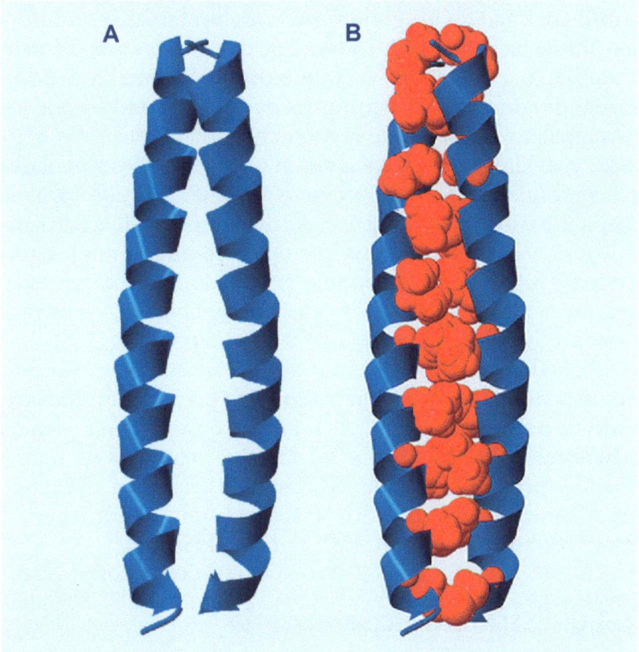

Fig. 2.19 **A.** Representación esquemática de una doble espiral de hélices α. **B.** Los residuos de las cadenas laterales apolares de ambas cadenas están interaccionando (interacciones hidrofóbicas) manteniendo juntas a ambas hélices α, estabilizando la superestructura.

2.4.4.2. Combinaciones de hélices α y láminas β

En las proteínas globulares pueden encontrarse combinaciones de estructuras secundarias de hélice α y láminas β (fig. 2.20). Entre ellas se destacan:

- La unidad αα, en la que dos hélices α se separan por un lazo o segmento no helicoidal (fig. 2.20A).
- Unidad βαβ, en la que dos láminas β se conectan con una hélice α (fig. 2.20B).
- Meandro β, en el que dos láminas β antiparalelas se conectan con otra lámina β (fig. 2.20C).
- Barril β, cuando varias láminas β se repliegan sobre sí mismas (fig. 2.20D).
- Llave griega, cuando varias láminas β antiparalelas se doblan sobre sí mismas en un patrón que se asemeja a un diseño de la alfarería griega (fig. 2.20E).

2.4.5. Estructura terciaria

La estructura terciaria es el nombre con que se designa el siguiente nivel dentro de la jerarquía de la organización estructural de las proteínas, y corresponde a la estructura tridimensional resultante del plegamiento de una única cadena polipeptídica. Mientras que en la estructura secundaria se hace referencia al ordenamiento espacial de los residuos de aminoácidos próximos, en la estructura terciaria se dan interacciones entre aminoácidos alejados en la secuencia polipeptídica. En este nivel de estructura es de utilidad diferenciar las proteínas fibrosas de las proteínas globulares. Así, las fibrosas presentan cadenas polipeptídicas dispuestas en largas hebras u hojas y están formadas mayoritariamente por un único tipo de estructura secundaria (v. cap. 31), mientras que las globulares presentan las cadenas polipeptídicas plegadas en forma esférica y presentan varios tipos de estructuras secundarias.

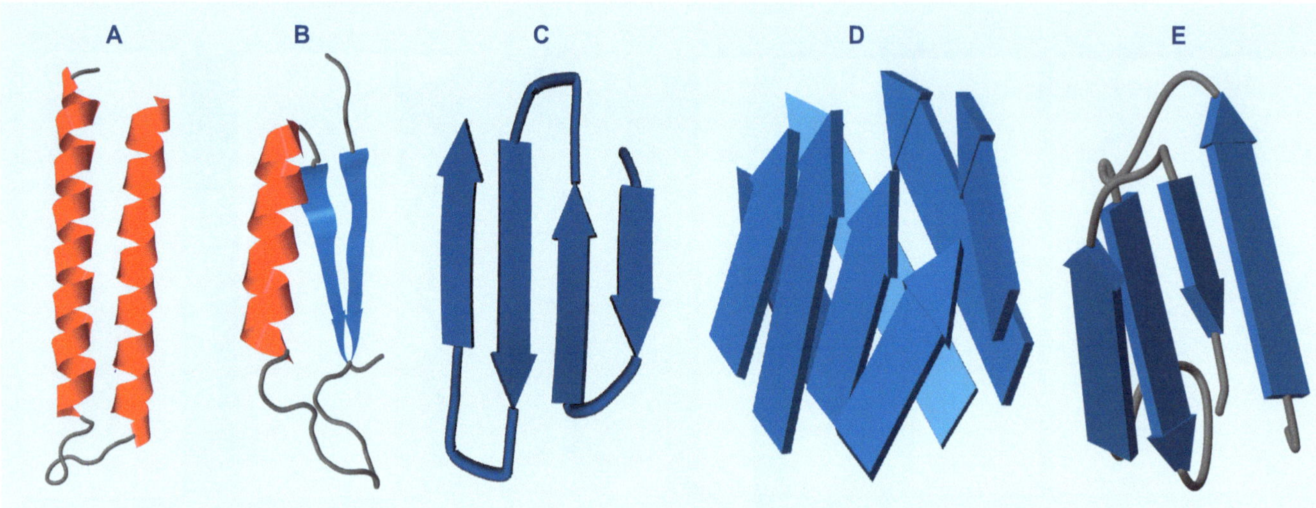

Fig. 2.20 Combinación de estructuras secundarias. **A.** Unidad αα. **B.** Unidad βαβ. **C.** Meandro β. **D.** Barril β. **E.** Llave griega.

Cinco tipos de interacciones cooperan para mantener la conformación apropiada de la cadena polipeptídica de las proteínas globulares en las condiciones fisiológicas de temperatura, de pH y de concentración iónica (v. fig. 2.14):

- **Enlaces de hidrógenos entre las cadenas laterales R en lazos adyacentes de la cadena.** Por ejemplo, el grupo hidroxilo de un residuo de serina situado en un segmento de una cadena polipeptídica puede formar un enlace de hidrógeno con un átomo de nitrógeno del anillo de un residuo de histidina situado en el lazo adyacente a la misma cadena.
- **Enlaces iónicos (puentes alinos) entre las cadenas laterales R con cargas opuestas.** Por ejemplo, el grupo carboxilato ($-COO^-$) con carga negativa de un residuo de glutamato, que puede se atraído por el grupo α-amino ($-NH_3^+$) con carga positiva de un residuo de lisina situado en un segmento adyacente.
- **Interacciones hidrofóbicas.** Las cadenas laterales R hidrofóbicas de algunos residuos aminoacídicos repelen al entorno acuoso y se asocian dentro de la estructura globular, separados del agua.
- **Enlaces covalentes transversales.** Los plegamientos adyacentes de la cadena polipeptídica de algunas proteínas contienen residuos de cistina intracatenarios (unión de dos cisteínas por un enlace disulfuro Cys-S-S-Cys), lo que provoca la presencia de enlaces covalentes transversales.
- **Fuerzas de Van der Waals.** Los átomos, aun sin presentar carga, sean dipolos o simplemente dipolos inducidos, se atraen. Estas fuerzas también contribuyen al mantenimiento de la estructura tridimensional de las proteínas.

Todas estas uniones permiten a la proteína estar en el nivel más bajo de energía. Esta conformación espacial no debe considerarse de forma absolutamente rígida. Aunque la estabilidad de la proteína no es únicamente el resultado de la suma de las energías libres de formación de las múltiples interacciones débiles, hay que considerar además el establecimiento de enlaces de hidrógeno entre el agua de solvatación y los grupos polares de la superficie de la proteína, mientras que los grupos hidrofóbicos de la proteína se sitúan en el interior de la misma. Así, en el plegamiento de las proteínas globulares y solubles en agua se cumplen dos reglas simples:

1. Los residuos hidrofóbicos se encuentran mayoritariamente en el interior de la proteína, lejos del agua de solvatación.
2. En el plegamiento de la proteína se establecen el máximo número posible de enlaces de hidrógeno en el interior de la molécula.

En este nivel, el plegamiento de la proteína permite que residuos de aminoácidos distantes en la estructura primaria queden cerca. A su vez, las moléculas de agua quedan excluidas del interior de la proteína, lo que permite la interacción entre los residuos polares y apolares de la proteína (fig. 2.21). La gran diversidad de conformaciones espaciales que pueden adoptar las proteínas es lo que les confiere la amplia variedad de funciones biológicas que pueden realizar.

En los últimos años se han ido determinando la estructura tridimensional de un gran número de proteínas, y su información se ha depositado en bases de datos tales como Protein Data Bank (PDB; http://www.pdb.org/pdb/home/home.do). El estudio de estas estructuras ha permitido conocer que los principales elementos de la estructura secundaria, las hélices α y las láminas β, se encuentran en las proteínas globulares en combinaciones y proporciones variadas. Algunas proteínas, como la mioglobina (fig. 2.22A), tienen un 75% de la estructura como hélices α, mientras que otras, como las inmunoglobulinas (fig. 2.22B), poseen una gran cantidad de láminas β, aunque la mayoría están formadas por ambos tipos de estructuras secundarias, como la *fosfofructoquinasa-1* (fig. 2.22).

Actualmente, las proteínas se clasifican desde el punto de vista estructural en cuatro grupos principales: todo α, todo β, α/β y α+β (fig. 2.23), junto con otros tres grupos adicionales (proteínas multidominio, proteínas de membrana y proteínas pequeñas). Esta clasificación se recoge en el banco de datos de SCOP (Structural Clasification Of Proteins, http://scop.mrc-lmb.cam.ac.uk/scop/).

2.4.6. Estructura cuaternaria

Este tipo de estructura corresponde al nivel de máxima complejidad estructural de las proteínas. Resulta de la asociación de diferentes cadenas polipeptídicas para formar agregados oligómericos. Las mismas fuerzas que estabilizan la estructura terciaria de la proteína intervienen en la estabilización de este nivel estructural.

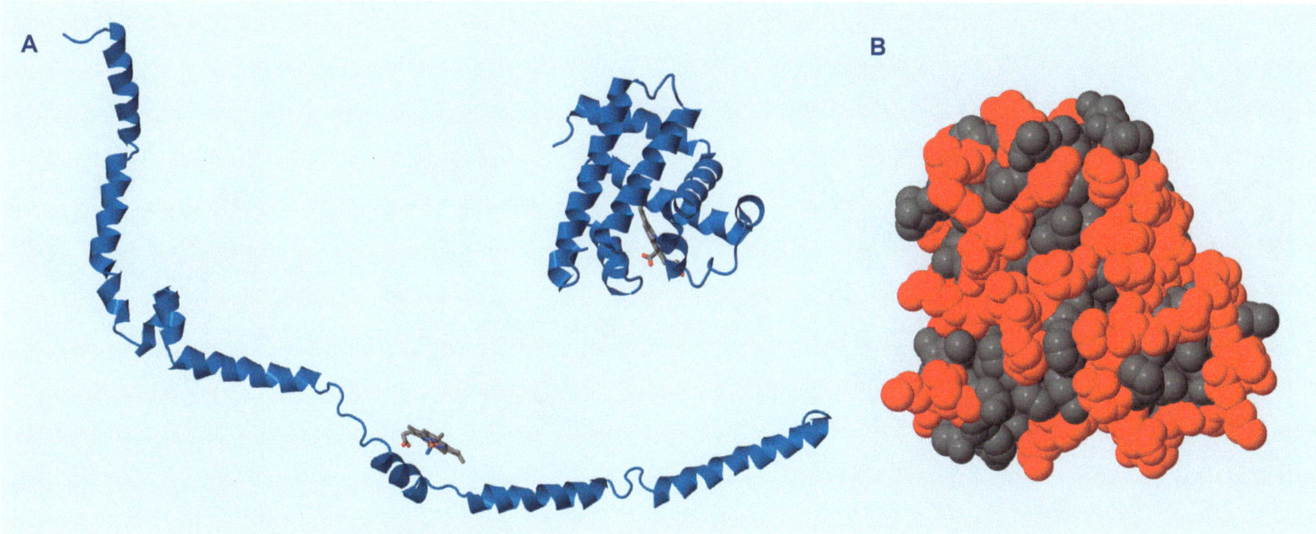

Fig. 2.21 **A.** Comparación entre la mioglobina desplegada únicamente con la estructura secundaria en hélice α y la mioglobina plegada. **B.** Estructura tridimensional de la mioglobina; los aminoácidos polares (átomos de color rojo) se encuentran en la superficie de la proteína, mientras que los aminoácidos apolares (átomos de color gris) se encuentran en el interior de la proteína.

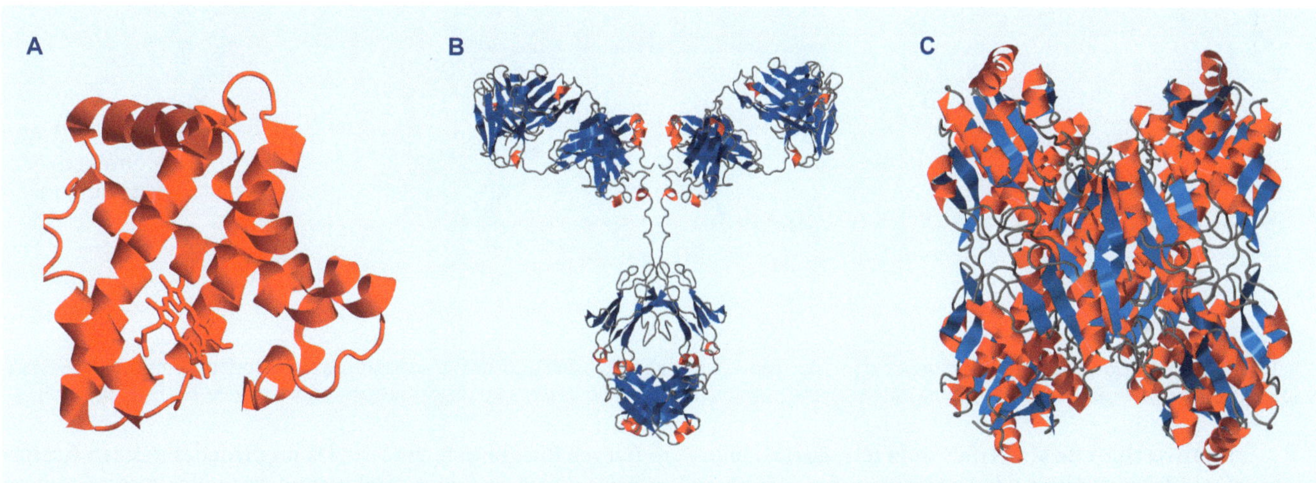

Fig. 2.22 **Estructura tridimensional. A.** La mioglobina presenta mayoritariamente hélices α. **B.** La inmunoglobulina presenta mayoritariamente láminas β. **C.** La *fosfofructoquinasa-1* presenta tanto hélices α como láminas β.

El tipo y número de contactos que se establecen entre las subunidades para la formación del oligómero determinan la fuerza de la interacción proteína-proteína. En general, cuantos más contactos tengan lugar, mayor es la energía de interacción. Las fuerzas que predominan en la interacción proteína-proteína son por orden de frecuencia e importancia, las interacciones de Van der Waals, los enlaces de hidrógeno y los iónicos.

Muchas proteínas oligoméricas poseen funciones reguladoras. En algunos casos, la unión de pequeñas moléculas puede alterar la interacción entre las subunidades produciendo cambios de conformación en la proteína, y de esta manera modular cambios en la actividad de la misma. En otros casos, las subunidades diferentes pueden tener funciones distintas, como en el caso de la *proteína quinasa A*, que presenta subunidades catalíticas y subunidades reguladoras (v. cap. 29).

En la mayoría de las proteínas que presentan estructura cuaternaria, los protómeros están dispuestos de forma simétrica:

1. **Simetría rotacional:** las subunidades pueden hacerse coincidir cuando se produce una rotación en uno o más ejes. En este tipo de proteínas, las subunidades se disponen a lo largo de los ejes de rotación para formar las estructuras cerradas. Las proteínas con este tipo de simetría presentan diferentes topologías, aunque las más abundantes son la cíclica y la diédrica (fig. 2.24A).
   a) **Simetría cíclica.** Este tipo de simetría implica un único tipo de rotación alrededor de un único eje. Esta simetría puede ser de varios órdenes, y n define el número de subunidades relacionadas por el eje. Su nomenclatura es Cn. Por ejemplo, la hemoglobina presenta una simetría C2.
   b) **Simetría diédrica.** Este tipo de simetría implica dos ejes de rotación dispuestos en ángulo recto, un eje binario y otro de orden n. Su nomenclatura es Dn. Por ejemplo, la *glutamina sintetasa* presenta una simetría D6.

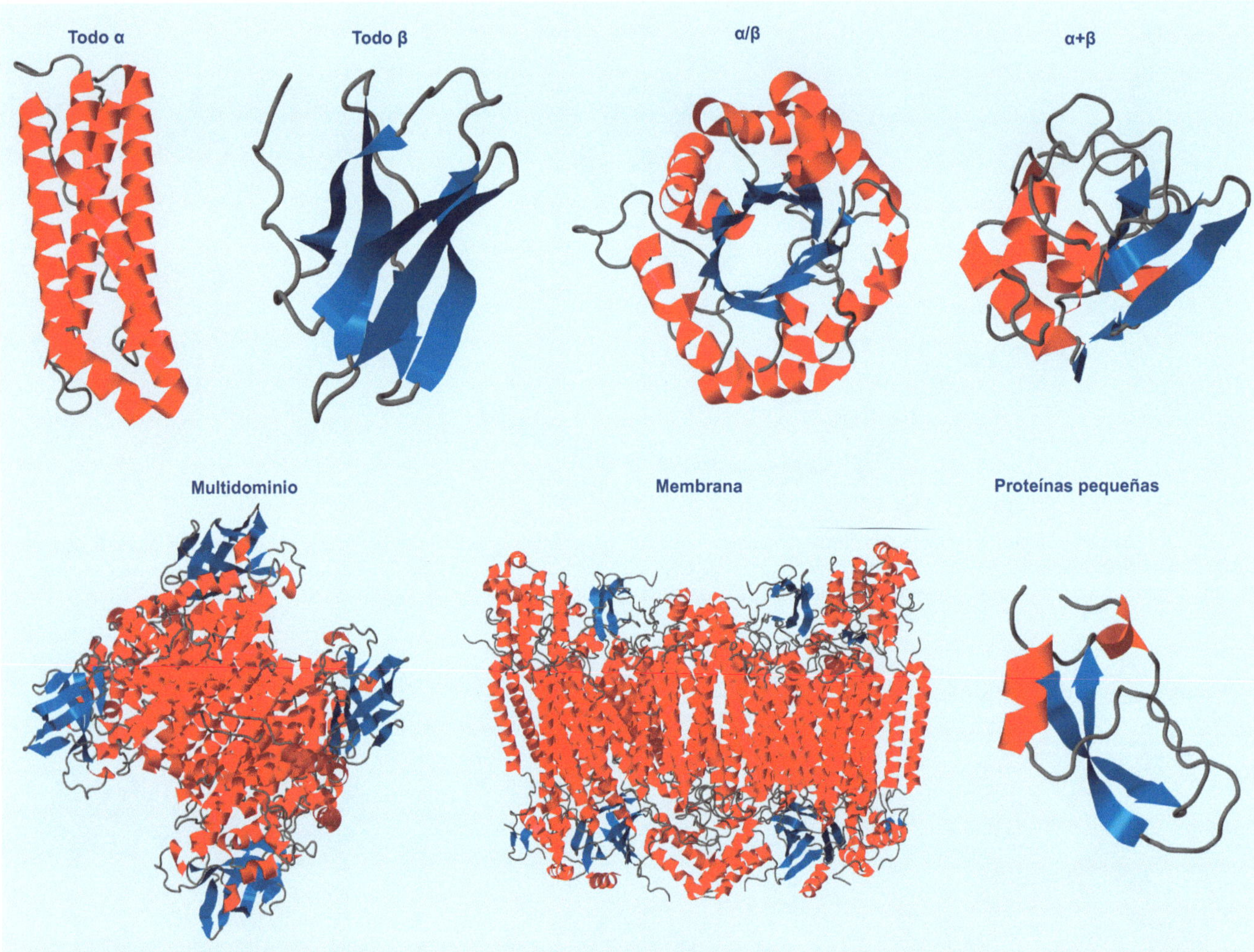

Fig. 2.23 Representación de diferentes clases de dominio: todo α (ferritina), todo β (inhibidor de la α amilasa), α/β (triosa fosfato isomerasa), α+β (lisozima), multidominio (acil-coA deshidrogenasa de cadena media), membrana (citocromo oxidasa) y proteínas pequeñas (inhibidor de la tripsina pancreática).

c) **Otros tipos de simetría son la tetraédrica, la octaédrica o cúbica y la icosaédrica (fig. 2.24B).** Su nombre viene de la figura geométrica; por ejemplo, el icosaedro (veinte caras en forma de triángulo equilátero). Algunos complejos multienzimáticos o cubiertas de virus presentan este tipo de simetría, como el virus de la polio, que presenta una simetría de icosaedro.

2. **Simetría helicoidal:** las subunidades pueden hacerse coincidir cuando se produce una rotación helicoidal. En este tipo, las subunidades se van disponiendo según una ordenación en espiral. Este tipo de simetría es habitual en las proteínas de cápsulas de virus; por ejemplo, el virus del mosaico del tabaco. Otras proteínas en las que sus subunidades se ensamblan con este tipo de simetría son las de proteínas estructurales, como la actina y la tubulina (fig. 2.24C).

2.5. ESTABILIDAD DE LAS PROTEÍNAS

La estructura tridimensional de la proteína, en la cual es funcional, puede perderse. A este proceso se lo conoce con el nombre de desnaturalización, que no incluye la ruptura de los enlaces peptídicos, aunque dependiendo del grado de desnaturalización las proteínas pueden perder su función de manera irreversible. En este proceso, las propiedades físicas y funcionales de las proteínas cambian; por ejemplo, la ovoalbúmina (proteína de la clara de huevo) es soluble y transparente a temperatura ambiente, pero al calentarse esta proteína es insoluble y opaca.

En algunos casos, el proceso de desnaturalización es irreversible, mientras que en otros es reversible. Así, a finales de la década de 1950, Christian Anfinsen trató la *ribonucleasa pancreática* de buey (formada por una única cadena polipeptídica) con β-mercaptoetanol y urea 8 M. Esta enzima presenta cuatro enlaces disulfuro que se rompen con dicho tratamiento, desplegándose completamente y perdiendo así su actividad. Al eliminarse por diálisis los agentes desnaturalizantes, β-mercaptoetanol y urea, la proteína vuelve a plegarse correctamente y recupera su capacidad catalítica (fig. 2.25). Este experimento sirvió para demostrar que la estructura tridimensional de las proteínas está determinada por su estructura primaria (secuencia de aminoácidos), aunque debe señalarse que la mayoría de las proteínas, al tratarse con un procedimiento similar, no se renaturalizan.

Del estudio de los procesos de desnaturalización y renaturalización de las proteínas (pérdida de la estructura tridimensional por la acción de agentes externos, como calor, pH, etc. y recuperación de nuevo de esta disposición espacial) se desprenden dos conclusiones de gran importancia para el

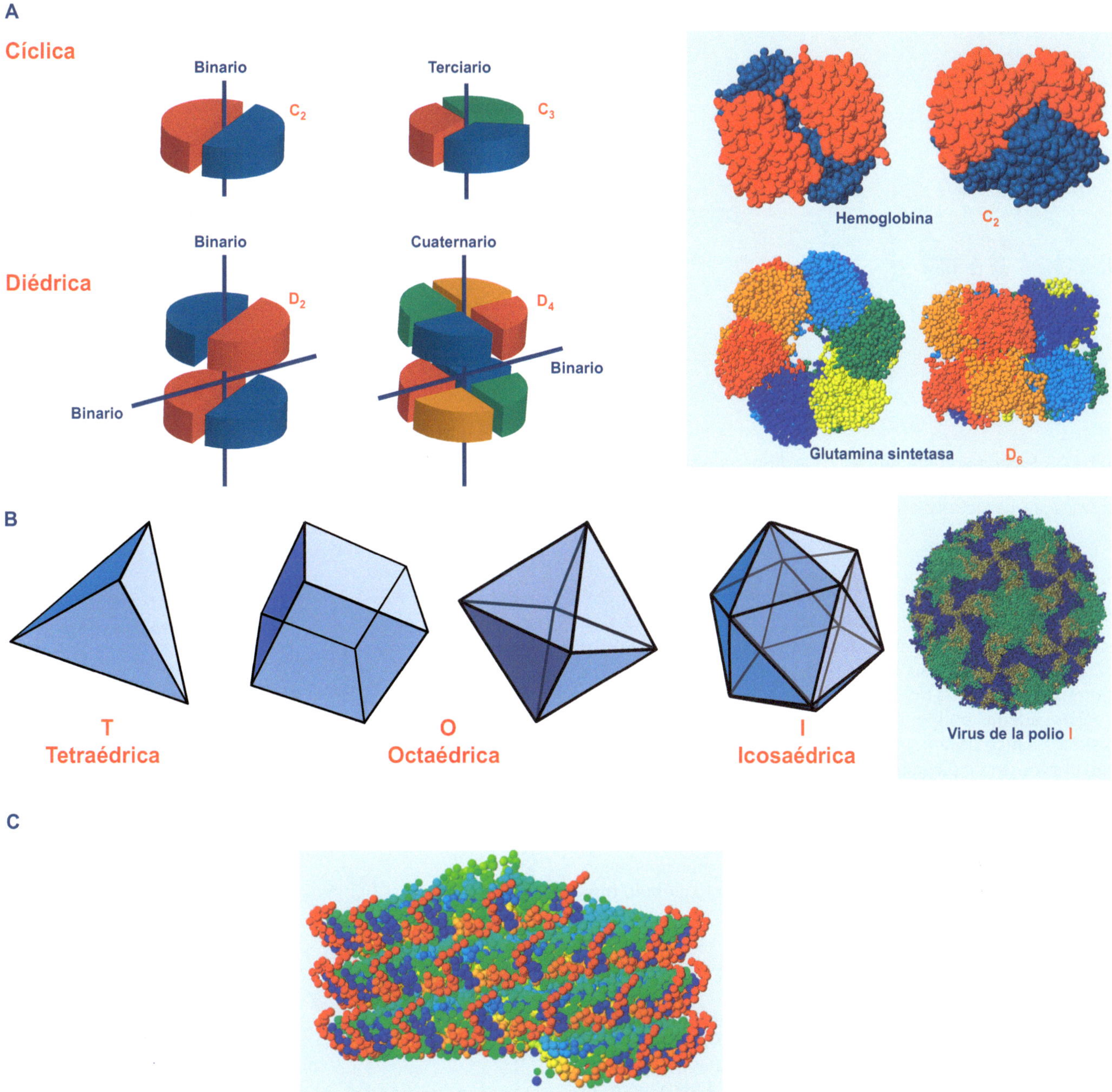

Fig. 2.24 Representación de diferentes topologías de la estructura cuaternaria. **A.** Cíclica, diédrica. **B.** Tetraédrica, octaédrica e icosaédrica. **C.** Topología helicoidal de la cápsula del virus del mosaico del tabaco.

conocimiento de la conformación proteica. La primera es que su conformación espacial viene determinada por la secuencia de los aminoácidos en la cadena. La segunda es que el proceso de plegamiento es energéticamente favorable, y las fuerzas que lo gobiernan se encuentran circunscritas a la cadena polipeptídica y al medio acuoso en el que ésta se encuentra. La proteína naturalizada se llama *nativa*, mientras que la proteína desnaturalizada se designa como *proteína enrollada al azar* (desordenada). La energía libre media de desnaturalización es tan sólo de 5-12 kcal/mol, equivalente a la ruptura de tres o cuatro enlaces de hidrógeno. Por ello, las proteínas se caracterizan por tener un intervalo muy pequeño de estabilidad termodinámica. Los aumentos y las disminuciones del pH cambian el estado iónico de las cadenas laterales ionizables de las proteínas, rompen enlaces iónicos y de hidrógeno. El calentamiento de una disolución de proteína aumenta las energías vibracionales y rotacionales de las moléculas de proteína disueltas, rompiendo interacciones débiles que estabilizan la conformación plegada. Los agentes desnaturalizantes (también conocidos como caotrópicos), como la urea y el cloruro de guanidino, desnaturalizan las proteínas porque rompen los enlaces de hidrógeno que tiene la proteína, y aumentan la solubilidad de las cadenas apolares y debilitan las interacciones hidrofóbicas. Los detergentes, como el dodecilsulfato sódico, presentan colas hidrofóbicas que interaccionan con las cadenas laterales apolares en el interior de las proteínas, lo que provoca un desplegamiento de éstas, generando un complejo proteína-detergente que posee una superficie cargada.

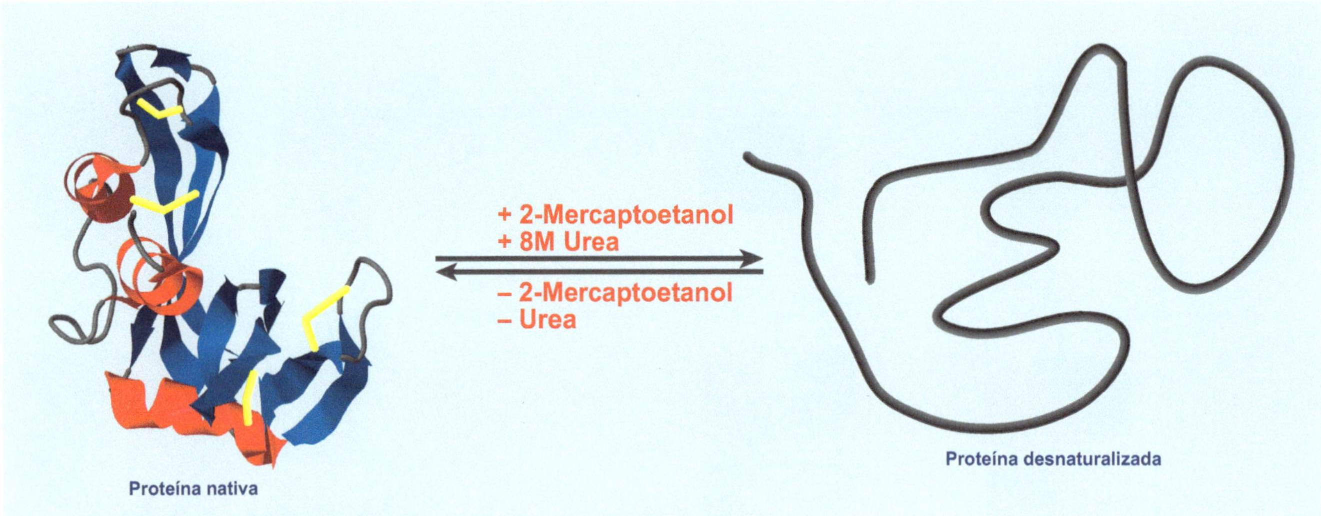

Fig. 2.25 **Experimento de Anfisen de la desnaturalización de la ribonucleasa con urea 8M y 2-mercaptoetanol.** Este tratamiento redujo los puentes disulfuro rompiéndolos y haciendo que la proteína perdiera su conformación nativa y su actividad. Al eliminar la urea y el 2-mercaptoetanol, la proteína se renaturalizaba al restaurarse los puentes disulfuro y volver a ser catalíticamente activa.

2.6. PLEGAMIENTO DE LAS PROTEÍNAS

Para alcanzar la conformación que les permite ser funcionales, las proteínas deben plegarse adecuadamente. Este proceso empieza durante la síntesis en los ribosomas y continúa una vez sintetizada la cadena polipeptídica.

Las cadenas polipeptídicas pequeñas, con menos de cien residuos, a medida que son sintetizadas en el ribosoma, comienzan el proceso de plegamiento rápido y cooperativo en el que las interacciones de las cadenas laterales facilitan la formación de las estructuras secundarias. Sin embargo, en las cadenas polipeptídicas más grandes, el proceso de plegamiento es más complicado y en él se pueden producir varios intermediarios, como por ejemplo la formación del denominado glóbulo fundido, donde la proteína tiene un estado semejante a la proteína nativa, pero las interacciones entre los residuos de las cadenas laterales son fluctuantes; es decir, aún no están estabilizadas del todo (fig. 2.26).

Este proceso de plegamiento de las proteínas requiere la colaboración de unas proteínas específicas, conocidas con el nombre de chaperonas, inicialmente denominadas proteínas de choque térmico o *heat shock proteins* (Hsp). Las chaperonas son proteínas que interaccionan con los polipéptidos parcial o incorrectamente plegados, facilitando el proceso de plegamiento. Se conocen varias clases de chaperonas, las denominadas Hsp70 (con un peso molecular de unos 70 kD), las chaperoninas (proteínas grandes formadas por múltiples subunidades) y las Hsp90 (90 kD), que además participan en la transducción de señales de los esteroides (v. cap. 29).

Las chaperonas Hsp70 (fig. 2.27) son monómeros altamente conservados y se unen a las zonas hidrofóbicas de la cadena polipeptídica no plegada, evitando que se agreguen inapropiadamente, con varios ciclos de hidrólisis de ATP que ayudan al correcto plegamiento de la proteína. Estas proteínas también permiten que la cadena polipeptídica de algunas proteínas no se pliegue hasta que se hayan alcanzado el orgánulo de destino.

Las chaperoninas de eucariotas (TciP) son complejos formados por ocho unidades de Hsp60. En las células procariotas, las chaperoninas poseen catorce subunidades idénticas que conforman un complejo con forma de barril, conocido bajo las

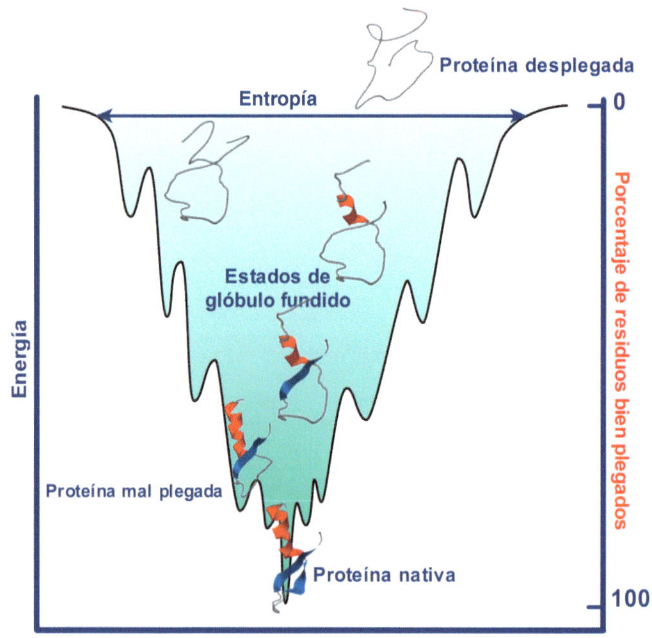

Fig. 2.26 **Termodinámica del plegamiento de una proteína representado como un embudo de energía libre.** A medida que se va plegando, la proteína disminuye la energía y el número de posibles estados transitorios. Durante el proceso, la proteína pasa por diferentes estados de plegamiento, y en algunos casos quedan atrapadas en algún mínimo local en un estado de plegamiento no adecuado.

siglas GroEL. El mecanismo por el cual el GroEL interviene en el plegamiento proteico es dependiente del ATP. La proteína desplegada se introduce dentro de la chaperonina y otra chaperonina, la GroES, cubre los extremos del barril. Debido a que las TciP carecen de una chaperonina análoga a la GroES, el último paso del plegamiento proteico difiere en las células eucariotas y son necesarias para el plegamiento de muchas proteínas celulares que no se pliegan espontáneamente (fig. 2.28). La proteína se introduce en la cavidad central hidrofóbica, y cuando se ha finalizado el plegamiento de la proteína en el interior de la

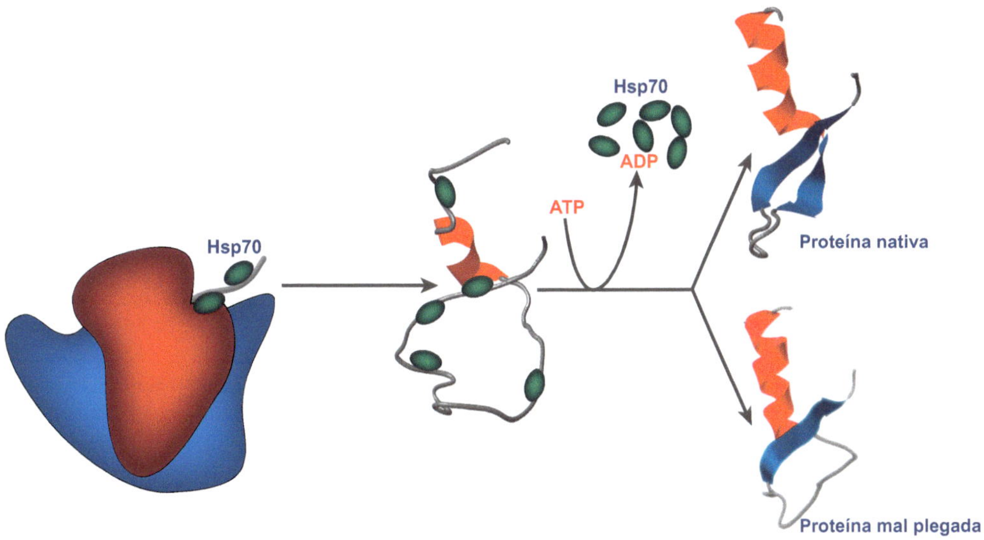

Fig. 2.27 **La chaperona Hsp70 se une a las zonas hidrofóbicas de la cadena polipeptídica naciente.** Estas chaperonas estabilizan a la proteína y permiten que se plieguen correctamente, aunque hay casos en que el plegamiento es incorrecto. En el proceso se consume ATP.

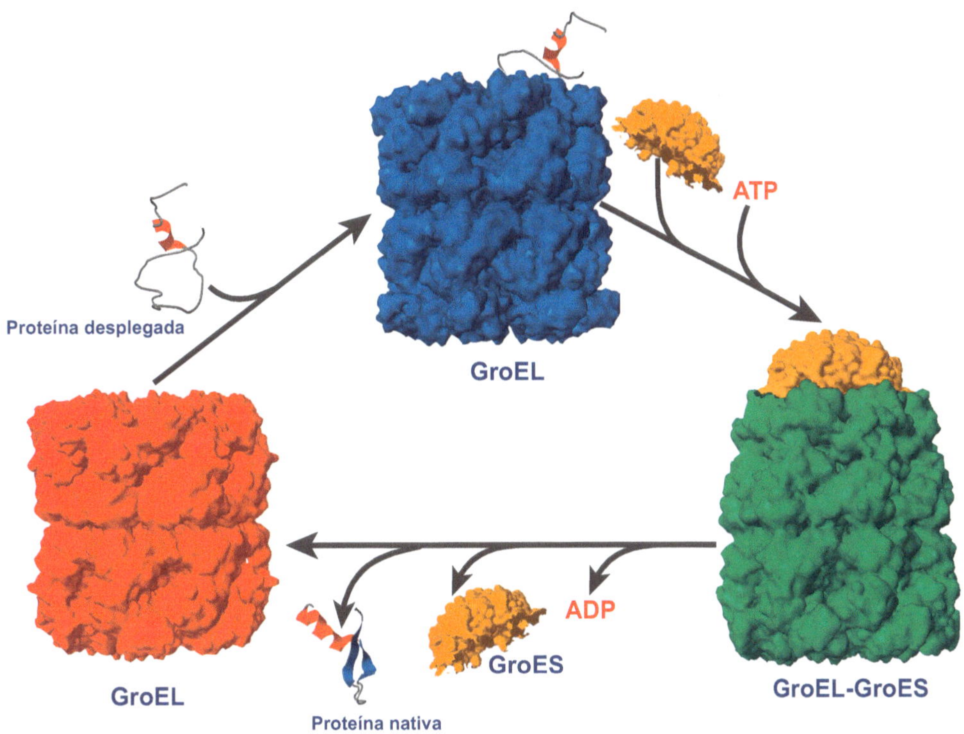

Fig. 2.28 **Mecanismo de acción de las chaperoninas Hsp60 (en procariotas).** Las proteínas incorrectamente plegadas o no totalmente plegadas se unen a la zona apical de la chaperonina. La GroES (amarillo) forma una cubierta o tapa que se une al GroEL permitiendo que el polipéptido en su interior se pliegue en aislamiento; el proceso requiere ATP. La GroES y el ADP se disocian al mismo tiempo permitiendo la liberación de la proteína nativa. La cámara interior del GroEL es suficientemente grande para plegar proteínas con un tamaño de hasta 60.000 D.

chaperonina, la hidrólisis de ATP convierte la cavidad en una superficie hidrofílica de forma que la cadena polipeptídica se libera. Cuando la cavidad se vacía, su superficie se hace hidrofóbica de nuevo y puede volver a entrar una proteína desplegada e iniciar otro ciclo de plegamiento.

En el proceso de plegamiento primero intervienen las Hsp70, que se unen a la proteína cuando se está sintetizando en los ribosomas, y a continuación intervienen las chaperoninas para ayudar a completar el correcto plegamiento de la proteína.

Estas proteínas, además de promover el plegamiento de las proteínas nacientes, intervienen en renaturalizar las proteínas cuando se han desnaturalizado parcialmente por condiciones agresivas. A su vez, en caso de que no sea posible el repliegue, las chaperonas promueven la degradación de las mismas proteínas.

RESUMEN

1. Las proteínas son polímeros lineales de aminoácidos. Estos presentan un grupo carboxilo (-COOH) y un grupo amino ($-NH_2$) unidos al mismo átomo de carbono, que se conoce como carbono alfa ($C\alpha$). Este $C\alpha$ se encuentra unido también a una cadena lateral (R), que es lo que diferencia los aminoácidos entre sí.
2. En todos los aminoácidos, excepto la glicina, el $C\alpha$ es asimétrico, en la naturaleza la mayoría de los aminoácidos son de la serie L. Los aminoácidos presentan características acidobásicas, todos presentan dos constantes (pKa del $-COOH$) y (pKb del $-NH_2$) y algunos una tercera de su cadena lateral (pKR).
3. Los aminoácidos se unen para formar polímeros mediante el enlace peptídico, formando una cadena $C\alpha$-CO-NH-$C\alpha$. El enlace peptídico presenta características de doble enlace.
4. En la estructura de las proteínas se han establecido diferentes niveles de organización y estudio:
   - Estructura primaria: hace referencia a la secuencia de aminoácidos que forma la proteína desde el N hasta el C-terminal.
   - Estructura secundaria: hace referencia a la disposición regular del esqueleto polipeptídico. Las más frecuentes son: hélice α, lámina β y giros.
   - Estructura supersecundaria: hace referencia a la formación de agregados físicos preferenciales de estructuras secundarias.
   - Estructura terciaria: hace referencia a la estructura tridimensional resultante del plegamiento de una única cadena polipeptídica.
   - Estructura cuaternaria o agregados proteicos: se corresponde al nivel de máxima complejidad y resulta de la asociación de diferentes cadenas polipeptídicas para formar agregados. En la mayoría de las proteínas que presentan estructura cuaternaria los protómeros están dispuestos según una simetría rotacional o helicoidal.
5. En la estabilización de la estructura de las proteínas, aparte de los enlaces peptídicos, intervienen otros tipos de enlaces, como las fuerzas no covalentes (enlaces salinos, enlaces de hidrógeno y fuerzas hidrofóbicas) y los puentes disulfuro.
6. La secuencia de aminoácidos contiene toda la información relativa a la organización tridimensional de las proteínas. En algunos casos, el plegamiento de la proteína requiere la colaboración de unas proteínas conocidas como chaperonas.

Bibliografía

Brändén CI, Tooze J. Introduction to protein structure. Caps. 1-6. New York: Garland Pub.; 1999.

Buxbaum E. Fundamentals of protein structure and function. Caps. 1, 2. New York: Springer Science; 2007.

Creighton TE. Proteins. Structures and molecular properties. Caps. 3-6. 2nd ed New York: W.H. Freeman and Company; 1993.

Gómez-Moreno C, Sancho Sanz J. Estructura de proteínas. Caps. 2, 3, 8. Barcelona: Ariel Ciencia; 2003.

Lesk A. Introduction to protein science: architecture, function, and genomics. Caps. 1, 2, 6, 8. 2nd ed Oxford: Oxford University Press; 2010.

Petsko G, Ringe G. Protein Structure and Function. Cap. 1. London: New Science Press Ltd.; 2004.

Whitford D. Proteins. Structure and Function. Caps. 1-3. Sussex: John Wiley & Sons Ltd., West; 2005.

Capítulo 3

Enzimas: mecanismo de acción

Emilio Herrera Castillón

OBJETIVOS DE APRENDIZAJE

- **Familiarizarse con la terminología y la nomenclatura de las enzimas.**
- **Conocer los aspectos generales de la catálisis enzimática.**
- **Comprender los fundamentos de la acción enzimática y las propiedades de especificidad derivadas de ello.**
- **Identificar el papel de los grupos prostéticos en la acción enzimática y conocer los aspectos específicos de determinadas coenzimas, como la niacina y la riboflavina.**
- **Entender el concepto de isoenzimas y su aplicación diagnóstica.**

3.1. INTRODUCCIÓN

La mayor parte de las reacciones químicas que tienen lugar en nuestro organismo se encuentran funcionalmente interconectadas, de modo que constituyen un sistema ordenado, que es intrínseco de la materia viva. Si estas reacciones se realizaran en el tubo de ensayo, una gran parte de ellas necesitaría condiciones de pH y temperatura muy alejadas de las fisiológicas, por lo que no podrían llevarse a cabo a no ser que dispusieran de catalizadores específicos, las *enzimas*. Aunque hasta hace poco tiempo se consideraba que todas las enzimas eran de naturaleza proteica, y así lo son realmente en la mayoría de los casos, se ha observado que también las hay de otra naturaleza, como es el caso de varios RNA, o *ribozimas*, que presentan funciones catalíticas y por tanto también deben ser considerados enzimas.

Las enzimas controlan tanto la naturaleza como la velocidad de las reacciones, e intervienen tanto en las espontáneas (*exergónicas*) como en las no espontáneas (*endergónicas*) (v. cap. 5). A su vez, el acoplamiento de las distintas reacciones enzimáticas permite al organismo alcanzar una composición constante a pesar de su continua transformación; es decir, el *estado estacionario*.

3.2. TERMINOLOGÍA Y DEFINICIONES

Las enzimas catalizan la conversión de uno o más compuestos (*sustratos*) en uno o varios *productos*. Las enzimas no modifican la constante de equilibrio ni las características termodinámicas de las reacciones, sino que hacen que la reacción se aproxime más rápidamente al equilibrio. Es decir, afectan extraordinariamente a la velocidad de la reacción, la cual puede llegar a alcanzar en presencia de enzimas incrementos de hasta 10^6 o incluso superiores. A su vez, como otros catalizadores, las enzimas no se consumen o se alteran como consecuencia de su participación en una reacción. Sin embargo, a diferencia de los catalizadores inorgánicos, las enzimas son muy específicas tanto en cuanto al tipo de reacción que catalizan como a la naturaleza del sustrato o de los sustratos sobre los que actúan. También, a diferencia a los catalizadores inorgánicos, las enzimas pueden regularse, lo cual es muy importante en los organismos vivos, que además de lograr un estado estacionario en relación con los cambios que tengan lugar en su entorno, deben conservar la energía y sus componentes esenciales.

Para llevar a cabo su acción catalítica, la enzima tiene que interaccionar con el sustrato, de forma que éste se une temporalmente a la enzima en el denominado *sitio de unión del sustrato*, que está constituido por unos cuantos aminoácidos de la enzima. Así se consigue la aproximación física del sustrato a los aminoácidos de la enzima involucrados en el proceso catalítico, que se encuentran en el denominado *sitio catalítico*. El conjunto del sitio de unión del sustrato y el sitio catalítico de la enzima constituyen el *sitio activo*.

Existen también otros términos relacionados con la acción enzimática que conviene definir.

La *apoenzima* corresponde solamente a la parte proteica de la enzima. Para llevar a cabo su función catalítica, normalmente la enzima necesita otros grupos o componentes no proteicos, de forma que la apoenzima sola suele carecer de actividad. Entre ellos cabe citar los siguientes:

- Los grupos *prostéticos*, que son componentes no proteicos que se encuentran unidos fuertemente a la apoenzima, como es por ejemplo el caso de iones metálicos. La asociación del grupo prostético a la apoenzima da lugar a la denominada *holoenzima*, que no es más que la enzima activa. De hecho, generalmente, al hablar de una enzima se está haciendo referencia a la holoenzima, sin indicación de la naturaleza de su grupo prostético.
- Los *cofactores*, que son componentes orgánicos o inorgánicos que se unen a la enzima sólo de forma transitoria; entre ellos también se incluyen iones metálicos.
- Las *coenzimas*, que son de naturaleza orgánica; su presencia en el entorno de la reacción es necesaria para que la enzima pueda tener actividad catalítica.

Hay también enzimas que tienen un sitio distinto al activo, el denominado *sitio alostérico*, donde se unen pequeñas moléculas, los *efectores alostéricos*, que modifican la configuración espacial de la enzima, alterando así su eficacia catalítica (la activan o la inhiben). Estas enzimas son las denominadas *enzimas alostéricas*, que tienen unas características estructurales y funcionales muy particulares, y desempeñan un papel esencial en el control del metabolismo, por lo que se describen en detalle en el capítulo 4.

3.3. CLASIFICACIÓN Y NOMENCLATURA DE LAS ENZIMAS

Tras su descubrimiento, el nombre de las enzimas era establecido por su descubridor, e incluso a veces era modificado posteriormente por otros investigadores. Con frecuencia no existía más norma que el sufijo *-asa* precedido del nombre del órgano de donde se había aislado (*pancreasa*, del páncreas), del sustrato (*ureasa,* por catalizar la hidrólisis de la urea) o del tipo de reacción catalizada (*hidrolasa*, por catalizar la hidrólisis del sustrato). En algunos casos, el nombre de la enzima no proporcionaba indicaciones sobre su procedencia o función (*tripsina*), o hacía referencia a distintas enzimas con características estructurales o funcionales diferentes, lo que llevó incluso a designaciones alfanuméricas para identificarlas (*RNA polimerasa III*).

Para evitar esta confusión, la Unión Internacional de Bioquímica (IUB) estableció un Comité de Nomenclatura Enzimática, que ha desarrollado una nomenclatura sistematizada. De esta forma, cada enzima tiene un nombre sistemático único que indica el sustrato (o sustratos) de la reacción y naturaleza de la misma, todo ello precedido de un código numérico que identifica el tipo de reacción que cataliza y el sustrato sobre el que ejerce su acción. Con estos criterios, todas las enzimas se incluyen en seis clases, que a su vez se subdividen en subclases, y éstas en subsubclases. Cada clase, subclase y subsubclase tiene asignado un número, y dentro de la subsubclase, a cada enzima se le asigna también un número secuencial. Así pues, todas las enzimas se identifican por un número de cuatro dígitos, así como por un nombre sistemático, que consta del sustrato (o de los sustratos) sobre el que actúa, seguido del tipo de reacción y terminado en el sufijo -asa. En consecuencia, por ejemplo, la enzima E.C. 1.1.1.1 es la *alcohol:NAD*$^+$ *óxido-reductasa*, porque utiliza como sustrato un alcohol, como cosustrato un cofactor (coenzima), el NAD$^+$, y su acción catalítica es la oxidación del sustrato y la reducción del cosustrato. Las letras E.C. que generalmente aparecen antes de la numeración corresponden a la abreviatura de *Enzyme Comission*. A su vez, la IUB sugiere para el uso diario una versión más corta del nombre sistemático de las enzimas, denominado *nombre común* o *recomendado*. Así, en el caso de la *alcohol:NAD*$^+$ *óxido-reductasa*, su nombre común es *alcohol deshidrogenasa*, que se utiliza de forma generalizada, a pesar de ser menos informativo que el sistemático. De todas formas, puesto que en muchos casos la enzima se descubrió antes de establecerse la nomenclatura sistemática, se han conservado como nombre común muchos de los nombres antiguos ya establecidos. Aquí nos circunscribiremos a este tipo de nomenclatura común, aunque cuando se considere conveniente para mayor claridad, también se utilizará el nombre sistemático.

Las seis clases de enzimas reconocidas por la IUB son las siguientes:

1. **Óxido-reductasas.** Catalizan reacciones de óxido-reducción entre dos sustratos, S y S′:

$$S_{reducido} + S'_{oxidado} \leftrightarrow S_{oxidado} + S'_{reducido}$$

El sustrato que se oxida es un donador de hidrogeniones, y el nombre sistemático de estas enzimas se construye como donador:aceptor óxido-reductasa. A su vez, el nombre común recomendado por la IUB es el del sustrato seguido de deshidrogenasa, aunque también puede utilizarse alternativamente el de reductasa, y en caso de que el aceptor sea el oxígeno molecular se denominan oxidasas. Además de las mencionadas, entre las subclases de esta clase también se encuentran las oxigenasas y las peroxidasas.

2. **Transferasas.** Estas enzimas transfieren un grupo (G) distinto del hidrógeno de un sustrato (S) a otro (S′):

$$S - G + S' \leftrightarrow S + S' - G$$

Los grupos que se transfieren son muy diversos (amino, carboxilo, carbonilo, metilo, fosforilo y acilo), y de acuerdo con ellos se han establecido las correspondientes subclases. Los nombres comunes de estas enzimas suelen llevar el prefijo trans-, y entre ellas se encuentran las transaminasas, transmetilasas y las transcarboxilasas.

3. **Hidrolasas.** Catalizan la ruptura hidrolítica de uniones C–O, C–N, C–C y otros enlaces del sustrato:

$$A - B + H_2O \leftrightarrow A - H + B - OH$$

Entre las hidrolasas se encuentran las esterasas, las fosfatasas y las peptidasas.

4. **Liasas.** Catalizan la eliminación atómica de grupos en enlaces C–C, C–, C–N u otros, dando lugar a la formación de dobles enlaces, sin la participación de agua u oxidación. De forma inversa, también catalizan la inclusión de grupos a los dobles enlaces:

$$CX - CY \leftrightarrow Y - X + C = C; A - B \leftrightarrow A + B;$$
$$D = E + H - I \leftrightarrow DH - EI$$

Entre las liasas se encuentran las descarboxilasas, las hidratasas, las deshidratasas, las desaminasas y las sintasas.

5. **Isomerasas.** Esta clase está constituida por un grupo heterogéneo de enzimas, que catalizan distintos tipos de reordenamientos intramoleculares. Dichos reordenamientos pueden ser cambios geométricos, ópticos o estructurales (isómeros de posición) de una molécula. En función del tipo de isomería que catalizan, pueden denominarse racemasas, epimerasas, cistransisomerasas, tautomerasas, mutasas o clicloisomerasas.

6. **Ligasas.** Catalizan la unión de dos moléculas, acoplada a la hidrólisis de una molécula de ATP o compuesto de similares características, de forma que normalmente en la reacción se forma (o se hidroliza) un enlace rico en energía. Los nombres comunes de muchas ligasas incluyen el término sintetasa, aunque a veces esta denominación ha sido mal aplicada a enzimas que catalizan reacciones de síntesis que no conllevan la hidrólisis de

un enlace fosfórico rico en energía. A estas enzimas se las denomina sintasas y se incluyen en la clase 4 (liasas). Como ejemplo de ligasa se encuentra la *piruvato carboxilasa* (E.C. 6.4.1.1. *piruvato:dióxido de carbono ligasa*), que cataliza la siguiente reacción:

$$\underset{\text{Piruvato}}{CH_3-CO-COO^-} + HCO_3^- \leftrightarrow \underset{\text{Oxaloacetato}}{^-OOC-CH_2-CO-COO^-}$$

3.4. MECANISMO GENERAL DE LA CATÁLISIS

La *efectividad catalítica* de las enzimas depende tanto de su capacidad para unir específicamente al sustrato como de la presencia de grupos catalíticos en su sitio activo. En cualquier reacción química, incluso en ausencia de un catalizador inorgánico o de una enzima, un compuesto debe alcanzar una configuración energética desfavorable para ser transformado. Esto significa que un compuesto con determinado nivel energético (*estado inicial*) debe alcanzar un nivel energético más alto (*estado intermedio o de transición*) para ser transformado en un producto, con un nivel energético final (*estado final*), que normalmente es inferior al inicial (fig. 3.1). La formación del estado intermedio representa una barrera energética (*energía de activación*), que debe ser aportada por el entorno para que la reacción tenga lugar. En la práctica, la energía de activación de las reacciones químicas ordinarias se obtiene mediante una variación de la temperatura, cambios en el pH u otros cambios físicos.

Los catalizadores logran disminuir la energía de activación que se requiere para que una reacción química transcurra; es decir, proporcionan una ruta de reacción alternativa, que requiere menos energía. De esta forma, como se representa en la figura 3.1, un catalizador logra reducir la energía del estado de transición sin modificar el cambio de energía de la reacción. En el caso de los catalizadores inorgánicos, se requiere un aporte de energía normalmente en forma de calor para que la reacción tenga lugar. Además, la mayoría de estos catalizadores son inespecíficos, y aceleran una gran variedad de reacciones.

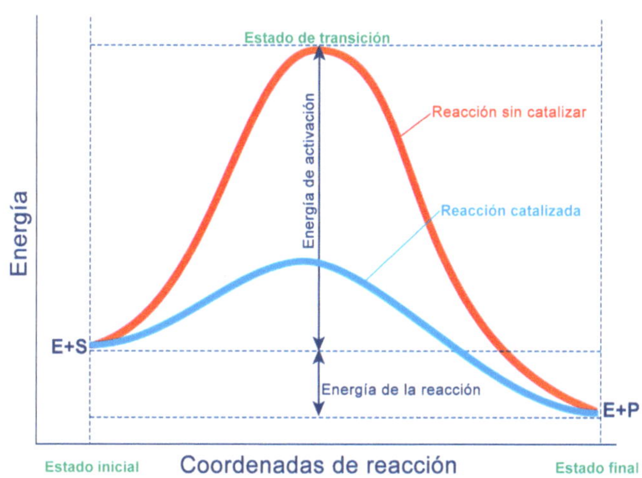

Fig. 3.1 Cambios de energía en una reacción simple en presencia o en ausencia de un catalizador. La presencia de un catalizador reduce la energía de activación, también denominada de transición, sin modificar la energía de la reacción.

Las enzimas realizan su acción catalítica a temperaturas moderadas, y generalmente son muy específicas en las reacciones sobre las que actúan. La unión de la enzima con el sustrato (E-S) alcanza la mayor estabilidad cuando éste se encuentra en una forma intermedia de alta energía. Es decir, la unión enzima-sustrato llega a constituir el estado de transición, favoreciendo así que la reacción tenga lugar sin necesidad de un aporte energético del medio. Así pues, la energía de activación necesaria para alcanzar dicho estado es inferior a la que se requeriría en caso de que no hubiera tenido lugar esa unión enzima-sustrato (fig. 3.2). De todas formas, el complejo E-S tiene que atravesar una serie de barreras energéticas, que no son más que cambios conformacionales de la enzima a medida que tiene lugar su acción catalítica. Estos cambios se indican en la figura 3.2 por medio de asteriscos, aunque ello supone una simplificación del proceso.

Es importante tener en cuenta que la acción catalítica de la enzima no modifica la energía del estado final de la reacción, de forma que el cambio de energía de la reacción permanece inalterado en presencia de la enzima. Sin embargo, es obvio que la acción catalítica de las enzimas presenta una serie de ventajas, que resultan imprescindibles en las reacciones que tienen lugar en los organismos vivos.

3.5. GRUPOS PROSTÉTICOS, COFACTORES Y COENZIMAS

Muchas enzimas sólo catalizan la transformación del sustrato en presencia de un cofactor no proteico, que participa directamente en la unión del sustrato o en la catálisis. Estos cofactores son *grupos prostéticos*, *cofactores* y *coenzimas*, los cuales amplían las capacidades catalíticas de las enzimas por encima del limitado número de grupos funcionales presentes en las cadenas laterales de los aminoácidos.

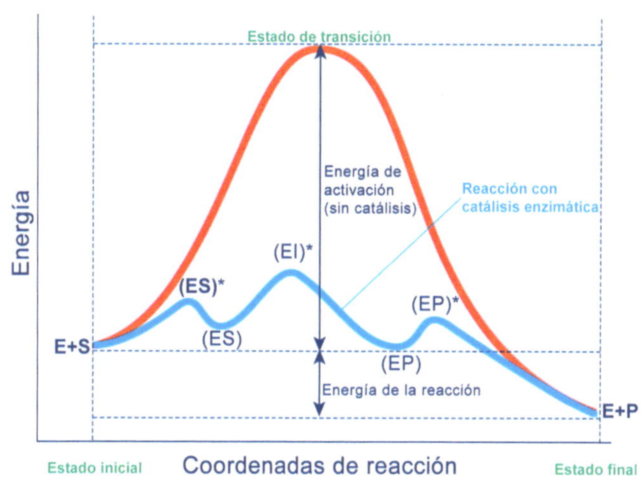

Fig. 3.2 Cambios de energía en una reacción no catalizada y de la misma reacción con catálisis enzimática. La diferencia de energía entre reactantes (S) y producto (P) es igual en ambas reacciones, pero la reacción catalizada por la enzima tiene lugar más fácilmente y a mayor velocidad, porque la energía de activación es menor. Los asteriscos indican los estados de transición correspondientes a los complejos enzima-sustrato (ES), enzima-compuesto intermediario (EI) y enzima-producto (EP). De esta forma, la reacción completa podría escribirse: E + S ↔ [ES]* ↔ [ES] ↔ [EI]* ↔ [EP] ↔ [EP]* ↔ E + P.

3.5.1. Grupos prostéticos

Los grupos prostéticos se caracterizan por estar íntimamente asociados a la estructura proteica de las enzimas mediante uniones covalentes o no covalentes. Entre ellos se encuentran los iones metálicos y compuestos orgánicos, tales como el fosfato de piridoxal, flavina mononucleótido (FMN), flavina adenina dinucleótido (FAD), tiamina pirofosfato y biotina, los cuales son considerados coenzimas (v. más adelante).

Los iones metálicos son los grupos prostéticos más comunes; existen enzimas que los contienen asociados fuertemente a ellas, por lo que se denominan *metaloenzimas*. Entre los distintos metales que forman parte de los organismos vivos, los metales de transición (por ejemplo, Fe^{2+}, Cu^{2+}, Zn^{2+}) son los que suelen participar en la catálisis enzimática, gracias a sus estructuras electrónicas. Hay iones metálicos que participan en reacciones de óxido-reducción, y que normalmente se encuentran asociados a otros grupos prostéticos, como el hemo de la hemoglobina o los *complejos hierro-azufre* que participan en la cadena respiratoria (v. cap. 6). Los iones metálicos aportan al sistema una gran cantidad de cargas positivas, que son especialmente útiles para la unión de moléculas de pequeño tamaño, al tiempo que son buenos aceptores de pares electrónicos, y que actúan como eficaces compuestos electrófilos. A su vez, gracias a sus valencias, estos iones metálicos pueden interaccionar con dos o más ligandos, ayudando al sustrato a orientarse en el sitio activo de la enzima, estimulando así la catálisis. También, gracias a que los metales de transición tienen dos o más estados de valencia, pueden actuar como mediadores en las reacciones de oxidación-reducción.

Un ejemplo de actuación de un ión metálico como cofactor en una reacción enzimática lo tenemos en la *anhidrasa carbónica*, que es dependiente de Zn^{2+} y cataliza la siguiente reacción:

$$CO_2 + H_2O \leftrightarrow H_2CO_3 \leftrightarrow H^+ + {}^-HCO_3$$

Su acción catalítica puede desglosarse como se representa en la figura 3.3.

3.5.2. Coenzimas (CoE)

Para llevar a cabo su acción catalítica, muchas enzimas necesitan moléculas de naturaleza orgánica y bajo peso molecular, denominadas *coenzimas*. Su participación en el proceso catalítico puede realizarse de dos formas diferentes: en primer lugar,

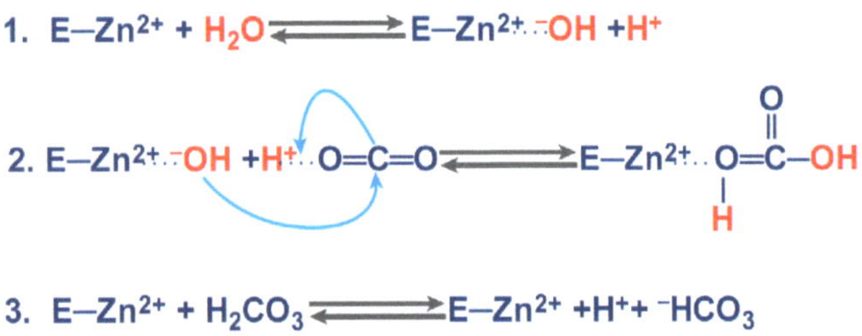

Fig. 3.3 **Desglose de la reacción catalizada por la *anhidrasa carbónica*, como ejemplo de la actuación de un ión metálico como cofactor de una enzima.** El Zn^{2+} unido a la enzima polariza una molécula de agua logrando su escisión y formando el complejo enzima-Zn^{2+}-OH (reacción 1). Este grupo OH^- actúa como nucleófilo (en una reacción de sustitución nucleófila, se sustituye un átomo o grupo por otro: A: + B-C → A-B + C) e interactúa con el sustrato de la reacción (CO_2), que en el proceso recibe el hidrogenión derivado de la escisión del agua, con la formación del producto (H_2CO_3) (reacción 2), el cual finalmente se disocia (reacción 3).

la coenzima tiene una afinidad por la enzima similar a la del sustrato y, de hecho, puede considerarse un segundo sustrato (o *cosustrato*) de la reacción; y en segundo lugar, la coenzima se encuentra unida covalentemente al sitio activo de la enzima, o en un lugar próximo a él, participando activamente en el proceso catalítico. Existen también casos en los que la coenzima desempeña un papel intermedio entre estos dos extremos.

Cuando la coenzima actúa como cosustrato, los cambios que ocurren en su estructura en el transcurso de la reacción son los opuestos a los que tienen lugar en el sustrato, de forma que el proceso podría generalizarse así:

$$\text{D-G} + \text{CoE} \leftrightarrow \text{D} + \text{G-CoE},$$

donde el compuesto D-G sería el sustrato, que actuaría como una molécula donadora (D) del grupo (G), que es transferido a la coenzima (CoE), y el producto de la reacción sería la molécula D.

Un ejemplo de este tipo de actuación es el de la *lactato deshidrogenasa*, que cataliza la oxidación de lactato a piruvato utilizando como coenzima el NAD^+, que en la reacción se reduce:

$$\underset{\text{Lactato}}{CH_3 - CHOH - COO^-} + NAD^+ \leftrightarrow$$

$$\leftrightarrow \underset{\text{Piruvato}}{CH_3 - CO - COO^-} + NADH + H^+$$

Se dan también situaciones en las que la coenzima participa como transportador intermediario en un sistema de reacciones, facilitando la transferencia del grupo correspondiente a un aceptor final. En este caso, el esquema de la reacción se representa en la figura 3.4.

Un ejemplo de este tipo de reacciones es el catalizado por las transaminasas, en las que el fosfato de piridoxal (coenzima) participa en la transferencia del grupo amino de un aminoácido a un α-cetoácido para dar lugar al aminoácido del α-cetoácido y al α-cetoácido del aminoácido (fig. 3.5).

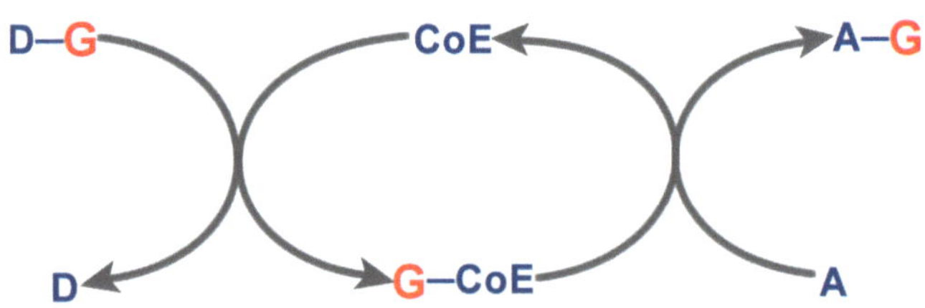

Fig. 3.4 **Esquema de reacción en la que la coenzima participa como transportador intermediario en un sistema de reacciones.** En este esquema, D-G sería uno de los dos sustratos, mientras que A sería el segundo sustrato, aceptor del grupo G. Este grupo G es escindido del primer sustrato, en un proceso en el que la coenzima (CoE) actúa como transportador. Finalmente, los dos productos de la reacción son D y A–G. De esta forma, la reacción podría ser descrita así: D–G + A ↔ D + A–G, a pesar de que el proceso catalítico de la enzima no pueda llevarse a cabo sin la presencia de la correspondiente coenzima.

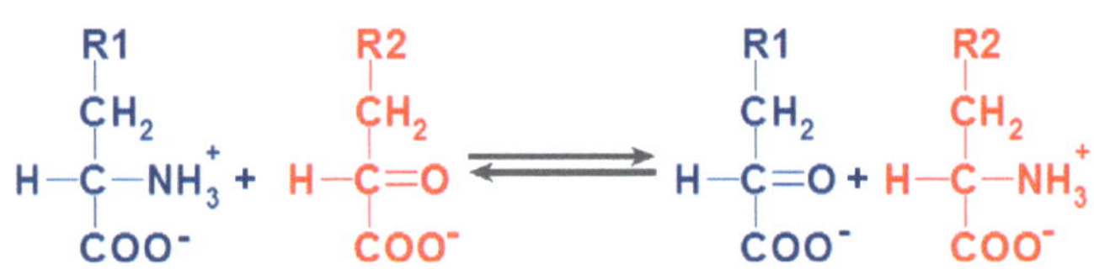

Fig. 3.5 **Reacciones catalizadas por las transaminasas, donde una coenzima (fosfato de piridoxal) actúa como transportador intermediario.**

La mayoría de las coenzimas se derivan de las vitaminas, que son compuestos orgánicos que se requieren en cantidades pequeñas para una amplia variedad de procesos bioquímicos, y que generalmente no pueden ser sintetizadas por el organismo, por lo que deben ser aportadas en la dieta. Las vitaminas se dividen en dos clases: unas son hidrosolubles (como las vitaminas B y la C o ácido ascórbico) y otras son liposolubles (como las vitaminas A, D, E y K). En la tabla 3.1 se presenta una lista de las vitaminas,

Tabla 3.1 Vitaminas, funciones y formas coenzimáticas

Vitamina	Funciones y sitios donde participa	Enfermedad por deficiencia	Forma coenzimática y activa	Reacción o proceso en que participa
Vitaminas hidrosolubles				
Tiamina (B_1)	*Piruvato- y α-cetoglutarato deshidrogenasa; transcetolasa*, y regula canales de Cl^- en la transmisión nerviosa	Daño neuronal periférico (beriberi) o lesiones en el sistema nervioso central (síndrome de Wernicke-Korsakoff)	Tiamina pirofosfato	Descarboxilaciones y transferencia de grupos aldehído
Riboflavina (B_2)	Reacciones de óxido-reducción; grupo prostético de flavoproteínas	Lesiones en la comisura de los labios y en la lengua. Dermatitis seborreica	FAD y FMN	Sistemas redox
Piridoxina (B_6)	Metabolismo de aminoácidos y glucógeno; modula la acción de las hormonas esteroídicas	Alteraciones en el metabolismo de aminoácidos. Convulsiones	Piridoxal fosfato	Transferencia de grupos amino; cofactor de la glucógeno fosforilasa
Ácido nicotínico (niacina)	Reacciones de óxido-reducción; regulación intracelular del calcio y en la señalización celular	Pelagra. Dermatitis fotosensible. Psicosis depresiva	NAD y NADP	Sistemas redox
Ácido pantoténico	Síntesis y metabolismo de ácidos grasos	Daño del sistema nervioso periférico (melalgia nutricional o síndrome del "pie ardiente")	Coenzima A	Transferencia de grupos acilo
Biotina	Reacciones de gluconeogénesis y lipogénesis; regulación del ciclo celular	Alteración en metabolismo hidrocarbonado y lipídico. Dermatitis	Biocitina	Carboxilaciones
Ácido fólico	Transferencia de fragmentos de un carbono	Anemia megaloblástica	Ácido tetrahidrofólico	Transferencia de grupos de un carbono
Vitamina B_{12} (cobalamina)	Transferencia de fragmentos de un carbono; metabolismo del ácido fólico	Anemia perniciosa megaloblástica, con degeneración de la médula espinal	Adenosilcobalamina; metilcobalamina	Reagrupamientos intramoleculares; desplazamientos de grupos alquilos
Ácido ascórbico (vitamina C)	Síntesis de colágeno; antioxidante; incrementa la absorción de hierro	Escorbuto, alteración en la cicatrización de heridas, pérdida del cemento dental, hemorragia subcutánea	Ácido ascórbico	Hidroxilaciones. Reacciones de óxido-reducción
Vitaminas liposolubles				
Vitamina A (retinol, β-caroteno)	Pigmentos de la visión en la retina; regulación de expresión génica y diferenciación celular (el β-caroteno es antioxidante)	Ceguera nocturna; xeroftalmia; queratinización de la piel	Retinal; ácido retinoico	Visión, crecimiento y reproducción
Vitamina D (calciferol)	Mantenimiento del balance y absorción del calcio; movilización ósea del calcio; regulación de expresión génica y diferenciación celular	Raquitismo (pobre mineralización del hueso); osteomalacia (desmineralización ósea)	1,25 dihidroxicolecalciferol; ergocalciferol; colecalciferol	Metabolismo del calcio y del fosfato
Vitamina E (tocoferoles, tocotrienoles)	Antioxidante de las membranas celulares. Papel en la señalización celular	En animales produce reabsorciones fetales y atrofia testicular. En el hombre, disfunción neurológica	Tocoferoles	Antioxidante lipofílico
Vitamina K (filoquinona, menaquinonas)	Se necesita para la síntesis de proteínas de la coagulación	Alteración de la coagulación sanguínea; enfermedad hemorrágica	Filoquinona; menaquinonas	Carboxilación del glutamato en la modificación postsintética de proteínas de unión al calcio

con indicación de sus funciones, enfermedad que se desencadena en situaciones de deficiencia, forma coenzimática y reacciones o procesos metabólicos en los que participan. Por su implicación en numerosos procesos enzimáticos, aquí vamos a describir los aspectos estructurales y las funciones como coenzimas de las derivadas de la niacina y de la riboflavina, y dejaremos para otros capítulos la descripción de las otras coenzimas y moléculas relacionadas, de naturaleza semejante a las vitaminas.

3.5.2.1. Niacina (ácido nicotínico)

La niacina se descubrió como nutriente en estudios de la pelagra, y no puede considerarse estrictamente una vitamina, ya que puede ser sintetizada en nuestro organismo a partir de un aminoácido esencial, el triptófano. De todas formas, hay alimentos que son especialmente ricos en niacina, como la leche, los huevos, las aves y el pescado, que contribuyen en más de la mitad de la niacina que normalmente se consume en la dieta. Existen dos compuestos que tienen la actividad biológica de la niacina, el ácido nicotínico y la nicotinamida. La forma con actividad metabólica es la nicotinamida, que forma parte de las coenzimas denominadas nicotinamina adenina dinucleótico (NAD) y nicotinamina adenina dinucleótico fosfato (NADP), que participan en reacciones de oxidación-reducción, y pueden encontrarse en formas oxidadas (NAD^+ y $NADP^+$) o reducidas (NADH y NADPH). Las estructuras de la nicotinamida, del NAD^+ y del $NADP^+$ se presentan en la figura 3.6A. Tanto el NAD^+

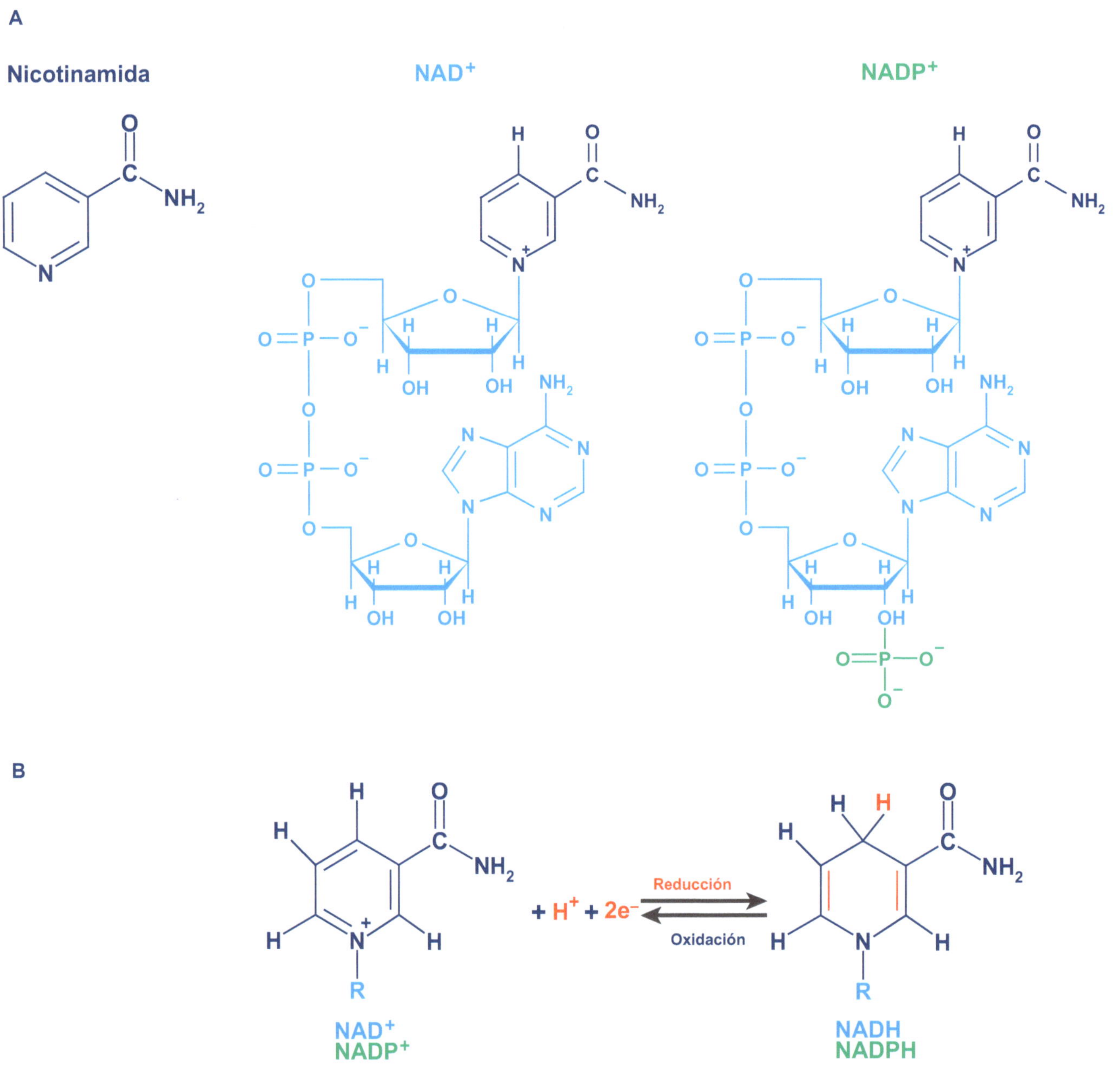

Fig. 3.6 **Coenzimas derivadas de la niacina. A.** Estructura de la nicotinamida, del dinucleótido de nicotinamida y adenina (NAD^+), donde la presencia de un grupo fosfato unido al grupo 2'-OH de la adenosina (adenina unida a una ribosa) corresponde a la estructura del $NADP^+$. **B.** Reducción reversible de la nicotinamida del NAD^+ o del $NADP^+$ en su transformación a NADH+H+ o NADPH+H+, mediante la incorporación de un ión hidrógeno y dos electrones, liberados en la reacción catalizada por una deshidrogenasa. El resto de las moléculas del NAD^+ o del $NADP^+$ (adenina unida a un pirofosfato y la adenosina o adenosina 2' fosfato) se representa con R.

como el $NADP^+$ transportan electrones para la acción de un grupo de enzimas denominadas globalmente deshidrogenasas, que catalizan el siguiente tipo de reacciones:

$$AH_2 + NAD^+ (oNADP^+) \leftrightarrow A + NADH(oNADPH) + H^+$$

Así, en presencia de un sustrato reducido (AH_2), estas enzimas liberan dos átomos de hidrógeno (iones hidruro) y dos electrones del sustrato, y como se indica en la figura 3.6B, uno de estos iones hidrógeno y los dos electrones son transferidos a la posición 4 de la nicotinamida. El ión hidrógeno remanente del par de hidruros liberados del sustrato permanece libre en el medio.

3.5.2.2. Riboflavina (vitamina B_2)

La riboflavina aporta la parte reactiva de las coenzimas flavina mononucleótido (FMN) y flavina adenina dinucleótido (FAD) (fig. 3.7A). Las principales fuentes de riboflavina son la leche y los productos lácteos. Además, por su intenso color amarillo, a veces la riboflavina es utilizada como aditivo de los alimentos. Aunque la riboflavina participa en reacciones del metabolismo lipídico e hidrocarbonado, su deficiencia no es letal gracias a su eficaz preservación en los tejidos.

Tanto el FMN como el FAD actúan como grupo prostético en un conjunto de enzimas denominadas *flavoproteínas*, las cuales funcionan como deshidrogenasas, oxidasas e hidrolasas. El FMN y el FAD generalmente se encuentran unidos fuertemente a la apoenzima de su respectiva enzima, aunque esta unión no es covalente. Existen también *metaloflavoproteínas*, que llevan uno o más metales como cofactores esenciales. Para su acción en reacciones de oxidación-reducción, estas enzimas utilizan el grupo isoaloxacina del FAD o del FMN como donador o aceptor de dos hidrógenos más dos electrones derivados del sustrato de la reacción. Los mecanismos de oxidación y reducción de estas coenzimas son complejos, e implican al menos dos pasos, con la formación de un radical libre de semiquinona, como se muestra en la figura 3.7B.

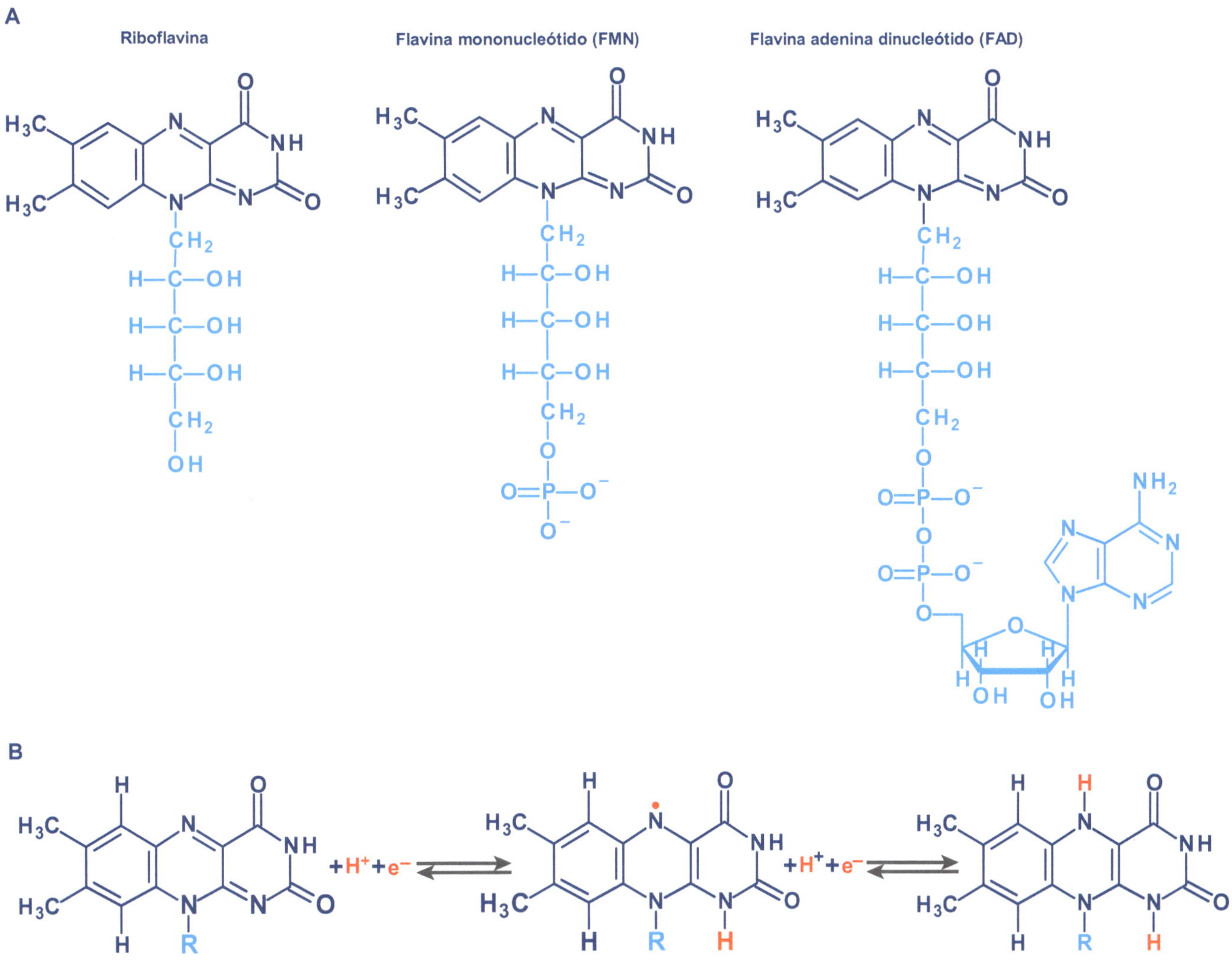

Fig. 3.7 Coenzimas de flavina. A. Estructura de la riboflavina (isoaloxacina unida a una molécula de ribitol) y de las dos coenzimas de flavina (flavina mononucleótido o FMN y flavina adenina dinucleótido o FAD). Cuando la riboflavina tiene asociada una molécula de fosfato da lugar al FMN, mientras que al unirse a un pirofosfato y una adenosina (adenina unida a una ribosa de configuración cíclica) constituye el FAD. **B.** Reducción reversible de las coenzimas de flavina, con la incorporación de dos iones hidrógeno y dos electrones, derivados a su vez de la oxidación de un sustrato catalizada por una óxido-reductasa (como, por ejemplo una deshidrogenasa u oxidasa). El resto de la molécula de la coenzima se representa con R. La reacción se desglosa en dos, con la formación intermedia de una semiquinona, que es realmente un radical libre.

3.6. ACCIÓN CATALÍTICA Y ESPECIFICIDAD

Para llevar a cabo su acción catalítica, una enzima debe unir en su *sitio activo* a una molécula de sustrato (a veces, a varios sustratos). Este sitio está formado por un bolsillo o hendidura que presenta cadenas laterales de unos aminoácidos que facilitan la unión específica del sustrato, de forma que quede ajustado al mismo. También en el bolsillo se encuentran las cadenas laterales de otros aminoácidos que participan en la catálisis. La forma en que se lleva a cabo este ajuste e interacción ya fue propuesta por Emil Fisher a finales del siglo XIX, que emitió la *hipótesis de la llave y la cerradura* para explicar la acción enzimática. En este modelo, que se representa esquemáticamente en la figura 3.8A, el sustrato queda perfectamente ajustado a la enzima para que ésta lleve a cabo su acción catalítica en la formación del producto (o los productos). Este modelo permite explicar algunas características o propiedades de la acción enzimática, como su especificidad, la unión secuencial de más de un sustrato o la cinética de saturación de la enzima. Sin embargo, este modelo supone una rigidez en el acoplamiento de la enzima con su sustrato, que no es compatible con la estructura flexible de las proteínas ni con algunas otras de las propiedades de las enzimas, y por ello actualmente está descartado.

Posteriormente (en 1963), Daniel Koshland propuso una modificación del modelo de Fisher, denominado *modelo del ajuste inducido*, que en la actualidad está ampliamente reconocido, por contar con suficiente apoyo experimental. Como se representa esquemáticamente en la figura 3.8B, este modelo implica la distorsión de la enzima y del sustrato al unirse a ella. De esta forma, mediante su ajuste, la enzima fuerza al sustrato a adoptar una conformación de tensión, que se aproxima al estado de transición. Un ejemplo gráfico del ajuste de la enzima al sustrato lo encontramos en el caso de la enzima *hexoquinasa*, que cataliza la fosforilación de la glucosa para formar glucosa 6-fosfato a expensas de la hidrólisis de una molécula de ATP.

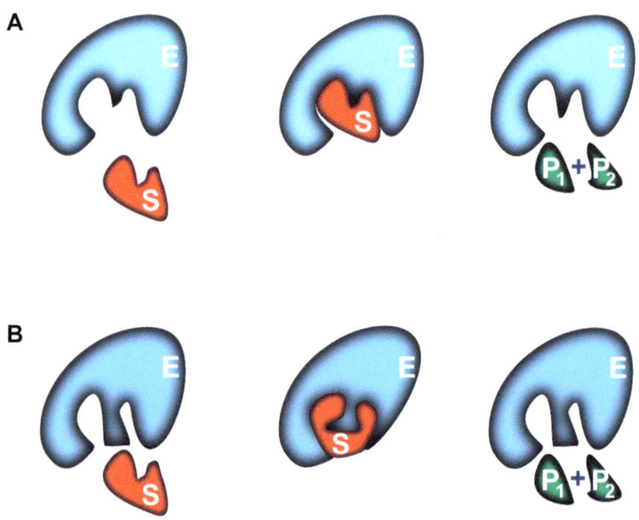

Fig. 3.8 Modelos de "la llave y la cerradura" y de "ajuste inducido" para explicar la interacción enzima-sustrato en la acción catalítica de las enzimas. El modelo de "la llave y la cerradura" (**A**) fue propuesto por Fisher, e implica un acoplamiento perfecto del sustrato (S) en la molécula de la enzima (E) para llevar a cabo la acción catalítica de esta, con la formación de los productos (P). El modelo del "ajuste inducido" (**B**), propuesto por Koshland, implica una distorsión de las moléculas de la enzima y del sustrato al unirse a ella. De esta forma, el sustrato adquiere una conformación de tensión, que se aproxima al estado de transición, facilitándose así la acción catalítica de la enzima.

En la figura 3.9A se puede observar cómo en ausencia del sustrato y cosustrato (glucosa y ATP), la enzima presenta una conformación inactiva, en la que los residuos del sitio activo no se encuentran orientados apropiadamente para llevar a cabo el proceso catalítico. Sin embargo, al unirse la glucosa junto al cosustrato a la enzima, se produce un cambio conformacional de la misma (fig. 3.9B), que afecta al sitio activo, cuyos grupos catalíticos se orientan apropiadamente para permitir la transferencia del grupo fosforilo del ATP a la glucosa.

Así pues, la acción catalítica de una enzima implica la capacidad de su estructura proteica para moldearse ante la presencia del sustrato. La exquisita especificidad de las enzimas y su alta eficiencia catalítica ponen de manifiesto la existencia en la enzima de una estructura molecular adaptada para llevar a cabo una determinada reacción. Esta estructura constituye el *sitio activo*, que normalmente adquiere la forma de una hendidura o bolsillo, que protege a los sustratos unidos a él del medio, los fija y al mismo tiempo facilita la catálisis. En la figura 3.10 se muestran dos ejemplos de "bolsillos", correspondientes a serina proteasas. Uno de ellos presenta en su fondo un residuo de carboxilo disociado de un aminoácido ácido (por ejemplo, el aspartato), con lo que su carga negativa puede atraer y albergar un aminoácido con cadena lateral con carga positiva, como es el caso de la arginina (fig. 3.10A). El otro bolsillo está configurado por residuos hidrofóbicos de cadenas laterales de aminoácidos, lo que le permite albergar a aminoácidos del sustrato con cadena hidrófoba, como es el caso de una fenilalanina (fig. 3.10B). Los sitios activos de las enzimas que están compuestas por diversas subunidades proteicas (multiméricas), normalmente se localizan en la interfase entre dichas subunidades, y en el mismo participan varios monómeros (fig. e3.1). La unión del sustrato a la enzima en el sitio activo se realiza en una parte del sustrato que en el transcurso de la reacción no implica cambio de su estructura. Simultáneamente, dicha unión del sustrato al sitio activo lo coloca de tal forma que la parte que vaya a ser transformada en la reacción se encuentre próxima a los grupos funcionales de los residuos de los aminoácidos de la enzima que configuren el sitio catalítico correspondiente. El sitio activo de la enzima también une y dirige la ubicación de los grupos prostéticos o cofactores que son necesarios para la acción catalítica.

3.6.1. Grupos catalíticos

Las cadenas laterales de diversos aminoácidos participan en la acción catalítica de las enzimas. Éste es particularmente el caso de los aminoácidos cuyas cadenas laterales pueden ceder o aceptar protones, y así pueden actuar de forma reversible como ácidos (donadores de protones) o como bases (aceptores de protones). Es el caso de los residuos de ácido glutámico y ácido aspártico, histidina y lisina (fig. 3.11).

Los residuos o cadenas laterales de otros aminoácidos, como los que poseen grupos hidroxilo o amino en sus cadenas laterales, pueden ceder electrones a grupos cuyos orbitales no estén llenos, actuando así como *nucleófilos*. Cabe recordar aquí que en las reacciones de sustitución nucleofílica se sustituye un átomo o un grupo (fig. 3.12).

3.6.2. Mecanismos de la catálisis enzimática

Aunque las enzimas parecen utilizar los mismos mecanismos catalíticos que los de la catálisis no enzimática, consiguen velocidades

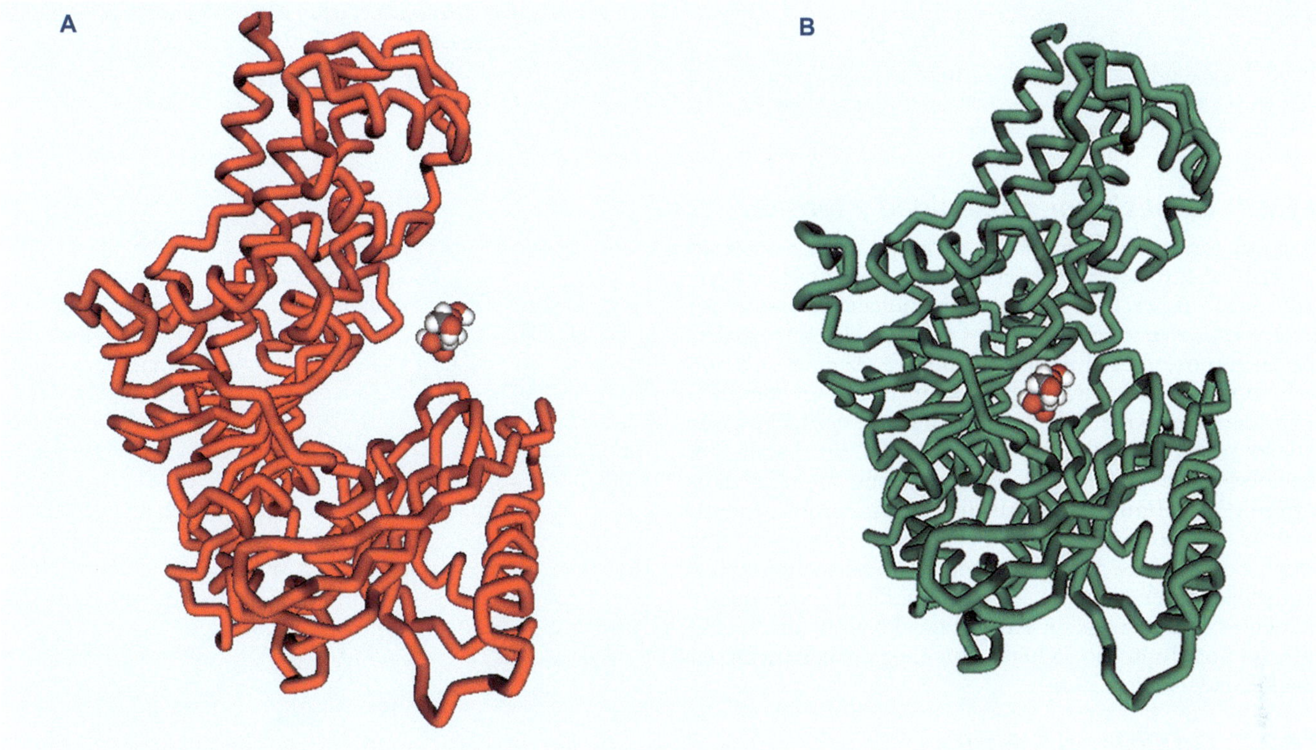

Fig. 3.9 **Ejemplo de ajuste inducido en la molécula de la *hexoquinasa* al interaccionar con el sustrato (glucosa) y cosustrato (ATP-Mg2+) en la reacción que cataliza:** α-D-glucosa + ATP →α-D-glucosa 6-fosfato + ADP. Al unirse una molécula de glucosa asociada al ATP-Mg^{2+} a la enzima, se produce un importante cambio conformacional en la enzima, de forma que ésta se ajusta al sustrato para llevar a cabo la catálisis. La enzima está formada por una sola cadena peptídica, con una hendidura que se cierra ante la presencia del sustrato.

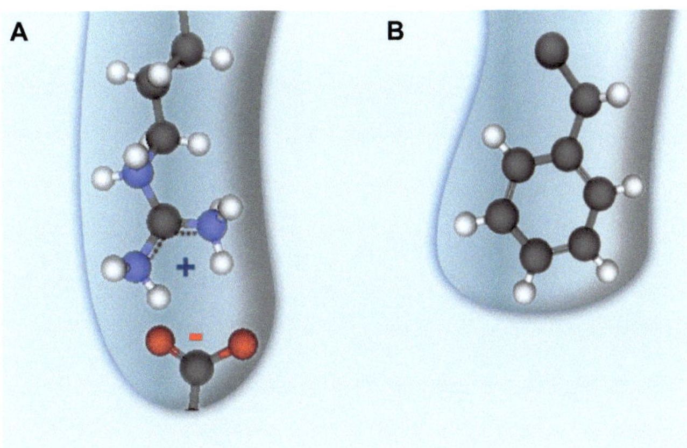

Fig. 3.10 **Representación esquemática de dos ejemplos de "bolsillo" de sitios activos de serina proteasas. A.** Corresponde a un bolsillo cargado negativamente gracias a residuos carboxílicos disociados de las cadenas laterales de aminoácidos ácidos, que facilitan el anclaje de aminoácidos con cadena lateral larga y carga positiva, como es el caso de la arginina. **B.** Corresponde a un bolsillo hidrofóbico, configurado por cadenas laterales de aminoácidos hidrófobos, que permiten el alojamiento de aminoácidos con esta característica hidrófoba, como es el caso de la fenilalanina.

mucho más altas gracias a que sus sitios activos poseen estructuras singularmente apropiadas para favorecer la catálisis. A su vez, las enzimas utilizan la combinación de varios mecanismos catalíticos, con los que consiguen el aumento drástico de la velocidad de reacciones químicas. Entre ellos cabe destacar a cuatro, que son considerados los más importantes: catálisis por proximidad y tensión, acidobásica, por estiramiento y covalente.

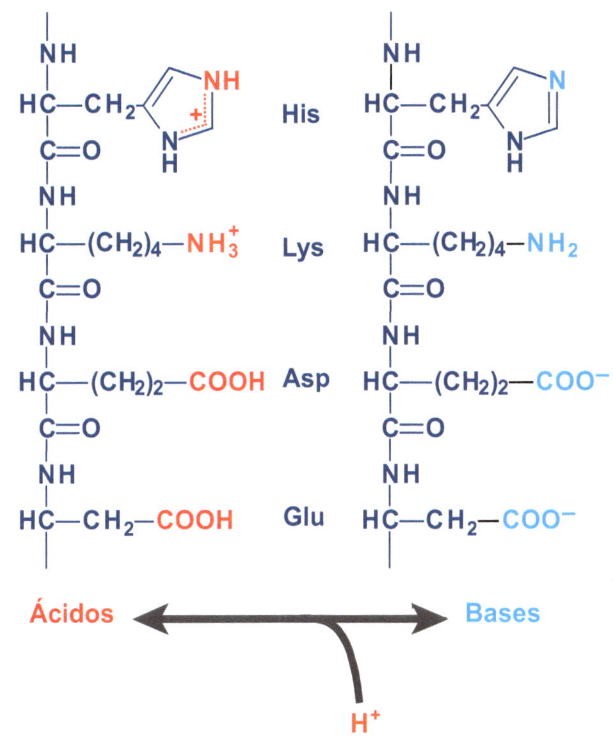

Fig. 3.11 **Grupos catalíticos en los sitios activos de moléculas de enzimas.** Las cadenas laterales de algunos aminoácidos permiten el intercambio de protones en función del pH de su entorno, que les hace actuar como ácidos o bases. De esta forma, participan activamente como grupos catalíticos en los sitios activos de moléculas de enzima.

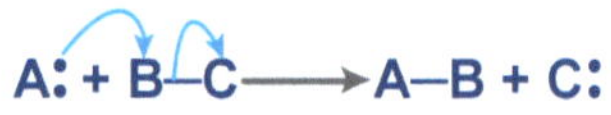

Fig. 3.12 Ejemplo de reacción de sustitución nucleofílica. En esta reacción, el compuesto A es la especie atacante, y es el nucleófilo o especie neutra con un par de electrones pareados.

3.6.2.1. Catálisis por proximidad y tensión

Para que tenga lugar una reacción bioquímica, el sustrato acoplado al sitio activo de la enzima debe orientarse y acercarse de forma precisa a los grupos funcionales catalíticos (es decir, a las cadenas laterales de los aminoácidos que participan en el proceso catalítico). Un cambio en la conformación de la molécula de la enzima puede dar lugar a un complejo enzima-sustrato en *estado tenso*, lo que a su vez facilita que este complejo pase al estado de transición. En realidad, el proceso implica que cuando la enzima y el sustrato se encuentran muy próximos, ambos se comportan como si fueran parte de una misma molécula. Así pues, se crea una zona que podría considerarse de alta concentración del sustrato y con la adecuada orientación de su molécula, de tal forma que se encuentra en una posición espacial ideal para la interacción entre ambos. Todo ello da lugar a un enorme incremento en la velocidad de la reacción.

3.6.2.2. Catálisis acidobásica

Los grupos funcionales de las cadenas laterales de los aminoácidos y de los grupos prostéticos, cuando estén presentes, pueden hacerse más reactivos liberando o aceptando un protón; es decir, actuando como ácidos o bases. Este tipo de catálisis puede ser específica o general. La específica implica solamente a protones (H_3O^+) o iones OH^-. En la *catálisis específica ácida* o *básica*, la velocidad de la reacción varía en función de cambios en la concentración de protones, pero es independiente de las concentraciones de otros ácidos (donadores de protones) o bases (aceptores de protones) que estén presentes. En la *catálisis ácida* o *básica general*, la velocidad de la reacción varía en función de los cambios que ocurran en cualquiera de los ácidos o de las bases presentes.

Las enzimas, para transferir eficazmente protones, utilizan varios grupos funcionales que se comportan como ácidos o bases generales. Un caso característico de este tipo de catálisis acidobásica es el de la familia de enzimas que se denominan aspartato proteasas, en la que se incluyen la *pepsina*, que participa en la digestión en el estómago, las *catepsinas lisosomales* y la *proteasa* producida por el virus de la inmunodeficiencia humana (VIH). Su mecanismo de acción se representa en la figura 3.13.

3.6.2.3. Catálisis por estiramiento

En el caso de enzimas que catalizan reacciones que implican la ruptura de uniones covalentes, por lo general la enzima une a sus sustratos en una conformación ligeramente desfavorable para el enlace que se va a romper. El estiramiento a que ello da lugar distorsiona y debilita al enlace, haciéndolo más vulnerable a su ruptura.

3.6.2.4. Catálisis covalente

Este tipo de catálisis implica la formación de un enlace covalente inestable entre un grupo nucleófilo de la cadena lateral de un aminoácido del sitio activo de la enzima y su sustrato (o sustratos). En estas condiciones, la enzima modificada se hace reactiva y el complejo enzima-sustrato da lugar a la formación del producto.

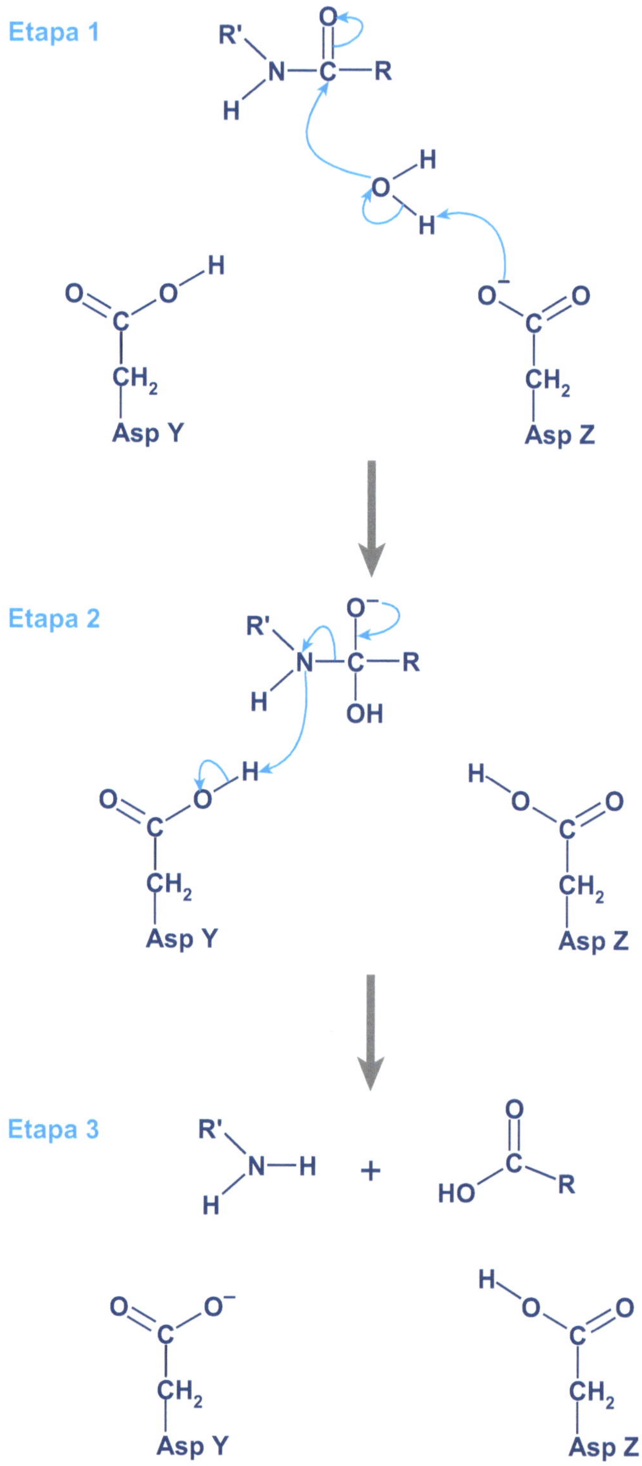

Fig. 3.13 Mecanismo de la acción catalítica de una *aspartato proteasa*. En el proceso participan dos residuos de ácido aspártico de la enzima (Asp Z y Asp Y, en la figura), y puede dividirse en tres etapas. Inicialmente, un aspartato (el Asp Z) recibe un protón de una molécula de agua, que se hace más nucleófila (etapa 1 en la figura). Esta molécula nucleófila que se ha formado ataca al grupo carbonilo (CO) *electrófilo* (es decir, con afinidad de electrones) del enlace peptídico del sustrato, que se va a romper, dando lugar a un intermediario tetraédrico de transición (etapa 2 en la figura). Ahora, el segundo aspartato (Asp Y) facilita la descomposición de dicho intermediario tetraédrico mediante la cesión de un protón (es decir, actuando como ácido) al grupo amino que se ha liberado en la ruptura del enlace peptídico (etapa 3). En una última etapa tiene lugar el salto de un protón del Asp Z al Asp Y, con lo que la enzima restaura su estado inicial.

Un ejemplo característico de este tipo de catálisis es el del grupo de enzimas denominado serina proteasas, entre las que se encuentran la *tripsina* y la *quimotripsina*, que son enzimas digestivas, así como una enzima que participa en la coagulación de la sangre, la *trombina*. Todas ellas catalizan la hidrólisis de enlaces peptídicos en polipéptidos y proteínas. Se caracterizan por tener un residuo de serina que desempeña un papel importante en el proceso catalítico, que se resume en la figura 3.14.

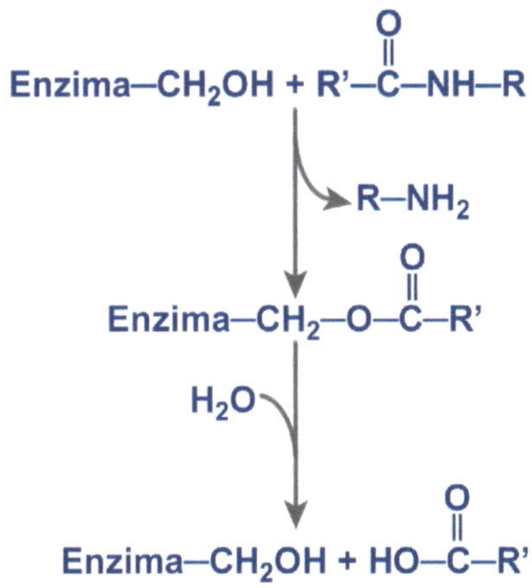

Fig. 3.14 Esquema resumido de la participación del aminoácido de serina en la acción catalítica de las serina proteasas hidrolizando un enlace peptídico. En el esquema, el residuo $-CH_2OH$ unido a la enzima corresponde al terminal de la cadena lateral de la serina en el sitio activo de la enzima.

En la figura 3.15 se representa de forma detallada el mecanismo de acción de la *quimotripsina*, como ejemplo de una serina proteasa. La mayoría de las serina proteasas tienen estructuras tridimensionales muy similares, con factores comunes en su sitio activo; concretamente, residuos de serina, histidina y aspartato. Hay, sin embargo, un aspecto que diferencia unas de otras, y es una hendidura o "bolsillo" próximo al residuo de serina en el sitio activo. Así, en la *tripsina*, este bolsillo es alargado y estrecho, con una carga negativa de un carboxilo disociado, que le permite captar y mantener una cadena larga y con carga positiva como la de la lisina o la arginina (fig. 3.10A). Sin embargo, en la *quimotripsina*, el bolsillo es más ancho, con residuos hidrófobos, que le permiten alojar una cadena lateral hidrófoba, como la de la fenilalanina (figs. 3.10B y 3.15), de la tirosina, del triptófano o de la leucina. Precisamente es la característica de este bolsillo lo que aporta la especificidad a cada serina proteasa, de forma que únicamente pueden realizar su acción catalítica sobre enlaces peptídicos que contengan aminoácidos capaces de ser anclados en el correspondiente bolsillo.

La cadena lateral del aminoácido del lado correspondiente al terminal N del enlace peptídico que se va a romper, debe acoplarse al bolsillo del sitio activo, lo cual determina el sitio del corte. El acoplamiento de dicha cadena lateral en el bolsillo determina también la estereoespecificidad de las serina proteasas,

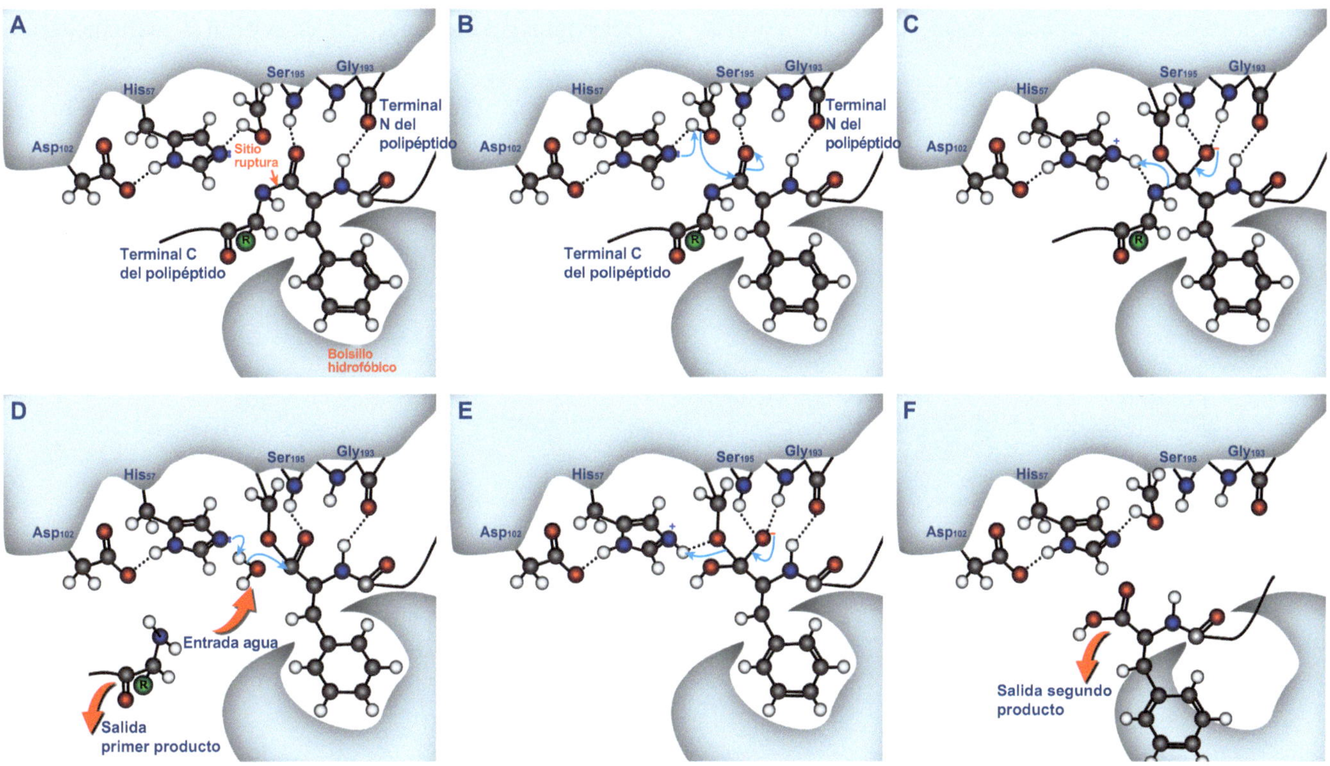

Fig. 3.15 Mecanismo probable de la acción catalítica de la *quimotripsina*. El primer paso (**A**) consiste en la formación del complejo enzima-sustrato mediante el acoplamiento de un aminoácido con cadena hidrófoba del sustrato (por ejemplo, fenilalanina, Phe) en el bolsillo hidrofóbico de la enzima, y la aproximación del enlace peptídico de dicho sustrato que va a ser hidrolizado, a la Ser195 del sitio catalítico de la enzima. A continuación (**B**) se forma un intermediario tetraédrico mediante la transferencia de un ión H^+ de la Ser195 a la His57. En este proceso de intercambio o transferencia de iones H^+ desempeña un papel importante el Asp102, que con su capacidad de disociación contribuye al aporte del protón necesario para completar la configuración estructural de la His57. En el siguiente paso (**C**) se forma un intermediario acil-enzima y la transferencia de un H^+ al NH del péptido que queda libre, con la salida del primer producto de la reacción. En el lugar que ocupaba el péptido que se ha liberado se incorpora una molécula de agua (**D**), la cual transfiere un H^+ a la His57, mientras que el –OH se une al fragmento que queda del sustrato, formándose un segundo intermediario tetraédrico (**E**). Por último, mediante la ruptura del enlace acilo y la transferencia del H^+ de la His57 a la Ser195, se libera el segundo producto de la reacción y la enzima queda como se encontraba inicialmente (**F**).

de forma que si se tratara de un D aminoácido, su cadena lateral se orientaría en sentido inverso, y consecuentemente no lograría alojarse en el bolsillo, con lo que la serina proteasa no realizaría su función de corte.

Otro ejemplo que ilustra el fundamento de la catálisis covalente es el caso de la *fructosa 2,6-bisfosfatasa*, que es una enzima reguladora de la gluconeogénesis (v. cap. 9), que cataliza la transformación de la fructosa 2,6-bisfosfato en fructosa 6-fosfato (fig. 3.16A). Su acción catalítica se representa esquemáticamente en la figura 3.16B.

En la figura e3.2 se presenta el efecto catalítico de otra enzima, la *ribonucleasa*, y en la figura e3.3 se resumen los distintos pasos que implican su acción catalítica.

3.6.3. Especificidad enzimática

De forma muy distinta a los catalizadores normalmente utilizados en síntesis química, las enzimas son extremadamente específicas, tanto en función de la reacción que catalizan como del sustrato o de un grupo de sustratos relativamente relacionados.

Cuando la especificidad enzimática se refiere exclusivamente a la naturaleza del sustrato, dicha especificidad depende de la unión enzima-sustrato. En estos casos, las enzimas son incluso estereoespecíficas, catalizando la transformación de un único estereoisómero de un determinado compuesto, como es el caso de los monosacáridos con configuración D, pero no los de configuración L, o los aminoácidos de la serie L, pero no los de la serie D. Puesto que las enzimas unen al sustrato en varios puntos diferentes, pueden llegar a convertir un sustrato simétrico en asimétrico. Éste es, por ejemplo, el caso de la *glicerol quinasa*, que se representa en la figura 3.17. También es el caso de la reducción del piruvato, que es una molécula ópticamente inactiva, a la forma L del lactato, por la *lactato deshidrogenasa*.

Existe también la especificidad de función, que se refiere a que un mismo compuesto puede ser sustrato de varias enzimas, que lo transforman en distintos productos. En este caso, la especificidad no depende de la unión enzima-sustrato, sino de la acción catalítica de la enzima; es decir, de la interacción del sitio catalítico con el sustrato. Un ejemplo de la especificidad de función es el de las enzimas que transforman la glucosa 6-fosfato en diferentes productos (fig. 3.18).

3.7. ISOENZIMAS

Las células de nuestros distintos órganos y tejidos contienen enzimas que, aunque catalizan las mismas reacciones, pueden presentar características estructurales, físicas e incluso inmunológicas diferentes. En estos casos, aunque las características estructurales del sitio activo de estas enzimas sean iguales o muy similares entre sí, no son proteínas idénticas, donde incluso la secuencia de aminoácidos de determinados fragmentos de sus cadenas peptídicas pueden ser distintas unas de otras. Estas variantes de enzimas que, aunque realizan la misma acción catalítica poseen diferencias moleculares, se denominan *isoenzimas*. Realmente el término isoenzima se utiliza para referirse a variantes genéticas de una misma enzima, a proteínas con características genéticas independientes y con escasa homología, a

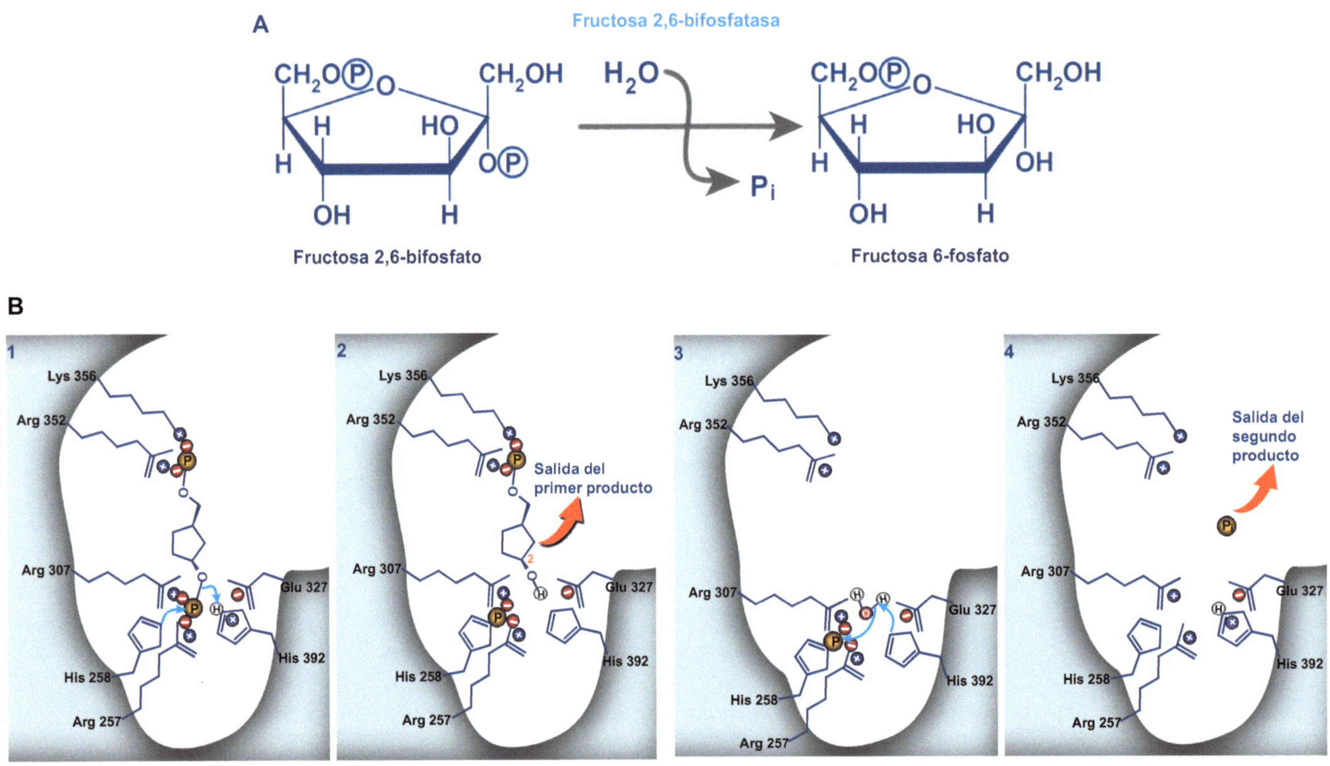

Fig. 3.16 **A.** Reacción catalizada por la *fructosa 2,6-bisfosfatasa*. **B.** Esquema de su acción catalítica. La lisina (Lys) 356 y las argininas (Arg) 257, 307 y 352, que se encuentran en el sitio de unión de la enzima al sustrato, estabilizan al sustrato (fructosa 2,6-bisfosfato) mediante sus interacciones carga a carga. A su vez, el glutamato (Glu) 327, estabiliza la carga positiva de la histidina (His) 392. De esta forma, el nucleófilo His 392 ataca al grupo fosforilo en posición 2 de la fructosa 2,6 bisfosfato (etapa 1). El resultado de dicho ataque es la liberación de ese grupo fosforilo, que es transferido a la His 258, formándose así un complejo intermediario de la enzima unida al grupo fosfórico, y la fructosa 6-fosfato es liberada de la enzima como primer producto de la reacción (etapa 2). La acción nucleofílica de una molécula de agua, facilitada por el Glu 327, que actúa como una base, permite la formación de fosfato inorgánico (etapa 3), el cual es finalmente liberado de las Arg 257 y 307 como segundo producto de la reacción (etapa 4).

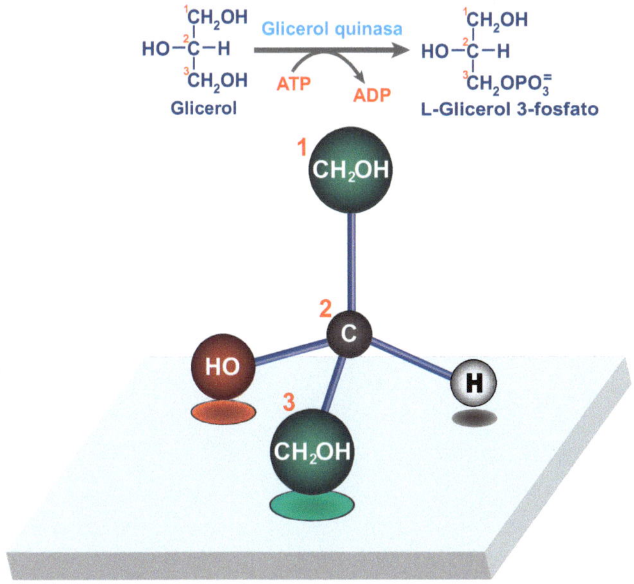

Fig. 3.17 Reacción catalizada por la *glicerol quinasa* y representación de la unión asimétrica plana en tres puntos del sitio activo de la enzima a su sustrato (el glicerol), a pesar de tener una estructura simétrica. Aunque el glicerol es una molécula simétrica, puede ser presentada al sitio activo de la *glicerol quinasa* como un átomo de carbono con tres grupos distintos en el mismo plano. De esta forma, la enzima está reconociendo al glicerol como una molécula asimétrica, a pesar de no serlo. El resultado es que en la reacción catalizada por esta enzima se forma únicamente el estereoisómero L-glicerol 3-fosfato.

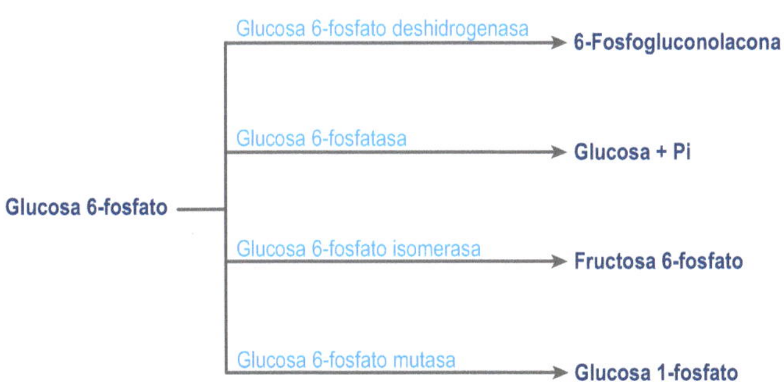

Fig. 3.18 Ejemplos de especificidad de función para el caso de distintas enzimas que actúan sobre un mismo sustrato (la glucosa 6-fosfato).

enzimas con diferencias en una única cadena polipeptídica (por ejemplo, con diferencias en los carbohidratos asociados a ella, desaminación de aminoácidos o con modificaciones proteolíticas), a heteropolímeros con dos o más cadenas polipeptídicas con diferencias estructurales, etc. Sin embargo, la característica común de todas estas variantes para ser consideradas isoenzimas debe ser que catalicen la misma reacción.

Un ejemplo de isoenzimas es el de la *L-lactato deshidrogenasa* (LDH), que es un tetrámero formado por dos subunidades proteicas diferentes, la H (por el nombre inglés de corazón, *Heart*) y la M (por músculo, *Muscle*), que son codificadas por genes distintos. Sólo la molécula tetramérica es activa, y dichas subunidades pueden aparecer combinadas de cinco formas diferentes (tabla 3.2).

La expresión de H y M muestra diferencias tisulares. Así, el corazón expresa casi exclusivamente la subunidad H, por lo que la LDH_1 es la que predomina en este tejido. En contraposición, en el hígado es la LDH_5 la que predomina. El análisis de

Tabla 3.2 Formas de las subunidades de las isoenzimas de la *lactato deshidrogenasa* (LDH)

Isoenzimas de la LDH	Subunidades
LDH_1	HHHH
LDH_2	HHHM
LDH_3	HHMM
LDH_4	HMMM
LDH_5	MMMM

estas isoenzimas de la LDH en plasma se ha utilizado con valor diagnóstico en determinadas patologías (fig. e3.4).

Otro ejemplo de isoenzimas con utilidad diagnóstica son las de la *creatina quinasa* (CK). Existen tres formas de la CK: la CKMM (de músculo esquelético), la CKBB (del cerebro) y la CKMB (de corazón y el músculo esquelético). La CKMB tiene interés diagnóstico, ya que normalmente está en muy baja cantidad en sangre, pero aumenta y llega a alcanzar un máximo a las 12-24 horas de un infarto de miocardio, regresando a sus valores basales tras 48-72 horas. Aunque las isoenzimas de la CK se separan por electroforesis y son fácilmente detectables en plasma, actualmente hay métodos inmunoquímicos que permiten su cuantificación.

RESUMEN

1. **La mayoría de las enzimas son de naturaleza proteica, y catalizan de forma específica las reacciones químicas que tienen lugar en el organismo.**
2. **La nomenclatura científica de las enzimas se encuentra sistematizada en seis clases, aunque con frecuencia se denominan por su nombre común o recomendado.**
3. **Muchas enzimas, para llevar a cabo su acción, necesitan un cofactor no proteico que participa en la unión del sustrato o en la catálisis, como es el caso de las coenzimas.**
4. **El modelo más aceptado actualmente para explicar la acción catalítica de las enzimas es el del ajuste inducido, que se basa en la capacidad de la estructura proteica de las enzimas de moldearse ante la presencia del sustrato.**
5. **La catálisis enzimática consigue velocidades mucho más altas que las de la catálisis química, para lo que se utilizan distintos mecanismos catalíticos, como el de proximidad y tensión, acidobásico, por estiramiento y covalente.**
6. **Las isoenzimas son variantes genéticas de enzimas que realizan la misma función catalítica, pero que difieren en sus características estructurales, físicas o inmunológicas. Sus niveles en sangre tienen un importante valor diagnóstico.**

Bibliografía

Aqvist J, Fothergill M. Computer simulation of the triosephosphate isomerase catalyzed reaction. J Biol Chem. 1996;271:10010-6.

Borman S. From sequence to consequence. Science& Technology. 2001;79:31-3.

Brik A, Wong CH. HIV-1 protease and drug discovery. Org Biomol Chem. 2003;1:5-14.

Burtis CA et al., editor. The Tietz Texbook of Clinical Chemistry and Molecular Diagnostic. 4th ed. Elsevier; 2006.

Hedstrom L. Serine protease mechanism and specificity. Chem Rev. 2002;102:4501-24.

Mulholland AJ. Modelling enzyme reaction mechanisms, specificity and catalysis. Drug Discov Today. 2005;10:1393-402.

Neitzel JJ. Enzyme catalysis: The serine proteases. Nature Educ. 2010;3:21-7.

Nomenclature Committee of the International Union of Biochemistry and Molecular Biology (NC-IUBMB): Enzyme Nomenclature (Recommendations of the NC-IUBMB on the nomenclature and classification of enzymes by the reactions they catalyse). April 2011. Disponible en: http://www.chem.qmul.ac.uk/iubmb/enzyme/

Parks JM, Imhof P, Smith JC. Understanding enzyme catalysis simulation. Encyclopedia of Catalysis; 2010.

Todd AE, Orengo CA, Thornton JM. Plasticity of enzyme active sites. Trends Biochem Sci. 2002;27:419-26.

Capítulo 4

Enzimas: cinética enzimática y regulación de la actividad enzimática

Emilio Herrera Castillón

OBJETIVOS DE APRENDIZAJE

- **Comprender las características de las reacciones químicas y de las catalizadas por enzimas.**
- **Identificar los factores que condicionan la efectividad de las reacciones enzimáticas y los principios básicos de la cinética enzimática.**
- **Entender los fundamentos matemáticos de la linealización de la cinética enzimática.**
- **Conocer los principios de la inhibición enzimática.**
- **Entender las características de las enzimas alostéricas y los fundamentos de su cinética homotrópica y heterotrópica.**
- **Conocer las distintas formas de regulación enzimática.**

4.1. INTRODUCCIÓN

La cinética enzimática hace referencia a los aspectos cuantitativos de las reacciones catalizadas por enzimas, así como a los factores que las modulan. El mantenimiento del estado estacionario de un individuo y los procesos homeostáticos que lo condicionan se fundamentan en un adecuado equilibrio de las reacciones enzimáticas que controlan dichos procesos, lo cual depende también de los mecanismos que regulan la actividad enzimática. Puesto que prácticamente todos los procesos fisiológicos están controlados por enzimas, resulta esencial comprender la forma en que se lleva a cabo la cinética enzimática y cómo se controla la actividad de las enzimas. Ello permite entender no sólo las interacciones metabólicas de un individuo en las distintas condiciones de reposo o de cambios fisiológicos, como el ayuno o el ejercicio, sino también sus alteraciones en situaciones patológicas, tales como la hipoglucemia, la acidosis y la alcalosis metabólicas o la acción de agentes farmacológicos, entre otras. Además, precisamente por su universalidad en los distintos procesos que tienen lugar en el organismo, las enzimas, su cinética y los procesos implicados en su regulación, constituyen una diana muy frecuente para la acción de fármacos dirigidos a aminorar o curar numerosas enfermedades. A su vez, las características cinéticas de una enzima pueden llevar a entender los mecanismos de su acción catalítica, y todo ello justifica la necesidad de profundizar en su análisis.

4.2. CAMBIOS DE ENERGÍA Y CONSTANTE DE EQUILIBRIO DE LAS REACCIONES

En cualquier reacción química, los compuestos iniciales (*sustratos*) se transforman en otros (*productos*) de una forma estequiométrica. Así, por ejemplo, en una reacción con dos sustratos (A y B), de los que reacciona una molécula de cada uno, se llegan a formar una molécula de cada uno de sus dos productos (C y D):

$$A + B \rightleftarrows C + D \qquad (1)$$

Las flechas en direcciones opuestas indican la reversibilidad de la reacción, lo cual es una característica intrínseca de cualquier reacción química. Realmente, esta reversibilidad puede hacer que los compuestos C y D que se han formado se transformen en A y B, por lo que podrían actuar como sustratos de la reacción hacia la izquierda. De todas formas, por lo general se suele utilizar el término *producto(s)* de una reacción para aquellos compuestos cuya formación sea más favorable en relación con la termodinámica. Cuando el desplazamiento en una dirección de una reacción es favorecida termodinámicamente, se suele indicar la flecha en una sola dirección, ya que se considera que es prácticamente irreversible:

$$A + B \rightarrow C + D \qquad (2)$$

En una reacción química se puede calcular la denominada constante de equilibrio (K_{eq}), que viene dada por el cociente de la multiplicación de las concentraciones de los productos de la reacción y la multiplicación de las concentraciones de los sustratos, en el equilibrio. Así, para la reacción (1), su constante de equilibrio será:

$$K_{eq} = \frac{[C][D]}{[A][B]} \qquad (3)$$

y para la reacción $A + A \rightleftarrows B$ (4), será:

$$K_{eq} = \frac{[B]}{[A]^2} \quad (5)$$

La relación entre el cambio de energía libre (ΔG^o) de una reacción y su constante de equilibrio (K_{eq}) viene dada por la siguiente ecuación:

$$\Delta G^o = -RT \ln K_{eq} \quad (6)$$

donde R es la constante de los gases (1,98 cal.mol^{-1}.°K^{-1}) y T la temperatura absoluta en grados Kelvin (°K). Así pues, el valor de ΔG^o se puede calcular de la ecuación (6) conociendo las concentraciones de los productos y los sustratos en el equilibrio. De hecho, los valores de ΔG^o y K_{eq} de una reacción permiten conocer su direccionalidad y estado de equilibrio, aunque no reflejan su velocidad. El significado de estos términos se desarrolla con mayor detalle en el capítulo 5.

4.3. VELOCIDAD DE UNA REACCIÓN

La cinética de las reacciones químicas implica la colisión entre las partículas. Ello se requiere para la aproximación de los reactantes (o sustratos), la formación de los enlaces que se necesiten, y la liberación de la adecuada energía cinética capaz de alcanzar el estado energético de transición. Todo ello implica que cualquier factor que incremente la frecuencia de las colisiones o la energía de las mismas entre los sustratos va a incrementar la velocidad de la reacción correspondiente.

Un aumento de la temperatura supone un incremento de la energía cinética de las moléculas que van a reaccionar. Ello implica un incremento de su motilidad, lo cual conlleva una mayor frecuencia de colisión. En consecuencia, la combinación de mayor frecuencia de colisión y mayor energía hace que la velocidad de la reacción aumente.

Otro factor que facilita la colisión entre las moléculas reactantes es su concentración. En el ejemplo de la reacción (1), en la que participan dos moléculas (A y B), la frecuencia de que colisionen entre sí aumentará al doble si la concentración de una de ellas se duplica. De igual forma, la frecuencia de las colisiones se cuatriplicará si la concentración de las dos moléculas se duplica. Así pues, el número de colisiones de dos sustratos, suficientes para dar lugar a la formación de un producto, y consecuentemente la velocidad a la que éste se forma, es directamente proporcional a la concentración de los primeros. Esta concentración normalmente se expresa en molaridad, de forma que:

$$\text{Velocidad} \propto [A][B] \quad (7)$$

donde el signo $\propto$ indica proporcionalidad.

Y para el caso de una reacción en la que el número de moléculas de A sea el doble que B:

$$A + A + B \rightleftarrows P \quad (8)$$

la velocidad será proporcional a:

$$\text{Velocidad} \propto [A]^2[B] \quad (9)$$

Así pues, de forma general, cuando son n moléculas de A las que reaccionan con m moléculas de B, la reacción será:

$$nA + mB \rightleftarrows P \quad (10)$$

$$\text{y su Velocidad} \propto [A]^n[B]^m \quad (11)$$

En estas expresiones, el signo de la proporcionalidad ($\propto$) puede reemplazarse por el de igualdad cuando se tiene en cuenta la constante de la reacción (k), que es función de la afinidad de los compuestos reactantes. En este caso, la velocidad de la reacción hacia la derecha será:

$$\text{Velocidad}_d = k_d [A]^n[B]^m \quad (12)$$

Igualmente, puesto que todas las reacciones son de alguna forma reversibles, la velocidad de esa misma reacción hacia la izquierda será:

$$\text{Velocidad}_i = k_i [P] \quad (13)$$

Cuando la reacción llega al equilibrio, las velocidades hacia la derecha y la izquierda se igualan. Es decir:

$$\text{Velocidad}_d = \text{Velocidad}_i$$

o lo que es igual:

$$k_d [A]^n[B]^m = k_i [P] \quad (14)$$

de forma que:

$$\frac{k_d}{k_i} = \frac{[P]}{[A]^n[B]^m} \quad (15)$$

A su vez, puesto que el cociente de dos constantes es una constante, el cociente k_d/k_i es precisamente la *constante de equilibrio* (K_{eq}) de la reacción, y así, para la reacción (10) resulta:

$$K_{eq} = \frac{k_d}{k_i} = \frac{[P]}{[A]^n[B]^m} \quad (16)$$

Debe tenerse en cuenta que el equilibrio es una situación dinámica, de forma que aunque no haya cambios en las concentraciones del producto o de los sustratos, tanto uno como los otros están continuamente intercambiándose. A su vez, si el valor de la constante de equilibrio es superior a la unidad, en el equilibrio la reacción está desplazada hacia la derecha; y a la inversa, si es menor que la unidad, en el equilibrio la reacción está desplazada hacia la izquierda.

En el caso de las reacciones catalizadas por enzimas, una característica fundamental es que la enzima puede tener cambios estructurales transitorios en el transcurso de su acción catalítica, pero al finalizar la reacción, su estructura permanece igual a como estaba al inicio, y de esta forma puede actuar sobre un nuevo sustrato. Así pues, la reacción enzimática puede ilustrarse así:

$$A + B + E \rightleftarrows P + E \quad (17)$$

donde A y B son los sustratos, E la enzima y P el producto de la reacción. Siguiendo el mismo razonamiento que se indicó arriba, al llegar al equilibrio, la constante correspondiente será:

$$K_{eq} = \frac{[P][E]}{[A][B][E]} \quad (18)$$

Puesto que el valor de [E] en numerador y denominador se anula, la K_{eq} de la reacción (17) es:

$$K_{eq} = \frac{[P]}{[A][B]} \quad (19)$$

lo cual pone de manifiesto que la presencia de la enzima no afecta a la constante de equilibrio de la reacción.

De igual forma, la presencia de la enzima no afecta el cambio de energía libre (ΔG°) de la reacción que cataliza. De hecho, en cualquier reacción, ese cambio es función de los estados energéticos inicial y final de los reactantes, y como se puede derivar de la ecuación 6, en el valor de ΔG° no interviene la enzima.

4.4. FACTORES QUE CONDICIONAN LA EFECTIVIDAD DE LAS REACCIONES CATALIZADAS POR ENZIMAS

4.4.1. Temperatura

En cualquier reacción química, la velocidad es función de la frecuencia de colisión entre los sustratos, la cual se incrementa por la temperatura. De igual forma, en una reacción enzimática, la eficacia de la interacción entre la enzima y el sustrato (o los sustratos) aumenta en función de la frecuencia del movimiento de las moléculas, la cual es también dependiente de la temperatura. Consecuentemente, incrementos de temperatura dan lugar a un aumento de la velocidad de la reacción enzimática. Sin embargo, dada la naturaleza proteica de las enzimas, el incremento de la temperatura puede alcanzar valores en los que se lleguen a distorsionar las interacciones no covalentes que mantienen la estructura tridimensional de la enzima. En estas condiciones, la molécula de la enzima se llega a desnaturalizar, con la consiguiente pérdida de su actividad catalítica.

La curva de la velocidad de la reacción enzimática frente a la temperatura se representa en la figura 4.1. Los valores de esta figura varían de unas enzimas a otras, de forma que la temperatura a la que la enzima alcanza su mayor eficacia catalítica se denomina *temperatura óptima*, que es característica y específica para cada enzima. A su vez, la fase en que aumentos de la temperatura dan lugar a incrementos de la velocidad puede ser cuantificada por el término denominado *coeficiente de temperatura* o Q_{10}, que viene dado por el cambio de la velocidad de la reacción catalizada por la enzima al variar la temperatura en 10 °C en la zona en que dicho cambio se realiza de forma estable.

4.4.2. pH

Como se mostró en el capítulo 3, la mayor parte de los cambios moleculares que tienen lugar en la acción catalítica de las enzimas implica modificaciones en la concentración de iones hidrógeno. De hecho, la situación en que se encuentren los residuos de aminoácidos que forman los grupos catalíticos del sitio activo de las enzimas depende del pH del medio (v. fig. 3.11). Por ello, variaciones del pH del medio en que se lleve a cabo la acción enzimática dan lugar a cambios en su efectividad catalítica, y existe un valor en que dicha efectividad llega a ser óptima. En la figura 4.2 se representan los cambios de velocidad de las reacciones catalizadas por dos enzimas distintas en función del pH del medio, de forma que el valor de pH que da lugar a la mayor velocidad corresponde al denominado *pH óptimo*, el cual varía de unas enzimas a otras. Al respecto también hay que tener en cuenta que hay enzimas cuyo mecanismo catalítico implica una relación acidobásica con el sustrato, de forma que los grupos catalíticos deben encontrarse en determinado estado de protonización para que la reacción tenga lugar. A veces, la propia unión del sustrato a la enzima implica la formación de puentes salinos con la enzima. Ello se lleva a cabo en la mayoría de los casos mediante grupos amino y carboxilo ionizados ($-NH_3^+$ y $-COO^-$) de las cadenas laterales de los aminoácidos de la enzima o en algunos casos también del sustrato, de forma que la ganancia o la pérdida de la carga correspondiente, dependiente a su vez del pH del medio en que se lleva a cabo la reacción, hace que la acción catalítica sea más lenta o incluso llegue a desaparecer.

Situaciones extremas de pH pueden dar lugar a modificaciones irreversibles de la estructura terciaria o cuaternaria de la enzima, y consecuentemente conllevan su desnaturalización irreversible. Por tanto, el margen de reversibilidad de la efectividad catalítica de la enzima se circunscribe a cambios moderados del pH del medio.

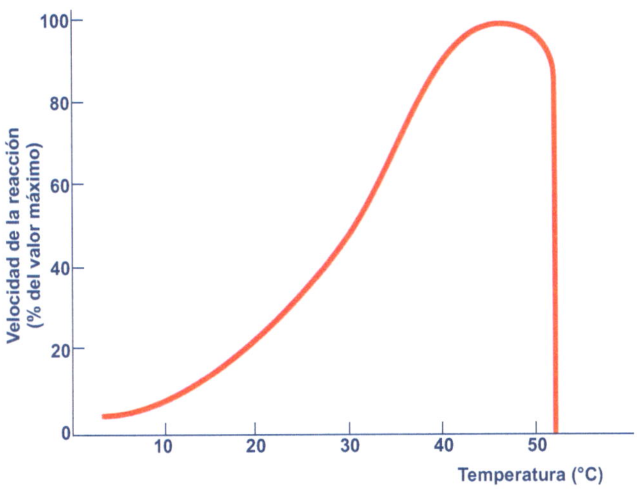

Fig. 4.1 Efecto de la temperatura sobre la velocidad de una reacción enzimática. Dentro de un determinado margen, al aumentar la temperatura aumenta la energía cinética de las partículas (moléculas de enzima y de sustrato). Con ello aumenta el choque efectivo entre dichas partículas, y consecuentemente la velocidad de reacción. Ello ocurre hasta llegar al máximo de actividad, que corresponde a la temperatura óptima, mientras que a temperaturas más altas, la enzima se desnaturaliza y disminuye drásticamente y de forma irreversible su efectividad catalítica.

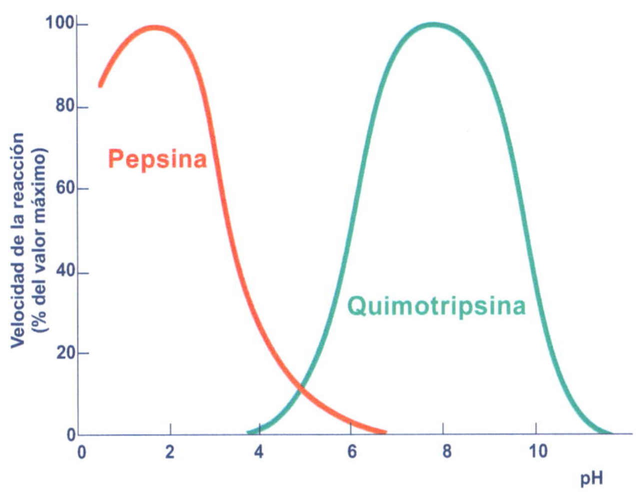

Fig. 4.2 Efecto del pH en la velocidad de dos reacciones catalizadas por dos enzimas distintas: *pepsina y quimotripsina*. La interacción de la enzima con su sustrato depende de la carga de ambas moléculas, la cual es dependiente del pH del medio. Como se puede observar, el pH óptimo, de máxima efectividad, varía de unas enzimas a otras.

4.4.3. Concentración del sustrato

La reacción enzimática más sencilla es la que posee un solo sustrato (denominada de primer orden, porque su velocidad depende únicamente de un factor) y un producto, en cuyo caso puede describirse mediante la siguiente ecuación:

$$E + S \underset{k_{-1}}{\overset{k_1}{\rightleftarrows}} ES \underset{k_{-2}}{\overset{k_2}{\rightleftarrows}} E + P \quad (20)$$

De todas formas, al inicio de la reacción puede considerarse que el segundo término de esa ecuación es irreversible, pues la cantidad de producto que se ha podido formar es prácticamente despreciable. En estas condiciones, la ecuación es:

$$E + S \underset{k_{-1}}{\overset{k_1}{\rightleftarrows}} ES \xrightarrow{k_2} E + P \quad (21)$$

y la velocidad es la denominada *velocidad inicial* (v_i), la cual viene determinada por la concentración de ES y el valor de k_2:

$$v_i = k_2 [ES] \quad (22)$$

Para enzimas que tengan varios sustratos, las consideraciones que vamos a hacer a continuación son también válidas. En condiciones en que las concentraciones de sustrato son bajas, la velocidad inicial de la reacción aumenta a medida que aumentan las concentraciones del sustrato. Como se muestra en la figura 4.3, por encima de una determinada concentración de sustrato, el aumento de v_i va siendo menor, hasta llegar a un valor en que se alcanza un máximo, que corresponde a la denominada *velocidad máxima* ($V_{máx}$). En ese punto (C, en la figura 4.3) se considera que la enzima se ha "saturado" por el sustrato, de forma que todas las moléculas de la enzima se encuentran formando el complejo ES. Cabe también hacer notar que realmente la curva que relaciona la v_i y la concentración del sustrato es una hipérbola, de forma que a bajas concentraciones de sustrato el valor de la v_i es en realidad directamente proporcional a dicha concentración (A, en la figura 4.3), mientras que esta relación va desapareciendo a medida que va aumentando la concentración del sustrato. Gráficamente, el sistema funciona como se resume en la figura 4.4, donde se pone de manifiesto que normalmente, la concentración de la enzima es muy inferior a la del sustrato, y a bajas concentraciones de éste (fig. 4.4A) todavía quedan bastantes moléculas de la enzima a las que las moléculas de sustrato no han logrado acoplarse.

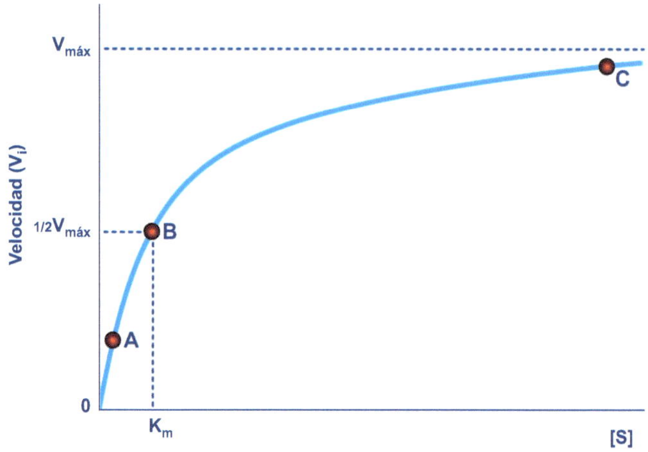

Fig. 4.3 **Efecto de la concentración del sustrato sobre la velocidad inicial (v_i) de una reacción catalizada por una enzima.** Este gráfico representa la ecuación (38) del texto, y muestra la variación de la v_i de la reacción en función de la concentración del sustrato. Cuando la concentración del sustrato [S] es baja, v_i varía de forma proporcional a dicha concentración (zona donde se encuentra el punto A de la curva). Por otro lado, cuando el valor de [S] hace que el valor de v_i sea la mitad de la velocidad máxima ($1/2V_{máx}$, punto B de la gráfica), dicho valor corresponde al de la K_m de la enzima. A su vez, cuando el valor de [S] es muy alto, la velocidad de la reacción se va aproximando a la $V_{máx}$ (zona donde se encuentra el punto C de la curva).

Este acoplamiento va aumentando a medida que se incrementa la concentración del sustrato (fig. 4.4B), pero llega un punto en que todas las moléculas de la enzima están ocupadas por moléculas de sustrato (fig. 4.4C), por lo que la velocidad de la reacción alcanza su valor más alto ($V_{máx}$). En estas condiciones de saturación de la enzima, v_i depende exclusivamente de la rapidez con que se forma el producto y se disocia de la enzima, acoplándose a ella una nueva molécula de sustrato.

4.5. ECUACIÓN DE MICHAELIS-MENTEN

Para la derivación de la expresión matemática que relaciona la velocidad inicial (a partir de ahora, v) de una reacción enzimática con la concentración de los distintos componentes que en ella participan (ecuación de Michaelis-Menten), conviene considerar una reacción simple, con un solo sustrato y un producto,

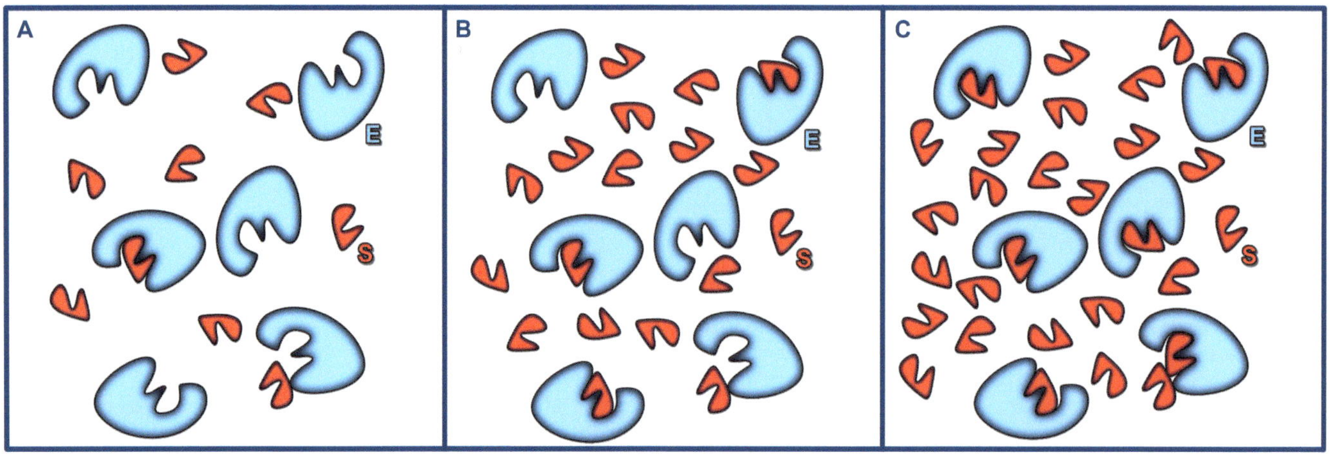

Fig. 4.4 **Representación de las interacciones de las moléculas de una enzima (E) y su sustrato (S), a bajas (A), medias (B) y altas concentraciones de éste (C), correspondientes a su vez a las zonas donde se encuentran los puntos A, B y C de la figura 4.3.**

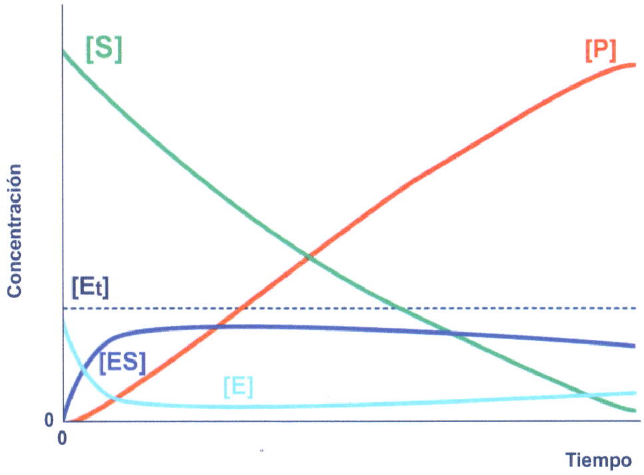

Fig. 4.5 **Representación de la variación de las concentraciones de sustrato [S], enzima total [E_t], enzima libre [E], enzima unida al sustrato [ES] y del producto [P] en el transcurso de una reacción enzimática, del tipo (23) que se indica en el texto.**

a un tiempo corto en que prácticamente la transformación del producto (P) en sustrato (S) es despreciable:

$$E+S \underset{k_{-1}}{\overset{k_1}{\rightleftarrows}} ES \xrightarrow{k_2} E+P \qquad (23)$$

En estas condiciones, la velocidad de la reacción a la que se forma P y se regenera la enzima libre (E) para unir a otra molécula de sustrato viene determinada únicamente por el valor de ES y de la k_2. Así pues, la velocidad a la que se forma P será:

$$v = k_2[ES] \qquad (24)$$

A su vez, en la figura 4.5 se representa el cambio de la concentración de los distintos componentes en el transcurso de la reacción. En el caso de la enzima, su concentración total [E_t] es igual a la concentración de la enzima libre [E] más la que se ha acoplado al sustrato [ES]:

$$[E_t]=[E]+[ES] \qquad (25)$$

Como se muestra en la figura 4.5, al poco tiempo de iniciarse la reacción, la mayor parte de la enzima se encuentra formando el complejo ES en vez de en forma libre. Así, el complejo ES alcanza un estado estacionario, ya que el consumo de ES se hace prácticamente igual al de su formación, y así se mantiene en el transcurso de la reacción. Realmente, el valor de [ES] disminuye muy lentamente a medida que se va consumiendo el sustrato, mientras que [E] aumenta en sentido opuesto. De todas formas, puesto que el valor de [ES] es prácticamente constante en el transcurso de la reacción, se puede considerar que su cambio en función del tiempo (t) es 0. Es decir, que:

$$\frac{d[ES]}{dt}=0 \qquad (26)$$

A su vez, la velocidad de formación del complejo ES a partir de E y S es: $v_1 = k_1[E][S]$, la de disociación de ES en E y S es: $v_{-1} = k_{-1}[ES]$, y la de disociación de ES en E + P, $v = k_2[ES]$.

Así pues, el cambio de ES en función del tiempo, cuyo valor se ha considerado 0, será:

$$\frac{d[ES]}{dt}=0=v_1-v_{-1}-v \qquad (27)$$

y sustituyendo por los valores indicados arriba,

$$0=k_1[E][S]-k_{-1}[ES]-k_2[ES] \qquad (28)$$

A su vez, de (25) se puede sustituir en (28) el valor de [E], que es: [E] = [E_t] − [ES]:

$$0=k_1([E_t]-[ES])[S]-k_{-1}[ES]-k_2[ES] \qquad (29)$$

de forma que:

$$k_1[E_t][S]=k_1[ES])[S]+k_{-1}[ES]+k_2[ES] \qquad (30)$$

y dividiendo los dos términos por k_1

$$[E_t][S]=[ES][S]+\frac{k_{-1}[ES]+k_2[ES]}{k_1} \qquad (31)$$

que es realmente:

$$[E_t][S]=[ES][S]+\frac{k_{-1}+k_2}{k_1}[ES] \qquad (32)$$

El cociente de las tres constantes puede convertirse en una sola, denominada K_m:

$$\frac{k_{-1}+k_2}{k_1}=K_m \qquad (33)$$

y sustituyendo en (32):

$$[E_t][S]=[ES][S]+K_m[ES] \qquad (34)$$

que da lugar a:

$$[ES]=\frac{[E_t][S]}{K_m+[S]} \qquad (35)$$

y sustituyendo este valor de [ES] en la ecuación (24),

$$v=\frac{k_2[E_t][S]}{K_m+[S]} \qquad (36)$$

En la figura 4.3, gráficamente, el valor de la K_m corresponde a la concentración del sustrato en que la velocidad de la reacción es igual a la mitad de la velocidad máxima ($V_{máx}$) (B, en la figura 4.3). También, de la figura 4.3 puede derivarse que cuando la concentración del sustrato es muy alta, la velocidad de la reacción llega a alcanzar la $V_{máx}$. Así, si en la ecuación (36) se considera que el valor de [S] es muy alto; es decir, muy superior al valor de la K_m, ésta puede considerarse 0, en cuyo caso v es realmente $V_{máx}$. De forma que, sustituyendo en (36):

$$V_{máx}=\frac{k_2[E_t][S]}{0+[S]}=k_2[E_t] \qquad (37)$$

Así pues, sustituyendo en (36), resulta que:

$$\mathbf{v=\frac{V_{máx}[S]}{K_m+[S]}} \qquad (38)$$

que es la denominada ecuación de Michaelis-Menten, en honor a Leonor Michaelis y Maud Menten, que la propusieron ya en 1913 para explicar el comportamiento cinético de la mayoría de las enzimas. Esta ecuación ilustra en términos matemáticos la relación entre la velocidad inicial de la reacción (v) y la concentración del sustrato. Esta ecuación corresponde gráficamente a la de una hipérbola, representada por la línea de la figura 4.3.

De hecho, hay tres supuestos que permiten evaluar fácilmente dicha ecuación:

1. Si se considera que la concentración del sustrato es muy alta, resulta que el valor de la K_m puede considerarse 0. De esta forma, la ecuación (38) será:

$$v = \frac{V_{máx}[S]}{0+[S]} = \frac{V_{máx}[S]}{[S]} = V_{máx} \quad (39)$$

   Es decir, en estas condiciones en que la concentración del sustrato es muy alta en relación a la K_m, la velocidad de la reacción es realmente la $V_{máx}$, lo cual concuerda con lo que se observa en la zona C de la figura 4.3.

2. Cuando la concentración del sustrato es igual al valor de la K_m (es decir, cuando $[S] = K_m$), de acuerdo a la ecuación (38), el valor de v es:

$$v = \frac{V_{máx}[S]}{[S]+[S]} = \frac{V_{máx}}{2} \quad (40)$$

   lo cual define el valor de la K_m, que como se ha comentado antes, es igual a la concentración del sustrato cuando la velocidad de la reacción (v) es la mitad de $V_{máx}$.

3. Cuando la concentración del sustrato es muy baja, de forma que el valor de $K_m + [S]$ en el denominador de la ecuación (38) es prácticamente el de K_m, dicha ecuación se convierte en:

$$v_i = \frac{V_{máx}[S]}{K_m} \quad (41)$$

   En esta ecuación, puesto que tanto la $V_{máx}$ como la K_m son constantes, su cociente es constante, lo que hace que en estas condiciones de muy baja concentración de sustrato, la velocidad de la reacción (v) es directamente proporcional a [S], como realmente ocurre.

4.5.1. Linealización de la ecuación de Michaelis-Menten

En la práctica, cuando se realiza un estudio de la cinética de una enzima, dibujando la relación entre la velocidad inicial frente a distintas concentraciones de sustrato (fig. 4.3), para cuantificar las dos constantes que identifican a la enzima, $V_{máx}$ y K_m, con frecuencia resulta que las concentraciones de sustrato que se requieren para alcanzar la $V_{máx}$ son exageradamente altas. En algunos casos, incluso se alcanzan valores de concentración de sustrato en los que se supera su propia solubilidad en el medio. Este problema se ha resuelto reordenando la ecuación (38), de forma que se transforme en una representación lineal. Se han descrito varias formas, pero la que se utiliza más frecuentemente es la de los *dobles inversos*, también denominada *representación de Lineaweaver-Burk*. Para ello se invierte la ecuación (38):

$$\frac{1}{v} = \frac{K_m + [S]}{V_{máx}[S]} \quad (42)$$

la cual es realmente:

$$\frac{1}{v} = \frac{K_m}{V_{máx}[S]} + \frac{[S]}{V_{máx}[S]} \quad (43)$$

y simplificando y ordenando,

$$\mathbf{\frac{1}{v} = \frac{K_m}{V_{máx}} \times \frac{1}{[S]} + \frac{1}{V_{máx}}} \quad (44)$$

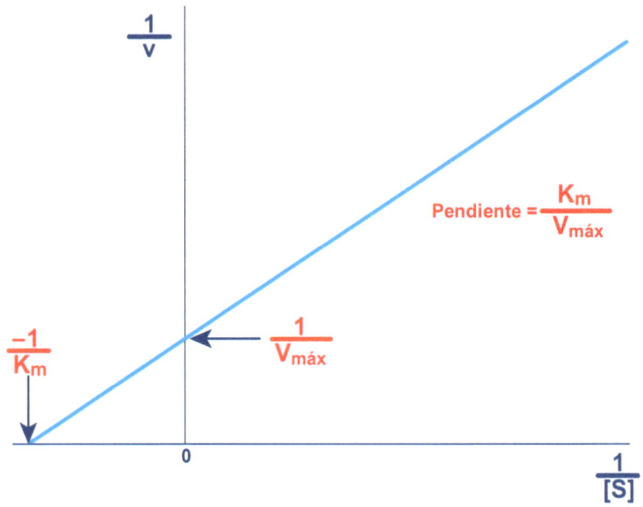

Fig. 4.6 Representación de los dobles inversos de Lineweaver-Burk de la cinética de una enzima. La representación de 1/v frente a 1/[S] da lugar a una línea recta, que viene dada por la ecuación (44) del texto.

Dado que $K_m / V_{máx}$ es el cociente de dos constantes, la ecuación (44) puede ser considerada la de una recta ($y = ax + b$), donde *y* es 1/v y *x* es 1/[S], mientras que la constante a (pendiente de la recta) es $K_m/V_{máx}$ y la constante b (ordenada en el origen) es $1/V_{máx}$. La representación gráfica de esta ecuación es como se indica en la figura 4.6. En esta representación, el punto en que la recta corta al eje de abscisas corresponde a un valor de 1/[S] igual a $-1/K_m$, ya que cuando se considera que la ordenada (1/v) es 0, de la ecuación (44) resulta que:

$$0 = \frac{K_m}{V_{máx}[S]} + \frac{1}{V_{máx}} \quad (45)$$

es decir,

$$-\frac{K_m}{V_{máx}[S]} = \frac{1}{V_{máx}} \quad (46)$$

y despejando, resulta que:

$$\frac{1}{[S]} = -\frac{1}{K_m} \quad (47)$$

con lo que se puede determinar gráficamente el valor de la K_m. De la figura 4.6 se puede también obtener el valor de $V_{máx}$ del punto en que la recta corta al eje de ordenadas ($1/V_{máx}$), y derivar el valor de la K_m en función de la pendiente ($K_m/V_{máx}$).

Un inconveniente de esta representación de Lineaweaver-Burk es que normalmente se requiere una extrapolación larga para determinar el valor de la K_m. Además, los puntos que más contribuyen a la pendiente de la recta son los más alejados del eje de coordenadas, los cuales, al corresponder a los inversos de v y de [S], experimentalmente son los que tienen valores más bajos de ambos parámetros, y consiguientemente, con mayor susceptibilidad de error. Estas consideraciones hacen que, a veces, se utilicen otras formas de linealizar la ecuación de Michaelis-Menten, y una posibilidad es reordenar la ecuación (38) dividiendo numerador y denominador del segundo término por [S], con lo que resulta:

$$\mathbf{v = V_{máx} - K_m \frac{v}{[S]}} \quad (48)$$

En este caso, en la ecuación de la recta (y= ax + b), el valor de *y* corresponde a v, el de la *x* corresponde a v/[S], y las dos constantes son $V_{máx}$ en el caso de b y $-K_m$ en el de a. La representación de esta ecuación se denomina de *Eadie-Hofstee*, y como se muestra en la figura 4.7, en ella se representa v frente a v/[S]. El punto en que la recta corta al eje de ordenadas corresponde al valor de $V_{máx}$, la pendiente es $-K_m$, y el punto en que la recta corta al eje de abscisas es $V_{máx}/K_m$.

4.5.2. Actividad enzimática y constante catalítica

En cualquier reacción enzimática que se lleve a cabo en presencia de concentraciones altas de sustrato, de forma que éste no sea limitante (es decir, cuando la velocidad es $V_{máx}$), se puede representar la formación del producto en función del tiempo (fig. 4.8). A tiempos cortos, la recta es lineal y corresponde a la velocidad inicial. A su vez, la pendiente de esta parte lineal de la representación corresponde a la *actividad* de la enzima, la cual puede expresarse como $V_{máx}$/cantidad de muestra donde se analiza (es decir, sangre o tejido). También, cuando dicha actividad se expresa en función de la cantidad de proteínas presentes en la muestra que se analiza, su valor se denomina *actividad específica.* Generalmente, estas expresiones corresponden a preparaciones de enzimas impuras. Sin embargo, en caso de que se disponga de una preparación de enzima pura y se conozca el número de moléculas presente, se calcula el denominado *número de intercambio*, que corresponde a la $V_{máx}$ dividida por el número de moléculas de enzima presentes. Incluso, si se conoce el número de sitios activos de la enzima, la actividad catalítica de la enzima se expresa como su *constante catalítica* o k_{cat}, que viene dada por la $V_{máx}$ dividida por el número de sitios activos (S_t):

$$K_{cat} \frac{V_{máx}}{S_t} \qquad (49)$$

Un término relacionado con la constante catalítica de una enzima es la *eficiencia catalítica,* que viene dada por el cociente k_{cat} / K_m. Esta expresión permite comparar y estimar la eficiencia de diferentes enzimas, de diferentes sustratos para una misma enzima o incluso la eficacia con la que una enzima cataliza una reacción hacia la derecha o la izquierda. La máxima capacidad de una enzima para transformar un sustrato en producto es importante, pero realmente las ventajas de una enzima con un alto valor de la k_{cat} se pueden estimar únicamente si el valor de la K_m es suficientemente bajo. Por ello, la mencionada eficiencia catalítica se expresa en función del cociente de estas dos constantes cinéticas (k_{cat}/K_m).

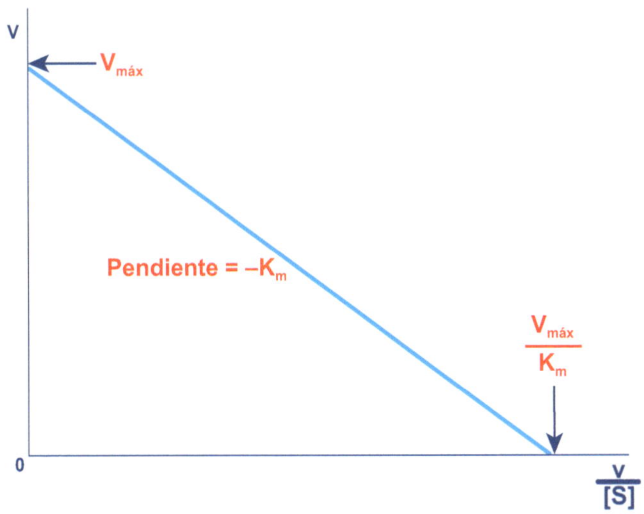

Fig. 4.7 Representación de Eadie-Hofstee de la cinética de una enzima. En ella se representa v frente a v/[S], y corresponde a la ecuación (48) del texto.

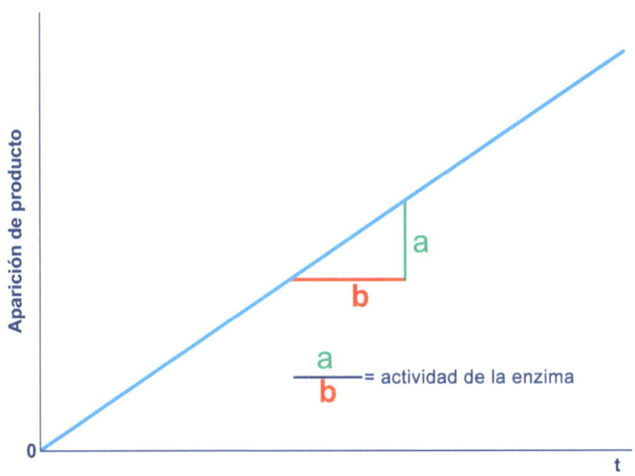

Fig. 4.8 Desaparición del sustrato o formación del producto en función del tiempo (t) en una reacción enzimática de orden 0. Es decir, cuando la concentración del sustrato es considerablemente alta, de forma que la velocidad de la reacción es independiente de dicha concentración ($V_{máx}$). En estas condiciones, la pendiente de la recta corresponde a la actividad de la enzima.

4.5.3. Reacciones enzimáticas con varios sustratos

Como se ha comentado, la cinética que se ha descrito arriba corresponde a reacciones simples, de un único sustrato. Sin embargo, en la mayoría de las reacciones enzimáticas participan dos o más sustratos, con la formación de varios productos. Desde el punto de vista cinético, en estos casos puede considerarse que de los distintos sustratos solamente es uno el que limita el proceso, de forma que los otros sustratos se encuentran en tales concentraciones que no afectan a la velocidad de la reacción. De hecho, esto ocurre incluso en condiciones fisiológicas, como es el caso de la hidrólisis de una proteína, en la que los dos sustratos son la proteína y el agua, con la formación de dos productos, que serían los dos péptidos que se forman. En este caso es obvio que las moléculas de agua están en suficiente concentración, de forma que la velocidad de la reacción será función únicamente de la concentración de la proteína.

De todas formas, en los casos en que determinada enzima actúe sobre más de un sustrato, el orden en que tienen lugar los pasos correspondientes puede ser una característica importante del mecanismo de la acción enzimática. Este orden puede llevarse a cabo de distintas formas; entre ellas, a título de ejemplo, puede citarse la unión aleatoria, en la que cualquiera de los sustratos puede ser el primero en unirse a la enzima. Con frecuencia es uno de los sustratos el que se une primero, y ello favorece la unión del siguiente. También puede llevarse a cabo una unión ordenada, en la que uno de los sustratos debe ser el que se una inicialmente a la enzima, y ello es preceptivo para que se una un segundo sustrato.

Se dan casos en los que la unión del primer sustrato (S_1) requiere la formación de un producto (P_1), que se tiene que liberar para que pueda entrar el segundo sustrato (S_2), y ello dé lugar a la formación y liberación de un segundo producto (P_2). Este tipo de reacción enzimática se denomina *ping-pong*.

4.6. INHIBICIÓN ENZIMÁTICA

El estudio de los inhibidores de la acción catalítica de las enzimas permite profundizar en el mecanismo de la acción enzimática. Existen distintos tipos de inhibidores, pero de una forma general la inhibición enzimática puede ser reversible o irreversible. En el primer caso, el inhibidor se une a la enzima de forma no covalente, y su eliminación hace que la enzima vuelva a realizar su acción catalítica con plena efectividad. En el caso de la inhibición irreversible, el inhibidor se une covalentemente a la enzima, que queda incapacitada para llevar a cabo su acción catalítica.

Entre los inhibidores de acción reversible, aparte de distintos metabolitos que modulan la efectividad catalítica de enzimas, hay numerosos fármacos cuya acción terapéutica depende de este tipo de actuación. A su vez, como ejemplos de inhibición irreversible se encuentran las toxinas y determinados venenos, los cuales pueden causar la muerte por inactivar de forma permanente a determinadas enzimas.

4.6.1. Inhibición reversible

Dentro de la inhibición reversible, existen distintos mecanismos por los que el inhibidor reduce la actividad enzimática, y su caracterización se realiza en función de la cinética de la reacción.

4.6.1.1. Inhibición competitiva

En este tipo de inhibición, el inhibidor (I) se une a la enzima en el sitio de unión del sustrato, bloqueando así el acceso del sustrato a ese sitio. La estructura de un inhibidor competitivo característico se asemeja a la del sustrato, de forma que tanto el inhibidor como el sustrato compiten para unirse al sitio activo de la enzima. La unión del inhibidor a la enzima para la formación del complejo EI es un proceso dinámico, de forma que:

$$EI \underset{k_{-3}}{\overset{k_3}{\rightleftharpoons}} E + I \qquad (50)$$

y su constante de equilibrio (K_i) es:

$$K_i = \frac{[E][I]}{[EI]} = \frac{k_3}{k_{-3}} \qquad (51)$$

Realmente, el inhibidor competitivo actúa disminuyendo el número de moléculas de enzima libre capaces de unir al sustrato en la formación del complejo ES. Así, como se representa gráficamente en la figura 4.9, se establecen unos equilibrios que pueden describirse de la siguiente manera:

$$\begin{array}{c} E + S \underset{k_{-1}}{\overset{k_1}{\rightleftharpoons}} ES \overset{k_2}{\rightarrow} E + P \\ + \\ I \\ k_3 \uparrow\downarrow k_{-3} \\ EI \end{array}$$

Un inhibidor competitivo y el sustrato ejercen efectos recíprocos en la formación de los complejos EI y ES. Así, puesto que la formación del complejo ES reduce la disponibilidad de E libre, incrementos en la concentración de S disminuyen las posibilidades de formación del complejo EI, y viceversa. El grado de incremento de la concentración del sustrato para eliminar completamente el efecto de un inhibidor competitivo de la misma enzima depende de la concentración del inhibidor, de su afinidad por la enzima (es decir, del valor de K_i) y de la propia afinidad de la enzima por el sustrato (es decir, del valor de la K_m). Según estas consideraciones, es fácil entender que en presencia del inhibidor competitivo, la enzima necesita concentraciones más altas de sustrato para alcanzar su $V_{máx}$, de la forma que se representa en la figura 4.10. En este caso, resulta que la K_m aumenta a un valor que se conoce como K_m aparente (K_{map}), cuyo valor es:

$$K_{map} = K_m\left(1 + \frac{[I]}{K_i}\right) \qquad (52)$$

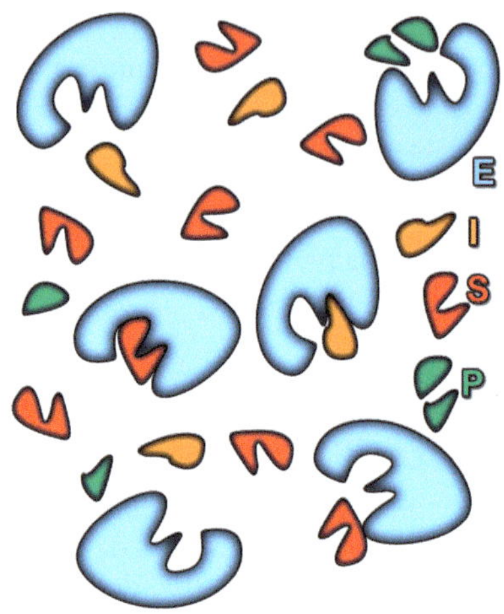

Fig. 4.9 Inhibición competitiva. El inhibidor (I) tiene una estructura que, al menos parcialmente, recuerda a la del sustrato (S), de forma que ambos pueden acoplarse al sitio activo de la enzima (E). De hecho, cuando el inhibidor está unido a la enzima, el sustrato no puede acoplarse al sitio activo, mientras que cuando la enzima está sin el inhibidor, el sustrato se une a dicho sitio y es transformado en producto (P).

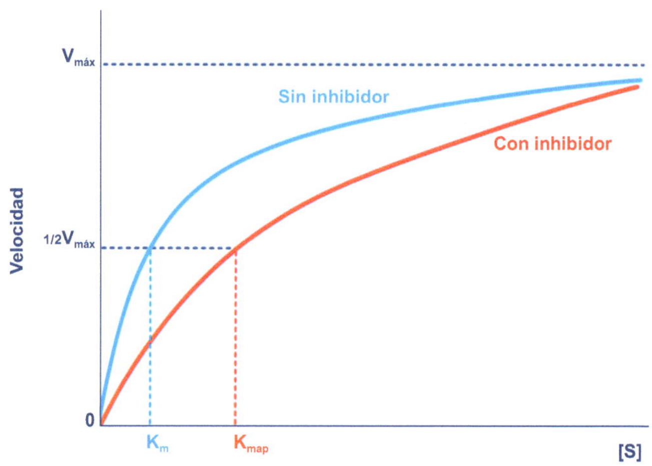

Fig. 4.10 Efecto de la presencia de un inhibidor competitivo en la cinética de una enzima. En presencia del inhibidor se necesita más cantidad de sustrato para alcanzar la $V_{máx}$, por lo que aumenta el valor de la K_m, que se convierte en K_{map}.

donde [I] es la concentración del inhibidor y K_i la constante de inhibición, definida más arriba en la ecuación (51).

De esta forma, la ecuación de Michaelis-Menten se convierte en:

$$v = \frac{V_{máx}[S]}{K_{map} + [S]} \quad (53)$$

Igualmente, la representación de Lineweaver-Burk para la inhibición competitiva viene dada por:

$$\frac{1}{v} = \frac{K_{map}}{V_{máx}} \cdot \frac{1}{[S]} + \frac{1}{V_{máx}} \quad (54)$$

Desde un punto de vista práctico, como se muestra en la figura 4.11, la representación de Lineweaver-Burk para la cinética de la enzima en presencia de un inhibidor competitivo da lugar a una línea recta con mayor pendiente que la representación en ausencia del inhibidor, que corta al eje de ordenadas en el mismo sitio, pero que corta al eje de abscisas en un lugar más próximo del eje de coordenadas que la recta obtenida en ausencia del inhibidor. Así, como se indica en la figura 4.11, ese punto en que la recta obtenida de la cinética en presencia del inhibidor corresponde a $-1/K_{map}$, y de igual forma, esta constante también podría obtenerse del valor de la pendiente de dicha recta.

4.6.1.2. Inhibición no competitiva

En el caso de la inhibición no competitiva, la unión del inhibidor a la enzima no afecta a la unión del sustrato. De hecho, es posible la formación tanto de EI como de EIS, aunque en este caso en que el inhibidor está unido a la enzima, ésta disminuye su eficacia, de forma que reduce el valor de su $V_{máx}$, la cual se convierte en la $V_{máx}$ aparente ($V_{máxap}$).

Los inhibidores no competitivos se unen a la enzima en sitios distintos a los que se une el sustrato (fig. 4.12), y por lo general tienen unas características estructurales muy distintas a las de éste.

De la forma más sencilla, en la inhibición no competitiva, tanto la enzima libre (E) como la unida al inhibidor (EI) mantienen la misma afinidad por el sustrato, aunque la presencia del inhibidor impide la formación del producto.

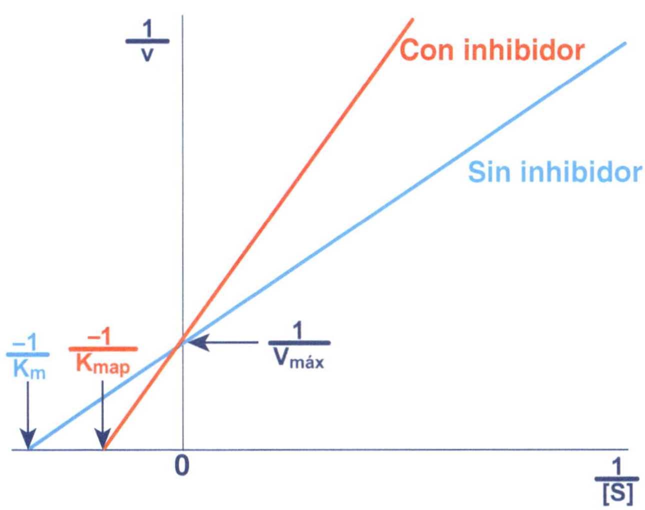

Fig. 4.11 Representación de los dobles inversos de Lineweaver-Burk de la cinética enzimática, en presencia de un inhibidor competitivo.

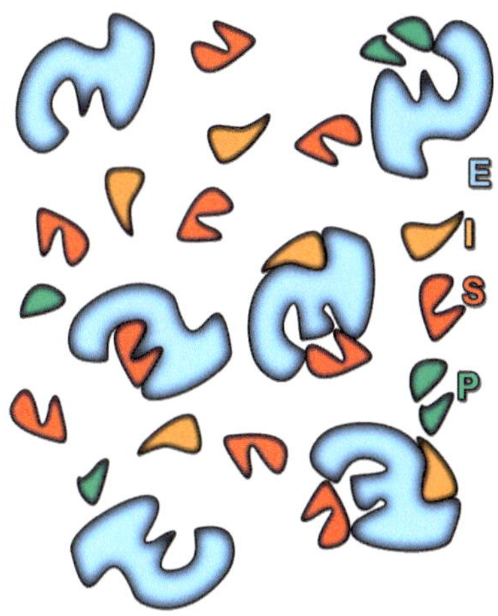

Fig. 4.12 Inhibición no competitiva. El inhibidor (I) se une a la enzima (E) en un sitio distinto al sitio activo de la enzima. La unión del inhibidor a la enzima no impide que el sustrato (S) se pueda unir al sitio activo de la enzima (es decir, se puede formar un complejo ESI), pero dicho sitio se distorsiona, impidiendo la acción catalítica de la enzima. Esta acción, por tanto, tiene lugar únicamente cuando el sustrato se une a la enzima libre de inhibidor.

El diagrama de estas interacciones puede representarse así:

$$\begin{array}{ccc} E + S & \rightleftarrows & ES \rightarrow E + P \\ + & & + \\ I & & I \\ \upharpoonleft\downharpoonright & & \upharpoonleft\downharpoonright \\ EI + S & \rightleftarrows & EIS \end{array}$$

A su vez, gráficamente, la representación directa de la velocidad inicial frente a las concentraciones de sustrato en presencia y en ausencia del inhibidor no competitivo es como se representa en la figura 4.13. Esta representación en presencia del inhibidor corresponde a la siguiente modificación de la ecuación de Michaelis-Menten:

$$v = \frac{V_{máxap}[S]}{[S] + K_m} \quad (55)$$

y puesto que

$$V_{máxap} = V_{máx} \Big/ \left(1 + \frac{[I]}{K_i}\right) \quad (56)$$

$$v = \frac{V_{máx}[S]}{[S] \cdot \left(1 + \frac{[I]}{K_i}\right) + K_m \cdot \left(1 + \frac{[I]}{K_i}\right)} \quad (57)$$

A su vez, en la representación de Lineweaver-Burk (figura 4.14), la presencia del inhibidor no competitivo hace que la recta que representa la cinética de la enzima sea también más pendiente que en su ausencia, pero que corte al eje de ordenadas en un valor superior, mientras que el corte al eje de abscisas lo hace en el mismo sitio que en ausencia del inhibidor. Ello es lógico, dado que en presencia del inhibidor el valor de la $V_{máxap}$ es inferior al de la $V_{máx}$, con lo que su inverso ($1/V_{máxap}$) tiene un valor superior. Sin embargo, en este caso, el valor de la K_m es igual en presencia que en ausencia del inhibidor, por lo que el valor de $-1/K_m$ permanece inalterado.

Existen formas más complejas de inhibición no competitiva, como ocurre cuando el inhibidor afecta a la afinidad aparente de

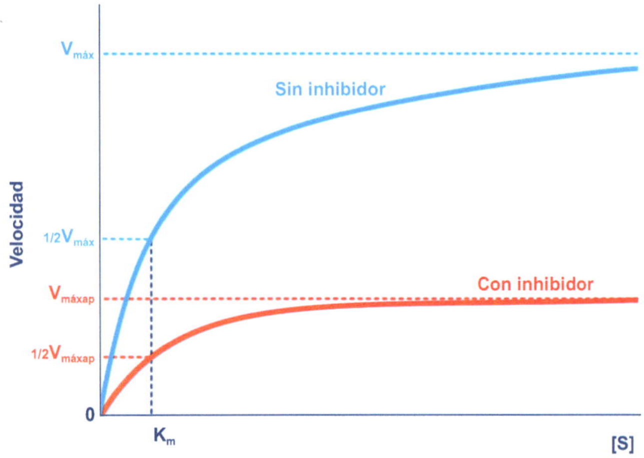

Fig. 4.13 Efecto de la presencia de un inhibidor no competitivo en la cinética de una enzima. En estas condiciones disminuye la $V_{máx}$, porque la enzima resulta menos eficiente catalíticamente en presencia del inhibidor (actúa como si hubiera menos moléculas de la enzima disponibles). Sin embargo, el valor de la K_m se mantiene inalterado.

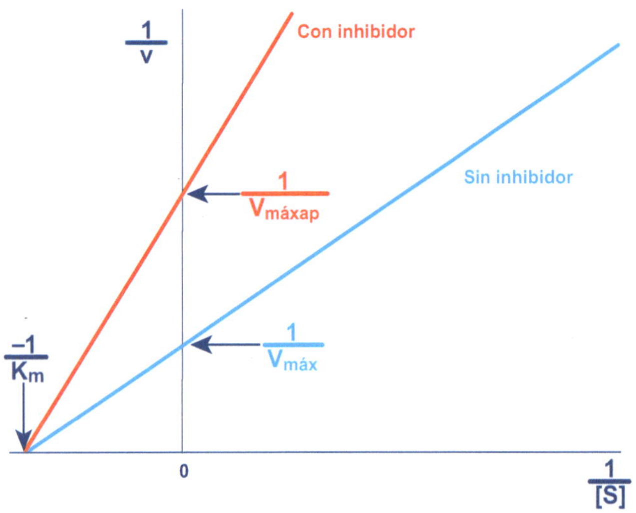

Fig. 4.14 Representación de los dobles inversos de Lineweaver-Burk de la cinética enzimática, en presencia de un inhibidor no competitivo.

la enzima por el sustrato, e incluso hay inhibidores que muestran características de una mezcla de inhibición competitiva y no competitiva. En estos casos, las representaciones cinéticas son distintas a las aquí comentadas, pero se escapa del propósito de este capítulo el analizarlas.

4.6.1.3. Otros tipos de inhibición reversible

En la *inhibición acompetitiva*, el inhibidor (I) se une sólo al complejo enzima-sustrato (ES), dando lugar de forma reversible a un complejo terminal (ESI), que no transforma el sustrato en producto. En este caso, la presencia del inhibidor hace que disminuyan tanto la $V_{máx}$ como la K_m.

También existe una *inhibición por sustrato*, en la que las enzimas se inhiben por concentraciones altas del propio sustrato. El proceso es complejo, e incluso se ha dado el caso de que la enzima sea inhibida por uno de sus sustratos pero no por el otro. El mecanismo por el que se produce este tipo de inhibición no se conoce completamente, y se ha propuesto que en estos casos la enzima puede tener dos sitios de unión al sustrato: uno más asequible a concentraciones bajas de sustrato, que sería el sitio catalítico, y otro menos asequible, que sería el de inhibición, de forma que cuando es alcanzado por el sustrato la enzima cambiaría de configuración, haciendo que se inhiba.

4.6.2. Inhibición irreversible

Algunos inhibidores se unen a las enzimas con gran afinidad, de forma que el valor de la K_i es extremadamente bajo (del orden de 10^{-9} M o inferior). En estas condiciones, una parte importante del inhibidor se encuentra asociado a la enzima (EI), de forma que la concentración del inhibidor libre llega a ser dependiente de la concentración de la enzima. La cinética de estas interacciones es diferente de las ecuaciones analizadas arriba, ya que se requiere incorporar en ellas la concentración de la enzima para poder calcular el valor de la K_i.

De una forma más drástica, algunos inhibidores actúan de forma irreversible sobre la enzima, modificando su estructura. Esta modificación normalmente corresponde a la formación o la ruptura de enlaces covalentes con residuos de aminoácidos que participan en la unión del sustrato, en la acción catalítica o en la propia conformación funcional de la enzima. Dado que estos cambios de enlaces covalentes son bastante estables, la enzima permanece inhibida incluso tras eliminar el inhibidor que quede en su entorno. Ejemplos de este tipo de inhibidores son los metales pesados o los agentes acilantes. Otro ejemplo es el ácido clavulánico, generado por los cultivos de *Streptomyces clavuligerus*, que es un inhibidor irreversible de las β-lactamasas generadas por diversas bacterias, el cual se utiliza solo o en combinación con determinados antibióticos para el tratamiento de algunas infecciones.

4.7. CINÉTICA DE ENZIMAS ALOSTÉRICAS (CINÉTICA SIGMOIDEA)

Aunque la mayoría de las enzimas muestran una cinética hiperbólica, del tipo de la que se ha descrito más arriba (fig. 4.3), que se ajusta a la ecuación de Michaelis-Menten, hay también enzimas que unen al sustrato cooperativamente, de forma análoga a como lo hace el oxígeno con la hemoglobina (v. cap. 33). Estas enzimas se denominan *enzimas alostéricas,* del griego *allos,* que significa "otro", por estar reguladas por interacciones no covalentes de determinados compuestos (ligandos) en sitios distintos al sitio activo, denominados *sitios alostéricos* (o sitios reguladores). Dichos ligandos se conocen como efectores o moduladores, y pueden ser positivos (activadores) o negativos (inhibidores). La unión de un ligando (incluido el propio sustrato) a la enzima puede tener lugar de forma cooperativa. La cooperatividad se presenta en enzimas oligoméricas, formadas por varias subunidades (protómeros) simétricas, que interactúan (o cooperan) entre sí para facilitar o disminuir la asequibilidad del ligando (sustrato o efectores) a sus respectivos sitios activos o alostéricos. Así pues, la unión de un ligando a un sitio alostérico afecta a la unión del mismo o de otro ligando (incluido el sustrato) a la enzima.

Las enzimas alostéricas pueden formar dos tipos de interacciones: *homotrópica* y *heterotrópica*. La interacción homotrópica tiene lugar cuando un único ligando influye o modula positivamente la cooperatividad. El ejemplo más sencillo es cuando se trata del propio sustrato. En este caso, la enzima, que al ser oligomérica presenta más de un sitio de unión al sustrato, responde cuando hay un exceso de sustrato con un incremento en su transformación en el producto. El proceso implica que

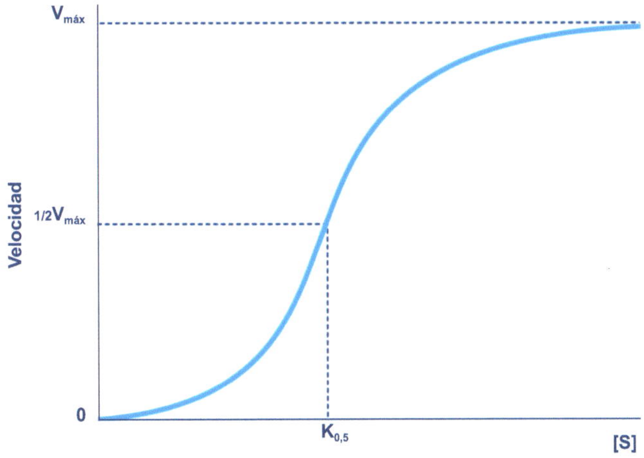

Fig. 4.15 Representación de una cinética sigmoidea, característica de las enzimas alostéricas. En esta cinética, la concentración de sustrato que corresponde a la mitad de la velocidad máxima corresponde a $K_{0,5}$.

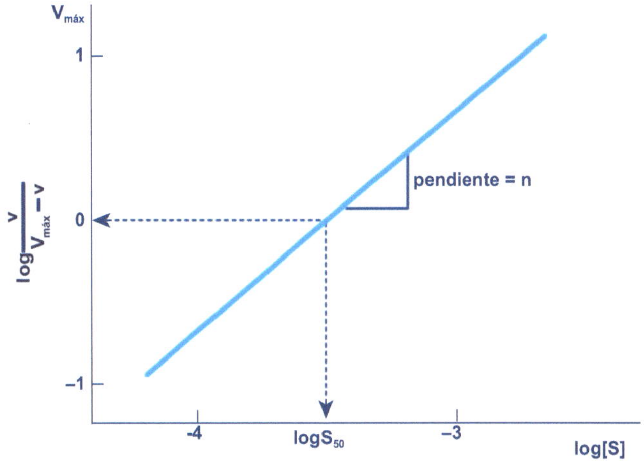

Fig. 4.16 Representación lineal de la ecuación de Hill –ecuación (58) en el texto–, utilizada para cuantificar el valor de S_{50} (que a veces se expresa como $K_{0,5}$), el cual corresponde a la concentración de sustrato que produce la mitad de la velocidad máxima. En esta representación también se puede medir el grado de cooperatividad, que viene dado por la pendiente de la recta (n).

la enzima presenta dos conformaciones que se encuentran en equilibrio, de las que una puede considerarse activa y la otra inactiva. La unión de una molécula de sustrato a uno de los sitios activos de la enzima modifica el equilibrio, desplazándolo a la conformación *activa* mediante la cooperación positiva de las subunidades. También puede existir una cooperación negativa, en cuyo caso la unión de una molécula del sustrato disminuye la afinidad de la enzima por nuevas moléculas del mismo.

La interacción heterotrópica tiene lugar cuando las distintas subunidades de la enzima disponen tanto de sitio activo como alostérico, y el efecto de un determinado efector positivo o negativo afecta a la unión de un ligando diferente, como es el caso del propio sustrato. Hay también enzimas que muestran simultáneamente interacciones tanto homotrópicas como heterotrópicas.

Las enzimas que muestran una cooperatividad positiva en la unión del sustrato presentan una cinética sigmoidea cuando se considera la relación entre su velocidad inicial (v) y la concentración del sustrato [S], como se muestra en la figura 4.15 para el caso de una interacción homotrópica. En este caso conviene tener en cuenta varias características:

- El sustrato funciona como un modulador de la enzima, de forma que la unión del sustrato a un sitio de unión incrementa la unión del sustrato a otros sitios. Ello hace que cuando aumenta la concentración del sustrato se produzca un importante incremento en la velocidad de la reacción, lo cual da lugar a una curva sigmoidea.
- La concentración del sustrato que corresponde a la mitad de la velocidad máxima se denomina $K_{0,5}$ en vez de K_m.
- La velocidad máxima ($V_{máx}$) se alcanza a una concentración elevada de sustrato, lo cual conlleva la saturación del sitio catalítico de la enzima.

La ecuación que representa esta cinética sigmoidea es igual a la ecuación de Hill, originariamente derivada para describir la interacción cooperativa del oxígeno y la hemoglobina:

$$\log\frac{v}{V_{máx}-v}=n\log[S]-\log k' \qquad (58)$$

donde k' es una constante compleja. La representación gráfica de log $v/V_{máx}$ – v frente a log[S] da lugar a una línea recta (fig. 4.16), cuya pendiente (n) es el denominado *coeficiente de Hill*. Este parámetro es empírico, y su valor está en función del número, del tipo e incluso de la fuerza de las interacciones de los diferentes sitios de unión de la enzima para el sustrato. De hecho, cuando el valor de n es 1, todos los sitios de unión se comportan independientemente, y la cinética que se observa es realmente la de Michaelis-Menten. Sin embargo, n es superior a 1 cuando la enzima muestra una cooperatividad positiva; es decir, cuando la unión del sustrato incrementa la afinidad de los sitios para unir a más sustrato. Así, cuanto más alto es el valor de n, mayor es la cooperatividad de la enzima, y la curva de la cinética directa (fig. 4.15) será más sigmoidea. A su vez, en la representación lineal (fig. 4.16), el valor 0 de la ordenada corresponde a un valor de sustrato que se denomina S_{50}, el cual corresponde a su concentración cuando la velocidad de la reacción es la mitad de la velocidad máxima.

En el caso de las interacciones heterotrópicas, la relación entre la velocidad inicial (v) y la concentración del sustrato en presencia o ausencia de algún efector positivo (activador) o negativo (inhibidor) da lugar a una representación como la que se muestra en la figura 4.17. La enzima puede existir en dos estados conformacionales (T o *tenso* y R o *relajado*), con diferente afinidad a un ligando o con diferente efectividad catalítica. Entre los ligandos de una enzima de estas características se encuentra el propio sustrato o un efector (activador o inhibidor), capaz de desplazar el equilibrio T ↔ R. Así, los inhibidores alostéricos desplazan el equilibrio hacia la configuración o estado T, mientras que los activadores lo desplazan hacia R (fig. 4.17). Estos efectos se producen con cambio en los valores de $K_{0.5}$ sin modificación de la $V_{máx}$. Así pues, para una misma concentración del sustrato, la actividad de la enzima puede variar de forma importante ante la presencia de determinados efectores. Existen también enzimas alostéricas que modifican su $V_{máx}$ en función de la presencia de algún efector, sin modificar el valor de su $K_{0.5}$. Este tipo de modulación es menos frecuente que los casos comentados anteriormente.

4.8. REGULACIÓN ENZIMÁTICA

Dentro de un determinado margen de fluctuaciones, las células e incluso el conjunto de ellas que forman un organismo vivo, se encuentran en un estado estacionario dinámico, en el que la concentración de la mayoría de sus moléculas se mantiene a

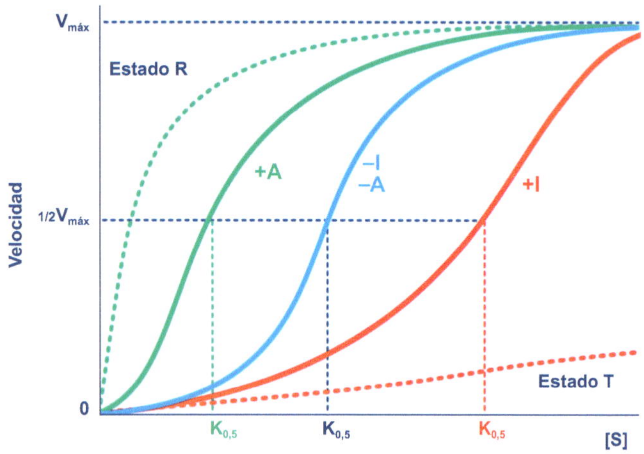

Fig. 4.17 Cinética heterotrópica de una enzima alostérica. En ausencia de activador (A) y del inhibidor (I), la cinética de la enzima es sigmoidea. La presencia de un activador desplaza el sistema hacia la configuración o estado R, haciendo que la curva resulte menos sigmoidea, aproximándose incluso a una cinética hiperbólica, característica de las enzimas no alostéricas. Sin embargo, la presencia de un inhibidor desplaza el sistema al estado T, en el que se requieren mayores cantidades de sustrato para alcanzar la velocidad máxima. Todo ello hace que se modifiquen los valores correspondientes de $K_{0,5}$.

una concentración relativamente estable. A su vez, mientras que todas las reacciones químicas son prácticamente reversibles, en nuestro organismo el producto de cualquier reacción es el sustrato de la siguiente. Ello hace que la mayoría de las reacciones que se denominan *reversibles* por su comportamiento en el tubo de ensayo, en nuestro organismo funcionen de forma *irreversible*, estableciéndose un flujo unidireccional de metabolitos.

Aquellas reacciones que en una célula viva están interconectadas entre sí constituyen una *vía metabólica*, la cual normalmente incluye numerosas enzimas. Sin embargo, un control eficaz de la vía se realiza mediante la regulación de un escaso número de enzimas. Por lo general, el control más eficaz se ejerce sobre la enzima que cataliza la denominada *reacción o etapa limitante*, la cual se puede identificar por una o varias de las siguientes características, que le diferencian del resto de las reacciones de la vía metabólica:

- Normalmente está catalizada por la enzima de la vía que presenta la $V_{máx}$ más baja.
- Es la reacción que se encuentra más desplazada del equilibrio.
- Es frecuente que se encuentre próxima a una ramificación o encrucijada metabólica.

Además de su control natural, puesto que las enzimas que catalizan las reacciones limitantes controlan el flujo metabólico de la vía, dichas enzimas constituyen una diana apropiada para ser reguladas por fármacos. Éste es, por ejemplo, el caso de las estatinas como inhibidoras de la *3-hidroximetil 3-glutaril CoA reductasa*, que es considerada la enzima que controla la reacción limitante de la síntesis de colesterol.

Existen varias formas de regulación enzimática, y aquí vamos a describir las más características.

4.8.1. Regulación enzimática por cambio en la cantidad de enzima (regulación a largo plazo)

La actividad de una enzima depende, en primer lugar, de su cantidad; es decir, de su concentración o número de moléculas de la enzima presentes. Esta cantidad es determinada por el balance entre su síntesis y degradación (fig. 4.18).

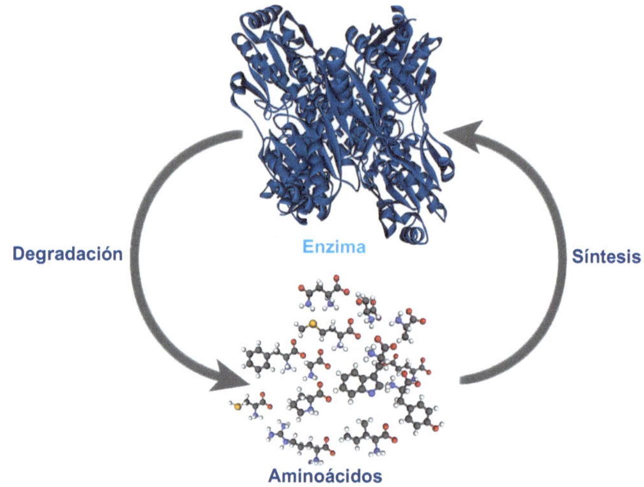

Fig. 4.18 Esquema de la regulación de la cantidad de enzima en función del balance entre su síntesis y su degradación.

La síntesis ribosomal de algunas enzimas está controlada por *inductores*, por sustratos característicos y/o por compuestos relacionados que inician su síntesis. En el hombre, éste es el caso, por ejemplo, de la *triptófano pirrolasa*, la *tirosina-α-cetoglutarato aminotransferasa* y la *3-hidroximetil 3-glutaril CoA reductasa*, entre otras. De forma contraria, un exceso de determinado metabolito puede bloquear la síntesis de la enzima a través de su *represión*. Los mecanismos implicados en la inducción y represión de la síntesis de una proteína se describen en el capítulo 26, y los mecanismos referentes a la degradación de las proteínas (enzimas) se exponen en el capítulo 19.

En el metabolismo, con frecuencia tiene que cambiar el flujo de una vía metabólica de forma inmediata, y a su vez, volver rápidamente a su situación basal. Éste es, por ejemplo, el caso de los cambios hormonales o nutricionales o de distintas situaciones fisiológicas (ejercicio, estrés, etc.). Ello obliga a la existencia de mecanismos muy rápidos y eficaces para modificar el flujo de una vía, actuando sobre la efectividad de la acción catalítica de una enzima que controle la reacción limitante, sin necesidad de recurrir a cambios en su concentración por modificación de su expresión génica o de procesos degradativos. La naturaleza dispone de mecanismos muy eficaces para llevar a cabo este tipo de regulación, que se describen a continuación.

4.8.2. Regulación de la actividad enzimática por efectores alostéricos (regulación no covalente y reversible)

La denominada inhibición *feedback* supone la inhibición de una enzima que es alostérica y que cataliza la reacción limitante de una vía por el producto final de la misma (fig. 4.19). En este

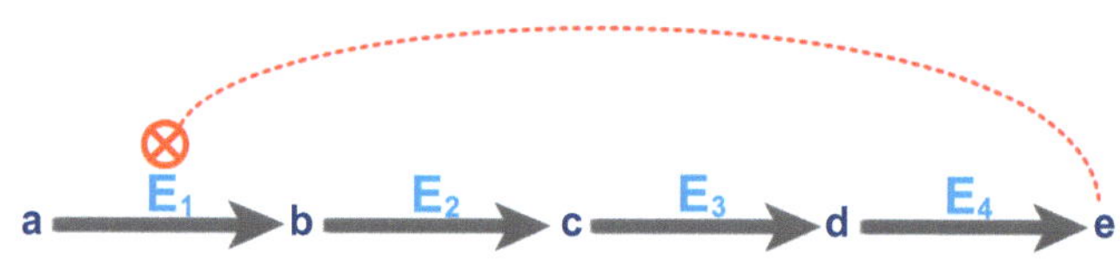

Fig. 4.19 Esquema de la inhibición *feedback*. En ella, un aumento en la concentración del producto final de una vía metabólica (en este caso el compuesto e) inhibe a una de las primeras enzimas de la vía, que cataliza su reacción limitante (en este caso la enzima E_1).

caso, el producto final de la vía (producto e), que normalmente no tiene ninguna similitud estructural con el sustrato inicial (compuesto a), actúa como inhibidor *feedback*, de forma que cuando se acumula logra unirse a la primera enzima (E_1) e inhibirla. Por lo general, esta unión se realiza en el sitio alostérico de la enzima (véase más arriba), que es distinto del sitio catalítico, de modo que el compuesto e actúa como un efector negativo alostérico de la misma. En vías metabólicas que son ramificadas pueden tener lugar diversas modificaciones de la inhibición *feedback*, como se muestra gráficamente en la figura 4.20.

4.8.3. Regulación de la actividad enzimática por modificaciones covalentes

En mamíferos, las dos formas más habituales de control de la actividad enzimática por modificación covalente son la *proteólisis parcial* (o activación del zimógeno), que es irreversible, y la *modificación covalente (enzimas interconvertibles)*, que es reversible. Cada una de ellas presenta aspectos característicos que conviene diferenciar.

La *proteólisis parcial* la presentan ciertas proteínas que se sintetizan, e incluso se secretan al exterior de la célula, como precursores inactivos que se conocen como *proproteínas*. Como ejemplos de proteínas que se sintetizan como proproteínas

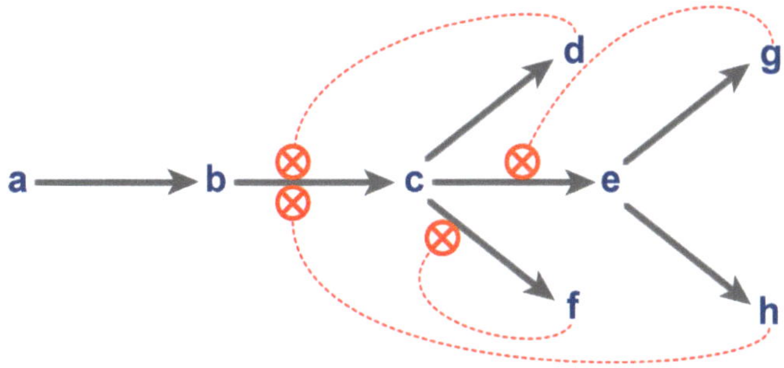

Fig. 4.20 Esquema de inhibición *feedback* múltiple, correspondiente a una vía metabólica ramificada. En este tipo de inhibición, los productos finales de la vía inhiben a distintas enzimas de la misma.

se encuentran hormonas, como la insulina, varios factores de coagulación y de la trombólisis, una proteína del tejido conectivo, como es el colágeno, y las enzimas digestivas (*pepsina, tripsina* y *quimotripsina*). En el caso de las proproteínas de enzimas, reciben el nombre de *proenzimas* o *zimógenos* En este caso, en la mayoría de las veces la proteólisis es altamente selectiva y da lugar a cambios conformacionales que hacen que el sitio catalítico de la enzima se haga accesible al sustrato, y de esta forma queda activada. Un ejemplo del proceso de activación de una proenzima, como el de la *quimotripsina* (enzima que se sintetiza en el páncreas exocrino y actúa en el intestino), se resume en la figura 4.21.

La regulación enzimática por *modificación covalente reversible* implica que muchas proteínas de mamíferos pueden experimentar una modificación estructural por procesos de metilación, acetilación o fosforilación. Entre ellas, con gran diferencia, la más frecuente es la producida por fosforilación/desfosforilación. Este proceso está catalizado a su vez por proteína quinasas. Entre las proteína quinasas, las más comunes introducen un grupo fosforilo derivado de la hidrólisis de ATP en el grupo hidroxilo de aminoácidos hidroxilados, como serina, treonina o tirosina, que integran la estructura de una proteína. La proteína fosforilada puede recuperar su configuración original (desfosforilada) por la liberación hidrolítica de los grupos fosfóricos o fosforilos, catalizada por proteína fosfatasas (fig. 4.22). En el caso de las enzimas, el proceso de fosforilación y desfosforilación es utilizado como un eficaz sistema de control, de forma que el sistema permite que cambien las características o propiedades funcionales de la enzima (efectividad catalítica, susceptibilidad a determinada regulación, características cinéticas, etc.) por el tiempo en que se requiere. De hecho, una vez que ha terminado la necesidad del cambio funcional, la enzima puede recuperar su configuración original, quedando preparada para responder al siguiente estímulo que surja. Las enzimas que son reguladas por este mecanismo reciben el nombre de *enzimas interconvertibles*, y se controlan como se resume esquemáticamente en la figura 4.22.

El proceso de fosforilación y desfosforilación de una proteína, y en particular de una enzima, es altamente versátil y selectivo. La mayoría de las veces funciona modificando la

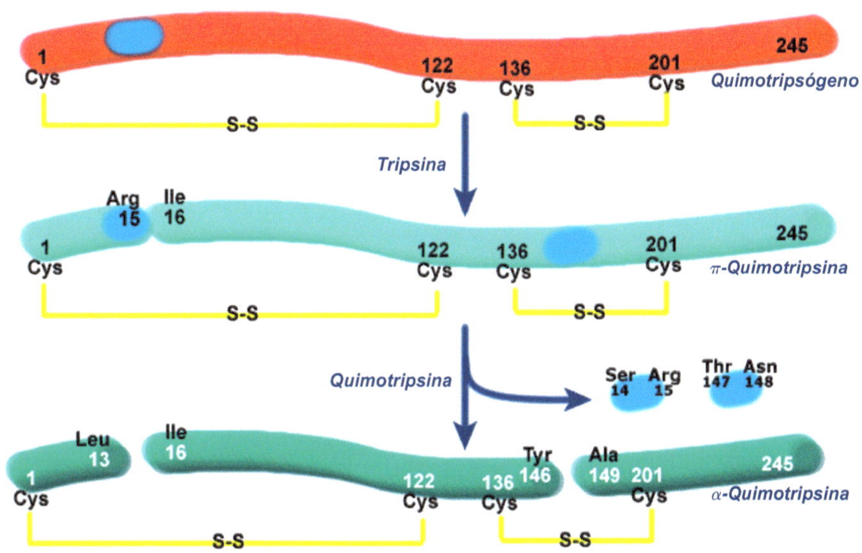

Fig. 4.21 Ejemplo de proteólisis selectiva de una molécula de proenzima o zimógeno. En este caso, el quimotripsinógeno (también denominado proquimotripsina), en su transformación a su forma activa, la *α-quimotripsina*.

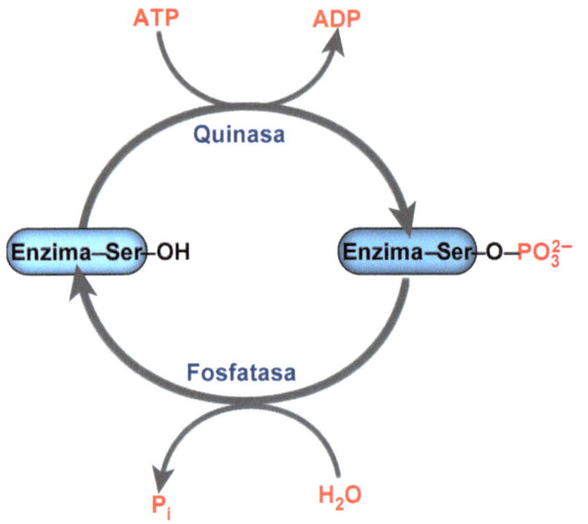

Fig. 4.22 **Esquema de la regulación de una enzima interconvertible, mediante su modificación covalente a través de un proceso de fosforilación-desfosforilación en un residuo de serina, catalizada a su vez por la acción de una quinasa y una fosfatasa.**

efectividad catalítica de la enzima, pero también puede influir en su localización intracelular, en la posibilidad de ser degradada o en su respuesta alostérica a determinados ligandos. A su vez, también hay diferencias en las proteína quinasas y las proteína fosfatasas que controlan el grado de fosforilación o desfosforilación de las enzimas interconvertibles. Muchas de ellas actúan ejerciendo su acción sobre distintas enzimas, y especialmente en el caso de algunas proteína quinasas pueden ser ellas mismas interconvertibles como resultado de la unión de determinado(s) ligando(s) o por procesos de fosforilación y desfosforilación, que le hacen pasar de forma activa a inactiva, o viceversa. El conjunto de estos procesos da lugar a verdaderas cascadas de regulación, que son especialmente eficaces controlando vías fundamentales o claves del metabolismo, como es el caso de la síntesis y la degradación del glucógeno (v. cap. 10), la actividad lipolítica del tejido adiposo (v. cap. 17), la regulación de la *glutamina sintasa* (v. cap. 20) o la cascada de la coagulación de la sangre (v. cap. 32).

RESUMEN

1. **La cinética enzimática corresponde a los aspectos cuantitativos de las reacciones catalizadas por enzimas y los factores que las modulan. Los valores del cambio de energía libre (ΔG^o) y la constante de equilibrio (K_{eq}) corresponden a los estados iniciales y finales de las reacciones, pero son independientes de las enzimas y no reflejan su velocidad.**
2. **Todas las reacciones catalizadas por enzimas pueden ser reversibles, pero el término de velocidad inicial corresponde a su velocidad cuando aún no se ha formado producto y, por tanto, la reacción transcurre en una sola dirección.**
3. **La expresión matemática que relaciona directamente la velocidad inicial de la reacción y la concentración de sustrato es la ecuación de Michaelis-Menten, la cual corresponde a una hipérbola, que puede ser linealizada para una determinación más precisa de la K_m y la $V_{máx}$.**
4. **Los inhibidores competitivos se parecen al sustrato y disminuyen la K_m, mientras que los no competitivos se unen a la enzima en un sitio distinto al del sustrato y disminuyen la $V_{máx}$. Existen otros tipos de inhibidores, incluyendo los irreversibles.**
5. **Las enzimas alostéricas presentan una cinética sigmoidea y son moduladas por efectores positivos y negativos. La regulación enzimática puede realizarse bien por cambio en la cantidad de enzima o bien controlando su actividad sin modificar su concentración.**

Bibliografía

Bergmeyer HU, Bergmeyer J. Methods in Enzymatic Analysis. 3rd ed. VCH; 1995.
Bishop ML, Fady EP, Schoeff LE. Clinical Chemistry. Techniques, Principles, Correlations. 6th ed. Lippincott Williams & Wilkins; 2009.
Burtis CA, editor. Tietz Texbook of Clinical Chemistry and Molecular Diagnostics. 4th ed. Elsevier; 2006.
Laskowski RA, Gerick F, Thornton JM. The structural basis of allosteric regulation of proteins. FEBS Letters. 2009;583:1692-8.
Purich D. Enzyme kinetics. Catalysis & Control. A Reference of Theory and Best-practice Methods. St. Louis: Academic Press; 2010.

Parte III

Bioenergética e introducción al metabolismo

ÍNDICE DE CAPÍTULOS

Capítulo 5

Bioenergética y oxidación biológica

Cristina Abradelo de Usera

OBJETIVOS DE APRENDIZAJE

- **Conocer los criterios termodinámicos de equilibrio.**
- **Definir con precisión las reacciones endergónicas y exergónicas.**
- **Entender la posibilidad biológica de acoplamiento de reacciones utilizando compuestos ricos en energía.**
- **Comprender el papel del ATP en el metabolismo energético.**
- **Manejar las reacciones de oxidación-reducción. Calcular sus parámetros termodinámicos.**

5.1. INTRODUCCIÓN

La Termodinámica estudia la relación entre los cambios físicos y químicos de los sistemas y la energía que acompaña a dichos cambios, por lo que permite establecer las leyes que gobiernan cualquier reacción química.

Cuando estas reacciones se producen en los seres vivos, la aplicación de estas leyes es de suma importancia, ya que permiten entender aquellos procesos en los que se pone en juego un aporte o desprendimiento de energía, fundamental para el desarrollo de dicho ser vivo. Sin embargo, la aplicación de las leyes de la Termodinámica clásica no parecen, a priori, las más adecuadas, ya que se aplican a sistemas en equilibrio y los seres vivos son sistemas que cuando alcanzan dicho equilibrio, mueren. No obstante, permite obtener información relativa a la reacción bioquímica, como su viabilidad, dirección o cantidad de energía emitida o absorbida durante la misma, lo cual es necesario para comprender los procesos biológicos.

De una reacción bioquímica, por lo tanto, lo único que no permite conocer la Termodinámica es la velocidad con la que se produce una transformación. Para ello, hay que recurrir a la cinética enzimática, que se ha descrito en el capítulo 4.

Dada la importancia de los principios de la Termodinámica para entender los procesos bioenergéticos que tienen lugar en los seres vivos, en el presente capítulo se revisan los aspectos básicos de los mismos.

5.2. CONCEPTOS BÁSICOS DE TERMODINÁMICA

De acuerdo con la definición de Termodinámica, un sistema es la parte del Universo objeto de estudio, y todo lo que no es el sistema se denomina entorno o alrededores. De hecho, el conjunto de sistema y entorno recibe el nombre de Universo. El estado de un sistema queda establecido cuando sus propiedades también se encuentran definidas, de modo que una propiedad es cualquier magnitud susceptible de ser medida: presión, temperatura, volumen y densidad.

No todas las propiedades de los sistemas tienen las mismas características. Unas dependen de la cantidad de materia y se denominan extensivas, y son aquellas como el volumen o la masa. Otras, llamadas intensivas, como la temperatura o la presión, son independientes de la cantidad de materia que contenga el sistema. Además, hay ciertas propiedades cuya variación no depende del camino recorrido por el sistema; se dice que dichas propiedades son funciones de estado y matemáticamente cumplen las propiedades de las diferenciales exactas. Es decir, en esos casos se pueden tomar incrementos de las mismas, Δx, para poder obtener su variación en un proceso. Por el contrario, hay otras variables termodinámicas de un sistema que son aquellas cuya variación depende del camino que recorra el sistema y que no cumplen las propiedades de las diferenciales exactas, de forma que no se pueden emplear incrementos para calcular su variación.

Los sistemas pueden estar separados de su entorno por paredes reales o imaginarias. Si dichas paredes permiten el intercambio de materia y energía, es un sistema abierto; si sólo permiten el intercambio de energía, el sistema es cerrado, y si las paredes no dejan pasar materia ni energía, el sistema será aislado.

Cuando el sistema interacciona con el exterior y sus propiedades cambian, se considera que el estado de dicho sistema ha sido modificado, y si estas propiedades no cambian por un tiempo infinitamente largo, el sistema está en equilibrio.

5.3. PRINCIPIOS DE LA TERMODINÁMICA

5.3.1. Primer principio de la Termodinámica

La primera ley de la Termodinámica hace referencia al principio de conservación de la energía (E). La energía de un sistema aislado no se crea ni se destruye, sólo se transforma. El enunciado matemático de este primer principio es el siguiente:

$$\Delta E = Q + W,$$

donde: ΔE = variación de energía del sistema, que es función de estado

Q = calor intercambiado con el entorno, que no es función de estado

W = trabajo realizado por o sobre el sistema, que no es función de estado.

Si se considera que el trabajo realizado es sólo de volumen, es decir, que por efecto de una presión el volumen del sistema varía, este trabajo viene definido por la siguiente expresión:

$$W = -\int p\,dV$$

donde p = la presión ejercida y dV = la variación de volumen que experimenta el sistema.

El signo negativo de esta ecuación proviene del criterio termodinámico de que todo lo que gana el sistema es positivo y lo que pierde negativo.

Si además la presión que se ejerce es constante, la relación para el cálculo del trabajo se simplifica y queda:

$$W = -p\,\Delta V$$

Si se combina esta expresión con la del primer principio de la termodinámica:

$$\Delta E = Q - p\,\Delta V$$

Operando, se llega a definir una nueva propiedad termodinámica que es el calor invertido en la transformación y que se denomina entalpía (H), la cual es función de estado:

$$\Delta H = \Delta E + p\,\Delta V = \Delta(E + pV)$$

Es decir, si en un proceso la variación de entalpía es positiva, o lo que es lo mismo, el calor que se pone en juego en el proceso es absorbido por el sistema, se dice que esa transformación es endotérmica. Si por el contrario, la variación de entalpía es negativa, el calor es desprendido y la transformación es exotérmica.

Aplicando los conceptos termodinámicos definidos a una reacción bioquímica que tiene lugar en los seres vivos, y dado que la entalpía es una función de estado, si se conocen las entalpías de los reactivos y las de los productos de reacción, teniendo en cuenta sus respectivas sumas, se puede calcular la cantidad de calor absorbida o emitida en un determinado proceso biológico.

$$\Delta H_{reacción} = \Sigma H_{productos} - \Sigma H_{reactivos}$$

Con este primer principio de la Termodinámica, por lo tanto, sólo se puede predecir la cantidad de calor absorbido o cedido al exterior durante el proceso biológico. Sin embargo, no se puede saber si ese proceso es favorable o no, en un determinado sentido. Para ello es necesario introducir el segundo principio de la Termodinámica.

5.3.2. Segundo principio de la Termodinámica

Este segundo principio se introduce por la necesidad de conocer la espontaneidad o no espontaneidad de los procesos. Para ello se define una nueva propiedad termodinámica llamada entropía (S), que es función de estado y cuyo valor indica si un proceso es espontáneo. La entropía se puede identificar con el desorden de un sistema, es decir, cuanto mayor sea el valor de esta propiedad, más desordenado estará. Por ejemplo, los gases son los sistemas de mayor entropía, mientras que los sólidos son los que la tienen más baja, de modo que los líquidos ocupan una posición intermedia.

Como ya se ha indicado, el universo abarca el sistema y los alrededores; por ello, se puede definir que la variación de entropía del universo corresponde a la suma de las variaciones de entropía del sistema y del entorno. Cuando la variación de entropia de un sistema (ΔS_{Univ}) es mayor de 0, corresponde a un proceso espontáneo o irreversible, mientras que cuando esta magnitud adquiere un valor nulo el proceso no es espontáneo o lo que es lo mismo, se encuentra en equilibrio. No obstante, los cálculos de esta magnitud para algunos sistemas no son muy asequibles y por ello es necesario definir otra propiedad, cuyo valor también indique la espontaneidad o no de los procesos, y cuyo cálculo sea más sencillo. Dicha magnitud es la energía libre de Gibbs (G), que es también una función de estado, y que como ya se puede suponer, está relacionada con la entalpía y con la entropía. La relación matemática que las une es la siguiente:

$$\Delta G = \Delta H - \Delta(TS)$$

donde T es la temperatura.

En aquellos procesos en los que la temperatura sea constante, esta relación se convierte en:

$$\Delta G = \Delta H - T\Delta S$$

Esta ecuación se puede aplicar a los procesos biológicos, ya que cumplen las condiciones isotérmicas. Además, estos procesos se realizan también a presión constante, por lo que el incremento de la energía libre de Gibbs de dichos procesos es una magnitud que permite conocer la dirección de los mismos.

Cuando la variación de la energía libre de Gibbs adopta un valor negativo, el proceso es espontáneo o exergónico, mientras que cuando el valor que adquiere es positivo, el proceso es no espontáneo o endergónico. A su vez, cuando el valor de dicha magnitud es nulo, la transformación es de equilibrio.

Como puede deducirse de todo lo anterior, la variación de energía libre de Gibbs es una magnitud muy relacionada con el equilibrio, que es una situación cuyo valor, como ya se ha indicado, es cero.

Cuando una reacción se encuentra en equilibrio, la constante de ese equilibrio (Keq) se define mediante la ley de acción de masas, que aplicada a un caso general es la siguiente:

$$aA + bB \rightleftarrows cC + dD$$

$$K_{eq} = \frac{[C]^c\,[D]^d}{[A]^a\,[B]^b}$$

Esta constante de equilibrio, que depende de la temperatura a la que se produce la reacción, se relaciona con la variación de la energía libre de Gibbs definida para el estado de referencia o estándar (temperatura de la reacción y presión de 1 atm y concentración de todas las especies igual a 1 M), de un sistema (ΔG^0). Este estado proporciona una base uniforme para los cálculos de la energía libre. La relación que se cumple entre ambas es la siguiente:

$$\Delta G = \Delta G^0 + RT \ln K_{eq}$$

que procede de la condición de equilibrio químico de un sistema.

Esta expresión se define para el estado de equilibrio; es decir, cuando ΔG es 0, por lo que:

$$\Delta G^0 = -RT \ln K_{eq}$$

Muchas reacciones bioquímicas se producen en condiciones de pH = 7, y por ello no cumplen la condición del estado de re-

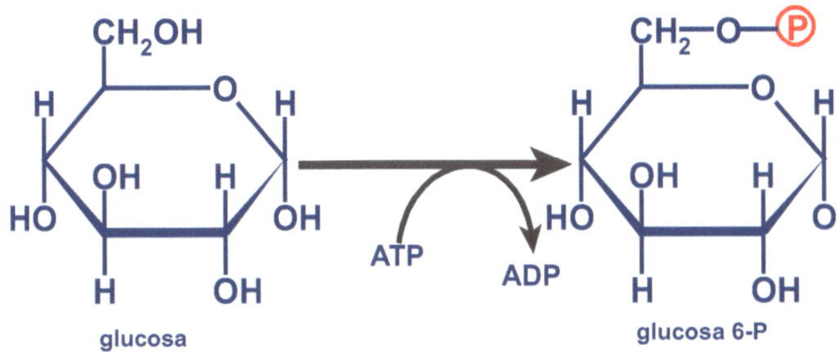

Fig. 5.1 Acoplamiento energético. Conversión de glucosa en glucosa 6-fosfato, como ejemplo de reacción endergónica acoplada a la hidrólisis de ATP (reacción exergónica).

ferencia en cuanto a la concentración 1 M. De ahí que utilizando la misma ecuación, se defina una $\Delta G^{0\prime}$, que corresponde a una excepción en la regla de la concentración, pero que permite igualmente analizar la espontaneidad o no de las reacciones.

El signo de $\Delta G^{0\prime}$ no indica si la reacción es endergónica o exergónica, ya que su valor está definido para el estado de equilibrio del sistema. Esta magnitud hace referencia al desplazamiento del equilibrio. Es decir, si $\Delta G^{0\prime}$ es negativo indica que el valor de la constante, K_{eq}, es mayor que la unidad, o lo que es lo mismo, el equilibrio está desplazado hacia los productos. Por el contario, si $\Delta G^{0\prime}$ es positivo, indica que K_{eq} es menor que la unidad, es decir, que el equilibrio está desplazado hacia la formación de reactivos.

En la mayor parte de los procesos biológicos, los valores de $\Delta G^{0\prime}$ son muy altos, tanto si son positivos como negativos, y por ello, en estos casos se puede identificar un proceso cuyo equilibrio esté poco desplazado hacia la formación de los productos con un proceso que no es viable, o lo que es lo mismo, endergónico o no espontáneo, al igual que en el caso contrario se trata de procesos exergónicos o espontáneos.

5.4. ACOPLAMIENTO DE REACCIONES

En los seres vivos se dan muchas reacciones cuyo $\Delta G^{0\prime}$ es positivo, lo que indica que son procesos endergónicos, o lo que es lo mismo, que al no ser espontáneos no podrían darse. Puesto que los valores de energía libre son aditivos, si estas reacciones se acoplan con otras que permitan un balance final de esta magnitud negativa, el proceso global resulta exergónico, o lo que es lo mismo, espontáneo y viable.

Un caso que ilustra muy bien el acoplamiento energético es el primer paso de la vía glucolítica (v. cap. 9), en el que la glucosa debe convertirse en glucosa 6-fosfato (fig. 5.1). La reacción es endergónica ($\Delta G^{0\prime}$ = 13,8 kJ/mol) y por lo tanto no sería posible. En las células, esta reacción está acoplada con otra, que es la hidrólisis de un enlace fosfoanhidro de alta energía del ATP, cuya estructura se muestra en la figura 5.2, y que es espontánea ($\Delta G^{0\prime}$ = −30,5 kJ/mol). De dicho acoplamiento resulta la reacción global que tiene un $\Delta G^{0\prime}$ negativo ($\Delta G^{0\prime}$ = −12,5 kJ/mol), lo que significa que el proceso se hace exergónico, o lo que es lo mismo, espontáneo y viable.

5.5. COMPUESTOS RICOS EN ENERGÍA

Las reacciones que constituyen el catabolismo (v. cap. 7) son en general procesos termodinámicamente viables, es decir, con $\Delta G^{0\prime}$ negativo, mientras que por el contrario el conjunto de reacciones anabólicas se desarrollan en sentido opuesto, es decir, con $\Delta G^{0\prime}$ positivo. Ello supone que para que puedan llevarse a cabo es necesario la utilización de los denominados compuestos ricos en energía, que actúan como intermediarios acoplando los procesos endergónicos y exergónicos.

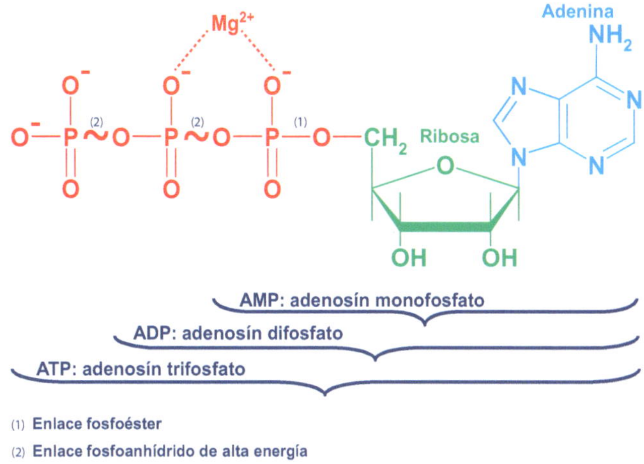

Fig. 5.2 Estructura del AMP, el ADP y el ATP, donde se representan tanto el enlace fosfoéster como los enlaces fosfoanhidro ricos en energía.

5.5.1. Características químicas

Los compuestos ricos en energía o en energía de hidrólisis se definen como aquellos intermediarios metabólicos cuyo potencial de transferencia de grupo es igual o inferior a −30 kJ/mol. Se entiende como potencial de transferencia de grupo la energía libre, $\Delta G^{0\prime}$, que se libera en la reacción de transferencia de un grupo a otro compuesto, hidrolizando un solo enlace que se denomina enlace rico en energía y se representa con el signo ~. Esta denominación no sería correcta desde el punto de vista estructural, ya que es un enlace con las mismas características que otros de su misma clase. Sin embargo, existe una diferencia: en su ruptura se liberan tensiones internas de la molécula.

5.5.2. Clasificación de los compuestos ricos en energía más relevantes

Los compuestos ricos en energía están ligados a la transferencia de un determinado grupo, y por lo tanto, se pueden clasificar en función del grupo que se transfiere.

5.5.2.1. Transferidores de grupos fosforilo

5.5.2.1.1 FOSFOANHIDROS

Es el grupo de mayor importancia en los sistemas de acoplamiento energético. En este grupo se encuentra el ATP (fig. 5.2), que aunque no es el único ni el de mayor contenido energético, desempeña un papel muy relevante en el metabolismo celular y en gran cantidad de reacciones de transferencia de grupo en todas las formas de vida. Todos los nucleósidos difosfato (NDP) y trifosfato (NTP) (donde N es cualquier base nitrogenada) presentan un $\Delta G^{0\prime} < -30$ kJ/mol, de forma que pueden acoplarse a reacciones con $\Delta G^{0\prime}$ más positivo y ser sintetizados por compuestos cuyo potencial de transferencia de grupo sea aún más negativo.

Todos ellos presentan una estructura común (v. cap. 22), base nitrogenada, ribosa o desoxirribosa, y dos o tres grupos fosforilos consecutivos, unidos el primero por enlace fosfoéster y los otros dos por enlaces fosfoanhidro, como puede observarse en la figura 5.2, tomando como ejemplo el ATP.

Tabla 5.1 Valores de $\Delta G^{0\prime}$ para diferentes reacciones de hidrólisis

Reacciones de hidrólisis	$\Delta G^{0\prime}$ (kJ/mol)
ATP → ADP + Pi	−30,5
ADP → AMP + Pi	−30,1
AMP → Adenosina + Pi	−13,8
ATP → AMP + PPi	−32,2
PPi → 2 Pi	−28,8

5.5.2.1.1.a Importancia biológica del ATP

El ATP es un nucleótido que, como se ha comentado, desempeña una función muy importante dentro de las células. La elevada energía de hidrólisis del ATP es consecuencia de que su estructura es muy improbable. Esto se debe a las cuatro cargas negativas tan próximas, que originan repulsiones electroestáticas por el impedimento estérico entre los átomos contiguos de oxígeno, y por los enlaces fosfoanhidro que dificultan las formas resonantes. Todos estos factores son los responsables de que su hidrólisis suponga un aumento de entropía, por conducir a formas más estables para liberar tensión.

El $\Delta G^{0\prime}$ resultante de la hidrólisis del ATP varía en función de cómo transcurra la hidrólisis (tabla 5.1). La hidrólisis de los dos primeros fosforilos, unidos por el enlace fosfoanhidro, presenta un valor de $\Delta G^{0\prime}$ mucho menor (más negativo) que la hidrólisis del fosforilo unido por enlace fosfoéster. Es decir, el ATP y el difosfato de adenosina (ADP) son compuestos ricos en energía, mientras que el monofosfato de adenosina (AMP) y el pirofosfato inorgánico (PPi) no pueden ser considerados como tales.

La hidrólisis más frecuentemente utilizada en los acoplamientos energéticos con reacciones endergónicas es la de ATP a ADP y Pi. Sin embargo, cuando se requiere impulsar una reacción muy endergónica, la reacción que se utiliza es la hidrólisis de ATP a AMP y PPi, debido no al $\Delta G^{0\prime}$ que es muy similar, sino a la posterior e inmediata escisión del pirofosfato a través de la enzima pirofosfatasa, que lo hidroliza a dos moléculas de fosfato inorgánico (Pi).

Esta hidrólisis del ATP es utilizada, por tanto, en numerosas reacciones endergónicas entre las que se encuentran la biosíntesis de biomoléculas, el transporte activo a través de membranas celulares y en procesos como la contracción muscular. A su vez, el ATP es producido a partir de las reacciones más exergónicas que se desarrollan en los procesos de degradación de sustratos energéticos a partir de ADP y Pi (fig. 5.3). El proceso de regeneración del ATP puede producirse por dos mecanismos: por la denominada fosforilación a nivel de sustrato (v. cap. 9) y mucho más importante, a través de fosforilación oxidativa (v. cap. 6). La concentración de ATP en la célula se mantiene dentro de unos márgenes relativamente estrechos, de modo que la relación de concentraciones de ATP, ADP y AMP es importante a la hora de definir la dirección global del metabolismo, es decir, la capacidad energética celular.

El estado energético global de una célula se puede expresar en función de la denominada carga energética (Q_{en}), cuyo valor oscila entre 0 y 1 y se define como:

$$Q_{en} = [ATP] + \{½\} [ADP] / [ATP]+ [ADP] + [AMP]$$

La carga energética regula las velocidades de las reacciones exergónicas y endergónicas, ya que las concentraciones de ATP, ADP y/o AMP pueden controlar algunas de las enzimas más

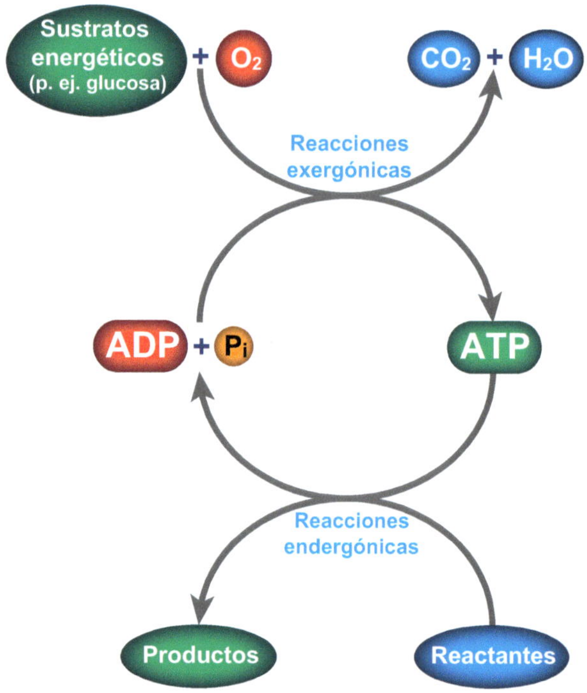

Fig. 5.3 Flujo de energía desde sustratos energéticos hasta las reacciones biosintéticas del metabolismo utilizando como intermediario el ATP.

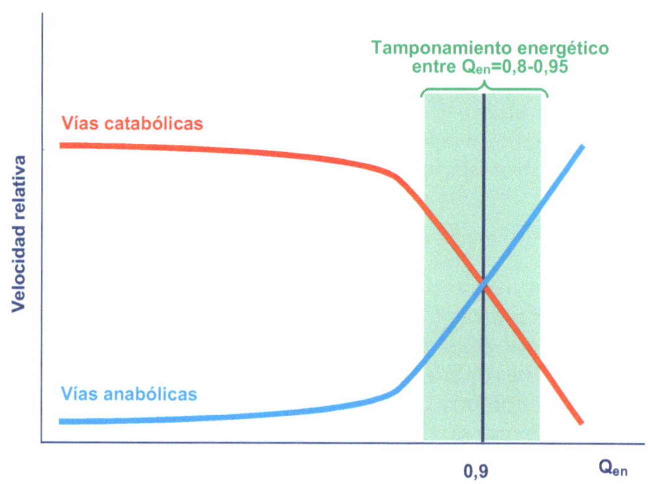

Fig. 5.4 Valores de la carga energética a lo largo de vías catabólicas y anabólicas. Q_{en}: carga energética.

importantes de las principales vías metabólicas. Así, valores de Q_{en} cercanos a 0,85 indican la existencia de equilibrio entre los procesos que generan ATP (vías catabólicas) frente a los que lo utilizan (vías anabólicas). Valores inferiores a 0,85 activan los procesos generadores de ATP, que van incrementando la carga energética hasta llegar a alcanzar de nuevo valores normales (0,80-0,95). Existe por tanto una verdadera homeostasis del estado energético celular, y su control se encuentra en márgenes muy estrictos (fig. 5.4).

Aunque el ATP es el compuesto rico en energía que se puede considerar más importante, no debemos olvidar el resto de los NTP, ya que aunque su actuación no es tan generalizada, sí es específica e imprescindible en determinados procesos metabólicos. Así, por ejemplo, el trifosfato de uridina (UTP), participa en el metabolismo del glucógeno (v. cap. 10), el trifosfato de

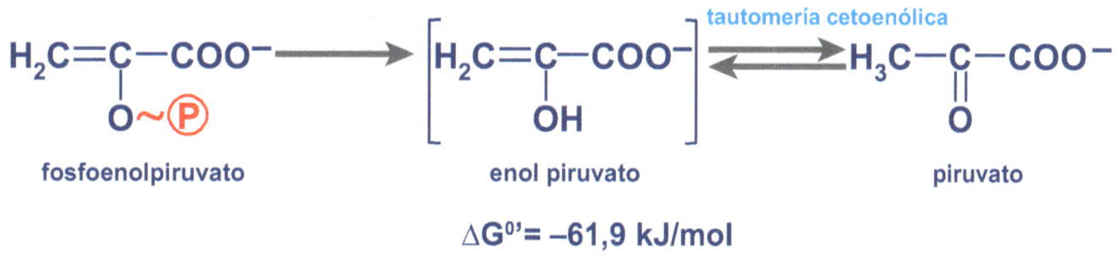

Fig. 5.5 **Transformación del fosfoenolpiruvato en piruvato y tautomería cetoenólica del piruvato.**

guanidina (GTP) en la biosíntesis ribosomal de proteínas (v. cap. 25) o en las cascadas de transducción de señales (v. cap. 29), o el trifosfato de citidina (CTP) en la biosíntesis de fosfolípidos (v. cap. 15). Todos ellos se regeneran a expensas del ATP, simplemente por ser más abundante.

El ATP ocupa un lugar intermedio entre los compuestos ricos en energía que transfieren grupos fosforilo, ya que es capaz tanto de transferir dichos grupos como de aceptarlos en su síntesis. El 1,3-bisfosfoglicerato y el fosfoenolpiruvato (PEP) son compuestos ricos en energía que transfieren sus grupos al ADP, que a su vez lo hará en su forma de ATP a aquellos compuestos que lo requieran según las necesidades celulares, presentando por tanto un papel central en la transferencia de grupos en el interior de la célula.

5.5.2.1.2 ENOLFOSFATO

El ejemplo más característico de este grupo de compuestos ricos en energía es el PEP, un intermediario de la glucolisis (fig. 5.5, y cap. 9). Los grupos enólicos presentan tautomería cetoenólica, que estabiliza la forma más estable, es decir, la ceto. El $\Delta G^{0\prime}$ de la hidrólisis del PEP para la formación de piruvato (−61,9 kJ/mol) es tan negativo debido a que la fosforilación del grupo enol impide la estabilización de la forma ceto. La pérdida del grupo fosforilo convierte el PEP en enolpiruvato, que se puede tautomerizar a la forma ceto, es decir, a piruvato de mayor estabilidad (fig. 5.5).

5.5.2.1.3 ACILFOSFATOS (ANHÍDRIDOS MIXTOS)

Los representantes más destacados de este grupo son el 1,3-bisfosfoglicerato, un intermediario de la glucolisis (fig. 5.6A) y el acetilfosfato que participa en el metabolismo de microorganismos (fig. 5.6B) y en general de vías metabólicas secundarias.

Los dos grupos fosforilo que presenta el 1,3-bisfosfoglicerato en su estructura presentan valores de $\Delta G^{0\prime}$ muy diferentes. Esto es debido a que el enlace del grupo en posición 1 es un anhídrido mixto, mientras que el de la posición 3 es un fosfoéster. Su diferencia estriba en la estabilización de formas resonantes, que al ser mucho menos restringida en el fosforilo de posición 3, hace que la estructura de posición 1 sea mucho más improbable con una energía de hidrólisis, $\Delta G^{0\prime}$, altamente negativa.

5.5.2.1.4 FOSFOGUANIDINAS (FOSFÁGENOS)

Los dos principales representantes de este grupo son la fosfocreatina y la fosfoarginina. En la figura 5.7 se representa la estructura general de estas fosfoguanidinas y los grupos R que las diferencian la fosfocreatina de la fosfoarginina. Ambos compuestos sirven como reserva energética capaz de regenerar ATP de forma rápida en tejidos que presentan un recambio de ATP muy elevado, como es el músculo esquelético y las células nerviosas en vertebrados (fosfocreatina) y el músculo empleado en el vuelo en los invertebrados (fosfoarginina). El hecho de presentar el grupo fosforilo unido directamente a un nitrógeno

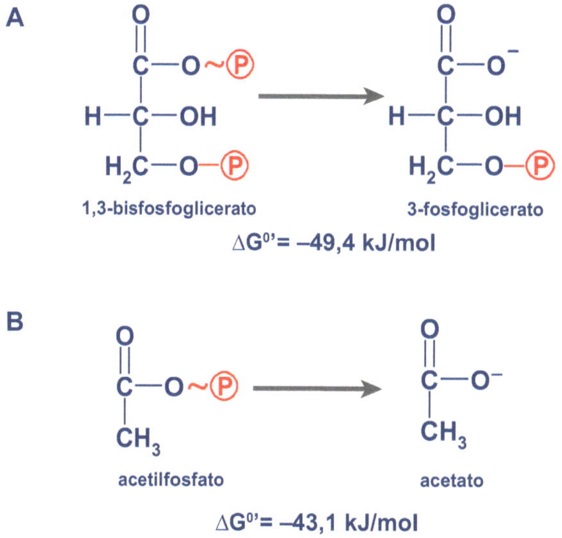

Fig. 5.6 **Estructuras de acilfosfatos. A.** 1, 3 bifosfoglicerato, 1,3-BPG. **B.** Acetilfosfato.

que a su vez está unido a un carbono que soporta el grupo imido, hace que no sea posible la formación de estructuras resonantes por lo que, como en el caso de los acilfosfatos, al ser una estructura más improbable, su energía de hidrólisis es mucho más negativa.

En la figura 5.8A se indica el equilibrio que existe entre el sistema de ATP y de fosfocreatina, que en condiciones estándar es una reacción viable (exergónica) en el sentido de formación de ATP, mientras que la formación de fosfocreatina supone una reacción no viable (endergónica). Sin embargo, las concentraciones intracelulares de sustratos y productos hacen que la reacción se encuentre próxima al equilibrio. Por lo tanto, cuando la célula se encuentra en reposo, la concentración de ATP es elevada y llega a revertir el valor de $\Delta G^{0\prime}$ de la reacción, que pasa a ser positivo, favoreciendo que la reacción se lleve a cabo en el sentido de formación de fosfocreatina a expensas de la hidrólisis de ATP (fig. 5.8B). Sin embargo, cuando existe una elevada actividad metabólica, como por ejemplo en el caso de la contracción muscular, la concentración de ATP es baja y, por lo tanto, la reacción se lleva a cabo hacia la síntesis de ATP.

5.5.2.2. Transferidores de grupos acilo

En este grupo se incluyen todos los derivados de la coenzima A (CoA). Están formados mediante un enlace tioéster con los grupos carboxilo de los ácidos grasos y sus derivados, formando así sus formas metabólicamente activas. Como en los casos anteriores, la energía de hidrólisis de estos compuestos se debe a que el enlace tioéster impide totalmente la resonancia del grupo carboxilo (fig. 5.9).

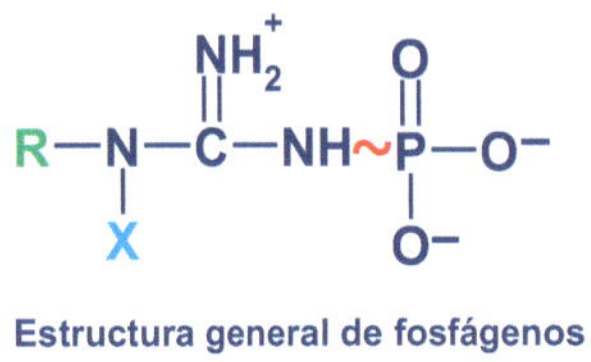

Fig. 5.7 Estructura general de los fosfágenos (fosfoguanidinas). En la tabla se observan los valores de R y X correspondientes a la fosfocreatina y la fosfoarginina.

Fosfágeno	R	X	ΔG°' (kJ/mol)
Fosfocreatina	$-CH_2-COO^-$	CH_3	–43,1
Fosfoarginina	$-CH_2-CH_2-CH_2-CH(NH_3^+)(COO^-)$	H	–32,2

A

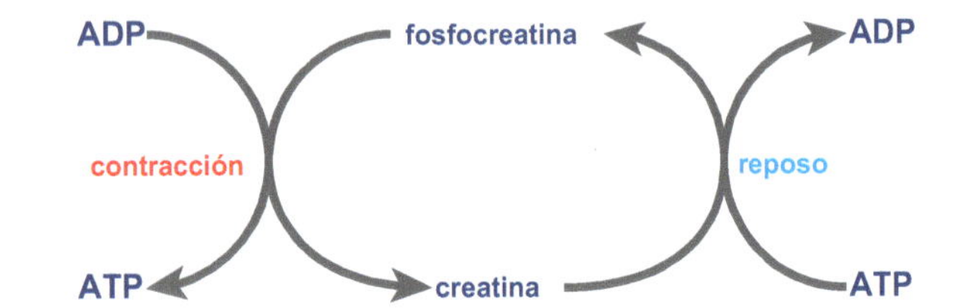

B

			ΔG°' (kJ/mol)
ADP + P_i	⟶	ATP	30,5
Fosfocreatina	⟶	Creatina + P_i	–43,1
Fosfocreatina + ADP	⟶	Creatina + ATP	–12,6

Fig. 5.8 A. Equilibrio entre el sistema de ATP y el de fosfocreatina. **B.** Balance energético de dicho equilibrio.

5.5.2.3. *Transferidores de grupos metilo*

El único representante de este grupo es la S-adenosil-metionina (SAM), coenzima no vitamínica implicada en reacciones de transferencia de grupos metilo y asociada generalmente a la acción del tetrahidrofolato y de la vitamina B_{12} (fig. 5.10).

5.6. REACCIONES DE OXIDACIÓN-REDUCCIÓN

Las reacciones de oxidación-reducción son aquéllas en las que se transfieren electrones entre dos especies. La especie que los transfiere es donadora de electrones y tiene carácter reductor. La transferencia se hace a un aceptor de electrones, que tiene carácter oxidante.

Un ejemplo de estas reacciones es el siguiente:

$$Cu^+ + Fe^{3+} \rightarrow Cu^{2+} + Fe^{2+}$$

El ión cuproso (reductor) transfiere un electrón al hierro (oxidante). El resultado de esta reacción es que el cobre se oxida y el hierro se reduce. Al par Cu^{2+}/Cu^+ se le denomina par redox conjugado.

Esta reacción se entiende mejor si se divide en dos semirreacciones:

$$Cu^+ \rightarrow Cu^{2+} + 1e^-$$

$$Fe^{3+} + 1e^- \rightarrow Fe^{2+}$$

Esta separación pone de manifiesto que en las reacciones redox los electrones son intermediarios comunes a ambas reacciones. Se llevan a cabo en una celda electroquímica como la que se muestra en la figura 5.11. Cada semirreacción se da en un compartimento, y el movimiento de electrones de uno a otro genera una diferencia de potencial que es un reflejo de la energía que impulsa la reacción y que se mide con un voltímetro. El signo del voltaje depende de la dirección del flujo de los electrones.

La tendencia que una sustancia tiene a captar electrones se denomina potencial de reducción (E). Estos potenciales de reducción se refieren a un electrodo estándar, que es el del hidrógeno. En una celda electroquímica en la que la concentración de todos los solutos es de 1 M, la temperatura es de 298 K y la presión de 1 atm se fija el potencial de reducción para la siguiente reacción contra el electrodo de hidrógeno en 0,00 V:

$$2H^+ + 2e^- \rightarrow H_2$$

En condiciones fisiológicas se debe corregir el potencial redox a pH de 7, lo que da lugar al potencial redox estándar E_0' y por ello el potencial de reducción del electrodo de hidrógeno pasa a tener un valor de −0,42 V. Algunos ejemplos de valores de E_0' para diferentes sustancias están recogidos en la tabla 5.2.

Las sustancias con potenciales de reducción menores de −0,42 (más negativos) tienen una afinidad menor por los electrones que el H^+, por lo que el flujo de electrones siempre se realiza desde el compuesto más electronegativo (E_0' más negativo) a los que presenten E_0' más positivos.

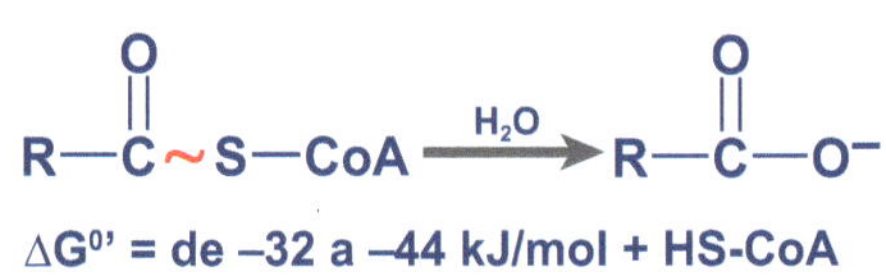

Fig. 5.9 Balance energético de la hidrólisis de derivados de la coenzima A (CoA).

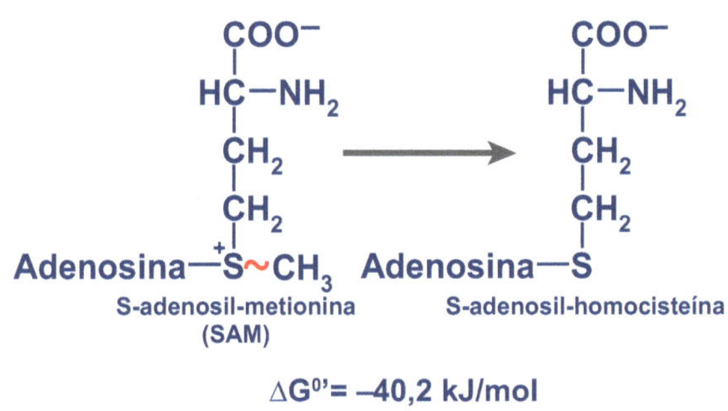

Fig. 5.10 Estructura y balance energético de compuestos transferidores de grupo metilo: S-adenosil-metionina (SAM).

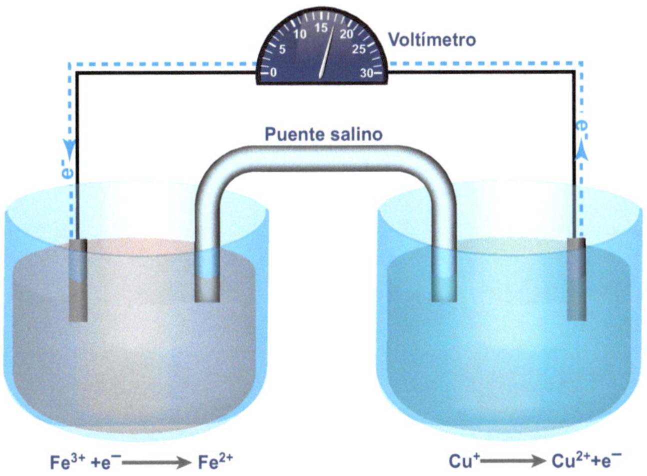

Fig. 5.11 Esquema de una celda electroquímica, donde se representa la dirección de los electrones: del elemento más electronegativo (cobre) al más electropositivo (hierro).

El cálculo del potencial de una semirreacción se realiza a través de la ecuación de Nernst:

$$E = E_0' - \frac{RT}{nF} \ln \frac{[Red]}{[Ox]}$$

En la que:
R = constante de los gases, 8,314 J/mol.K
T = temperatura a la que se lleva a cabo la reacción, en unidades en la escala Kelvin
n = número de electrones intercambiados
F = constante de Faraday, 96500 C
[Red] y [Ox] = concentraciones de las formas reducida y oxidada de la especie considerada.
En una reacción redox del tipo:

$$A_{ox} + B_{red} \Leftrightarrow A_{red} + B_{ox}$$

Tabla 5.2 Potenciales de reducción estándar ($E^{0'}$)

Semirreacción redox	Potencial de reducción estándar, E_0' (V)
$2H^+ + 2e^- \rightarrow H_2$	– 0,42
$NADP^+ + H^+ + 2e^- \rightarrow NADPH$	– 0,324
$NAD^+ + H^+ + 2e^- \rightarrow NADH$	– 0,32
$FAD + 2H^+ + 2e^- \rightarrow FADH_2$	– 0,22
Piruvato + $2H^+ + 2e^- \rightarrow$ Lactato	– 0,19
Fumarato + $2H^+ + 2e^- \rightarrow$ Succinato	+ 0,031
Citocromo b (Fe^{3+}) + $1e^- \rightarrow$ Citocromo b (Fe^{2+})	+ 0,075
$Cu^{2+} + 1e^- \rightarrow Cu^+$	+ 0,16
Citocromo c (Fe^{3+}) + $1e^- \rightarrow$ Citocromo c (Fe^{2+})	+ 0,235
$Fe^{3+} + 1e^- \rightarrow Fe^{2+}$	+ 0,77
{½} $O_2 + 2H^+ + 2e \rightarrow H_2O$	+ 0,82

teniendo en cuenta que es una reacción de equilibrio, se define su constante, K_{eq}, como:

$$K_{eq} = \frac{[A_{red}][B_{ox}]}{[A_{ox}][B_{red}]}$$

Por lo tanto, la variación del potencial redox de dicha reacción será:

$$\Delta E = E_{ox} - E_{red} = \Delta E_0' - \frac{RT}{nF} \ln - K_{eq}$$

Esta ecuación se relaciona con la variación de la función Gibbs del estado estándar ($\Delta G^{0\prime}$) de la siguiente forma:

$$\Delta G_0' = -n\, F\, \Delta E^{0'}$$

De todo lo expuesto, se concluye que para conocer la espontaneidad o exergonicidad de un proceso redox a pH = 7, es necesario determinar el valor de la variación de la energía libre de Gibbs estándar del mismo o de los potenciales normales de las especies participantes.

RESUMEN

1. **Cuando la variación de la energía libre de Gibbs (ΔG) de un proceso es negativa, éste es espontáneo o exergónico, mientras que cuando el valor que adquiere es positivo, es no espontáneo o endergónico. Cuando el valor de dicha magnitud es nulo, la transformación es de equilibrio.**
2. **Un valor de $\Delta G^{0\prime}$ negativo indica que el valor de la constante de equilibrio (K_{eq}) es mayor que la unidad y el equilibrio está desplazado hacia los productos. Un valor de $\Delta G^{0'}$ positivo indica que K_{eq} es menor que la unidad y el equilibrio está desplazado hacia la formación de reactivos.**
3. **Las reacciones que constituyen el catabolismo son en general procesos termodinámicamente viables, es decir, con $\Delta G^{o\prime}$ negativo, mientras que el conjunto de reacciones anabólicas se desarrollan con $\Delta G^{o\prime}$ positivo. Para que estas reacciones puedan llevarse a cabo es necesario la utilización de los denominados compuestos ricos en energía, que actúan como intermediarios acoplando los procesos endergónicos y exergónicos.**
4. **El estado energético global de una célula se puede expresar en función de la carga energética (Q_{en}), cuyo valor oscila entre 0 y 1. Valores cercanos a 0,85 indican la existencia de equilibrio entre los procesos que generan ATP (vías catabólicas) frente a los que lo utilizan (vías anabólicas). Valores inferiores a 0,85 indican la activación de los procesos generadores de ATP, que irán incrementando la carga energética hasta llegar a alcanzar valores normales (0,80-0,95).**
5. **Las reacciones de oxidación-reducción son aquéllas en las que se transfieren electrones entre dos especies, una es la que tiene carácter reductor (cede electrones y se oxida) y la otra lo tiene oxidante (acepta electrones y se reduce).**
6. **Para conocer la espontaneidad de una reacción redox a pH = 7 es necesario determinar el valor de la variación de la energía libre de Gibbs estándar de la reacción o de los potenciales normales de las especies participantes.**

Bibliografía

Atkins P, de Paula J. Química Física. 8ª ed. Madrid: Editorial Médica Panamericana; 2008.

Chang R. Fisicoquímica para las Ciencias Químicas y Biológicas. Madrid: McGraw-Hill; 2008.

Engel T, Reid P. Química Física. Madrid: Pearson, Prentice Hall; 2006.

Hanson RW. The role of ATP in the metabolism. Biochem Educ. 1989;17: 86-92.

Levine IN. Fisicoquímica. 5ª ed. Madrid: McGraw-Hill; 2004.

Morowitz HL. Foundations of Bioenergetics. Michigan: Academic Press; 1978.

Schneider ED, Sagan D. Into the cool: Energy flow, thermodynamics and life. Chicago: University of Chicago Press; 2005.

Capítulo 6

Transporte electrónico y fosforilación oxidativa

Francisco José García Palmer

OBJETIVOS DE APRENDIZAJE

- **Comprender la estructura y funcionalidad de las mitocondrias, los procesos metabólicos que tienen lugar en su interior, y su papel en la producción de energía celular.**
- **Conocer los componentes y el funcionamiento de la cadena respiratoria mitocondrial, los procesos redox asociados a su función, y la forma en que la cadena utiliza la energía de sus sustratos para generar un gradiente protónico a través de la membrana interna mitocondrial.**
- **Entender la naturaleza quimiosmótica del acoplamiento entre la cadena respiratoria y la síntesis de ATP.**
- **Conocer los mecanismos de la síntesis del ATP a través de la *ATP sintasa*, y la funcionalidad de esta enzima como una máquina molecular.**
- **Comprender los procesos de producción de radicales libres que están asociados al consumo de oxígeno en la respiración.**

6.1. INTRODUCCIÓN

La fosforilación a nivel de sustrato permite que la célula aproveche en forma de ATP parte de la energía contenida en los combustibles metabólicos reducidos (como la glucosa o los ácidos grasos, entre otros); sin embargo, la mayor parte de la energía se obtiene (también en forma de ATP) de las reacciones de oxidación total de estos compuestos o de sus productos de degradación. Esta oxidación debe realizarse gradualmente (una oxidación rápida no permitiría una utilización eficiente de la energía), por lo que se lleva a cabo de forma escalonada en diversas vías metabólicas (sobre todo en el ciclo del ácido cítrico), a las que se acoplan como aceptores electrónicos el NAD^+ y el FAD, pasando a sus formas reducidas ($NADH+H^+$ o $FADH_2$). Los nucleótidos reducidos finalmente transfieren sus electrones a un aceptor final, el oxígeno que se reduce a agua, en un proceso donde esta energía, potencial de reducción o poder reductor se transforma en energía química útil en forma de ATP. Este proceso se conoce con el nombre de respiración celular, y se lleva a cabo en las mitocondrias, donde también transcurre el ciclo del ácido cítrico. Estos orgánulos se han especializado en la oxidación de sustratos a sustancias fácilmente eliminables, y en la extracción eficaz de la mayor parte de la energía interna de las moléculas (el ciclo del ácido cítrico también transcurre en la matriz mitocondrial). Se puede decir que las mitocondrias son las centrales energéticas celulares (fig. 6.1).

6.2. TRANSPORTE ELECTRÓNICO MITOCONDRIAL

La cadena respiratoria está formada por estructuras que transportan electrones, localizadas en la membrana mitocondrial interna (a diferencia de la mayor parte de las enzimas del ciclo del ácido cítrico, que aparecen en forma soluble en la matriz de las mitocondrias). La cadena respiratoria de la mitocondria de mamíferos, la más compleja estructuralmente, es un sistema de más de veinte transportadores electrónicos, a través de los cuales viajan los electrones desde donantes como el $NADH+H^+$ o el $FADH_2$, hasta ser cedidos al oxígeno. En el proceso de transporte de electrones se libera energía que es utilizada para bombear protones al espacio intermembrana. La energía libre almacenada en el gradiente protónico resultante impulsa el flujo de retorno a la matriz mitocondrial de los protones (el denominado circuito protónico), el cual permite la obtención de ATP a partir de ADP y fosfato inorgánico (Pi) mediante la fosforilación oxidativa, realizada por la enzima *ATP sintasa*.

La transferencia inicial de los electrones desde las deshidrogenasas del ciclo del ácido cítrico hasta la cadena de transporte electrónico requiere cofactores solubles en la matriz, los nucleótidos de nicotinamida adenina, $NADH+H^+/NAD^+$. Éstos constituyen el principal sustrato de la cadena, y sus reacciones redox son procesos que implican simultáneamente la transferencia de dos electrones y la captación de dos protones (v. fig. 3.6B). El aceptor primario de estos electrones es una flavoproteína, que tiene al mononucleótido de flavina (FMN) como grupo prostético (v. fig. 3.7A). Así, la cadena respiratoria mitocondrial transfiere la mayoría de los electrones desde el par $NADH+H^+/NAD^+$ hasta el par $O_2/2H_2O$, lo que supone una diferencia de potencial redox de 1,14 voltios, energía que es liberada de forma escalonada y que en puntos concretos se utiliza como fuerza impulsora para el transporte de protones, y, por tanto, para la síntesis de ATP (fig. 6.2).

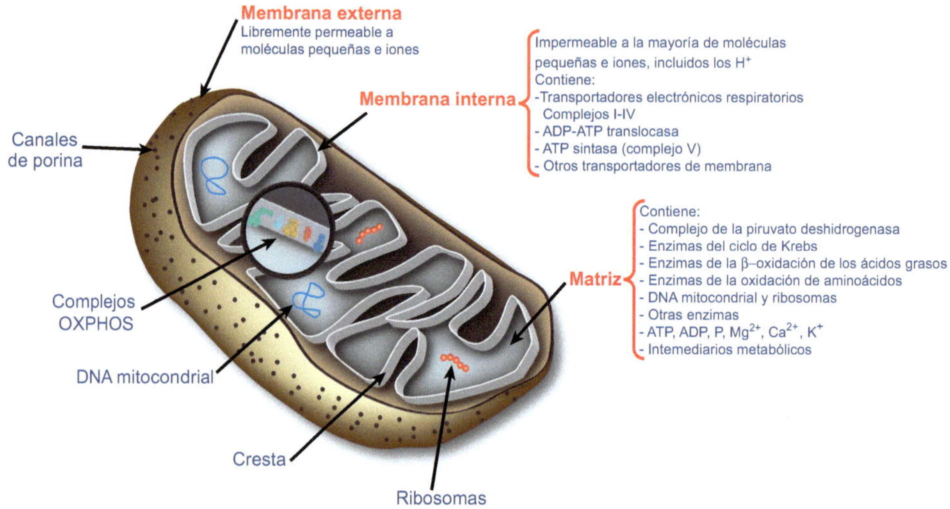

Fig. 6.1 **Esquema estructural de las mitocondrias.** La mitocondria está limitada por dos membranas: una externa que es permeable a la mayoría de moléculas pequeñas e iones, y otra membrana interna, que tiene mucha más superficie, al estar plegada formando las estructuras denominadas *crestas*. La membrana mitocondrial interna es impermeable a numerosas sustancias iónicas y polares, pero posee transportadores específicos para ellas, y además contiene los complejos de la cadena respiratoria y de la fosforilación oxidativa, denominados en su conjunto sistema OXPHOS (*Oxydative Phosphorilation System*).

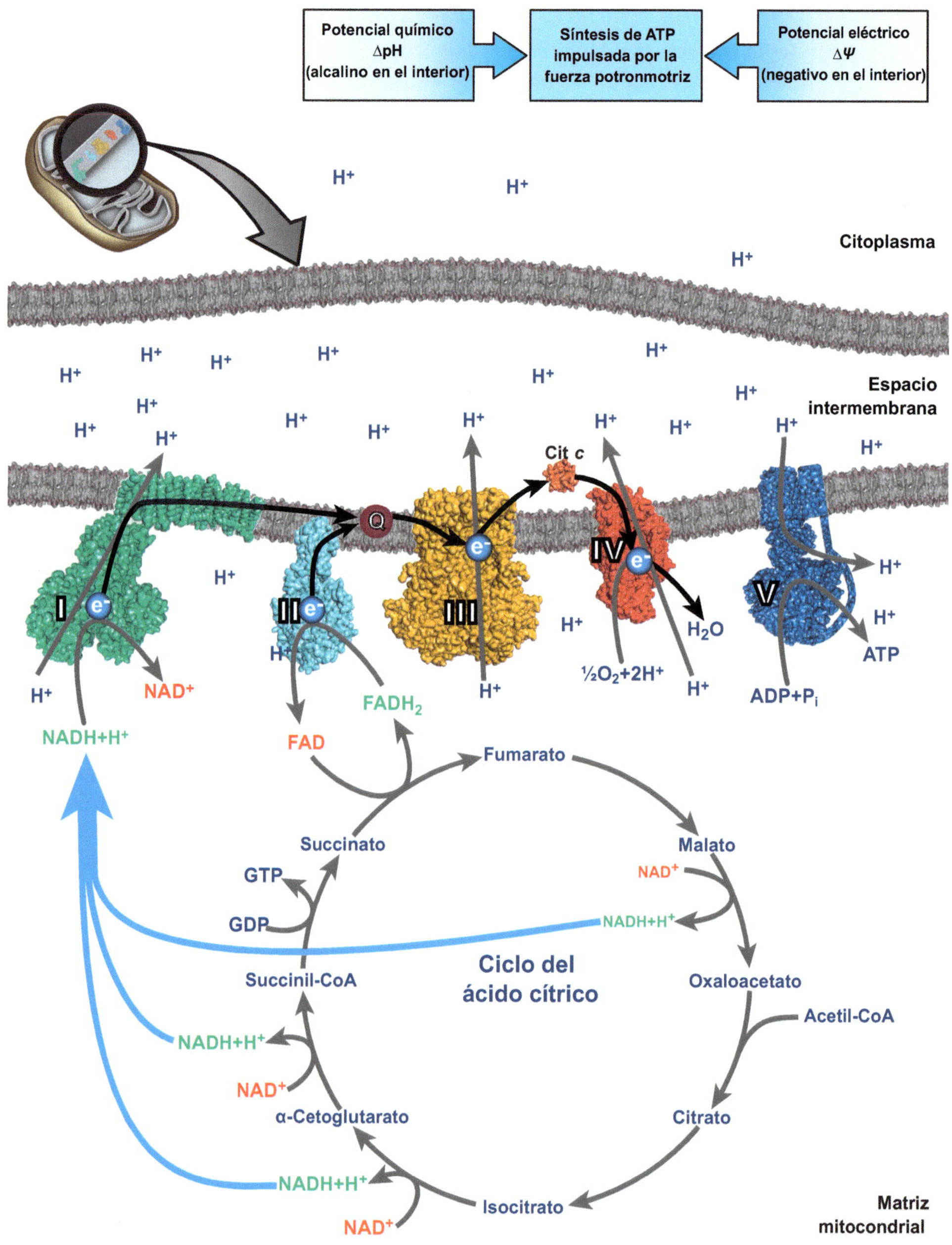

Fig. 6.2 **Esquema de la cadena respiratoria mitocondrial,** mostrando su ubicación en la membrana interna y su relación con otros componentes y vías metabólicas mitocondriales. También se indica la ruta de transferencia electrónica y el camino seguido por los protones en en proceso de transferir energía para la síntesis de ATP.

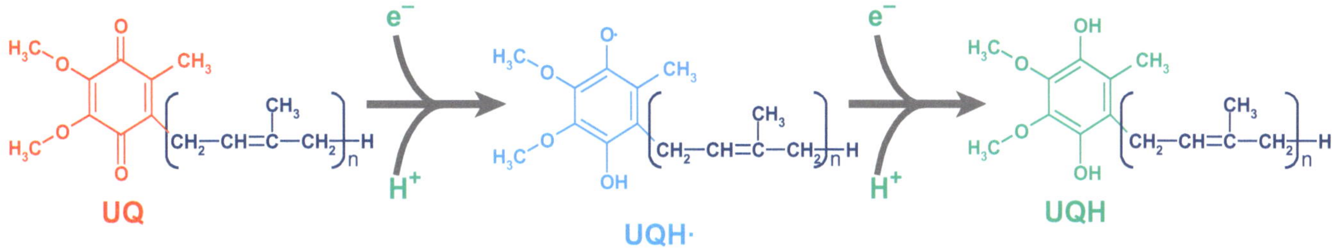

Fig. 6.3 Estructura y reacción redox de las ubiquinonas, indicando sus cadenas de isoprenoides, que presentan una longitud de n átomos de carbono. UQ representa la fórmula de la ubiquinona oxidada, UQH es la forma semirreducida o semiquinónica de la ubiquinona, y UQH_2 representa la forma reducida o quinólica de la ubiquinona.

Existen también otras vías de entrada a la cadena respiratoria, en la forma de un grupo de enzimas que catalizan oxidaciones de sustratos que incorporan los electrones en otro punto de esta cadena. En concreto, los transfieren a las ubiquinonas, también denominadas coenzimas Q. La estructura básica de las ubiquinonas, insertadas en las membranas mitocondriales, es de naturaleza lipídica (fig. 6.3). Estas quinonas de cadena larga actúan como transportadores móviles de electrones y protones, como parece indicar su alta concentración en todas las membranas transductoras de energía (alrededor de ocho o más veces superior al resto de los componentes de la cadena respiratoria). A pesar del aparente exceso de ubiquinona, éste parece ser necesario para mantener un flujo respiratorio normal, ya que su extracción parcial con disolventes orgánicos resulta en una pérdida de actividad respiratoria. La reacción de reducción de las ubiquinonas también implica a dos electrones y a dos protones (fig. 6.3).

Las deshidrogenasas que ceden sus electrones a las ubiquinonas tienen sustratos con potenciales redox próximos a los de éstas con lo que los electrones llegan a la cadena respiratoria con menos energía de la que tendrían si procedieran del $NADH+H^+$, por lo que estos componentes de la cadena transportan menos protones. Además, presentan el mismo grupo prostético, otro compuesto de flavina, los nucleótidos de flavina y adenina (FAD) (fig. 3.7A). También en este caso, la reacción redox implica a dos protones y dos electrones. Estas enzimas son tres: la *succinato deshidrogenasa,* que transfiere los electrones del succinato y forma parte del ciclo del ácido cítrico, la *α-glicerofosfato deshidrogenasa* y la *acil-CoA deshidrogenasa*, la cual transfiere electrones procedentes de la β-oxidación de los ácidos grasos (v. cap. 13). Esta transferencia precisa que estas enzimas se encuentren en contacto directo con la cadena respiratoria; es decir, deben estar asociadas a la membrana en la que se encuentran las moléculas de las ubiquinonas.

6.3. ESTRUCTURA DE LOS COMPLEJOS RESPIRATORIOS

Los transportadores electrónicos de la cadena respiratoria están agrupados en forma de cuatro complejos supramoleculares independientes, y de dos componentes de bajo peso molecular (una hemoproteína, el citocromo c, y una quinona, la ubiquinona), que actúan como transportadores de electrones entre estos complejos. Los cuatro complejos supramoleculares se designan con un número romano (del I al IV), y cada complejo representa un segmento definido de la cadena de transporte electrónico (tabla 6.1). Tres de los complejos (I, III y IV) actúan cómo bombas de protones impulsadas por energía redox, mientras que el II no transloca protones, y es el que contiene la actividad *succinato deshidrogenasa* del ciclo del ácido cítrico, convirtiéndose así en un punto de intersección de ambas vías metabólicas.

La estructura general de los complejos respiratorios dentro de la membrana interna mitocondrial se representa en la figura 6.2, que muestra también de forma simplificada las rutas de tránsito electrónico y los puntos del bombeo protónico. También están reseñados en la figura los principales transportadores redox, los centros de reacción de los sustratos de la cadena respiratoria, y del oxígeno, así como la *ATP sintasa* y su papel dentro del circuito protónico.

El concepto de la cadena respiratoria como tres bombas de protones dispuestas en serie ha recibido un fuerte apoyo experimental. Cuando la membrana mitocondrial interna se trata con detergentes suaves, libera cinco componentes que contienen colectivamente todas las proteínas que participan en la respiración y

Tabla 6.1 Componentes y grupos prostéticos de los complejos de la cadena respiratoria mitocondrial de mamíferos

Complejo	Nombre	Peso molecular (kDa)	Subunidades	Grupos prostéticos
I	*NADH - Ubiquinona oxidorreductasa*	850	>30	FMN Fe-S
II	*Succinato - Ubiquinona oxidorreductasa*	140	4	FAD Fe-S
III	*Ubiquinona - citocromo c oxidorreductasa*	250	11	Hemos b Hemo c_1 Fe-S
IV	*Citocromo c oxidasa*	160	13	Hemo a Hemo a_3 Cu_a y Cu_b

la fosforilación. Cuatro de los complejos, junto con la ubiquinona y el citocromo c, forman la cadena respiratoria mitocondrial, mientras que un quinto complejo corresponde a la *ATP sintasa*.

Entre estos componentes hay dos tipos que destacan, ambos con hierro como grupo prostético, pero con diferente combinación química: las proteínas ferrosulfuradas y las hemoproteínas o citocromos.

Las cadenas de transporte electrónico contienen una cantidad similar de hierro no hemo comparado con el hierro hemo. Este hierro no hemo aparece en la forma de centros ferrosulfurados ligados a proteínas, los cuales pueden contener 1, 2 o 4 átomos de hierro por centro (fig. 6.4). Los centros de 2 y 4 átomos de hierro también contienen cantidades equimoleculares de azufre inorgánico lábil al ácido. Se designan como [2Fe-2S] y [4Fe-4S], que indica el número de átomos de hierro y el azufre presentes en cada centro. Cada hierro en el grupo [2Fe-2S] tiene una geometría de coordinación aproximadamente tetraédrica, y está rodeado de cuatro ligandos de azufre, dos provenientes de azufre inorgánico y dos de cisteínas (fig. 6.4). Los grupos [4Fe-4S] son aproximadamente cúbicos, con cada hierro rodeado por cuatro ligandos de azufre, que en este caso provienen tres de azufre inorgánico y uno de la cisteína (fig. 6.4). En la cadena respiratoria existen numerosos centros ferrosulfurados en proteínas intrínsecas de membrana, que presentan una considerable variedad de potenciales redox.

En cuanto a los citocromos, se clasificaron inicialmente según sus características espectroscópicas, mucho antes de ser aislados e identificados químicamente. También presentan una considerable variedad de potenciales redox. La figura 6.5B representa la protoporfirina férrica IX, el precursor de otros grupos hemo (citocromos tipo b, mioglobina, hemoglobina, catalasa y peroxidasa), mientras que el grupo hemo de los demás citocromos se deriva de este compuesto (fig. 6.5A y C). Los cuatro nitrógenos pirrólicos de las porfirinas sirven como ligandos del Fe en el mismo plano. El hemo tiene, además, dos ligandos más en las posiciones axiales, perpendiculares al plano del anillo tetrapirrólico. El grupo

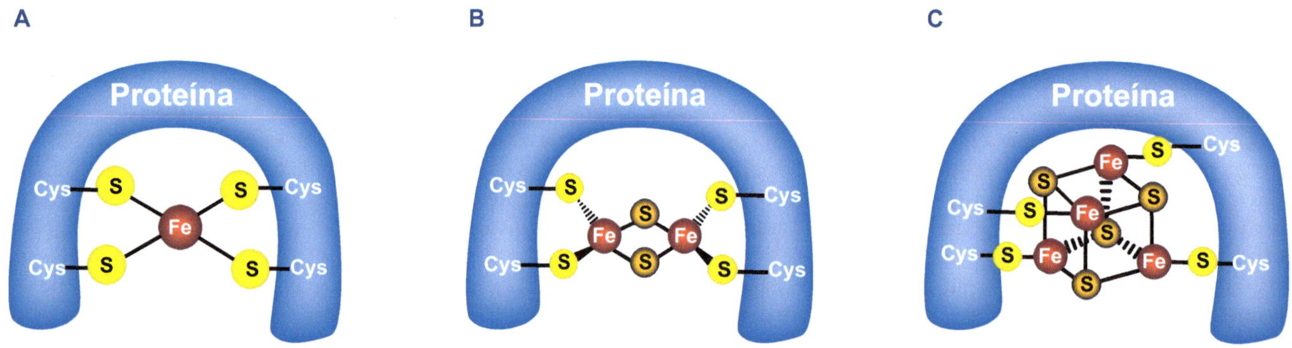

Fig. 6.4 A. Estructura de los centros ferrosulfurados de los complejos mononuclear. **B.** [2Fe-2S] (binuclear) **C.** y [4Fe-4S] (tetranuclear). Los átomos de hierro están coordinados tetraédricamente con los átomos de azufre. Los átomos de azufre pueden ser inorgánicos, lábiles al ácido (sólo en los centros binucleares y tetranucleares, indicados en color naranja); o bien orgánicos, provenientes de residuos de cisteína (en amarillo) de la proteína.

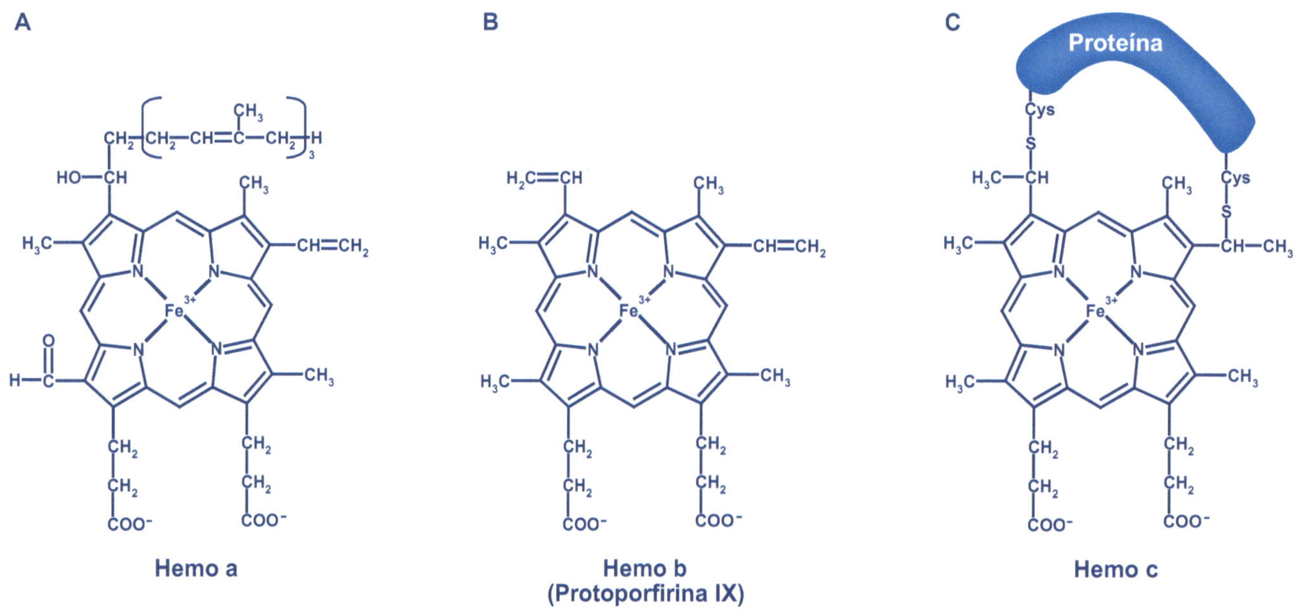

Fig. 6.5 Estructura de los diferentes tipos de hemo. A. El hemo a es el grupo prostético de las oxidasas tipo a, y se caracteriza por la presencia de un grupo hidroxilo y otro farnesilo en la posición 2, y de un formilo en la posición 8. **B.** Estructura de la protoporfirina IX, el precursor del protohemo. El protohemo es el grupo prostético de la hemoglobina, la catalasa, la peroxidasa, el citocromo P-450 y los citocromos tipo b. **C.** El hemo c es el grupo prostético de la mayoría de los citocromos que contienen hemos enlazados covalentemente, y se caracteriza por la presencia de residuos cisteinilo de la proteína unidos a las cadenas laterales de vinilo en las posiciones 2 y 4 del protohemo.

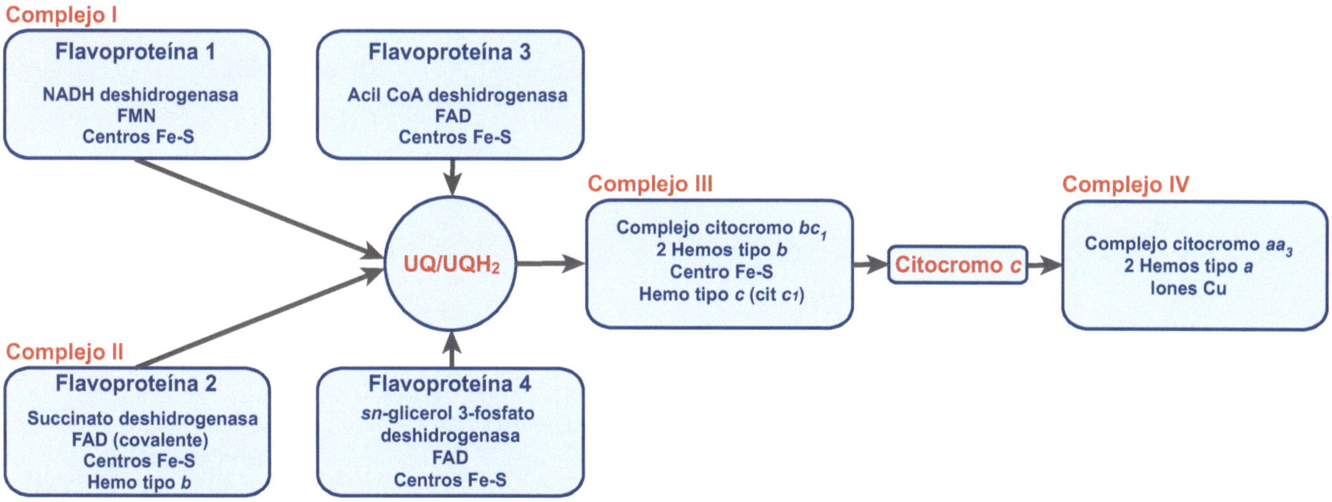

Fig. 6.6 Esquema de la cadena respiratoria mitocondrial organizada por complejos, incluyendo los componentes redox de los complejos respiratorios, los transportadores de bajo peso molecular y otras enzimas asociadas con el transporte electrónico que ceden directamente electrones a las quinonas mediante grupos prostéticos de flavina.

hemo puede estar unido a la proteína no covalentemente (citocromos a y b) o covalentemente (citocromo c). La mayoría de los citocromos son proteínas integrales de membrana, aunque los del tipo c son de ambos tipos (integrales y periféricas).

Los citocromos tipo c solubles son especialmente interesantes. Son proteínas periféricas de membrana, situadas sobre la superficie externa de la membrana interna mitocondrial, con pesos moleculares que oscilan entre 10.000 y 15.000 D. Su estructura contiene un hemo c unido covalentemente mediante dos enlaces tioéter a una única cadena polipeptídica (fig. 6.5C).

Cada uno de los complejos respiratorios contiene un número determinado de transportadores redox, de manera que cada uno de ellos es una minicadena de transporte electrónico. Los transportadores redox de cada complejo están representados en la figura 6.6, que es un esquema global de la cadena respiratoria. Realmente cada uno de los componentes de la cadena respiratoria representa su ubicación dentro de cada complejo y los diferentes donadores de electrones.

Se cree que individualmente los complejos son móviles en la bicapa lipídica de la membrana, interaccionando principalmente mediante colisiones aleatorias, ya que son abundantes y capaces de una rápida difusión. Aun así, la difusibilidad de los complejos no es suficiente para mantener la necesaria velocidad de la respiración mitocondrial, por lo que el tránsito electrónico entre complejos lo realizan los transportadores de bajo peso molecular, que al tener una mayor difusión, aceleran el tránsito electrónico para que la respiración se realice a velocidades fisiológicas.

Es interesante resaltar que el tránsito electrónico a través de la cadena respiratoria es reversible, con la única excepción del paso final, la reducción del oxígeno. De hecho, los complejos I y III son completamente reversibles, mientras que el IV no lo es, lo que le convierte en el principal punto de regulación de toda la cadena respiratoria.

6.4. SECUENCIA DE LOS TRANSPORTADORES REDOX EN LAS MITOCONDRIAS

Se puede determinar el incremento de potencial redox (ΔE) de los transportadores electrónicos mediante valoración redox *in situ*, midiendo al mismo tiempo las proporciones de las formas oxidada y reducida durante la respiración (grado de reducción). De esta forma se obtiene el incremento de potencial redox operativo (ΔEh), ya que el potencial redox de un componente en la cadena respiratoria *in situ* suele ser diferente del que presenta este componente cuando se encuentra en forma solubilizada o purificada. Como se ha comentado, una parte de la cadena respiratoria es reversible, y para catalizar tanto la reacción en una dirección como en la opuesta, es necesario que los componentes redox funcionen en unas condiciones en las que tanto las formas oxidadas como las reducidas se encuentren en concentraciones similares. En otras palabras, el incremento de potencial redox operativo de un par (ΔEh) no debe estar alejado del incremento de potencial estándar ΔE°′. Esta condición se cumple generalmente, y esto a su vez explica en cierto modo la aparente selección al azar de transportadores redox en la cadena respiratoria. El procedimiento de valoración redox *in situ* también permite establecer si un transportador transfiere un electrón o dos, mientras que el efecto del pH sobre el potencial redox puede revelar si los transportadores se protonan durante el transporte electrónico, todo lo cual es importante para dilucidar el mecanismo de la cadena de transporte electrónico.

La organización secuencial de esta cadena se dedujo casi totalmente a principios de la década de 1960, como resultado de la utilización del electrodo de oxígeno, de técnicas espectroscópicas y del uso de donantes y aceptores electrónicos artificiales, junto con inhibidores específicos. Los transportadores de la cadena respiratoria deben estar ordenados de tal forma que sus incrementos de potencial redox operativo, ΔEh (para simplificar, ΔE°′) formen una secuencia desde el $NADH+H^+$ hasta el O_2 (v. tabla 5.2). La confirmación de la secuencia se obtuvo utilizando donantes y aceptores electrónicos artificiales, que hacen funcionar únicamente a segmentos concretos de la cadena. Por ejemplo, el ácido ascórbico cede sus electrones directamente al citocromo c, con lo que solamente los transportadores redox que se encuentren después de este citocromo van a reducirse, mientras que el resto de la cadena respiratoria no se altera. También fue muy importante la utilización de inhibidores, ya que estos interrumpen el tránsito electrónico en puntos concretos de la cadena, de manera que todos los trans-

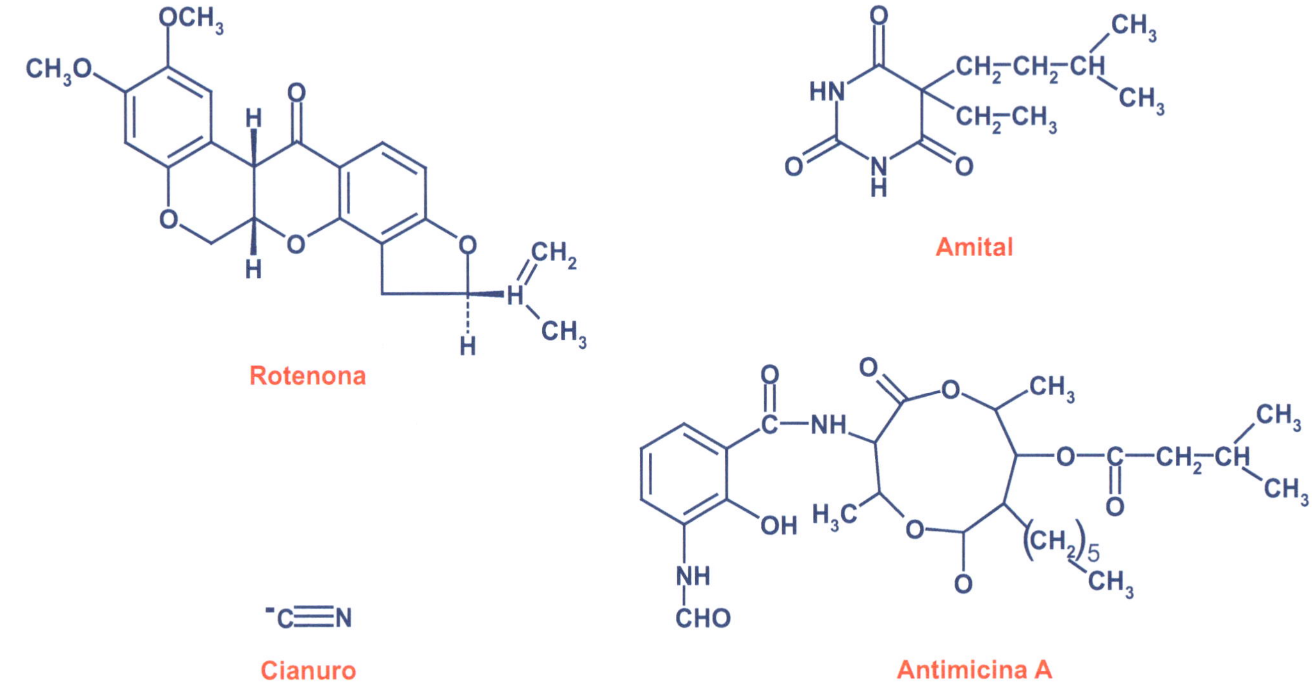

Fig. 6.7 Estructura química de los principales inhibidores de la cadena respiratoria mitocondrial.

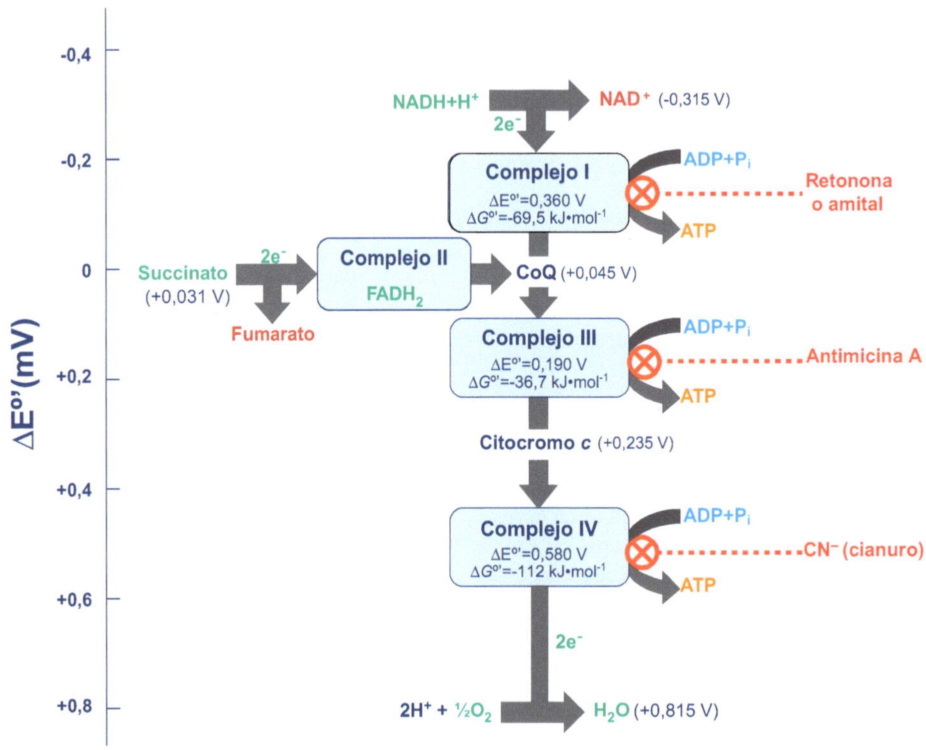

Fig. 6.8 Esquema de la cadena de transporte electrónico mitocondrial. Se indican los potenciales estándar redox de los complejos y de los transportadores de bajo peso molecular de la cadena, así como de sus sustratos y producto. Están también indicados los puntos asociados a la fosforilación, donde se puede recoger la suficiente energía libre para bombear protones y así sintetizar ATP, así como los puntos de acción de los principales inhibidores de la cadena.

portadores que están antes del punto de acción del inhibidor estarán reducidos, mientras que todos los que están después estarán oxidados. En la figura 6.7 se muestran algunos de los inhibidores más usuales, y en la figura 6.8 se indican sus puntos de acción.

También es importante localizar los centros de fosforilación de la cadena respiratoria. Para ello, se define el cociente P/O como el número de moléculas de ADP fosforiladas a ATP por cada dos electrones que fluyen a través de un segmento definido de la cadena respiratoria que sea transductor de energía. Por ejemplo, la oxidación del NADH+H$^+$, que se inicia en el complejo I, va acompañada de la posterior fosforilación de tres moléculas de ADP (P/O = 3); mientras que en la oxidación del succinato, canalizada a través del coenzima $FADH_2$ del complejo II (que tiene menos energía redox que el NADH+H$^+$) sólo se forman 2 (P/O = 2), lo cual indica que en la región del complejo I se forma una sola molécula de ATP. Cuando la *citocromo oxidasa* (complejo IV) se bloquea con cianuro, todavía puede formarse ATP por la oxidación del NADH+H$^+$ si se añade citocromo c oxidado; esta reacción parcial produce dos ATP por par de electrones (P/O = 2), lo que sugiere que un ATP se forma normalmente en la región de la *citocromo oxidasa*. Esto se ratifica por el hecho de que la oxidación del ácido ascórbico (el cual dona electrones al citocromo c) genera ATP con un cociente P/O = 1. Tales experimentos condujeron al establecimiento de tres centros de acoplamiento: uno en la oxidación del NADH+H$^+$, el segundo entre la ubiquinona y el citocromo c, y el tercero asociado con la *citocromo oxidasa*. Tradicionalmente se pensó que cada uno de estos centros estaba ligado individualmente a la *ATP sintasa*. En la *teoría quimiosmótica* se acepta que cada centro de acoplamiento indica un sector de la cadena respiratoria que transloca protones a través de la membrana interna mitocondrial. Una vez más, se puede visualizar la cadena respiratoria entre el NADH+H$^+$ y el oxígeno como tres bombas de protones dispuestas en serie, como ya se ha comentado en el punto anterior.

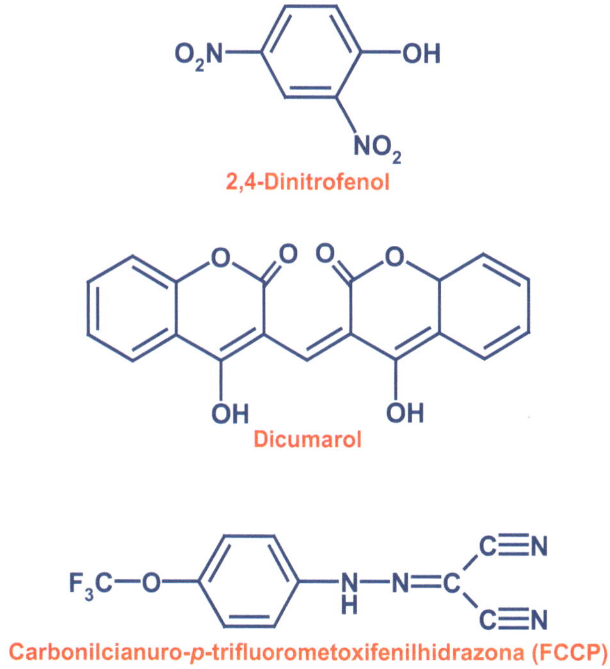

Fig. 6.9 **Estructura química de algunos de los desacopladores de la fosforilación oxidativa.**

6.5. ENERGÉTICA DE LOS COMPLEJOS RESPIRATORIOS

La energía que sustenta el transporte de los protones se consigue mediante la pérdida de energía libre que se produce cuando los electrones van pasando a través de la cadena respiratoria. Los valores de potencial redox indican la cantidad de energía libre disponible, y pueden ser la base para representar el contenido energético de cada uno de los transportadores redox. En la figura 6.8 se muestran de esta forma, indicando el potencial redox de cada complejo y de los transportadores de bajo peso molecular que los conectan. Como se puede observar, cada uno de los complejos respiratorios transportadores de protones presenta un abrupto descenso en potencial redox, del orden de los 200-300 mV o superior, que refleja la disminución en energía libre que permite la translocación protónica, y que se conserva en la forma de potencial protónico a través de la membrana mitocondrial. En el complejo IV, correspondiente a la *citocromo oxidasa*, el salto energético supera los 500 mV, lo que implica que la energía que se haya acumulado en el potencial protónico no es suficiente para revertir este paso, convirtiéndose por ello en un proceso irreversible.

6.6. DESACOPLAMIENTO Y AGENTES DESACOPLANTES

El fuerte acoplamiento entre el transporte electrónico y la síntesis de ATP en la mitocondria depende de la impermeabilidad de la membrana mitocondrial interna a los protones. Existen compuestos que destruyen este acoplamiento, esencialmente ácidos orgánicos débiles de carácter hidrofóbico (fig. 6.9). Estos compuestos pueden atravesar la membrana tanto en forma protonada como desprotonada (aniónica), por lo que permiten que los protones crucen a través de la membrana, destruyendo el gradiente protónico necesario para la síntesis de ATP. En presencia de estos agentes desacoplantes, el transporte electrónico se desarrolla con normalidad, pero no se genera ATP, de modo que la energía del proceso se disipa en forma de calor. La respiración aumenta cuando se añade el desacoplador, hasta alcanzar un estado en el que la cantidad de componentes de la cadena respiratoria limita la velocidad (respiración incontrolada). Estos desacopladores son una gran herramienta en los estudios bioenergéticos.

6.7. ACOPLAMIENTO ENTRE LA RESPIRACIÓN Y LA FOSFORILACIÓN

Para un determinado sustrato, el flujo de protones es directamente proporcional a la velocidad del tránsito electrónico. Por tanto, un electrodo de oxígeno que pueda registrar el consumo de oxígeno de la cadena respiratoria, es una forma efectiva de monitorizar las variaciones del flujo del circuito protónico. La utilización del electrodo de oxígeno fue la base para establecer la clasificación de los *estados* de la respiración mitocondrial, propuesta por Chance y Williams en 1956. Esta clasificación ha sido ampliamente utilizada, aunque solamente los términos *estado 3* (respiración en presencia de ADP) y *estado 4* (en ausencia de ADP) son de uso común en la actualidad, ya que es precisamente la disponibilidad de ADP el principal regulador fisiológico del acoplamiento entre respiración y fosforilación.

Este acoplamiento se explica hoy en día por la existencia del circuito protónico, que fue planteado por Peter Mitchell dentro de su teoría quimiosmótica en 1961. La conservación en el gradiente protónico mitocondrial de la energía liberada en los procesos de oxidación respiratorios permite que esta energía sea la utilizada para impulsar la síntesis de ATP a través de la *ATP sintasa*. Este mecanismo no sólo explica la fosforilación oxidativa, sino que está en el centro de la mayoría de los me-

A

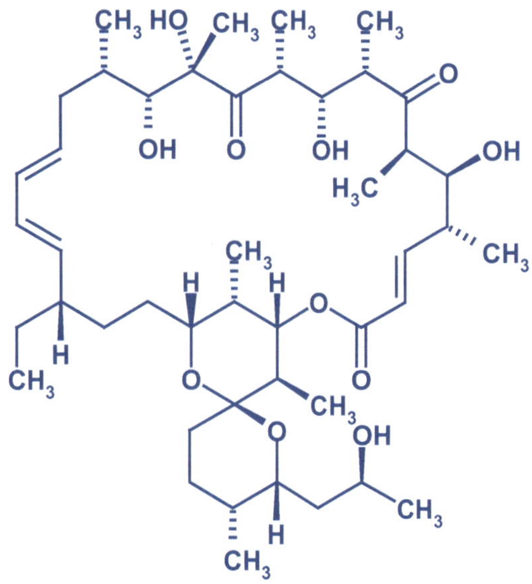

Oligomicina A

B

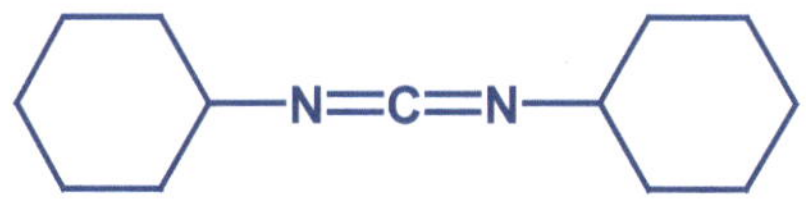

N,N'-Diciclohexilcarbodiimida

Fig. 6.10 **Estructura química de los principales inhibidores de la *ATP sintasa*: A.** oligomicina y **B.** diciclohexilcarbodiimida.

canismos bioenergéticos de transducción de energía, como la fosforilación fotosintética, el transporte activo a través de membranas, etc.

6.8. ESTRUCTURA DE LA *ATP SINTASA* F1Fo

En contraste con la gran variedad de mecanismos que se encuentran en los diferentes organismos para la generación respiratoria o fotosintética del potencial protónico, su principal consumidor, la *ATP sintasa* (ATPasa), es una proteína altamente conservada y un elemento presente en todas las membranas transductoras de energía. Se encuentra en mitocondrias, cloroplastos y en bacterias fotosintéticas y no fotosintéticas, e incluso en aquellas bacterias que por carecer de cadena respiratoria funcional dependen de la glucolisis anaerobia. La estructura del complejo es muy similar en todas estas membranas y muy diferente del resto de las bombas de iones que hidrolizan ATP (como la ATPasa de Na^+/K^+ de la membrana plasmática de células eucariotas, o la ATPasa de Ca^{2+} que acumula Ca^{2+} en el retículo sarcoplásmico). La función de la *ATP sintasa* es la misma en todos los casos, y consiste en utilizar el potencial protónico para aportar energía para la síntesis del ATP. En el caso de las bacterias fermentativas, la enzima funciona como una ATPasa que utiliza el ATP para mantener un potencial protónico necesario para los procesos de transporte.

Las características generales de la ATPasa se dedujeron a partir de estudios con partículas submitocondriales (PSM). Se conoce que es una estructura supramolecular, formada por un conjunto de péptidos que pueden descomponerse en dos fracciones específicas y de composición reproducible. La ATPasa es inhibida por diversos compuestos; entre ellos, los más específicos son la oligomicina y la diciclohexilcarbodiimida (DCCD) (fig. 6.10A y B).

La ATPasa puede visualizarse con microscopía electrónica en preparaciones de partículas submitocondriales (PSM) que han sido teñidas con fosfotungstato. Los complejos aparecen como nodos aproximadamente esféricos que se proyectan desde la membrana dentro de la matriz. Cuando los PSM se lavan con urea, agentes quelantes o un medio de baja fuerza iónica, los nodos se separan de la membrana. Al mismo tiempo, la actividad ATPasa se solubiliza y se separa de las PSM. Esta actividad ya no se inhibe ni por la oligomicina ni por el DCCD, pero tampoco puede sintetizar ATP, sólo hidrolizarlo. A estos nodos solubles se los denomina F1 (fracción 1).

El resto de la estructura de la ATPasa que queda ligado a la membrana de las PSM ha perdido las actividades sintética e hidrolítica, pero se comporta de forma *desacoplada* (sin ningún control respiratorio y con una elevada permeabilidad protónica) cuando se suministra $NADH+H^+$ como sustrato de la todavía funcional cadena respiratoria. Sin embargo, si las PSM se tratan con DCCD o con oligomicina se recupera parte del control respiratorio, mientras que la permeabilidad protónica se reduce casi al nivel de la permeabilidad de las PSM sin tratar. Estas observaciones sugieren que ambos inhibidores se unen a la parte de la ATPasa que está unida a la membrana, la cual es un canal protónico. El paso de protones estaría regulado por la presencia de la fracción F1. Este canal protónico ha sido denominado fracción de oligomicina (Fo), y necesita detergentes para ser solubilizada, ya que es una proteína integral de membrana altamente hidrofóbica.

En consecuencia, ya que puede dividirse en estas dos fracciones, a este tipo de ATPasa se la denomina F1Fo. Estas observaciones sobre las ATPasas mitocondriales se pueden generalizar a las ATPasas tilacoidales y bacterianas, con una salvedad importante; aunque el DCCD inhibe a todas las ATPasas, la oligomicina solamente inhibe a las mitocondriales y de ciertas bacterias, que son las únicas que contienen un péptido concreto, el OSCP (*oligomicin-sensitivity-confering peptide*), que es el que da la sensibilidad a la oligomicina.

La información estructural disponible más completa se ha obtenido de la ATPasa de *E. coli* (fig. 6.11). La fracción F1

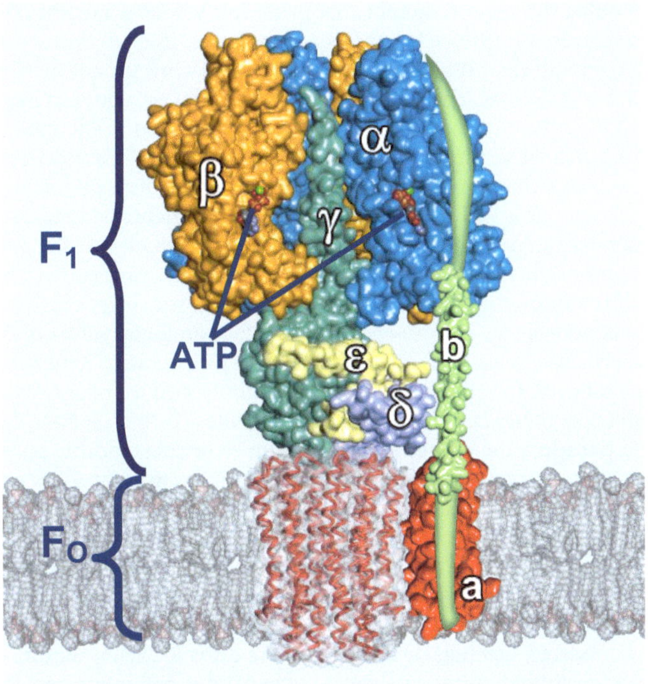

Fig. 6.11 **Esquema de la estructura de la *ATP sintasa* F1Fo de *E. coli*, deducida de estudios bioquímicos y cristalográficos.** Las dos subunidades b de Fo están fuertemente asociadas a las subunidades α y β de F1, manteniéndolas fijas con relación a la membrana. En Fo, el cilindro de subunidades c empotrado en la membrana está unido al eje de las subunidades γ, δ y ε de F1, constituyendo un conjunto capaz de girar sobre su eje mientras el resto de la estructura permanece fijo.

está formada por cinco tipos de polipéptidos (α, β, γ, δ y ε), mientras que la Fo tiene tres tipos de polipéptidos más (a, b y c). La estequiometría de las subunidades de esta ATPasa es $\alpha_3\beta_3\gamma\delta\varepsilon ab_2c_{10\text{-}12}$. Los pesos moleculares estimados de Fo y F1 son 160.000 y 370.000 D, respectivamente (fig. 6.11).

La estructura de las proteínas de F1 es claramente globular e hidrosoluble, y de hecho la propia F1 es hidrosoluble. En cambio, las proteínas de Fo son básicamente hidrofóbicas, especialmente los péptidos c, que constituyen la interfase entre Fo y la membrana. Estos péptidos son muy pequeños e hidrofóbicos, y están formados casi exclusivamente por dos α-hélices perpendiculares a la membrana, unidas por un bucle que se extiende dentro de la matriz de la mitocondria. Están organizadas en dos círculos concéntricos, de manera que cada α-hélice de cada subunidad pertenece a uno de los círculos (el círculo interno está formado por las α-hélices aminoterminales, y el externo por las carboxiterminales).

Las ATPasas de otras fuentes tienen estructuras similares, aunque en eucariotas presentan estructuras más complejas, con más subunidades. Se conoce con cierto detalle el papel de cada una de las subunidades. Así, α y β son las proteínas que poseen el sitio catalítico para la síntesis del ATP (con lo que cada molécula tiene tres, localizados físicamente en la subunidad β). La subunidad γ es el núcleo de la estructura, que puede controlar la translocación protónica de F1, mientras que δ y ε son los puntos de unión entre F1 y Fo, aunque pueden tener otras funciones. De hecho, sólo son necesarias las subunidades α, β y γ para mantener la actividad ATPasa de F1. En Fo, las subunidades a y b participan en el funcionamiento del canal protónico, aunque la mayor parte de esta función la realizan las subunidades c.

6.9. MECANISMO DE LA SÍNTESIS DE ATP

No se conoce en detalle a nivel molecular el mecanismo que acopla la translocación de protones a la síntesis de ATP, aunque existe considerable información sobre el proceso químico de formación del enlace entre el ADP y el fosfato. El mecanismo es muy diferente del de otras ATPasas, ya que éstas se fosforilan durante su funcionamiento, mientras que no se ha detectado ningún intermediario fosforilado en el mecanismo de la *ATP sintasa* F1Fo. El hecho de que no se conozca con certeza la estequiometría de la translocación protónica complica el establecimiento del mecanismo, aunque es muy probable que la estequiometría sea de tres protones por cada molécula de ATP. Se ha calculado que el valor de potencial protónico necesario para sintetizar ATP con esta estequiometría no puede ser inferior a 190 mV, valor que concuerda con los resultados experimentales obtenidos de diversas membranas transductoras de energía.

Se han descrito diversos mecanismos para explicar la síntesis del ATP en la ATPasa, pero ninguno consigue hacerlo completamente. El más importante de los mecanismos propuestos se debe originalmente a Paul Boyer (1985), que asigna a los protones una función que se realiza lejos del sitio catalítico de síntesis de ATP, efectuando una secuencia cíclica de protonaciones y desprotonaciones en las subunidades c de la fracción Fo. Esto causaría que Fo experimentara una serie de cambios conformacionales que a través de la subunidad γ inducirían cambios coordinados en la afinidad por los nucleótidos de los tres centros catalíticos de F1, lo cual sería la clave del acoplamiento energético. El flujo de protones a través de Fo (fig. 6.11) causa que el cilindro de subunidades c y la subunidad γ unida a ellas roten alrededor del eje γ, que es perpendicular al plano de la membrana. La subunidad γ pasa a través del esferoide $\alpha_3\beta_3$, el cual se mantiene estacionario con relación a la superficie de la membrana por las subunidades b_2 (fig. 6.11). Con cada giro de 120°, γ entra en contacto con una subunidad β diferente, forzándose de este modo el cambio del centro catalítico a una de las tres conformaciones posibles (fig. 6.12). Las tres subunidades β interaccionan de tal manera que cuando una asume la configuración β-*vacío*, la que está a un lado tiene que asumir la configuración β-ADP y la otra la configuración β-ATP. Así, una rotación completa de la subunidad γ causa que cada subunidad β se cicle a través de las tres configuraciones posibles y, para cada rotación, se fabriquen y liberen de la enzima tres moléculas de ATP.

Es importante resaltar el hecho de que el ADP y el fosfato se combinan espontáneamente en el sitio activo de la ATPasa, en una reacción exergónica inducida por el cambio conformacional, en la que se produce ATP que queda fuertemente enlazado al sitio activo. Es precisamente este fuerte enlace del ATP el que libera la energía necesaria para su síntesis. La unión del ATP es tan fuerte que no puede separarse del centro activo hasta que no se produce la translocación protónica. La enzima sigue entonces un cambio conformacional en la subunidad Fo que transloca los protones al lado matricial, donde su potencial electroquímico (y por tanto su energía) es mucho menor. Coincidiendo con el movimiento de los protones y gracias a la energía aportada, el centro catalítico cambia su configuración, liberando el ATP.

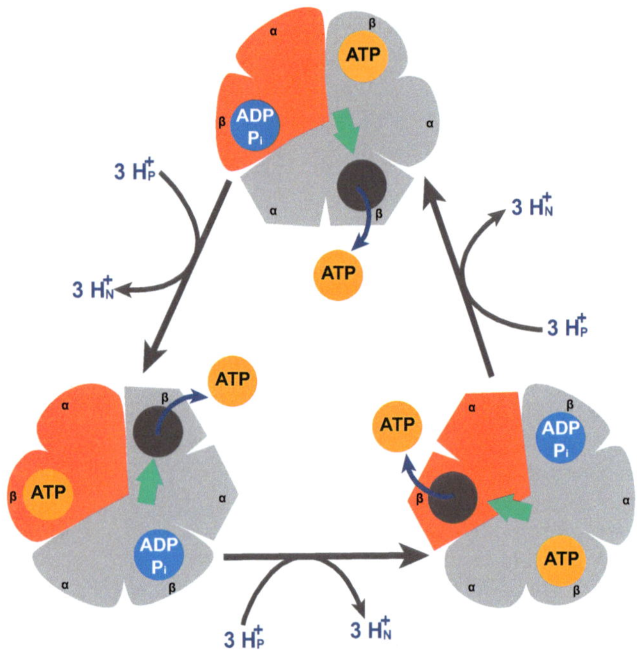

Fig. 6.12 **Modelo de cambio de conformación para la ATPasa.** El complejo F1 tiene tres centros de enlace para nucleótidos de adenina (uno para cada par α y β) que no son equivalentes. En un momento dado, uno de estos centros está en la configuración β-ATP (que une fuertemente al ATP), mientras que otro está en la configuración β-ADP (que une ADP de manera laxa), y el tercero está en la configuración β-*vacío*. El potencial protónico causa la rotación del eje central (la subunidad γ, mostrada como una flecha verde), que entra en contacto con cada par de subunidades αβ, sucesivamente. Esto provoca un cambio conformacional cooperativo en el cual el centro con configuración β-ATP se convierte en β-*vacío*, disociándose el ATP; el centro β-ADP se convierte en β-ATP, lo que promueve la condensación del ADP y el Pi para formar ATP; y el centro β-*vacío* se convierte en β-ADP, pudiendo entonces incorporar ADP y Pi de la matriz mitocondrial. Este modelo requiere que al menos dos de los tres centros catalíticos alternen su actividad; el ATP no puede ser liberado de un centro activo hasta que el ADP y el Pi se han unido al otro.

Como puede observarse, la clave de todo este proceso está en que el paso que requiere energía no es la formación del ATP, sino su liberación del centro catalítico.

La rotación es en una dirección cuando se sintetiza ATP, y en la contraria cuando se hidroliza. A partir de una serie de cálculos energéticos se ha podido establecer el rendimiento energético de esta enzima, que es casi del 100%. La ATPasa es, de hecho, un magnífico ejemplo de lo que hoy en día se denominan *motores moleculares*, es decir, moléculas que realizan una función con movimientos mecánicos, de forma similar a como lo haría una máquina.

6.10. MITOCONDRIAS Y ESTRÉS OXIDATIVO

De manera inherente a su funcionamiento, las cadenas respiratorias mitocondriales en combinación con el oxígeno generan una serie de moléculas altamente reactivas, las especies reactivas de oxígeno (ROS, *reactive oxygen species*), tales como el anión superóxido O_{2^-}, o el peróxido de hidrógeno H_2O_2. Estas y otras especies reactivas pueden reaccionar con las biomoléculas (lípidos de membrana, proteínas y ácidos nucleicos), llegando a inutilizarlas para sus funciones, lo que conduce a un metabolismo alterado. Se estima que aproximadamente 0,2-2% del oxígeno captado por las células se convierte en ROS en las mitocondrias. Éstas se vuelven menos eficientes, lo que a su vez incrementa la producción de ROS, agravando una situación que lleva a estas mitocondrias a iniciar un proceso de apoptosis que conduce eventualmente a la muerte celular. La muerte de células quiescentes (que no pueden ser regeneradas) o de células de recambio lento compromete el funcionamiento tisular, y conduce a procesos degenerativos que podrían ser responsables de diversas patologías (arterioesclerosis, cáncer, etc.) o incluso del envejecimiento. De hecho, se ha podido relacionar el envejecimiento con un progresivo deterioro en las funciones mitocondriales. Ésta es la base de la paradoja del oxígeno, que aunque es imprescindible para la vida, es también tóxico a largo plazo. Existen estudios en animales que demuestran que la restricción calórica en la alimentación puede incrementar la duración de su vida, ya que supondría un menor y más eficiente metabolismo, con un menor consumo de oxígeno y, por lo tanto, una menor producción de ROS.

Existen sistemas de defensa contra estos ROS, los denominados antioxidantes, que son o bien enzimas con capacidad de destruir las ROS (*superóxido dismutasa*, *catalasa*, etc.) o bien diversas sustancias capaces de neutralizarlos reaccionando con ellos (glutatión, vitaminas C y E, etc.). En condiciones normales, la producción de ROS se ve contrarrestada por estos agentes antioxidantes, manteniéndose así un delicado equilibrio. Cuando este equilibrio se rompe a favor de la producción de ROS, la célula entra en un estado de estrés oxidativo que, si no se soluciona, puede conducir a alteraciones en las biomoléculas y al desarrollo de las patologías comentadas anteriormente.

Es importante reseñar que actualmente se están asignando también papeles más fisiológicos a las ROS, ya que parecen estar implicados en procesos como la señalización celular, el control transcripcional, etc. Es decir, que pese a sus demostrados efectos deletéreos, podrían ser también esenciales para el correcto funcionamiento celular.

RESUMEN

1. **Las mitocondrias son las centrales energéticas celulares, ya que están especializadas en la oxidación hasta anhídrido carbónico de un número pequeño de moléculas combustibles, utilizando el oxígeno como aceptor electrónico (respiración), y recogiendo en forma de ATP la mayor parte de la energía liberada en esos procesos.**
2. **Las cadenas de transporte electrónico mitocondrial facilitan el movimiento de los electrones de sus sustratos (especialmente NADH+H$^+$ y succinato) hasta el oxígeno, que se reduce a agua. En el proceso se libera de forma escalonada la energía de estos electrones, que es utilizada para el bombeo de protones a través de la membrana interna mitocondrial hacia el espacio intermembrana, y la subsecuente generación de un gradiente protónico que conserva dicha energía.**

3. **La energía almacenada en el gradiente protónico puede ser utilizada como punto central para la conversión de diferentes tipos de energía, siguiendo los postulados establecidos por la teoría quimiosmótica, convirtiéndose así en el punto de acoplamiento entre la respiración y la fosforilación oxidativa.**
4. **La función más importante del gradiente protónico es ceder la energía para la síntesis de ATP, lo que se consigue permitiendo el regreso de los protones a la matriz mitocondrial a través de la *ATP sintasa*, que utilizará esta energía para la síntesis de ATP mediante un mecanismo de máquina molecular.**
5. **El consumo de oxígeno durante la respiración celular lleva aparejada una producción secundaria de radicales libres que, a pesar de las defensas antioxidantes de la célula, puede inducir una situación de estrés oxidativo, y ser lesiva conduciendo a la muerte celular.**

Bibliografía

Brand MD, Nicholls DG. Assessing mitochondrial dysfunction in cells. Biochem J. 2011;435:297-312.
Lenaz G, Genova ML. Structure and organization of mitochondrial respiratory complexes: a new understanding of an old subject. Antioxid Redox Signal. 2010;12:961-1008.
Mandelker L. Estrés oxidativo: funciones de la mitocondria, los radicales libres y los antioxidantes. Barcelona: Masson, S.A.; 2009.
Miller FP, Vandome AF, McBrewster J, editors. Mitochondrion. Alphascript Publishing; 2010.
Mitchell P. Chemiosmotic coupling in oxidative and photosynthetic phosphorylation: 1966. Biochim Biophys Acta. 2011;1807:1507-38.
Nicholls DG, Ferguson SJ. Bioenergetics 3. Academic Press; 2002.
Nunnari J, Suomalainen A, Mitochondria: in sickness and in health. Cell. 2012;148:1145-59.
Okuno D, Iino R, Noji H. Rotation and structure of FoF1-ATP synthase. J Biochem. 2011;149:655-64.
Rich PR, Maréchal A. The mitochondrial respiratory chain. Essays Biochem. 2010;47:1-23.
Yoshikawa S, Muramoto K, Shinzawa-Itoh K. Proton-pumping mechanism of cytochrome C oxidase. Annu Rev Biophys. 2011;40:205-23.

Capítulo 7

Esquema general del metabolismo. Ciclo del ácido cítrico

Emilio Herrera Castillón

OBJETIVOS DE APRENDIZAJE

- **Conocer la organización e integración del metabolismo a nivel intracelular y de tejidos y órganos.**
- **Entender el significado del ciclo del ácido cítrico en el contexto del metabolismo, así como su conexión con la glucolisis: oxidación irreversible del piruvato.**
- **Conocer las reacciones del ciclo del ácido cítrico, su rendimiento energético y regulación.**
- **Comprender el intercambio de metabolitos del ciclo del ácido cítrico a través de la membrana mitocondrial.**
- **Entender el ciclo del glioxilato en plantas y microorganismos, su conexión con el ciclo del ácido cítrico y su implicación en la síntesis de glucosa a partir de ácidos grasos.**

7.1. INTRODUCCIÓN

En el metabolismo tiene lugar la interconversión de los distintos compuestos químicos de nuestro organismo. El metabolismo incluye vías o rutas, en las que el producto de la primera reacción es el sustrato de la siguiente, de forma que las reacciones no llegan a alcanzar el equilibrio debido al consumo del producto. De una forma global, el metabolismo se puede dividir en dos parcelas claramente diferenciadas: *catabolismo* y *anabolismo.* El catabolismo está formado por procesos en los que tiene lugar la degradación de sustancias complejas. Normalmente se trata de reacciones oxidativas, exotérmicas y en las que se libera potencial reductor (H^+ en forma de coenzimas reducidas, tales como $NADH+H^+$ y $FADH_2$), que llega a la cadena respiratoria para permitir la producción de trifosfato de adenosina (ATP). El anabolismo está formado esencialmente por procesos en los que tiene lugar la síntesis de moléculas complejas a partir de precursores de tamaño molecular pequeño, como es el caso de la síntesis de proteínas a partir de aminoácidos, la de glucógeno a partir de glucosa o la de lípidos complejos a partir de compuestos más sencillos. Estas reacciones normalmente son endergónicas, y son dependientes de enlaces ricos en energía y/o de potencial reductor. En el metabolismo existen también *reacciones anfibólicas*, que actúan en las encrucijadas metabólicas, conectando las reacciones catabólicas y anabólicas, como es el caso del ciclo del ácido cítrico.

En el contexto general del metabolismo se pueden distinguir tres grandes etapas, que se resumen esquemáticamente en la figura 7.1. En la primera de ellas, los principios inmediatos o macromoléculas derivados de la dieta o de su acúmulo endógeno, como proteínas, polisacáridos y lípidos complejos (en particular los glicéridos), son transformados en sus compuestos más sencillos, los aminoácidos, los monosacáridos (glucosa), el glicerol y los ácidos grasos, respectivamente. En la segunda etapa, esos compuestos sencillos se transforman en una forma activa del acetato, el acetil-CoA. El proceso tiene lugar bien directamente o a través de la formación previa de piruvato. En la tercera etapa, los dos carbonos del acetil-CoA entran en el ciclo del ácido cítrico, para su oxidación completa a CO_2, con la formación de potencial reductor en forma de coenzimas reducidas ($NADH+H^+$ y $FADH_2$), las cuales entran en la cadena respiratoria, que acoplada a la fosforilación oxidativa da lugar a la formación de ATP.

De estas tres etapas, la primera es reversible, de forma que las macromoléculas pueden sintetizarse a partir de sus compuestos más elementales. Sin embargo, la segunda etapa sólo es reversible parcialmente, ya que aunque pueden sintetizarse aminoácidos y ácidos grasos a partir de acetil-CoA, en animales no existe posibilidad de síntesis de glucosa a partir de acetil-CoA. Por otro lado, mientras que las reacciones que implican la formación del piruvato a partir de las macromoléculas tienen lugar en el citosol, tanto la formación de acetil-CoA como su posterior oxidación a CO_2 y H_2O son procesos intramitocondriales. A su vez, la membrana mitocondrial es impermeable al acetil-CoA, que ha de utilizar vías alternativas para atravesarla, lo cual dificulta la reversibilidad de la tercera etapa.

7.2. INTEGRACIÓN DEL METABOLISMO A NIVEL DE TEJIDOS Y ÓRGANOS

Aparte de los estudios metabólicos a nivel del organismo completo, la integración metabólica puede contemplarse desde la perspectiva de las interacciones que tienen lugar entre tejidos y órganos, e incluso a nivel subcelular, teniendo en cuenta la participación de los distintos orgánulos celulares. La integración subcelular se irá desarrollando en cada vía metabólica, y aquí vamos a revisar la que tiene lugar a nivel de tejidos y órganos.

En la figura 7.2 se resume esquemáticamente la interacción de distintos tejidos y órganos para el metabolismo de carbohidratos y proteínas. La digestión de los carbohidratos y proteínas de la

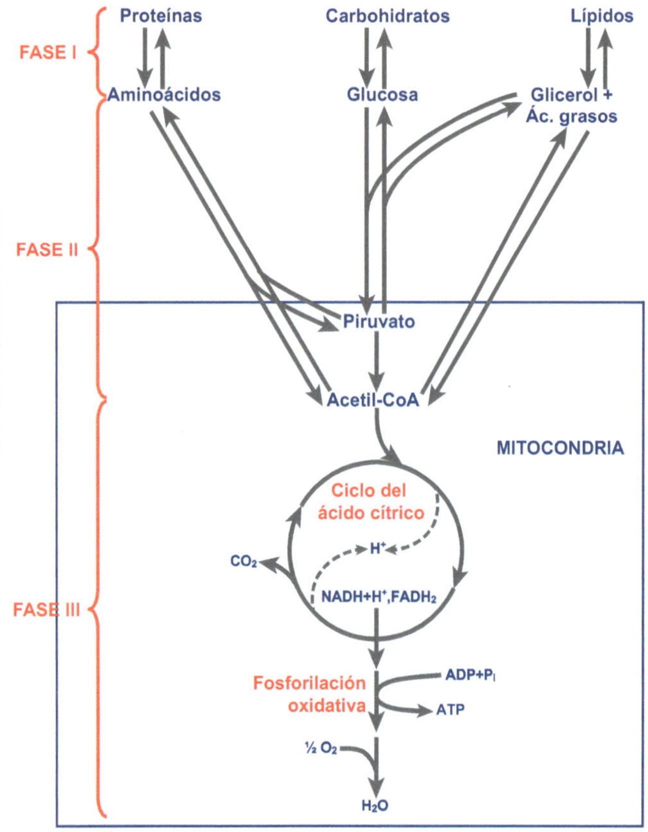

Fig. 7.1 **Contexto global del metabolismo.** En él se pueden distinguir tres grandes etapas, de las que las dos primeras son reversibles, aunque con ciertas limitaciones. Sin embargo, la tercera etapa es irreversible, y en ella, los dos átomos del acetato activo (acetil-CoA) son oxidados a través del ciclo del ácido cítrico con la liberación de CO_2 y la formación de potencial reductor que nutre a la fosforilación oxidativa para la formación de ATP y agua.

dieta en el intestino delgado da lugar a la liberación de glucosa y aminoácidos, que son absorbidos y transportados a través de la vena porta hasta el hígado. En el caso de la glucosa, en el hígado su exceso es acumulado en forma de glucógeno. Por el contrario, en condiciones de deficiencia de glucosa, ese glucógeno acumulado en el hígado se degrada hasta glucosa, la cual se une a la sintetizada a partir de sustratos no glucídicos (por ejemplo, aminoácidos o lactato), y ello hace que este órgano libere glucosa a la circulación. Esto permite mantener una adecuada concentración de glucosa en sangre, lo cual es esencial para aquellos tejidos que la necesitan como principal sustrato energético, como es el caso del cerebro, o como único sustrato, como es el caso de los eritrocitos. En los tejidos extrahepáticos, en particular el músculo esquelético y los eritrocitos, como resultado del metabolismo anaerobio de la glucosa, se libera lactato, que por la sangre llega al hígado, donde es utilizado como sustrato para la síntesis de glucosa. En el caso de los aminoácidos que llegan al hígado derivados de su absorción intestinal o de los tejidos extrahepáticos como el músculo esquelético, bien son utilizados como sustratos en la síntesis de glucosa o bien para la síntesis de las principales proteínas plasmáticas, como por ejemplo la albúmina. Una parte importante de los aminoácidos que llegan al hígado se desaminan y forman urea, que sale a la circulación y alcanza el riñón para su excreción. Como se ha ido comentando, el músculo esquelético también participa en estas interacciones. Utiliza glucosa tanto aeróbicamente para su oxidación completa a CO_2 y agua, como anaeróbicamente, formando lactato, que sale a la circulación. A su vez, acumula glucógeno a partir de la glucosa que le llega, y lo utiliza como fuente energética para la propia contracción muscular. El músculo sintetiza una considerable cantidad de proteínas a partir de los aminoácidos que le llegan de la sangre, las cuales constituyen una importante reserva proteica en relación con la elevada masa de este tejido, que llega a representar hasta un 50% de la masa corporal.

El metabolismo lipídico también se integra con la participación de varios órganos y tejidos. Como se muestra en la figura 7.3, los lípidos más abundantes de la dieta son los

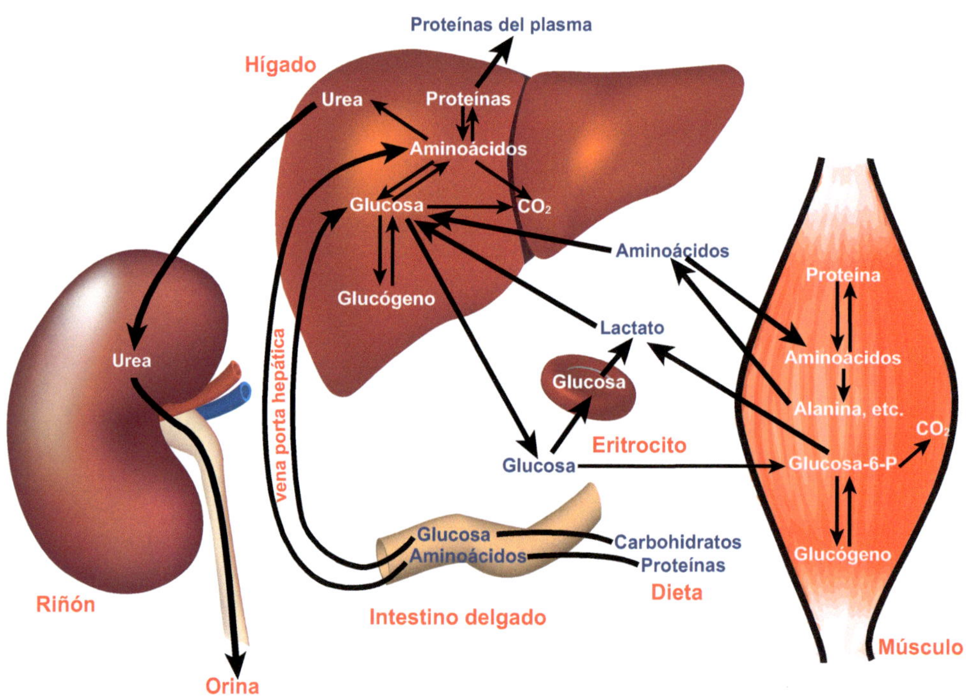

Fig. 7.2 **Esquema de la interacción de distintos órganos y tejidos en el metabolismo de carbohidratos y proteínas-aminoácidos.**

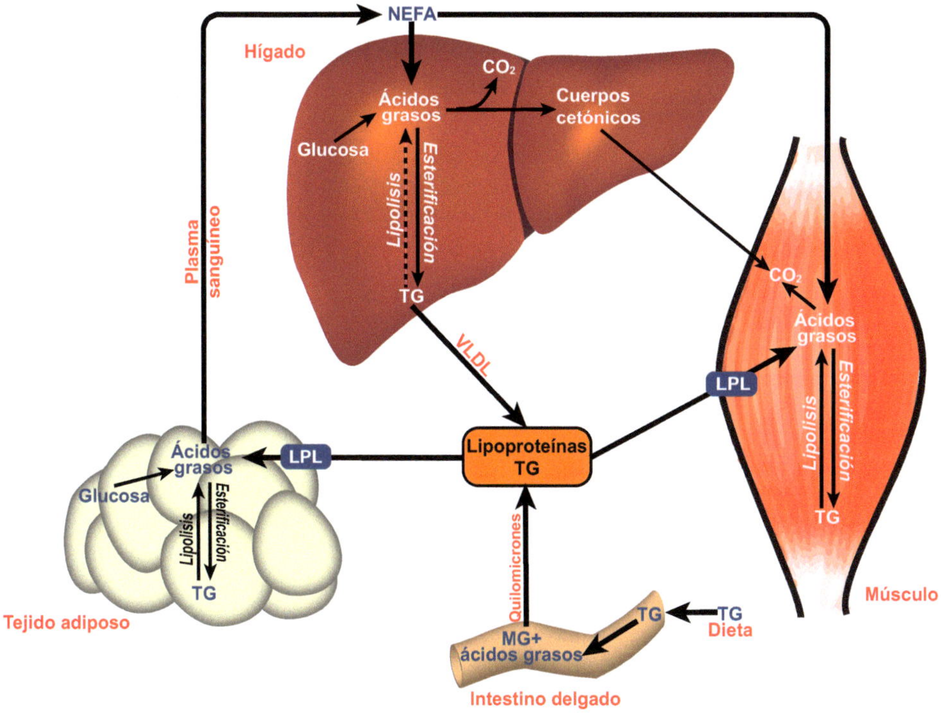

Fig. 7.3 Esquema de la interacción de distintos órganos y tejidos en el metabolismo de triacilglicéridos y ácidos grasos en el organismo. LPL: lipoproteína lipasa; NEFA: ácidos grasos no esterificados; TG: triacilglicéridos; VLDL: lipoproteínas de muy baja densidad; MG: monoacilglicéridos.

triacilglicéridos, que son degradados en su digestión intestinal, para su posterior reestructuración e incorporación a las lipoproteínas de origen intestinal, los quilomicrones. Estas lipoproteínas se unen a otras de origen hepático, las VLDL (*Very Low Density Lipoproteins*), que son también ricas en triacilglicéridos. Como se describe en detalle en el capítulo 17, a nivel del tejido adiposo, la lipoproteína lipasa (LPL) hidroliza a los triacilglicéridos de estas lipoproteínas. Los productos de esta reacción, en particular los ácidos grasos, se unen a los de síntesis endógena y son esterificados para su depósito en forma de triacilglicéridos. A su vez, mediante la lipolisis de los triacilglicéridos acumulados en tejido adiposo, los ácidos grasos no esterificados (NEFA o FFA, *Non Esterified Fatty acids* o *Free Fatty Acids*) son liberados a la circulación para llegar a los distintos tejidos. En el hígado, los ácidos grasos pueden ser reesterificados para una nueva síntesis de triacilglicéridos, pero en caso de necesidad también pueden ser oxidados en la síntesis de cuerpos cetónicos, los cuales salen a la circulación para ser utilizados como sustratos energéticos en los tejidos extrahepáticos. El otro producto de la lipolisis del tejido adiposo es el glicerol, que también sale a la circulación y es preferentemente utilizado por el hígado como sustrato gluconeogénico. Por último, la presencia de LPL en otros tejidos extrahepáticos además del tejido adiposo, como es el caso del músculo esquelético o del músculo cardíaco, permite también la utilización de las lipoproteínas ricas en triacilglicéridos como fuente de ácidos grasos para su metabolismo endógeno.

7.3. CICLO DEL ÁCIDO CÍTRICO

7.3.1. Introducción y significado del ciclo en el contexto del metabolismo

El ciclo del ácido cítrico es también conocido como el ciclo de los ácidos tricarboxílicos o ciclo de Krebs, por su descubridor, aunque se considera más apropiada la primera denominación (ciclo del ácido cítrico), al igual que se hace con otras vías metabólicas, en las que el nombre usual no implica el de su descubridor. Este ciclo tiene lugar en el interior de las mitocondrias, y en él se oxidan los dos carbonos del acetato activo (acetil-CoA), al tiempo que se reducen coenzimas. Estas coenzimas reducidas son posteriormente reoxidadas a través de la cadena respiratoria, que asociada a la fosforilación oxidativa da lugar a la formación de ATP.

El acetil-CoA utilizado como sustrato del ciclo del ácido cítrico procede de la degradación oxidativa de glucosa, aminoácidos o ácidos grasos (fig. 7.1). A su vez, en el metabolismo de algunos aminoácidos también se forman compuestos que pueden incorporarse al ciclo del ácido cítrico como metabolitos intermediarios. De igual forma, reacciones del ciclo del ácido cítrico participan en la síntesis de glucosa (gluconeogénesis) y de ácidos grasos (lipogénesis), así como en la interconversión de aminoácidos. Hay también reacciones del ciclo del ácido cítrico que participan en la síntesis de la hemoglobina y de los ácidos nucleicos, así como en vías alternativas para el intercambio de metabolitos a través de la membrana mitocondrial. Éste es, por ejemplo, el caso del acetil-CoA y del oxaloacetato, ya que la membrana interna de las mitocondrias no dispone de transportadores para facilitar su paso. Por último, el ciclo tiene también un papel importante en la regulación metabólica, ya que algunos de sus componentes son efectores alostéricos de enzimas clave del metabolismo.

7.3.2. Antecedentes históricos del ciclo del ácido cítrico

Dada la trascendencia de este ciclo en el metabolismo celular, vale la pena dedicar unas líneas a analizar los antecedentes que llevaron a su descubrimiento. En 1935, el bioquímico americano de origen húngaro Szent-Györgyi, utilizando preparaciones de músculos de alas de pichones, en las que las mitocondrias estaban intactas, demostró que la respiración celular (es decir, el consumo de oxígeno por las células) se estimulaba por ácidos dicarboxílicos tales como succínico, fumárico, málico y oxaloacético. También demostró que el malonato, un importante inhibidor de la *succinato deshidrogenasa,* inhibía también el metabolismo oxidativo de la célula. A su vez, en la misma época, los bioquímicos alemanes Knoop y Martius, que estaban estudiando las etapas intermedias de la oxidación del ácido cítrico, llegaron a establecer la siguiente secuencia de reacciones en preparaciones de hígado:

Ácido cítrico →Ácido aconítico → Ácido isocítrico → Ácido cetoglutárico → Ácido succínico

En realidad, esta secuencia es una parte sustancial de las reacciones del ciclo del ácido cítrico.

Estos antecedentes y sus propios experimentos llevaron al bioquímico inglés de origen alemán Hans Krebs, a concluir que la oxidación de los ácidos tricarboxílicos y dicarboxílicos en el organismo estaba conectada con la oxidación de los alimentos, y que el ácido oxaloacético y otra sustancia, entonces desconocida y que ahora sabemos que es el acetil-CoA, podían combinarse para la síntesis del ácido cítrico en una forma cíclica. A su vez, utilizando preparaciones de músculos de pichón, Krebs observó que la oxidación del piruvato o de carbohidratos endógenos era estimulada por intermediarios de este ciclo, que él ya denominaba ciclo del ácido cítrico. Krebs demostró que en presencia del malonato (inhibidor de la *succinato deshidrogenasa*), la adición de piruvato producía un acúmulo de succinato, y que este efecto era evitado mediante la adición de cantidades estequiométricas de oxaloacetato. Todos estos experimentos llevaron a Krebs y a su discípulo Johnson a enviar una carta al editor a la revista *Nature,* en la que resumían las evidencias de una secuencia cíclica de reacciones que explicaban la oxidación completa por el músculo de paloma de un compuesto de tres átomos de carbono derivado de la glucolisis (el piruvato). Curiosamente, dicha carta al editor fue rechazada para su publicación, por lo que Krebs la transformó en un texto más amplio, que logró publicar ese mismo año en la revista *Enzymologia,* y en forma de carta al editor en la revista *Lancet.*

De hecho, el ciclo no se completó hasta unos 14 años más tarde, cuando Lipmann demostró la formación de acetil-CoA a partir de piruvato, y se confirmó que el ácido cítrico se formaba en el acoplamiento del ácido oxaloacético con el acetil-CoA. Ahora sabemos que el ciclo es universal en los organismos aerobios, y constituye la principal vía de oxidación de los acetilos activos derivados del metabolismo celular, tanto en animales y plantas como en los microorganismos más primitivos.

7.3.3. Localización celular del ciclo

El ciclo del ácido cítrico tiene lugar en su totalidad dentro de las mitocondrias. Sin embargo, algunos de sus metabolitos y enzimas se encuentran también en el espacio extramitocondrial, como es el caso de los ácidos málico y α-cetoglutárico, así como de la *aconitasa, fumarasa* y *malato deshidrogenasa.*

Dentro de las mitocondrias, las enzimas del ciclo se encuentran ubicadas ordenadamente y próximas a las de la cadena respiratoria, facilitándose así el acoplamiento de ambos procesos. Algunas enzimas del ciclo se encuentran íntimamente asociadas a la membrana mitocondrial, lo cual resulta ser un requerimiento para lograr su máxima actividad. Esto ha supuesto que la purificación y el posterior estudio de las características catalíticas de estas enzimas haya sido un proceso laborioso, y por otro lado, que no se haya podido reproducir el ciclo completo en sistemas aislados. De hecho, se requiere una adecuada ubicación intramitocondrial de todos sus componentes (enzimas, coenzimas y metabolitos) para que el ciclo pueda alcanzar su plena actividad.

7.3.4. Conexión de la glucolisis con el ciclo del ácido cítrico: oxidación irreversible del piruvato a acetil-CoA

El piruvato derivado de la glucolisis en el citosol es transportado al interior de la mitocondria por un sistema simporte con un protón; es decir, por un sistema en el que tanto la molécula de piruvato como un H^+ son transportados en la misma dirección. Dentro de la mitocondria, el piruvato es descarboxilado oxidativamente, transformándose en acetil-CoA, en una reacción que puede resumirse así:

$$\text{Piruvato} + \text{NAD}^+ + \text{CoA} \rightarrow \text{Acetil-CoA} + \text{NADH} + \text{H}^+ + \text{CO}_2$$

Este proceso tiene lugar mediante un complejo multienzimático ubicado en la membrana interna de las mitocondrias, denominado *piruvato deshidrogenasa* (PDH), que está formado por tres actividades enzimáticas (*piruvato descarboxilasa, dihidrolipoil transacetilasa* y *dihidrolipoil deshidrogenasa*) y sus cofactores respectivos (tiamina difosfato o vitamina B_1, ácido lipoico y coenzima A), así como otros dos cofactores libres (FAD y NAD^+). Como se muestra en la figura 7.4, en este sistema, el piruvato es descarboxilado por la actividad *piruvato descarboxilasa* de dicho sistema, formando un derivado hidroxietílico del anillo tiazólico de la tiamina difosfato unido a la enzima. Éste reacciona a su vez con la lipoamida oxidada (amida del ácido lipoico oxidado, unido a un residuo de lisina), que es el grupo prostético de la *dihidrolipoil transacetilasa,* dando lugar a una acetil-lipoamida. Esta acetil lipoamida reacciona con la coenzima A para formar acetil-CoA y lipoamida reducida (también denominada dihidrolipoamida). Esta reacción se completa cuando la lipoamida es reoxidada por la *dihidrolipoil deshidrogenasa,* que es una flavoproteína que contiene FAD, y en el proceso se forma $FADH_2$. Por último, la flavoproteína reducida es oxidada por el NAD^+, formándose $NADH+H^+$, que transfiere sus equivalentes reducidos a la cadena respiratoria.

El complejo multienzimático de la *piruvato deshidrogenasa* es inhibido por sus productos finales, acetil-CoA y $NADH+H^+$ (fig. 7.5). A su vez, este complejo puede ser controlado por fosforilación catalizada por una quinasa específica, la *PDH quinasa,* que introduce residuos de fosfato en tres serinas del complejo, inhibiendo su actividad. Por otro lado, una *PDH fosfatasa* cataliza la desfosforilación de la PDH, logrando su activación. Como se muestra en la figura 7.5, la *PDH quinasa* es activada por incrementos en los cocientes acetil-CoA/CoA, $NADH+H^+/NAD^+$ y ATP/ADP, mientras que es inhibida por iones calcio, piruvato y la tiamina difosfato. A su vez, la *PDH fosfatasa* es activada por iones magnesio y calcio, así como por insulina en el caso del tejido adiposo.

Cabe también mencionar que la activación e inhibición de la *piruvato deshidrogenasa* están interconectadas, y el conjunto de su control permite que ante un exceso de energía, de potencial reductor o del producto de la oxidación de los ácidos grasos (es decir, aumento de los cocientes ATP/ADP, $NADH+H^+/NAD^+$ y acetil-CoA/CoA), se inhiba la oxidación del piruvato derivado bien de la glucolisis, bien del metabolismo de los aminoácidos o del formado a partir de lactato. En estas condiciones en que el piruvato no es descarboxilado y oxidado por la *piruvato deshidrogenasa,* es canalizado hacia la formación de oxaloacetato en la primera reacción de la gluconeogénesis (v. cap. 9).

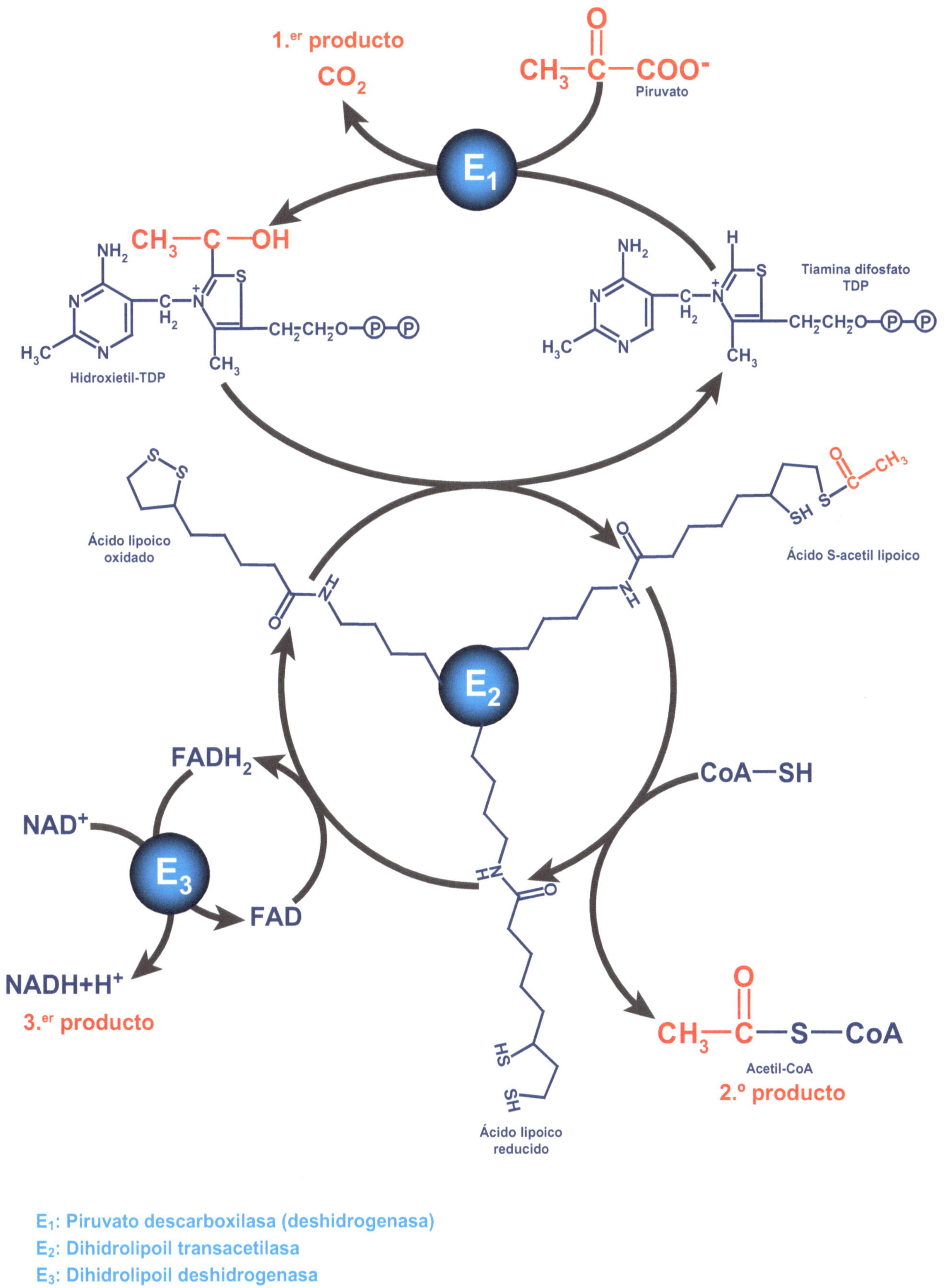

Fig. 7.4 **Esquema de las reacciones que participan en el complejo multienzimático de la *piruvato deshidrogenasa*, con la participación de tres enzimas: la *piruvato descarboxilasa* o *deshidrogenasa* (E_1), la *dihidrolipoil tansacetilasa* (E_2) y la *dihidrolipoil deshidrogenasa* (E_3), así como la participación de la tiamina difosfato (TDP).**

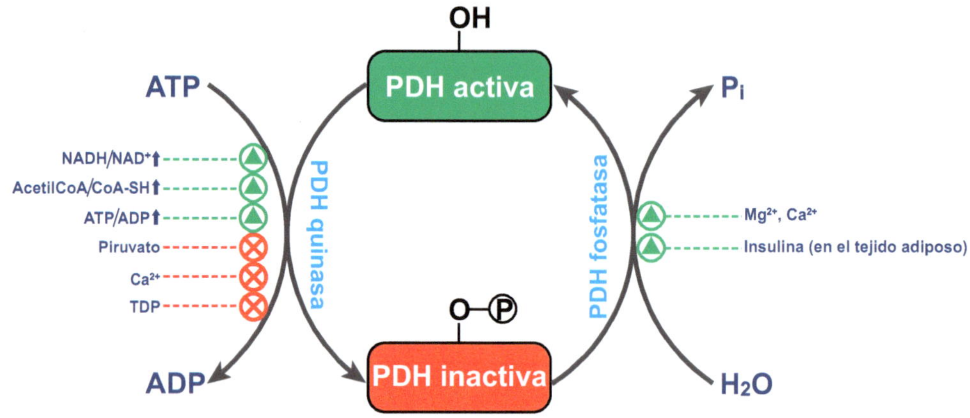

Fig. 7.5 Regulación de la *piruvato deshidrogenasa* por interconversión mediante la transformación de su configuración activa (desfosforilada) en inactiva (fosforilada), y viceversa. TDP, tiamina difosfato.

7.3.5. Reacciones del ciclo del ácido cítrico

El conjunto de reacciones que participan directamente en el ciclo se muestra en la figura 7.6, con indicación de enzimas, coenzimas y nombre de los ácidos que en él participan. El balance global del ciclo es:

$$CH_3-CO\sim CoA+3\,H_2O\rightarrow 2CO_2+4[2H^+]+HS\text{-}CoA$$

Las dos moléculas de CO_2 que se forman son equivalentes a los dos carbonos presentes en el acetil-CoA, aunque debe tenerse en cuenta que los dos carbonos de los dos CO_2 no son los mismos que los presentes en el acetilo que se incorpora en la primera vuelta del ciclo (fig. 7.6). A su vez, los cuatro pares de protones son utilizados para la reducción de NAD^+ y FAD con la formación de 3(NADH+H^+) y 1 $FADH_2$, los cuales son posteriormente oxidados a través de la cadena respiratoria para su acoplamiento con la fosforilación oxidativa (formación de ATP).

La primera reacción del ciclo es la condensación de una molécula de acetil-CoA con otra de oxaloacetato, catalizada por la *citrato sintasa*, que forma un enlace carbono-carbono entre el grupo metilo del acetil-CoA y el carbono carbonilo del oxaloacetato. El enlace tioéster del citril-CoA que se forma es hidrolizado, liberándose citrato y HS-CoA, en una reacción exergónica.

El citrato es isomerizado a isocitrato a través de una reacción catalizada por la *aconitasa*. Esta reacción tiene lugar en dos pasos: la deshidratación del citrato con la formación de *cis*-aconitato y la rehidratación de este para la formación de isocitrato. Curiosamente, aunque la molécula de citrato es simétrica, la *aconitasa* la reconoce como asimétrica, de forma que los dos átomos de carbono que se liberan más adelante en el ciclo no son los procedentes del acetil-CoA que se ha incorporado. Este reconocimiento asimétrico de la molécula del citrato por la *aconitasa* es el resultado de la canalización directa del producto de la *citrato sintasa* al sitio activo de la *aconitasa*, sin ser liberado al medio. Existe un veneno, el fluoracetato, cuyas propiedades tóxicas se deben a que el fluoroacetil-CoA se condensa con el oxaloacetato para la formación del fluorocitrato, el cual es inhibidor de la *aconitasa* y da lugar a un acúmulo de citrato.

El isocitrato, por acción de la *isocitrato deshidrogenasa*, se deshidrogena en una reacción dependiente de NAD^+, dando lugar inicialmente a oxalosuccinato, el cual permanece unido a la enzima y se descarboxila de forma espontánea, dando lugar a la formación de α-cetoglutarato (también denominado 2-oxoglutarato). Esta descarboxilación requiere de iones Mg^{2+} o Mn^{2+}. En la deshidrogenación del isocitrato se forma también NADH+H^+. De todas formas, cabe indicar que existen tres isoenzimas de la *isocitrato deshidrogenasa,* aunque la que es dependiente de NAD^+ se encuentra únicamente en el interior de la mitocondria. Las otras dos isoenzimas son dependientes de $NADP^+$ y se encuentran, respectivamente, en la mitocondria y en el citosol, aunque la isoenzima dependiente de NAD^+ es prácticamente la única de las tres que aporta potencial reductor para la cadena respiratoria.

El α-cetoglutarato sufre una descarboxilación oxidativa catalizada por la *α-cetoglutarato deshidrogenasa*, que es un complejo multienzimático prácticamente igual que el de la *piruvato deshidrogenasa* descrito más arriba en este capítulo. De hecho, el complejo de la *α-cetoglutarato deshidrogenasa* necesita los mismos cofactores que el de la *piruvato deshidrogenasa* (tiamina difosfato, lipoato, NAD^+, FAD y CoA), y el resultado de la reacción es la formación del succinil-CoA. Esta reacción es prácticamente irreversible, como lo era la catalizada por la *piruvato deshidrogenasa,* y de igual manera, es también inhibida por arsenito, que hace que se acumule el α-cetoglutarato.

Por acción de la *succinato tioquinasa* (también denominada *succinil-CoA sintetasa*), el succinil-CoA se transforma en succinato en una reacción dependiente de ADP, con formación de ATP. En realidad, ésta es la única reacción del ciclo en la que se produce ATP a nivel de sustrato. En el hígado y la corteza renal, dos tejidos donde tiene lugar la gluconeogénesis, existen dos isoenzimas de la *succinato tioquinasa*, una que utiliza ADP y la otra que utiliza GDP en la síntesis de GTP, el cual, por la acción de una *nucleósido difosfato quinasa* puede transferir su tercer grupo fosfórico al ADP, con formación de ATP:

$$GTP+ADP\rightarrow GDP+ATP$$

En estos dos tejidos, la reacción catalizada por la *succinato tioquinasa* supone una interacción entre el ciclo del ácido cítrico y la utilización del oxaloacetato para la gluconeogénesis. En el resto de los tejidos en el caso de mamíferos, así como en las plantas y bacterias, la única isoenzima de la *succinato tioquinasa* es la dependiente de ADP.

En la siguiente reacción, el succinato es deshidrogenado por la *succinato deshidrogenasa* con la formación del fumarato. Esta enzima se encuentra en la membrana interna de las mitocondrias y contiene FAD y el complejo proteico con centro de hierro y azufre (Fe:S). En la reacción se forma

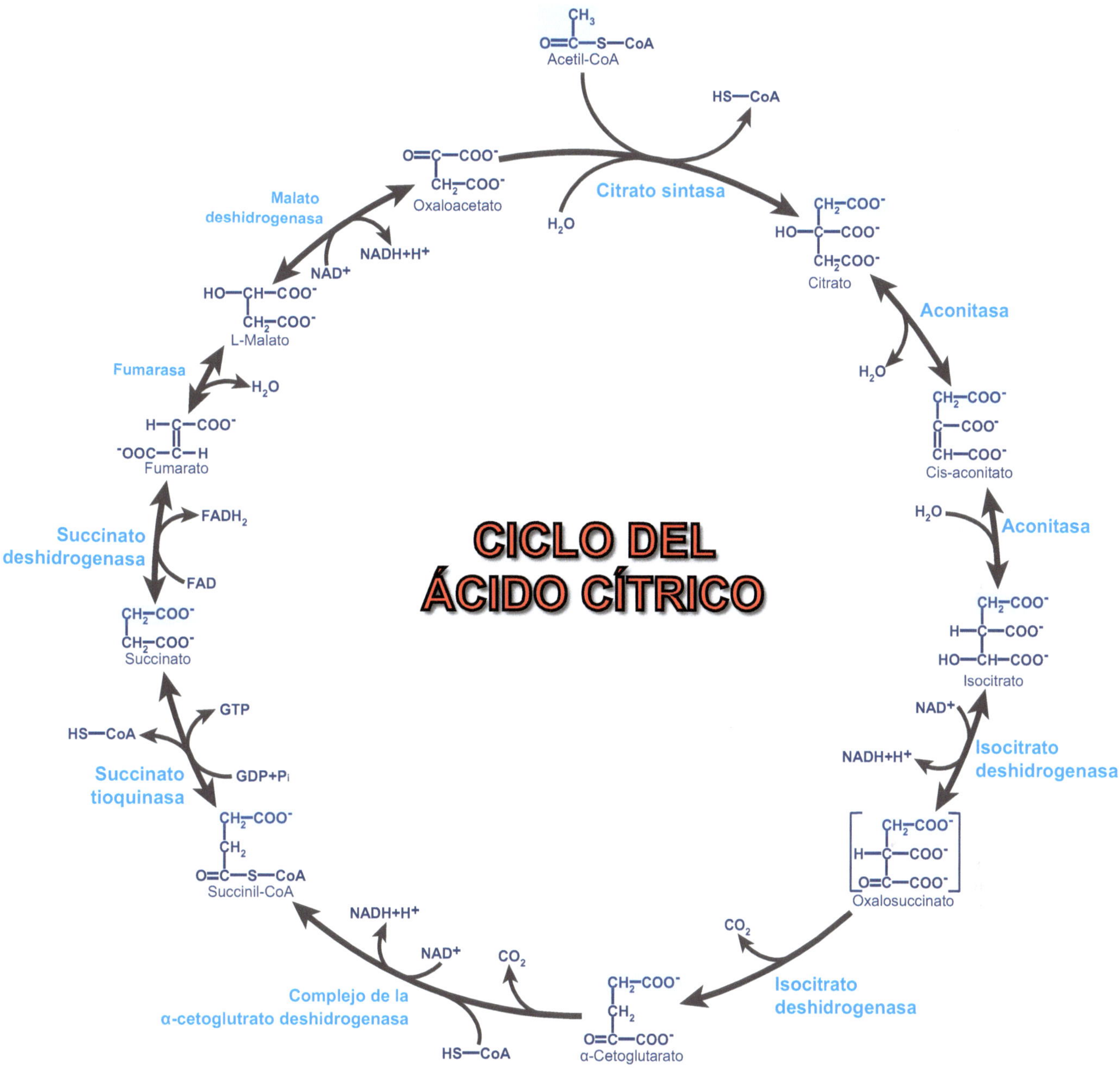

Fig. 7.6 **Reacciones del ciclo del ácido cítrico.**

$FADH_2$, que es utilizado directamente en la reducción de la ubiquinona en la cadena respiratoria. La *succinato deshidrogenasa* es inhibida de forma competitiva por el malonato, cuya estructura es semejante a la del succinato. El fumarato se hidrata por acción de la *fumarasa*, dando lugar a la formación del malato, el cual, por acción de la *malato deshidrogenasa* pierde dos protones para la reducción de una molécula de NAD^+ y la formación del oxaloacetato. El equilibrio de esta reacción catalizada por la *malato deshidrogenasa* favorece la formación de malato, pero normalmente está desplazada hacia la derecha debido a la pérdida de oxaloacetato para la gluconeogénesis en los tejidos gluconeogénicos o su transformación en aspartato mediante una transaminación y la reoxidación del $NADH+H^+$ a través de la cadena respiratoria.

7.3.6. Rendimiento energético del ciclo del ácido cítrico

El ciclo del ácido cítrico funciona únicamente en aerobiosis, perfectamente coordinado con la cadena respiratoria. Ello permite que las coenzimas reducidas que se forman [$3(NADH+H^+)$ y 1 $FADH_2$] puedan ser oxidadas y que la mayor parte de la energía que en él se desprende sea aprovechada para la formación de ATP. De hecho, de las 216 kcal que se liberan en cada vuelta del ciclo, 191 lo son de la cadena respiratoria. A su vez, parte de esta energía es liberada en forma de calor, pero el resto es aprovechada en la síntesis de ATP. Por cada molécula de acetil-CoA que entra en el ciclo y éste da una vuelta completa, se forman un total de 12 moléculas de ATP (tabla 7.1).

Tabla 7.1. Rendimiento energético del ciclo del ácido cítrico

Isocitrato → α-cetoglutarato	1 NADH+H$^+$	3 ATP en la cadena respiratoria
α-cetoglutarato → succinil-CoA	1 NADH+H$^+$	3 ATP en la cadena respiratoria
Succinil-CoA → succinato	1 ATP o GTP	1 ATP
Succinato → fumarato	1 $FADH_2$	2 ATP en la cadena respiratoria
Malato → oxalacetato	1 NADH+H$^+$	3 ATP en la cadena respiratoria
		Total 12 ATP

Puesto que cada ATP puede aportar 7,3 kcal, estos 12 ATP suponen un total de 87,6 kcal. A estos ATP habría que añadir tres más producidos por la formación del acetil-CoA en la descarboxilación oxidativa del piruvato, donde también se produce un NADH+H$^+$. Este rendimiento de energía metabólica del ciclo del ácido cítrico corresponde a un 40% de la energía libre total del mismo, lo cual supone un alto rendimiento desde el punto de vista fisiológico, siendo la principal fuente de ATP del organismo.

7.3.7. Papel del ciclo del ácido cítrico en el metabolismo

Además de la oxidación de los dos átomos de carbono del acetil-CoA, el ciclo del ácido cítrico desempeña un papel fundamental en la interconversión de metabolitos para vías metabólicas esenciales en el organismo: participa en los procesos de transaminación y desaminación de aminoácidos, aporta sustratos en la síntesis de aminoácidos, aporta sustratos para la síntesis de glucosa (gluconeogénesis), y participa en la síntesis de ácidos grasos aportando su sustrato (acetil-CoA) y facilitando su transporte al exterior de las mitocondrias.

Una relevancia especial en este intercambio de metabolitos ocurre en situaciones en las que se produce en el interior de las mitocondrias un incremento súbito en la llegada de piruvato derivado de la glucolisis o de acetil-CoA a partir de ácidos grasos, como ocurre en el ejercicio brusco y en situaciones de estrés. En estas condiciones puede suceder que la entrada de acetil-CoA en el ciclo esté limitada por una insuficiente disponibilidad de oxaloacetato para la síntesis de citrato. El organismo ha resuelto el problema mediante dos reacciones que pueden considerarse auxiliares del ciclo, denominadas *reacciones anapleróticas*, que evitan esta situación. Son las catalizadas por la *piruvato carboxilasa* y por la *enzima málica*.

La *piruvato carboxilasa* es una enzima exclusivamente intramitocondrial de la gluconeogénesis, que cataliza la formación de oxaloacetato mediante la carboxilación del piruvato y requiere acetil-CoA como efector de activación para su funcionamiento:

$$\underset{\text{Piruvato}}{CH_3-CO-COO^-} + CO_2 + ATP \rightarrow$$
$$\underset{\text{Oxaloacetato}}{^-OOC-CH_2-CO-COO^-} + ADP + Pi$$

Cuando ocurre un incremento en la concentración intramitocondrial de acetil-CoA, como por ejemplo en condiciones en que aumenta la actividad de la β-oxidación de los ácidos grasos (ayuno, ejercicio, estrés, etc.), se produce una inhibición de la *piruvato deshidrogenasa* (el acetil-CoA es inhibidor de este complejo multienzimático) y una activación de la *piruvato carboxilasa* (fig. 7.7). Esto permite que el piruvato no se desaproveche en la formación de acetil-CoA, que no podría entrar en el ciclo por falta de oxaloacetato, sino que precisamente es canalizado hacia la síntesis de este metabolito, garantizando así su disponibilidad para la gluconeogénesis (v. cap. 9), que en esas situaciones debe estar activada.

Otra reacción anaplerótica del ciclo del ácido cítrico es la catalizada por la *malato deshidrogenasa* dependiente de NADP$^+$, que también se denomina *enzima málica*. Esta enzima cataliza la carboxilación y reducción del piruvato, transformándolo en malato, utilizando como coenzima reductor el NADPH+H$^+$. La reacción es la siguiente, y funciona en las dos direcciones:

$$\underset{\text{Piruvato}}{CH_3-CO-COO} + CO_2 + NADPH + H^+ \leftrightarrow$$
$$\underset{\text{Malato}}{^-OOC-CH_2-CHOH-COO^-} + NADP^+$$

Mediante la posterior transformación del malato a oxaloacetato, a través de la *malato deshidrogenasa* del ciclo del ácido cítrico, esta reacción también contribuye al aporte de oxaloacetato en el interior de las mitocondrias (fig. 7.7). Además, mediante el acoplamiento de las reacciones catalizadas por la *enzima málica* y la *malato deshidrogenasa* dependiente de NAD$^+$ (es decir, la del ciclo del ácido cítrico), el potencial reductor de cualquier NADPH+H$^+$ que se haya podido formar en el interior de las mitocondrias es utilizado para la reducción del NAD$^+$ (fig. 7.7), y con ello su incorporación a la cadena respiratoria.

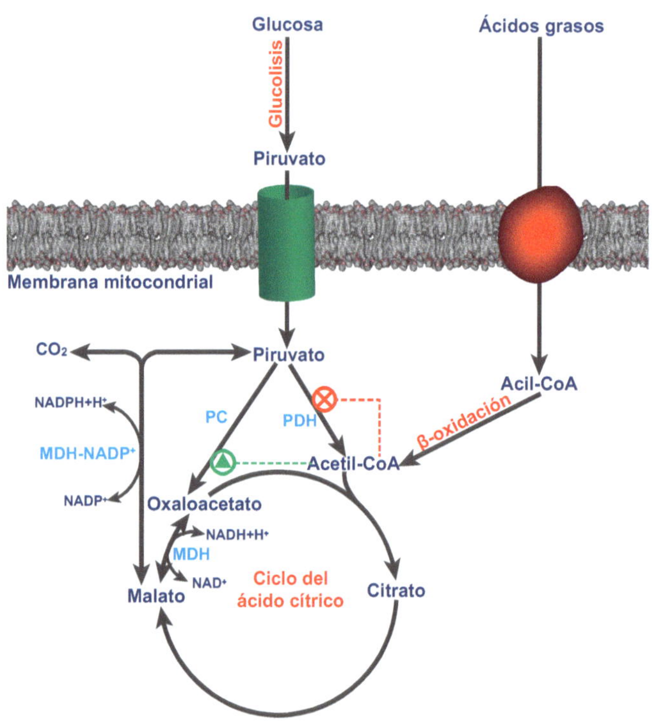

Fig. 7.7 Reacciones anapleróticas del ciclo del ácido cítrico, catalizadas por la *piruvato carboxilasa* (PC) y la *enzima málica* o *malato deshidrogenasa dependiente de NADP$^+$* (MDH-NADP$^+$). PDH, piruvato deshidrogenasa; MDH, malato deshidrogenasa dependiente de NAD$^+$)

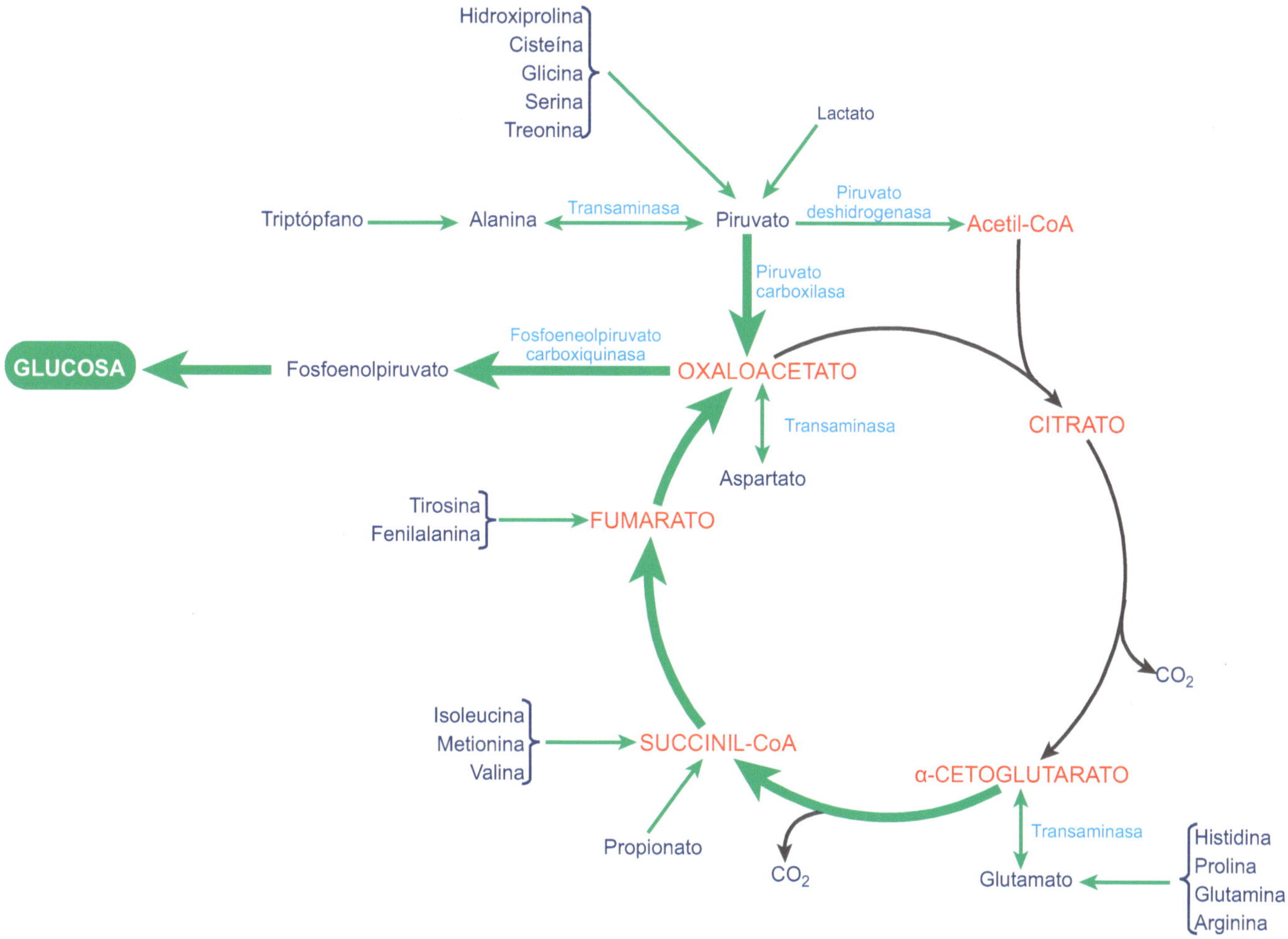

Fig. 7.8 Incorporación al ciclo del ácido cítrico de compuestos derivados del metabolismo de aminoácidos y utilización de sus componentes carbonados como fuentes de oxaloacetato para la síntesis de glucosa.

De estas dos reacciones anapleróticas características del ciclo del ácido cítrico, la más relevante desde el punto de vista cuantitativo es la catalizada por la *piruvato carboxilasa*, cuya actividad aumenta en condiciones en que la gluconeogénesis está también aumentada, como en ayunas, la diabetes, el ejercicio, etc., contribuyendo así al aporte de oxaloacetato para dicha vía. En el caso de la *enzima málica,* su actividad varía de forma inversa, encontrándose disminuida en los casos de diabetes, mientras que aumenta tras la administración de insulina.

Existen también otras muchas reacciones en las que directa o indirectamente está implicado el ciclo del ácido cítrico, de las que se citarán las más relevantes. El lactato es un sustrato importante para la gluconeogénesis, pero también puede entrar en el ciclo del ácido cítrico mediante su oxidación a piruvato y la carboxilación de éste. A su vez, varios aminoácidos, mediante su transaminación, pueden dar lugar directamente a metabolitos intermedios del ciclo, como es el caso de la alanina, que forma piruvato, del aspartato, que forma oxaloacetato, y del glutamato, que forma α-cetoglutarato. Puesto que estas reacciones son reversibles, además de ser utilizadas como fuente de metabolitos para el ciclo, también pueden aportar el esqueleto carbonado para la síntesis de dichos aminoácidos a partir de esos metabolitos del ciclo. Hay también otros aminoácidos que aunque no directamente, en su metabolismo aportan metabolitos intermedios del ciclo, que finalmente dan lugar a oxaloacetato, el cual es posteriormente utilizado para la síntesis de glucosa (fig. 7.8).

El ciclo del ácido cítrico también desempeña un papel importante en la síntesis de ácidos grasos, la cual se realiza en el espacio extramitocondrial, y cuyo principal sustrato es el acetil-CoA procedente de la oxidación y descarboxilación del piruvato por la *piruvato deshidrogenasa* mitocondrial. La membrana mitocondrial es impermeable al acetil-CoA, por lo que se requiere un sistema de lanzadera para su salida. En la primera reacción del ciclo del ácido cítrico, el acetil-CoA se transforma en citrato, el cual sí puede salir fuera de la mitocondria. En el citoplasma, el citrato por la *citrato liasa* dependiente de ATP, vuelve a aportar acetil-CoA y oxaloacetato (v. cap. 14). Es interesante tener en cuenta que en el interior de la mitocondria, el citrato se hace disponible para su transporte al exterior únicamente cuando la *aconitasa* está saturada por su sustrato. Esto garantiza que el citrato sea utilizado para la lipogénesis únicamente cuando se encuentra en suficiente cantidad para que la actividad del ciclo no se detenga.

7.3.8. Regulación del ciclo del ácido cítrico

En la mayoría de los tejidos, el ciclo del ácido cítrico está dirigido al aporte de energía. De hecho, la proximidad intracelular del ciclo, la cadena respiratoria y la fosforilación oxidativa no es sólo física, sino también funcional, de tal forma que la actividad de uno depende de las otras, y viceversa. De hecho, la actividad del ciclo depende de la disponibilidad de NAD^+, la cual, debido al acoplamiento de la cadena respiratoria con la fosforilación oxidativa, también es dependiente de la disponibilidad de ADP, y en última instancia del consumo de ATP en reacciones químicas o en trabajo mecánico. Lógicamente, los sitios más importantes de regulación del ciclo del ácido cítrico son los catalizados por enzimas cuya reacción está lejos del equilibrio, como la *citrato sintasa*, la *isocitrato deshidrogenasa* y la *α-cetoglutarato deshidrogenasa*. En el caso de las deshidrogenasas, son activadas por iones Ca^{2+}, cuya concentración aumenta, por ejemplo, en músculo durante su contracción y, consecuentemente, cuando hay un incremento de sus necesidades energéticas. En el caso del cerebro, que es un tejido altamente dependiente de glucosa y de su consumo por la glucolisis para la formación de piruvato y posterior transformación en acetil-CoA, es precisamente en este paso catalizado por la *piruvato deshidrogenasa* donde se realiza el control del ciclo. Además, varias enzimas del ciclo son controladas por los cocientes ATP/ADP y $NADH+H^+/NAD^+$. Así, la *citrato sintasa* es inhibida alostéricamente por ATP y por derivados acil-CoA de cadena larga. La *isocitrato deshidrogenasa* dependiente de NAD^+ es activada alostéricamente por ADP, y este efecto es contrapuesto al de ATP y $NADH+H^+$. El complejo de la *α-cetoglutarato deshidrogenasa* es controlado de la misma forma que ya se ha expuesto anteriormente en este capítulo para la *piruvato deshidrogenasa*. La *succinato deshidrogenasa* es inhibida por el oxaloacetato, cuya disponibilidad dentro del ciclo depende del cociente $NADH/NAD^+$, que controla a su vez la actividad de la *malato deshidrogenasa*. Por otra parte, dado que la concentración intramitocondrial del oxaloacetato es próxima al valor de la K_m de la *citrato sintasa* para éste, la cantidad de oxaloacetato disponible dentro de la mitocondria modula su condensación con el acetil-CoA en la formación del citrato.

En condiciones fisiológicas, el ciclo del ácido cítrico funciona alcanzando un equilibrio dinámico, en el que se mantiene constante el estado estacionario de los metabolitos que en él participan. Sin embargo, en condiciones de ayuno, ejercicio o en algunas situaciones patológicas se producen cambios en este equilibrio, dando lugar a cambios importantes en las concentraciones de esos metabolitos, lo cual repercute en las reacciones que dependen de ellos. A su vez, aunque el acetil-CoA derivado del metabolismo hidrocarbonado, lipídico o aminoproteico es el principal sustrato para el ciclo del ácido cítrico, como se puede observar en la figura 7.8, no es el único. De igual forma, del ciclo del ácido cítrico se derivan sustratos para la síntesis de otros componentes, como es el caso del oxaloacetato para la síntesis de glucosa, el succinil-CoA para la síntesis de porfirinas, etc. Ello hace que la actividad de estas otras vías metabólicas influya también en las del ciclo del ácido cítrico y en su rendimiento energético.

7.3.9. Intercambio de metabolitos del ciclo del ácido cítrico a través de la membrana de la mitocondria

Aunque el ciclo del ácido cítrico tiene lugar completamente en la mitocondria, se nutre de metabolitos extramitocondriales. De igual forma, metabolitos intermedios del ciclo del ácido cítrico pueden ser utilizados por rutas extramitocondriales. Mientras que la membrana externa de las mitocondrias es permeable para muchos compuestos, la permeabilidad de la membrana interna es muy limitada y selectiva. Esto garantiza el mantenimiento del equilibrio osmótico e iónico entre las mitocondrias y el citosol, y además asegura los requerimientos mínimos de metabolitos intermedios del ciclo en el espacio intramitocondrial. Para realizar el intercambio de compuestos a través de la membrana interna de la mitocondria existen unos sistemas de transporte cuyas principales características se resumen en la figura 7.9. Algunos compuestos, como el malato, el succinato, etc., utilizan transportadores relativamente sencillos, mientras que otros requieren transportadores específicos denominados *translocasas* por presentar características cinéticas similares a las de las enzimas y requerir de otro compuesto o ión, que es transportado en el sentido opuesto.

7.4. CICLO DEL GLIOXILATO

En los glioxisomas presentes en células vegetales (en particular las de semillas), en muchos microorganismos e incluso en algunos invertebrados tiene lugar lo que podría denominarse una versión reducida del ciclo del ácido cítrico, que por poseer el glioxilato como metabolito intermedio característico, recibe el nombre de *ciclo del glioxilato*. Este ciclo tiene especial interés en cuanto que permite a los organismos que lo poseen la síntesis neta de glucosa a partir de ácidos grasos, lo cual no ocurre en los animales superiores. Esta conversión es especialmente relevante en el caso de las semillas, que contienen una importante reserva de triacilglicéridos que se degradan en la etapa de la germinación, y los ácidos grasos liberados se convierten en azúcares. En el caso de los animales superiores, la conversión de piruvato en acetil-CoA (catalizada por la *piruvato deshidrogenasa*) es un proceso irreversible, y ello impide que este producto final de la oxidación de los ácidos grasos pueda convertirse en piruvato para entrar en la gluconeogénesis (v. cap. 9). Sin embargo, los organismos inferiores poseen dos enzimas, la *isocitrato liasa* y la *malato sintasa*, que les permite la síntesis neta de oxaloacetato a partir del acetil-CoA derivado de la β-oxidación de los ácidos grasos en los propios glioxisomas, y a través del oxaloacetato llegar hasta la glucosa.

Como se muestra en la figura 7.10A, en los glioxisomas la *isocitrato liasa* cataliza la ruptura de la molécula de isocitrato en succinato y glioxilato, y aunque esta reacción es reversible, las concentraciones de sus componentes hacen que *in vivo* se encuentre desplazada a la derecha. A su vez, la *malato sintasa* cataliza la condensación del glioxilato y el acetil-CoA para la formación de malato.

La *malato sintasa* y la *isocitrato liasa* se acoplan a las reacciones catalizadas por la *malato deshidrogenasa* (MDH), la *citrato sintasa* y la *aconitasa* para dar lugar a un ciclo del ácido cítrico acortado (ciclo del glioxilato) (fig. 7.10B). En este ciclo, el glioxilato actúa como un transportador de las moléculas de acetil-CoA que entran en él, desempeñando un papel similar al del oxaloacetato en el ciclo del ácido cítrico.

El ciclo del glioxilato se realiza de forma compartimentada entre los glioxisomas y las mitocondrias, permitiendo su acoplamiento con las reacciones del ciclo del ácido cítrico que tiene lugar en éstas. Como también se muestra en la figura 7.10B, las moléculas de acetil-CoA derivadas de la β-oxidación de los ácidos grasos que tiene lugar en los glioxisomas dan lugar a succinato, el cual, en las mitocondrias, a través de las reacciones del ciclo del ácido cítrico, genera malato. Éste puede salir de las mitocondrias y en el citosol dar lugar a oxaloacetato, donde es utilizado para la síntesis de glucosa a través de la gluconeogénesis.

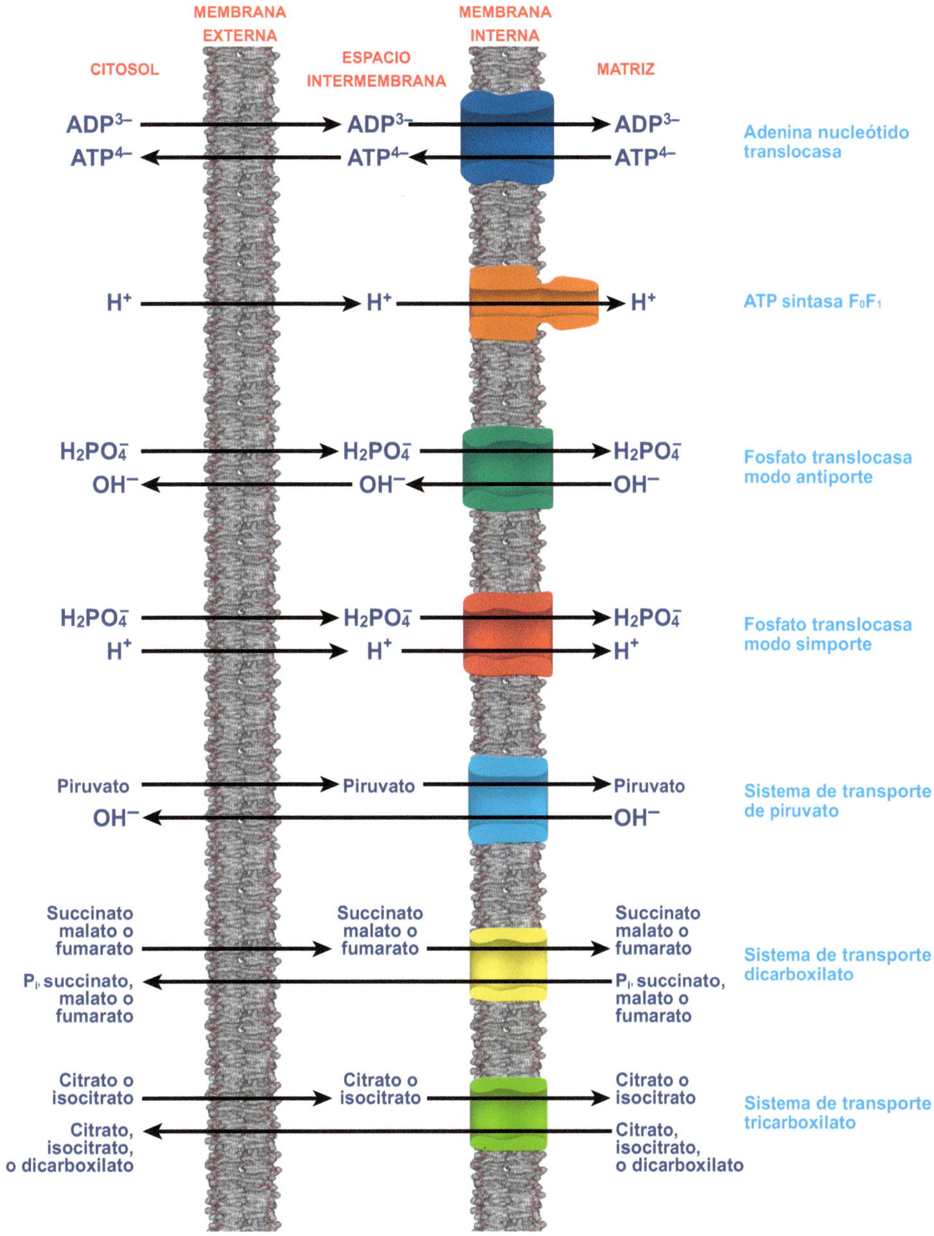

Fig. 7.9 **Sistemas de transporte de sustratos y productos relacionados con el ciclo del ácido cítrico en la membrana interna de las mitocondrias.** En el caso de la *adenina nucleótido translocasa*, su estructura se extiende a ambos lados de la membrana interna de las mitocondrias, uniendo a un ADP de forma específica en la cara externa de dicha membrana. De igual forma, la proteína acopla a una molécula de ATP de la matriz mitocondrial, facilitando el intercambio de los dos nucleótidos de adenina. Puesto que la molécula de ATP dispone de cuatro cargas positivas, mientras que la de ADP dispone de tres, el sistema es facilitado (e impulsado) por el gradiente protónico (H^+) que se establece a nivel de la ATP sintasa F_0F_1 en los últimos pasos de la fosforilación oxidativa. En el caso de la *fosfato translocasa,* el sistema funciona como *antiporte* o *simporte*, de forma que en el caso del antiporte la entrada de ión fosfato monobásico ($H_2PO_4^-$) se realiza acoplada a la entrada de iones hidroxilo (OH^-). Sin embargo, de forma alternativa, la entrada de ión fosfato dibásico (HPO_4^{2-}) se realiza por sistema simporte junto a dos protones. De esta forma, en ambos casos se consigue una neutralidad eléctrica. En el caso del transporte de piruvato, éste se intercambia con OH^-, y en el de los ácidos dicarboxílicos, como el succinato, malato o fumarato, el intercambio lo pueden hacer entre sí o con una molécula de ortofosfato (H_3PO_4). A su vez, la entrada de ácidos tricarboxílicos se realiza con intercambio entre ellos o con un ácido dicarboxílico.

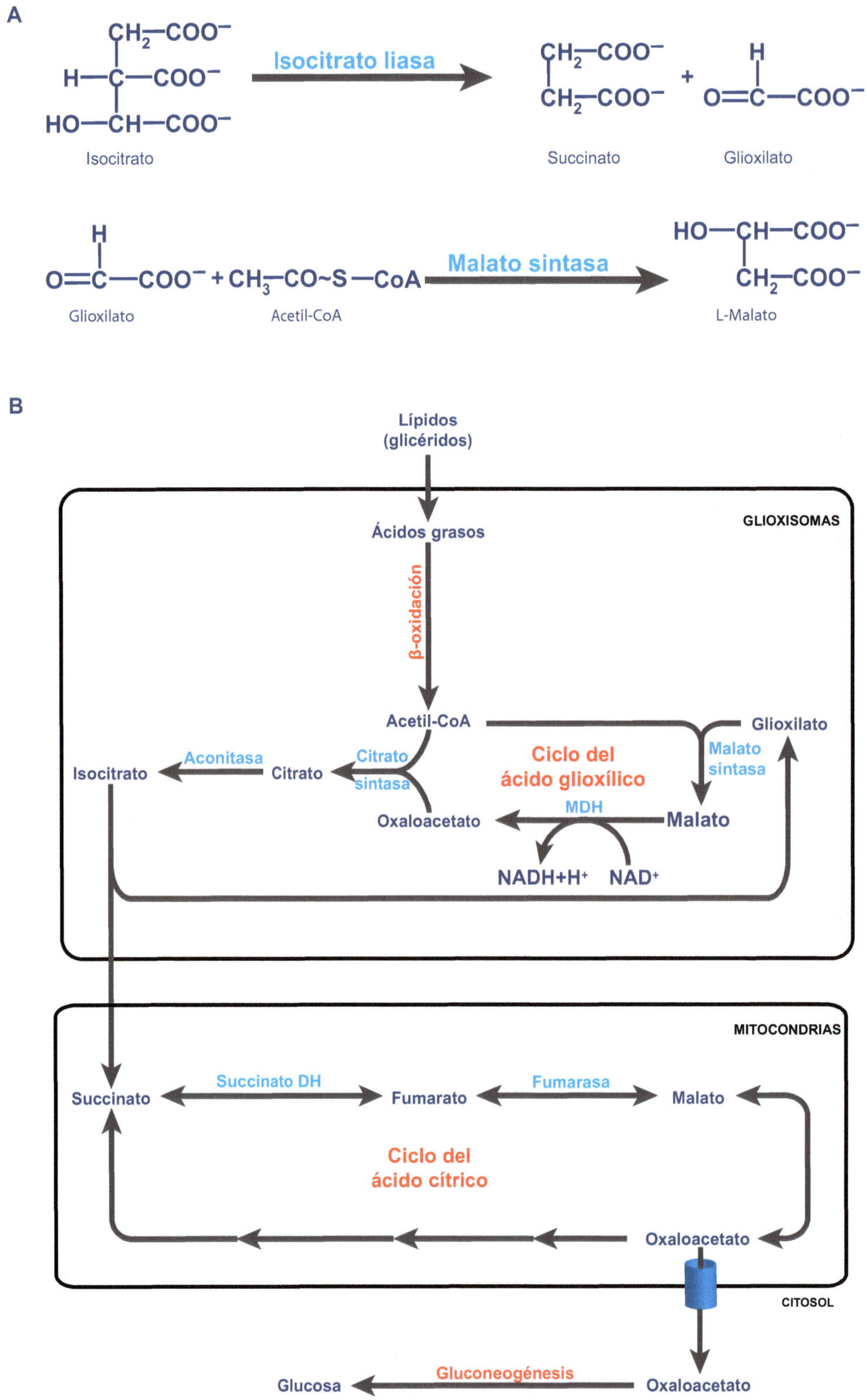

Fig. 7.10 Ciclo del glioxilato. A. Reacciones de la *isocitrato liasa* y la *malato sintasa.* **B.** Esquema global del ciclo mostrando su compartimentación intracelular, acoplado al ciclo del ácido cítrico y la síntesis de glucosa a partir del oxaloacetato derivado de la oxidación de los ácidos grasos. La salida del oxaloacetato de la mitocondria se realiza de forma indirecta, como malato o aspartato. MDH: *malato deshidrogenasa*.

RESUMEN

1. El ciclo del ácido cítrico es la etapa final del catabolismo oxidativo de carbohidratos, lípidos y proteínas. Su sustrato es el acetil-CoA, que procede de la oxidación y la descarboxilación del piruvato catalizada por el complejo enzimático de la *piruvato deshidrogenasa* o de la β-oxidación de los ácidos grasos; todo ello dentro de la mitocondria. A través de una serie de reacciones de deshidrogenaciones y descarboxilaciones, el citrato se transforma de nuevo en oxaloacetato, formándose coenzimas reducidas y liberándose dos átomos de carbono en forma de CO_2.
2. Las coenzimas reducidas que se forman en el ciclo son oxidadas por la cadena respiratoria coordinada con la síntesis de ATP (fosforilación oxidativa). Por esto, y porque el ciclo se localiza en la matriz de las mitocondrias en una posición adyacente a la cadena respiratoria y a la fosforilación oxidativa, constituye la principal fuente de ATP para la célula.
3. Aunque el ciclo funciona siempre en la dirección de las agujas del reloj por el desplazamiento del equilibrio de algunas de sus reacciones enzimáticas, es una vía anfibólica, ya que además de proveer de potencial reductor, es una fuente importante de sustratos para otras vías metabólicas, como la gluconeogénesis, la lipogénesis o la interconversión de aminoácidos.
4. El ciclo del glioxilato tiene lugar en los glioxisomas presentes en células vegetales y de muchos microorganismos. Es una forma acortada del ciclo del ácido cítrico, con el que se encuentra acoplado. Esta ruta permite la formación de oxaloacetato a partir del acetil-CoA derivado de la β-oxidación de los ácidos grasos, y su posterior transformación en glucosa, lo cual no es posible en los animales superiores debido a la irreversibilidad de la reacción catalizada por la *piruvato deshidrogenasa.*

Bibliografía

Baldwin JE, Krebs HA. The evolution of metabolic cycles. Nature. 1981;291:381.
Behal RH, Buxton DB, Robertson JG, Olson MS. Regulation of the pyruvate deshydrogenase multienzyme complex. Annu Rev Nutr. 1993;13:497.
Gibala MJ, Young ME. Anaplerosis of the citric acid cycle: role in energy metabolism of heart and skeletal muscle. Acta Physiol Scand. 2000;168:657.
Kay J, Weitzman PDJ, editors. Krebs' Citric Acid Cycle – Half a Century and Still Turning. London: Biochem Society; 1987.
Owen OE, Kalhan SC. The key role of anaplerosis and cataplerosis for citric acid cycle function. J Biol Chem. 2002;277:30409.
Patel MS, Korotchkina LG. Regulation of pyruvate dehydrogenase complex. Biochem Soc Trans. 2006;34:217.
Sugden MC, Holmes MJ. Mechanisms underlying regulation of the expression and activities of the mammalian pyruvate dehydrogenase kinases. Arch Physiol Biochem. 2006;112:139.

Parte IV

Metabolismo de carbohidratos

ÍNDICE DE CAPÍTULOS

Carbohidratos de interés fisiológico. Digestión y absorción de los hidratos de carbono de la dieta

Henar Ortega Senovilla

OBJETIVOS DE APRENDIZAJE

- **Conocer las unidades estructurales básicas de los carbohidratos, sus propiedades y las modificaciones químicas más habituales que tienen lugar en el organismo.**
- **Analizar los tipos de carbohidratos en función de las unidades que los constituyen.**
- **Describir los carbohidratos más importantes desde el punto de vista fisiológico, y la relación entre su estructura y la función que desarrollan.**
- **Comprender el proceso de la digestión y absorción de los carbohidratos de la dieta, como parte de los mecanismos de adquisición de estas macromoléculas.**

8.1. INTRODUCCIÓN

Los carbohidratos, también conocidos como hidratos de carbono, glúcidos, azúcares o sacáridos, son las macromoléculas más abundantes en los seres vivos. Los vegetales los sintetizan a partir de CO_2 y H_2O mediante la fotosíntesis, y los animales pueden adquirirlos a través de la dieta, o pueden sintetizarlos ellos mismos a partir de diversas fuentes (aminoácidos, piruvato, glicerol y lactato). Además de por su abundancia, la importancia de los carbohidratos radica en la variedad de funciones y efectos metabólicos que llevan a cabo. Son una de las principales fuentes de energía para las células, forman parte de la matriz extracelular de los tejidos, participan en los mecanismos de reconocimiento intercelular, tienen efectos sobre la microflora bacteriana del intestino grueso, controlan la función epitelial del colon o tienen un efecto directo sobre el sistema endocrino, por citar las más relevantes. Muchas de estas funciones, así como los destinos metabólicos de los carbohidratos, vienen determinadas tanto por la estructura que adoptan en las células, como por las modificaciones que pueden sufrir. Los humanos somos capaces de llevar a cabo la síntesis de los principales carbohidratos, pero aun así, nos servimos de la dieta para complementar esa síntesis endógena y disponer de cantidades suficientes para poder almacenarlos.

En este capítulo analizaremos las estructuras y los tipos de carbohidratos más relevantes, así como los mecanismos implicados en su digestión y absorción a partir de los alimentos.

8.2. CONCEPTO Y CLASIFICACIÓN GENERAL DE LOS CARBOHIDRATOS

Los carbohidratos son aldehídos o cetonas polihidroxilados, o los compuestos que por hidrólisis dan lugar a esas moléculas. Con esta definición se intenta sustituir el concepto clásico que identificaba como carbohidratos a aquellas moléculas que responden a la fórmula empírica $C_x(H_2O)_y$, algo que resulta de gran ambigüedad y que conduce a paradojas como que la ramnosa ($C_6H_{12}O_5$) o la 2-desoxirribosa ($C_5H_{10}O_4$) no puedan ser consideradas estrictamente carbohidratos, por no responder a esa fórmula, o que sin embargo, otras sustancias como el formaldehído (CH_2O) o el ácido acético ($C_2H_4O_2$), que no se comportan como carbohidratos, se ajusten a esa formulación.

Las unidades estructurales básicas de los carbohidratos son los *monosacáridos*. Todos los monosacáridos sencillos son sólidos, blancos, cristalinos y muy solubles en agua, pero insolubles en disolventes apolares. Estas moléculas desempeñan papeles clave en el organismo. Por un lado, su degradación constituye una vía de obtención de energía para las células (v. cap. 9), en la que además se forman moléculas que actúan como intermediarios metabólicos o como precursores para la síntesis de lípidos o proteínas. Por otro lado, los monosacáridos tienen una función estructural, bien formando parte de moléculas complejas como los ácidos nucleicos y las coenzimas, o bien formando parte de polímeros de elevado peso molecular. A diferencia de lo que ocurre con las proteínas y los ácidos nucleicos, las secuencias de estos polímeros no están codificadas genéticamente, sino que son el resultado de la activación de los sistemas enzimáticos que catalizan la formación de los correspondientes enlaces. Estas asociaciones no quedan limitadas a la unión de monosacáridos entre sí, sino que se extienden a asociaciones con lípidos y proteínas, dando lugar a macromoléculas con funciones estructurales, reguladoras y de reconocimiento intercelular, entre otras.

De hecho, los carbohidratos son un grupo heterogéneo de moléculas, tanto en su tamaño como en su composición, lo que ha dificultado su clasificación. En el cuadro 8.1 se resume la clasificación de los carbohidratos considerada más habitual en función de su estructura.

8.3. OSAS O MONOSACÁRIDOS

8.3.1. Clasificación de los monosacáridos

Las osas o monosacáridos constituyen las unidades estructurales básicas de los carbohidratos, que no pueden desdoblarse en unidades más sencillas. Estructuralmente consisten en cadenas carbonadas (mínimo de tres átomos de carbono) polihidroxiladas, excepto en un átomo de carbono, en el que hay un oxígeno carbonílico. Por ello, los monosacáridos se identifican en función de la naturaleza química del grupo carbonilo, y del número de átomos de carbono que posea. De este modo, si el grupo carbonilo es un aldehído, es decir, está en el extremo de la cadena carbonada, el carbohidrato es una *aldosa* (fig. 8.1), y dependiendo del número de átomos de carbono, podrá ser una aldotriosa (3C), una aldotetrosa (4C), una aldopentosa (5C), una aldohexosa (6C), etc. Por el contrario, si el grupo carbonilo es una cetona, es decir, no está en el extremo de la cadena carbonada, el carbohidrato es una *cetosa* (fig. 8.2), que a su vez, dependiendo del número de átomos de carbono que

Cuadro 8.1 Clasificación de los carbohidratos en función de su estructura

Monosacáridos u osas

Constituyen las unidades estructurales básicas de los carbohidratos, que no pueden desdoblarse en unidades más pequeñas o sencillas.

Ósidos o glucanos

Son carbohidratos que están formados por la asociación de varias moléculas de monosacáridos, o bien por la asociación entre monosacáridos y moléculas no glucídicas. Dependiendo de su composición se clasifican en:

Holósidos

Son los carbohidratos que están constituidos exclusivamente por monosacáridos. En función del número de monosacáridos que tienen, se subdividen a su vez en:

- *Oligosacáridos u oligósidos:* son los holósidos, que tienen menos de diez monosacáridos u osas.
- *Polisacáridos o poliósidos:* son los holósidos que tienen más de diez monosacáridos u osas. Estos pueden ser:
  - *Homopolisacáridos:* cuando los polisacáridos están formados por la condensación de varias moléculas de un mismo monosacárido.
  - *Heteropolisacáridos:* cuando los polisacáridos están formados por la condensación de más de un tipo de monosacárido.

Heterósidos

Son carbohidratos formados por la asociación entre monosacáridos y otra molécula no glucídica (aglucona), que puede ser un lípido o bien una proteína.

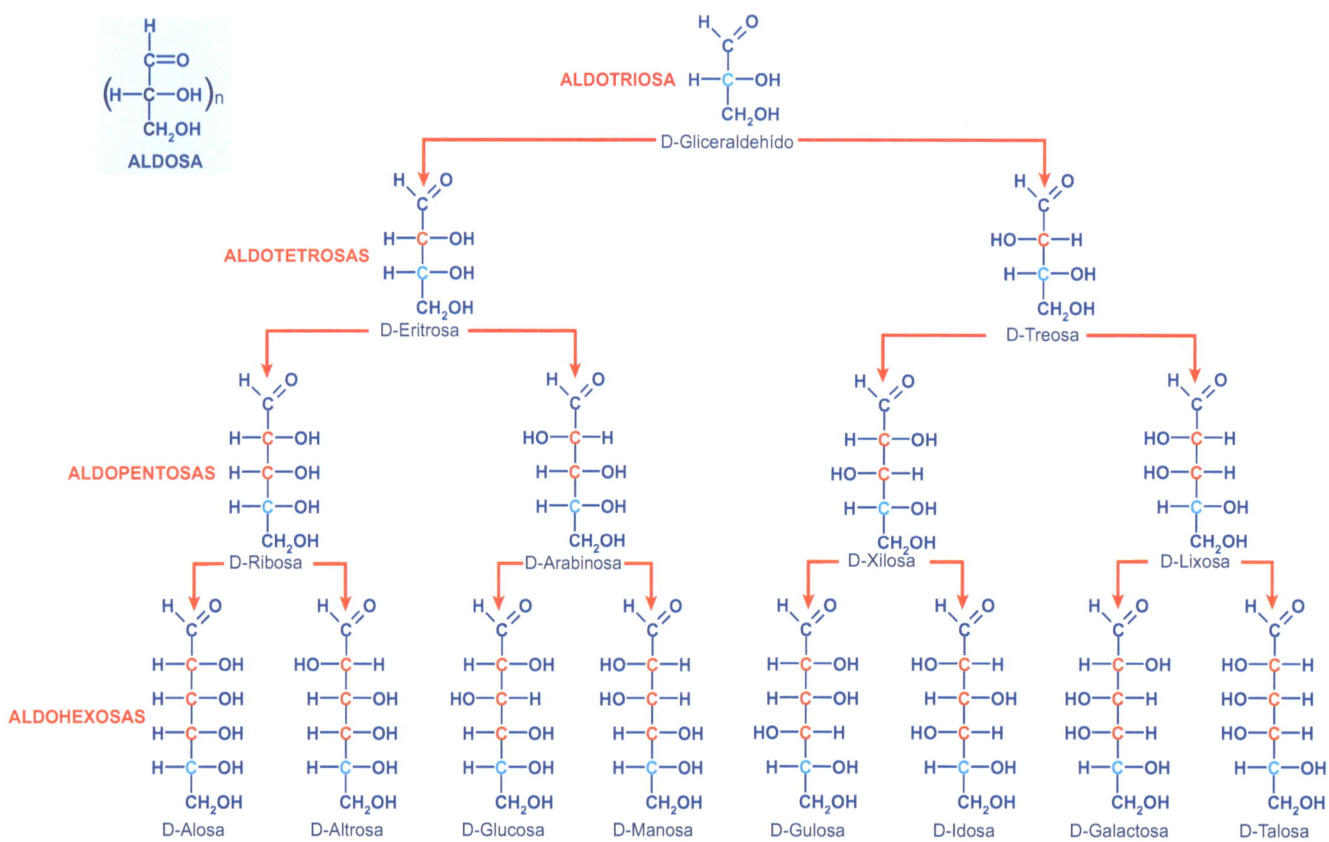

Fig. 8.1 **Estructura lineal de las aldosas de tres a seis átomos de carbono en su conformación D, y sus nombres comunes.** Los carbonos asimétricos están señalados en rojo. En el recuadro se indica la estructura general de una aldosa.

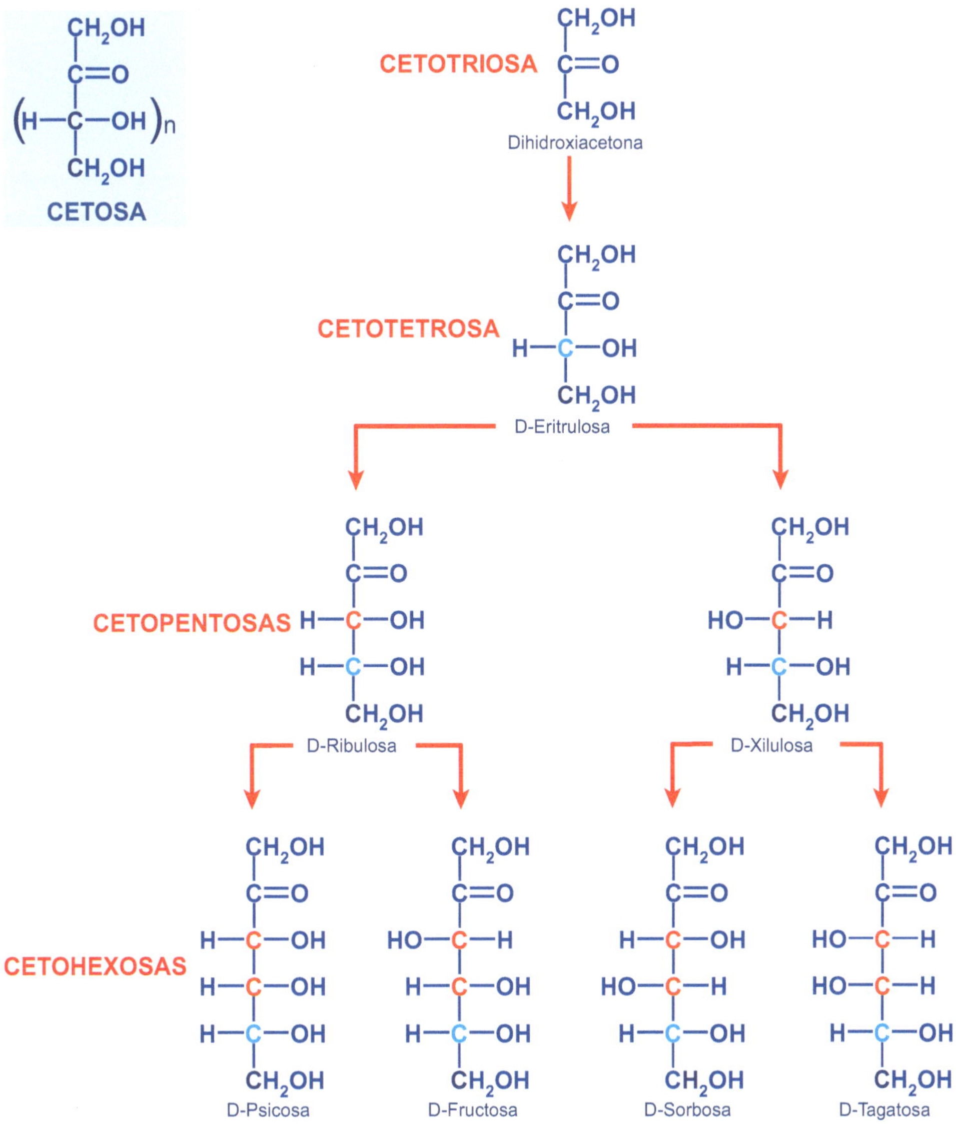

Fig. 8.2 Estructura lineal de las cetosas de tres a seis átomos de carbono en su conformación D, y sus nombres comunes. Los carbonos asimétricos están señalados en rojo. En el recuadro se indica la estructura general de una cetosa.

tenga, podrá ser una cetotriosa (3C), una cetotetrosa (4C), una cetopentosa (5C), una cetohexosa (6C), etc. Lo más frecuente es que en las cetosas la función cetona se encuentre en el carbono 2 (C2).

8.3.2. Características fisicoquímicas de los monosacáridos

Cuando se analiza la estructura de los monosacáridos se observa que, excepto en la dihidroxiacetona (cetotriosa), todos los monosacáridos poseen al menos un *carbono asimétrico o quiral*, entendiendo como tal aquel que tiene sus cuatro valencias unidas a cuatro grupos diferentes. En el caso más sencillo, el del gliceraldehído, sólo hay un carbono asimétrico, enlazado a un grupo hidroxilo (–OH), a un aldehído (–CHO), a un hidroximetilo (–CH_2OH) y al hidrógeno (-H). De este modo, y siguiendo la denominada *convención de Fischer*, el gliceraldehído puede existir en dos formas diferentes: D-gliceraldehído cuando el hidroxilo del carbono asimétrico se encuentre en el mismo plano que el oxígeno carbonílico, o L-gliceraldehído cuando el hidroxilo del carbono asimétrico se encuentre en el plano contrario al del oxígeno carbonílico (fig. 8.3A). A su vez, para aquellos azúcares que poseen dos o más átomos de carbono asimétricos, los prefijos D- y L- se aplican al átomo de carbono asimétrico más alejado del átomo de carbono carbonílico (fig. 8.3B). Al igual que se describió con los aminoácidos, las formas L son imágenes especulares no superponibles de las formas D, es decir, son *enantiómeros* (fig. 8.3C). En los humanos, la casi totalidad de los monosacáridos presentes son de la forma D, debido a la estereoespecificidad que por esta configuración presentan las enzimas encargadas del metabolismo de los carbohidratos. Dentro de una misma configuración, D o L, dos monosacáridos pueden ser *epímeros*, cuando sus estructuras se diferencian solamente en la configuración de uno de sus carbonos asimétricos (fig. 8.4A).

La presencia de un carbono quiral permite que los monosacáridos presenten *actividad óptica*, es decir, sean capaces de desviar el plano de la luz polarizada. Esta característica física de los monosacáridos permite clasificarlos en dextrógiros (+), si desvían el plano de luz polarizada hacia la derecha, o levógiros (-) si lo desvían hacia la izquierda. En solución, la glucosa es dextrógira, de ahí que se le empezara a denominar dextrosa. El número de isómeros ópticos posibles para las aldosas es de $2^{(n-2)}$

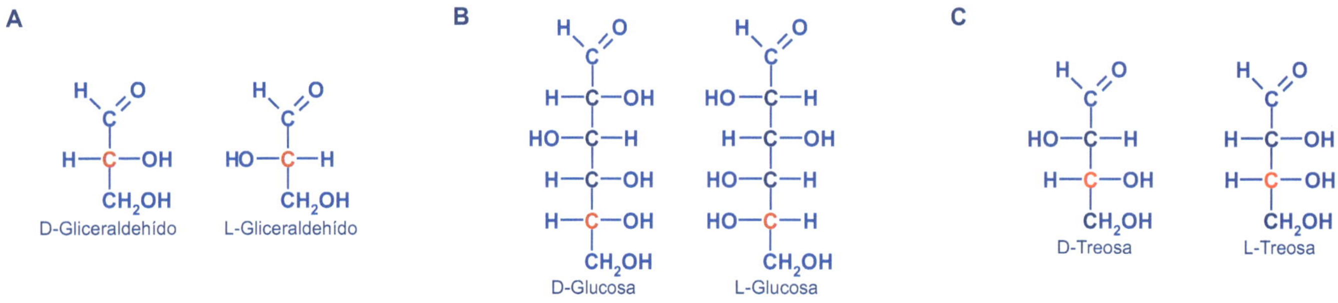

Fig. 8.3 **Estereoisomería de los monosacáridos. A.** Estructura del gliceraldehído con cuatro radicales diferentes: en el D-gliceraldehído el –OH del carbono asimétrico está en el mismo plano que el O carbonilo, mientras que en el L-gliceraldehído está en distinto plano. **B.** Estructura de la D- y L-glucosa: los carbonos asimétricos están señalados en rojo. **C.** Imágenes especulares no superponibles de la D- y L-treosa.

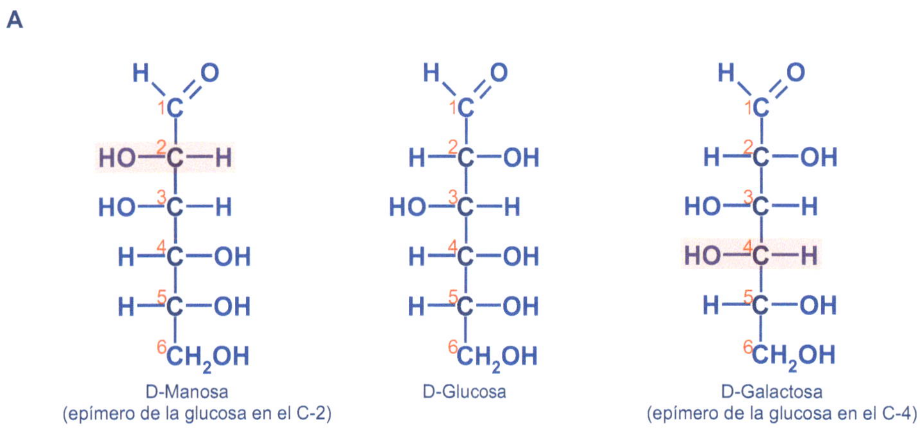

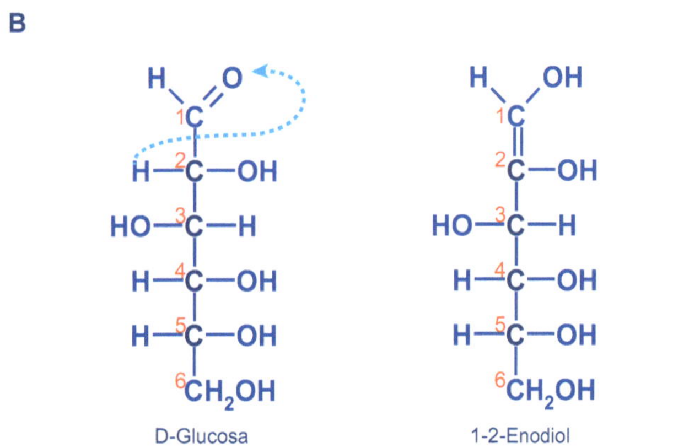

Fig. 8.4 **Epímeros y tautomerías. A.** Epímeros de la D-glucosa: la D-manosa y la D-galactosa son epímeros de la D-glucosa, en el C2 y el C4, respectivamente. **B.** Tautomería cetoenólica de la glucosa.

porque poseen dos carbonos que no son asimétricos, mientras que para las cetosas es de $2^{(n-3)}$ porque poseen tres carbonos que no son asimétricos (n es el número de carbonos de la molécula).

Químicamente, el fuerte carácter electronegativo del oxígeno carbonílico hace que el carbono de este grupo quede polarizado positivamente, lo que afecta al enlace C-H adyacente, cuyo hidrógeno, bajo ciertas circunstancias, puede emigrar al átomo de oxígeno de la función carbonilo: esto significa que los monosacáridos muestran tautomería cetoenólica, de modo que pueden aparecer como una estructura ceto o como una estructura enol (fig. 8.4B). A diferencia del grupo carbonilo, el grupo hidroxilo de los monosacáridos y sus derivados, a pesar de su polaridad, no se encuentra ionizado en el organismo, aunque se trata de un grupo muy nucleófilo (de carácter básico), que forma fácilmente enlaces de hidrógeno con otras moléculas.

8.3.3. Ciclación de los monosacáridos

Aunque las estructuras de los monosacáridos frecuentemente se representan como formas lineales, lo cierto es que en el organismo estas estructuras se encuentran en equilibrio con sus formas cicladas. Las formas cicladas aparecen porque el grupo carbonilo es muy reactivo, y en concreto con los grupos alcohol puede formar enlaces hemiacetales y hemicetales, según que ese grupo carbonilo sea una aldosa o una cetosa, respectivamente (fig. 8.5A). De este modo, si un grupo alcohol de un monosacárido reacciona con el grupo carbonilo de la propia estructura, el monosacárido queda ciclado, aunque para ello el monosacárido

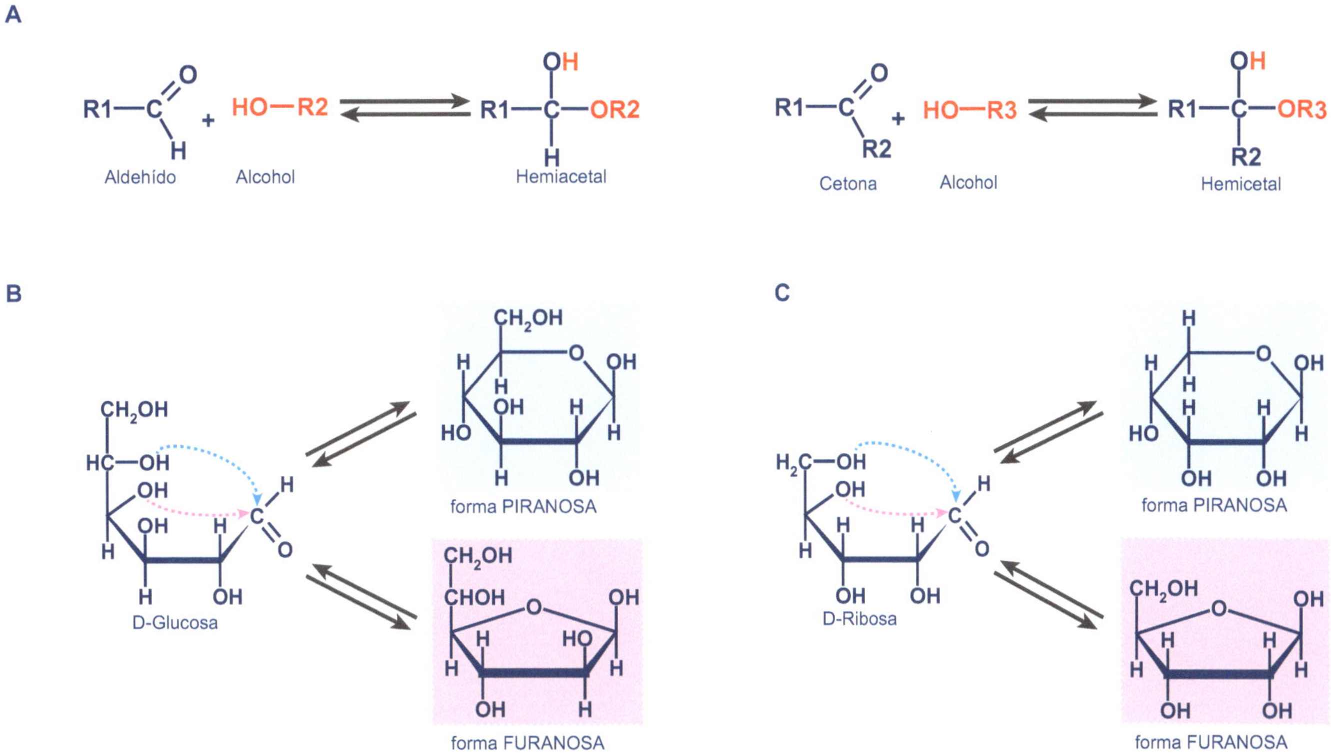

Fig. 8.5 Ciclación de los monosacáridos. A. Cuando un grupo hidroxilo reacciona con un aldehído se forma un enlace hemiacetal, y cuando lo hace con un grupo ceto se forma un enlace hemicetal. **B.** Cuando el grupo aldehído reacciona con el –OH del C4 de una aldohexosa, el anillo resultante es una furanosa, y si lo hace con el –OH del C5, el anillo resultante es una piranosa. **C.** Ciclación de una aldopentosa para dar lugar a una furanosa, tras reaccionar el grupo aldehído con el –OH del C4, o para dar lugar a una piranosa tras reaccionar el grupo aldehído con el –OH del C5.

deba tener más de cuatro carbonos. Esta unión es reversible, de ahí que los monosacáridos alternen entre su estructura lineal y su estructura cíclica.

En el organismo, los anillos hemiacetal y hemicetal más estables contienen seis o cinco términos, y las hexosas y las pentosas son las que mejor se adaptan a estos ciclos (fig. 8.5B y 8.5C). Por el contrario, en las triosas y las tetrosas, la tensión interna que soportan en sus formas cicladas las hace bastante inestables respecto a las formas lineales, y por eso no es frecuente que adopten estas estructuras. Independientemente de que se trate de una pentosa o una hexosa, al ciclarse, estos monosacáridos pueden adoptar la forma de anillos de cinco o de seis lados: los primeros se conocen como *furanosas* (por homología al anillo de furano), mientras que los monosacáridos que adoptan un anillo de seis lados se conocen como *piranosas* (por homología al anillo de pirano). A su vez, estos últimos anillos de piranosa pueden adoptar una conformación espacial de silla o de nave, en las que los sustituyentes se orientan en posición axial o ecuatorial.

Al producirse la ciclación, el carbono carbonilo se transforma en un nuevo centro quiral, conocido como *carbono anomérico*. Los nuevos estereoisómeros se denominan *anómeros*, y se diferencian entre sí únicamente en la disposición del grupo hidroxilo del nuevo carbono asimétrico, de modo que cuando está en el mismo plano que el oxígeno del anillo (visto espacialmente por encima del anillo), el monosacárido es un *anómero β*, mientras que cuando está en el plano opuesto al oxígeno del anillo (por debajo del plano), el monosacárido es un *anómero α* (fig. 8.6).

Cuando estos anómeros están en una solución acuosa (como ocurre en el organismo) se interconvierten libremente (fenómeno denominado mutarrotación), y llegan a un equilibrio en el que aproximadamente un 65% está en la forma β y un 35% está en la forma α (fig. 8.6).

8.3.4. Derivados de monosacáridos de interés biológico

Una de las principales características de los monosacáridos es su reactividad química, gracias a las reacciones que pueden llevar a cabo su grupo carbonilo y/o sus grupos alcohol, resumidas en la tabla 8.1. Esta reactividad ha sido ampliamente explotada a nivel industrial, pero es metabólicamente donde las reacciones de los grupos carbonilo e hidroxilo cobran una especial importancia, ya que las modificaciones que soportan los monosacáridos son las que van a condicionar su destino biológico y su metabolismo.

Las reacciones de esterificación que se producen entre un grupo hidroxilo del azúcar y un ácido son funcionalmente de las más destacadas. La esterificación puede llevarse a cabo con diversos ácidos, pero es con los ácidos fosfórico, sulfúrico, acético y nítrico con los que se obtienen los derivados biológicamente más importantes. Los ésteres fosfóricos se caracterizan porque aumentan el número de cargas negativas de los monosacáridos, impidiendo que éstos atraviesen libremente las membranas celulares. Se encuentran fosforilados determinados monosacáridos que participan en el metabolismo, como la α-D-glucopiranosa 1-fosfato y la D-fructosa 1,6-bisfosfato. También se encuentran fosforilados los monosacáridos que forman parte de los ácidos nucleicos, de las coenzimas, o de compuestos ricos en energía (como el ATP), por citar algunos (fig. 8.7). Los ésteres sulfúricos, formados por la reacción entre un hidroxilo y el ácido sulfúrico, son frecuentes en los monosacáridos que forman parte de los proteoglucanos.

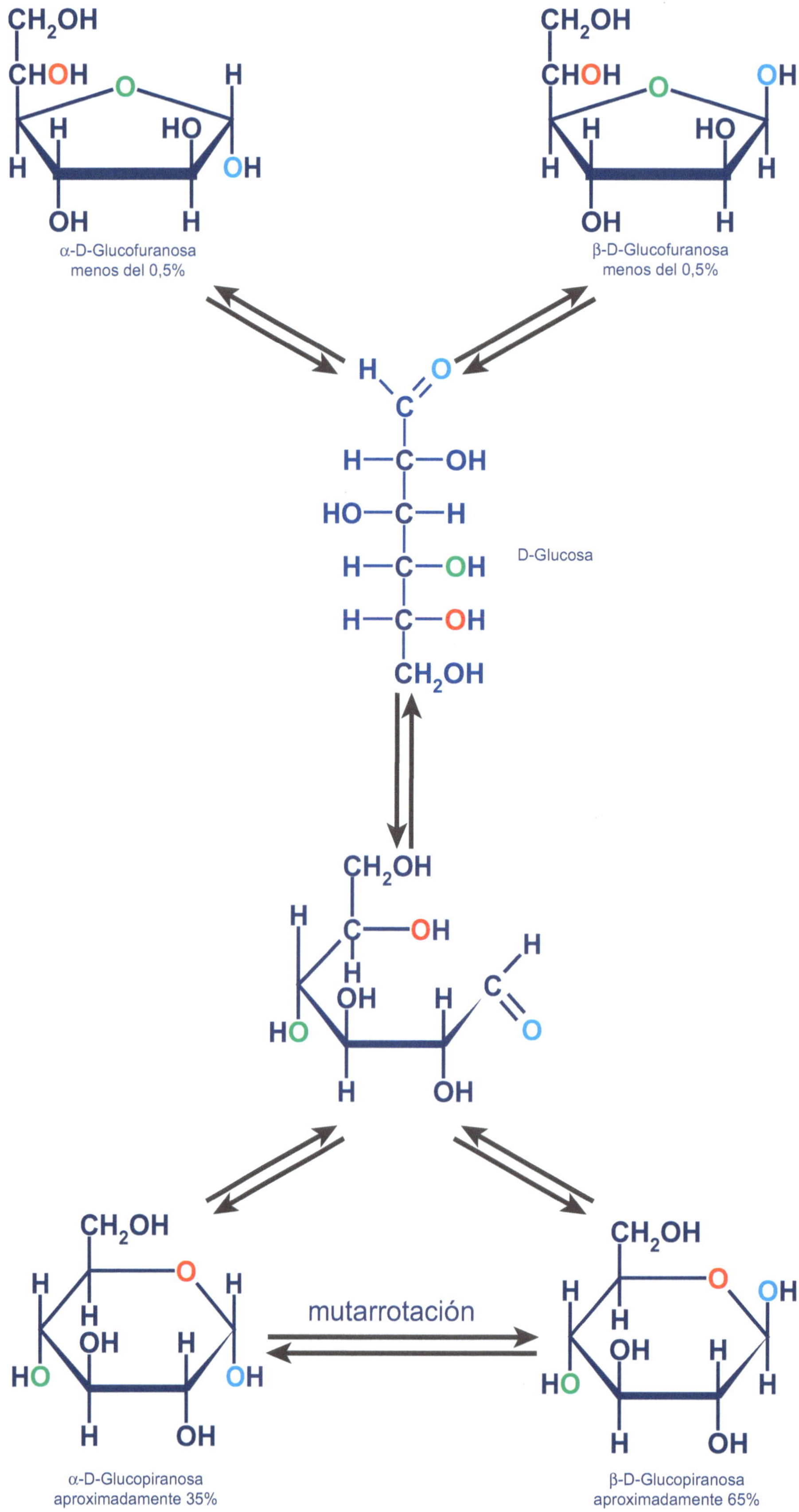

Fig. 8.6 Mutarrotación de los monosacáridos. Los monosacáridos ciclados pueden ser anómeros α si el –OH del carbono anomérico está en distinto plano que el oxígeno del ciclo, o de la forma β si está en el mismo plano. En soluciones acuosas, los monosacáridos están en equilibrio entre sus anómeros α y β, así como sus correspondientes anillos de furanosa.

Tabla 8.1 Principales reacciones químicas de los monosacáridos

Reacción	Grupo	Reactivo	Producto	Función
Esterificación	Hidroxilo	Ácido fosfórico Ácido acético Ácido nítrico Ácido sulfúrico	Éster fosfórico Éster acético Éster nítrico Éster sulfúrico	Retención de monosacáridos en citoplasma Intermediarios metabólicos Parte estructural de heteropolisacáridos Vasodilatadores
Sustitución	OH hemiacetal	OH de otro monosacárido OH de una proteína NH de un proteína NH de una base nitrogenada	Ósido Heterósido Heterósido Ácidos nucleicos Coenzimas	
	Hidroxilo	Metilo	Metilazúcar	Parte estructural de heteropolisacáridos
		Amino	Aminoazúcares (glucosamina, etc.)	Parte estructural de heteropolisacáridos
		Hidrógeno	Desoxiazúcares	Parte estructural de ácidos nucleicos
Oxidación	Carbonilo	Iones (Cu^{++}, Ag^{+}, Fe^{+++}, Hg^{++}, etc.) Ácido nítrico Oxidasas	Ácidos aldónicos (ácido glucónico, etc.)	Cuantificación de monosacáridos Intermediarios metabólicos
	Carbonilo e hidroxilo terminal	Ácido nítrico	Ácidos aldáricos o sacáricos (ácido glucárico, etc.)	Identificación de monosacáridos
	Hidroxilo terminal	Oxidante químico Oxidasas	Ácidos urónicos	Desintoxicación hepática Parte estructural de heteropolisacáridos
Reducción	Carbonilo	Borohidruro sódico ($NaBH_4$)	Polialcoholes (glicerol, galactitol, sorbitol, etc.)	Intermediarios metabólicos Parte estructural de coenzimas, triacilglicéridos, etc. Edulcorantes
Adición	Carbonilo	Ácido cianhídrico (HCN) Fenilhidracina (NHC_6H_5) Hidroxilamina (NH_2OH)	Cianhidrinas Hidrazonas y osazonas Oximas	Síntesis química de ósidos Identificación de monosacáridos Degradación química de las aldosas
Deshidratación	Hidroxilo	Ácidos no oxidantes	Furfural e hidroximetilfurfural	Identificación de monosacáridos

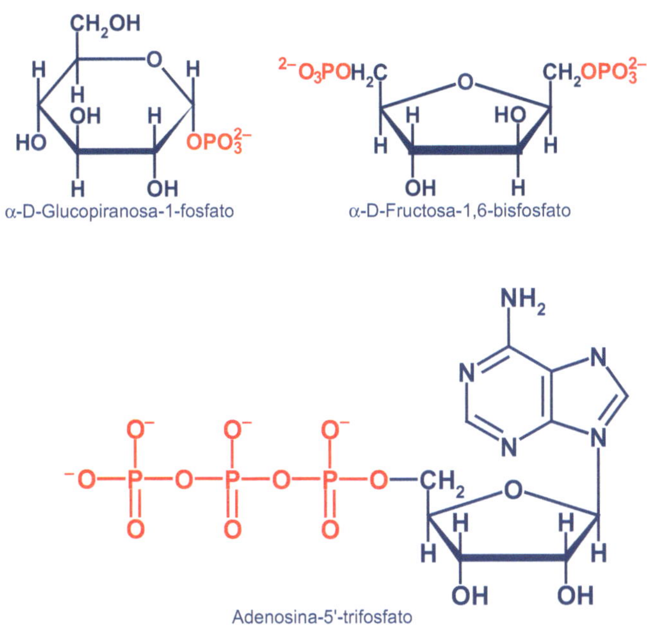

Fig. 8.7 Ésteres fosfóricos. Los –OH de los monosacáridos pueden estar esterificados con una o varias moléculas de ácido fosfórico, como se observa en la estructura de estos ésteres fosfóricos de la glucosa, la fructosa y la ribosa.

Las reacciones de sustitución de un grupo hidroxilo del monosacárido por otro grupo como el amino y el metilo también son habituales en las células. Cuando se sustituye con un grupo amino, aparecen los *aminoazúcares* u *osaminas* (fig. 8.8A), de los que existen varios ejemplos en el organismo, como la glucosamina (GlcN), la galactosamina (GalN) o la manosamina, que forman parte de diversos proteoglucanos. Por su parte, cuando se sustituye con un grupo metilo, aparecen los *metilazúcares* (fig. 8.8B). En los *desoxiazúcares*, un grupo hidroxilo se sustituye con un hidrógeno, como es el caso de la 2-desoxirribosa (fig. 8.8C). Además, cuando el monosacárido se encuentra en su forma ciclada, también puede producirse la sustitución del hidroxilo hemiacetal del carbono anomérico con otros grupos (tabla 8.1).

Los monosacáridos son también susceptibles de experimentar reacciones de oxidación tanto en sus grupos hidroxilos como en el grupo carbonilo. La mayoría de esas reacciones de oxidación que dan lugar a diversos ácidos (tabla 8.1) no se llevan a cabo en el organismo, aunque han sido muy útiles para la identificación y la cuantificación de los carbohidratos. Entre las reacciones que se llevan a cabo en el organismo, tenemos la oxidación del *grupo aldehído* de los monosacáridos a un grupo carboxilo, generando un *ácido aldónico*, que en solución acuosa está en equilibrio con sus correspondientes lactonas (fig. 8.9A). Esta reacción vino a sustituir a la reacción de Fehling (fig. 8.9B) para la determinación no cuantitativa de azúcares, y que se basa

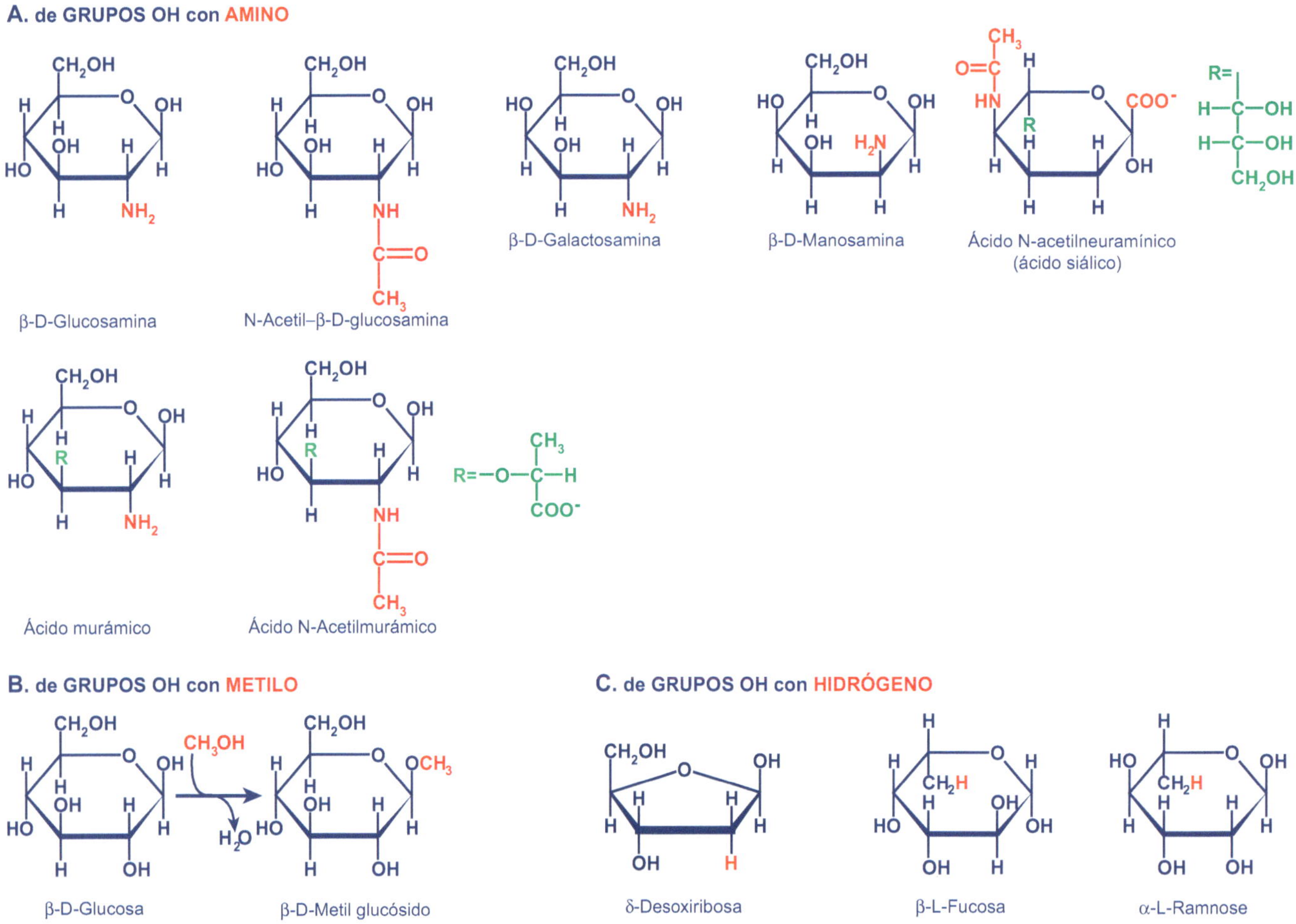

Fig. 8.8 **Sustitución de los monosacáridos.** La sustitución de uno o varios hidroxilos de los monosacáridos da lugar a aminoazúcares (**A**), metilazúcares (**B**) o desoxiazúcares (**C**).

en la oxidación en medio alcalino del grupo carbonilo del azúcar en presencia de un agente reductor, como por ejemplo el ión cúprico (Cu^{++}), para generar el ión cuproso (Cu^{+}), que genera un precipitado rojo característico. Todos los monosacáridos en su forma lineal conservan la propiedad de reducir iones férricos o cúpricos, por lo que son *azúcares reductores* (fig 8.9C). Fisiológicamente, también el *alcohol primario* del monosacárido puede oxidarse (sin que lo haga el carbono carbonilo), dando lugar a un *ácido urónico* (fig. 8.9D).

La reducción del grupo carbonilo de los monosacáridos lo convierte en un grupo alcohol, y al monosacárido en el correspondiente derivado azúcar alcohol o polialcohol. Muchos de estos azúcares alcohol se generan durante el metabolismo de los monosacáridos, y hay importantes ejemplos, algunos de los cuales se muestran en la figura 8.10.

8.4. ÓSIDOS

Los ósidos constituyen el segundo gran grupo de carbohidratos (cuadro 8.1). Estructuralmente están formados por la asociación de varias moléculas de monosacáridos, o por la asociación entre monosacáridos y moléculas no glucídicas. De hecho, en función de su composición, los ósidos se dividen en holósidos y heterósidos. Los *holósidos* son los carbohidratos que están constituidos exclusivamente por monosacáridos: los holósidos que tienen menos de diez monosacáridos se conocen como oligósidos u *oligosacáridos*, mientras que los holósidos que tienen más de diez monosacáridos se conocen como poliósidos o *polisacáridos*. Por su parte, los *heterósidos* son carbohidratos formados por la asociación entre monosacáridos y alguna otra molécula no glucídica conocida como aglucona, que puede ser un lípido o una proteína.

La formación de los ósidos implica la condensación de numerosos monosacáridos a través de un enlace covalente, de forma análoga a como lo hacen los aminoácidos para formar los péptidos y proteínas. En este caso, el enlace a través del cual se mantienen unidos los monosacáridos es un *enlace O-glucosídico*, formado por la reacción entre el hidroxilo de un monosacárido con el hidroxilo hemiacetal del carbono anomérico de otro monosacárido (fig. 8.11).

Cuando se forma un ósido nos encontramos que los carbonos anoméricos que participan en el enlace O-glucosídico han perdido su carácter reductor, aunque siempre hay un monosacárido terminal que mantiene su carbono anomérico libre. De este modo, el ósido queda limitado por un extremo no reductor y otro extremo reductor.

8.4.1. Olósidos: oligosacáridos

Los oligosacáridos u oligósidos son holósidos que resultan de la condensación de entre dos y diez osas a través de un enlace O-glucosídico. Dependiendo del número de monosacáridos

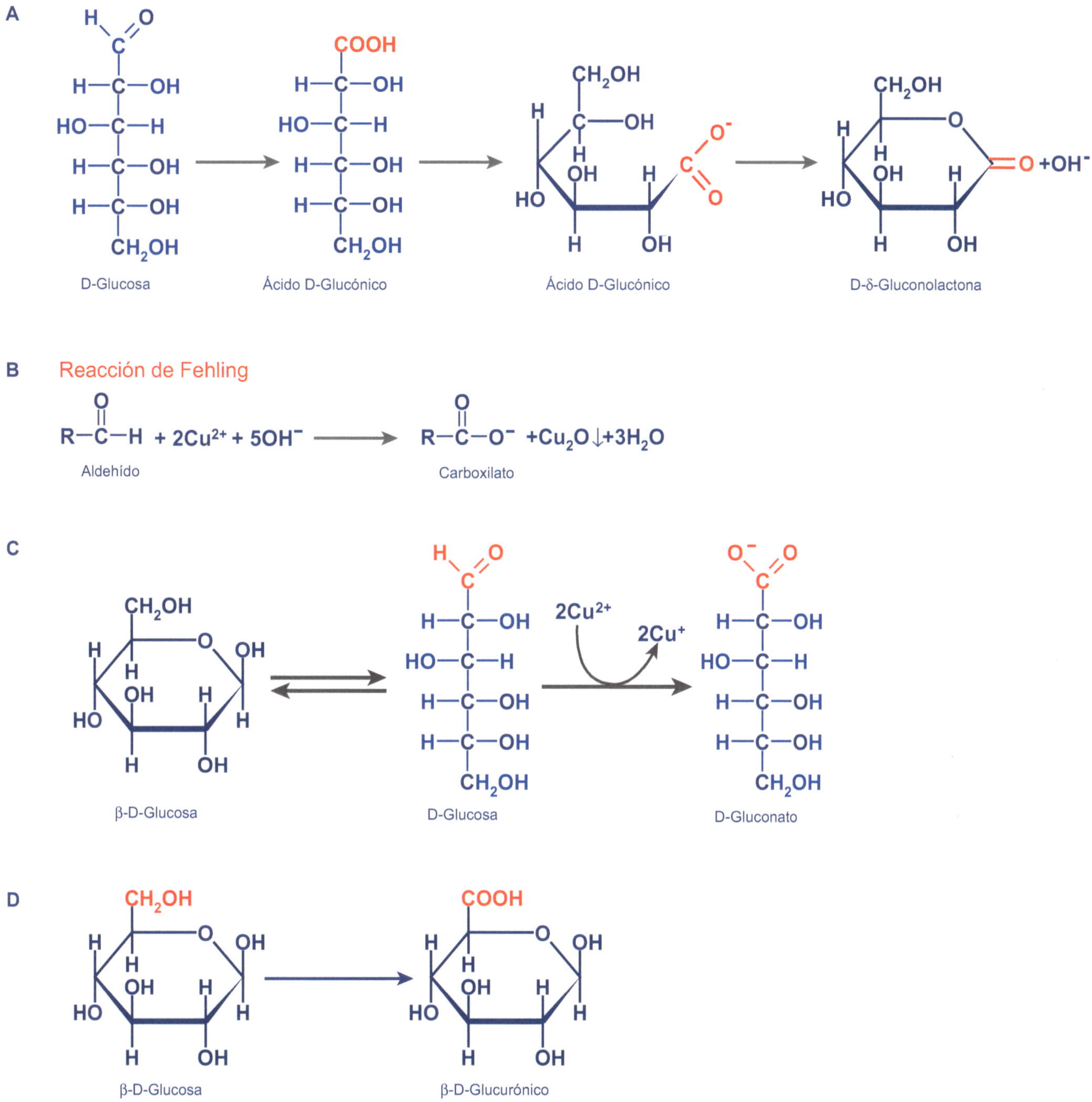

Fig. 8.9 Oxidación de los monosacáridos. A. La oxidación del grupo aldehído da lugar a ácidos aldónicos, que inmediatamente se ciclan dando lugar a sus lactonas. **B.** El grupo aldehído en un medio básico es capaz de producir la reducción del ión cúprico a cuproso, que a pH alcalino rápidamente precipita. **C.** Poder reductor de la glucosa sobre el ión cúprico. **D.** Oxidación el alcohol primario terminal de la glucosa para generar un ácido urónico.

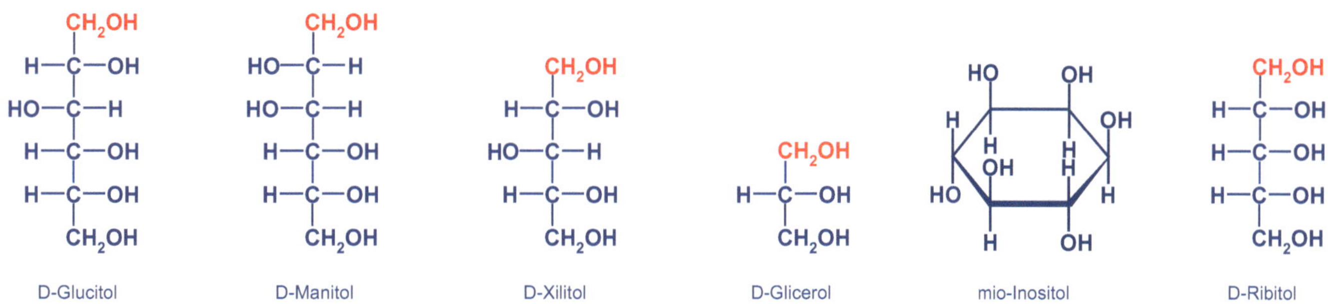

Fig. 8.10 Ejemplos de varios azúcares alcohol.

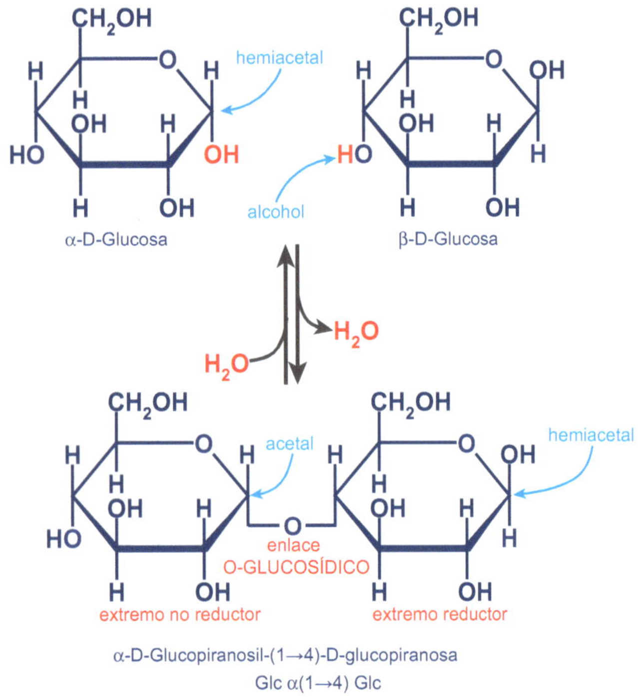

Fig. 8.11 Formación del enlace O-glucosídico. La reacción de sustitución entre el grupo carbonilo y un –OH de otro monosacárido genera un enlace O-glucosídico y la condensación de ambos monosacáridos.

unidos, tenemos los disacáridos con dos monosacáridos, los trisacáridos con tres, los tetrasacáridos con cuatro, y así sucesivamente. Para nombrar la molécula resultante, se debe indicar: primero, el nombre del monosacárido no reductor con la configuración del carbono anomérico, indicando si es una furanosa o piranosa, y con la terminación -il; en segundo lugar, entre paréntesis, los carbonos entre los que se establece el enlace separados por una fecha; y finalmente, el nombre del monosacárido reductor, indicando si es una furanosa o una piranosa. Hay una forma abreviada, en la que se nombra el primer monosacárido seguido, entre paréntesis, de los carbonos que participan en el enlace separados por una flecha y precedidos por la orientación del carbono anomérico del azúcar no reductor, seguido del nombre del segundo monosacárido. En el caso de que se trate de un azúcar no reductor, se indica la orientación de los hidroxilos en ambos carbonos anoméricos.

Los disacáridos son los más abundantes y metabólicamente los más relevantes, y entre ellos hay cuatro que destacan (fig. 8.12), de los que tres son reductores: la *maltosa*, que forma parte de estructuras más complejas como el almidón y el glucógeno; la *celobiosa,* que es el más abundante de la celulosa, y la *lactosa*, que es el disacárido más abundante de la leche y sus derivados. Otro disacárido abundante en la naturaleza es la *sacarosa*, utilizado como azúcar de mesa, y que a diferencia de los anteriores no tiene carácter reductor, ya que ambos carbonos anoméricos participan de la formación del enlace glucosídico.

La *rafinosa* o α-D-galactopiranosil-(1→6)-α-D-glucopiranosil-(1→2)-β-D-fructofuranósido es un trisacárido no reductor, ya que todos sus carbonos anoméricos están comprometidos en la formación de los enlaces O-glucosídicos, y se encuentra en las legumbres.

8.4.2. Holósidos: polisacáridos

La mayor parte de los carbohidratos de la naturaleza se encuentran como polisacáridos, que también son conocidos como poliósidos, poliholósidos o glucanos. Al igual que los oligosacáridos, son holósidos formados únicamente por la condensación de monosacáridos, pero en este caso, en un número superior a diez. Los polisacáridos pueden estar formados por la condensación de varias moléculas de un mismo monosacárido, en cuyo caso se denominan *homopolisacáridos*, o bien por la condensación de más de un tipo de monosacárido, en cuyo

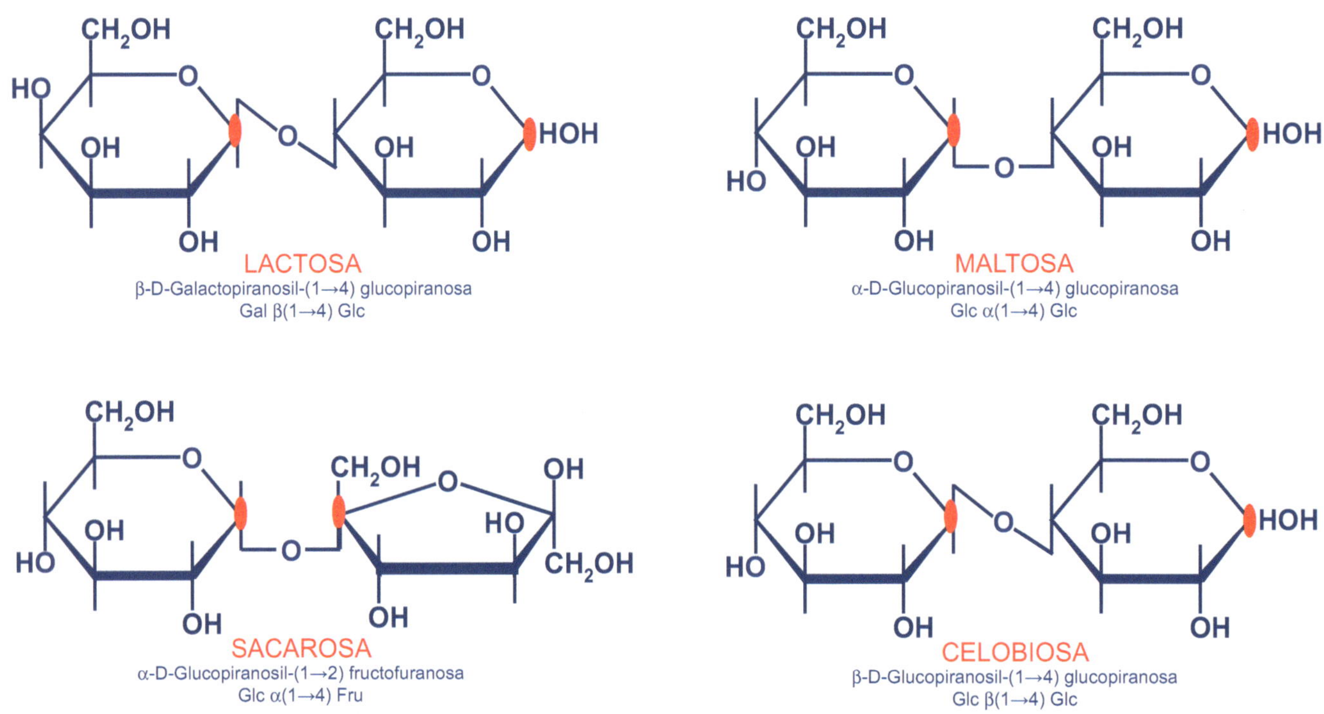

Fig. 8.12 Estructura de los principales disacáridos de glucosa: lactosa, maltosa, sacarosa y celobiosa. La señal roja señala los carbonos anoméricos.

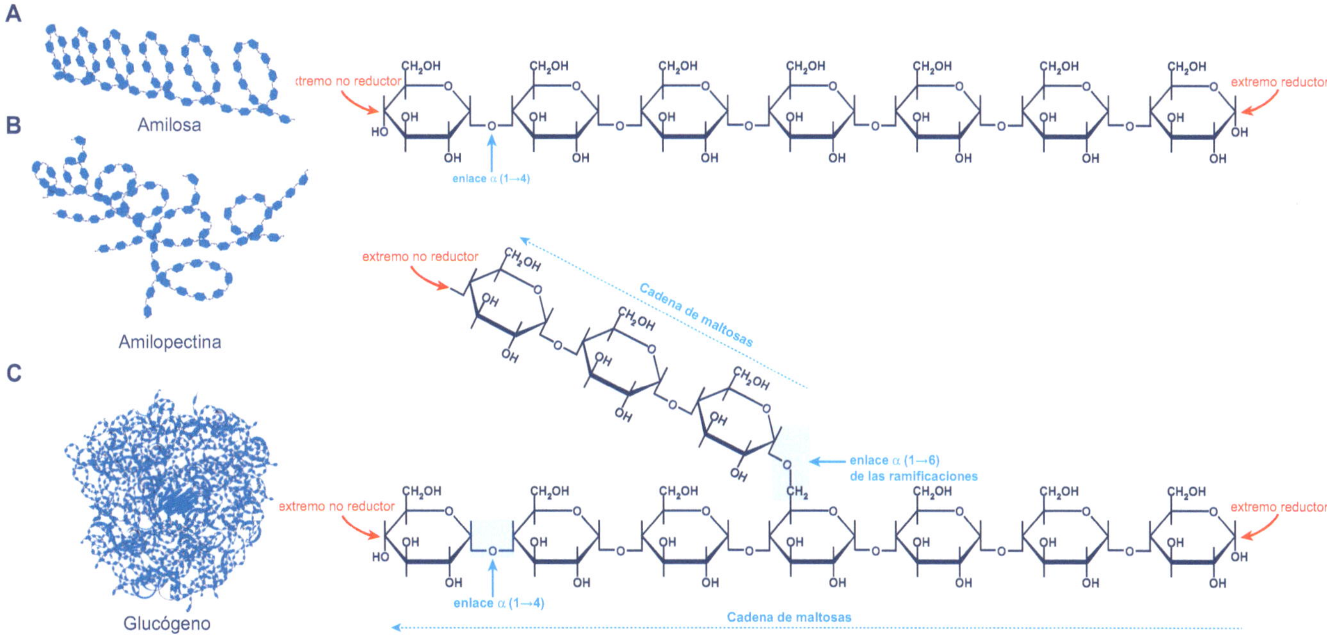

Fig. 8.13 Estructura de los polisacáridos del almidón y glucógeno. A. La amilosa consiste en cadenas lineales de glucosa unidas por enlaces α(1→4), que en solución acuosa adoptan formas helicoidales. **B.** La amilopectina consiste en cadenas de maltosas, que se enlazan a través de enlaces α(1→6) dando lugar a una estructura ramificada. **C.** Estructura ramificada del glucógeno.

caso reciben la denominación de *heteropolisacáridos*. Ambos grupos tienen funciones bastante definidas, por lo que aquí se describen por separado.

8.4.3. Homopolisacáridos

Los poliósidos homogéneos u homopolisacáridos resultan de la condensación de un mismo tipo de osa. Desde un punto de vista funcional se distinguen homopolisacáridos de reserva como el almidón, el glucógeno, el dextrano y la inulina, y homopolisacáridos estructurales como la celulosa, la lignina y la quitina.

Los homopolisacáridos de reserva más abundantes están formados por la asociación de moléculas de *maltosa*, o lo que es lo mismo, por la condensación de unidades de glucosa a través de enlaces α(1→4). Todas las glucosas, excepto una, tienen sus carbonos anoméricos ocupados en la formación de los enlaces O-glucosídicos, por lo que la cadena queda limitada por un *extremo no reductor y un extremo reductor*.

En las células vegetales, el *almidón* que se acumula en las semillas (arroz, maíz, trigo, etc.) y en los tubérculos (patatas, etc.) consiste en una mezcla de amilosa y amilopectina. La *α-amilosa* (fig. 8.13A) es un polímero lineal de maltosa, que puede tener entre 200 y 3.000 moléculas de glucosa, y con un peso molecular que puede alcanzar los 500.000 daltons (D), dependiendo del número de unidades que lo constituyan. En soluciones acuosas adopta una disposición helicoidal, en la que sólo las moléculas de glucosa de la superficie están en contacto con el agua, con la que interactúan a través de enlaces de hidrógeno. Por su parte, la *amilopectina* (fig. 8.13B) está formada por varias cadenas de maltosa, unidas entre sí mediante enlaces α(1→6) entre el azúcar reductor de una cadena que aporta el carbono anomérico, y cualquier glucosa de otra cadena que aporta el hidroxilo del C6. Cada enlace α(1→6) representa una nueva cadena de glucosas o ramificación, y la separación entre ellas es de unas 25-30 glucosas. La molécula resultante tiene un único extremo reductor, pero tantos extremos no reductores como cadenas hay en la molécula.

Las células animales cuentan con su propio homopolisacárido de reserva para almacenar. Es el *glucógeno*, que tiene la misma estructura que la amilopectina: es decir, está formada por cadenas lineales de glucosas unidas por enlaces O-glucosídicos α(1→4), que se ramifican mediante enlaces α(1→6). La principal diferencia con respecto a la amilopectina del almidón es que las ramificaciones son mucho más abundantes, ya que aparecen cada 8-10 unidades de glucosa. El elevado número de ramificaciones en el glucógeno tiene numerosas ventajas: permite aprovechar al máximo el espacio en el que condensar la glucosa; da lugar a estructuras muy compactas, en las que la interacción con el agua se limita al exterior de las mismas, lo que permite acumular gran número de glucosas sin que cambie apreciablemente la osmolaridad del citoplasma celular; y proporciona a la molécula numerosos extremos no reductores, lo que aumenta enormemente tanto la velocidad de síntesis como de degradación del glucógeno.

Los *dextranos* son otro tipo de homopolisacáridos de reserva formados por condensaciones de D-glucosa a través de enlaces α(1→6), con ramificaciones que se establecen mediante enlaces α(1→3) o α(1→2). Se encuentran en las levaduras y las bacterias (por ejemplo, en las de la placa dental), y en medicina se emplean como sustitutivos o expansores del plasma, pues están dotados de fuerte presión coloidosmótica. La *inulina* es un homopolisacárido de reserva en plantas, que resulta de la condensación de unidades de D-fructosa a través de enlaces β(2→1), con unas cuantas moléculas de glucosa en el extremo de la cadena. Está presente en la achicoria, la cebolla y el ajo, pero no puede ser digerida, por lo que constituye parte de la fibra de la dieta.

Además de la función de reserva energética, hay homopolisacáridos que pueden tener una función estructural. A este grupo pertenece la *celulosa*, un polímero lineal de residuos de celobiosa, donde la D-glucosa se une a través de enlaces β(1→4). Es el principal elemento estructural de las paredes celulares de los vegetales, y uno de los compuestos orgánicos más abundantes de la biosfera. En animales, la *quitina* es el polímero lineal estructural más importante, y está formado por la condensación de un derivado de la glucosa, la N-acetilglucosamina, mediante enlaces β (1→4).

8.4.4. Heteropolisacáridos

Los heteropolisacáridos o polisacáridos heterogéneos son polímeros formados por la asociación de más de un tipo de monosacárido, que al igual que los homopolisacáridos, pueden alcanzar pesos moleculares muy elevados. Los heteropolisacáridos tienen básicamente una función estructural, ya que forman parte de las paredes celulares, pero sobre todo son un elemento fundamental de la matriz extracelular de las células, donde junto con proteínas como colágeno, fibronectina, elastina y laminina, contribuyen a la unión de las células, y a mantener la estructura de los tejidos.

Estructuralmente, los heteropolisacáridos consisten en repeticiones de un disacárido, formado generalmente por derivados de monosacáridos. Uno de los componentes de este disacárido es un *aminoazúcar* (monosacárido en el que un hidroxilo está sustituido con un grupo amino), y a los polímeros resultantes se les conoce como *glucosaminoglucanos (GAG), heteropolisacáridos nitrogenados o mucopolisacáridos ácidos*. En este aminoazúcar suele haber además algún otro hidroxilo esterificado con un grupo sulfato, o incluso el grupo amino puede haber reaccionado con algún ácido (como el acético o el sulfúrico). El otro componente del disacárido que se repite suele ser un ácido urónico (monosacárido en el que el hidroxilo primario se oxida a carboxilo). La estructura de los principales glusaminoglucanos se resume en la tabla 8.2, que se diferencian en la composición tanto del aminoazúcar como del ácido urónico, en los enlaces entre ambos, y en el número de repeticiones del disacárido. La presencia de grupos ácidos hace que en condiciones de pH fisiológico los GAG tengan una elevada cantidad de cargas negativas, que explican muchas de las propiedades de estas moléculas. Por un lado, para reducir las repulsiones electrostáticas que aparecen entre ellas, las cadenas de carbohidratos tienden a separarse dando lugar a estructuras muy extendidas. Por otro, las cargas negativas permiten, además, la interacción de estos heteropolisacáridos con moléculas de agua y con cationes, que al quedar retenidos contribuyen a formar soluciones muy viscosas y resistentes, que constituyen la sustancia base de los tejidos conectivos.

Hay otros heteropolisacáridos en cuya estructura no está presente ningún aminoazúcar, y que por lo tanto, se conocen como *heteropolisacáridos no nitrogenados*. Entre éstos se encuentra el agar, formado por agarosa y agaropectina. No están presentes en el organismo, pero a nivel industrial tienen numerosos usos.

8.4.5. Heterósidos

Todos los carbohidratos descritos hasta aquí tienen la característica común de que están formados exclusivamente por monosacáridos. Sin embargo, es frecuente encontrar carbohidratos que se encuentran asociados a moléculas de naturaleza no glucídica, conocida como aglucona, dando lugar a los *heterósidos o glucoconjugados*. La unión entre el carbohidrato y la aglucona es una unión estable, pero no necesariamente de tipo covalente.

Las estructuras formadas por carbohidratos y proteínas se conocen como *proteoconjugados*, que a su vez, dependiendo de cuál sea la proporción entre ambas moléculas, se conocen como proteoglucanos si la fracción glucídica representa la mayor parte de la molécula, o como glucoproteínas si predomina la parte proteica. Ésta no es la única diferencia entre ambos heterósidos. En los *proteoglucanos,* los carbohidratos, que representan el 95% del peso seco de la molécula, son cadenas de GAG, bien del mismo o diferente tipo, unidas a una proteína de anclaje. La unión del GAG a la proteína suele hacerse a través del trisacárido galactosa-galactosa y xilulosa (Gal-Gal-Xyl), que actúa como puente entre ambos. Debido a su azúcar constituyente, los proteoglucanos se localizan en la matriz extracelular de los tejidos, y conservan las mismas características que las de los heteropolisacáridos que los forman (volumen, viscosidad, resistencia, retención de cationes, etc.). Es por ello que una de las principales funciones de los proteoglucanos sea proporcionar soporte estructural a los tejidos, en especial al cartílago y al tejido conectivo, donde forman una red gelatinosa en la que se encuentran incluidas fibras de colágeno, de gran resistencia a la torsión y al choque.

Por su parte, las *glucoproteínas* en realidad pueden considerarse proteínas a las que covalentemente se han unido carbohidratos. Los enlaces que se establecen entre ambos pueden ser O-glucosídicos, cuando interacciona un grupo hidroxilo del carbohidrato con otro de la serina o de treonina de la proteína, o N-glucosídicos si el hidroxilo del azúcar reacciona con el grupo amino de cualquier asparagina de la proteína. Estos enlaces pueden estar catalizados enzimáticamente a través de una reacción que se conoce como glucosilación, o bien pueden producirse de modo no enzimático, en una reacción que se conoce como glucación, y que suele tener consecuencias patológicas. Los carbohidratos presentes en las glucoproteínas pueden ser

Tabla 8.2 Principales glucosaminoglucanos

Glucosaminoglucano	Disacárido		Enlace disacárido	Enlace interdisacáridos
Ácido hialurónico	Ácido glucurónico (GlcA)	N-acetilglucosamina (GlcNAc)	β(1→3)	β(1→4)
Condroitín sulfato	Ácido glucurónico (GlcA)	N-acetilgalactosamina-4-sulfato (GalNAc-4S)	β(1→3)	β(1→4)
Queratán sulfato	Galactosa	N-acetilglucosamina-6-sulfato (GlcNAc-6S)	β(1→4)	β(1→3)
Dermatán sulfato	Ácido idurónico	N-acetilgalactosamina-4-sulfato (GalNAc-4S)	α(1→3)	α(1→4)
Heparina	Ácido glucurónico-2-sulfato (GlcA2S)	N-glucosamina- 2-sulfato-6-sulfato (GlcN-2S-6S)	α(1→4)	β(1→4)

galactosa, glucosa, N-acetilgalactosamina, N-acetilglucosamina, manosa, xilosa, fucosa (metil-pentosa) y N-acetilneuramínico, pero no hay unidades disacáridas repetidas, y por lo tanto, tampoco hay GAG. El número de azúcares unidos a la proteína puede ir desde uno o dos residuos hasta varias decenas, pero en ningún caso alcanza el tamaño de los proteoglucanos. Se calcula que, en el organismo, más del 50% de las proteínas pueden ser glucoproteínas, pero donde más abundan es entre las proteínas de la circulación sanguínea, como es el caso de las proteínas transportadoras de metales (transferrina y ceruloplasmina), de los factores de la coagulación de la sangre y muchos de los componentes del complemento. Además, también forman parte de las enzimas presentes en el endotelio vascular, de receptores de membrana, de hormonas, etc. Parece ser que la presencia de carbohidratos en estas proteínas las hace más resistentes a la acción de las proteasas circulantes, y contribuye a determinar la especificidad del tejido en el que se ubican.

Entre las principales glucoproteínas se encuentran las mucinas, que se localizan en las células epiteliales de las vías respiratorias, el tubo digestivo y las vías reproductoras.

Otro tipo de heterósidos son los glucolípidos, conjugados de carbohidratos y lípidos, muy abundantes en las membranas de las células nerviosas y del cerebro. Los glucolípidos más importantes son los glucoesfingolípidos, formados por ceramida y varios carbohidratos unidos a ella.

8.5. DIGESTIÓN Y ABSORCIÓN DE LOS CARBOHIDRATOS DE LA DIETA

Aunque los carbohidratos presentes en el organismo no son esenciales para el hombre, ya que excepto para el ácido ascórbico disponemos de los sistemas enzimáticos capaces de sintetizarlos, es necesario incluirlos en la dieta en la cantidad adecuada. Ello permite garantizar la fuente de energía a todas aquellas células que dependen de estos nutrientes como único o principal combustible (como es el caso de los eritrocitos y el cerebro, respectivamente), así como su almacenamiento hasta que sea necesaria su utilización. Se estima que la cantidad de carbohidratos que necesitamos adquirir a través de la alimentación es de unos 150-350 g/día, lo que supone que los carbohidratos deben proporcionar entre el 45 y el 50% de la energía total de la dieta.

Los tres principales monosacáridos de la dieta son la glucosa, y en menor proporción, la fructosa y la galactosa. La glucosa es, con diferencia, el que adquirimos en mayor cantidad, ya que como monosacárido se encuentra presente en numerosos alimentos, pero también está en disacáridos (lactosa, sacarosa y maltosa), y en el principal polisacárido de nuestra dieta, el almidón.

8.5.1. Enzimas implicadas en la digestión de los carbohidratos de la dieta

La digestión consta de dos tipos de procesos: mecánicos y químicos. Los procesos mecánicos son comunes para todas las macromoléculas, y consisten en la masticación del alimento y en los movimientos peristálticos del estómago. La disgregación del alimento en fragmentos más pequeños estimula la secreción de enzimas y elementos químicos (HCl, bicarbonato, etc.), al tiempo que facilita la acción de éstos sobre las macromoléculas a digerir.

La digestión de los carbohidratos tiene como objetivo la hidrólisis completa de los carbohidratos hasta sus monosacáridos constituyentes, ya que éstos son los únicos carbohidratos que el intestino puede absorber. Aunque algunos alimentos contienen cantidades importantes de monosacáridos (como es el caso de las frutas), la mayor parte de los carbohidratos de nuestra dieta están en forma de polisacáridos, como el almidón (pan, patatas, cereales, etc.), y en forma de disacáridos, como la sacarosa (dulces) y la lactosa (leche y sus derivados). La transformación de polisacáridos y disacáridos a monosacáridos se realiza de forma secuencial, a medida que el alimento va avanzando por el sistema digestivo. En la boca, la saliva contiene *α-amilasa salival*, una enzima que actúa sobre los polisacarárídos, principalmente almidón, hidrolizando al azar sus enlaces α(1→4) siempre que no estén cerca de una ramificación o del final de la cadena. El resultado es una mezcla de polisacáridos lineales con menos unidades que los iniciales, y de oligosacáridos ramificados con enlaces α(1→6), que la α-amilasa no ha podido hidrolizar y que se conocen como α-dextrinas (fig. 8.14A).

En el estómago, el pH ácido inhibe a la α-amilasa, provocando que se detenga la digestión de los carbohidratos.

En el intestino, el pH ácido del bolo alimenticio induce la liberación de *secretina*, una hormona que estimula la producción en el páncreas del jugo pancreático y su secreción al yeyuno. El jugo pancreático es rico en bicarbonato, que inhibe a la secretina y neutraliza el pH ácido del quimo, pero además contiene diversas enzimas, entre las que se encuentran la *α-amilasa pancreática*. Se trata de una isoenzima de la *α-amilasa salival*, que al igual que aquélla, rompe al azar enlaces α(1→4), pero en este caso lo hace sobre los fragmentos que han llegado al intestino, actúa con mayor velocidad y su único requisito es que los enlaces sobre los que actúa estén separados por tres osas. Como resultado de esta acción enzimática, se obtienen oligosacáridos de pocas unidades y dextrinas límite formadas por oligosacáridos que contienen los puntos donde inicialmente se localizaban las ramificaciones.

Esta mezcla, junto con los monosacáridos y disacáridos que formaban parte inicial del alimento, accede a las microvellosidades de las células de la mucosa intestinal. En la superficie de estas células intestinales se localiza un conjunto de enzimas, conocidas genéricamente como *oligosacaridasas*, que se encargan de la hidrólisis de aquellos enlaces que han resistido a la acción de las α-amilasas. Las oligosacaridasas son glucoproteínas que se encuentran ancladas a la matriz extracelular de las células intestinales, donde llevan a cabo su acción. Tienen un pH óptimo próximo a 6, y son mucho más específicas que las α-amilasas, tanto por el tipo de enlace sobre el que actúan como por los monosacáridos que participan en dicho enlace. Así, los pequeños oligosacáridos lineales de glucosas que llegan hasta la membrana apical de las células de las microvellosidades intestinales son sustrato de la *α-glucosidasa* (también denominada *glucoamilasa o maltasa)*, que desde el extremo no reductor de ese oligosacárido, lleva a cabo la ruptura secuencial de los enlaces α(1→4), liberando los monosacáridos constituyentes. Otros oligosacáridos que llegan al borde en cepillo de la mucosa intestinal son las *α-dextrinas,* sobre las que actúan las *α-dextrinasas límites*, capaces de romper enlaces α(1→6) así como los enlaces α(1→4) cercanos. De este modo, la acción conjunta de las *α-glucosidasas* y las *α-dextrinasas* permiten liberar toda la glucosa que formaba parte del polisacárido inicial de almidón. También los disacáridos que alcanzan las células intestinales son sustrato de oligosacaridasas específicas: así, la *lactasa* (o *β-galactosidasa*) actúa sobre la lactosa rompiendo el enlace β(1→4) entre la galactosa y la glucosa, y la *sacarasa* (o *β-fructofuranosidasa*) actúa sobre la sacarosa, rompiendo el enlace α(1→2) entre la fructosa y la glucosa. A su vez, la *α-glucosidasa*, además de sobre

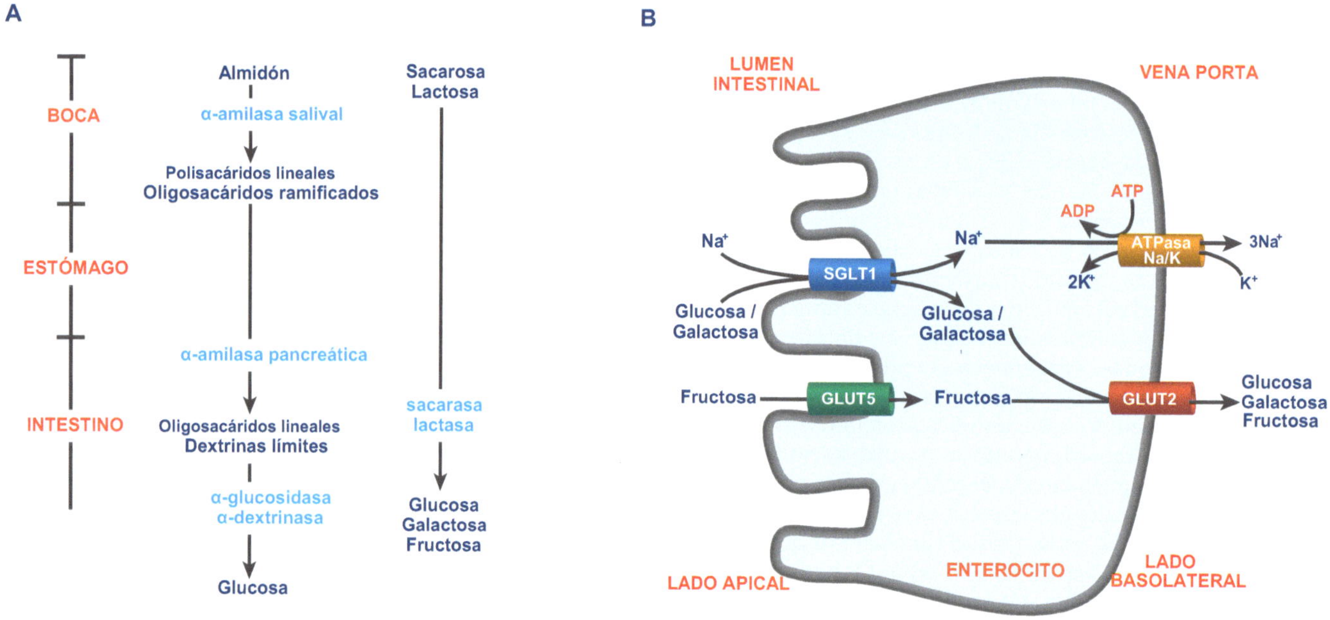

Fig. 8.14 Esquema de la digestión y absorción de los monosacáridos. A. A lo largo del tracto digestivo, los polisacáridos van siendo hidrolizados por amilasas presentes en la boca y el yeyuno hasta conseguir su fragmentación en pequeños oligosacáridos; éstos son descompuestos en sus monosacáridos constituyentes, por medio de oligosacaridasas específicas, que también actúan sobre los disacáridos que han llegado al intestino. **B.** Absorción de la glucosa y galactosa por medio del cotransportador SGLT1 y de fructosa por medio del transportador GLUT5.

oligosacáridos, actúa sobre unidades de maltosa, rompiendo el enlace $\alpha(1\rightarrow4)$ entre dos glucosas. La especificidad de estas oligosacaridasas es la razón por la que muchos otros carbohidratos presentes en los alimentos que consumimos no son asimilados por los humanos. Éste es el caso de la celulosa, ya que carecemos de enzimas que reconozcan el enlace $\beta(1\rightarrow4)$ formado entre dos glucosas, o muchos heteropolisacáridos vegetales. Sin embargo, es necesario que estos carbohidratos formen parte de nuestra dieta, ya que al no poder ser digeridos forman fibras de polisacáridos, que facilitan el tránsito de los desechos de la digestión a través del intestino grueso. En esta fibra también se integran polisacáridos que no han podido completar su digestión. De hecho, existen determinados alimentos, como las legumbres, los cereales o el salvado de avena, cuyos carbohidratos, a pesar de ser reconocidos por las enzimas intestinales y por tanto ser digeribles, habitualmente se escapan a los procesos de digestión integrándose en la fibra.

La digestión de los alimentos tiene otros componentes, que aunque no están directamente relacionados con la hidrólisis de los carbohidratos, sí lo están con otros procesos implicados en el metabolismo posterior de los monosacáridos. La llegada del alimento al estómago activa la secreción a la sangre de una serie de hormonas gástricas, que a su vez activan circuitos neuronales que se comunican con órganos periféricos, como el hígado, el músculo, el tejido adiposo y el páncreas, para coordinar y promover el metabolismo de dichos monosacáridos. Éste es el caso de la colecistoquinina y la gastrina, dos hormonas gástricas que regulan la secreción de los jugos gástricos y pancreáticos, y que además ejercen acciones relevantes para el control de la glucemia, como es incrementar la síntesis de insulina en las células beta del páncreas. La grelina es otra hormona gástrica, que inhibe la secreción de la insulina por el páncreas, mientras que las incretinas (hormonas gastrointestinales) GIP (*Glucose-dependent Insulinotropic Polypeptide*) y GLP1 (*Glucagon-Like Peptide 1*) estimulan la secreción de insulina e inhiben la del glucagón, controlando así la homeostasis glucídica.

8.5.2. Procesos de absorción de los monosacáridos

A medida que los monosacáridos van apareciendo en la superficie de las células intestinales como productos de las oligosacaridasas, se inicia la absorción de los mismos al interior de las células intestinales (enterocitos). El proceso se realiza mediante transportadores específicos (algunos de ellos incluso estereospecíficos), que son saturables y regulables. Además, físicamente se encuentran próximos a las oligosacaridasas, lo que aumenta la eficacia de la absorción.

El mecanismo a través del cual se lleva a cabo la *absorción de glucosa* es dependiente de su concentración en la superficie apical del enterocito. Cuando esta concentración es baja, la entrada de glucosa y de galactosa en el enterocito se realiza a través del *co-transportador 1 de sodio y glucosa o SGLT1* (*Sodium/Glucose Transporter 1*), una proteína integral de membrana, específica del borde en cepillo (lado apical) de las células del intestino delgado y cuya expresión es inducida por la presencia de esos monosacáridos en la superficie de los enterocitos (fig. 8.14B). Este transportador facilita la entrada simultánea de una molécula de glucosa (o de galactosa) y 2 Na^+, desde el lumen del intestino hasta el citoplasma del enterocito. El proceso de entrada de glucosa (o de galactosa) a través del transportador SGLT1, que es de baja capacidad y alta afinidad (K_m 0,1-0,6 mmol/L), se hace a favor de gradiente de Na^+ y por lo tanto, es dependiente de que dicho gradiente se mantenga. De ello se encarga una ATPasa Na^+/K^+ localizada en el lado basolateral del enterocito (el contrario al lado apical y más próximo a los vasos sanguíneos), que mantiene baja la concentración de Na^+ en el citoplasma celular al expulsar Na^+ e introducir K^+ en contra de gradiente, lo que se realiza a expensas de ATP. Existe otro mecanismo de absorción de la glucosa cuando su concentración es elevada, que se lleva a cabo a través del transportador GLUT2, que es una proteína integral de la membrana, de alta capacidad pero baja afinidad (su K_m para la glucosa es superior a 50 mmol/l). La absorción de glucosa mediante el GLUT2 se realiza a favor de gradiente, por lo que es funcional sólo cuando la diferencia de concentración de glucosa a ambos lados de la membrana celular es apreciable.

Por su parte, la absorción de la *fructosa* se lleva a cabo por un transporte facilitado por GLUT5, que tiene una K_m para la fructosa de 6-14 mmol/l. Ante concentraciones superiores de fructosa, su entrada se lleva a cabo por el GLUT2, compitiendo con la glucosa por unirse también a este transportador.

Una vez que los monosacáridos han entrado en el enterocito por la vía correspondiente, todos salen de estas células a través de un transporte a favor de gradiente, facilitado por el GLUT2 del lado basolateral.

Desde el intestino, y por medio de la vena porta, los carbohidratos que son absorbidos llegan al hígado, que en función de las necesidades energéticas del organismo, dirige su destino metabólico.

La capacidad de los enterocitos de absorber los monosacáridos constituye el punto clave que regula la digestión. Cuando los sistemas de transporte fallan o pierden capacidad, los monosacáridos se acumulan en la superficie de las células intestinales, produciendo la inhibición de las oligosacaridasas. Esto, a su vez, inhibe la hidrólisis de los disacáridos y oligosacáridos presentes en el borde en cepillo de la mucosa intestinal, pasando al intestino grueso sin haber sido digeridos. A diferencia de la fibra, estos carbohidratos son fermentados por las bacterias intestinales hasta H, CO_2, CH_4 y ácidos grasos de cadena corta (acetato, butirato y propionato), lo que produce dolor abdominal, flatulencia e hinchazón. También pueden inducir la salida de agua hacia el lumen intestinal, produciendo importantes diarreas y riesgo de deshidratación.

RESUMEN

1. **Los carbohidratos son macromoléculas muy abundantes en los seres vivos, debido en gran medida a la diversidad de funciones que desempeñan.**
2. **Los monosacáridos son los elementos básicos de los carbohidratos, que pueden ser modificados mediante esterificaciones, sustituciones, oxidaciones y reducciones, que están relacionados con su función y destino metabólico.**
3. **La glucosa es el monosacárido más importante para los seres vivos, y se condensa mediante enlaces glucosídicos en polímeros de elevado peso molecular, con funciones estructurales y energéticas.**
4. **Las asociaciones de carbohidratos con proteínas constituyen elementos fundamentales de la matriz extracelular de los tejidos, de numerosas enzimas y de receptores celulares.**
5. **Con la digestión de los carbohidratos se obtienen monosacáridos, que mediante un transporte facilitado son absorbidos por los enterocitos y dirigidos hacia el hígado.**

Bibliografía

Cummings JH, Stephen AM. Carbohydrate terminology and classification. Eur J Clin Nutr. 2007;61:S5-S18.

Drozdowski LA, Thomson ABR. Intestinal sugar transport. World J Gastroenterol. 2006;12:1657-70.

Kellett GL, Brot-Laroche E. Apical GLUT2. A major pathway of intestinal sugar absorption. Diabetes. 2005;54:3056-62.

Ly M, Laremore TN, Linhardt RJ. Proteoglycomics: recent progress and future challenges. OMICS. 2010;14:389-99.

Schaefer L, Schaefer R. Proteoglycans: from structural compounds to signaling molecules. Cell Tissue Res. 2010;339:237-46.

Capítulo 9

Glucolisis y gluconeogénesis

Emilio Herrera Castillón

OBJETIVOS DE APRENDIZAJE

- **Entender el papel de estas dos vías metabólicas en la homeostasis glucídica.**
- **Conocer las reacciones de la glucolisis y la gluconeogénesis.**
- **Calcular el rendimiento energético de la glucolisis anaerobia y aerobia.**
- **Entender el control de cada una de estas vías metabólicas y la regulación opuesta de una en relación con la otra.**
- **Conocer el significado de los ciclos fútiles existentes entre las dos vías.**

9.1. INTRODUCCIÓN

La homeostasis glucídica en el organismo se mantiene a expensas de tres vías metabólicas principales: la glucolisis, que consiste en la utilización de glucosa por los tejidos; la gluconeogénesis, que comprende su síntesis; y el metabolismo del glucógeno, responsable del acúmulo de glucosa y de su liberación. En el presente capítulo se describen las dos primeras vías, y la descripción del metabolismo del glucógeno se reserva para el capítulo 10.

Las necesidades de glucosa varían de unos tejidos a otros. Existen algunos, como el tejido nervioso, en que la glucosa es el sustrato mayoritario, y otros, como los eritrocitos, en los que es absolutamente imprescindible. La glucolisis incluye esencialmente las reacciones de transformación de la glucosa hasta la formación de piruvato, las cuales tienen lugar en el citoplasma celular. El destino metabólico de este piruvato es variable y depende de las disponibilidades de oxígeno, lo cual determina también la actividad de la vía e incluso su finalidad metabólica. De hecho, se considera que precisamente según esa disponibilidad de oxígeno y del funcionamiento de la cadena respiratoria, la glucolisis puede ser anaerobia o aerobia. En el caso de los eritrocitos, la glucolisis es anaerobia, ya que carecen de mitocondrias, y el piruvato formado como producto final de la vía tiene que ser reducido a lactato, para salir fuera de la célula. Sin embargo, para lograr la oxidación completa de la glucosa hasta la formación de CO_2 y H_2O se requiere oxígeno (glucolisis aerobia), y el piruvato formado en la glucolisis ha de entrar en las mitocondrias y ser metabolizado a través de su oxidación por el complejo enzimático de la *piruvato deshidrogenasa* y el ciclo del ácido cítrico (v. cap. 7).

La glucolisis no es sólo la principal vía de metabolización de la glucosa, sino también de otros carbohidratos derivados de la dieta, como es el caso de la fructosa y la galactosa. A su vez, la glucolisis anaerobia adquiere especial relevancia como aporte de ATP en determinados tejidos, y de forma muy particular en el músculo esquelético, que puede seguir realizando su actividad incluso en situaciones de escasez de oxígeno. Éste, sin embargo, no es el caso del músculo cardíaco, que requiere continuamente un adecuado aporte de oxígeno, y su actividad glucolítica, además de ser aerobia, se realiza a baja actividad.

De forma opuesta –aunque no inversa– a la glucolisis, se lleva a cabo la gluconeogénesis, que por definición es la síntesis de glucosa a partir de precursores no glucídicos. Si se considera la gluconeogénesis como la síntesis de glucosa a partir del piruvato, su primera reacción es intramitocondrial, mientras que el resto de la vía tiene lugar en el citoplasma. En el citotoplasma, la gluconeogénesis comparte algunas reacciones con las de la glucolisis, aunque dispone también de reacciones específicas que hacen que cuando una de estas vías está activada la otra se encuentre inhibida, y viceversa. Además, a diferencia de la glucolisis que tiene lugar en todos los tejidos, la gluconeogénesis tiene lugar casi exclusivamente en el hígado y la corteza renal.

La gluconeogénesis es esencial en el aporte de glucosa cuando el organismo no dispone de suficientes carbohidratos derivados de la dieta o de reservas de glucógeno. De hecho, una incapacidad para hacer gluconeogénesis resulta letal, ya que los tejidos que dependen de la llegada continua de glucosa, como es el caso del tejido nervioso y los eritrocitos, responden drásticamente a la deficiencia de glucosa. De hecho, la hipoglucemia produce una alteración cerebral, que puede dar lugar al coma y terminar con la muerte del paciente. Por otro lado, la gluconeogénesis permite la eliminación del lactato derivado de la actividad glucolítica del músculo y los eritrocitos, del glicerol derivado de la lipolisis del tejido adiposo, y en el caso de los rumiantes, del propionato derivado del metabolismo de los carbohidratos en el rumen.

9.2. GLUCOLISIS

La glucolisis está constituida por el conjunto de reacciones que transforman la glucosa en piruvato, las cuales tienen lugar en el citoplasma. El primer paso de esta vía requiere la captación de glucosa de la circulación al interior celular. Este proceso se realiza a favor de gradiente de concentración y a través de unos transportadores denominados GLUT, que son bidireccionales. Hasta ahora se han descrito un total de 14 GLUT, que difieren en sus características estructurales, funcionales y cinéticas. En la tabla 9.1. se resume la localización y la función de los GLUT

Tabla 9.1 Características de los principales transportadores de glucosa

Nombre	Distribución	Funciones
GLUT 1	Eritrocitos, barrera hematoencefálica, colon, placenta, tejidos fetales	Responsable de la captación basal de glucosa en todas las células
GLUT 2	Células tubulares del riñón, células epiteliales del intestino, células beta pancreáticas, hígado	Transportador bidireccional de captación y salida rápida. En el intestino transporta glucosa, galactosa y fructosa
GLUT 3	Neuronas, placenta, riñón	Transportador de alta afinidad de glucosa, incluso cuando sus concentraciones son bajas
GLUT 4	Tejido adiposo, músculos esquelético y cardíaco	Regulado por la insulina, responsable de la captación de glucosa estimulada por la insulina
GLUT 5	Intestino delgado, testículos, riñón, músculo esquelético, cerebro	Absorción intestinal de glucosa y fructosa
SGLT 1	Intestino delgado y riñón	Dependiente de iones sodio. Transportador unidireccional y activo (dependiente de ATP) de glucosa, que facilita su transporte en contra de gradiente de concentración

más importantes. Algunos tejidos, como el hígado y las células β del páncreas disponen del GLUT2 y la entrada de glucosa depende únicamente del gradiente de concentración. En otros tejidos, como el músculo esquelético, el cardíaco y el tejido adiposo, que disponen de los GLUT4, la captación de glucosa es dependiente de insulina.

En la figura 9.1 se representa la acción de las enzimas que participan en la glucolisis. Una vez que la glucosa se encuentra dentro de la célula, el primer paso es su fosforilación a expensas de ATP, en una reacción catalizada por la *hexoquinasa*, con formación de glucosa 6-fosfato. Esta enzima tiene una baja K_m para la glucosa, lo que indica que tiene una alta afinidad por ella, de forma que mediante la rápida transformación de glucosa en glucosa 6-fosfato se facilita el mantenimiento del gradiente de glucosa hacia el interior celular. En el caso del hígado, en condiciones normales, la *hexoquinasa* se encuentra saturada por glucosa, de forma que la enzima actúa a una velocidad constante en la formación de glucosa 6-fosfato. Las células hepáticas también disponen de la *glucoquinasa*, que es una isoenzima de la *hexoquinasa* con una K_m mucho más alta (baja afinidad) que las concentraciones intracelulares de glucosa. Precisamente por este motivo, el hígado capta glucosa de la circulación cuando sus niveles se incrementan ligeramente, como ocurre tras las comidas, facilitando la formación de glucosa 6-fosfato aunque se superen las necesidades de la glucolisis. De hecho, la glucosa 6-fosfato es un metabolito intermediario de distintas vías metabólicas, ya que además de en la glucolisis, también participa en la gluconeogénesis, la síntesis y la degradación del glucógeno (glucogenogénesis y glucogenólisis, respectivamente) y la vía de las pentosa fosfato.

En la glucolisis, la glucosa 6-fosfato es transformada en fructosa 6-fosfato mediante la *fosfohexosa isomerasa*, que implica una isomerización aldosa-cetosa, la cual funciona de forma reversible. La siguiente reacción de la glucolisis es prácticamente irreversible, y es catalizada por la *fosfofructoquinasa-1*. En esta reacción se forma la fructosa 1,6-bisfosfato. Esta enzima es inducible y susceptible de control alostérico, de forma que desempeña un papel importante en la regulación global de la glucólisis, como se describirá más adelante. Mediante la acción de la *fructosa 1,6-bisfosfato aldolasa*, la fructosa 1,6-bisfosfato se escinde en dos triosas fosforiladas, el gliceraldehído 3-fosfato y la dihidroxiacetona fosfato. Estas dos triosas fosforiladas son interconvertibles por la acción catalítica de la *fosfotriosa isomerasa*, aunque la glucolisis continúa a nivel del gliceraldehído 3-fosfato. Este compuesto es oxidado y fosforilado con utilización de NAD^+ y fosfato inorgánico (Pi) por la *gliceraldehído 3-fosfato deshidrogenasa* (G3PDH), formándose el 1,3-bisfosfoglicerato. La G3PDH es un tetrámero con grupos –SH que se inhibe por el iodoacetato, el cual se une a los –SH, inhibiendo así a la glucolisis. El 1,3-bisfosfoglicerato contiene un enlace rico en energía, que cuando se libera en la siguiente reacción, catalizada por *fosfoglicerato quinasa*, es aprovechada para la fosforilación de un ADP formando ATP a nivel de sustrato y 3-fosfoglicerato. En esta reacción, el arsenato puede ejercer una acción tóxica, ya que compite con el fosfato inorgánico formándose 1-arseno 3-fosfoglicerato, el cual se hidroliza espontáneamente a 3-fosfoglicerato, sin formación de ATP.

Mediante una *fosfoglicerato mutasa*, el 3-fosfoglicerato es isomerizado a 2-fosfoglicerato. En la siguiente reacción, catalizada por la *enolasa*, se deshidrata el 2-fosfoglicerato, dando lugar al fosfoenolpiruvato, que contiene un enlace rico en energía. La *enolasa* es inhibida por fluoruro, y esta propiedad se aprovecha para inhibir la glucolisis en eritrocitos cuando se extrae sangre para su análisis en el laboratorio. Cabe también indicar que las reacciones de la glucolisis desde la escisión de la fructosa 1,6-bisfosfato en las dos triosas fosforiladas hasta esta reacción catalizada por la *enolasa* son reversibles, y reciben la denominación genérica de *reacciones reversibles de las triosa-fosfato*.

La última reacción de la glucolisis es prácticamente irreversible, y es catalizada por la *piruvato quinasa*. En ella el fosfoenolpiruvato cede su fosfato a un ADP, que es transformado en ATP en otra fosforilación a nivel de sustrato, dando lugar a piruvato con configuración enólica, que espontáneamente se transforma en su configuración cetónica.

9.2.1. Destinos del piruvato

Cuando no hay posibilidades de que el piruvato pueda entrar en las mitocondrias para su oxidación, como es el caso de los eritrocitos o por falta de oxígeno (anaerobiosis), el $NADH+H^+$ formado en la glucolisis no puede ser reoxidado a través de la cadena respiratoria. En estas condiciones, el piruvato es directamente reducido a lactato a expensas de $NADH+H^+$ en el propio citosol, por la acción catalítica de la lactato deshidrogenasa (fig. 9.1). De esta forma, la eficaz reoxidación del $NADH+H^+$ permite que la glucolisis continúe funcionando con gran efectividad a expensas del NAD^+ formado.

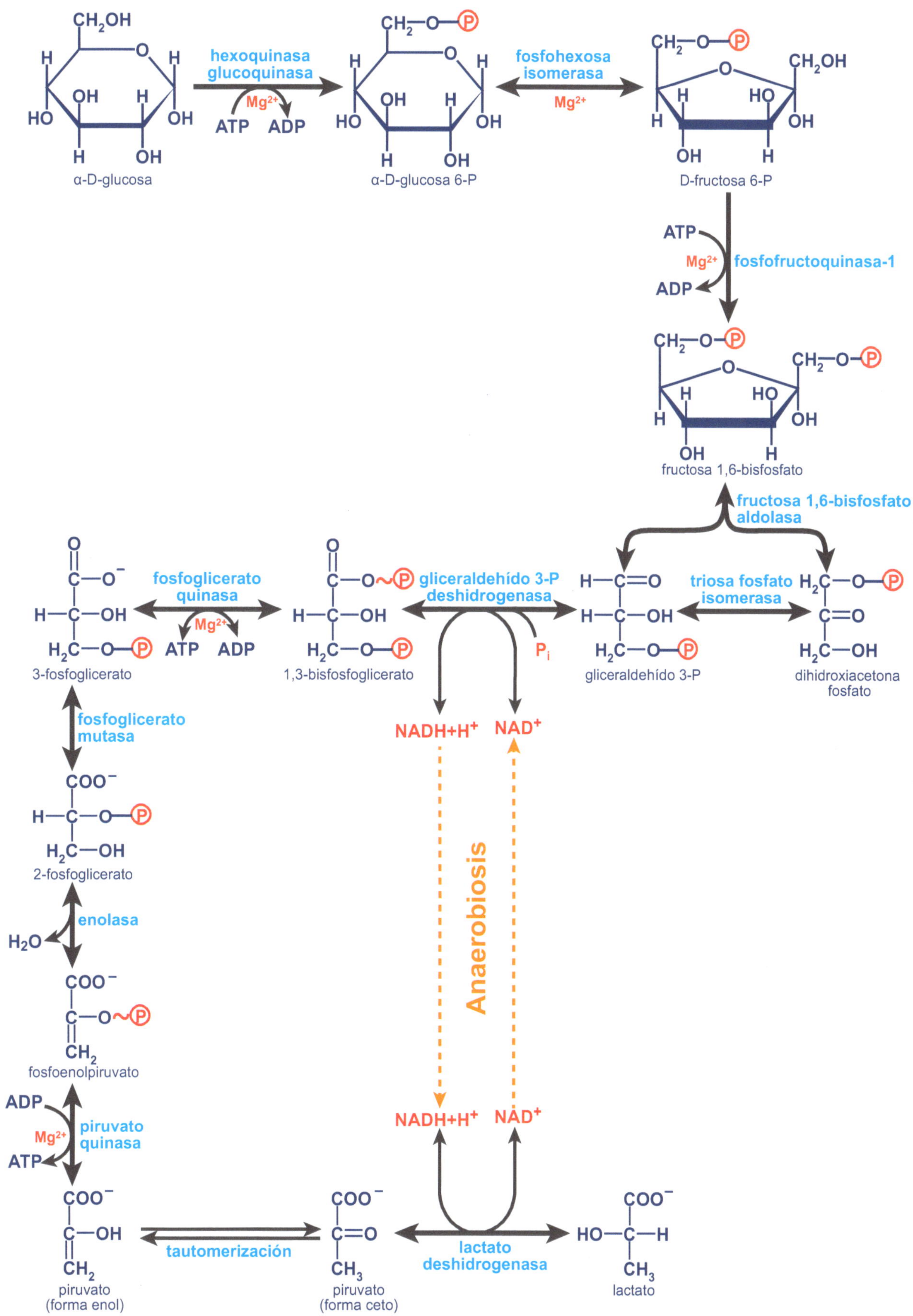

Fig. 9.1 Reacciones de la glucolisis desde glucosa hasta piruvato, con indicación de la reducción del piruvato a lactato, en condiciones de anaerobiosis. En esta reacción, catalizada por la *lactato deshidrogenasa,* se reoxida el NADH+H⁺ formado en la reacción de la *gliceraldehído 3-fosfato deshidrogenasa*, convirtiéndose en su forma oxidada (NAD⁺). Precisamente, este proceso de reoxidación del NADH+H⁺ en el citosol permite que la glucolisis anaerobia no se inhiba, lo que ocurriría si no hubiera disponibilidad de NAD⁺ en este compartimento celular.

La formación de lactato a través de la glucolisis anaerobia adquiere especial relevancia en el músculo esquelético, donde las necesidades de ATP pueden ser superiores a las cantidades que puedan llegar a formarse por la disponibilidad de oxígeno para la cadena respiratoria y la fosforilación oxidativa. Hay también otros tejidos, como el tejido nervioso, el tracto gastrointestinal, la retina, la médula renal y la piel, que dependen de la actividad glucolítica como principal fuente de energía, por lo que también forman lactato. Sin embargo, en otros tejidos, como el hígado, el riñón y el corazón, que captan lactato de la circulación, en condiciones aerobias lo oxidan a piruvato, el cual puede ser oxidado completamente en el interior de la mitocondria para la formación de acetil-CoA y su entrada en el ciclo del ácido cítrico.

Se dan también situaciones en las que el lactato formado en el citoplasma entra directamente en la mitocondria, donde es oxidado a piruvato también por la *lactato deshidrogenasa*. Este proceso supone una forma de entrada de potencial reductor del citosol al interior de la mitocondria para su posterior utilización por la cadena respiratoria, de forma similar a como lo hacen las lanzaderas del glicerolfosfato y el malato (véase más adelante).

9.2.2. Reoxidación del NADH+H$^+$ citosólico

En presencia de oxígeno (glucolisis aerobia), tanto el piruvato como el NADH+H$^+$ deben entrar en la mitocondria para ser oxidados. Sin embargo, la membrana interna de la mitocondria no es permeable al NADH+H$^+$ y tampoco dispone de un transportador para este cofactor. Por ello, su potencial reductor es transferido a un aceptor, capaz de entrar en la mitocondria y transferir ese potencial al NAD$^+$ intramitocondrial, es reoxidado y vuelve al citoplasma. Este es el concepto del sistema de lanzaderas, que en última instancia son vías cíclicas, mediante las cuales los equivalentes reductores liberados en el citoplasma en la glucolisis en forma de NADH+H$^+$ llegan al interior de las mitocondrias para ser aprovechados como sustratos en la cadena respiratoria.

La *lanzadera malato-aspartato* constituye el principal mecanismo para la transferencia a las mitocondrias de dichos equivalentes reducidos. En la figura 9.2 se resume esquemáticamente este proceso. A su vez, otra lanzadera, la denominada *lanzadera del glicerol 3-fosfato*, es un mecanismo secundario por el que los electrones del NADH+H$^+$ citoplasmático son transferidos a la dihidroxiacetona-fosfato, que es reducida a glicerol 3-fosfato por la *glicerol 3-fosfato deshidrogenasa* citoplasmática (fig. 9.3).

9.2.3. Regulación de la glucolisis

La mayor parte de las reacciones de la glucolisis son reversibles, pero existen tres que son prácticamente irreversibles: las catalizadas por la *hexoquinasa* o la *glucoquinasa*, la *fosfofructoquinasa* y la *piruvato quinasa*. En estas tres reacciones es donde se encuentran los principales puntos de regulación.

La regulación de la *hexoquinasa* no es un sitio clave del control de la glucolisis. Ello se debe a que una importante

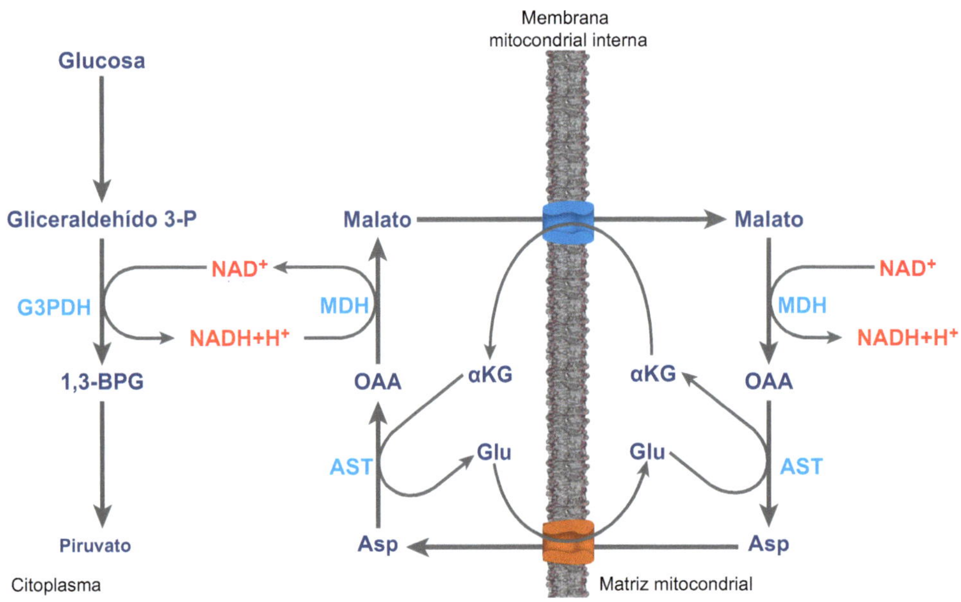

Fig. 9.2 **Lanzadera del malato-aspartato como vía principal de entrada al interior de la mitocondria del potencial reductor del NADH+H+ derivado de la reacción de la *gliceraldehído 3-fosfato deshidrogenasa* (G3PDH) de la glucolisis.** Los electrones son transferidos al interior de la mitocondria en forma de malato, que se obtiene en la reacción de la *malato deshidrogenasa* (MDH), la cual reduce el oxaloacetato (OAA) del citoplasma en la siguiente reacción:

$$\text{Oxaloacetato} + \text{NADH} + \text{H}^+ \xrightarrow{\text{MDH}} \text{Malato} + \text{NAD}^+$$

El malato atraviesa la membrana interna de la mitocondria por un sistema de translocación con α-cetoglutarato (oxoglutarato o αKG), y en el interior de la mitocondria tiene lugar la reacción en sentido inverso, gracias a la MDH mitocondrial. El NADH+H$^+$ mitocondrial transfiere sus electrones a la cadena respiratoria, la cual genera ATP mediante su acoplamiento con la fosforilación oxidativa. A su vez, el OAA generado no puede regresar al citoplasma por carecer de sistema de transporte para ello, pero puede transformarse en aspartato (Asp) por acción de la *aspartato aminotransferasa* (AST), que cataliza la siguiente reacción:

$$\text{Oxaloacetato} + \text{glutamato} \xrightarrow{\text{AST}} \text{Aspartato} + \alpha\text{-cetoglutarato}$$

El Asp atraviesa la membrana interna de la mitocondria a través de un transportador que lo intercambia con una molécula de glutamato (Glu). Una vez en el citoplasma, el Asp, por la reacción catalizada por la AST en sentido inverso, regenera OAA, que vuelve a comenzar el ciclo. A su vez, el αKG formado sale también de la mitocondria hacia el citoplasma, lo que hace intercambiándose por el malato en sentido inverso, cerrándose así el ciclo. 1,3-BPG: 1,3-bisfosfoglicerato.

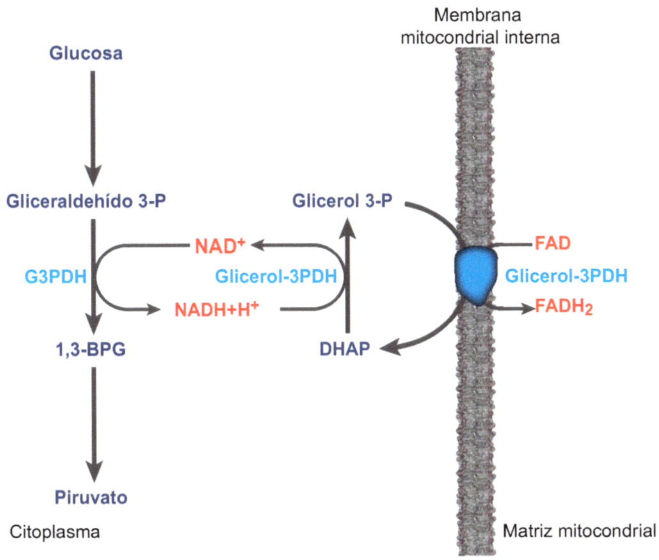

Fig. 9.3 Lanzadera del glicerol 3-fosfato como vía secundaria de entrada al interior de la mitocondria del potencial reductor del NADH+H⁺ derivado de la reacción de la *gliceraldehído 3-P deshidrogenasa* (G3PDH) de la glucolisis. Por acción de la *glicerol 3-fosfato deshidrogenasa* (glicerol-3PDH) citoplasmática, el NADH+H^+ es oxidado a NAD^+. El glicerol 3-fosfato se difunde al espacio intermembrana de la mitocondria, donde es reoxidado a dihidroacetona fosfato (DHAP) por acción de la *glicerol 3-fosfato deshidrogenasa* mitocondrial, cuya coenzima es el FAD y no el NAD^+. Esta enzima se encuentra anclada en la membrana interna de la mitocondria, donde forma el $FADH_2$, cuyos electrones son incorporados a la cadena respiratoria. La DHAP formada vuelve al citoplasma para comenzar de nuevo el ciclo. 1,3-BPG: 1,3-bisfosfoglicerato.

proporción de la glucosa 6-fosfato procede de la degradación del glucógeno, que a su vez en el caso del músculo esquelético constituye la forma preferente de entrada de los carbohidratos en la glucolisis, y por tanto en este tejido no es necesaria la reacción catalizada por la *hexoquinasa*. De todas formas, la *hexoquinasa* es inhibida alostéricamente por el producto de la reacción, la glucosa 6-fosfato (fig. 9.4), de forma que una disminución en la utilización de este compuesto inhibe la capacidad de fosforilación de la glucosa, con lo que se impide la formación de un gradiente de glucosa hacia el interior celular, y con ello se reduce la capacidad de su captación por la célula.

La *fosfofructoquinasa-1* (PFK-1) ocupa una posición clave en el control de la glucolisis. Es una enzima tetramérica y alostérica, controlada por distintos efectores. El ATP actúa tanto como sustrato como inhibidor alostérico. Cada una de las subunidades de la enzima dispone de dos sitios de unión al ATP, uno como sustrato y el otro como inhibidor. La unión como sustrato se realiza fácilmente, pero a concentraciones elevadas de ATP, los sitios inhibidores también se ocupan, y ello reduce la capacidad de la enzima para unir a la fructosa 6-fosfato. La inhibición de la PFK-1 por el ATP es impedida por el AMP, que al unirse a la enzima permite que ésta logre a su vez unirse a la fructosa 6-fosfato. De hecho, los niveles intracelulares de AMP son un reflejo muy eficaz de la situación energética de la célula, ya que en muchos tejidos existe una enzima, la *adenilato quinasa*, que relaciona este compuesto con dicha situación al catalizar la siguiente reacción:

$$2ADP \leftrightarrow ATP + AMP$$

La constante de equilibrio de esta reacción viene dada por el siguiente cociente:

$$Keq = [ATP][AMP]/[ADP]^2$$

Así, cuando disminuyen los niveles intracelulares de ATP y consecuentemente aumentan los de ADP, la concentración intracelular de AMP ha de aumentar para mantener el valor de dicha constante. De hecho, un descenso relativamente pequeño de la concentración de ATP da lugar a un importante incremento de la de AMP, debido a que la concentración de ADP en el denominador se encuentra elevada al cuadrado. En consecuencia, el AMP actúa como una señal muy sensible de la situación energética de la célula.

La PFK-1 es también inhibida por el citrato, pero el principal modulador de su actividad es la fructosa 2,6-bisfosfato (F2,6BP), que no es un compuesto intermedio de la glucolisis ni de la gluconeogénesis. La F2,6BP impide la inhibición que sobre la PFK-1 ejerce el ATP e incrementa la afinidad de la enzima por su sustrato, la fructosa 6-fosfato. La F2,6BP es también inhibidor alostérico de una enzima clave de la gluconeogénesis en el hígado, la *fructosa 1,6-bisfosfatasa* (F1,6BPasa), por lo que es responsable de que cuando la glucolisis está activa, la gluconeogénesis está inhibida, y viceversa. Por ello, volveremos a tratar de este efector alostérico más adelante en este capítulo, cuando se haga referencia a la regulación de la gluconeogénesis.

La glucolisis se regula también a nivel de la reacción catalizada por la *piruvato quinasa* (PK). Esta enzima es inhibida por el ATP, la alanina y el acetil-CoA, mientras que es activada por la fructosa 1,6-bisfosfato (F1,6BP). La PK dispone de varias isoenzimas. La isoenzima del hígado (PK-L), un tejido gluconeogénico, se regula por modificación covalente reversible por fosforilación/desfosforilación, modulado por la *proteina quinasa* dependiente de AMPc (PKA), que la inhibe. De esta forma, la actividad de la PK-L es modulada por hormonas que controlan los niveles intracelulares de AMPc, como el glucagón y la adrenalina. La PK-L es también controlada por efectores alostéricos, y su principal activador es la F1,6BP, que activa la enzima disminuyendo su K_m para el fosfoenolpiruvato; el ATP actúa como efector negativo. También la PK-L es modulada a nivel de su expresión génica, de forma que un incremento en la ingesta de carbohidratos aumenta la síntesis de la enzima.

La isoenzima muscular de la PK (PK-M) se encuentra tanto en el músculo como en el cerebro y otros tejidos que necesitan glucosa. Su control se ejerce de forma distinta a la isoenzima hepática, y es independiente de la PKA, por lo que no se ve afectada por cambios hormonales.

La capacidad de reoxidar en el propio citoplasma al NADH+H^+ derivado de la glucolisis, gracias a la acción de la *lactato deshidrogenasa* en condiciones en las que la disponibilidad de oxígeno es baja, supone también un eficaz control de la actividad de esta vía.

9.2.4. Rendimiento energético de la glucolisis

En condiciones de anaerobiosis, la estequiometría de la glucolisis hasta la formación de L-lactato es la siguiente:

$$Glucosa + 2ATP + NAD^+ + 2Pi + 4ADP + 2NADH + 2H^+ \rightarrow 2Lactato + 2ADP + 2NADH + 2H^+ + 4ATP + 2NAD^+ + 2H_2O,$$

que simplificando queda así:

$$Glucosa + 2Pi + 2ADP \rightarrow 2Lactato + 2ATP + 2H_2O$$

En consecuencia, el rendimiento global de la glucolisis anaerobia es de 2ATP, ya que dos de los cuatro ATP generados en su última fase son utilizados para satisfacer el gasto inicial

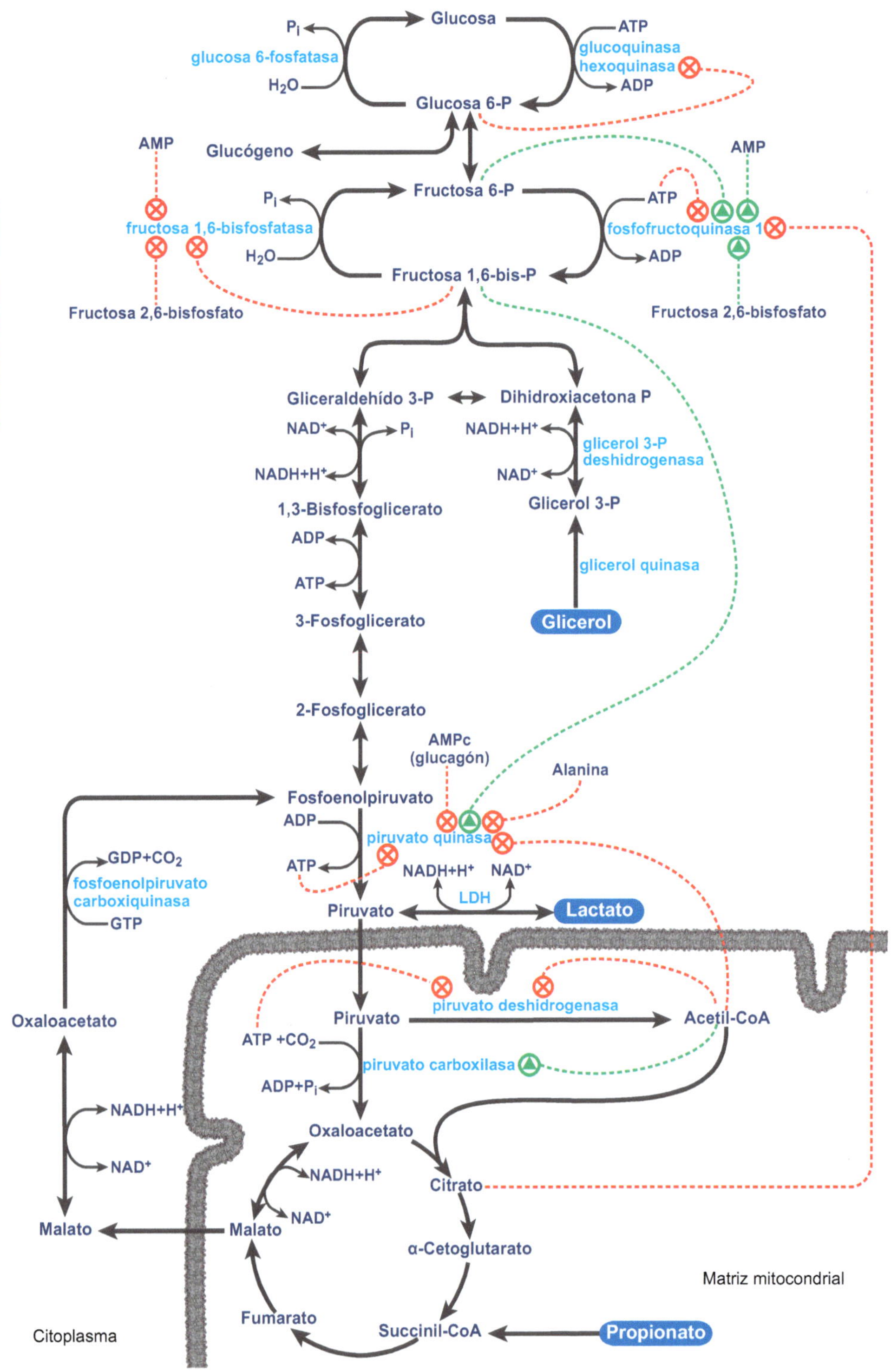

Fig. 9.4 Principales reacciones de la gluconeogénesis y la glucolisis en el hígado, con indicación de la entrada a la gluconeogénesis del lactato, glicerol y propionato (en este caso, solo importante en rumiantes). Sin embargo, no se muestran los sitios de entrada en la vía de los aminoácidos gluconeogenéticos. Se indica la acción positiva o negativa de los principales efectores alostéricos sobre las enzimas clave de las dos vías.

de dos ATP en las reacciones catalizadas por la *hexoquinasa* y la *fosfofructoquinasa-1*.

En el caso de la glucolisis aerobia, su estequiometría global es:

$$\text{Glucosa} + 2\text{Pi} + 2\text{ADP} + 2\text{NAD}^+$$
$$\rightarrow 2\text{Piruvato} + 2\text{ATP} + 2\text{NADH} + 2\text{H}^+ + 2\text{H}_2\text{O}$$

Así, igual que en la glucolisis anaerobia, se generan dos moléculas de ATP, pero en este caso se generan también dos moléculas de NADH+H$^+$ y dos de piruvato, como balance neto. A través de la lanzadera de malato-aspartato (fig. 9.2), esos dos NADH+H$^+$ pueden ceder sus electrones a la cadena respiratoria, que mediante su acoplamiento a la fosforilación oxidativa dan lugar aproximadamente a 2 × 3 ATP en la mitocondria. A su vez, de la oxidación de cada molécula de piruvato intramitocondrial se genera un NADH+H$^+$, que puede aportar otros tres ATP, así como un acetil-CoA, que a través del ciclo del ácido cítrico puede dar lugar a 12 ATP. Así pues, el rendimiento global de la glucolisis aerobia, considerando la oxidación completa de una molécula de glucosa hasta CO_2

y agua, y teniendo en cuenta que por cada NADH+H⁺ que se oxida en la cadena respiratoria, y su acoplamiento con la fosforilación aproximadamente se forman tres ATP (v. cap. 6), es el siguiente:

Glucosa → 2 Piruvatos	2 ATP
2 ($NADH+H^+$)	6 ATP
2 Piruvatos → 2 Acetil-CoA [2($NADH+H^+$)]	6 ATP
2 Acetil-CoA → 2 CO_2+2 H_2O	24 ATP
Total	38 ATP

En caso de que sea utilizada la lanzadera del glicerol 3-fosfato (fig. 9.3), este rendimiento se reduce a 36 ATP, ya que los electrones derivados de los dos $NADH+H^+$ formados en el citoplasma son transferidos a la mitocondria con formación de $2FADH_2$, cuya incorporación a la cadena respiratoria se realiza a nivel de la CoQ, que en la fosforilación oxidativa genera dos ATP en vez de los tres ATP generados por cada $NADH+H^+$.

9.2.5. Formación de 2,3-bisfosfoglicerato en eritrocitos

En eritrocitos, la reacción catalizada por la *fosfoglicerato quinasa* puede ser evitada mediante una reacción catalizada por la *bisfosfoglicerato mutasa*, la cual convierte el 1,3-bisfosfoglicerato en 2,3-bisfosfoglicerato. Como se muestra en la figura 9.5, esta reacción va seguida de la pérdida del grupo fosforilo que se encuentra en la posición 2 de dicho 2,3-bisfosfoglicerato, a través de la reacción catalizada por la *2,3-bisfosfoglicerato fosfatasa*, que da lugar a la formación del 3-fosfoglicerato, el cual prosigue la ruta normal de la glucolisis hasta la formación de piruvato. Esta derivación de la glucolisis impide la formación del ATP que se produce en la reacción catalizada por la *fosfoglicerato quinasa*. Sin embargo, facilita la formación del 2,3-bisfosfoglicerato, que se une a la hemoglobina reduciendo su afinidad por el oxígeno. Ello permite que el oxígeno de la hemoglobina llegue más fácilmente a los tejidos (v. cap. 34).

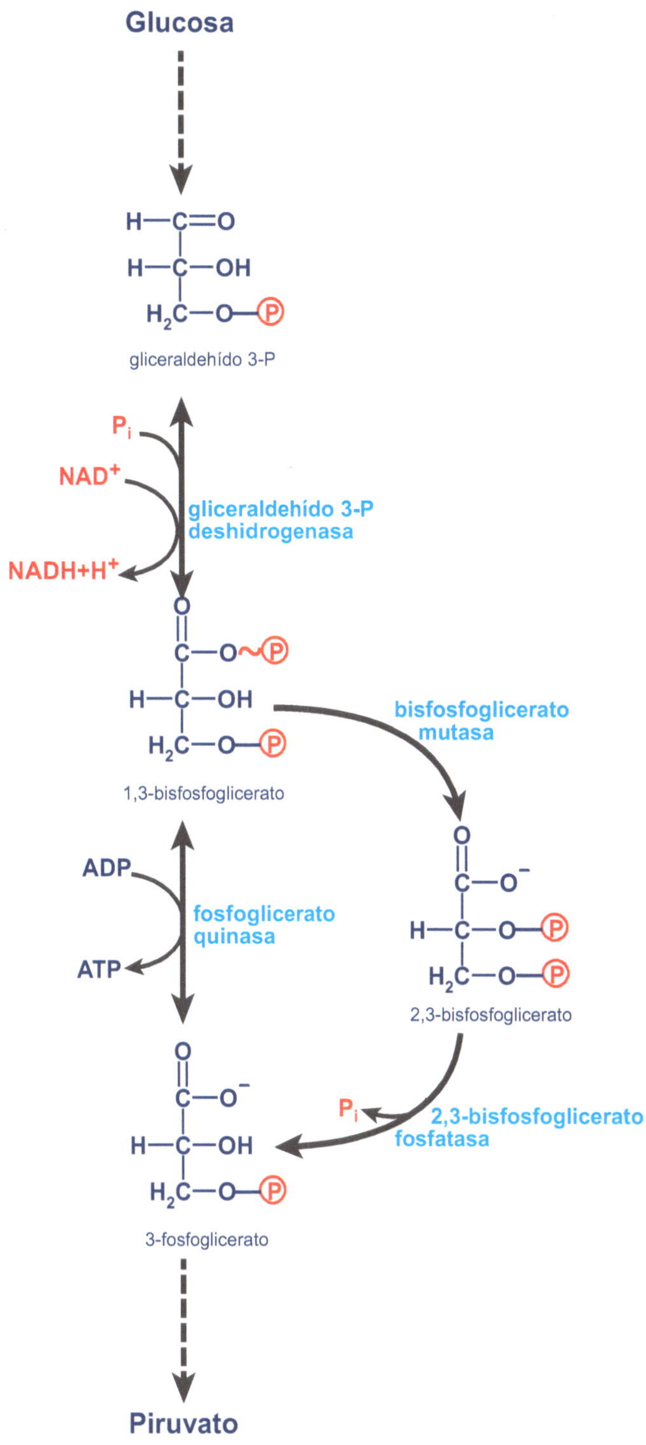

Fig. 9.5 Derivación de la glucolisis en eritrocitos para la formación del 2,3-bisfosfoglicerato.

9.3. GLUCONEOGÉNESIS

La gluconeogénesis o síntesis de glucosa tiene lugar preferentemente en el hígado y la corteza renal, aunque en ayunas también ocurre en el intestino delgado. Se realiza a partir de precursores no glucídicos y satisface las necesidades de glucosa cuando sus disponibilidades derivadas de la dieta y/o de las reservas de glucógeno son escasas. Realmente, el aporte de glucosa en suficiente cantidad es imprescindible, particularmente para el tejido nervioso y los eritrocitos, de forma que la hipoglucemia altera la funcionalidad del tejido nervioso, pudiendo desencadenar un coma e incluso la muerte.

9.3.1. Reacciones de la gluconeogénesis

Considerando la gluconeogénesis a partir de piruvato, la vía comparte las mismas reacciones reversibles con la glucolisis; sin embargo, globalmente, ambas vías no son reversibles gracias a las reacciones irreversibles de las dos. En la figura 9.4 se resumen conjuntamente las reacciones de la glucolisis, la gluconeogénesis y el ciclo del ácido cítrico en el hígado.

En contraposición a la *piruvato quinasa*, en la gluconeogénesis se encuentran dos reacciones que son endergónicas: las de la *piruvato carboxilasa* y de la *fosfoenolpiruvato carboxiquinasa*. La *piruvato carboxilasa* es intramitocondrial y cataliza la carboxilación del piruvato a oxaloacetato en una reacción dependiente de biotina. Esta reacción ya se vio anteriormente como anaplerótica del ciclo del ácido cítrico (v. cap. 7), pero su principal función es el inicio de la gluconeogénesis. En ella se consume una molécula de ATP como fuente de energía y requiere de acetil-CoA como activador alostérico.

La segunda reacción de la gluconeogénesis, catalizada por la *fosfoenolpiruvato carboxiquinasa* tiene lugar fuera de la mitocondria. Ello obliga a que el oxaloacetato formado por la *piruvato carboxilasa* tenga que salir de la mitocondria. Dado que la membrana mitocondrial carece de transportador para el oxaloacetato, su salida se lleva a cabo por varias vías alternativas. Como también se muestra en la figura 9.4, una de estas vías es la conversión de oxaloacetato a malato por la *malato deshidrogenasa* del ciclo del ácido cítrico. Esta reacción es reversible y en esta dirección de formación de malato tiene lugar la pérdida del potencial reductor de una molécula de NADH+H$^+$, que se regenera en el citosol cuando la misma reacción funciona en sentido inverso. Otra forma de salida del oxaloacetato del interior de la mitocondria es como aspartato, a través de la reacción catalizada por la AST de forma similar a la lanzadera malato-aspartato descrita en el apartado 9.2.2. (fig. 9.2).

La *fosfoenolpiruvato carboxiquinasa* cataliza la descarboxilación y fosforilación del oxaloacetato, utilizando el GTP como donador del grupo fosforilo. Como ya se comentó en el capítulo 7, en el hígado y en la corteza renal, la reacción de la *succinato tioquinasa* del ciclo del ácido cítrico utiliza GDP en la formación del GTP, a diferencia de otros tejidos en los que la misma reacción fosforila el ADP para la formación de ATP. Mediante el sistema de las translocasas, ese GTP sale al citoplasma, donde es utilizado en la reacción de la *fosfoenolpiruvato carboxiquinasa*, y ello supone una conexión entre el ciclo del ácido cítrico y la gluconeogénesis.

Una vez que se ha sintetizado el fosfoenolpiruvato, la gluconeogénesis transcurre por las reacciones reversibles de las triosas que se describieron más arriba en este capítulo, comunes por tanto para la glucolisis y la gluconeogénesis, hasta llegar a la fructosa 1,6-bisfosfato. La *fructosa 1,6-bisfosfatasa* (F16BPasa) da lugar a la formación de la fructosa 6-fosfato. Esta enzima se controla prácticamente de forma inversa a la fosfofructoquinasa-1, como se verá más adelante, y determina la capacitación de un tejido para sintetizar glucosa no solamente a partir de piruvato sino también a partir de alguna de las triosas fosfato.

La última reacción específica e irreversible de la gluconeogénesis es la catalizada por la *glucosa 6-fosfatasa*, que transforma la glucosa 6-fosfato en glucosa libre. Esta enzima se encuentra en el hígado y en la corteza renal, pero no en otros tejidos, como el músculo esquelético o el tejido adiposo, lo cual les impide que puedan exportar glucosa a la circulación.

9.3.2. Sustratos gluconeogénicos

Aunque en el apartado anterior se ha considerado que la gluconeogénesis se inicia en piruvato, esto no es siempre así. Además del piruvato, en el hígado, otros sustratos importantes de la gluconeogénesis son el lactato, el glicerol y la alanina, mientras que en la corteza renal son el glicerol y la glutamina. En realidad, las concentraciones fisiológicas de todos estos sustratos están muy por debajo del nivel de saturación de la vía, por lo que tanto su concentración como su naturaleza influyen profundamente en la velocidad y la eficacia de la síntesis de glucosa.

9.3.2.1. Lactato y piruvato como sustratos gluconeogénicos

El lactato es considerado el sustrato gluconeogénico cuantitativamente más importante. En sangre deriva principalmente del músculo esquelético, y en menor proporción de los eritrocitos y la médula renal. En estos tejidos, el lactato procede de la glucolisis anaerobia, y en ellos no puede metabolizarse, sino que sale a la circulación, de donde es captado por el hígado o la corteza renal a través de un transportador saturable (difusión facilitada), en un proceso dependiente de gradiente de concentración.

Una vez en el citoplasma celular, el lactato es oxidado a piruvato por acción de la *lactato deshidrogenasa* (LDH), debido al bajo cociente NADH+H$^+$/NAD$^+$ en el citoplasma en estos tejidos gluconeogénicos.

La glucosa formada a partir de lactato sale a la circulación sanguínea, de donde es captada y metabolizada por diversos tejidos, entre los que se encuentran el músculo esquelético, eritrocitos y la médula renal, que la metabolizan de nuevo a lactato, el cual vuelve a la sangre. El continuo reciclaje de carbonos de la glucosa y el lactato entre el hígado y el músculo esquelético se denomina ciclo de glucosa-lactato o ciclo de Cori (fig. 9.6), por su descubridor.

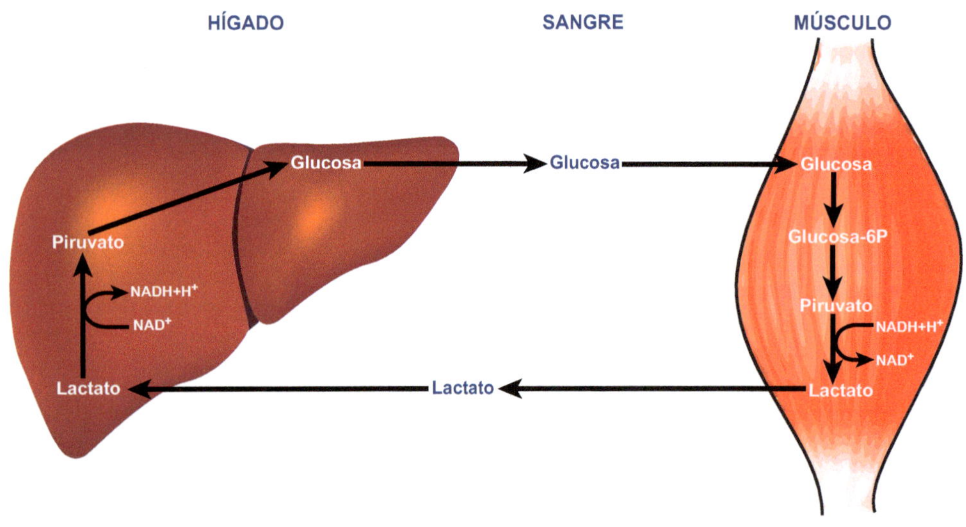

Fig. 9.6 Ciclo glucosa-lactato entre hígado y músculo esquelético.

Es interesante considerar la vía de transporte del oxaloacetato desde el interior de la mitocondria al citoplasma en función del sustrato gluconeogénico, a fin de garantizar no sólo el aporte de los correspondientes átomos de carbono, sino de los equivalentes reductores en forma de NADH+H$^+$ necesarios para la síntesis de glucosa. Como se resume en la figura 9.7A, cuando el sustrato es el lactato, la salida del oxaloacetato de la mitocondria se realiza fundamentalmente por medio del aspartato. Sin embargo, cuando el sustrato es el piruvato, la salida del oxaloacetato de la mitocondria se realiza en forma de malato (fig. 9.7B). En este caso, el proceso implica la pérdida de potencial reductor del interior de la mitocondria.

9.3.2.2. Utilización de aminoácidos como sustratos gluconeogénicos

Aunque la mayoría de los aminoácidos pueden ser utilizados como sustratos gluconeogénicos, aquí vamos a ceñirnos a la alanina, por ser cuantitativamente el principal aminoácido precursor de glucosa, y la glutamina, porque desempeña un papel importante en la gluconeogénesis renal.

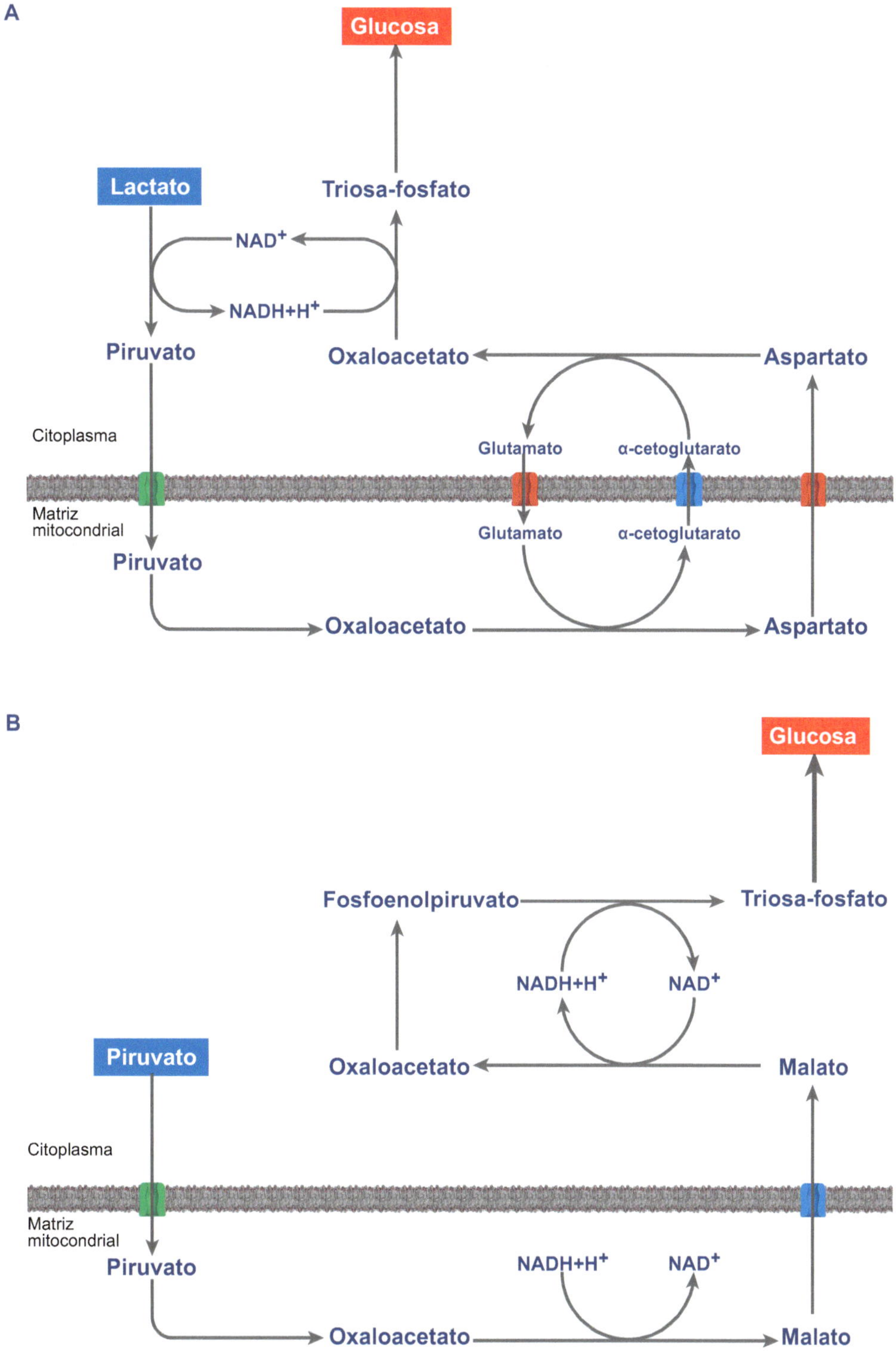

Fig. 9.7 Entrada de los carbonos de lactato (A) y piruvato (B) en la gluconeogénesis, con indicación de las lanzaderas de salida del oxaloacetato del interior mitocondrial al citoplasma utilizadas para cada uno de esos sustratos. Como se indica en **A**, el lactato es oxidado en el citoplasma por la *lactato deshidrogenasa* con la formación de NADH+H$^+$ y piruvato. En estas condiciones, el oxaloacetato sale de la mitocondria en forma de aspartato. Así, la formación de NADH+H$^+$ en la mencionada oxidación del lactato en el citoplasma permite utilizar esta coenzima reducida directamente en la gluconeogénesis a nivel de la *gliceraldehído 3-fosfato deshidrogenasa*. Sin embargo, cuando el sustrato es el piruvato (**B**), la salida del oxaloacetato de la mitocondria ha de hacerse en forma de malato, y de esta forma aportar en el citoplasma potencial reductor en forma de NADH+H$^+$ para su utilización en la gluconeogénesis.

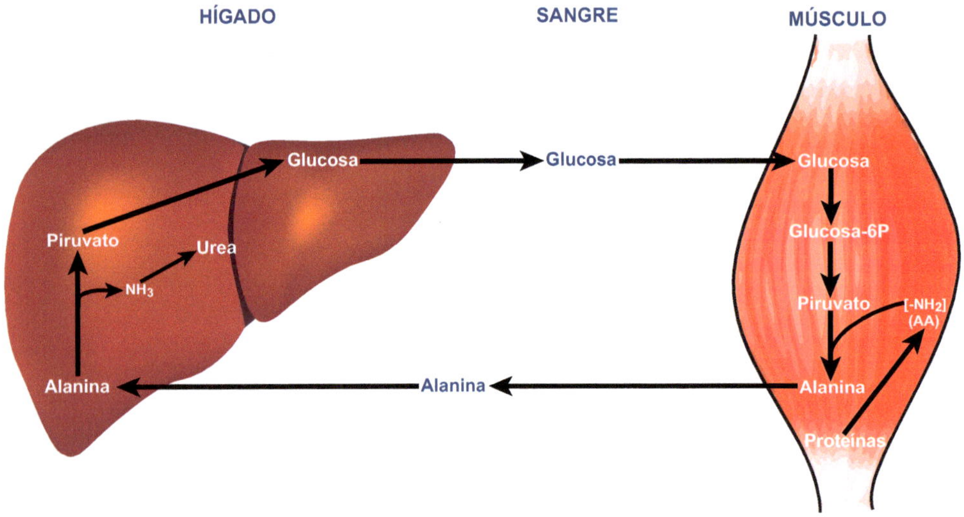

Fig. 9.8 **Ciclo glucosa-alanina entre el hígado y el músculo esquelético.**

La alanina es liberada a la circulación por numerosos tejidos, entre los que destaca el músculo esquelético. La liberación de alanina a la circulación por el músculo esquelético es superior a lo que cabría esperar en función de su concentración en las proteínas musculares. Ello se debe a que la liberación de alanina muscular no es sólo el resultado directo de la proteólisis, sino porque también otros aminoácidos, como el glutamato y aminoácidos de cadena ramificada tales como valina e isoleucina, son transformados en alanina. En este proceso de formación de alanina en el músculo a partir de otros aminoácidos procedentes de la proteolisis, el piruvato derivado de la glucolisis desempeña un papel esencial como aceptor del grupo amino procedente de la transaminación de esos otros aminoácidos, en la reacción catalizada por la *alanina amino transferasa* o *alanina transaminasa* (ALT). A su vez, el proceso ha llevado a la formulación del ciclo glucosa-alanina (fig. 9.8), de forma que la glucosa captada por el músculo desde la circulación sirve como fuente glucolítica de piruvato para la síntesis de alanina. Ésta es liberada a la circulación, captada por el hígado y convertida de nuevo en piruvato, que es utilizado en la gluconeogénesis, de forma que la glucosa vuelve a la circulación. La velocidad de este proceso parece ser aproximadamente la mitad que la del ciclo glucosa-lactato, pero tiene un papel fisiológico esencial, como es el transporte de nitrógeno desde el músculo esquelético hasta el hígado, de donde se elimina en forma de urea.

En el caso de la utilización de la alanina como sustrato gluconeogénico, la salida de oxaloacetato de la mitocondria al citoplasma se puede realizar de dos formas, que se resumen en las figuras 9.9A y 9.9B.

En el caso de la glutamina, el principal tejido responsable de su liberación a la circulación es el músculo esquelético, mientras que en situaciones de ayuno o de acidosis, su principal consumidor es la corteza renal. Su paso a través de la membrana interna de las mitocondrias requiere determinados transportadores. Como se resume esquemáticamente en la figura 9.10, para llegar a formar glucosa, la glutamina sufre la acción de la *glutaminasa* y la *glutamato deshidrogenasa*, hasta formar α-cetoglutarato en el interior mitocondrial. Este compuesto ya forma parte del ciclo del ácido cítrico, a través del cual se transforma en malato, que atraviesa la membrana mitocondrial interna y en el citoplasma da lugar a oxaloacetato, el cual se transforma en glucosa.

9.3.2.3. Glicerol como sustrato gluconeogénico

El glicerol en sangre deriva de la lipolisis de los triacilglicéridos del tejido adiposo. Sus niveles plasmáticos normalmente son muy bajos debido a que es rápidamente metabolizado en el hígado y en la corteza renal. En cuanto entra en la célula, el glicerol es fosforilado por acción de la enzima citoplasmática *glicerol quinasa*, que cataliza la siguiente reacción:

$$\text{Glicerol} + \text{ATP} \longrightarrow \text{Glicerol 3-fosfato} + \text{ADP}$$

La *glicerol quinasa* es especialmente activa en el hígado y la corteza renal, y su funcionamiento parece ser exclusivamente dependiente de la disponibilidad de su sustrato, el glicerol.

El glicerol 3-fosfato se oxida por la acción catalítica de la *glicerol 3-fosfato deshidrogenasa*, que requiere NAD^+ como coenzima:

$$\text{Glicerol 3} - \text{fosfato} + \text{NAD}^+ \longrightarrow \text{dihidroxiacetona} - \text{fosfato} + \text{NADH} + \text{H}^+$$

La dihidroxiacetona-fosfato ya forma parte de la gluconeogénesis (fig. 9.4), por lo que los átomos de carbono derivados del glicerol no tienen que pasar al interior de la mitocondria para llegar a sintetizar glucosa. Todo ello supone que aunque las disponibilidades de glicerol para la gluconeogénesis dependen de la actividad lipolítica del tejido adiposo, su incorporación a glucosa es muy eficaz, llegando a convertirse en glucosa con mayor eficacia que cantidades equimoleculares de otros sustratos gluconeogénicos, como el lactato, el piruvato o la alanina.

9.3.2.4. Utilización del propionato en rumiantes

En la panza o rumen de los rumiantes se produce una fermentación anaerobia de los azúcares de la dieta, que lleva a la formación de diversos ácidos grasos de cadena corta, tales como los ácidos butírico (4C), propiónico (3C), acético (2C) y fórmico (1C). Estas moléculas atraviesan las paredes del rumen y alcanzan la circulación sanguínea. Aunque la mayor parte de estos ácidos grasos son utilizados como sustratos oxidativos, el propionato se constituye además en un sustrato gluconeogénico.

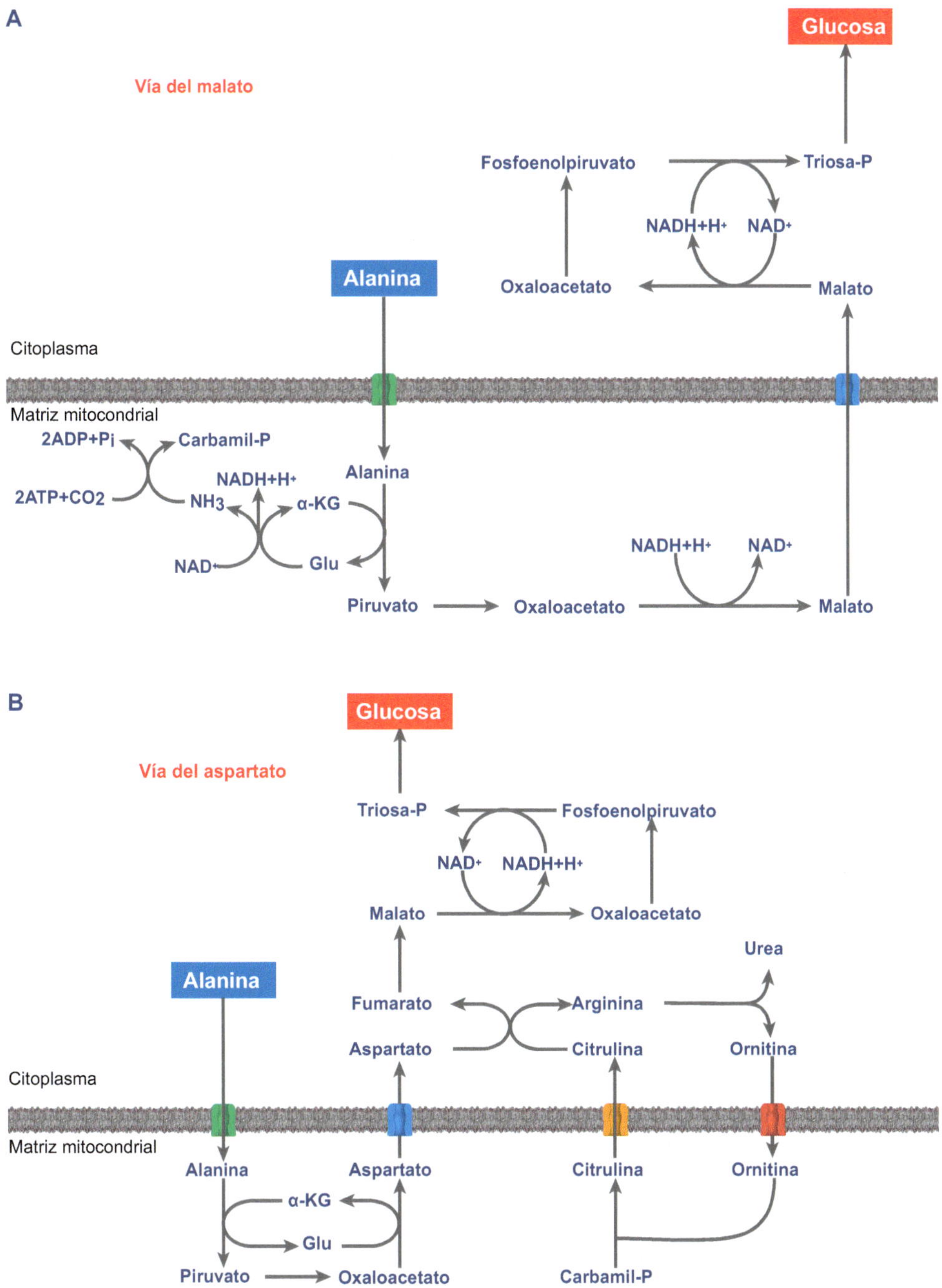

Fig. 9.9 Incorporación de los carbonos derivados de la alanina del citoplasma a la gluconeogénesis, con indicación de las lanzaderas del oxaloacetato que se utilizan. **A.** Representación de la utilización de la lanzadera del malato, mediante la cual se generan equivalentes reductores por acción de la malato deshidrogenasa. **B.** Representación del proceso asociado al ciclo de la urea (v. cap. 19), donde la salida del oxaloacetato de la mitocondria se hace en forma de aspartato. αKG: α-cetoglutarato; Glu: glutamato.

Las etapas que conllevan la transformación de propionato en glucosa se resumen en la figura 9.11. A través de la *acil-CoA sintetasa*, el propionato se transforma en propionil-CoA. Éste se carboxila por la *propionil-CoA carboxilasa*, generando D-metil malonil-CoA; a su vez, éste se convierte en su estereoisómero, el L-metil malonil-CoA por acción de la *metil malonil-CoA racemasa*, y el L-metil malonil-CoA se transforma en succinil-CoA por acción de la *metil-malonil-CoA isomerasa*. El succinil-CoA es ya un intermediario del ciclo del ácido cítrico, a través del cual se forma oxaloacetato, que llega a transformarse en glucosa de una forma similar a la comentada para el caso de la glutamina.

9.3.3. Regulación de las enzimas de la gluconeogénesis

Como cabría esperar, una forma eficaz de regulación de la gluconeogénesis tiene lugar mediante cambios en la disponibilidad de sustratos y coenzimas. En lo referente a las coenzimas, se precisan ATP y NADH+H$^+$ para que la vía funcione correctamente, como se puede derivar de la figura 9.4. La necesidad de estas dos coenzimas se localiza a nivel de dos reacciones reversibles de las triosas: el caso del ATP, en la *fosfoglicerato quinasa* y del NADH+H$^+$ en la *gliceraldehído 3-fosfato deshidrogenasa*, de forma que las reacciones catalizadas por ambas enzimas se desplazan en la dirección de la síntesis de glucosa cuando hay suficiente disponibilidad de estas dos coenzimas en el citoplasma. De todas formas, el control instantáneo de la vía tiene lugar a nivel alostérico, en enzimas que catalizan reacciones irreversibles (fig. 9.4).

La *piruvato carboxilasa*, que cataliza la síntesis de oxaloacetato a partir de piruvato, es activada alostéricamente por el acetil-CoA. En condiciones en que tiene lugar una activación de la β-oxidación de los ácidos grasos, y consecuentemente se forman cantidades importantes de acetil-CoA dentro de

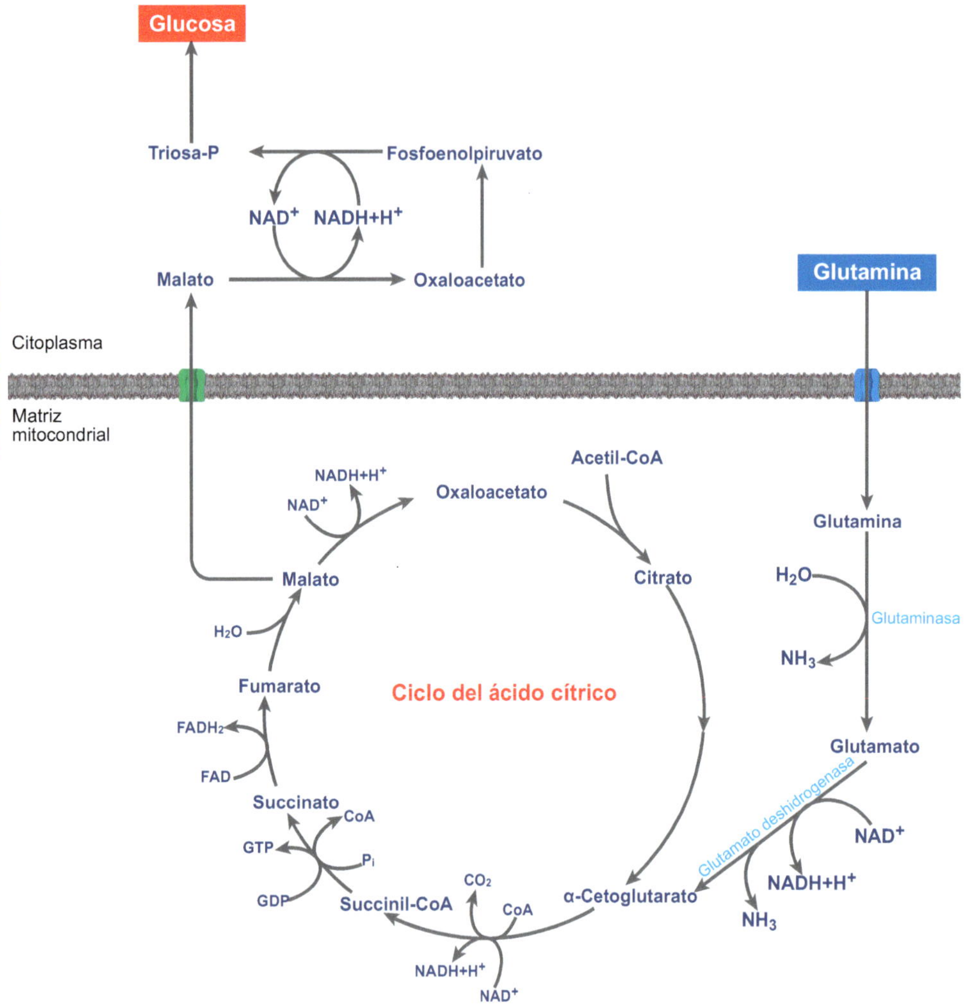

Fig. 9.10 **Esquema de la incorporación de la glutamina a la gluconeogénesis.**

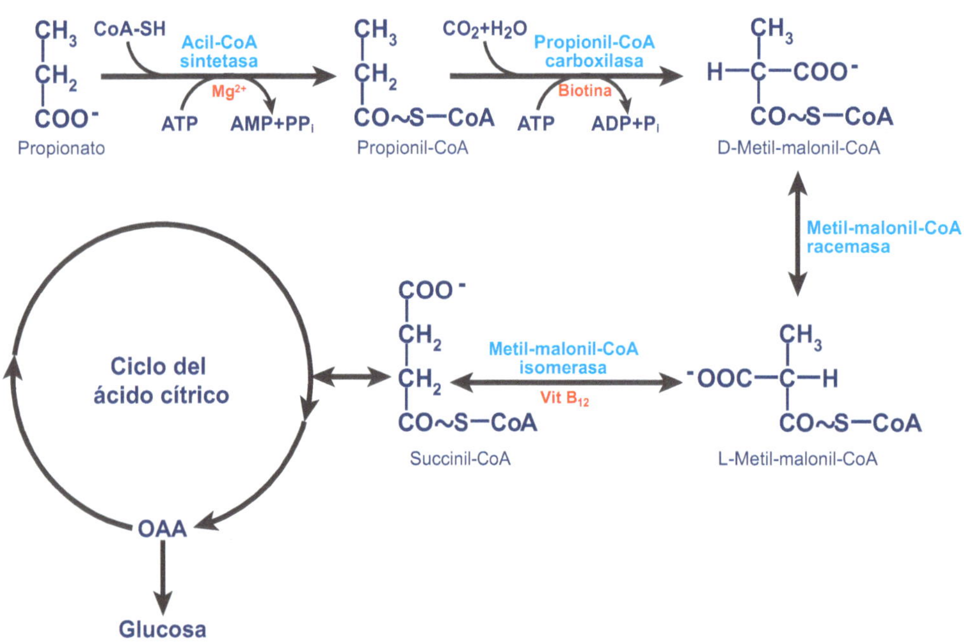

Fig. 9.11 **Metabolismo del propionato e incorporación de sus carbonos a la síntesis de glucosa.** Su transformación en succinil-CoA permite que a través del ciclo del ácido cítrico, los átomos de carbono derivados del propionato puedan formar oxaloacetato (OAA), y consecuentemente ser utilizados en la síntesis de glucosa.

las mitocondrias, se produce una inhibición de la *piruvato deshidrogenasa* y activación de la *piruvato carboxilasa*, con la consiguiente activación de la gluconeogénesis.

La *fructosa 1,6-bisfosfatasa* es inhibida alostéricamente por dos efectores que son a su vez activadores de la enzima glucolítica que cataliza la reacción opuesta, la *fosfofructoquinasa-1*; estos efectores son el AMP y la fructosa 2,6-bisfosfato. A su vez, la *fructosa 1,6-bisfosfatasa* es también inhibida por la fructosa 1,6-bisfosfato (fig. 9.4).

9.4. CONTROL DE LOS NIVELES DE LA FRUCTOSA 2,6-BISFOSFATO

Por su efecto opuesto sobre la *fosfofructoquinasa-1* y la *fructosa 1,6-bisfosfatasa*, la fructosa 2,6-bisfosfato desempeña un papel esencial en la regulación de la glucolisis y la gluconeogénesis en el hígado. Como se resume en la figura 9.12, la fructosa 2,6-bisfosfato se forma en la fosforilación de la fructosa 6-fosfato por la *fosfofructoquinasa-2* (PFK-2), cuya actividad es modulada por la acción alostérica de determinados sustratos. La PFK-2 es una enzima bifuncional, que controla tanto la síntesis de la fructosa 2,6-bisfosfato a partir de la fructosa 6-fosfato por su actividad *fosfofructoquinasa-2* (PFK-2) propiamente dicha, como su degradación o desfosforilación, por su actividad *fructosa 2,6-bisfosfatasa* (F-2,6-BPasa). Estas dos actividades se encuentran en la misma proteína, y su control alostérico se ejerce mediante un sistema de interconversión, de forma que cuando la proteína es fosforilada por acción de una *proteína quinasa* dependiente de AMPc (PKA), es la *fructosa 2,6-bisfosfatasa* la que se encuentra activada, mientras que cuando es desfosforilada por la acción de una *fosfatasa* (la *proteína fosfatasa-2*), es la PFK-2 la que se activa (fig. 9.12).

Así pues, cuando existe un adecuado aporte de glucosa, la concentración de fructosa 2,6-bisfosfato aumenta, estimulando la glucolisis al activar la *fosfofructoquinasa-1* e inhibiendo la *fructosa 1,6 bisfosfatasa*. Sin embargo, en ayunas, el incremento de glucagón circulante incrementa los niveles intracelulares de AMPc, lo que hace que se active la proteína quinasa dependiente de AMPc, la cual inactiva a su vez la *fosfofructoquinasa-2* y activa la *fructosa 2,6-bisfosfatasa*. De esta forma, por descenso en la concentración de fructosa 2,6-bisfosfato, la gluconeogénesis se activa, mientras que la glucolisis se inhibe.

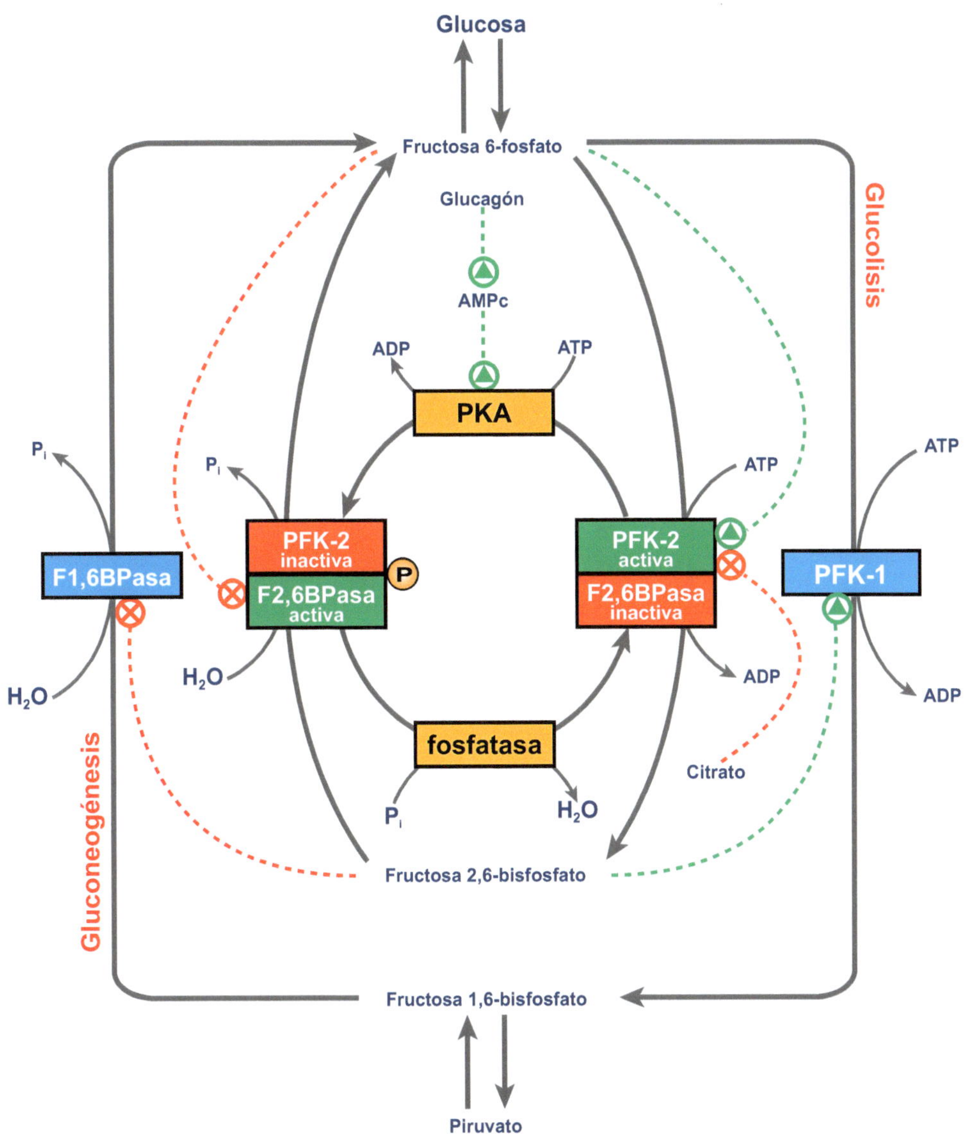

Fig. 9.12 Metabolismo de la fructosa 2,6-bisfosfato y su papel en el control de la glucolisis y la gluconeogénesis en el hígado. La *fructosa 2,6-bisfosfatasa* (F 2,6-BPasa) y la *6-fosfofructoquinasa* (PFK-2) son realmente una sola enzima bifuncional, cuyo control se realiza de forma opuesta. Así, cuando la F 2,6-BPasa está fosforilada, se encuentra activa, mientras que la PFK-2 se encuentra inactiva, y lo opuesto ocurre cuando están desfosforiladas. En la figura se indica la acción de los distintos efectores de activación (Δ) o inhibición (×). F 1,6-BPasa: fructosa 1,6-bisfosfatasa; PKA: proteinquinasa dependiente de AMPc; PFK: fosfofructoquinasa.

9.5. CICLOS FÚTILES EN LA GLUCOLISIS Y GLUCONEOGÉNESIS

Como se ha visto, el control global de la glucolisis y la gluconeogénesis se realiza preferentemente mediante ciclos de enzimas con funciones catalíticas opuestas (fig. 9.4): el de la *hexoquinasa* y *glucosa 6-fosfatasa*, el de la *fosfofructoquinasa-1* y la *fructosa 1,6-bisfosfatasa* y el de la *piruvato quinasa*, *piruvato carboxilasa* y *fosfoenolpiruvato carboxiquinasa*. Resulta obvio que estas enzimas sean reguladas de tal forma que cuando las que forman parte de la glucolisis estén activas las de la gluconeogénesis estén inhibidas, y viceversa, ya que si no fuera así, el ciclo de compuestos fosforilados y desfosforilados llevaría consigo la hidrólisis neta de ATP de forma descontrolada. Aunque éste es el caso en la mayoría de los tejidos, en músculo, la *fosfofructoquinasa-1* y la *fructosa 1,6-bisfosfatasa* mantienen permanentemente una pequeña actividad, de tal forma que siempre existe una cierta pérdida de sustrato. Ello permite un incremento muy rápido de la glucolisis cuando es necesaria para la contracción muscular.

9.6. CICLO DE LA GLUCOSA/ÁCIDOS GRASOS

Con este nombre se suele describir de una forma poco afortunada la interacción inversa que existe en algunos tejidos, y en particular en el músculo esquelético, entre la utilización de glucosa y la oxidación de los ácidos grasos y cuerpos cetónicos. Como se representa esquemáticamente en la figura 9.13 y se describe en el capítulo 13, los ácidos grasos no esterificados (NEFA) proceden preferentemente de la lipolisis de los triacilglicéridos (TG) del tejido adiposo, mientras que los cuerpos cetónicos se forman en el hígado a partir de dichos ácidos grasos. Estos compuestos circulan en sangre y llegan al músculo, donde en su metabolismo dan lugar a un incremento de la concentración de acetil-CoA en el interior de las mitocondrias. Mediante el efecto inhibidor del acetil-CoA sobre la *piruvato deshidrogenasa* y activador sobre la *piruvato carboxilasa*, ese acúmulo de acetil-CoA facilita la canalización del piruvato hacia la formación de oxaloacetato, que junto a dicho acetil-CoA da lugar a la formación de citrato en la primera reacción del ciclo del ácido cítrico, para su completa oxidación a CO_2 y H_2O. Sin embargo, la mayor formación de citrato puede facilitar su salida al citoplasma, donde provoca la inhibición de la *fosfofructoquinasa-1* (PFK-1), y por tanto de la velocidad de la glucolisis. Esta inhibición de la PFK-1 conlleva un incremento en los niveles de fructosa 6-fosfato y su isomerización reversible a glucosa 6-fosfato, lo cual da lugar a una inhibición de la *hexoquinasa*, que a su vez hace que disminuya la velocidad de utilización de glucosa por el tejido. En consecuencia, cuando hay un incremento en la disponibilidad de ácidos grasos y/o de cuerpos cetónicos, como ocurre en ayunas, tras una dieta grasa o en la diabetes, el músculo esquelético tiende a preservar el consumo de glucosa. De forma opuesta, cuando en condiciones normales se produce un incremento en la disponibilidad de glucosa, aumenta la salida de insulina del páncreas. Esta hormona, además de facilitar la captación de glucosa a nivel del GLUT4 e incrementar la

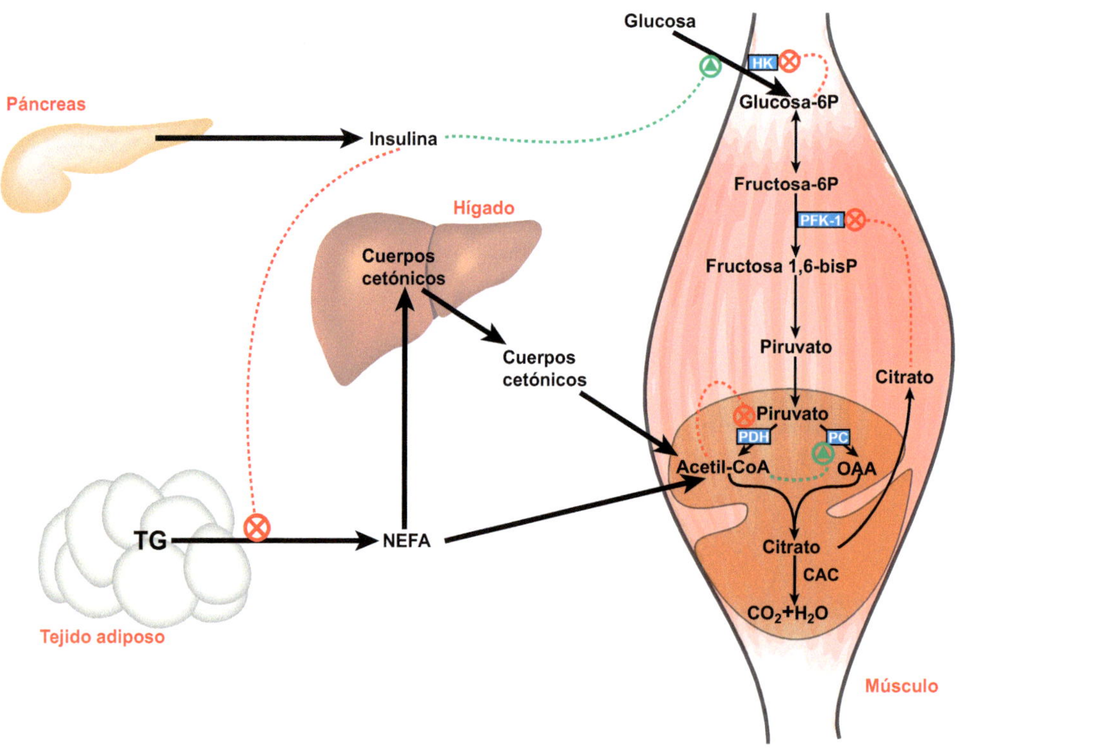

Fig. 9.13 **Ciclo de la glucosa-ácidos grasos, por el que un aumento en la llegada a un tejido, como es el músculo esquelético, de ácidos grasos no esterificados (NEFA) y los productos de su oxidación en el hígado, los cuerpos cetónicos, se facilita la formación de citrato en el interior de la mitocondria.** La salida del exceso de citrato al citoplasma inhibe a la *fosfofructoquinasa-1* (PFK-1), y con ello el consumo de glucosa. A su vez, cuando en estas condiciones se acumula la glucosa 6-fosfato, se inhibe la *hexoquinasa* (HK), y con ello la entrada de glucosa de la circulación. Por otro lado, en condiciones en que aumentan los niveles circulantes de insulina, se inhibe la lipolisis del tejido adiposo y la consiguiente salida de NEFA a la circulación, al tiempo que se facilita la captación y metabolización de la glucosa, de forma que se establece una interacción funcional inversa entre el consumo de glucosa y el de ácidos grasos y cuerpos cetónicos. CAC: ciclo del ácido cítrico.

actividad de la glucolisis, tiene efectos antilipolíticos en tejido adiposo, con lo que disminuyen los niveles circulantes de NEFA y cuerpos cetónicos. Todo ello da lugar a un aumento de la utilización de la glucosa por los tejidos y la consecuente disminución de la glucemia. En estas condiciones de hipoglucemia disminuye la salida de insulina del páncreas, con lo que vuelve a aumentar la lipolisis y los niveles de ácidos grasos y cuerpos cetónicos en sangre, lo cual supone el cierre de este ciclo de regulación metabólica, aunque no de interconversión.

RESUMEN

1. **Los niveles circulantes de glucosa se controlan dentro de un estrecho rango, lo que se consigue a expensas de tres vías metabólicas principales: glucolisis, gluconeogénesis y metabolismo del glucógeno.**
2. **Las reacciones de la glucolisis tienen lugar en el citoplasma celular e implican la transformación de glucosa en dos moléculas de piruvato. En condiciones aerobias, este piruvato es preferentemente transportado al interior de la mitocondria, donde es oxidado hasta llegar a la formación de CO_2 y H_2O. El rendimiento energético de este proceso es aproximadamente de 38 o 36 moléculas de ATP por cada molécula de glucosa, dependiendo del sistema de lanzadera utilizado.**
3. **En condiciones anaerobias, el piruvato derivado de la glucolisis es reducido a lactato, y aunque el rendimiento energético de la degradación de cada molécula de glucosa es de dos ATP, la actividad de la glucolisis es superior que en presencia de oxígeno, por lo que desempeña un papel fundamental en algunos tejidos, como es el caso del músculo esquelético.**
4. **La síntesis de glucosa (gluconeogénesis) tiene lugar sólo en hígado y en la corteza renal. Existen varios sustratos gluconeogenéticos, como el lactato, el piruvato, los aminoácidos (en particular la alanina y la glutamina) y el glicerol. Su eficacia en cuanto a la transformación en moléculas de glucosa es variable, aunque el glicerol es uno de los más eficaces por no tener que pasar por el interior de la mitocondria.**
5. **Aunque varias enzimas de glucolisis y gluconeogénesis son las mismas, hay también algunas que controlan reacciones opuestas y prácticamente irreversibles. Su control se realiza de forma opuesta, por lo que se evitan los ciclos fútiles, cuyo funcionamiento de forma descontrolada implicaría la hidrólisis continua de ATP.**

Bibliografía

Barthel A, Schmoll D. Novel concepts in insulin regulation of hepatic glyconeogenesis. Am J Physiol Endocrinol Metab. 2003;285:E685-92.

Dzugaj A. Localization and regulation of muscle fructose 1,6-bisphosphatase, the key enzyme of glyconeogenesis. Adv Enzyme Reg. 2006;46:51-71.

Gladden LB. Lactate metabolism: A new paradigm for the third millenium. J Physiol. 2004;558:5-30.

Kim JW, Dang CV. Multifaceted roles of glycolytic enzymes. Trends Biochem Soc. 2005;30:142-50.

Levy B. Lactate and shock state: the metabolic view. Curr Opin Crit Care. 2006;1:315-21.

Postic C, Shiota M, Magnuson MA. Cell-specific roles of glucokinase in glucose homeostasis. Rec Prog Hormon Res. 2001;56:195-217.

Sun Q, Chen X, Ma J, Peng H, Wang F, Zha X, et al. Mammalian target of rapamycin up-regulation of pyruvate kinase isoenzyme type M2 is critical for aerobic glycolysis and tumor growth. PNAS. 2011;108:4129-34.

Valentini G, Chiarelli L, Fortin R, Speranza ML, Galizzi A, Mattevi A. The allosteric regulation of pyruvate kinase. J Biol Chem. 2000;275:18145-52.

Wahre J, Ekberg K. Splanchnic regulation of glucose production. Ann Rev Nutr. 2007;27:329-45.

Capítulo 10

Metabolismo del glucógeno

Marta Viana Arribas

OBJETIVOS DE APRENDIZAJE

- **Conocer la estructura del glucógeno, identificando los principales sitios de almacenamiento en el organismo, así como la función en dichos tejidos.**
- **Entender las vías de síntesis y degradación del glucógeno.**
- **Comprender los mecanismos de regulación de la síntesis y la degradación del glucógeno, así como la implicación de las principales hormonas.**
- **Familiarizarse con los principales tipos de glucogenosis.**

10.1. INTRODUCCIÓN

La glucosa, principal combustible metabólico en las células, es un metabolito esencial para tejidos como el cerebro y los eritrocitos, que presentan un requerimiento absoluto de glucosa como fuente de energía, que llega a representar aproximadamente un 80% de la glucosa que se consume cada día. Es fácil comprender que los organismos superiores se protejan de una posible pérdida de este nutriente. Por ello, para evitar la aparición de episodios de hipoglucemia, como ocurre en períodos cortos de ayuno (entre comidas), almacenan glucosa cuando existe un exceso, como ocurre en el estado posprandial.

El glucógeno es el principal polisacárido de reserva de glucosa en nuestro organismo. Es un polímero de elevado, pero variable, peso molecular, y está compuesto por moléculas de D-glucosa unidas mediante enlaces O-glucosídicos $\alpha(1\rightarrow4)$ (fig. 10.1A) con numerosas ramificaciones $\alpha(1\rightarrow6)$, aproximadamente cada 8-14 residuos de glucosa (fig. 10.1B) (v. cap. 8). Este polisacárido es fácil y rápidamente hidrolizado en situaciones donde la demanda de glucosa supera el aporte externo, y de igual forma es rápidamente sintetizado tras la ingesta de carbohidratos. El glucógeno se almacena en el citoplasma celular en forma de gránulos cuyo diámetro oscila entre 100 y 400 Å, que además contienen todo el conjunto de enzimas necesarias para su síntesis y la degradación, así como para la regulación de ambos procesos. A pesar de que prácticamente todos los tejidos en el organismo humano pueden contener glucógeno, los que lo almacenan y utilizan preferentemente son el hígado y el músculo esquelético. Sin embargo, en ambos tejidos, el metabolismo del glucógeno muestra algunas diferencias en sus mecanismos de control, así como en la función que desempeña el glucógeno en el organismo.

La función del glucógeno hepático es almacenar la glucosa para poder exportarla al torrente sanguíneo y mantener la adecuada concentración de glucosa sanguínea, en situaciones como el ayuno. Esto se debe a que el hígado, y en menor grado el intestino, son los únicos tejidos que pueden no sólo aportar directamente glucosa a la sangre, y así facilitar su aprovechamiento por el resto de los tejidos, sino también eliminarla del torrente circulatorio tras una ingesta elevada de glúcidos, almacenándola en forma de glucógeno. Por lo tanto, el glucógeno hepático es dependiente de la ingesta, y se ve poco afectado por el ejercicio. El glucógeno muscular, por el contrario, tiene como función principal almacenar la glucosa para su propio consumo, en el proceso de contracción muscular. A diferencia del hígado, las células musculares carecen de la actividad *glucosa 6-fosfatasa*, lo cual les impide liberar glucosa a la circulación y ejercer un papel en el mantenimiento de la glucemia. El glucógeno muscular presenta, por tanto, menor dependencia de la ingesta, y se ve afectado principalmente por el ejercicio.

En ambos tejidos, la cantidad de glucógeno que es posible acumular es limitada. El músculo en reposo acumula alrededor de un 1%, que se agota tras un ejercicio intenso y prolongado (alrededor de una hora), mientras que en el hígado, el glucógeno puede llegar a suponer hasta el 6% de su peso húmedo, y se agota tras un período de ayuno que puede oscilar entre 12 y 18 horas. El exceso de glucosa, una vez alcanzados esos límites, se convierte en grasa, que es almacenada en otros tejidos de forma ilimitada, hasta su utilización.

Las vías de síntesis y degradación del glucógeno, denominadas, respectivamente, glucogénesis o glucogenogénesis y glucogenólisis, se integran en el conjunto de reacciones metabólicas de la célula a través de un metabolito común, la glucosa 6-fosfato, que las relaciona con otras vías, como la glucolisis, la gluconeogénesis (v. cap. 9) y la vía de las pentosas fosfato (v. cap. 11).

La glucogenogénesis y la glucogenólisis mantienen un eficaz control, de forma que cuando la síntesis de glucógeno es muy activa, la degradación es relativamente inactiva, y viceversa. En este capítulo se detallan ambas vías metabólicas y su regulación, y se nombran algunas de las enfermedades más importantes de la síntesis y el almacenamiento del glucógeno, las cuales reflejan la importancia de este compuesto y de su metabolismo en nuestro organismo.

10.2. GLUCOGÉNESIS O GLUCOGENOGÉNESIS

La síntesis del glucógeno se realiza a partir de moléculas de glucosa 6-fosfato previamente formadas a partir de glucosa, las cuales se van a ir incorporando a una cadena de glucógeno preexistente. De hecho, aunque la tasa de degradación del

A

B

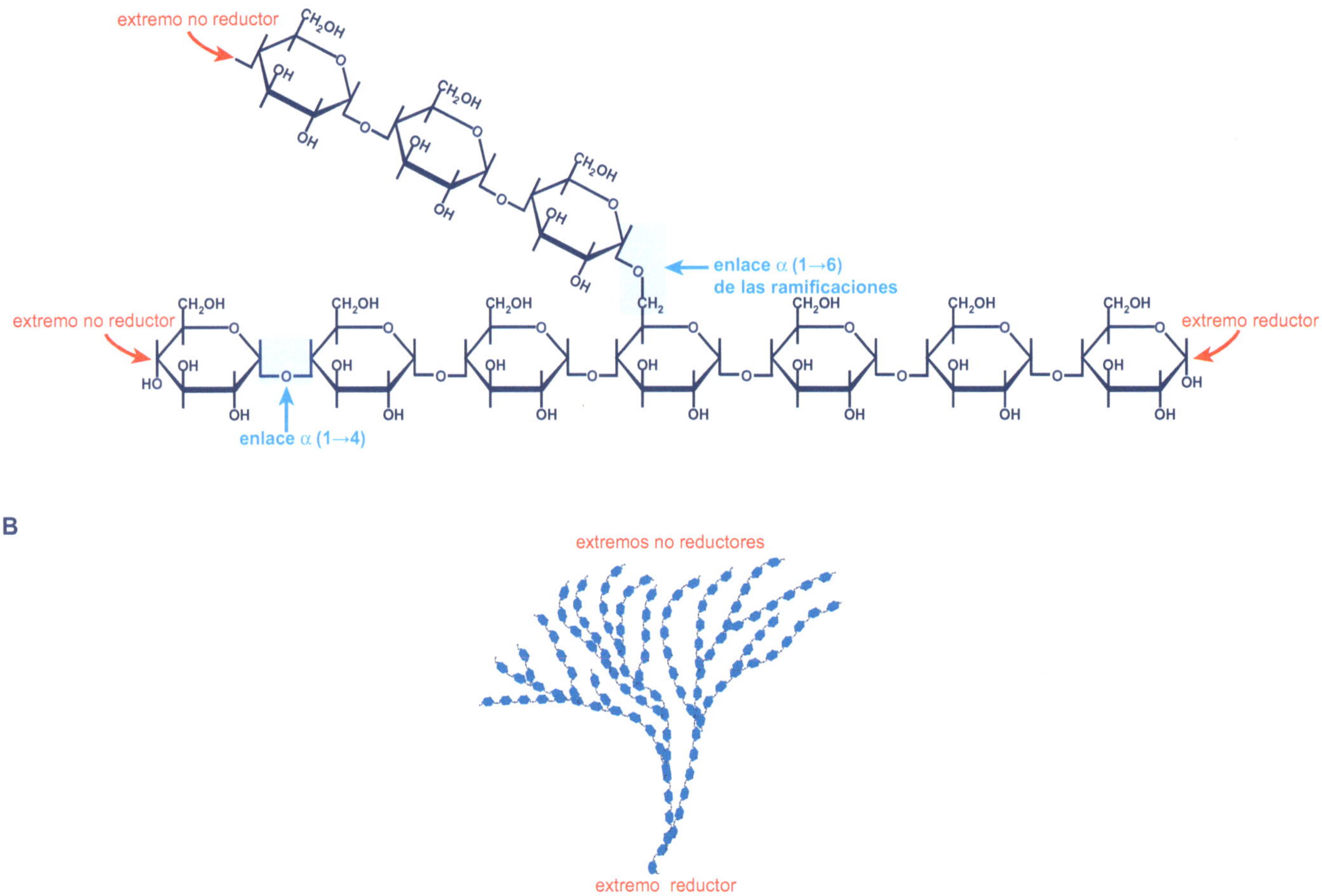

Fig. 10.1 Estructura del glucógeno. A. Estructura molecular del glucógeno donde se observan los enlaces α(1→4), así como los puntos de ramificación a través de enlaces α(1→6), y tanto los extremos no reductores como el extremo reductor. **B.** Esquema de la estructura ramificada del glucógeno donde se observa la existencia de un único extremo reductor y múltiples extremos no reductores.

glucógeno sea muy elevada, su hidrólisis nunca es total. Así, en el tejido se mantienen siempre núcleos muy ramificados denominados dextrinas límite, sobre las cuales se adicionan nuevas moléculas de glucosa. Sólo en condiciones extremas se inicia la síntesis *de novo* de glucógeno, pero siempre a partir de un cebador, denominado glucogenina. La glucogenina es un polipéptido de 332 aminoácidos, que se autoglucosila utilizando UDP-glucosa para unir glucosa a uno de sus residuos de Tyr, sirviendo así de núcleo para la síntesis de glucógeno.

La síntesis de glucógeno o glucogenogénesis conlleva la formación de enlaces glucosídicos α(1→4), para la incorporación del nuevo resto de glucosa al glucógeno preexistente, y α(1→6), para generar las ramificaciones en la molécula. La síntesis del glucógeno se lleva a cabo a través de las reacciones que se describen a continuación.

10.2.1. Isomerización de la glucosa 6-fosfato y activación a UDP-glucosa

La glucosa 6-fosfato (G6P) se isomeriza de forma reversible a glucosa 1-fosfato (G1P) en una reacción catalizada por la enzima *fosfoglucomutasa*, que contiene un grupo fosfato unido a un residuo de serina, y requiere la presencia de Mg^{2+} como cofactor (fig. 10.2).

Dado que la formación de enlaces glucosídicos es un proceso termodinámicamente desfavorable ($\Delta G^{0'}$ positivo en condiciones fisiológicas), se requiere un paso exergónico que consiste en la combinación de G1P con UTP para dar UDP-glucosa, en una reacción catalizada por la enzima *UDP-glucosa fosforilasa* (fig. 10.2). La formación de UDP-glucosa tiene un $\Delta G^{0'}$ próximo a 0 (reacción de intercambio de fosfoanhidros), pero el pirofosfato liberado (PPi) es hidrolizado inmediatamente, y casi por completo, por la enzima *pirofosfatasa* en una reacción altamente exergónica, que impide que se produzca la reacción a la inversa (irreversible):

$$\text{G1P} + \text{UTP} \leftrightarrow \text{UDP-glucosa} + \text{PPi} \quad \Delta G^{0'} \approx 0\ \text{kJ} \cdot \text{mol}^{-1}$$

$$\text{H}_2\text{O} + \text{PPi} \rightarrow 2\text{Pi} \quad \Delta G^{0'} - 19{,}2\ \text{kJ} \cdot \text{mol}^{-1}$$

$$\text{G1P} + \text{UTP} \rightarrow \text{UDP-glucosa} + 2\ \text{Pi} \quad \Delta G^{0'} - 19{,}2\ \text{kJ} \cdot \text{mol}^{-1}$$

10.2.2. Elongación de la cadena de glucógeno preexistente: formación de enlaces α(1→4). *Glucógeno sintasa*

La elongación de la molécula de glucógeno se lleva a cabo a partir de los múltiples extremos no reductores de la cadena preexistente. La enzima *glucógeno sintasa* cataliza la unión entre el C1 del resto glucosilo de la UDP-glucosa, y el C4 del residuo terminal de uno de los extremos no reductores, mediante un

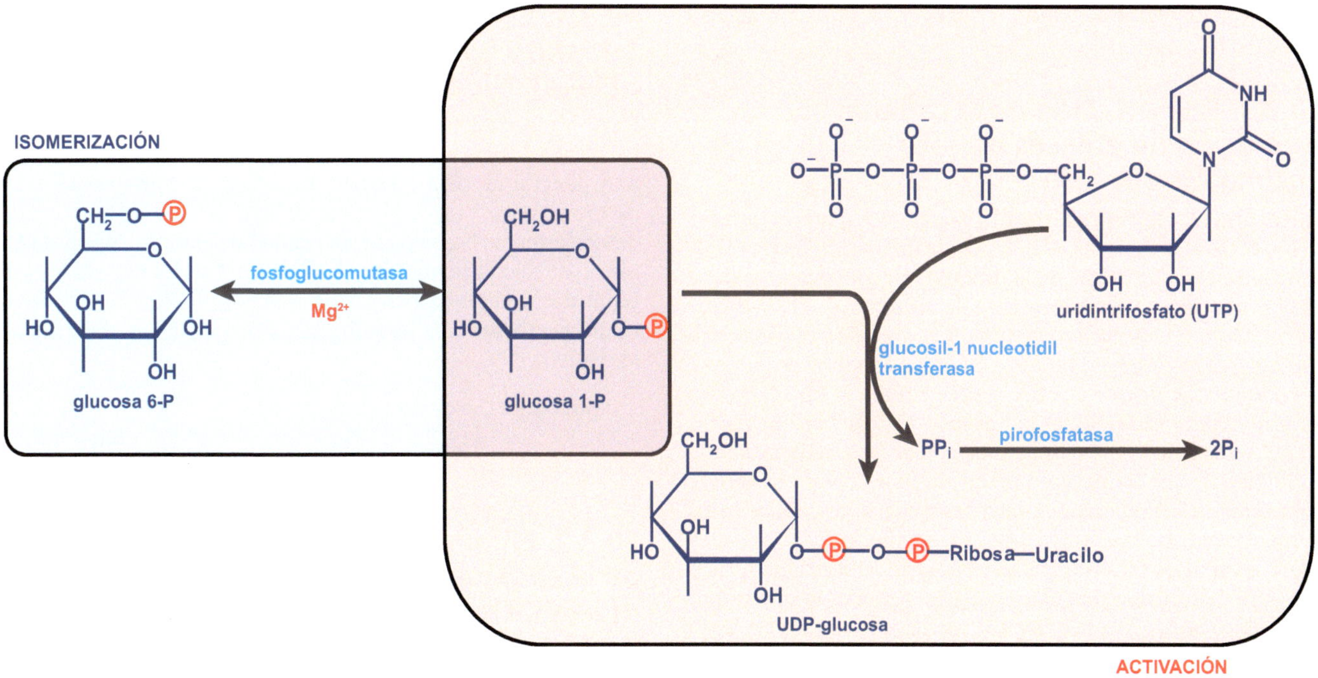

Fig. 10.2 Activación de la glucosa. Reacciones de isomerización de glucosa 6-fosfato a glucosa 1-fosfato mediante la *fosfoglucomutasa*, y activación a UDP-glucosa, con la liberación de pirofosfato (PPi) que pasa inmediatamente a dos moléculas de fosfato inorgánico (Pi) por la acción de la enzima *pirofosfatasa*.

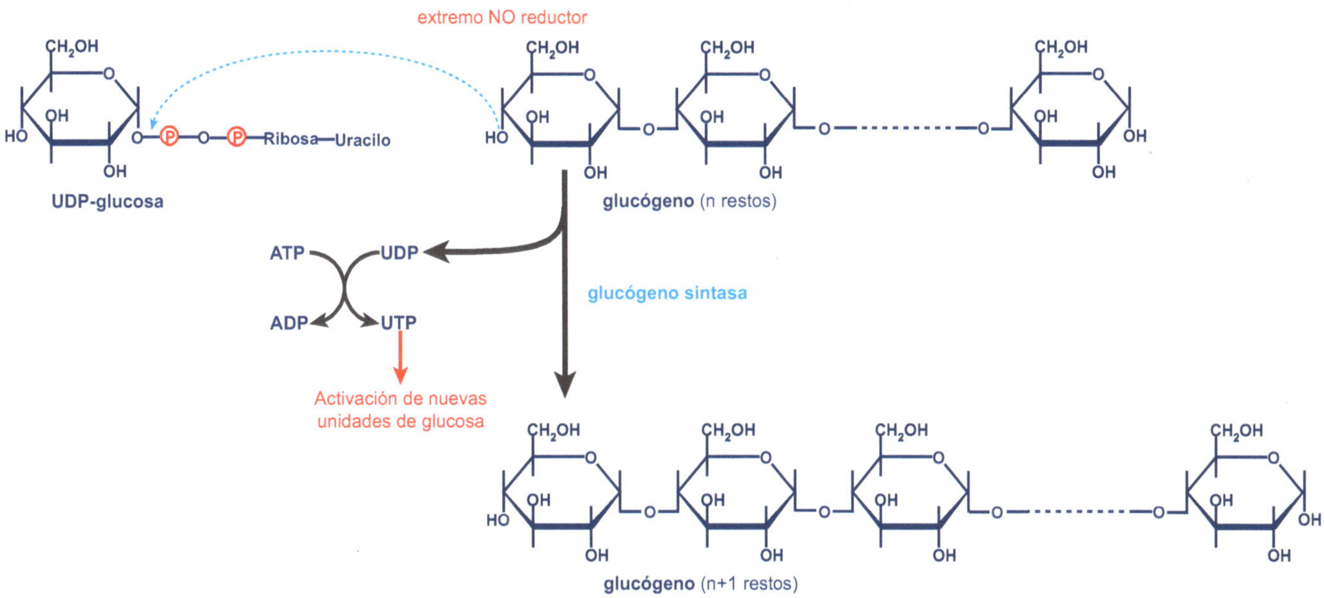

Fig. 10.3 Glucogenogénesis-*glucógeno sintasa*. Acción de la *glucógeno sintasa*, incorporando una molécula de UDP-glucosa en uno de los extremos no reductores de la molécula de glucógeno preexistente, mediante la formación de un nuevo enlace α(1→4).

enlace glucosídico α(1→4), liberando una molécula de UDP (fig. 10.3). El UDP vuelve a regenerar el UTP, que puede ser utilizado para la activación de nuevas moléculas de glucosa, en una reacción catalizada por la *nucleósido difosfato quinasa* y con la hidrólisis de una molécula de ATP. El proceso puede resumirse así:

$$\text{UDP-glucosa} + \text{glucógeno (n residuos de glucosa)} \rightarrow \text{UDP} + \text{glucógeno (n + 1 residuos de glucosa)}$$

En la síntesis *de novo* de glucógeno, que no implica la elongación de una molécula preexistente, la incorporación de los residuos de UDP-glucosa también es un proceso catalizado por la *glucógeno sintasa*, pero sobre una glucoproteína que actúa como cebador, denominada glucogenina, la cual actúa como una *glucosiltransferasa*, y se une a un residuo de glucosa de la UDP-glucosa, a través del grupo OH de su Tyr 194. Así, sigue incorporando algún residuo más de glucosa, siempre a partir de la UDP-glucosa, hasta llegar a formar un cebador, sobre el cual ya puede seguir actuando la *glucógeno sintasa*, elongando la molécula.

10.2.3. Ramificación de la cadena: formación de enlaces α(1→6). *Enzima ramificante*

La enzima *glucógeno sintasa* sólo es capaz de generar enlaces α(1→4) para elongar la cadena, pero la formación de las ramificaciones características de la molécula de glucógeno se lleva a cabo por una enzima diferente, la *amilo-(1,4→1,6)-trans-glucosidasa*, o *enzima ramificante*. Una vez que la *glucógeno sintasa* genera cadenas al menos de 11-12 residuos de glucosa, la *enzima ramificante* se encarga de transferir un segmento de siete residuos de glucosa al grupo –OH que se encuentra en el C6 de otra glucosa, de la misma o de otra cadena, con la condición de que el nuevo punto de ramificación que se genere debe estar alejado al menos cuatro residuos de glucosa de otros puntos de ramificación (fig. 10.4). Por lo tanto, la enzima ramificante es capaz de catalizar la hidrólisis de un enlace glucosídico α(1→4), y de formar un enlace α(1→6), generando otro punto de ramificación. Cada nuevo punto de ramificación representa un nuevo punto de crecimiento para el polímero.

10.3. GLUCOGENÓLISIS

La degradación del glucógeno se produce cuando el organismo presenta un requerimiento de glucosa como sustrato energético, como ocurre en situaciones de ayuno, más o menos prolongado, o de ejercicio intenso. Para que la glucosa que se encuentra almacenada en forma de glucógeno pueda ser utilizada por el propio u otros tejidos (glucógeno hepático), deben movilizarse los residuos de glucosa desde el polisacárido existente. Para que se lleve a cabo la degradación del glucógeno, se requieren los procesos que se exponen a continuación.

10.3.1. Eliminación de restos de glucosa 1-fosfato (G1P): fosforolisis de enlaces α(1→4). *Glucógeno fosforilasa*

La *glucógeno fosforilasa* cataliza la escisión secuencial de los enlaces α(1→4) por sustitución de un grupo fosfato (fosforolisis) para generar glucosa 1-fosfato. Esta escisión comienza a partir de los extremos no reductores de la molécula de glucógeno, deteniéndose al llegar al cuarto residuo de glucosa a partir de un punto de ramificación (fig. 10.5). Así, el resultado de la acción repetida de la *glucógeno fosforilasa* es un polisacárido cuyas ramas presentan una longitud máxima de cuatro unidades de glucosa.

$$\text{Glucógeno (n residuos de glucosa)} + \text{Pi} \rightarrow \text{G1P} + \text{glucógeno (n - 1 residuos de glucosa)}$$

10.3.2. Eliminación de ramificaciones de la cadena: hidrólisis de los enlaces α(1→6). *Enzima desramificante*

Una vez que ha actuado la *glucógeno fosforilasa*, actúa la enzima *amilo-α(1→6)-glucosidasa* o *enzima desramificante*. Esta enzima cataliza de manera sucesiva dos reacciones: primero actúa sobre la cadena corta con cuatro residuos de glucosa, transfiriendo, previa hidrólisis del enlace α(1→4) por la actividad *glucosil transferasa*, los tres residuos más alejados del punto de ramificación al extremo no reductor más cercano, dejando un solo resto de glucosa unido al punto de ramificación. Después, la misma enzima, a través de la actividad *glucosidasa*, se encarga de hidrolizar el enlace α(1→6) que une este residuo, liberando una molécula de glucosa (fig. 10.6). La *glucógeno fosforilasa* continúa actuando sobre la rama que ha sido alargada hasta llegar al siguiente punto de ramificación, en el cual se repite

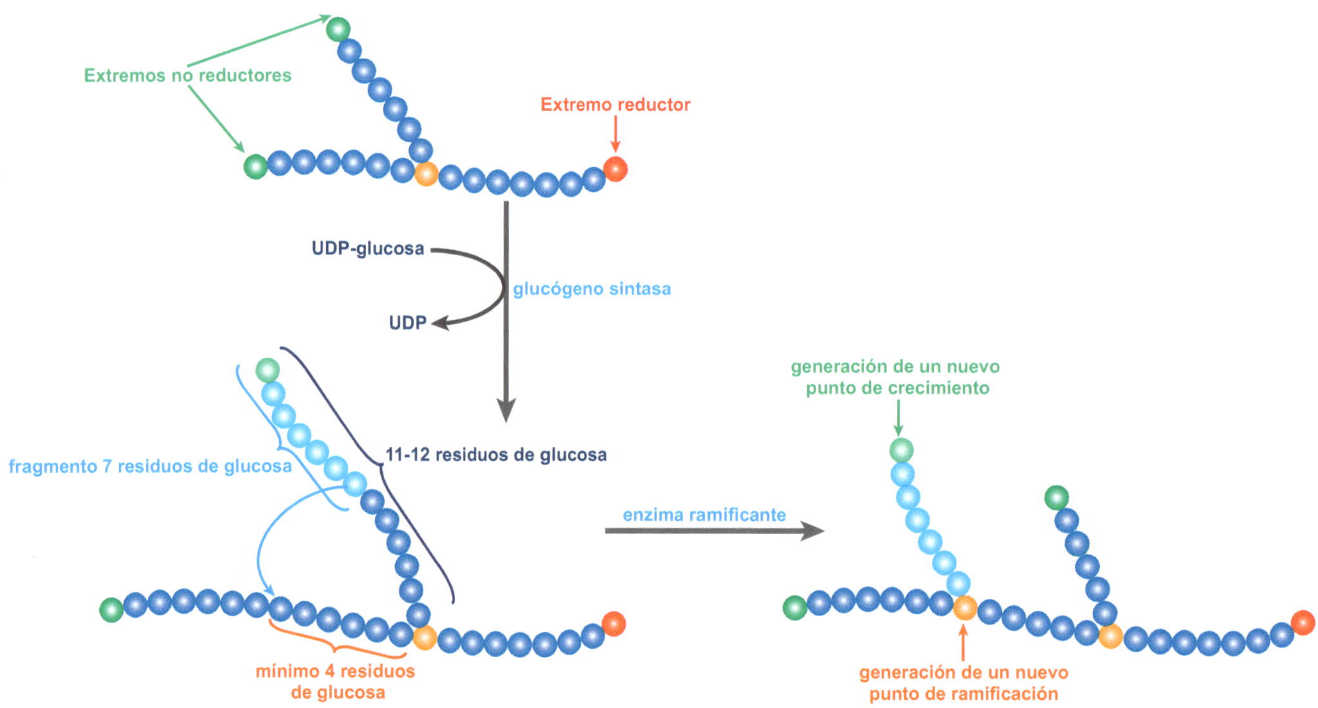

Fig. 10.4 Glucogenogénesis-*enzima ramificante*. Acción de la *enzima ramificante*, que transfiere un fragmento de aproximadamente siete residuos de glucosa a una distancia de al menos cuatro residuos de glucosa del punto de ramificación generando un nuevo punto de ramificación.

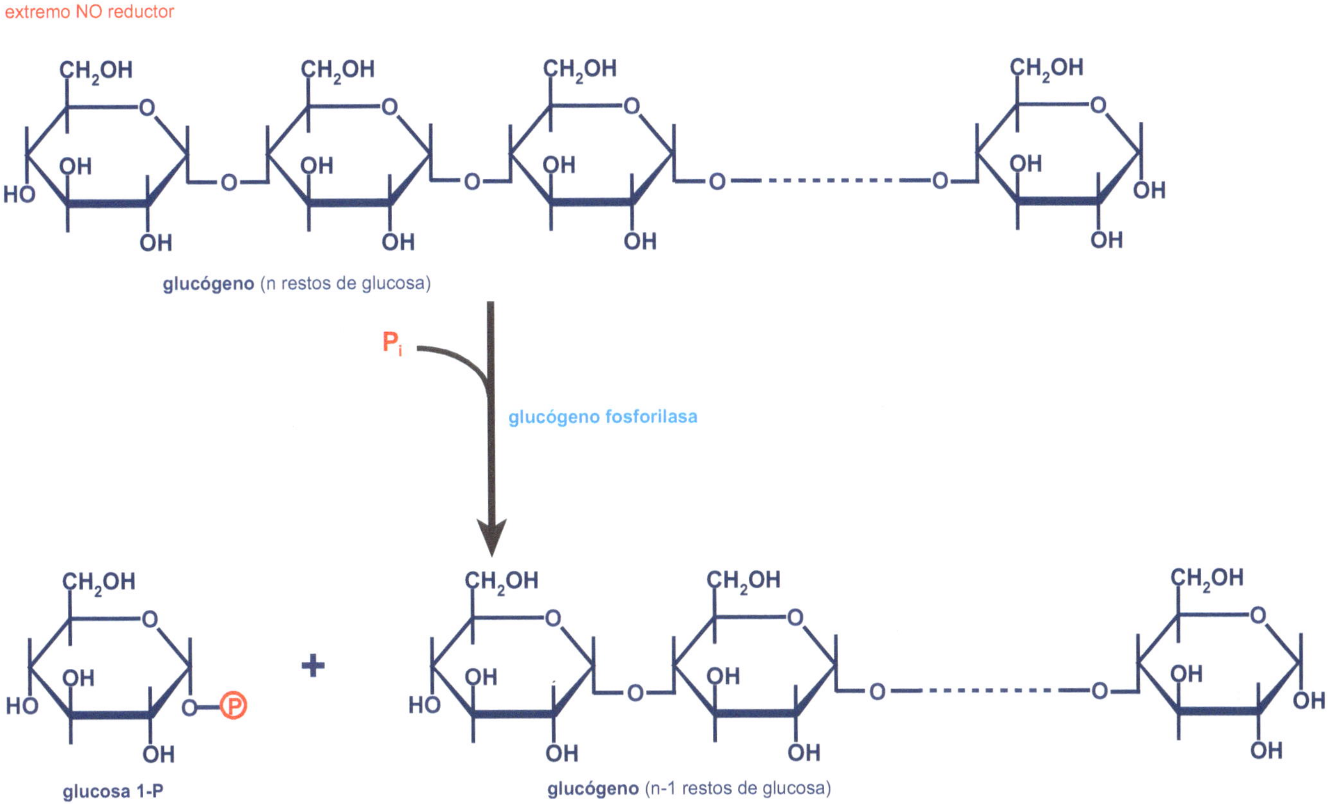

Fig. 10.5 Glucogenólisis-*glucógeno fosforilasa*. Acción de la *glucógeno fosforilasa*, la cual elimina un residuo de glucosa 1-fosfato de un extremo no reductor mediante una reacción de fosforolisis, dejando la molécula de glucógeno preexistente con n – 1 residuos de glucosa.

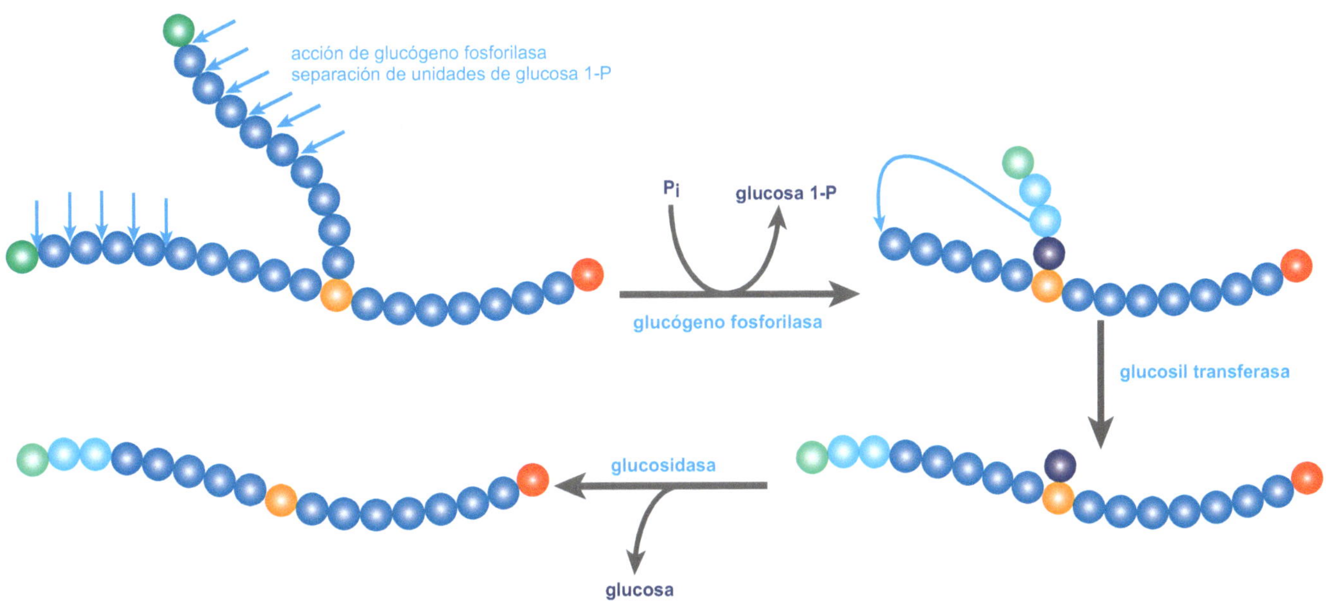

Fig. 10.6 Glucogenólisis-*enzima desramificante*. Acción de la *enzima desramificante*, que tras la acción previa de la *glucógeno fosforilasa*, transfiere un fragmento de cuatro restos de glucosa a un extremo no reductor, dejando una única glucosa del punto de ramificación. Posteriormente hidroliza el enlace $\alpha(1\rightarrow6)$, liberando la molécula de glucosa.

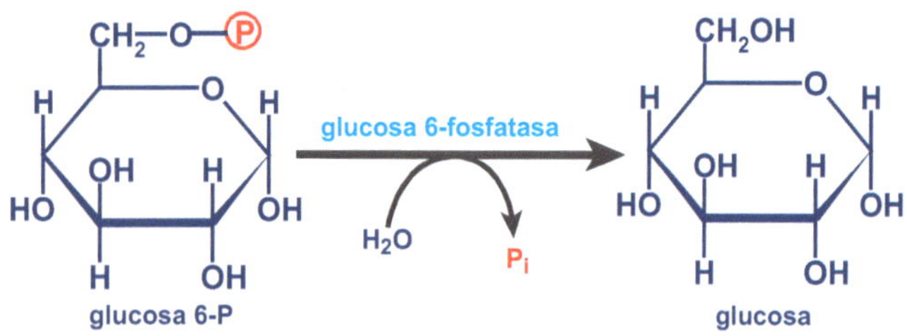

Fig. 10.7 **Desfosforilación de la glucosa 6-fosfato a glucosa, por la acción de la *glucosa 6-fosfatasa*.**

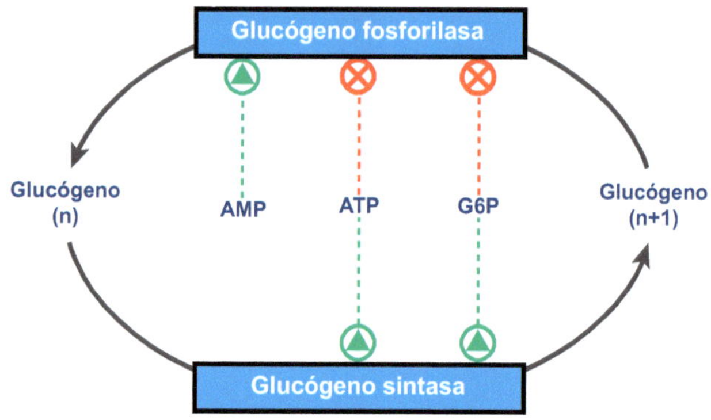

Fig. 10.8 **Regulación por efectores alostéricos de la glucogenólisis (*glucógeno fosforilasa*) y de la glucogenogénesis (*glucógeno sintasa*).**

el proceso actuando de nuevo la *enzima desramificante*. En este proceso se obtienen entre 11 y 14 moléculas de G1P por cada molécula de glucosa libre.

10.3.3. Isomerización de la glucosa 1-fosfato y destino de la glucosa 6-fosfato

La G1P, principal producto de la glucogenólisis, es isomerizada a G6P a través de una reacción reversible catalizada por la *fosfoglucomutasa* (fig. 10.2). En el hígado, la G6P puede incorporarse a la vía glucolítica para la obtención de energía (v. cap. 9), o bien transformarse en glucosa libre a través de una reacción catalizada por la *glucosa 6-fosfatasa* (fig. 10.7), de modo que la glucosa puede salir al torrente sanguíneo. El músculo esquelético, por el contrario, no dispone de la actividad glucosa 6-fosfatasa, por lo que la G6P no se puede transformar en glucosa libre. Además, la G6P no puede difundir a través de la membrana de la célula debido a su carga negativa, y salir a la circulación, por lo que es utilizada en el propio músculo para la obtención de energía a través de la glucolisis, en procesos como la contracción muscular, e incluso puede ser transformada en lactato que podrá ser utilizado por el hígado como sustrato gluconeogénico (ciclo de Cori) (v. cap. 9).

10.4. REGULACIÓN DEL METABOLISMO DEL GLUCÓGENO

La síntesis y la degradación del glucógeno requieren una regulación perfectamente coordinada de acuerdo con las necesidades del organismo. La regulación del metabolismo del glucógeno implica tanto una regulación alostérica, mediante efectores intracelulares, como una regulación por modificación covalente (fosforilación/desfosforilación) de las enzimas claves de ambas vías. Ambos procesos están controlados por señales extracelulares como las hormonas.

Las enzimas clave implicadas en dicha regulación son la *glucógeno sintasa* y la *glucógeno fosforilasa*, y ambas presentan los dos tipos de regulación, tanto alostérica como por modificación covalente, como se detalla a continuación.

10.4.1. Control alostérico de la *glucógeno fosforilasa* y de la *glucógeno sintasa*

Ambas enzimas se encuentran moduladas por efectores alostéricos, como la G6P, el ATP y el AMP (fig. 10.8), de forma que la *glucógeno fosforilasa* es inhibida por ATP y G6P y se activa por AMP. Esto significa que cuando existe una demanda de ATP en la célula, representada por elevados niveles de AMP, y bajos niveles de ATP y de G6P, la *glucógeno fosforilasa* se activa para fomentar la degradación del glucógeno y la consiguiente obtención de glucosa, mientras que la *glucógeno sintasa* es inhibida, ya que ante la escasez de ATP y glucosa, el organismo no procede a la síntesis de un polisacárido de reserva. Por el contrario, ante una situación en la que los niveles de ATP y G6P son elevados, se favorece la síntesis de glucógeno, y se inhibe su degradación. Por su parte, cuando los niveles de G6P son elevados, en el hígado se produce una inhibición de la *glucógeno fosforilasa* y una activación de la *glucógeno sintasa*, que fomenta el acúmulo de glucosa en forma de glucógeno. Aunque las reacciones metabólicas del glucógeno muscular y hepático son esencialmente iguales, su diferente papel metabólico hace que la naturaleza de los reguladores varíe, de modo que en el hígado prevalecen los relacionados con los niveles de glucemia, mientras que en el músculo predominan los relacionados con el estado energético (niveles de AMP/ATP).

Este tipo de regulación alostérica no es independiente del control por modificación covalente; de hecho, la modificación covalente fosforilación/desfosforilación supone un control más complejo que a su vez modula la sensibilidad de estas enzimas a su control alostérico.

10.4.2. Modificación covalente reversible de la *glucógeno fosforilasa* y de la *glucógeno sintasa*

Ambas enzimas presentan dos formas, *a* y *b*, las cuales difieren en su actividad: la *forma a* es la más activa y la *forma b* la menos activa. La interconversión entre ambas formas se lleva a cabo mediante fosforilación/desfosforilación catalizada por enzimas implicadas en una cascada, y cuya señal se encuentra bajo control hormonal. Debe tenerse en cuenta que la relación entre la fosforilación y la actividad enzimática es variable dependiendo de la enzima; por ejemplo, la fosforilación produce una activación de la enzima *glucógeno fosforilasa* (pasando de su forma $b \rightarrow a$), mientras que para la enzima *glucógeno sintasa* supone su inactivación (pasando de su forma $a \rightarrow b$), y la desfosforilación tiene el efecto opuesto en ambas enzimas.

10.4.2.1. Glucógeno fosforilasa

La enzima *glucógeno fosforilasa*, enzima clave en la regulación de la degradación del glucógeno, es un dímero con dos cadenas polipeptídicas idénticas, que puede existir en dos formas interconvertibles de diferente estructura y actividad: la *glucógeno fosforilasa a*, que se encuentra fosforilada y es fisiológicamente activa, y la *glucógeno fosforilasa b*, que se encuentra desfosforilada, y es la forma inactiva o menos activa. Además de este control, la *glucógeno fosforilasa*, como se ha comentado anteriormente, está sujeta a la acción de moduladores alostéricos, y la forma *b* es mucho más sensible que la forma *a* (v. apartado 10.4.1). En la figura 10.9 se representa un esquema de la regulación tanto por modificación covalente, fosforilación/desfosforilación, como por efectores alostéricos, de la *glucógeno fosforilasa*, donde según la escala de actividad puede observarse cómo la fosforilación es muy importante para llegar a conseguir la mayor actividad posible, y también lo son los efectores alostéricos como el AMP, sobre todo en el músculo, mientras que la G6P, el ATP y la glucosa (en el hígado) favorecen las formas menos activas (T) en relación con las más activas (R).

La interconversión enzimática de la *glucógeno fosforilasa* está controlada por una cascada en la cual intervienen tres enzimas: la *glucógeno fosforilasa quinasa*, que es la enzima encargada de fosforilar en Ser a las dos subunidades de la *glucógeno fosforilasa b*, pasándola a su forma *a* más activa, la *proteína quinasa A* (PKA) encargada de fosforilar, y por lo tanto de activar a la *glucógeno fosforilasa quinasa*, y la *proteína fosfatasa 1* (PP1) que es la encargada de desfosforilar, y por tanto de desactivar, tanto a la *glucógeno fosforilasa a* como a la *glucógeno fosforilasa quinasa* (fig. 10.10).

La *glúcogeno fosforilasa quinasa* (GFK) es una proteína con cuatro subunidades diferentes (α, β, γ y δ); de ellas, la γ es la subunidad catalítica. La enzima se activa de forma alostérica por Ca^{2+} y por la fosforilación de dos de sus subunidades (α y β) a través de la *PKA*. El Ca^{2+} se une incluso a concentraciones bajas a la subunidad δ o calmodulina (CaM) provocando la activación de la GFK. En el músculo, la tasa de degradación del glucógeno está ligada a la tasa de contracción muscular, y de Ca^{2+}, ya que en ambos procesos el desencadenante es

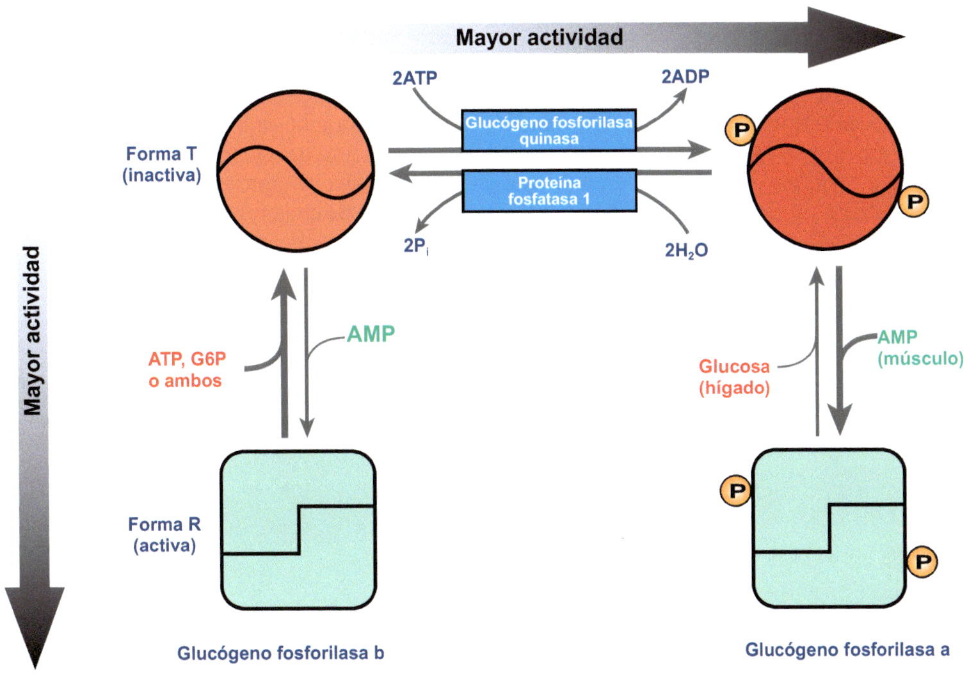

Fig. 10.9 **Regulación de la *glucógeno fosforilasa*.** Tanto por modificación covalente reversible por fosforilación/desfosforilación mediada por la *glucógeno fosforilasa quinasa* y por la *proteína fosfatasa 1*, como por la acción de efectores alostéricos como el AMP, el ATP, la glucosa o la glucosa 6-fosfato.

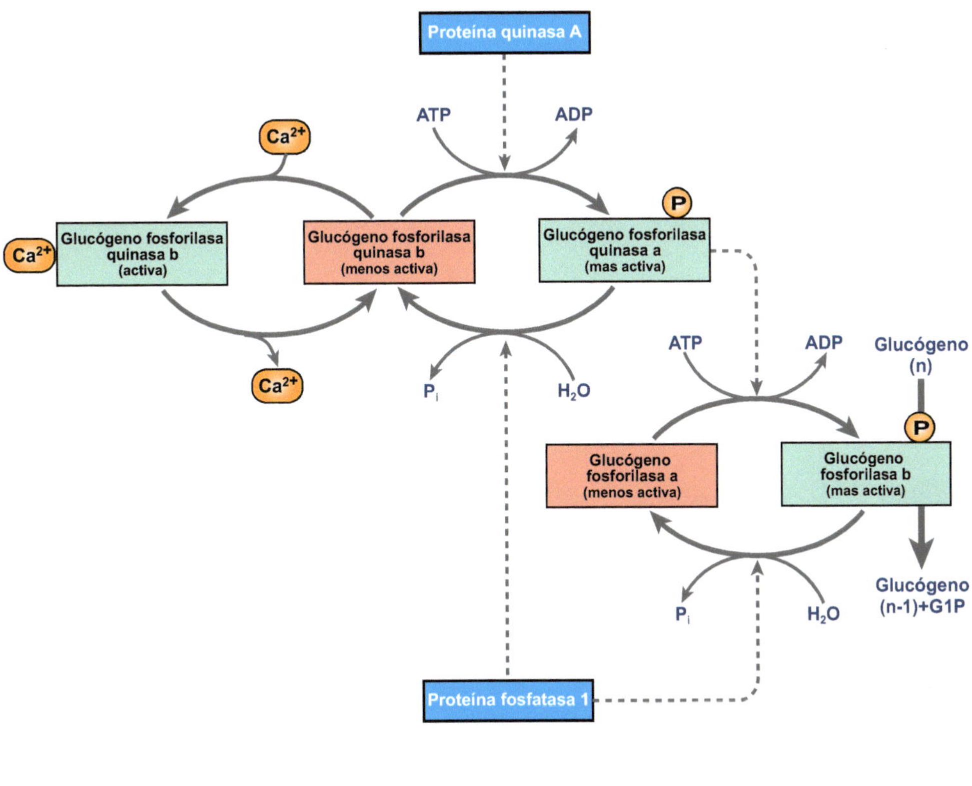

Fig. 10.10 **Regulación de la *glucógeno fosforilasa quinasa*.** Tanto por modificación covalente reversible por fosforilación/desfosforilación mediada por la *proteína quinasa A* y por la *proteína fosfatasa 1*, como por la acción de efectores alostéricos como el Ca^{2+}.

un incremento de los niveles de Ca^{+2} citosólico. Ello tiene su explicación fisiológica, ya que la degradación del glucógeno proporciona la glucosa necesaria para que a través de la glucolisis se produzca el ATP que se requiere para la contracción muscular. La liberación del Ca^{2+} se produce en respuesta a impulsos nerviosos, o por señales hormonales, que median la activación de la *GFK* por modificación covalente y se produce un efecto sinérgico que lleva a la degradación del glucógeno (fig. 10.10).

La *proteína quinasa A* (PKA) o *proteína quinasa dependiente de AMPc,* está formada por cuatro subunidades, dos subunidades R (reguladoras) y dos C (catalíticas) formando un tetrámero (R_2C_2), cuya activación se produce por la unión de dos moléculas de AMPc en cada una de las subunidades R, provocando una disociación del tetrámero, liberando y, consecuentemente, activando las subunidades C (fig. 10.11). El AMPc es un segundo mensajero ampliamente distribuido cuya concentración en la célula está en función de su síntesis o degradación. Su síntesis se lleva a cabo como respuesta a la acción de varias hormonas, las cuales, tras unirse a su receptor en la membrana producen la activación de la *adenilato ciclasa,* enzima encargada de convertir el ATP en AMPc. Su degradación a AMP tiene lugar a través de una fosfodiesterasa específica de AMPc, también sujeta a control hormonal. En el músculo se produce un incremento en la cantidad de AMPc como respuesta a la interacción de la adrenalina con su receptor, mientras que en el hígado ello ocurre por la unión del glucagón a su receptor (fig. 10.11) (v. cap. 29).

La *proteína fosfatasa 1* (PP1) no muestra especificidad por un solo sustrato, ya que es capaz de desfosforilar tanto a la *glucógeno fosforilasa* como a la GFK, e incluso a la *glucógeno sintasa*, como se describe en el siguiente apartado.

$$\text{Proteína - }P_n + n\,H_2O \rightarrow \text{proteína} + n\text{Pi}$$

La PP1, a su vez, presenta un complejo mecanismo de regulación que implica también mecanismos indirectos de fosforilación-desfosforilación.

La PP1 está formada por subunidades catalíticas asociadas con varias subunidades reguladoras diferentes, que controlan la actividad catalítica. Una de las subunidades reguladoras importantes en el metabolismo del glucógeno es la subunidad G, que es una proteína que se une tanto al glucógeno *(glycogen binding protein)* como a una de las subunidades catalíticas de la

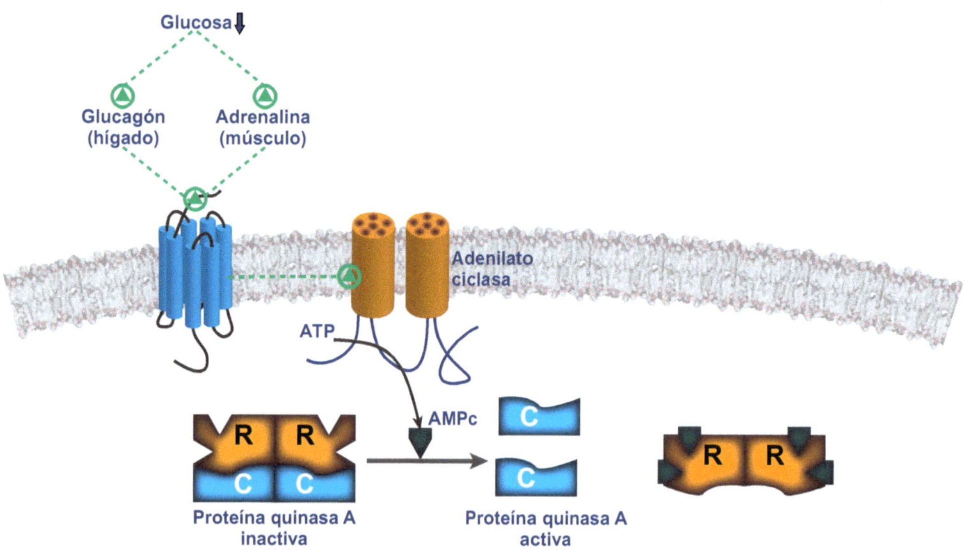

Fig. 10.11 Activación hormonal de la *proteína quinasa A*. Se activa por la acción del AMPc (efector alostérico positivo), el cual es generado por la acción de la *adenilato ciclasa*, que lo genera a partir de ATP. La *adenilato ciclasa*, a su vez, es activada por la acción de la unión del glucagón (hígado) o adrenalina (músculo), cómo respuesta a bajos niveles de glucosa en sangre o situación de estrés.

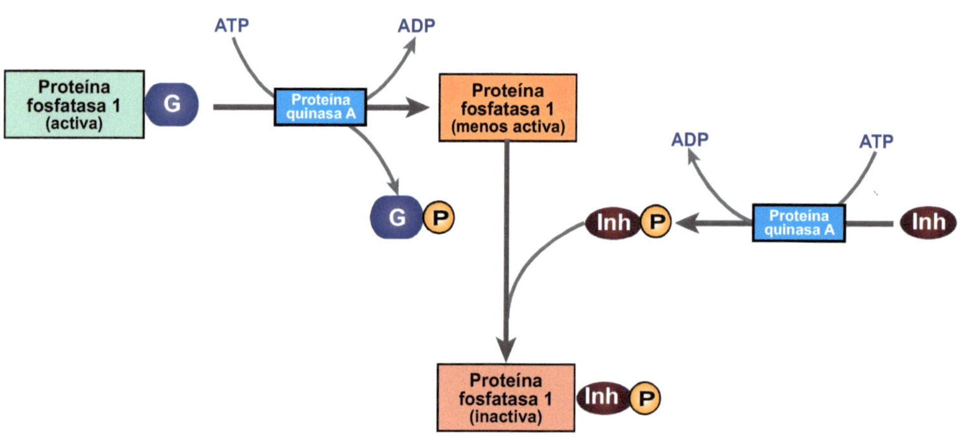

Fig. 10.12 Regulación de la *proteína fosfatasa 1* (PP1). La subunidad G se une directamente al glucógeno; a su vez, la unión de subunidad catalítica de la PP1 (C), a la subunidad G, provoca la actividad fosfatasa. La PKA fosforila la subunidad G, promoviendo la liberación e inactivación parcial de C, la cual se inactiva completamente mediante su unión al inhibidor 1, previamente fosforilado por la PKA.

PP1, provocando así una mayor actividad, la cual promueve la desfosforilación de las diferentes enzimas diana. La fosforilación de la subunidad G por la PKA tiene como resultado la liberación de la subunidad catalítica, quedando en una forma menos activa. La unión de la subunidad catalítica con otra proteína reguladora, como es el denominado inhibidor 1, provoca la inactivación completa de la actividad de la PP1. Para que se lleve a cabo esta inhibición completa de la actividad PP1, el inhibidor 1 debe estar previamente fosforilado también mediante la PKA, lo cual genera una conexión con la regulación promovida por hormonas que aumentan los niveles de AMPc (fig. 10.12).

10.4.2.2. Glucógeno sintasa

La *glucógeno sintasa*, enzima clave en la regulación de la glucogenogénesis, puede tener diferentes grados de fosforilación, lo cual corresponde a diferentes valores de actividad catalítica, así como diferente sensibilidad al control alostérico (v. apartado 10.4.1). Al igual que la *glucógeno fosforilasa*, la *sintasa* también presenta dos formas interconvertibles. La *glucógeno sintasa b* es la forma fosforilada que es inactiva, aunque depende del grado de fosforilación, y ya que la forma más fosforilada es la que presenta mayor dependencia a la modulación alostérica por G6P, se le llama *glucógeno sintasa D* (dependiente). La fosforilación se lleva a cabo al menos por seis tipos de quinasas diferentes, entre las que se encuentran la PKA, la GFK, o la *proteína quinasa dependiente de* Ca^{2+}*/calmodulina*, las cuales inactivan parcialmente a la *glucógeno sintasa* por fosforilación en uno o más de sus nueve residuos de Ser. La *glucógeno sintasa a* es la forma desfosforilada y activa en condiciones fisiológicas, y ya que es independiente de la concentración de G6P también se la conoce como *glucógeno sintasa I* (independiente) (fig. 10.13). El proceso de desfosforilación de la *glucógeno sintasa*, que supone su activación, se lleva a cabo por la PP1, que como ya se ha comentado anteriormente es inespecífica y capaz de actuar sobre diferentes sustratos (*glucógeno sintasa*, *glucógeno fosforilasa* y *glucógeno fosforilasa quinasa*).

10.4.3. Control hormonal del metabolismo del glucógeno

El metabolismo del glucógeno está controlado por diferentes hormonas dependiendo del tejido. Así, en el hígado se controla mayoritariamente por hormonas como la insulina y el glucagón, mientras que en el músculo este control lo ejercen la insulina y hormonas adrenales como la adrenalina y la noradrenalina.

Estas hormonas actúan a través de la unión a sus correspondientes receptores en los diferentes tipos celulares (v. cap. 29), promoviendo en el interior celular un aumento de los denominados segundos mensajeros, como el AMPc sintetizado a partir de ATP, mediante la acción de la *adenilato ciclasa*, y el Ca^{2+}, liberado desde los reservorios intracelulares al citosol.

Cuando la estimulación hormonal incrementa los niveles de AMPc se produce una activación de la PKA, lo que conlleva el incremento en la velocidad de las reacciones de fosforilación de muchas proteínas y la disminución de la velocidad de desfosforilación. El hecho de que una gran parte de las enzimas implicadas en el metabolismo del glucógeno se encuentren fosforiladas supone un incremento de la degradación neta del glucógeno, ya que la *glucógeno fosforilasa* está activa y la *glucógeno sintasa* está inactiva, con el efecto opuesto en el caso de que los niveles de AMPc disminuyan.

En las células hepáticas (fig. 10.14A), el glucagón, liberado por el páncreas en respuesta a unos bajos niveles de glucosa circulantes (como por ejemplo en ayuno), se une a su receptor produciendo la activación de la *adenilato ciclasa* y la generación de AMPc. Éste, a través de la activación de la PKA, provoca la movilización del glucógeno hepático liberando glucosa, que pasa al torrente circulatorio. El glucagón, por tanto, es crítico para la función del hígado de abastecer a los tejidos de glucosa, especialmente a aquellos que dependen de ella como principal sustrato energético. Las células hepáticas también responden a la adrenalina, liberada por las glándulas suprarrenales en respuesta al estrés, que se une a los receptores α y β adrenérgicos. Los primeros receptores provocan un incremento de la concentración intracelular de Ca^{2+}, y los segundos activan, al igual que el receptor de glucagón, la *adenilato ciclasa*, incrementando así los niveles de AMPc, promoviendo así la degradación del glucógeno.

Las células musculares (fig. 10.14B) no responden a glucagón, ya que carecen de los receptores específicos; sin embargo, poseen receptores β-adrenérgicos, por lo que sí responden a adrenalina, promoviendo la degradación de glucógeno para la obtención de ATP a través de la glucolisis.

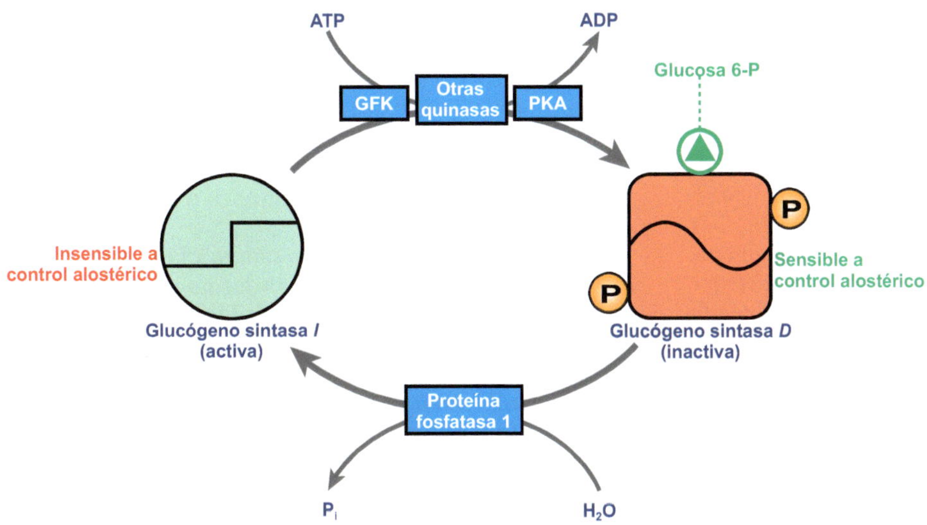

Fig. 10.13 Regulación de la *glucógeno sintasa*. Tanto por modificación covalente reversible por fosforilación/desfosforilación mediada por diferentes quinasas (GFK, PKA, otras quinasas) y por la *proteína fosfatasa 1*, como por la acción de efectores alostéricos como la glucosa 6-fosfato.

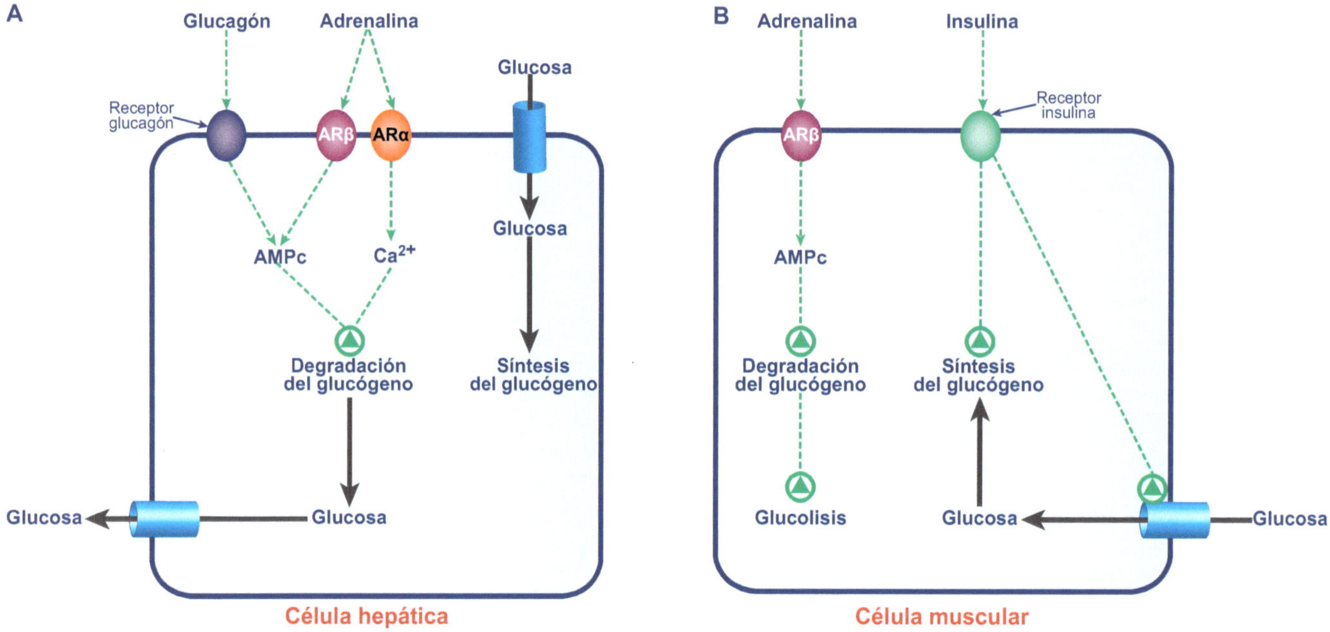

Fig. 10.14 Control hormonal del metabolismo del glucógeno. La unión del glucagón en la célula hepática produce un aumento en los niveles intracelulares de AMPc, que promueve la degradación del glucógeno, que se exportará al resto de los tejidos en forma de glucosa. La unión de la adrenalina a los receptores ß-adrenérgicos, tanto en células hepáticas como musculares, produce la misma acción que el glucagón en el hígado. La unión de la adrenalina a los receptores α-adrenérgicos en el hígado conduce a un incremento de los niveles de Ca^{2+} en el citosol, lo que también promueve la degradación del glucógeno. Cuando los niveles de glucosa circulante son elevados, la insulina estimula la captación de glucosa y por tanto la síntesis de glucógeno en las células musculares, mientras que el hígado responde directamente a dicho aumento de glucosa, sintetizando glucógeno.

La insulina es liberada por el páncreas a la circulación en respuesta a niveles elevados de glucosa circulante. La insulina no sólo aumenta la captación de la glucosa al interior de aquellos tipos de células que poseen receptores para ella, sino que además promueve la disminución de los niveles de AMPc, activando la *fosfodiesterasa* (PDE), y la PP1, lo que conduce a una disminución en la fosforilación de las enzimas, y por lo tanto a un incremento en la síntesis del glucógeno.

10.5. ALTERACIONES DEL METABOLISMO DEL GLUCÓGENO

Estas alteraciones se conocen como glucogenosis o enfermedades por almacenamiento anormal de glucógeno, y tienen su origen en el déficit o la ausencia de alguna de las enzimas necesarias para el metabolismo del glucógeno.

Existen distintos tipos de glucogenosis descritas hasta el momento. En 1929, von Gierke describió el primer caso de glucogenosis, sin saber cuál era la base metabólica de la enfermedad. No fue hasta 1952 cuando el matrimonio Cori describió por primera vez que existía un defecto enzimático, concretamente en la *glucosa 6-fosfatasa* hepática, en la glucogenosis hepatorrenal tipo von Gierke. Posteriormente se fueron describiendo otras alteraciones enzimáticas que han dado lugar a los más de diez tipos que se conocen en la actualidad, caracterizados cada uno de ellos por un defecto específico de una enzima relacionada con el metabolismo del glucógeno. En la tabla 10.1 se describen los principales tipos de glucogenosis, y se indica la enzima alterada, el órgano afectado, así como la sintomatología y las alteraciones metabólicas que presentan.

RESUMEN

1. **El glucógeno es un polisacárido de reserva que se almacena principalmente en el hígado, con el fin de almacenar la glucosa para poder exportarla al torrente circulatorio y repartirla a los tejidos que la requieren, y en el músculo, con la función principal de almacenar glucosa para su propio consumo.**
2. **La glucogenogénesis y la glucogenólisis son, respectivamente, las vías de síntesis y degradación del glucógeno a partir de los extremos no reductores de una molécula de glucógeno preexistente.**
3. **La glucogenogénesis se lleva a cabo en diferentes pasos, comenzando con la activación de la glucosa 6-fosfato a UDP-glucosa, y en ella intervienen diferentes enzimas, como la** *glucógeno sintasa* **(enzima clave en la regulación de la vía) y la** *enzima ramificante*.
4. **La glucogenólisis se lleva a cabo por la** *glucógeno fosforilasa* **(enzima clave en la regulación de la vía) y por la** *enzima desramificante*.
5. **Ambas enzimas, la** *glucógeno sintasa* **y la** *glucógeno fosforilasa*, **están reguladas tanto de forma alostérica como por modificación covalente reversible por fosforilación/desfosforilación, controlada a su vez por una regulación hormonal.**
6. **El control hormonal en el hígado es ejercido principalmente por insulina y glucagón, mientras que en el músculo lo ejercen insulina y hormonas adrenales como adrenalina o noradrenalina.**

Tabla 10.1 Glucogenosis. Descripción de los distintos tipos de glucogenosis, donde se señalan el defecto, las alteraciones bioquímicas y los síntomas asociados, así como el principal órgano afectado

Glucogenosis	Defecto	Bioquímica/síntoma	Órgano
Tipo 0	*Glucógeno sintasa*	Hiperglucemia, acidosis láctica, Ayunas: hipoglucemia y cetosis	Hígado
Tipo I Enfermedad de Von Gierke	Ia-*Glucosa 6-fosfatasa* Ib-*transportador 1 (traslocasa gluc 6P)* Ic- *transportador 2 (P1)* Id- *GLUT-7*	Hipoglucemia, acidosis láctica; hiperuricemia; hiperlipemia; hepatomegalia	Hígado y riñón
Tipo II Enfermedad de Pompe	*α-glucosidasa lisosomal* (c7)	Muerte por paro cardíaco (< 1 año)	Todos los órganos
Tipo III Enfermedad de Cori/Forbes	*Enzima desramificante* (enlaces α1-6) (c1)	Como en I, pero más benigno	Músculo Hígado (IIIb)
Tipo IV Enfermedad de Andersen	*Enzima ramificante*	Transaminasas; hepatomegalia; muerte por cirrosis (< 3 años)	Hígado Músculo
Tipo V Enfermedad de McArdle	*Fosforilasa a muscular* (c.11)	Intolerancia al ejercicio; insuficiencia renal	Músculo
Tipo VI Enfermedad de Hers	VIa-*Fosforilasa hepática* VIb (c.X), y VIc (autosómica)-*fosforilasa b quinasa*	Como I, pero más benigno	Hígado
Tipo VII Enfermedad de Tauri	*Fosfofructoquinasa-1*	Intolerancia al ejercicio, anemia hemolítica	Músculo; eritrocitos
Tipo IX (VIII o VIb) ligado al sexo	*Glucógeno fosforilasa quinasa b (c.X)*	Como I, pero más benigno	Hígado, células sanguíneas
Tipo X	*Fosfoglicerato mutasa*		
Tipo XI Síndrome de Fanconi/ Bickel	*Glut 2*	Hepatomegalia, fallo renal	Hígado y riñón
Tipo XII	*Aldolasa A*		

Bibliografía

Fernández-Novell JM, García-Rocha M, de la Iglesia N, Cid E, Guinovart JJ. Control of glycogen deposition. FEBS Lett. 2003;546:127-32.

Graham TE, Yuan Z, Hill AK, Wilson RJ. The regulation of muscle glycogen: the granule and its proteins. Acta Physiol (Oxf). 2010;199:489-98.

Greenberg CC, Jurezak MJ, Davos AM, Brady MJ. Glycogen branches out: new perspectives on the role of glycogen metabolism in the integration of metabolic pathways. Am J Physiol Endocrinol Metab. 2006;291:E1-E8.

Roach PJ. Glycogen and its metabolism. Curr Mol Med. 2002;2:101-20.

Roach PJ, Depaoli-Roach AA, Hurley TD, Tagliabracci VS. Glycogen and its metabolism: some new developments and old themes. Biochem J. 2012;441:763-87.

Warrel DA, Cox TM, Firth JD. Oxford Textbook of Medicine. 5th ed. Oxford: Oxford University Press; 2010.

Capítulo 11

Vía de las pentosas fosfato. Otras vías del metabolismo de carbohidratos

Jordi Oliver Oliver y Pilar Roca Salom

OBJETIVOS DE APRENDIZAJE

- **Conocer la importancia fisiológica de la vía de las pentosas fosfato.**
- **Conocer las enzimas de las dos fases que componen la vía: oxidativa y no oxidativa.**
- **Entender las diferentes posibilidades de la vía según se necesite: sintetizar NADPH+H⁺; degradar/sintetizar ribosas; sintetizar otros monosacáridos.**
- **Entender el funcionamiento conjunto de la vía de las pentosas y la glucolisis.**

11.1. INTRODUCCIÓN

La vía de las pentosas fosfato, o vía de las pentosas, constituye una vía alternativa para la oxidación de la glucosa, si bien no es su función primordial. La principal diferencia de la vía de las pentosas respecto de otras vías metabólicas es que las reacciones que comprende no poseen una secuencia única, sino que pueden ordenarse de formas diversas, en función de organismos, órganos o situaciones fisiológicas. Por ello, la vía de las pentosas no es una ruta que conduzca a un único producto final, sino que, gracias a una organización en ramas divergentes, posee una gran flexibilidad metabólica.

A nivel global, es un proceso multicíclico que puede resumirse en la transformación, en una primera fase –denominada fase oxidativa– de seis moléculas de glucosa 6-fosfato en seis moléculas de CO_2 y seis residuos de cinco átomos de carbonos, residuos que, en una segunda fase –denominada fase no oxidativa– se reordenan para regenerar cuatro moléculas de glucosa 6-fosfato y dos de gliceraldehído 3-fosfato, intermediario glucolítico.

11.1.1. Funciones fisiológicas de la vía

La vía de las pentosas es una parte del metabolismo de los carbohidratos que permite enlazar la glucosa con la síntesis de pentosas (ribosa, ribulosa, etc.) y otros azúcares. El hecho de ser una vía de gran flexibilidad le confiere funciones muy diversas:

- Es la principal vía de síntesis de $NADPH+H^+$ citoplasmático en células eucariotas, que se utiliza para procesos biosintéticos.
- Es la vía de síntesis de intermediarios, pentosas-fosfato, en particular de ribosa 5-fosfato y de desoxirribosa, que se requieren para la biosíntesis de nucleótidos y sus derivados.
- Dada la reversibilidad de sus reacciones, también es la vía de degradación de la ribosa y la desoxirribosa.
- Permite la interconversión de tipos muy diversos de monosacáridos de diferente número de carbonos (desde tres hasta ocho carbonos) y que así pueden entrar en la vía glucolítica o ser derivados a otros destinos metabólicos.
- En las plantas, la ruta de las pentosas fosfato se modifica de modo que interviene en la formación de glucosa a partir del CO_2 en la fotosíntesis.
- Es la fuente de la eritrosa 4-fosfato, azúcar de cuatro carbonos importante por ser precursor, junto con el fosfoenolpiruvato, de compuestos aromáticos como los tres aminoácidos aromáticos (fenilalanina, tirosina y triptófano) y sus derivados en bacterias y plantas.

11.1.2. Características de la vía

Es conveniente destacar una serie de características de la vía metabólica, que le confieren sus particularidades, entre ellas su versatilidad:

- No hay compartimentación entre las reacciones de la vía, y todas ellas transcurren en el citoplasma.
- Todas las enzimas implicadas en la vía son solubles.
- La fase oxidativa es irreversible bajo condiciones fisiológicas. Por el contrario, en la fase no oxidativa, todas las enzimas catalizan reacciones reversibles bajo condiciones celulares, a excepción de la *fructosa 1,6-bisfosfatasa*, cuya reacción puede ser revertida por otra enzima, la *fosfofructoquinasa-1*.
- Las enzimas implicadas en la vía no son todas exclusivas de esta ruta.
- La ruta de las pentosas es una vía abierta.

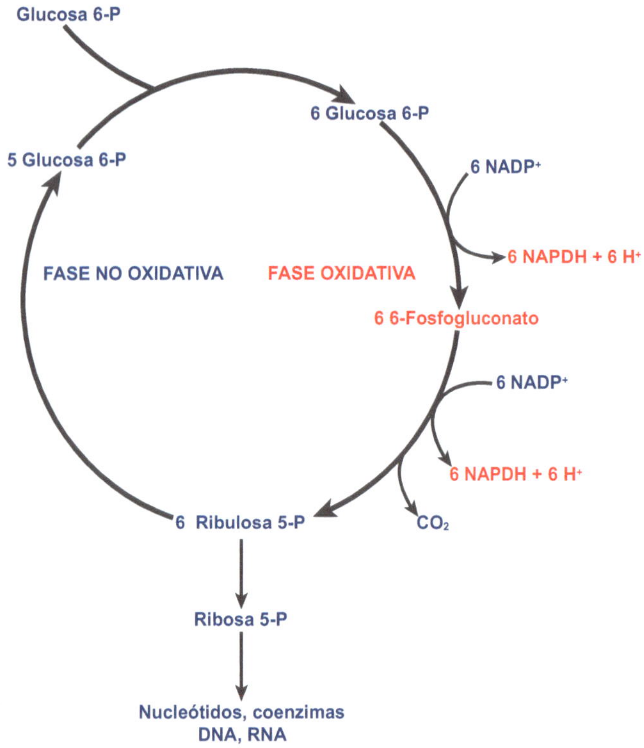

Fig. 11.1 Esquema resumido de la vía de las pentosas fosfato en el que se indican las etapas de la fase oxidativa y no oxidativa.

11.2. FASES DE LA VÍA

Como se ha comentado anteriormente, la vía de las pentosas incluye dos fases: oxidativa y no oxidativa (fig. 11.1). En la primera tiene lugar la oxidación y descarboxilación de la glucosa 6-fosfato, rindiendo NADPH+H$^+$, y en la fase no oxidativa, las pentosas originadas en la fase anterior se reconvierten en hexosas o en hexosas y triosas.

En la *fase oxidativa*, la glucosa 6-fosfato se convierte en un azúcar de cinco átomos de carbono, la ribulosa 5-fosfato (fig. 11.2A). El proceso tiene lugar mediante tres reacciones enzimáticas irreversibles que están muy reguladas al constituir las primeras de la vía.

En la *fase no oxidativa*, las pentosas originadas en la fase oxidativa se reconvierten en hexosas o en triosas en una secuencia de reacciones más compleja y versátil, es decir, no única. También es la parte de la vía que comparte enzimas con otras rutas, como la vía glucolítica y la gluconeogénesis, entre otras.

En su conjunto, como se muestra en la figura 11.2B, mediante estas reacciones se consigue la formación de fructosa 6-fosfato a partir de ribulosa 5-fosfato, que posteriormente se transforma en glucosa 6-fosfato.

Es en esta fase donde existen diferencias entre tejidos a la hora de la transformación de la ribulosa 5-fosfato en fructosa 6-fosfato, dando lugar a dos tipos diferentes de ruta de las pentosas fosfato que se denominan tipo F y tipo L.

La *tipo F* opera en el tejido adiposo, constituye la ruta clásica, y es la primera secuencia de reacciones que se describió con anterioridad. Incluye como intermediarios a los siguientes compuestos (se indica entre paréntesis el número de carbonos): xilulosa 5-fosfato (5 C), ribosa 5-fosfato (5 C), sedoheptulosa 7-fosfato (7 C), gliceraldehído 3-fosfato (3 C) y eritrosa 4-fosfato (4 C).

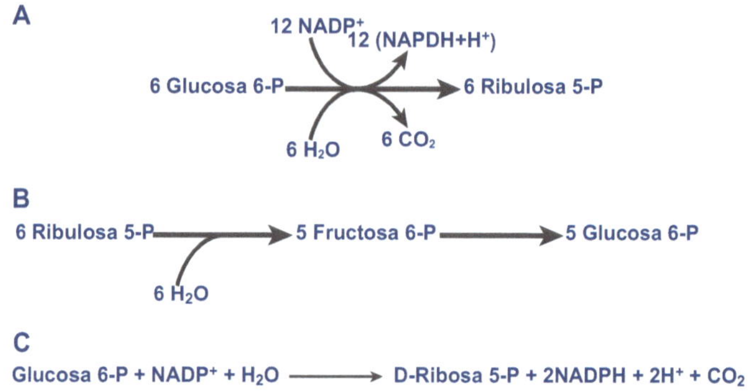

Fig. 11.2 **A.** Reacción global de la fase oxidativa de la vía de las pentosas fosfato. **B.** Reacción global de la primera parte de la fase no oxidativa de la vía de las pentosas fosfato. **C.** Reacción global de la vía de las pentosas fosfato cuando termina con la síntesis de D-ribosa-5-fosfato.

La *tipo L* opera en el hígado, donde intervienen los siguientes intermediarios: xilulosa 5-fosfato (5 C), ribosa 5-fosfato (5 C), sedoheptulosa 7-fosfato (7 C), gliceraldehído 3-fosfato (3 C), eritrosa 4-fosfato (4 C), arabinosa 5-fosfato (5 C) u octulosa 8-fosfato (8 C), dihidroxiacetona fosfato (3 C) u octulosa-1,8-difosfato (8C) y sedoheptulosa-1,7-difosfato (7 C).

Es importante destacar que, a pesar de las diferencias indicadas, se puede considerar que, en ambos tipos, la vía de las pentosas presenta un esquema de carácter cerrado en el que partiendo de seis moléculas de glucosa 6-fosfato se llega a la producción de cinco moléculas de glucosa 6-fosfato, seis moléculas de CO_2 y una de fosfato inorgánico. Por tanto, el ciclo cerrado de la vía de las pentosas equivale en definitiva a la oxidación completa de una molécula de glucosa 6-fosfato hasta CO_2 con la generación de 12 NADPH + 12 H$^+$ y fosfato inorgánico (fig. 11.1).

11.2.1. Fase oxidativa

Esta fase se encuentra formada por la secuencia de tres reacciones, que se explican a continuación.

11.2.1.1. Transformación de D-glucosa 6-fosfato en 6-fosfoglucono δ-lactona

Esta reacción se encuentra catalizada por la *glucosa 6-fosfato-deshidrogenasa* y en ella se produce la oxidación de la glucosa 6-fosfato a 6-fosfoglucono δ-lactona acoplada a la reducción de un NADP$^+$ a NADPH+H$^+$ (fig. 11.3A). Al igual que otras enzimas que son inicio de una vía metabólica, la *glucosa 6-fosfato-deshidrogenasa* es la enzima más importante desde el punto de vista de la regulación de la ruta de las pentosas. Es una reacción de equilibrio con $\Delta G^{o\prime} = -0{,}1$ Kcal/mol, y que en función de las concentraciones celulares de los sustratos implicados se encuentra desplazada hacia la formación de la lactona.

11.2.1.2. Transformación de 6-fosfoglucono δ-lactona en 6-fosfogluconato

La enzima que cataliza esta reacción es la *6-fosfogluconolactonasa*, y en ella tiene lugar la rotura del anillo mediante la incorporación de una molécula de agua, produciendo 6-fosfogluconato (fig. 11.3B). Es una reacción irreversible, muy exergónica con un $\Delta G^{0\prime} = -5$ Kcal/mol, y por tanto es la responsable del desplazamiento hacia la derecha de la reacción anterior.

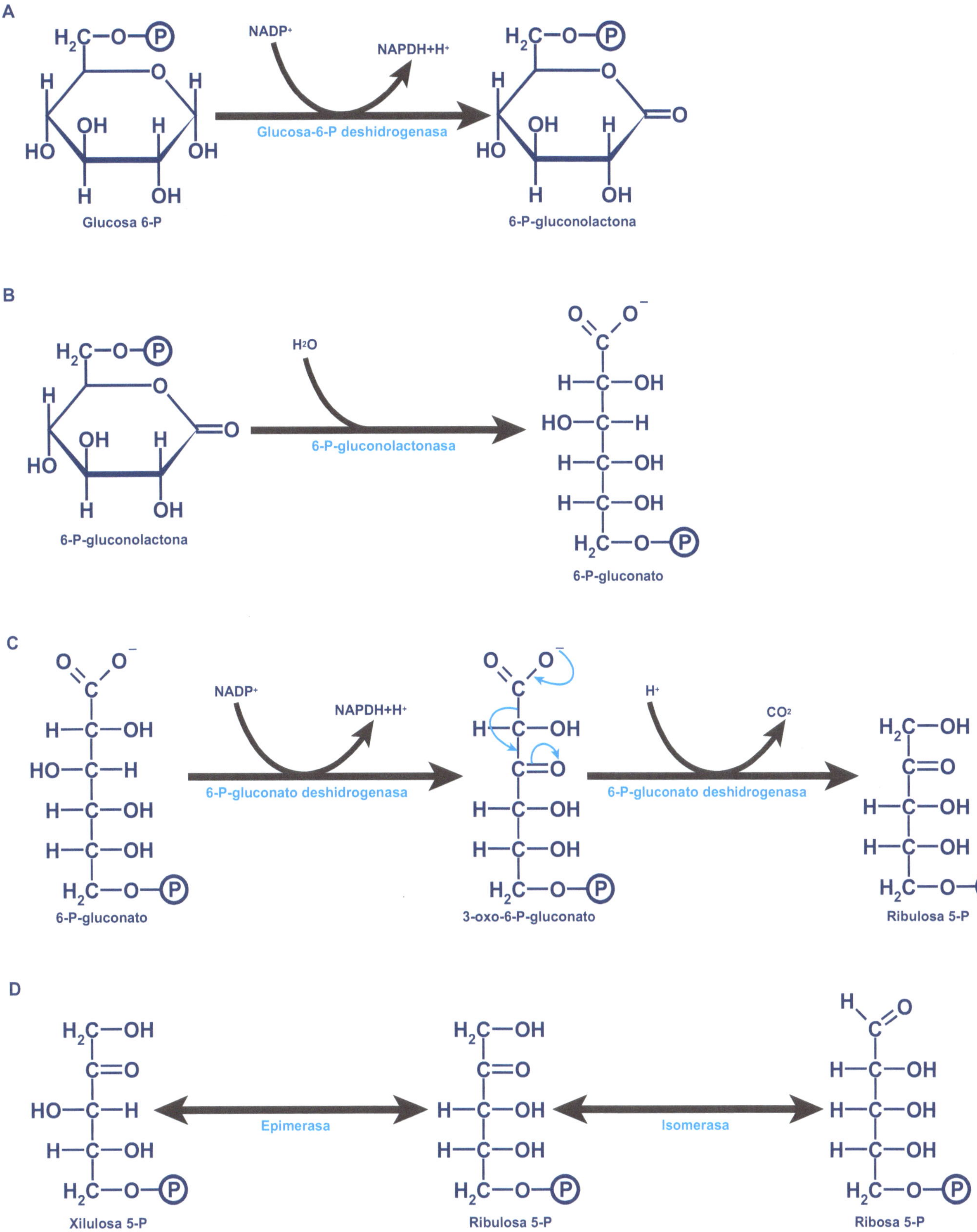

Fig. 11.3 **Esquema de las reacciones catalizadas por: A.** la *glucosa-6-fosfato deshidrogenasa*, **B.** la *6-fosfogluconolactonasa*, **C.** la *6-fosfogluconato deshidrogenasa*, y **D.** la *epimerasa y la isomerasa*.

11.2.1.3. Transformación de 6-fosfogluconato en D-ribulosa 5-fosfato

Esta reacción se encuentra catalizada por la *6-fosfogluconato deshidrogenasa*, y en ella se produce la oxidación del 6-fosfogluconato a 3-oxo 6-fosfogluconato, utilizando $NADP^+$ como cosustrato (fig. 11.3C). El 3-oxo 6-fosfogluconato es muy inestable en el enlace entre el C1 y C2, por lo que se descarboxila produciendo ribulosa 5-fosfato. Es la única reacción de la fase oxidativa en la que se produce CO_2 y la segunda que produce $NADPH^+ + H^+$. Al igual que la reacción de la *6-fosfogluconolactonasa*, es una reacción irreversible con un $\Delta G^{o'} = -2{,}3$ Kcal/mol.

11.2.2. Fase no oxidativa

Es en esta fase de la ruta en la que se diferencia el tipo F, que se da en el tejido adiposo, o tipo L, que es el propio del hígado. El tipo F corresponde al esquema clásico de la vía, que es el que se describirá para explicar una visión general de la vía, mientras que el tipo L es de más reciente descubrimiento y su descripción se escapa de la finalidad de este capítulo.

Desde el punto de vista de reacciones del ciclo, la fase no oxidativa supone la recuperación de la glucosa 6-fosfato, y en ella las pentosas originadas en la fase oxidativa anterior se reconvierten en hexosas o en triosas en una secuencia no única de reacciones. A su vez, esta fase no oxidativa se puede dividir en dos etapas: en la primera tiene lugar un proceso de isomerización y/o epimerización de la ribulosa 5-fosfato, mientras que en la segunda se produce un proceso de interconversión de azúcares de distinto número de carbono para la recuperación de la glucosa 6-fosfato, que implica la actuación de transcetolasas, transaldolasas y aldolasas.

11.2.2.1. Isomerización y epimerización de pentosas

Esta etapa se lleva a cabo mediante la acción de dos enzimas que no actúan de modo secuencial, sino que constituyen dos alternativas distintas del proceso. Así, la ribulosa 5-fosfato formada en la fase anterior puede convertirse en su isómero, la ribosa 5-fosfato o en su epímero en la posición 3, la xilulosa 5-fosfato.

Estas dos reacciones son alternativas distintas para la transformación de la ribulosa y para que prosiga el ciclo. Cabe recordar en este punto la versatilidad de la vía y que una de las características principales de esta vía es que no es secuencial, sino que se bifurca en varios puntos (éste es uno de ellos). Estas bifurcaciones no tienen una constante de reparto establecida, por lo que la proporción de moléculas de ribulosa 5-fosfato que son convertidas en ribosa 5-fosfato o en xilulosa 5-fosfato es variable y depende de la modalidad de la vía y de las necesidades metabólicas de la célula en ese momento concreto.

11.2.2.1.1. ISOMERIZACIÓN: RIBULOSA 5-FOSFATO A RIBOSA 5-FOSFATO

Esta reacción es catalizada por la *ribulosa 5-fosfato isomerasa* (fig. 11.3D). Es una reacción con un mecanismo de acción similar al de otras isomerasas, como la *glucosa 6-fosfato isomerasa* y la *triosa-fosfato isomerasa*, enzimas pertenecientes a la glucolisis y la gluconeogénesis. En condiciones celulares normales es una reacción reversible que presenta una constante de equilibrio próxima a la unidad.

En determinadas condiciones metabólicas, la vía de las pentosas fosfato termina en esta fase, por lo que el resultado final de la ruta es poder reductor en forma de $NADPH+H^+$, que puede utilizarse para la lipogénesis, y D-ribosa, que a su vez puede derivarse a la biosíntesis de ácidos nucleicos. La ecuación global de la vía a partir de una molécula de glucosa 6-fosfato en este caso sería la que se puede apreciar en la figura 11.2C.

11.2.2.1.2. EPIMERIZACIÓN: RIBULOSA 5-FOSFATO A XILULOSA 5-FOSFATO

Esta reacción se encuentra catalizada por la *ribulosa 5-fosfato 3-epimerasa* que cataliza la epimerización de la ribulosa en el carbono 3, y como resultado se forma la xilulosa 5-fosfato (fig. 11.3D).

11.2.2.2. Interconversiones de azúcares de distinto número de carbono

Según el número de transformaciones y de la estructura compleja de las reacciones implicadas, ésta es la fase más compleja de la vía de las pentosas. En este proceso tiene lugar la transferencia de carbonos de un azúcar a otro, por lo que se produce la conversión de unos azúcares en otros. Las tres enzimas que catalizan estas reacciones son: la *transcetolasa* (TK), la *transaldolasa* (TA) y la *aldolasa* (AL).

En la figura 11.4 se representa esta parte final del ciclo, que partiendo de seis pentosas-fosfato mediante la conversión en azúcares de diferente número de carbono, se obtienen finalmente cinco hexosas-fosfato.

11.2.2.2.1. TRANSCETOLASA

La reacción catalizada por la *transcetolasa* es una reacción bisustrato y consiste en la transferencia de un grupo glucolaldehído (de dos carbonos) entre un azúcar que dona el grupo a transferir y el azúcar receptor del mismo; como resultado de la misma se forman dos productos (fig. 11.5A). Para que tenga lugar la reacción existen algunas condiciones:

- El azúcar aceptor debe ser una aldosa, mientras que el azúcar dador una cetosa, cuyo tercer carbono debe tener configuración S (a la izquierda, como la xilulosa 5-fosfato).

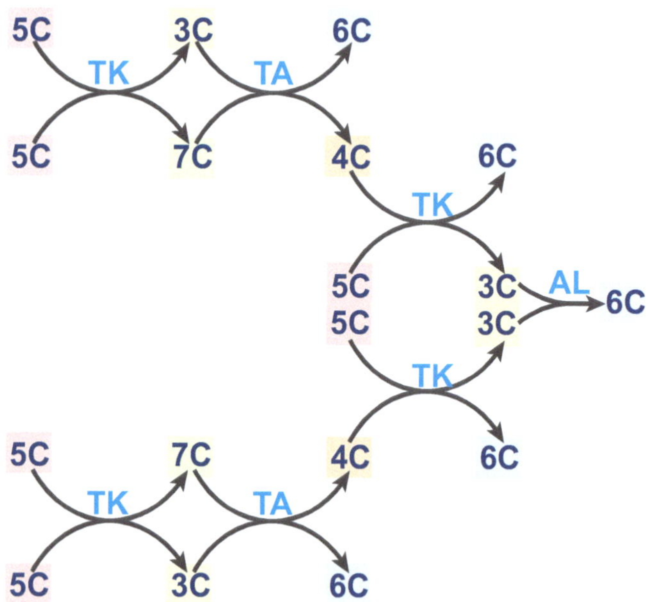

Fig. 11.4 Representación esquemática de la conversión de seis pentosas en cinco hexosas en la fase no oxidativa del ciclo de las pentosas fosfato. AL: *aldolasa*; TA: *transaldolasa*; TK: *transcetolasa*.

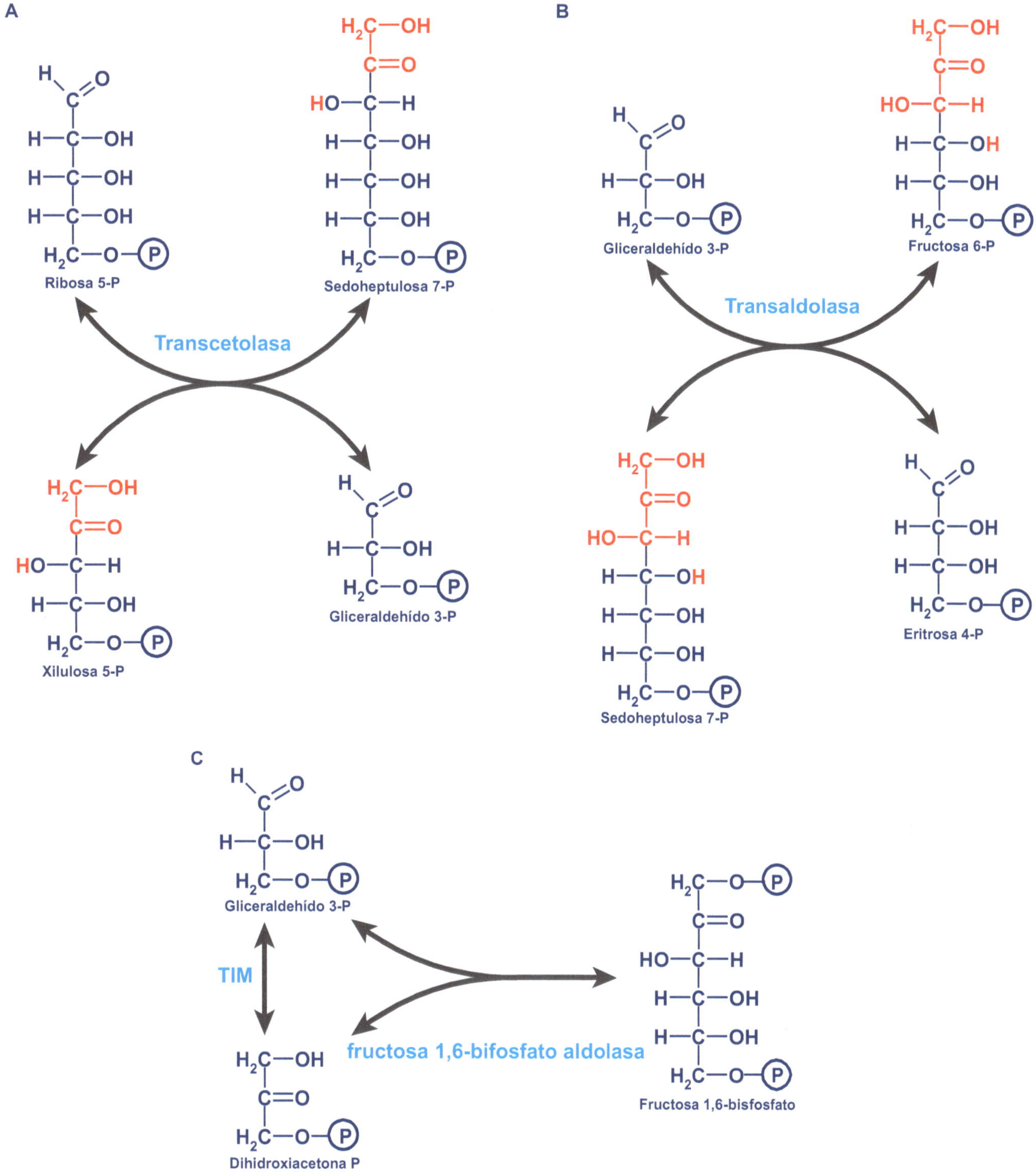

Fig. 11.5 A. Ejemplo de una reacción catalizada por la *transcetolasa* que transfiere un resto de glucolaldehído desde la xilulosa 5-fosfato hasta la ribosa 5-fosfato, transformando estos azúcares en gliceraldehído 3-fosfato y sedoheptulosa 7-fosfato, respectivamente. **B.** Ejemplo de una reacción catalizada por la *transaldolasa* que transfiere un resto de dihidroxiacetona desde la sedoheptulosa 7-fosfato hasta el gliceraldehído 3-fosfato, que se convierten en eritrosa 4-fosfato y fructosa 6-fosfato. **C.** Ejemplo de la reacción catalizada por la *fructosa-1,6-bifosfato aldolasa* que produce la condensación de la dihidroxiacetona-fosfato y el gliceraldehído-3-fosfato para dar fructosa-1,6-bisfosfato, reacción de la vía gluconeogenética.

- Los carbonos transferidos deben ser los dos primeros de la cetosa y se transfieren en forma de grupo glucolaldehído.
- Los dos azúcares participantes deben estar fosforilados en su último carbono, obteniéndose los correspondientes productos también fosforilados.
- Los dos azúcares productos deben ser también una aldosa y una cetosa, que presentan las mismas características estructurales que los sustratos.

Como se puede deducir de la figura 11.5A, las reacciones catalizadas por las transcetolasas son reversibles debido a que presentan simetría en sustratos y productos, ya que ambos tienen las mismas características estructurales. La constante de equilibrio es próxima a la unidad y, si bien la enzima presenta diferente afinidad por distintos azúcares, la transcetolasa no tiene sustratos ni productos fijos. Por ello, cualquier par de azúcares que cumplan las condiciones estructurales requeridas por la enzima pueden ser convertidos en los correspondientes productos.

11.2.2.2.2. *TRANSALDOLASA*

La reacción catalizada por la *transaldolasa* también es una reacción bisustrato y consiste en la transferencia de un grupo dihidroxiacetona (de tres carbonos) entre un azúcar que dona el grupo a transferir y el azúcar receptor del mismo. Como resultado de la reacción se forman dos productos (fig. 11.5B). Al igual que la *transcetolasa*, la *transaldolasa* presenta también unas normas que deben cumplir sustratos y productos para que sea posible la reacción:

- El azúcar aceptor debe ser una aldosa, mientras que el azúcar dador, una cetosa cuyo tercer carbono tiene que estar en configuración S (a la izquierda) y el cuarto en configuración R (a la derecha).
- Los carbonos transferidos son los tres primeros de la cetosa, y se transfieren en forma de un grupo dihidroxiacetona.
- Los dos azúcares participantes deben estar fosforilados en su último carbono, obteniéndose los correspondientes productos también fosforilados.
- Los dos azúcares productos son también una aldosa y una cetosa, con las mismas características estructurales que los sustratos.

La reacción de la *transaldolasa* presenta más similitudes respecto de la *transcetolasa*, además de las comentadas, el ser una reacción simétrica; es decir, el conjunto de los dos sustratos y los dos productos deben cumplir las mismas condiciones estructurales descritas, por ello la reacción es fácilmente reversible. La constante de equilibrio es próxima a la unidad y, a pesar de que la afinidad ante diferentes sustratos que cumplan los requisitos no es la misma, no posee unos sustratos fijos; los azúcares que sean aptos para ser sustrato de la reacción podrán ser transformados por la *transaldolasa*.

11.2.2.2.3. *ALDOLASA*

Para completar el ciclo y obtener las cinco hexosas se requiere la actuación de una enzima de características similares a la *transaldolasa*, pero con la particularidad de que la reacción es una condensación de un grupo dihidroxicetona libre con una aldosa. Esta enzima se denomina *aldolasa*, dado que no hay transferencia de grupo. En este caso, por tanto, no se parte de dos sustratos para obtener dos productos, sino que tiene lugar la condensación de una dihidroxiacetona con una aldosa para dar la cetosa correspondiente con tres carbonos más. Salvo limitaciones de los sustratos, la dihidroxiacetona no puede presentar configuración R o S en su tercer carbono, y la adolasa tiene también determinados requerimientos estructurales: el azúcar aceptor es una cetosa y los dos azúcares participantes han de estar fosforilados en su último carbono. Así, se obtiene, debido a la condensación, una cetosa con dos grupos fosfato, uno en cada extremo de la cadena.

En la ruta de las pentosas fosfato, la enzima que cataliza la reacción es la *fructosa 1,6-bisfosfato aldolasa* (fig. 11.5C), que es compartida con otras vías, como la glucolisis y la gluconeogénesis.

11.2.2.3. Esquema de las reacciones de la fase no oxidativa

Como se ha comentado anteriormente, tras la reorganización estructural gracias a epimerasa e isomerasas, y posteriormente mediante la acción de la *transcetolasa*, la *transaldolasa* y la *aldolasa*, se consigue transformar seis moléculas de ribulosa 5-fosfato en cinco hexosas fosfato que en forma de glucosa 6-fosfato pueden utilizarse para reiniciar el ciclo. Para ello tienen lugar una serie de reacciones que pueden estructurarse en un esquema complejo, como el que se muestra en la figura 11.6.

Cabe recordar que el esquema y el orden de reacciones es sólo una de las combinaciones posibles, que se corresponde al esquema clásico del ciclo, descrito para el tejido adiposo. Todas las reacciones presentadas son reversibles, por lo que las condiciones celulares son las que determinan el sentido de las mismas. A su vez, los productos intermediarios de la vía pueden ser derivados a otras rutas si las condiciones lo requieren. Ello supone que abandonen el ciclo, como ocurre, por ejemplo en el caso de la ribosa 5-fosfato, que puede derivarse a la vía de síntesis de nucleótidos y ácidos nucleicos.

11.3 ORGANIZACIÓN DE LA SECUENCIA DE REACCIONES E INTERRELACIÓN CON OTRAS VÍAS

La característica más destacable de la vía de las pentosas fosfato es su versatilidad, con un esquema de reacciones que no es único y que, por tanto, es adaptable a las necesidades metabólicas de la célula. Por lo anterior, la vía de las pentosas debe poseer una organización de todo el conjunto de reacciones enzimáticas tanto de la propia vía como de las pertenecientes a otras vías metabólicas que se encuentren reguladas para posibilitar, en cada caso, la transformación necesaria y conveniente. Según las necesidades de la célula, las reacciones implicadas se organizan de diferente manera y orden y se coordinan metabólicamente con otras vías centrales, como la glucolisis y la gluconeogénesis.

Para entender mejor la adaptabilidad de la vía de las pentosas fosfato es conveniente conocer cómo, ante diferentes situaciones metabólicas, se reestructura la vía y cómo se coordina con otras vías metabólicas. Así, la célula se puede encontrar ante diferentes requerimientos de poder reductor en forma de $NADPH+H^+$ y energía en forma de ATP. A continuación se describe cómo se organiza la vía de las pentosas fosfato en algunas situaciones metabólicas diferentes.

11.3.1. Biosíntesis de $NADPH+H^+$

Como se ha comentado, una de las funciones principales de la vía es la obtención de $NADPH+H^+$ para ser utilizado en la lipogénesis (v. cap. 14). En la figura 11.7 se representa de forma esquemática el conjunto de reacciones de la vía en su versión clásica, donde se muestra la obtención de $NADPH+H^+$.

11.3.2. Biosíntesis de ribosa-5-fosfato y $NADPH+H^+$

En el caso de que la célula tenga altos requerimientos de ribosa 5-fosfato y de $NADPH+H^+$, la vía se controla para que tenga lugar la parte oxidativa y se obtenga ribosa 5-fosfato en una reacción final (fig. 11.8). En este caso, con la oxidación de la glucosa a 6-fosfogluconato, que a su vez se descarboxila a ribulosa 5-fosfato, se consigue la obtención de dos moléculas de

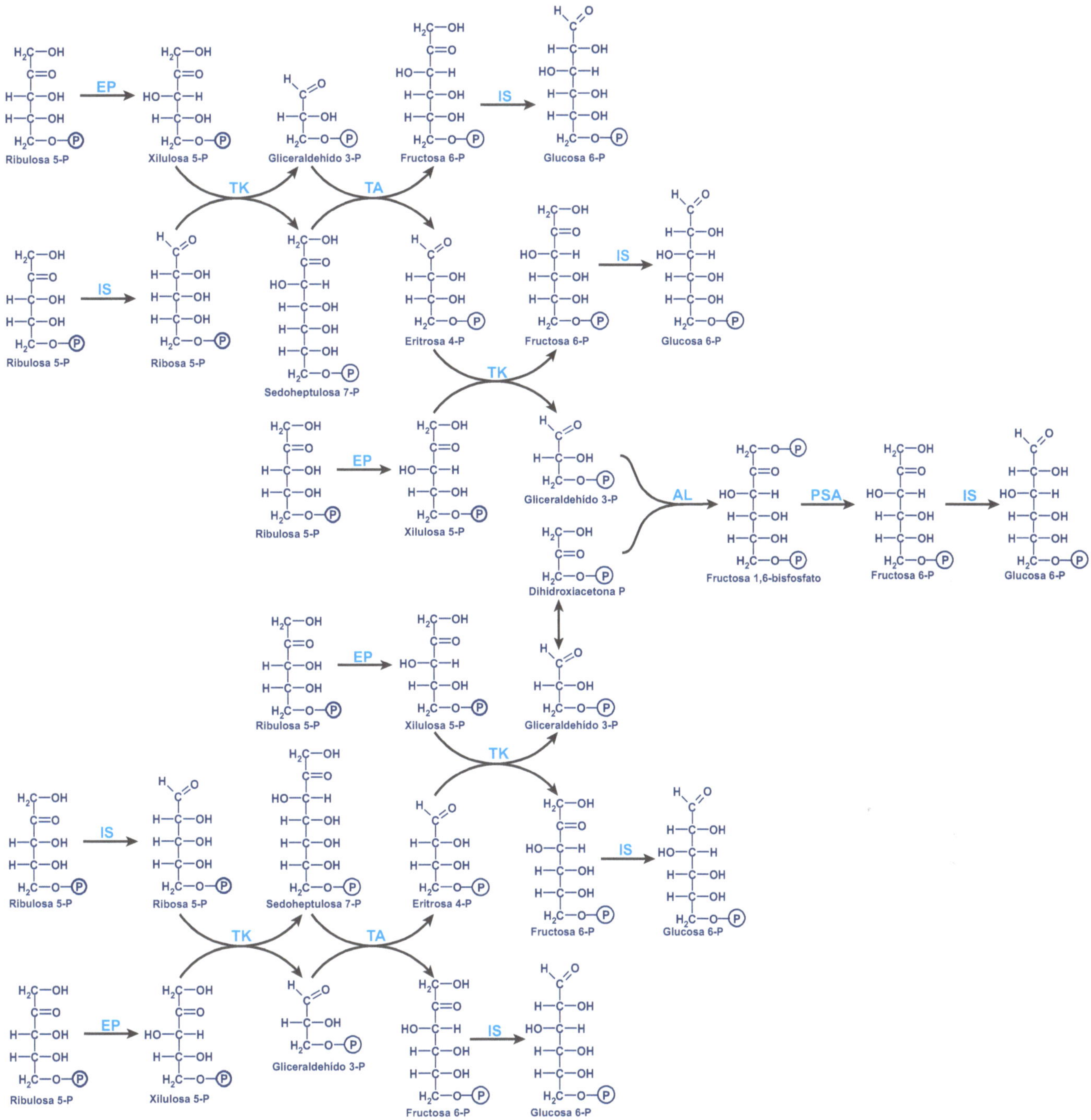

Fig. 11.6 Esquema completo de la fase oxidativa de la vía de las pentosas fosfato en su modalidad clásica o F. AL: *aldolasa*; EP: *epimerasa*; IS: *isomerasa*; PSA: *fosfatasa*; TA: *transaldolasa*; TK: *transcetolasa*.

$NADPH+H^+$ por cada molécula de glucosa 6-fosfato. A su vez, la ribosa 5-fosfato se obtiene de la transformación de ribulosa 5-fosfato por la acción de la *isomerasa,* y la ribosa 5-fosfato se deriva a otras vías biosintéticas.

11.3.3. Biosíntesis de ribosa 5-fosfato

En caso de altos requerimientos de ribosa 5-fosfato acompañados de bajas necesidades de $NADPH+H^+$ y abundancia de ATP se evita la fase oxidativa de la vía. De esta forma, se reorganiza la fase no oxidativa, para a partir de cinco hexosas en forma de glucosa 6-fosfato obtener seis pentosas en forma de ribosa 5-fosfato (fig. 11.9).

11.3.4. Biosíntesis de $NADPH+H^+$ y ATP

En la figura 11.10 se presenta la vía de las pentosas fosfato adaptada a condiciones de altos requerimientos de $NADPH+H^+$ y ATP. Es una variante muy similar a la versión clásica con la fase oxidativa que permite la obtención de $NADPH+H^+$ y la fase no oxidativa encaminada a la obtención de gliceraldehído 3-fosfato. Ello ocurre por deriva directa o por deriva de la fructosa

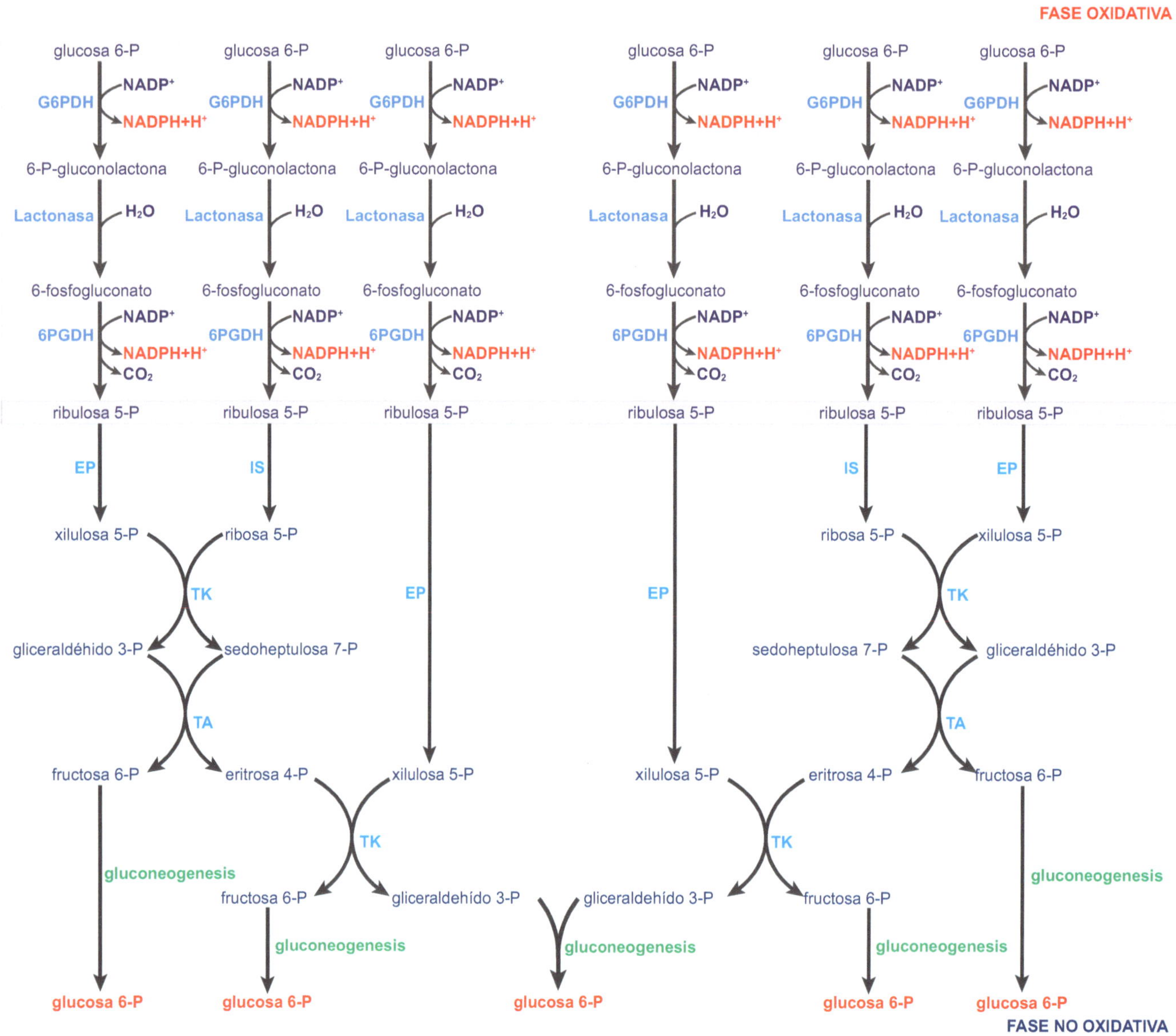

Fig. 11.7 Esquema general de la vía de las pentosas fosfato en su variante clásica que permite la obtención de poder reductor en forma de NADPH+H⁺. 6PGDH: *6-fosfogluconato deshidrogenasa*; EP: *epimerasa*; G6PDH: *glucosa-6-fosfato deshidrogenasa*; IS: *isomerasa*; TA: *transaldolasa*; TK: *transcetolasa*.

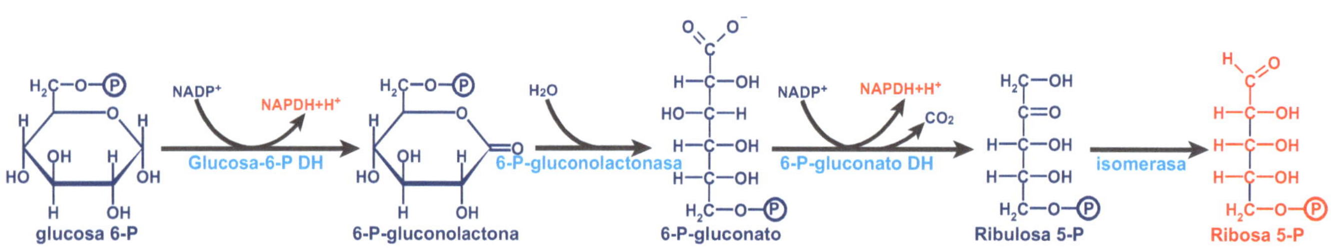

Fig. 11.8 Esquema general de la vía de las pentosas fosfato en la variante para la biosíntesis de ribosa 5-fosfato y poder reductor en forma de NADPH+H⁺.

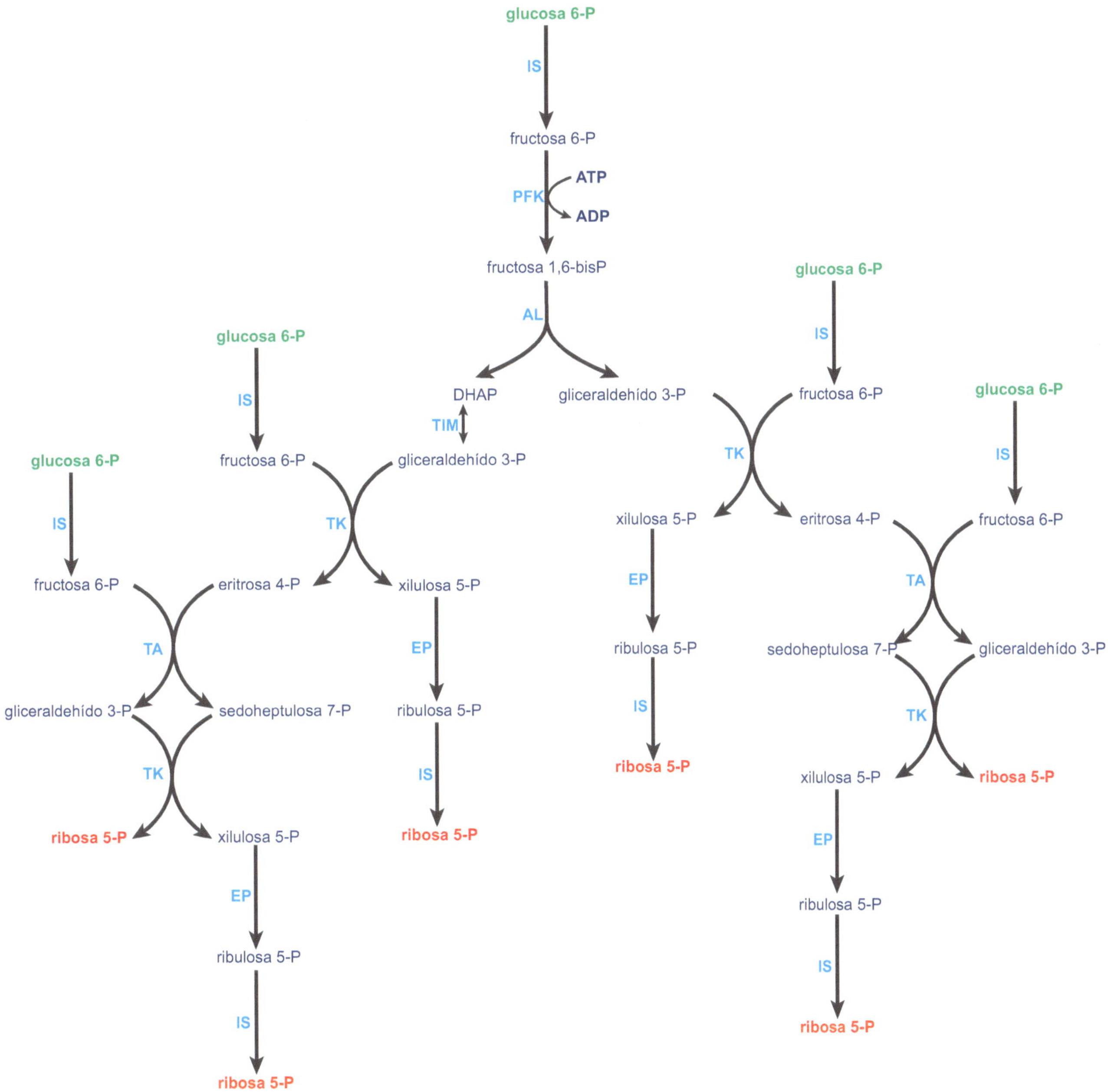

Fig. 11.9 Esquema general de la vía de las pentosas fosfato en su variante para biosintetizar ribosa 5-fosfato. EP: *epimerasa*; IS: *isomerasa*; PFK: *fosfofructoquinasa*; TA: *transaldolasa*; TIM: *triosafosfato isomerasa*; TK: *transcetolasa*.

6-fosfato, sin su transformación en glucosa, sino canalizándose hacia la vía glucolítica. Si se ajusta esta variante de forma global resulta que a partir de tres moléculas de glucosa 6-fosfato se obtienen cinco moléculas de piruvato, seis moléculas de NADPH+H^+ y cinco de NADH+H^+.

11.3.5. Degradación de ribosa 5-fosfato

La ribosa 5-fosfato forma parte de los intermediarios de la vía de las pentosas fosfato y a su vez la vía permite la síntesis de esta pentosa. Por ello, es factible la utilización de esta vía para degradar de forma controlada un posible exceso de ribosa, debido a niveles y recambio elevados de ácidos nucleicos o procedente de la dieta. Ello se consigue mediante su incorporación en forma de ribosa 5-fosfato a la fase no oxidativa de la vía.

11.4 OTRAS VÍAS DEL METABOLISMO DE CARBOHIDRATOS RELACIONADOS CON LA DE LAS PENTOSAS

La ruta del ácido glucurónico es una vía importante al aportar UDP-glucuronato (fig. 11.11), precursor de polisacáridos complejos, como el ácido hialurónico, la heparina o el condroitín sulfato. A su vez, el UDP-glucuronato interviene en rutas de desintoxicación. Cabe señalar también que el UDP-glucuronato es precursor del ácido ascórbico o vitamina C y de xilulosa 5-fosfato, a través de la enzima *gluconolactona oxidasa*, lo que liga esta ruta a la vía de las pentosas fosfato. Esta ruta no es funcional en primates, incluido el hombre, en el cobaya y en ciertas aves, animales que carecen de la enzima.

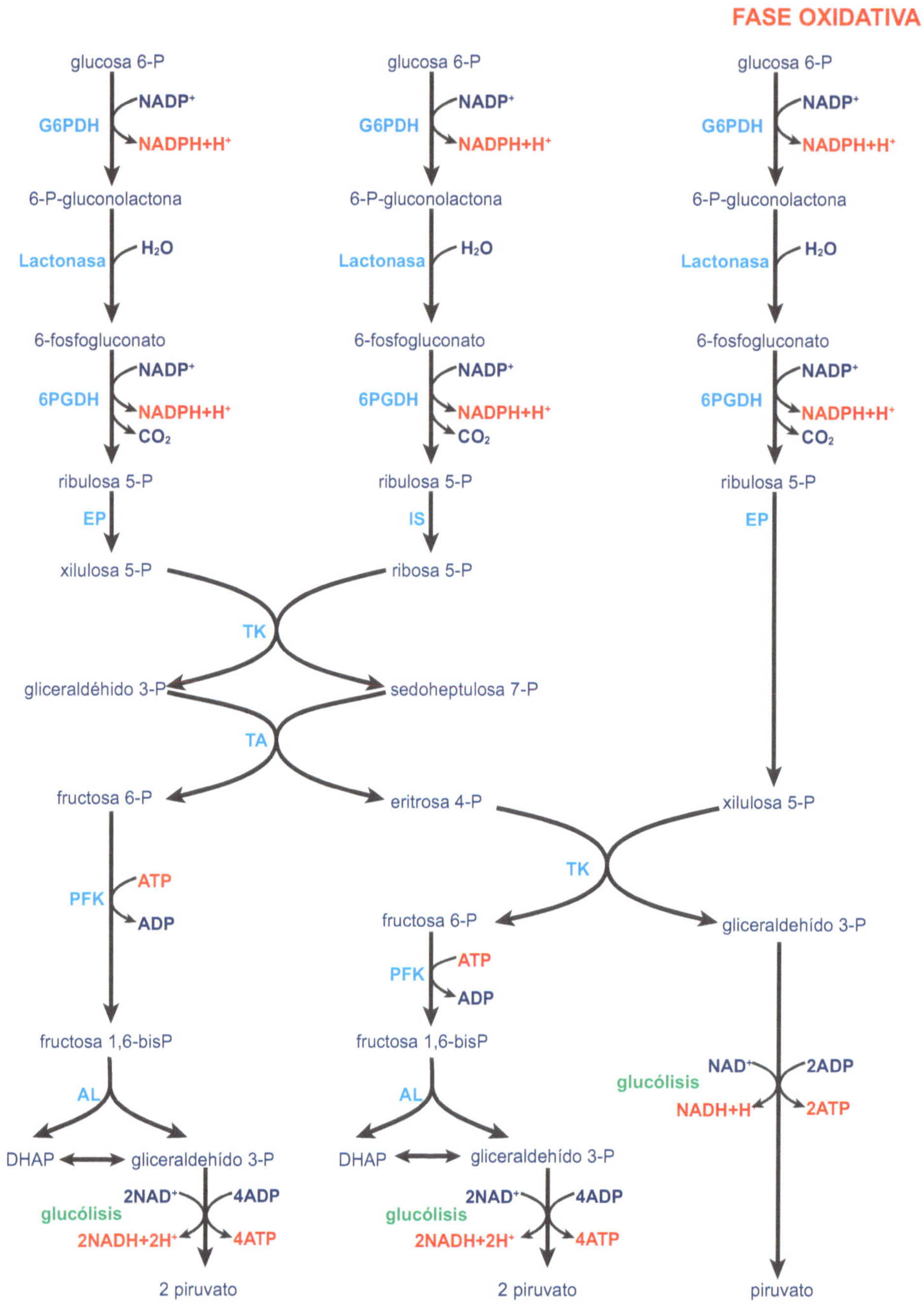

Fig. 11.10 **Esquema general de la vía de las pentosas fosfato en su variante para la producción de NADPH+H+ y ATP.**

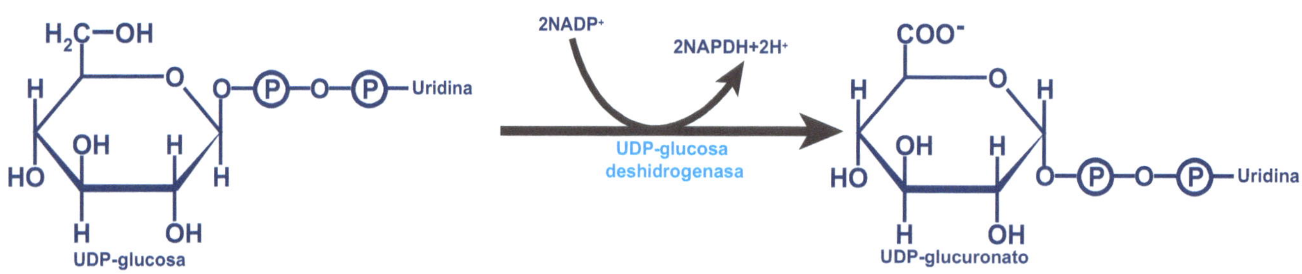

Fig. 11.11 **Reacción de la *UDP-glucosa deshidrogenasa*.**

RESUMEN

1. La vía de las pentosas es una parte del metabolismo de los carbohidratos que permite enlazar la glucosa con la síntesis de pentosas (ribosa, ribulosa, etc.) y otros azúcares, y se caracteriza por ser una vía abierta y de gran versatilidad.

2. Sus funciones son:
- **Principal vía de síntesis de NADPH+H$^+$ citoplasmático en células eucariotas, que se utiliza para la síntesis, entre otros, de ácidos grasos y esteroides.**
- **Vía de biosíntesis y degradación de la ribosa y la desoxirribosa.**

3. Sus principales características son:
- **Es una vía citoplasmática sin compartimentación entre sus reacciones, y todas las enzimas implicadas son solubles.**
- **La fase oxidativa, primera parte de la vía, es irreversible en condiciones fisiológicas, mientras que en la fase no oxidativa, que constituye la segunda fase, las reacciones catalizadas son reversibles directamente o por otras enzimas.**
- **No todas las enzimas implicadas en la vía son exclusivas de la ruta.**

Bibliografía

Murray RK, Bender DA, Botham KM, Kennelly PJ, Weil PA. Harper's Illustrated Biochemistry. 28th ed. New York: McGraw-Hill; 2009.

Kruger NJ, von Schaewen A. The oxidative pentose phosphate pathway: structure and organisation. Current Opin Plant Biol. 2003;6:236-46.

Schenk G, Duggleby RG, Nixon PF. Properties and functions of the thiamin diphosphate dependent enzyme transketolase. Int J Biochem Cell Biol. 1998;30:1297-318.

Tozzi MG, Camici M, Mascia L, Sgarrella F, Ipata PL. Pentose phosphates in nucleoside interconversion and catabolism. FEBS J. 2006;273:1089-101.

Wamelink MM, Struys EA, Jakobs C. The biochemistry, metabolism and inherited defects of the pentose phosphate pathway: a review. J Inherit Metab Dis. 2008;31:703-17.

Zimmer HG. Regulation of and intervention into the oxidative pentose phosphate pathway and adenine nucleotide metabolism in the heart. Mol Cell Biochem. 1996;160–161:101-9.

Parte V

Metabolismo lipídico

ÍNDICE DE CAPÍTULOS

Lípidos de interés fisiológico: bioquímica de las membranas celulares. Digestión y absorción de los lípidos de la dieta

María del Pilar Ramos Álvarez

OBJETIVOS DE APRENDIZAJE

- **Reconocer los principales tipos de lípidos de interés fisiológico.**
- **Conocer la naturaleza química y los grupos funcionales de los principales lípidos.**
- **Comprender cómo las propiedades fisicoquímicas de los lípidos y sus funciones vienen determinadas por su estructura.**
- **Reconocer los principales componentes de las membranas biológicas y su relación con las propiedades y funciones de las membranas.**
- **Comprender el proceso de la digestión y absorción de los lípidos de la dieta.**

12.1. INTRODUCCIÓN

Los lípidos son moléculas orgánicas naturales muy heterogéneas, insolubles en agua pero solubles en disolventes apolares, como el cloroformo, el éter o la acetona. Presentan gran variabilidad química y funcional. Algunos lípidos representan la reserva energética más importante del organismo. Otros son los componentes mayoritarios de las membranas biológicas, mientras que otros son moléculas de señalización, hormonas, antioxidantes, vitaminas o pigmentos. Los lípidos representan de un 5 a un 20% del peso de un mamífero, y de ellos los más abundantes son los triacilgliceroles, que pueden llegar a representar el 90%.

12.2. LÍPIDOS DE INTERÉS FISIOLÓGICO

Dada la heterogeneidad de los lípidos, existen diversas clasificaciones, basadas bien en su estructura o en su función biológica. Se suelen clasificar en compuestos o sencillos, en función de la presencia o ausencia de ácidos grasos en su estructura (denominados clásicamente saponificables y no saponificables, respectivamente) (fig. 12.1). Entre los lípidos compuestos se incluyen los acilgliceroles, las ceras, los fosfolípidos y los glucolípidos; y en el grupo de los sencillos, los isoprenoides y los eicosanoides.

12.2.1. Los ácidos grasos

Son ácidos monocarboxílicos de cadena larga y lineal, que existen en la naturaleza en forma libre o bien como componentes de lípidos más complejos (saponificables). En condiciones de pH fisiológico no están protonados (pKa = 4,7), lo que junto con la cola hidrocarbonada apolar explica su alta hidrofobicidad. Los ácidos grasos difieren tanto en la longitud de la cadena (4 a 36 C) como en la presencia o no de dobles enlaces. Los más comunes en la naturaleza poseen una cola hidrocarbonada apolar con un número par de átomos de carbono (12 a 24); entre ellos, los más frecuentes son los de 16 o 18 carbonos (fig. 12.1). Los que no poseen dobles enlaces se denominan saturados (fig. 12.2A); y aquellos que poseen dobles enlaces, insaturados (fig. 12.2B). Estos últimos suelen poseer o bien un doble enlace (monoinsaturados) o bien de dos a cinco dobles enlaces (poliinsaturados) que nunca están conjugados. En función de que el primer doble enlace aparezca a tres o seis carbonos desde el grupo metilo terminal (carbono ω o n) se denominan ω-3 (o n-3) y ω-6 (o n-6), respectivamente (fig. 12.2C). La presencia de dobles enlaces hace que los ácidos grasos sean más proclives a la oxidación. Algunas consecuencias de esto son, entre otras, el enranciamiento de los aceites o el daño oxidativo que sufren las membranas celulares. Dado que el doble enlace es una estructura rígida, se puede presentar en conformación *cis* (cuando grupos semejantes o idénticos se encuentran en el mismo lado del enlace) o *trans* (si se encuentran en lados opuestos). La mayoría de los ácidos grasos naturales presentan los dobles enlaces en configuración *cis*. Los ácidos grasos *trans* se producen en la naturaleza en el proceso de la fermentación en el rumen de los rumiantes. *In vitro* se pueden generar mediante la hidrogenación de los aceites de pescado y vegetales. Este tipo de ácidos grasos *trans* se han relacionado con un mayor riesgo cardiovascular.

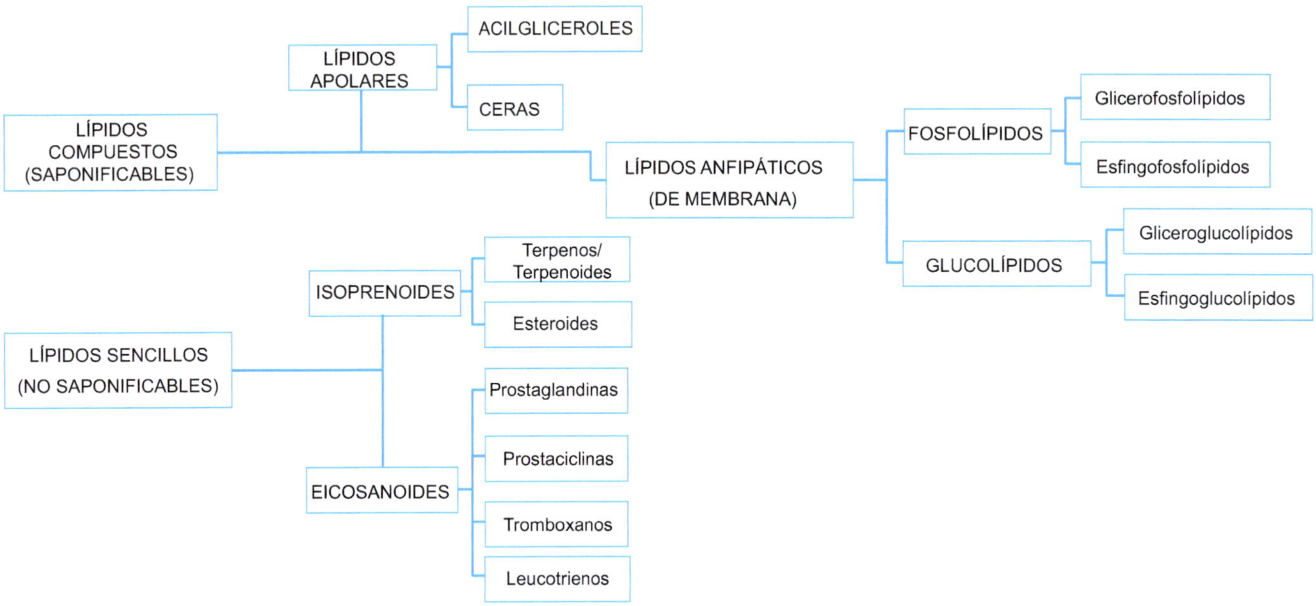

Fig. 12.1 Principales tipos de lípidos.

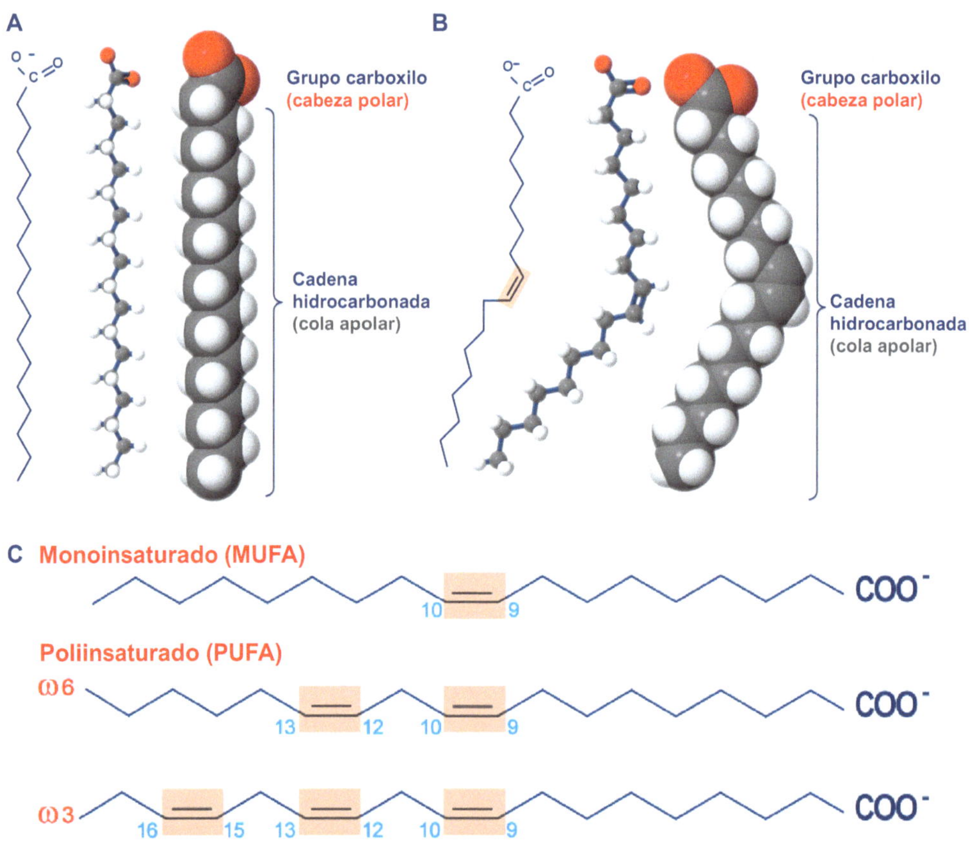

Fig. 12.2 Estructura de los ácidos grasos. En las representaciones de esferas y varillas y en la espacial, se muestran el C en gris, el H en blanco y el O en rojo. **A.** Un ácido graso saturado, el ácido esteárico, 18:0, que en condiciones de pH = 7 se encuentra en forma ionizada como estearato. **B.** Un ácido graso insaturado, el ácido oleico, 18:1(Δ^9), con un doble enlace en *cis* en el C9. **C.** La nomenclatura estándar de los ácidos grasos asigna el 1 (C1) al carbono del grupo carboxilo. En los ácidos grasos poliinsaturados (PUFA) se utiliza también otra nomenclatura que asigna el 1 al carbono del metilo (denominado ω, por la letra omega, que es la última del alfabeto griego, o también denominado n), del extremo opuesto al carboxilo. La posición del doble enlace se representa en función de este carbono ω, dando lugar a las series $\omega 3$ y $\omega 6$ de PUFA.

El punto de fusión de los ácidos grasos, al igual que el de los lípidos más complejos, aumenta con la longitud de la cadena, pero disminuye con el número de dobles enlaces. El doble enlace *cis* produce un acodamiento de la cadena hidrocarbonada interfiriendo con su empaquetamiento, por lo que se requiere menos energía para romperlos. Por el contario, los ácidos grasos saturados presentan gran flexibilidad, y cuando se empaquetan tienden a la conformación más estable, que es la extendida. Por ello, a temperatura ambiente, estos ácidos grasos son sólidos, mientras que los insaturados son líquidos. En la tabla 12.1 se

Tabla 12.1 Principales ácidos grasos naturales: estructura, nomenclatura y punto de fusión

Símbolo	Nombre común del ácido	Estructura (no ionizada)	Nombre sistemático del ácido	Fuentes naturales	Punto de fusión (°C)
Ácidos grasos saturados					
4:0	Butírico	$CH_3(CH_2)_2COOH$	*n*-butanoico (tetranoico)	Leche	−8
12:0	Láurico	$CH_3(CH_2)_{10}COOH$	*n*-dodecanoico	Laurel, nueces	44
14:0	Mirístico	$CH_3(CH_2)_{12}COOH$	*n*-tetradecanoico	Coco, palma	54
16:0	Palmítico	$CH_3(CH_2)_{14}COOH$	*n*-hexadecanoico	Todas las grasas	63
18:0	Esteárico	$CH_3(CH_2)_{16}COOH$	*n*-octadecanoico	Todas las grasas	70
20:0	Araquídico	$CH_3(CH_2)_{18}COOH$	*n*-eicosanoico	Cacahuete	77
22:0	Behénico	$CH_3(CH_2)_{20}COOH$	*n*-docosanoico	Cacahuete, colza	80
24:0	Lignocérico	$CH_3(CH_2)_{22}COOH$	*n*-tetracosanoico	Leguminosas, cera vegetal	84
Ácidos grasos insaturados (*cis*)					
16:1; Δ^9 (ω-7)	Palmitoleico	$CH_3(CH_2)_5CH = CH(CH_2)_7COOH$	hexadecenoico	Aceites vegetales	−0,5
18:1; Δ^9 (ω-9)	Oleico	$CH_3(CH_2)_7CH = CH(CH_2)_7COOH$	9-octadecenoico	Aceite de oliva y todas las grasas	13
18:2; $\Delta^{9,12}$ (ω-6)	Linoleico	$CH_3(CH_2)_4(CH = CHCH_2)_2(CH_2)_6COOH$	9,12-octadecadienoico	Aceite de semillas, grasa animal	−5
18:3; $\Delta^{9,12,15}$ (ω-3)	α-Linolénico	$CH_3CH_2(CH = CHCH_2)_3(CH_2)_6COOH$	9,12,15-octadeca-trienoico	Aceite de pescado, grasa animal	−11
20:4; $\Delta^{5,8,11,14}$ (ω-6)	Araquidónico	$CH_3(CH_2)_4(CH = CHCH_2)_4(CH_2)_2COOH$	5,8,11,14-eicosatetra-enoico	Grasa animal	−50
20:5; $\Delta^{5,8,11,14,17}$ (ω-3)	EPA	$CH_3CH_2(CH = CHCH_2)_5(CH_2)_2COOH$	5,8,11,14, 17-eicosa-pentaenoico	Aceite de pescado	−54

En la simbología X:Y, la X representa el número de átomos de carbono y la Y el número de dobles enlaces. En los ácidos grasos insaturados, Δ^z representa al doble enlace y el superíndice z indica la posición de los dobles enlaces desde el extremo carboxilo de la molécula; la ω indica la posición del primer doble enlace desde el extremo metilo de la molécula.
En la nomenclatura sistemática, n indica que el ácido graso tiene estructura "normal", que es lineal no ramificada. Ya que en los ácidos grasos insaturados naturales los dobles enlaces casi siempre se encuentran en configuración cis, para abreviar se ha obviado indicarlo en la nomenclatura sistemática.

muestran los principales ácidos grasos naturales, su estructura, su punto de fusión, así como su nomenclatura común y sistemática.

Los vegetales y las bacterias pueden sintetizar todos los ácidos grasos que requieren a partir de acetil-CoA (v. cap. 14). Los mamíferos pueden sintetizar los saturados, gran parte de los insaturados, y también pueden modificar algunos de los que se obtienen por la dieta, añadiendo unidades de dos carbonos y dobles enlaces. Sin embargo, no pueden sintetizar algunos ácidos grasos, ya que no poseen las enzimas necesarias para sintetizarlos. Son los denominados ácidos grasos esenciales, como el ácido linoleico (18:2$\Delta^{9,12}$) y el linolénico (18:3$\Delta^{9,12,15}$). Las fuentes más importantes de los ácidos grasos esenciales son algunos aceites vegetales, frutos secos como las nueces y algunas semillas.

Los ácidos grasos experimentan las reacciones típicas de los ácidos carboxílicos. Una de las más importantes es su reacción con alcoholes para formar ésteres, como los acilgliceroles. En condiciones fisiológicas esta reacción es reversible. Algunos ácidos grasos, como el palmítico o el mirístico, se pueden unir covalentemente a proteínas, que se denominan proteínas aciladas. Esta unión facilita no sólo la interacción de los ácidos grasos con las proteínas de membrana, sino también el transporte de los ácidos grasos en la sangre y su entrada al interior celular.

12.2.2. Los acilgliceroles: principales lípidos de reserva del organismo

Los acilgliceroles, o acilglicéridos, son ésteres de glicerol (alcohol) con una (monoacilglicerol), dos (diacilglicerol) o tres (triacilglicerol) moléculas de ácido graso (fig. 12.3A), formados en una reacción denominada esterificación (v. cap. 15). El enlace éster de los acilgliceroles se hidroliza fácilmente *in vitro* con una base fuerte, como NaOH o KOH. En este proceso, denominado saponificación, se obtienen glicerol y la sal sódica o potásica del ácido graso. Estas sales son anfipáticas y se denominan jabones. *In vivo*, la hidrólisis de los acilgliceroles es un proceso que se denomina lipolisis y que es dependiente de hormonas (v. cap. 17).

Los monoacilgliceroles y diacilgliceroles se encuentran en pequeñas cantidades y suelen ser intermediarios metabólicos. Los triacilgliceroles, triacilglicéridos o más comúnmente triglicéridos (nomenclatura no recomendada por la IUPAC-IUB), son muy abundantes tanto en animales como vegetales, y dado que no poseen carga, también se les ha denominado lípidos neutros. Los triacilgliceroles de origen natural no son compuestos puros, sino mezclas con diferentes composiciones de ácidos grasos (por ejemplo, 1-oleil, 2-esteraril, 3-palmitoil glicerol). Cuando contienen una alta proporción de ácidos grasos saturados suelen ser sólidos a temperatura ambiente y se denominan comúnmente

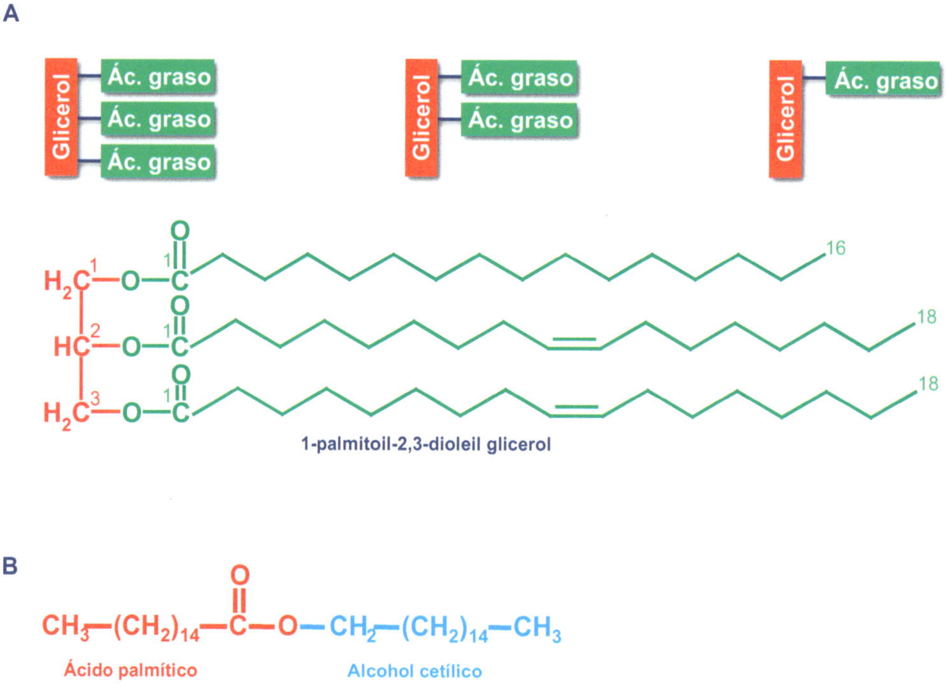

Fig. 12.3 **Estructura de lípidos neutros. A.** Estructura esquemática de los acilgliceroles (tri, di y monoacilglicerol); la cola hidrocarbonada de los ácidos grasos se representa en verde. En la parte inferior se muestra un triacilglicerol. **B.** Estructura del cetilpalmitato, un éster de ácido palmítico y alcohol cetílico que es el principal componente de la cera de espermaceti.

grasas. Por el contrario, si el contenido de ácidos grasos insaturados es alto, son líquidos a temperatura ambiente y se denominan aceites.

Los triacilgliceroles poseen diversas funciones. En los animales se almacenan en forma sólida, denominada generalmente grasa, en los adipocitos del tejido adiposo. Su principal función es de reserva energética, ya que lo hacen de manera más eficaz que los carbohidratos. Asimismo, en el tejido adiposo marrón se oxidan para producir calor, y son responsables de la termogénesis. En las plantas también constituyen una reserva importante en frutas y semillas, en las que se acumulan gran cantidad de ácidos grasos insaturados, como el ácido oleico, que desempeñan un papel clave en la germinación de las semillas en el ciclo del ácido glioxílico. Por otra parte, la grasa, fundamentalmente la subcutánea, proporciona un aislamiento térmico, ya que los triacilgliceroles son malos conductores de calor. Por último, en algunos animales, los lípidos que se segregan por glándulas especializadas impermeabilizan la piel o las plumas.

12.2.3. Las ceras: lípidos aislantes y protectores

Las ceras son mezclas de lípidos apolares, cuyos constituyentes mayoritarios son ésteres de ácidos grasos de cadena larga (14 a 36 C) saturados o insaturados, con alcoholes de cadena larga (16 a 30 C). Además, las ceras pueden contener hidrocarburos, esteroles, aldehídos y ácidos grasos. Las funciones de las ceras y su consistencia, sólida a temperatura ambiente, derivan de su alta hidrofobicidad, ya que poseen puntos de fusión elevados, que oscilan entre los 60 y los 100 °C. Las plumas de las aves acuáticas se recubren de cera para repeler el agua. En los vertebrados, las glándulas de la piel secretan ceras para mantenerla lubricada, flexible y como barrera de protección (por ejemplo, el cerumen del oído). El aceite de espermaceti de las ballenas y los cachalotes (fig. 12.3B) contribuye a la regulación de su flotabilidad. Algunas ceras se vienen utilizando desde hace cientos de años con aplicaciones cosméticas y farmacéuticas, como la lanolina de la lana, o la cera de la abeja. Además, las ceras constituyen la forma principal de obtención de energía de los microorganismos del plancton.

12.2.4. Los fosfolípidos: principales constituyentes de las membranas celulares

Los fosfolípidos son lípidos polares derivados del ácido fosfatídico (v. cap. 15). Incluyen dos tipos, los *glicerofosfolípidos* (también denominados fosfoacilglicéridos o fosfoglicéridos; nomenclatura no recomendada por la IUPAC-IUB) y los *esfingofosfolípidos* (que también se pueden clasificar como esfingolípidos) (fig. 12.1). Los primeros están constituidos por una molécula de glicerol esterificada por sendas moléculas de ácido graso en el C1 (generalmente de 16 a 18 carbonos y saturado) y en el C2 (de 16 a 20 carbonos e insaturado), mientras que en C3 se encuentra unido por un enlace fosfodiéster a un compuesto muy polar (figs. 12.4A y B). Los esfingofosfolípidos se diferencian de los glicerofosfolípidos en que contienen esfingosina, un aminoalcohol de cadena larga, en lugar de glicerol (figs. 12 .4A y C). A pesar de las diferencias estructurales que existen entre los distintos tipos de fosfolípidos, todos son anfipáticos, ya que presentan un dominio hidrófobo (cadenas hidrocarbonadas de los ácidos grasos) y uno hidrófilo (grupo de cabeza polar). Debido a su carácter anfipático, cuando los fosfolípidos se encuentran en una solución acuosa, se reagrupan espontáneamente en estructuras ordenadas de tipo vesicular o laminar en las cuales los grupos hidrófobos quedan en el interior, mientras que la parte hidrófila se orienta hacia el agua. Esta propiedad de los fosfolípidos es la base de la estructura de las membranas biológicas, como se verá más adelante en este mismo capítulo.

Los fosfolípidos desempeñan diversas funciones en los seres vivos gracias a esa capacidad anfipática. Son los principales constituyentes de las membranas celulares; algunos actúan como emulsionantes y otros son agentes superficiales activos, que poseen capacidad para disminuir la tensión superficial del

A

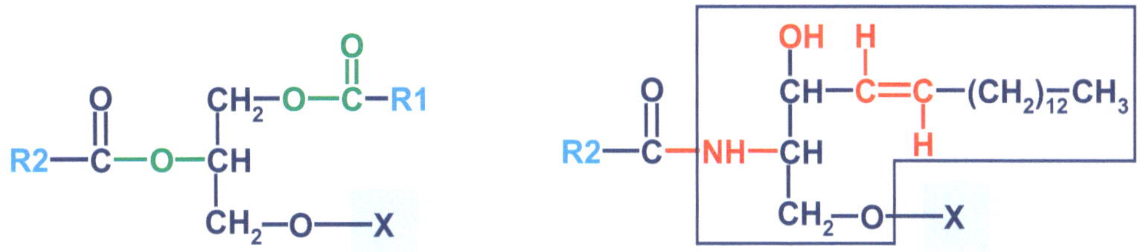

	Glicerolípido	Esfingolípido
X= H	1,2-Diacilglicerol	Ceramida (N-acil esfingosina)
X= Fosfoéster	Glicerofosfolípido	Esfingofosfolípido
X= Carbohidrato	Gliceroglucolípido	Esfingoglucolípido

B

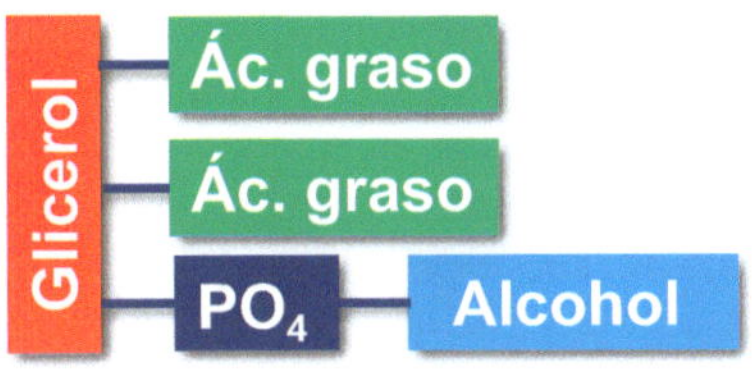

Nombre X	Fórmula X	Glicerofosfolípido	Carga neta (pH = 7)
Colina	$HO-CH_2-CH_2-N^+(CH_3)_3$	Fosfatidilcolina (lecitina)	0
Etanolamina	$HO-CH_2-CH_2-NH_3^+$	Fosfatidiletanolamina	0
Serina	$HO-CH_2-CH(NH_3^+)-COOH$	Fosfatidilserina	–1
Glicerol	$HO-CH_2-CH(OH)-CH_2-OH$	Fosfatidilglicerol	–1
Inositol	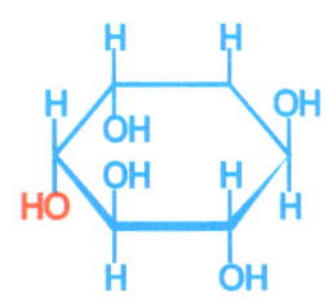	Fosfatidilinositol	–1

C

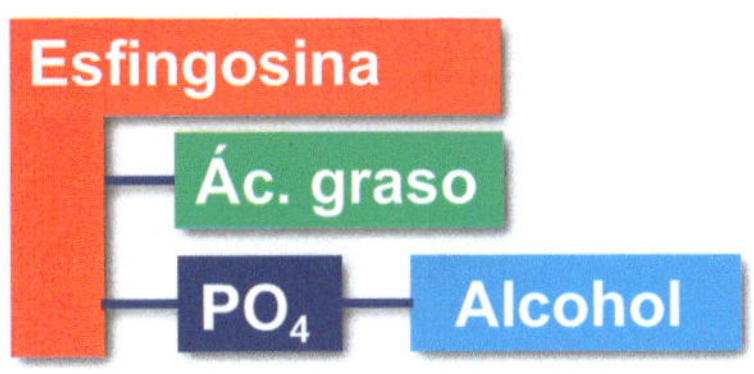

Nombre X	Fórmula X	Esfingofosfolípido	Carga neta (pH = 7)
Colina	$HO-CH_2-CH_2-N^+(CH_3)_3$	Esfingomielina	0
Etanolamina	$HO-CH_2-CH_2-NH_3^+$	Esfingoetanolamina	0

Fig. 12.4 Lípidos de membrana. A. Estructura general de los principales lípidos de membrana. Los que contienen glicerol son los glicerolípidos y los que contienen esfingosina (destacada en recuadro) los esfingolípidos. R1 y R2 representan a las cadenas de los ácidos grasos. En los esfingolípidos, el ácido graso está unido a la ceramida por un enlace amida. Los fosfolípidos tienen como grupo X un alcohol unido por un enlace fosfodiéster, mientras que los glucolípidos tienen un carbohidrato. En las figuras **B** y **C** se muestran los principales glicerofosfolípidos y esfingofosfolípidos, respectivamente.

agua. Algunos forman parte del surfactante pulmonar que está formado en más de un 90% de su peso por lípidos.

12.2.4.1. Los glicerofosfolípidos

Los glicerofosfolípidos son los fosfolípidos más abundantes en las membranas celulares. El más sencillo es el ácido fosfatídico, que está formado por glicerol 3-fosfato esterificado con dos moléculas de ácido graso (fig. 12.4A). Los glicerofosfolípidos se denominan en función de la cabeza polar que contengan (fig. 12.4B). Los más comunes son la fosfatidilcolina (lecitina), la fosfatidiletanolamina (cefalina) y la fosfatidilserina.

La fosfatidilcolina suele contener ácido palmítico o esteárico en el C1, y ácido oleico, linoleico o linolénico en el C2. Por su parte, la fosfatidiletanolamina suele contener en C2 ácidos grasos más largos, como el araquidónico, mientras que el fosfatidilinositol suele tener ácido esteárico en C1 y araquidónico en C2. En condiciones de pH fisiológico, la fosfatidilcolina y la fosfatidiletanolamina son iones dipolares sin carga neta, mientras que la fosfatidilserina y el fosfatidilinositol son aniónicos.

La fosfatidilcolina, o lecitina, es el fosfolípido más abundante en los mamíferos. Se sintetiza en el hígado y se puede obtener de la dieta a partir del huevo y la soja. La colina necesaria para su síntesis (v. cap. 15) procede en su mayor parte de la dieta, ya que aunque se puede sintetizar a partir de glucosa, se obtiene en cantidades muy pequeñas. Numerosos alimentos contienen colina, por lo que no hay deficiencias. Sin embargo, sí pueden presentar problemas los pacientes con nutrición parenteral o intravenosa. La fosfatidilcolina es el fosfolípido mayoritario del surfactante pulmonar, en el que más del 60% se encuentra en su forma disaturada como dipalmitoil fosfatidilcolina, y se le considera el principal componente tensioactivo pulmonar, al proporcionar estabilidad alveolar por disminución de la tensión superficial. Además, la fosfatidilcolina facilita la absorción intestinal de las vitaminas liposolubles A y K, al facilitar conjuntamente con los ácidos biliares la absorción de los lípidos de la dieta.

Otro glicerofosfolípido es la cardiolipina (difosfatidilglicerol), que contiene dos moléculas de ácido fosfatídico unidas por glicerol (fig. e12.1) y se localiza, casi exclusivamente, en la membrana mitocondrial interna y en las membranas de bacterias. En la membrana mitocondrial interna participa en la organización de los componentes de la cadena respiratoria, y es indispensable para una actividad eficaz de la cadena de transporte de electrones. Es un lípido especialmente abundante en aquellos tejidos con gran actividad metabólica, como los cardiomiocitos, en los que representa aproximadamente el 20% de los fosfolípidos de la membrana mitocondrial.

Un grupo de derivados de los glicerofosfolípidos de colina o etanolamina son los plasmalógenos, que contienen una cadena hidrocarbonada, generalmente de 16:0, 18:0 o 18:1, unida por un enlace vinil éter en el C1 (fig. e12.2). Estos lípidos representan el segundo grupo principal de los fosfolípidos de las mitocondrias. Los plasmalógenos son abundantes en el corazón (aproximadamente un 50%), el sistema nervioso (aproximadamente un 20%) y el músculo esquelético.

12.2.4.2. Los esfingofosfolípidos

Los esfingolípidos son moléculas lipídicas que contienen un aminoalcohol de cadena larga: la esfingosina en los animales, y la fitoesfingosina en los vegetales. Su núcleo estructural es una ceramida, que es un derivado amida de ácido graso de la esfingosina (fig. 12.4A). Los esfingolípidos pueden ser de dos tipos: los *esfingofosfolípidos*, que son fosfolípidos (se pueden clasificar también en este grupo junto con los glicerofosfolípidos), en los que la ceramida está esterificada con un grupo fosfato al cual se une una cabeza polar, y los *esfingoglucolípidos,* que no contienen fosfato y en los que un hidrato de carbono está unido por enlace O-glucosídico a la ceramida, por lo que también se denominan glucolípidos (véase más adelante).

En los esfingofosfolípidos, la esfingosina está unida por enlace fosfodiéster a la colina (esfingomielina). La esfingomielina, el principal esfingofosfolípido, es neutra en condiciones de pH fisiológico, ya que contiene una carga positiva y una negativa (fig. 12.4C). Los ácidos grasos más habituales en su estructura son el palmítico (16:0), el esteárico (18:0), el lignocérico (24:0), el cerebrónico (2-hidroxilignocérico) y el nervónico (24:1). La esfingomielina se localiza principalmente en la membrana plasmática y es el principal fosfolípido de la vaina de mielina.

12.2.5. Los glucolípidos: lípidos con función de reconocimiento celular

Los glucolípidos son moléculas lipídicas similares a los fosfolípidos pero que no contienen fosfato, y en los que el glicerol (gliceroglucolípidos) o la ceramida (*glucoesfingolípido* o esfingoglucolípidos) están unidos a un hidrato de carbono mediante un enlace O-glucosídico (fig. 12.5).

Los gliceroglucolípidos son relevantes en las plantas, y algunos de ellos, como el monogalactosilglicerol y el digalactosilglicerol, son los componentes principales de los tejidos fotosintéticos (membrana de los cloroplastos y orgánulos relacionados). En animales son minoritarios y se localizan fundamentalmente en el cerebro y el tejido nervioso, donde representan un escaso 0,1 a 0,6%.

Los glucoesfingolípidos son los glucolípidos más abundantes en animales. Se encuentran en cantidades elevadas en las neuronas y se localizan mayoritariamente en la cara externa de la membrana plasmática, en la que actúan como moléculas de reconocimiento, aunque sus funciones son diversas. Algunos intervienen en el reconocimiento de toxinas bacterianas, como las de *Escherichia coli* o *Streptococcus pneumoniae*, causantes, entre otras, de infecciones del aparato genitourinario o de la neumonía. Otros son determinantes de la especificidad de los grupos sanguíneos humanos. También se ha descrito que son determinantes de las interacciones célula-célula participando en el crecimiento y la diferenciación celular. Los de mayor relevancia biológica son los cerebrósidos, sulfátidos, globósidos y gangliósidos (fig. 12.5). Los cerebrósidos contienen como cabeza un D-monosacárido; entre ellos, el más habitual en las neuronas cerebrales es la D-galactosa. Cuando un cerebrósido se encuentra sulfatado se le denomina sulfátido. Los globósidos contienen dos o más monosacáridos, que son por lo general, glucosa, galactosa o N-acetil-galactosamina. Mientras que, en condiciones de pH fisiológico, los cerebrósidos y los globósidos no están cargados, los sulfátidos son aniónicos. Los gangliósidos son los más complejos, y contienen un oligosacárido en el que uno o varios residuos son de ácido siálico (ácido N-acetilneuramínico), que les aporta carga negativa. En función de que contengan uno, dos, tres o cuatro residuos de ácido siálico, los gangliósidos se nombran con los subíndices M, D, T y Q, respectivamente. Los subíndices 1, 2 o 3 indican la secuencia de carbohidratos que está unida a la ceramida.

12.2.6. Los isoprenoides

Los isoprenoides son moléculas que contienen unidades de cinco carbonos denominadas unidades de isopreno (fig. 12.6). El isopreno (metilbutadieno), que es el isoprenoide más sencillo, no es el precursor biológico de estas moléculas, ya que la síntesis de todas ellas se inicia con la formación de isopentil pirofosfato a partir de acetil-CoA. Existen varios tipos de isoprenoides: los terpenos, los terpenoides y los esteroides. Las vitaminas liposolubles son bien terpenoides o bien esteroides, y se describirán en un apartado independiente.

12.2.6.1. Terpenos y terpenoides

El nombre terpeno proviene de las palabras *terpentin* (en alemán) o *turpentine* (en inglés) con que se denomina el aguarrás, ya que los primeros miembros de esta clase fueron obtenidos a partir de este compuesto. Químicamente forman una familia amplia y diversa de sustancias naturales. Son producidos mayoritariamente por plantas, y se encuentran en gran medida en sus aceites esenciales, los cuales se han utilizado durante miles de años como perfumes o medicamentos. Algunos insectos también pueden sintetizar terpenos.

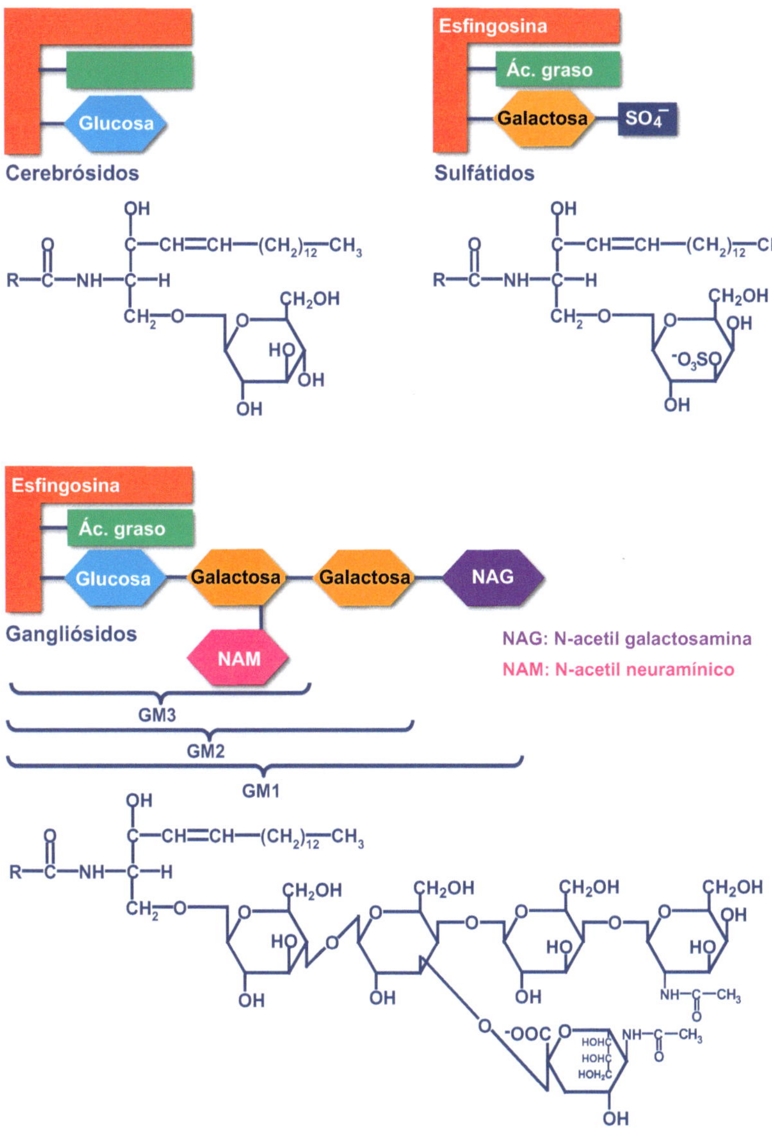

Fig. 12.5 **Glucolípidos.** Los principales glucolípidos son los que contienen esfingosina (esfingoglucolípidos). Los cerebrósidos contienen un monosacárido, que si está sulfatado se denomina sulfátido. Los globósidos contienen dos o más monosacáridos. Los gangliósidos poseen una cadena ramificada que puede contener hasta siete monosacáridos. Los GM2 y GM3 difieren de GM1 por la ausencia secuencial de uno (GM2) o dos (GM3) residuos de monosacáridos (NAG y galactosa en la figura).

Los terpenos son hidrocarburos saturados o no saturados que pueden contener algún anillo en su estructura. Cuando los terpenos se modifican, bien por oxidación o por reorganización del esqueleto carbonado, los compuestos resultantes son referidos generalmente como terpenoides, los cuales, además de la cadena hidrocarbonada, contienen también otros grupos funcionales (hidroxilo, carbonilo, carboxilo). Generalmente se utiliza el término terpeno para referirse a todos los terpenoides. Ambos grupos se clasifican según el número de unidades o esqueletos de isopreno (unidades de cinco carbonos) que contienen. En la figura 12.6 se muestran los principales tipos de terpenos. El escualeno es un triterpeno intermediario de la síntesis del colesterol, que se encuentra, entre otros, en el aceite de oliva y en el de hígado de tiburón. Los carotenoides, únicos tetraterpenos naturales, son moléculas simétricas, lineales o parcialmente cicladas, que por la presencia de dobles enlaces conjugados son compuestos muy coloreados (pigmentos) que dan color a las flores y plantas y participan en la fotosíntesis. Son los precursores de los retinoles (vitamina A). Los carotenos son los miembros hidrocarbonados de este grupo. Las xantofilas son derivados oxigenados de los carotenos.

Algunos grupos terpenoides pueden unirse covalentemente a proteínas en un proceso denominado prednilación. Algunos de los grupos que participan más activamente en la prednilación de proteínas son el farnesilo y el geranilfarnesilo.

12.2.6.2. Los esteroides

Los lípidos esteroideos son derivados complejos de triterpenos, como el escualeno. Están presentes en todas las células eucariotas y en algunas bacterias. El núcleo esteroide rígido y plano, denominado ciclopentanoperhidrofenantreno, está formado por cuatro anillos fusionados (fig. 12.7). Los distintos esteroides se diferencian entre ellos por el número y la posición de los dobles enlaces, así como por el tipo y la posición de diversos sustituyentes (grupos hidroxilo, alquilo, carbonilo).

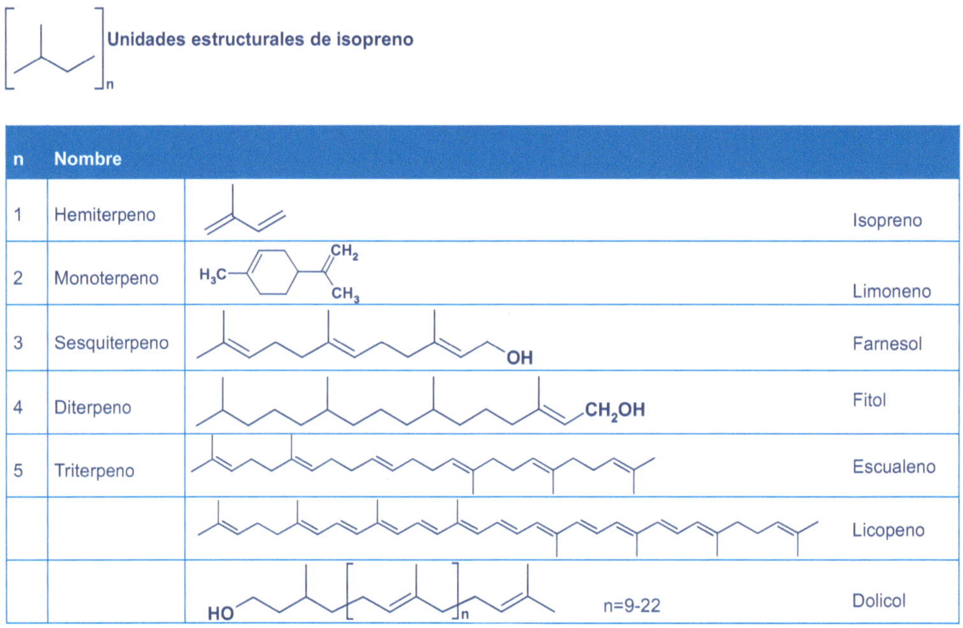

n	Nombre		
1	Hemiterpeno		Isopreno
2	Monoterpeno	H_3C CH_2 CH_3	Limoneno
3	Sesquiterpeno	OH	Farnesol
4	Diterpeno	CH_2OH	Fitol
5	Triterpeno		Escualeno
			Licopeno
		HO n n=9-22	Dolicol

Fig. 12.6 Lípidos isoprenoides. Principales tipos de terpenos y un ejemplo representativo de cada uno de ellos. En la parte superior se muestra la unidad estructural de 5C (unidad de isopreno), que forma parte de todos los isoprenoides (terpenos, terpenoides y esteroides).

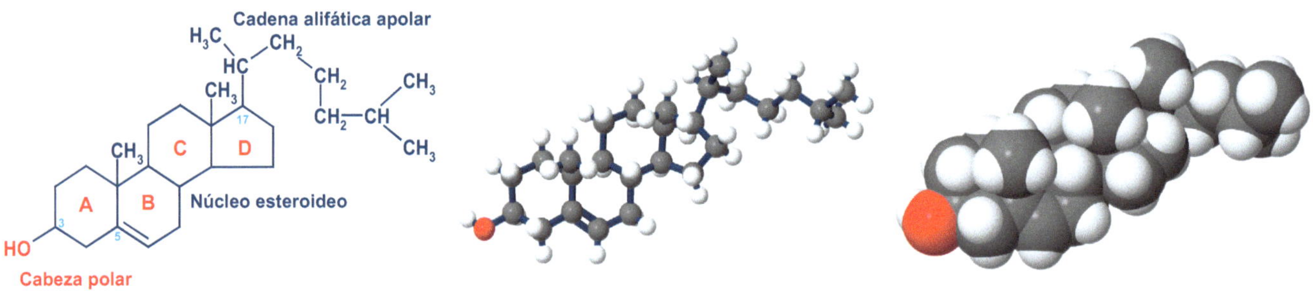

Fig. 12.7 Fórmula y estructuras del colesterol. El núcleo esteroideo del ciclopentano-perhidrofenantreno se muestra sombreado en azul. En las representaciones de esferas y varillas y en la espacial se muestran el C en gris, el H en blanco y el O en rojo.

Un grupo importante de esteroides son los esteroles, que presentan un grupo hidroxilo en C3 y una cadena de ocho o más carbonos en el C17. Los esteroles son alcoholes sólidos que pueden estar en su forma libre o formando ésteres de esterol. El colesterol es un esterol (fig. 12.7), que además de ser un constituyente esencial de las membranas biológicas es el precursor de otros esteroides, como las hormonas esteroideas, los ácidos biliares y la vitamina D (fig. 12.8).

Las hormonas esteroideas incluyen a los glucocorticoides y mineralocorticoides, que poseen 21 átomos de carbono (21C) y son producidos por la corteza adrenal, y a las hormonas sexuales, sintetizadas por las gónadas. Los primeros, además de regular el metabolismo de carbohidratos, lípidos y proteínas poseen actividad antiinflamatoria. El glucocorticoide más importante en el hombre es el cortisol. Los mineralocorticoides regulan el balance hidroelectrolítico del organismo, al aumentar la reabsorción renal de agua y sodio y la excreción de potasio. El mineralocorticoide más importante es la aldosterona. Las hormonas sexuales incluyen tres grupos de hormonas; los progestágenos (21C), los andrógenos (19C) y los estrógenos (18C). La regulación de su síntesis y secreción, así como su mecanismo de acción, se verá con más detalle en los capítulos 16, 28 y 29.

La gran mayoría de los esteroides de origen vegetal son esteroles, que suelen tener en C24 un sustituyente con uno o dos carbonos. Los esteroles más abundantes en los vegetales y algas son el β-sitosterol y el estigmasterol. Un grupo de derivados de los esteroles vegetales son los glucósidos, que son acetales que contienen hidratos de carbono. Dado que algunos de ellos son capaces de incrementar la fuerza de contracción del miocardio se les ha denominado glucósidos cardíacos o esteroides cardiotónicos. Algunos son muy tóxicos, como la oubaína, un inhibidor de la ATPasa de Na^+/K^+, que se obtiene de la planta *Strophantus gratus*. Otros esteroides cardiotónicos poseen propiedades farmacológicas de gran valor, como la digitoxina, principal glucósido de la hoja de *Digitalis purpurea.* Su efecto terapéutico para el tratamiento de la insuficiencia cardíaca congestiva es conocido desde hace cientos de años, en los que se ha utilizado el extracto de hojas secas de la planta. El mecanismo de acción de la digitoxina implica también una inhibición de la ATPasa de Na^+/K^+, por lo que a dosis supraterapéuticas es muy tóxica.

Los ácidos biliares, como el ácido cólico o el taurocólico (fig. 12.8), poseen varios grupos hidroxilo, lo que les hace más solubles que el colesterol, permitiendo la emulsificación de las grasas de la dieta. La descripción detallada de su metabolismo se muestra en el capítulo 16.

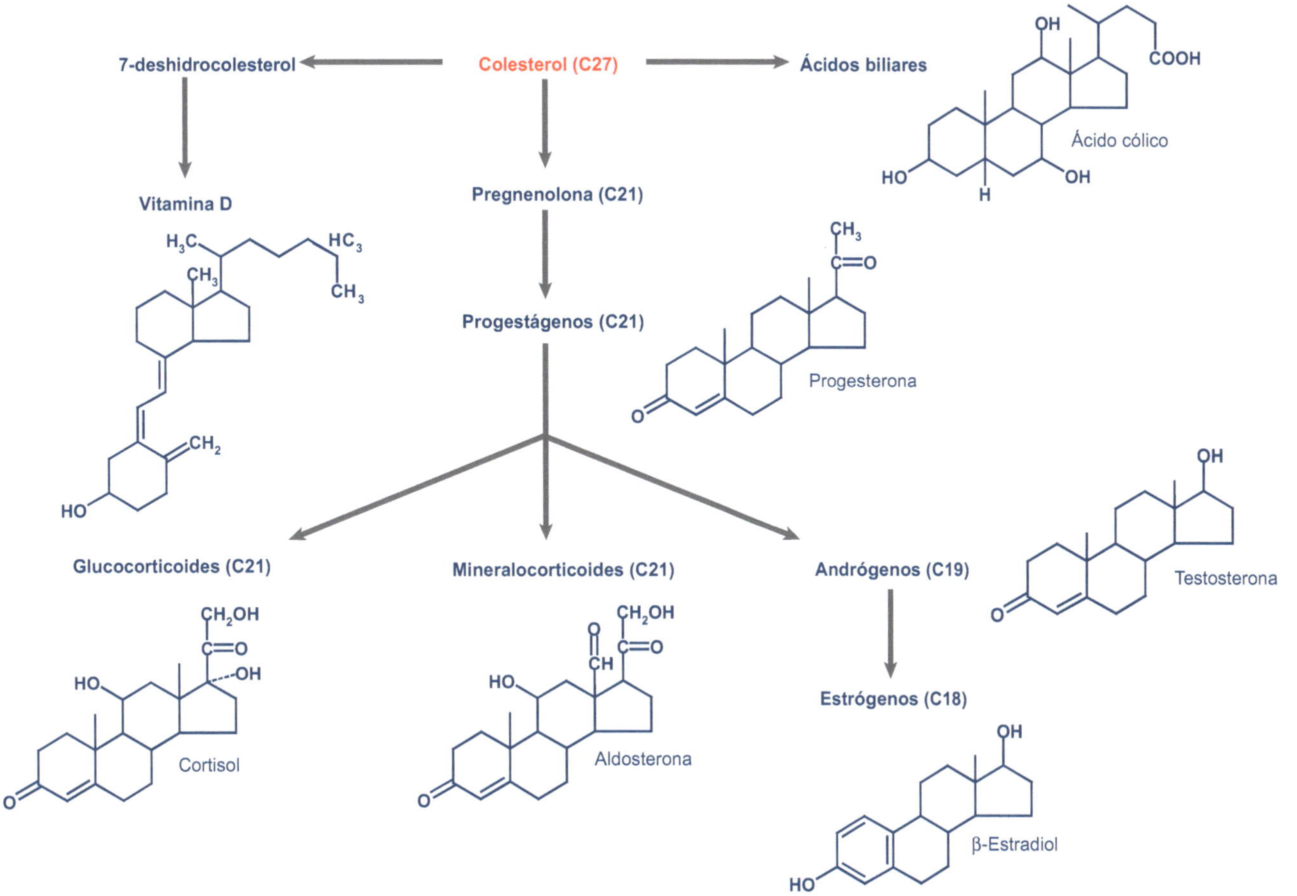

Fig. 12.8 **Esquema general del metabolismo de los principales esteroides a partir del colesterol.**

12.2.6.3. Las vitaminas liposolubles

Las vitaminas liposolubles son lípidos isoprenoides que no pueden ser sintetizados por el hombre y otros vertebrados, por lo que deben ingerirse en la dieta. Por su carácter hidrofóbico, se absorben junto con las grasas de la dieta, y en la circulación se transportan unidas a proteínas. Se eliminan fundamentalmente en la bilis a través de las heces. Las vitaminas liposolubles son la A, D, E y K. Dos de ellas, la A y la D poseen actividad hormonal.

12.2.6.3.1 VITAMINA A

El nombre de vitamina A es un término genérico para denominar a tres compuestos isoprenoides, el retinol, el retinal y el ácido retinoico, que participan en la visión y el crecimiento. La vitamina A se descubrió en 1913 por Elmer Verner McCollum y Marguerite Davis como un factor alimenticio vital, sin el cual los animales de laboratorio dejaban de crecer. A este factor, presente en la mantequilla pero no en la grasa de cerdo, lo denominaron factor liposoluble A, en contraposición al factor hidrosoluble B que ya se conocía. Estudios posteriores mostraron que se encontraba también en el aceite de hígado de bacalao y la yema del huevo, y se le denominó vitamina A. Más adelante se demostró que muchos vegetales poseían las mismas propiedades al contener β-caroteno.

La vitamina A de la dieta se encuentra sólo en productos de origen animal, y se obtiene principalmente de la leche, la yema de huevo, la mantequilla y el hígado; algunos pescados también la contienen. La vitamina A se puede obtener también a partir del β-caroteno, un isoprenoide amarillo presente en grandes cantidades en las zanahorias, los tomates, los cítricos, el brócoli, el maíz, la calabaza, las espinacas, los albaricoques y el mango. La conversión del β-caroteno a vitamina A, y su posterior metabolismo se muestran en la figura 12.9.

En humanos, y en la mayoría de los vertebrados, la vitamina A se almacena en el hígado como retinol o ésteres de retinol, que están unidos a la proteína citosólica fijadora de retinol (CRBP). Las reservas hepáticas de retinol pueden aportar a un adulto la cantidad necesaria de vitamina A para todo un año. Desde el hígado se va liberando cuando se precisa, de forma que la concentración en sangre es bastante constante. Además de la transportada en las lipoproteínas como ésteres de retinol, para su transporte a otros tejidos a través de la circulación, se requieren proteínas de unión. El retinol se une mayoritariamente a la proteína sérica transportadora de retinol (SRBP), mientras que el ácido retinoico lo hace a la albúmina y a la proteína fijadora de ácido retinoico (RABP). Tanto la SRBP como la RABP son proteínas de la familia de las lipocaínas.

El ácido retinoico y algunos de sus derivados participan en la síntesis de las glucoproteínas de membrana de la epidermis. Este proceso evita la queratinización de los epitelios, por lo que se emplea en cremas (acné, úlceras de la piel, etc.). Además, el ácido retinoico es necesario para el desarrollo del hueso y desempeña un papel fundamental en el desarrollo embrionario, así como en el crecimiento y la diferenciación celular.

Cuando el aporte directo de vitamina A en la dieta es bajo, como en dietas vegetarianas, se requieren mayores cantidades de β-caroteno, ya que para obtener una molécula de retinol, es

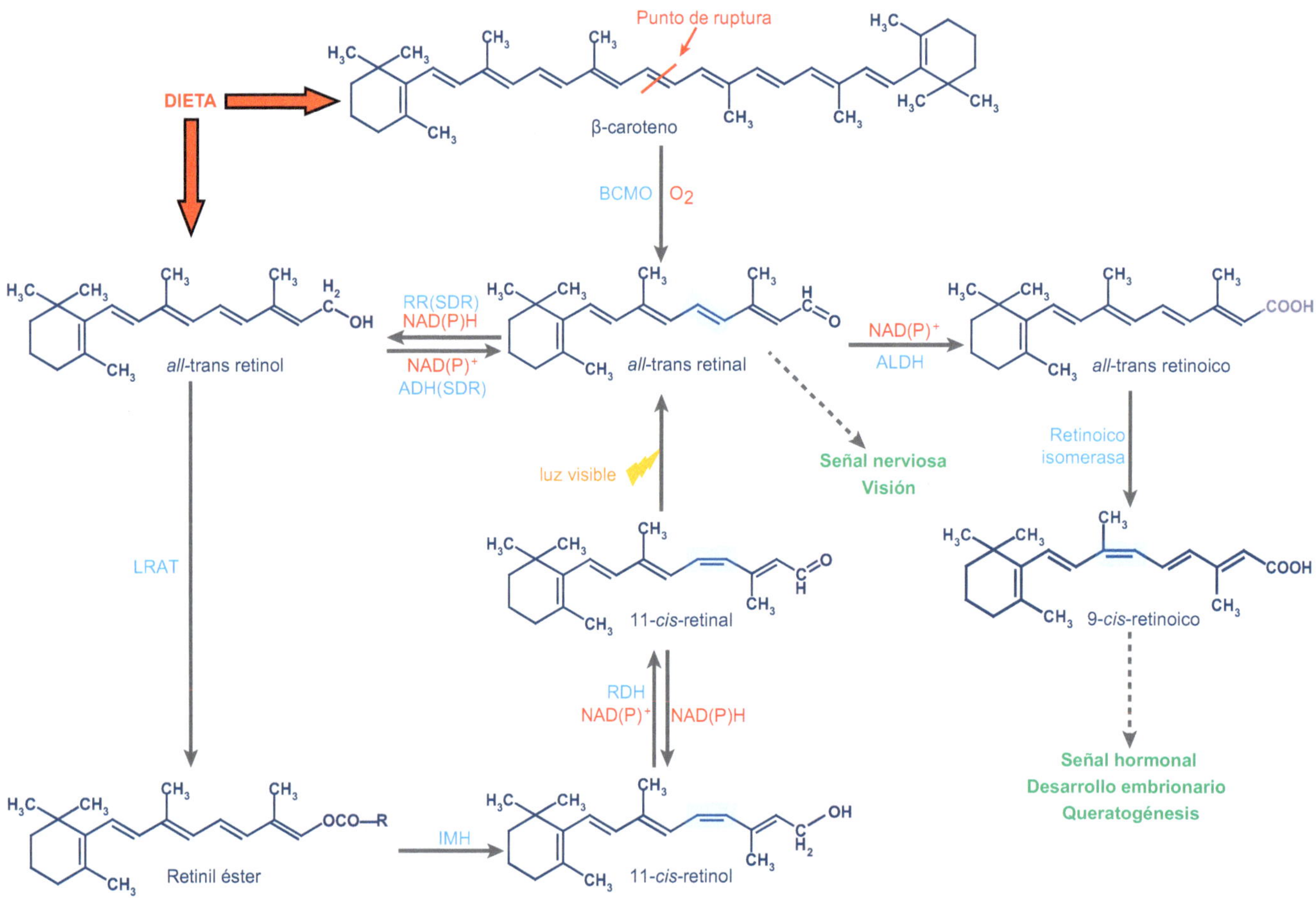

Fig. 12.9 Esquema general del metabolismo de la vitamina A. Los carotenoides de la dieta, fundamentalmente el β-caroteno, son captados por el enterocito, donde tiene lugar la reacción clave de su transformación a vitamina A. La *β-caroteno-15,15'-monooxigenasa* (BCMO) ataca el enlace central del β-caroteno dando lugar a dos moléculas de *all*-trans retinal. Este se reduce a *all*-trans retinol por una *retinal reductasa* (RR) perteneciente a la familia SDR (*short chain dehydrogenase/reductase*). El caroteno, que no se transforma en retinol, se incorpora como tal a los quilomicrones. Además, la vitamina A presente en la dieta también puede absorberse directamente en forma de retinol. La vitamina A (*all*-trans retinol), ingerida como tal o sintetizada a partir de los carotenos en los enterocitos, se esterifica en éstos con ácidos grasos de cadena larga, sobre todo palmítico, en una reacción catalizada mayoritariamente por la *lecitina: retinol aciltransferasa* (LRAT). Como ésteres de retinol se incorpora a los quilomicrones, o es captada por los tejidos que poseen *lipoproteína lipasa* (LPL), donde son hidrolizados a 11-*cis* retinol por isomerohidrolasas (IMH). En los tejidos diana, se oxida el 11-*cis*-retinol a 11-*cis* retinal por una *11-cis retinol deshidrogenasa* (RDH). El *cis*-retinal es un aldehído indispensable en la visión, ya que es el grupo de la rodopsina de los conos sensibles a luz de baja intensidad. Cuando el *cis*-retinal unido a la opsina absorbe un fotón, se isomeriza a *all*-trans retinal. Éste se separa de la opsina desencadenando un impulso a través del nervio óptico mediado por una compleja vía de señalización. El ácido retinoico se forma por la oxidación irreversible del *all*-trans retinal. La reacción la cataliza la *retinal deshidrogenasa* (ALDH), enzima presente en los enterocitos y tejidos diana de la vitamina, como los epitelios o la retina. Esta forma de la vitamina A genera una señal hormonal a través de su unión a receptores nucleares que actúan como factores de transcripción, como el receptor de ácido retinoico (RAR), o el receptor de retinoides X (RXR). El ligando endógeno del receptor RXR es el 9-*cis* retinoico, mientras que al RAR pueden unir tanto el isómero *trans* como el 9-*cis* retinoico. Estos receptores pueden formar heterodímeros con otros receptores nucleares, como el RAR, el receptor de vitamina D, el de hormonas tiroideas, o el receptor activado por proliferadores peroxisomales (PPAR).

decir un ER (equivalente de retinol) son necesarias aproximadamente seis moléculas de β-caroteno. La carencia de vitamina A se asocia con ceguera nocturna, xeroftalmia, queratinización de los aparatos respiratorio, digestivo y genitourinario, sequedad de la piel y retraso en el crecimiento y el desarrollo. Por otra parte, un exceso de vitamina A es tóxico y se asocia, entre otros, con engrosamiento irregular de algunos huesos largos, dermatitis, alopecia, hepatomegalia, visión doble, náuseas, vómitos, diarrea y cefaleas. También se han descrito efectos teratogénicos de la vitamina A, por lo que debe evitarse una ingesta excesiva durante el embarazo. La hipervitaminosis A se suele producir por una elevada ingesta de suplementos vitamínicos, ya que es prácticamente imposible desarrollarla por la ingesta de alimentos.

12.2.6.3.2 VITAMINA D

Aunque ya en 1919 se estableció por Edward Mellanby que el aceite de hígado de bacalao prevenía el raquitismo en cachorros de perros, no se descubrió hasta 1922, cuando Elmer McCollum observó que al tratar con oxígeno el aceite de hígado de bacalao se destruía el factor A pero quedaba otro factor antirraquítico al que se le dio el nombre de vitamina D (ya se conocían la A, la B y la C). En la década de 1930, Adolf Windaus descubrió su estructura y su relación con los esteroles. Por ello, se le concedió el premio Nobel en 1928, el primero en el que se mencionaba el término "vitamina". Posteriormente se demostró que en humanos la síntesis depende de la luz solar. Por tanto, la vitamina D estrictamente no es una vitamina, y no se requiere su ingesta por la dieta. Se trata de un grupo de esteroles que se sintetizan a partir del 7-dehidrocolesterol (animales) o del ergosterol (plantas), por acción de la luz ultravioleta. En animales, el 7-dehidrocolesterol se sintetiza en el hígado a partir del colesterol (fig. 12.8) por acción de una hidroxilasa, y se almacena en la piel, donde tiene lugar su transformación a vitamina D. Los productos de la reacción fotolítica sobre las provitaminas son la vitamina D_3 o colecalciferol (animales) y la vitamina D_2 o ergocalciferol (plantas). Posteriormente, mediante la acción catalítica del citocromo P-450, ambos se hidroxilan en el C25 (en el hígado) y en el C1 (en el riñón) para dar lugar a sus derivados, que en el caso de los animales son el 25-hidroxicolecalciferol (25 $[OH]D_3$ o calcidiol) y el 1,25-dihidroxicolecalciferol (1,25 $[OH]_2$ D_3, o calcitriol). Este último es la forma principal de la vitamina, tanto en el hígado como en la circulación.

La vitamina D en realidad actúa como una hormona, regulando la concentración de calcio en el organismo. El calcitriol aumenta la reabsorción intestinal de fosfato y calcio y, junto con la parathormona, incrementa la reabsorción ósea de estos minerales. Una descripción más detallada del metabolismo y funciones de la vitamina D se incluye en los capítulos 28 y 30.

La vitamina D de la dieta proviene fundamentalmente de la leche, aunque otros alimentos, como la yema de huevo, el hígado y los aceites de pescado también son ricos en esta vitamina. La deficiencia en vitamina D puede tener lugar bien por una insuficiente exposición a la luz solar o por un aumentado metabolismo, como consecuencia de una deficiencia de calcio. La deficiencia de la vitamina D produce hipocalcemia, que causa raquitismo en los niños y osteomalacia en los adultos. Esta deficiencia se caracteriza por una debilidad ósea secundaria a la deficiencia de calcio. Un exceso de vitamina D se asocia con hipercalcemia, que puede dar lugar a litiasis renal y a depósitos metastásicos de calcio en los huesos.

12.2.6.3.3 VITAMINA E

La vitamina E es un conjunto de diversos tocoferoles que fue descubierto en 1922 por Herbert McLean Evans y Katherine Bishop. En el hombre, la forma mayoritaria es el α-tocoferol, que representa el 90% de la vitamina E (fig. 12.10A). Las fuentes más ricas de vitamina E son los aceites vegetales y los frutos secos. Se absorbe en el intestino junto con el resto de las grasas de la dieta, y se transporta hasta los tejidos en las lipoproteínas. Es el antioxidante lipofílico natural más abundante, y en el organismo se encuentra presente en todas las membranas y depósitos grasos, a los cuales protege de la peroxidación lipídica.

En los humanos adultos no se conoce una deficiencia de vitamina E, aunque una mala absorción o deficiencia de grasa en la dieta se puede asociar con algunas alteraciones. En otras especies, como en la rata y otros roedores, se conocen otras funciones relevantes de la vitamina E, ya que participa en la producción de esperma y en la implantación del óvulo fecundado, por lo que una deficiencia se asocia con infertilidad. Existen pocos datos en la literatura sobre la toxicidad de la vitamina E.

12.2.6.3.4 VITAMINA K

La vitamina K es un grupo de compuestos isoprenoides que varían en el número de unidades de isopreno de sus cadenas laterales. La vitamina K fue descubierta por Henrik Carl Peter Dam en 1935, lo que le valió la concesión del Premio Nobel en Fisiología o Medicina en 1943. Dam observó que la carencia de un factor liposoluble, que no era el A o el D, producía hemorragias en pollos, por lo que lo denominó K (de *Koagulation*, en danés).

Su estructura y nomenclatura se muestran en la figura 12.10B. La forma circulante es la filoquinona (K_1), mientras que la que se almacena en el hígado es la menaquinona (K_2). Esta vitamina es indispensable para la correcta activación de diversos factores de la coagulación (factores II, VII, IX y X). Estos factores se sintetizan en el hígado como precursores inactivos y posteriormente se carboxilan en residuos de ácido glutámico en una reacción catalizada por una γ-carboxilasa dependiente de vitamina K.

La vitamina K está muy distribuida en la naturaleza. Sus fuentes principales en la dieta son los vegetales de hojas verdes, como las espinacas, las frutas, los cereales, los aceites vegetales, la leche y sus derivados, y las carnes. Además, la síntesis de vitamina K por la flora intestinal asegura que no se produzcan deficiencias, y éstas sólo se presentan en personas que padecen una absorción deficiente de las grasas o hepatopatía. Los recién nacidos pueden presentar una enfermedad hemorrágica, probablemente por una deficiente maduración de la absorción intestinal de las grasas, y carencia de flora intestinal.

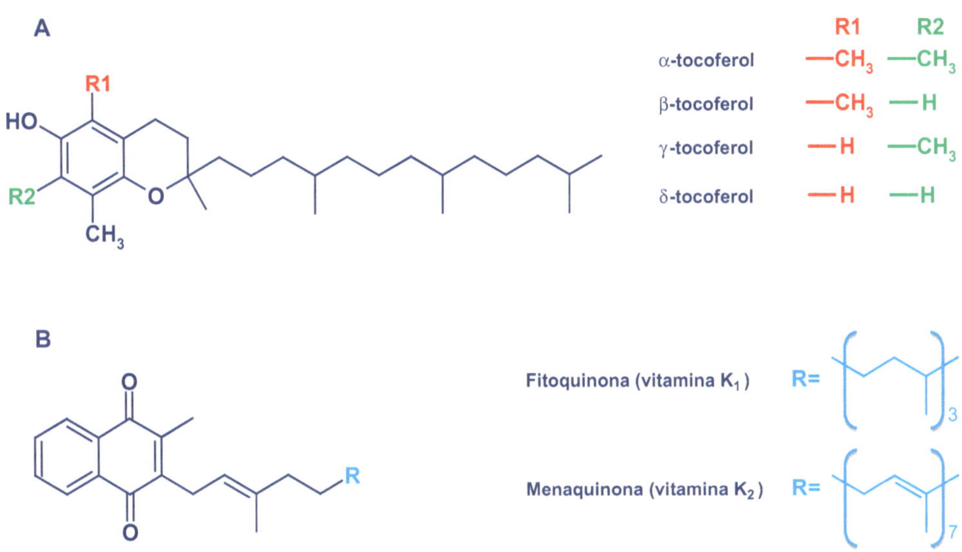

Fig. 12.10 Principales formas de la vitamina E (A) y K (B).

12.2.7. Los eicosanoides: mediadores lipídicos

Los eicosanoides (del griego *eikosi*, veinte) son derivados de ácidos grasos poliinsaturados de 20 átomos de C (ácido araquidónico y EPA). Se nombran con una letra mayúscula y un subíndice que indica el número de dobles enlaces carbono-carbono fuera del anillo. Los que tienen dos dobles enlaces (serie 2) derivan del ácido araquidónico, y son los más importantes en el hombre.

Existen diversos tipos de eicosanoides. Los prostanoides se sintetizan por la vía de la *ciclooxigenasa* (COX) o *prostaglandina H sintasa,* e incluyen tres tipos principales: las prostaglandinas, las prostaciclinas y los tromboxanos. Por su parte, los eicosanoides lineales, los leucotrienos y las lipoxinas se sintetizan por la vía de la *lipooxigenasa.* El metabolismo de eicosanoides se describe con detalle en el cap. 14. Otros tipos de eicosanoides menos conocidos incluyen a las eoxinas y hepoxilinas. Los primeros eicosanoides que se descubrieron fueron las prostaglandinas (von Euler, 1930) en el semen, y se pensaba que las sintetizaba la próstata, de ahí su nombre; más adelante se comprobó que las producían las vesículas seminales. Los eicosanoides se sintetizan por la gran mayoría de los tejidos de los vertebrados, y son producidos en los mamíferos por todas las células con la excepción de los eritrocitos. A pesar de las diferencias en su estructura, todos los eicosanoides presentan receptores acoplados a proteínas G que señalizan a través de AMPc. Actúan como hormonas paracrinas o autocrinas, y en general no son transportados por el torrente sanguíneo hasta su tejido diana. Por ello, su concentración circulante es baja y poseen vida media corta y una gran potencia biológica.

La prostaglandinas contienen en su estructura el ácido prostanoico y son ácidos grasos de 20C con un anillo de ciclopentano (5C). Las distintas prostaglandinas se nombran en función de los grupos funcionales del anillo (PGA, PGB, PGC, etc.) y un subíndice numérico que indica el número de dobles enlaces en la cadena (fig. 12.11A). Este número depende del precursor; así, las de la serie 2 derivan del ácido araquidónico. De esta serie, las principales son las PGA (carbonilo en C9 y doble enlace C10-C11), las PGD (hidroxilo en C9, carbonilo en C11), las PGE (carbonilo en C9, hidroxilo en C11), las PGF (hidroxilo en C9 y C11; en la PGFα, la forma natural de la PGF, el –OH en C9 está en *cis*, mientras que en la PGFβ, la forma sintética, está en *trans*) y las PGH (endoperóxidos). El resto de los dobles enlaces provenientes del ácido araquidónico se pierden al formarse el anillo ciclopentano. Las prostaglandinas intervienen en una gran variedad de procesos biológicos. Entre otros, promueven la contracción de la musculatura lisa y son potentes vasodilatadores. También participan en procesos inflamatorios favoreciendo la aparición del dolor y el aumento de la temperatura corporal. Algunas se han implicado en el sueño, en la secreción de líquidos por el intestino y en el transporte de iones en las membranas.

Las prostaciclinas (o PGI) poseen un segundo anillo en su molécula (fig. 12.11B). Se sintetizan a partir de la PGH, por la formación de un enlace entre C6 y C9. Las prostaciclinas se sintetizan fundamentalmente por el endotelio vascular, y sus funciones más importantes son la inhibición de la función plaquetaria y su acción vasodilatadora.

Los tromboxanos presentan un anillo de ciclohexano (6C) en el que el oxígeno forma un enlace éter entre C11 y C12 (fig. 12.11B). Son producidos mayoritariamente por las plaquetas, en las que llevan a cabo su función activando la agregación plaquetaria y favoreciendo la formación de coágulos, de ahí su nombre. Los tromboxanos poseen, además, un efecto vasoconstrictor, por lo que conjuntamente con las prostaciclinas mantienen el equilibrio del sistema vascular.

Los leucotrienos poseen tres dobles enlaces conjugados (trieno), un grupo tioéter y, a diferencia de prostaglandinas, las prostaciclinas y los tromboxanos, no presentan ningún anillo en su estructura (fig. 12.11B). Su síntesis a partir del ácido araquidónico se inicia con una reacción de peroxidación, lo cual les diferencia también de los prostanoides. El término *leucotrieno* proviene de su descubrimiento en los leucocitos y de la presencia del trieno. Son producidos por las células de la serie blanca, mastocitos, pulmón, bazo, cerebro y corazón, y participan en los procesos inflamatorios y actúan como moléculas quimioatrayentes que atraen a los leucocitos al lugar de la lesión (en particular el LTB_4). Son potentes vasoconstrictores y broncoconstrictores, ya que inducen la contracción de la musculatura lisa de los vasos y de las vías aéreas del pulmón (en particular el LTD_4). Además, aumentan la capilaridad de los vasos favoreciendo la salida de líquidos al espacio intersticial, de modo que pueden producir un edema. Los leucotrienos son también los responsables de las reacciones anafilácticas. Entre otros, los LTC_4, LTD_4 y LTE_4 se han identificado como componentes de la sustancia anafiláctica de reacción lenta (SAR-L). La base terapéutica de los AINE (antiinflamatorios no esteroideos) se debe precisamente a su papel inhibiendo la síntesis de estos compuestos (v. cap. 14).

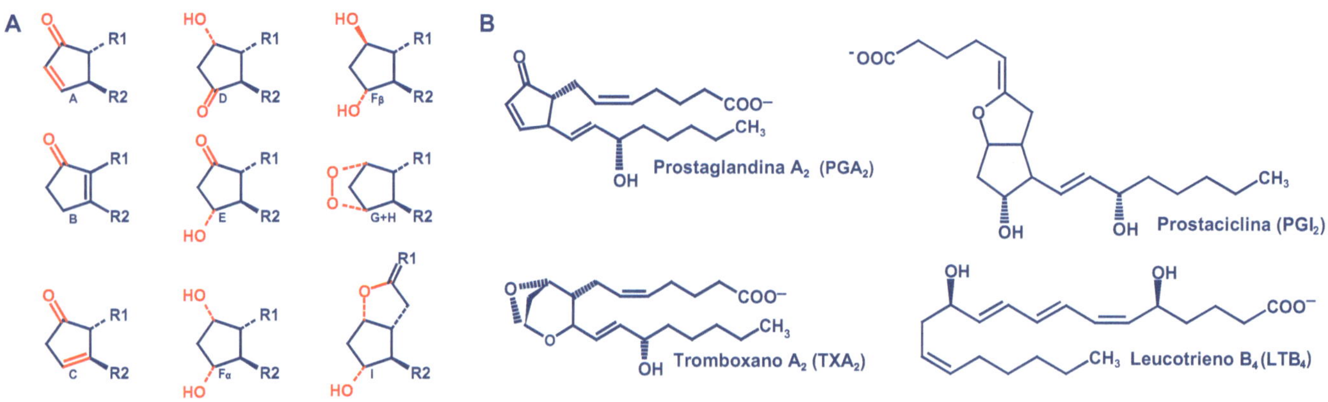

Fig. 12.11 Eicosanoides. A. Principales tipos de prostaglandinas en función de los grupos funcionales del ácido prostanoico. **B.** Ejemplos de los principales tipos de eicosanoides.

Las lipoxinas poseen cuatro dobles enlaces conjugados, y comparten características estructurales con los leucotrienos. Fueron los primeros mediadores lipídicos que participan en la fase de resolución del proceso inflamatorio que se descubrieron. Poseen efectos antiinflamatorios, opuestos a los de los leucotrienos, que parecen estar mediados por capacidad de limitar la entrada de neutrófilos a los lugares de la lesión.

12.3. MEMBRANAS BIOLÓGICAS

Todas las membranas biológicas poseen la misma estructura básica, que consiste en una estructura laminar formada por lípidos y proteínas. El modelo actualmente aceptado para explicar esta estructura es el del "mosaico fluido" (propuesto por Sanger y Nicolson en 1972), según el cual las membranas son bicapas de fosfolípidos y colesterol en las que la gran mayoría de las proteínas flotan. Estas proteínas, que son las que determinan la gran mayoría de las funciones de las membranas, pueden atravesar la membrana o no.

12.3.1. Estructura de las membranas

Aunque todas las membranas poseen una estructura básica compuesta por la bicapa lipídica, la composición cualitativa y cuantitativa de los diferentes lípidos y proteínas varía no sólo en función del compartimento o tipo celular, sino también por la nutrición o por variaciones fisiológicas o patologías.

12.3.1.1. Lípidos de membrana

Los fosfolípidos y los glucolípidos son los principales componentes lipídicos de las membranas celulares. Debido a su carácter anfipático, cuando los fosfolípidos se encuentran en una solución acuosa, se reagrupan espontáneamente en estructuras ordenadas en las cuales los grupos hidrófobos quedan en el interior, mientras que la parte hidrófila se orienta hacia el agua. Cuando poseen una única cola apolar, como los ácidos grasos o los lisofosfoglicéridos, tienden a formar estructuras micelares, ya que por su sección cónica es la forma que les confiere la máxima estabilidad (fig. 12.12A). Cuando contienen dos colas apolares, como los fosfolípidos, que les confiere una sección cilíndrica, tienden a formar bicapas (fig. 12.12B). Si la concentración de fosfolípidos es suficiente, estas bicapas se cierran dando lugar a estructuras de tipo vesicular (liposomas) que contienen en su interior una cavidad acuosa (fig. 12.12C). Esta propiedad de los fosfolípidos es la base de la estructura de las membranas biológicas. La distribución de los fosfolípidos en las membranas varía de forma importante en función del compartimento celular. Por ejemplo, la cardiolipina es uno de los fosfolípidos mayoritarios en la membrana mitocondrial interna, y es indetectable en la membrana plasmática o nuclear. En la tabla 12.2 se muestran los porcentajes relativos de distintos fosfolípidos respecto del total de éstos en las membranas de hepatocitos de rata. También existen diferencias cualitativas y cuantitativas en la composición lipídica de diferentes tipos celulares. Así, los gliceroglucolípidos

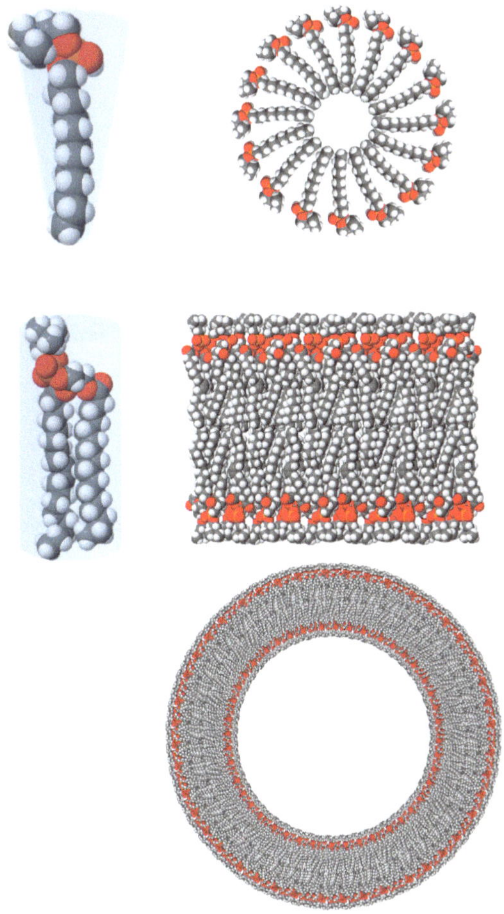

Fig. 12.12 Tipos de asociaciones que pueden formar los fosfolípidos en medio acuoso. A. Micela. **B.** Bicapa. **C.** Vesícula.

Tabla 12.2 Composición de fosfolípidos en la membrana de diferentes orgánulos celulares

	Membrana mitocondrial externa	Membrana mitocondrial interna	Membrana nuclear	Membrana complejo de Golgi	Membrana retículo endoplasmático rugoso	Membrana plasmática
Cardiolipina	7	20				
Fosfatidilcolina	52	44	60	50	63	46
Fosfatidiletanolamina	22	28	22	23	19	21
Fosfatidilinositol	10	6	10	9	9	8
Fosfatidilserina	4	0	5	6	5	8
Esfingomielina	5	2	3	12	4	17

En la tabla se muestra la composición porcentual aproximada de diferentes fosfolípidos respecto al total de fosfolípidos en cada una de las membranas de distintos orgánulos del hígado de rata.

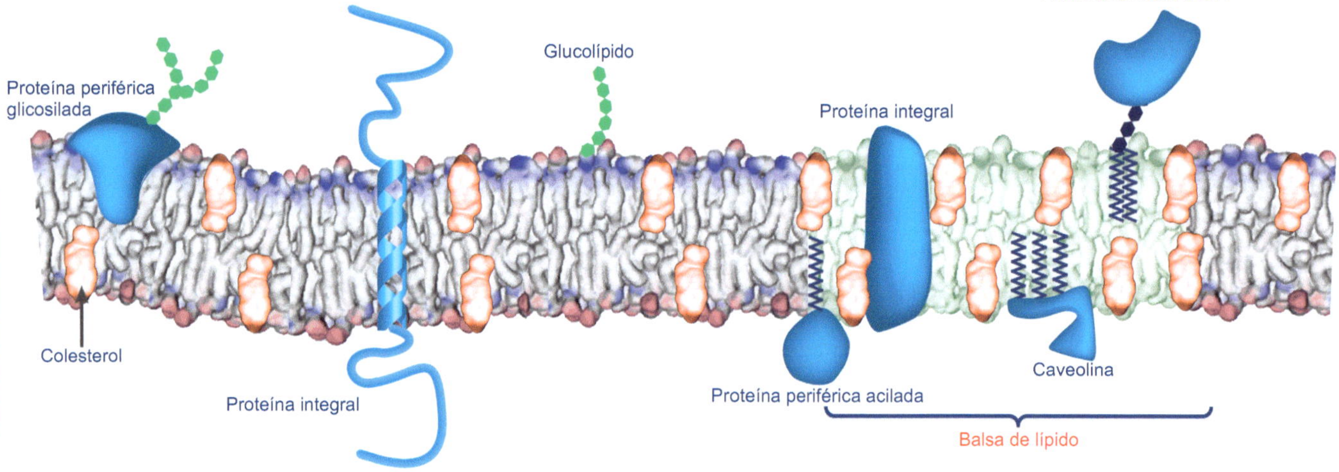

Fig. 12.13 Representación de la estructura y los componentes de una membrana celular. Las balsas lipídicas o *lipid rafts* son ricas en esfingolípidos y colesterol. Los glicerofosfolípidos se representan en gris y los esfingolípidos en verde. GPI: glucosilfosfatidilinositol.

son los componentes mayoritarios de las membranas de los cloroplastos, pero están prácticamente ausentes de las membranas de las células animales.

Las membranas celulares también contienen colesterol. Aunque él por sí solo no puede formar una bicapa debido a su pequeño grupo de cabeza, en las membranas se orienta de forma paralela a las moléculas de ácido graso, con el grupo hidroxilo interaccionando con las cabezas polares de los fosfolípidos. El porcentaje de colesterol varía de unas membranas a otras. Así, el colesterol celular se localiza fundamentalmente en la membrana plasmática, mientras que es prácticamente indetectable en las membranas mitocondriales.

12.3.1.2. Proteínas de membrana

La mayor parte de las funciones de las membranas vienen determinadas por las proteínas que poseen. Además de su función estructural, las proteínas de membrana también actúan como transportadores, canales, enzimas, receptores o moléculas de anclaje. Por este motivo, los diferentes orgánulos poseen un porcentaje diferente de proteína. Así, mientras que en la membrana plasmática es aproximadamente del 65%, en el retículo endoplasmático rugoso y en el núcleo es del 55%, en el aparato de Golgi del 44%, en la membrana mitocondrial externa del 48% y en la interna del 76%.

Dependiendo de cómo se insertan las proteínas en la bicapa lipídica, se clasifican como proteínas integrales o proteínas periféricas (fig. 12.13). Las proteínas integrales atraviesan completamente la bicapa lipídica interaccionando con los lípidos, por lo que sólo se pueden extraer rompiendo la membrana con detergentes o solventes orgánicos. Estas proteínas pueden estar formadas por uno o varios dominios transmembrana, formados por α-hélices que contienen aminoácidos con cadenas laterales apolares. Estos dominios apolares interaccionan entre sí y con las colas hidrofóbicas de los fosfolípidos, formando a menudo estructuras oligoméricas complejas, como los canales de iones. Las proteínas periféricas, por el contrario, no atraviesan la bicapa, sino que se encuentran unidas sólo a uno de sus lados, bien por interacciones con las proteínas integrales o bien directamente con la bicapa. Generalmente, las proteínas periféricas se pueden separar de la membrana por métodos relativamente suaves, como cambios en el pH o soluciones con alta fuerza iónica, que rompen los enlaces no covalentes de los aminoácidos.

12.3.2. Propiedades de las membranas

Aunque la estructura básica de las membranas es la misma, la composición de fosfolípidos varía considerablemente de unas células a otras. De hecho, los lípidos que conforman las membranas son en gran parte responsables de sus propiedades, que incluyen fluidez, flexibilidad, capacidad de autorrecuperación, asimetría y permeabilidad selectiva.

12.3.2.1. Las membranas biológicas son fluidas

El término *fluidez* describe la resistencia de los distintos componentes de las membranas al movimiento. A pesar de que entre las colas de los fosfolípidos se establecen fuerzas hidrofóbicas que los mantienen unidos, tanto los lípidos como las proteínas se pueden desplazar en la membrana (fig. 12.14). Los desplazamientos laterales de las moléculas son frecuentes y rápidos. Por el contrario, el movimiento de las moléculas de lípidos de una cara a otra de la membrana es relativamente raro, ya que las cabezas polares de los fosfolípidos no pueden

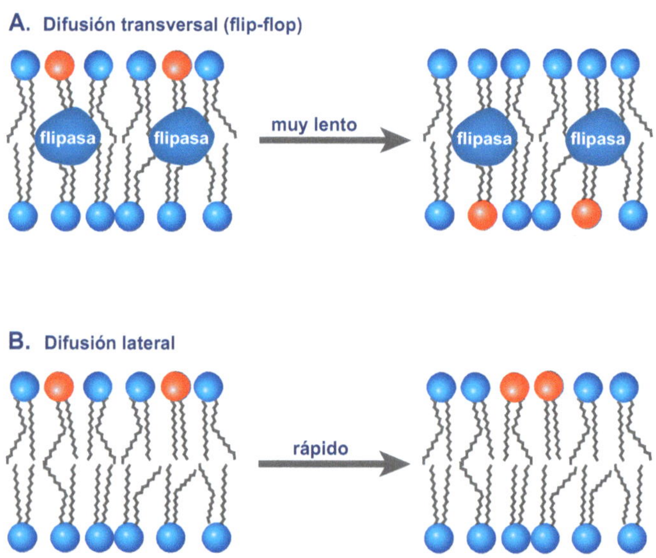

Fig. 12.14 Desplazamientos de los lípidos en las membranas. **A.** Difusión transversal o en *flip-flop*. **B.** Difusión lateral.

atravesar fácilmente el interior hidrófobo de la membrana. A este movimiento se le ha denominado *flip-flop*, y es fundamental para la ubicación correcta de los fosfolípidos tras su síntesis celular. Para que tenga lugar se requieren enzimas denominadas *flipasa* y *flopasa*, y conlleva un gasto de ATP. Los movimientos de rotación son poco frecuentes.

La fluidez de la membrana depende de varios factores. Fundamentalmente está determinada por el tipo de ácido graso presente en los fosfolípidos. Por una parte, un mayor grado de insaturación da lugar a una mayor fluidez de la membrana, ya que las cadenas hidrocarbonadas sin dobles enlaces se ordenan de manera más compacta, debido a que entre ellas se establecerá un mayor numero de interacciones. Por otra parte, cuanto mayor sea la longitud de la cadena hidrocarbonada, el número de interacciones será mayor, por lo que aquellas membranas que estén formadas por fosfolípidos de cadena más corta presentarán mayor fluidez. Por último, el colesterol modera la estabilidad y la fluidez de las membranas gracias a que contiene en su estructura elementos rígidos (anillos) y flexibles (cola hidrocarbonada).

La distribución de fosfolípidos y colesterol en las membranas no es homogénea, por lo que en las células coexisten zonas de mayor fluidez con otras de menor fluidez. Los microdominios denominados *lipid rafts,* o balsas de lípidos, son porciones de las membranas enriquecidas en colesterol y ciertos lípidos (sobre todo esfingolípidos) con un alto contenido de ácidos grasos saturados (fig. 12.13). La presencia en estas balsas de grupos acilo largos y saturados hace que la bicapa sea más compacta y ordenada, lo cual, junto con el alto contenido de colesterol, favorece que sean zonas de menor fluidez. Esto permite que ciertas proteínas presenten poca movilidad y permanezcan ancladas a puntos concretos de la membrana. Debido a esto, son dominios con una alta especialización funcional, que incluye, entre otros, los procesos de endocitosis y transporte, de señalización o de activación de la respuesta inmune. Existen diversos tipos de *lipid rafts* entre los que se incluyen las regiones ricas en fosfatidilinositol bisfosfato (PIP_2), un fosfolípido implicado en los procesos de señalización celular (v. cap. 29), o las ricas en caveolas. Las caveolas (del latín *caveolae,* pequeñas cuevas), son invaginaciones que contienen caveolinas, un grupo de proteínas integrales que participan en procesos de endocitosis, y son zonas ricas en colesterol y esfingoglucolípidos. También se ha observado que en los *lipid rafts* hay numerosas proteínas implicadas con los procesos de señalización celular, como las proteínas ancladas a glucosilfosfatidilinositol (GPI), las *tirosina quinasas* doblemente aciladas de la familia Src y numerosas proteínas transmembrana, como los receptores adrenérgicos. Estos *lipid rafts* pueden difundir lateralmente en la membranas, y por su composición son más resistentes a la solubilización por detergentes.

La fluidez de las membranas depende también de la temperatura. A medida que una bicapa lipídica se enfría por debajo de una temperatura de transición característica (Tm), que depende de la composición lipídica, sufre un cambio de fase en el que se vuelve un sólido semejante a un gel, perdiendo su fluidez. Por encima de esa temperatura se encuentra en un estado conocido como de cristal líquido. Así, en general, un aumento en la temperatura corporal se acompaña de un aumento de la fluidez. En los animales homeotermos este control es limitado, ya que la temperatura corporal se mantiene dentro de unos márgenes relativamente estrechos.

Por último, determinados iones, como el Ca^{2+}, alteran la fluidez de la membrana, ya que al interaccionar con el grupo fosfato de los fosfolípidos se reducen las fuerzas de repulsión que existen entre estos grupos aumentando su empaquetamiento y, por tanto, la rigidez.

12.3.2.2. Las membranas biológicas son flexibles y tienen la capacidad de autorregenerarse

La flexibilidad es aquella propiedad en función de la cual las membranas pueden curvarse sin llegar a romperse. Cuando una membrana se rompe espontáneamente se vuelve a cerrar, ya que por la zona de la rotura quedan expuestas al medio acuoso las cadenas hidrocarbonadas. Si el daño que se produce en la membrana es múltiple, ésta se fragmenta y gracias a la flexibilidad que presentan las membranas se pueden curvar dando lugar a vesículas aisladas. En el caso de las estructuras vesiculares se establece que el diámetro mínimo para que éstas conserven su integridad es de 25 nm.

12.3.2.3. Las membranas biológicas son asimétricas y presentan permeabilidad selectiva

La composición, tanto de lípidos como de proteínas, no es igual a uno y otro lado de la membrana, lo cual no es extraño dado que están expuestas a entornos diferentes (entre otros la distribución de iones es distinta a ambos lados de la membrana plasmática). Por ejemplo, tanto los glucolípidos como las glucoproteínas se orientan siempre con su porción hidrocarbonada hacia el exterior celular. Esta asimetría se origina en el propio proceso de la síntesis de los fosfolípidos, ya que éstos se sintetizan únicamente en uno de sus lados, y posteriormente a través del *flip-flop* se distribuyen a su lado correcto. Como ejemplo de asimetría se puede citar la composición de la membrana plasmática de las células humanas. En la cara externa predominan la fosfatidilcolina y la esfingomielina, que representan en el eritrocito, por ejemplo, alrededor de un 50% de los lípidos de la membrana. En la cara interna se encuentran la fosfatidiletanolamina y fosfolípidos con carga negativa como la fosfatidilserina (representan un 45% aproximadamente), y otros fosfolípidos minoritarios, como el fosfatidilinositol y sus formas fosforiladas (que representan el 5% restante). Las proteínas exhiben también una asimetría considerable, ya que las proteínas periféricas a un lado y al otro de la membrana son diferentes.

Debido a su carácter hidrofóbico, el interior de la bicapa proporciona una barrera impermeable a las moléculas iónicas y polares. Para poder atravesar la membrana, las sustancias polares requieren estructuras proteicas, por lo que cada membrana posee su propia selectividad de transporte en función de sus componentes proteicos.

12.4. DIGESTIÓN Y ABSORCIÓN DE LOS LÍPIDOS DE LA DIETA

12.4.1. Lípidos de la dieta

La ingesta media diaria de lípidos de un individuo adulto es de unos 80-120 g, de los cuales aproximadamente un 90% son triacilgliceroles. La ventaja de estos lípidos es que por ser moléculas muy reducidas y muy empaquetadas permiten obtener más del doble de la energía que se obtiene de los carbohidratos o las proteínas. Sin embargo, por su carácter hidrofóbico, deben emulsionarse para poder ser hidrolizados y absorbidos correctamente. La mayoría de los triacilgliceroles de la dieta contienen ácidos grasos de cadena larga, aunque hay variación de unos alimentos a otros. En general, los ácidos grasos saturados predominan en los productos lácteos, como queso, leche entera y mantequilla, en las mantecas animales y en algunas carnes rojas. En los aceites vegetales, los ácidos grasos insaturados son los mayoritarios. En el aceite de oliva, un 80% es oleico y un 16% se corresponde con los ácidos saturados palmítico y esteárico; en el de girasol el 91% son insaturados y sólo un 9% es palmítico y esteárico. Sin embargo, algunos aceites vegetales son ricos en ácidos grasos saturados, como el de coco, que contiene un 60% de ácidos grasos saturados de cadena media o corta, un 31% de cadena larga y sólo un 8% de insaturados.

Además, la dieta incluye otros lípidos, como colesterol libre y esterificado, esteroides vegetales, algunos fosfolípidos, ácidos grasos no esterificados y vitaminas liposolubles. En principio, la composición lipídica de la dieta tiene una repercusión baja en la composición lipídica del organismo, debido a que la mayor parte de los lípidos se sintetizan *de novo* en nuestros tejidos, con la excepción de los ácidos grasos esenciales. Sin embargo, una manipulación dietética cualitativa y/o cuantitativa intensa puede llegar a alterar la composición lipídica del organismo, incluyendo la de las membranas celulares y la concentración circulante de triacilgliceroles y colesterol. En general, aquellas dietas ricas en grasa y en ácidos grasos saturados se asocian con un aumento tanto del colesterol como de los triacilgliceroles. Estas adaptaciones a cambios en la composición lipídica de la dieta son de especial relevancia en recién nacidos, ya que en éstos se producen rápidamente y pueden favorecer el desarrollo de patologías en la edad adulta.

12.4.2. Digestión de los lípidos de la dieta

Para que tenga lugar la correcta absorción de los lípidos de la dieta, éstos deben ser hidrolizados por enzimas digestivas presentes en un medio acuoso, por lo que antes de la hidrólisis deben ser emulsionados. Este proceso, que es dinámico y tiene lugar a lo largo de todo el tubo digestivo, se apoya en la teoría lipolítica de Plüger de inicios del siglo XX, que sostenía que los triacilgliceroles son completamente hidrolizados a ácidos grasos y glicerol, y que estos últimos son los compuestos absorbidos. Tras su absorción, la mayoría de los lípidos se utilizan para volver a formar lípidos compuestos que se incorporan a partículas lipoproteicas que pasan a la linfa. Este tránsito se conoce desde 1856, cuando Claude Bernard demostró que los lípidos de la dieta alcanzaban el sistema linfático. Un esquema de la digestión y absorción de los lípidos se muestra en la figura 12.15.

12.4.2.1. Digestión en la boca y el estómago: lipasas lingual y gástrica

La digestión de los lípidos comienza en la boca por la acción de la *lipasa lingual*, proteína hidrofóbica que posee un pH óptimo ácido y se inhibe parcialmente por las sales biliares. La *lipasa lingual* muestra especificidad para la hidrólisis de triacilgliceroles, hidroliza preferentemente el ácido graso en posición C1 y es más activa sobre los de cadena corta que sobre los de cadena larga (fig. 12.16A). Esta acción es de particular relevancia para la digestión de los productos lácteos, en los que los ácidos grasos de cadena corta y media (<10 C) se encuentran esterificando al glicerol generalmente en la posición C1. Aunque la acción de esta lipasa se inicia en la boca, se lleva a cabo mayoritariamente en el estómago, conjuntamente con la *lipasa gástrica*, que también es estable en medio ácido (fig. 12.15). La acción de ambas lipasas hidroliza aproximadamente un 30% de los triacilgliceroles que se convierten en ácidos grasos y 2-monogliceroles. La tasa inicial de hidrólisis por estas lipasas es lenta, debido al carácter hidrofóbico de los triacilgliceroles. Sin embargo, a medida que se van liberando ácidos grasos, éstos actúan como surfactantes, proporcionando una superficie hidrofílica que contribuye a la formación de gotitas de grasa (emulsión). Estas gotitas, en un proceso favorecido por el peristaltismo, poco a poco se van rompiendo en partículas más pequeñas aumentando así la interfase lípido-agua. A este mecanismo emulsionante de las lipasas en el estómago contribuyen también los fosfolípidos y monoacilgliceroles presentes en la dieta. De esta forma, el quimo que se libera al intestino contiene una emulsión de gotitas de grasa de un diámetro menor de 1 mm.

12.4.2.2. Digestión en el intestino: enzimas pancreáticas y sales biliares

Una vez que el quimo atraviesa el píloro, el cambio brusco de pH entre el estómago y el duodeno favorece la ionización de los ácidos grasos no esterificados presentes en las gotitas de grasa. A su vez, las fuerzas de compresión y el estiramiento del duodeno aumentan la interfase de las gotitas de grasa, favoreciendo aún más su ruptura y que se vayan formando gotitas más pequeñas y accesibles a la acción de las enzimas digestivas. Además, la acidez del quimo estimula la secreción en el duodeno de secretina, hormona que induce la secreción de bicarbonato por el páncreas, lo cual neutraliza el bajo pH del contenido gástrico. La entrada del quimo en el duodeno, junto con la absorción de los ácidos grasos no esterificados de cadena larga y los aminoácidos, estimulan la secreción de colecistoquinina por el duodeno. Esta hormona no sólo induce la secreción de los ácidos biliares por la vesícula biliar (por contracción de la vesícula), sino también la de enzimas pancreáticas, como la *lipasa pancreática*, la *fosfolipasa* A_2 y la *colesterol esterasa*.

12.4.2.2.1 ACCIÓN DE LAS ENZIMAS PANCREÁTICAS

La enzima pancreática más importante es la *lipasa pancreática*, cuya acción fue descrita en 1856 por Claude Bernard. Esta enzima se secreta conjuntamente con una coenzima, la colipasa, que la protege de la inactivación por las sales biliares y por las proteasas presentes en la luz intestinal. Mientras que la lipasa ya es segregada en su forma activa, la colipasa lo es en forma de precursor que requiere la acción de la tripsina pancreática para activarse. La colipasa se une a la interfase lípido-agua de las gotitas de grasa y a la *lipasa pancreática*, formando un complejo ternario gota de grasa-colipasa-lipasa. De esta forma, la colipasa no sólo permite el contacto físico de la enzima con el sustrato, sino que además favorece su activación. Se ha descrito que la lipasa se une a las gotas de grasa por interacciones hidrofóbicas, por lo que no requiere la presencia de sales biliares. La acción catalítica de la *lipasa pancreática* hidroliza los enlaces éster en posición C1 y C3 de los triacilgliceroles que se encuentran situados en la superficie de las gotitas de grasa, dando lugar mayoritariamente a 2-monoacilgliceroles, los cuales ya pueden ser absorbidos por los enterocitos. La acción de esta lipasa es muy superior a la necesaria para la hidrólisis completa de los triacilgliceroles de la dieta, lo cual asegura su correcta digestión.

La hidrólisis de los fosfolípidos de la dieta la lleva a cabo la *fosfolipasa* A_2. Esta enzima se segrega por el páncreas en

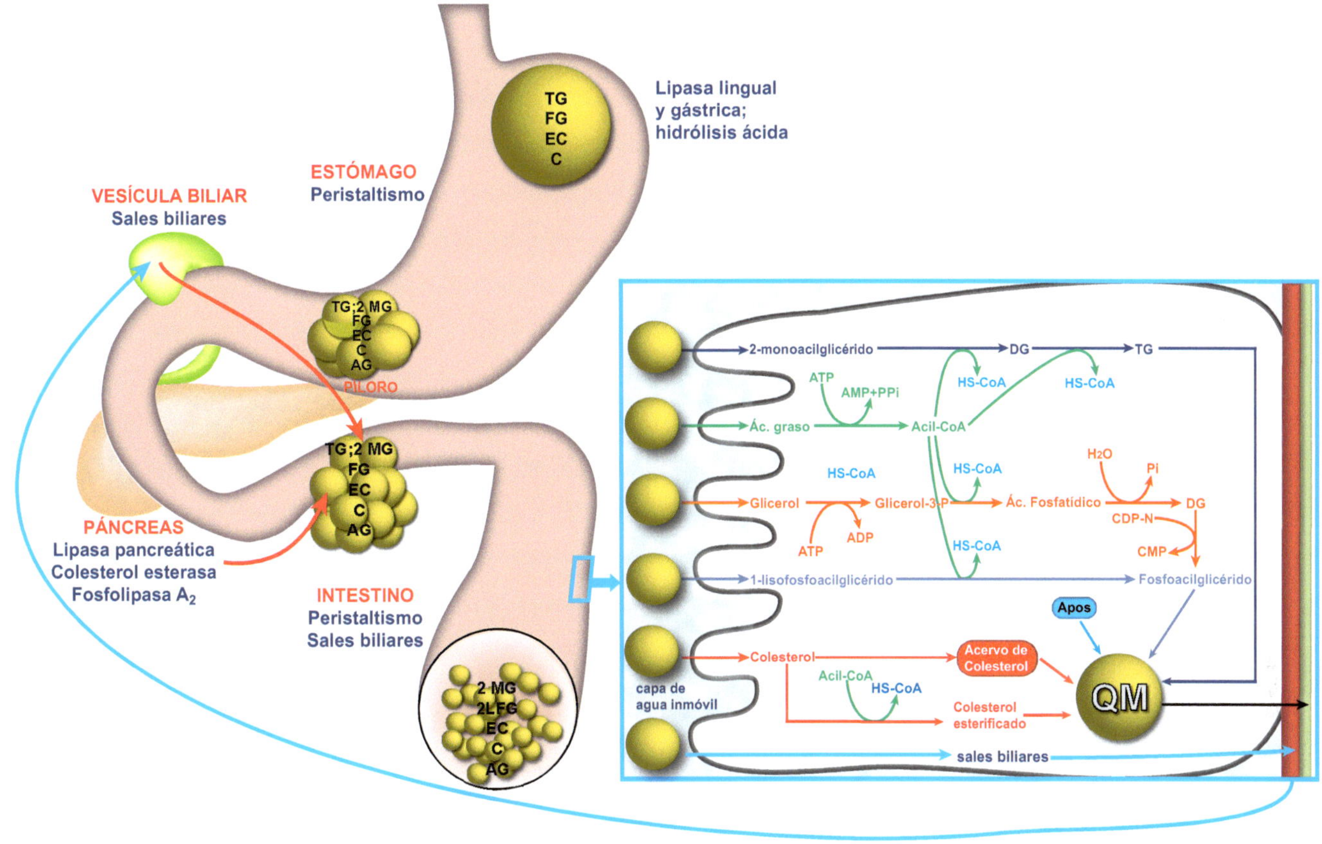

Fig. 12.15 Digestión y absorción de los lípidos de la dieta. La digestión se inicia en el estómago por la acción de las *lipasas lingual* y *gástrica,* que se ve favorecida por el pH ácido. La entrada del quimo al duodeno estimula la secreción de las sales biliares, que emulsifican las gotas de grasa, y el jugo pancreático. Este, además de la *lipasa pancreática,* la *fosfolipasa* A_2 y la *colesterol esterasa,* que continúan con la hidrólisis de los lípidos, contiene bicarbonato que neutraliza el pH. La acción de las enzimas sobre los triacilgliceroles, los fosfolípidos y los ésteres de colesterol les hidrolizan a sus unidades básicas. Estas pueden atravesar el manto acuoso y la membrana de los enterocitos tras la formación de micelas gracias a las sales biliares. Los ácidos grasos de más de 12C que se absorben en el enterocito se transportan al retículo endoplasmático unidos a una proteína fijadora de ácidos grasos, como la FABP2 (*Fatty Acid Binding Protein 2*). Allí esterifican directamente a los monoacilgliceroles o a los lisofosfolípidos que han sido absorbidos directamente, o pueden esterificar al glicerol 3-fosfato o a la dihidroxiacetona para dar lugar al ácido fosfatídico, precursor de TG y fosfolípidos (v. cap. 15). Por su parte, el colesterol libre es esterificado por la *colesterol aciltransferasa* (ACAT), y los ésteres de colesterol pueden ser liberados a la circulación mediante picnocitosis o incorporarse a las HDL nacientes (HDLn). Como resultado de la actividad catalítica que tiene lugar en el retículo endoplásmico liso se van formando numerosas vesículas a las cuales se van incorporando lípidos y proteínas hasta que finalmente en el complejo de Golgi se estructuran los quilomicrones (QM), una lipoproteína que además de lípidos (fundamentalmente triacilgliceroles) contiene una fracción proteica compuesta por diversas apoproteínas (Apos). Los QM se secretan al torrente linfático, y tras pasar al torrente circulatorio por el conducto torácico, son transportados al hígado (v. cap. 17).

forma de proenzima, activándose por hidrólisis catalizada por la tripsina en el duodeno. La *fosfolipasa* A_2 cataliza la hidrólisis de los ácidos grasos esterificados en la posición C2 de los fosfolípidos, dando como productos un ácido graso y el correspondiente 1-acil-2-lisofosfoglicérido (fig. 12.16B). Esta enzima no hidroliza los esfingolípidos y requiere Ca^{2+} para asegurar la fijación del complejo enzima-sustrato. A diferencia de la *lipasa pancreática*, la *fosfolipasa* A_2 requiere la presencia de las sales biliares para una correcta hidrólisis de los fosfolípidos.

La *colesterol esterasa* rompe el enlace éster de los ésteres de colesterol liberando el ácido graso y el colesterol (fig. 12.16C). Aunque esta enzima presenta su máxima actividad hidrolizando los enlaces éster de los esteroles, es una carboxil éster hidrolasa de acción más general. De hecho, la enzima puede utilizar como sustrato otros compuestos no esteroideos, como la lisolecitina, las vitaminas liposolubles o incluso glicéridos de ácidos grasos de cadena larga. La *colesterol esterasa* requiere ácidos biliares para su acción catalítica.

12.4.2.2.2 ACCIÓN EMULSIONANTE DE LAS SALES BILIARES

Para que puedan ser absorbidos los lípidos que han sido hidrolizados en el intestino es necesaria la participación de las sales biliares. Éstas se secretan en la bilis, junto con fosfolípidos y colesterol, en forma de ácidos biliares, y tras entrar en contacto con el pH alcalino del duodeno se ionizan dando lugar a sales biliares. El carácter anfipático de estas sales les permite orientarse rodeando la partícula lipídica, lo cual supone una alteración en la relación área/volumen, que conjuntamente con la emulsificación mecánica del intestino conlleva que las gotitas de grasa se transformen en micelas mucho más pequeñas (10-100 nm de diámetro). En estas micelas los fosfolípidos se integran, junto con las sales biliares, en la superficie de la partícula, y el colesterol se reparte entre la superficie y el interior de la misma. El tamaño de estas micelas depende de la relación de sales biliares respecto al resto de los lípidos, por lo que la secreción de sales biliares, colesterol y fosfolípidos por

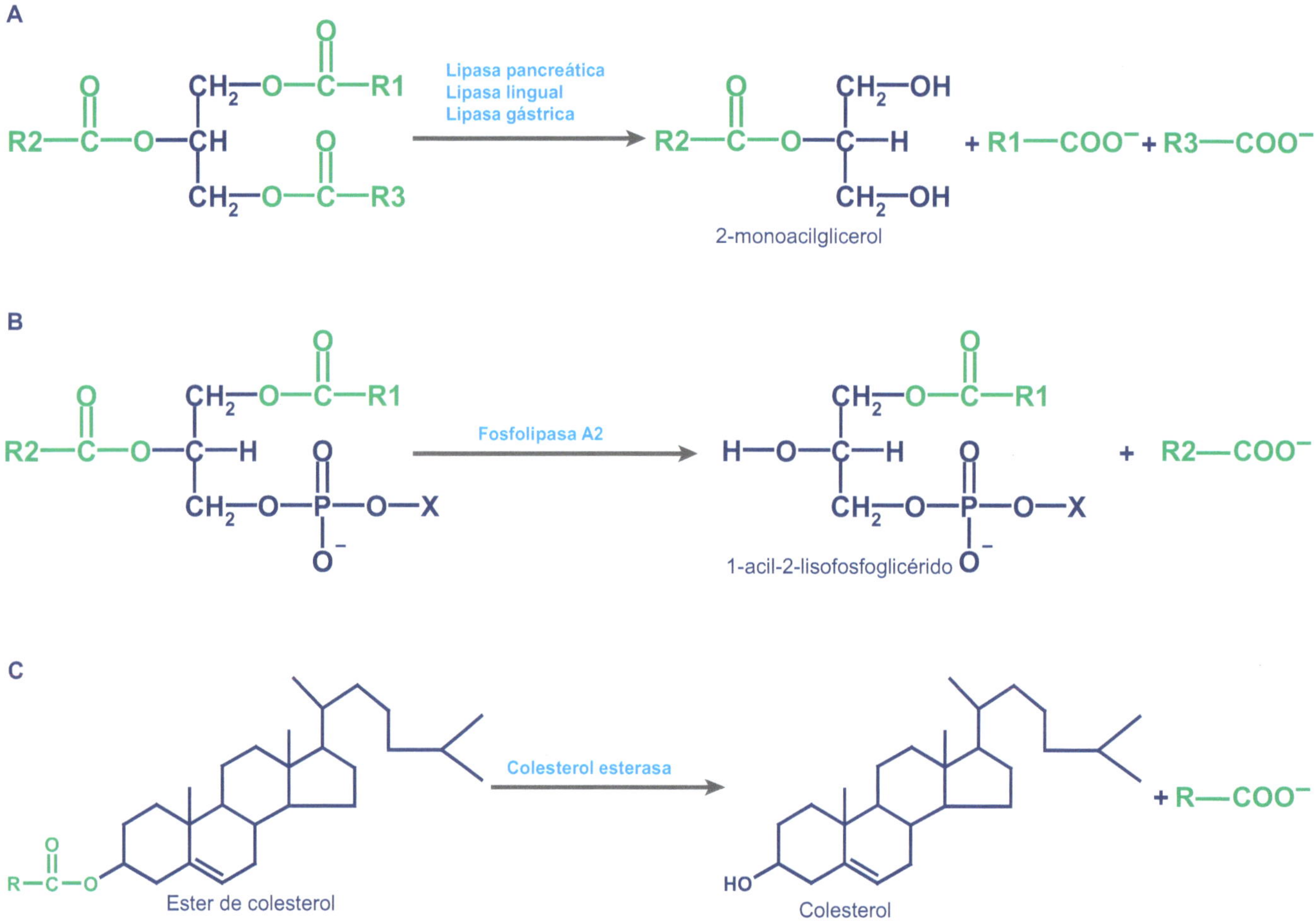

Fig. 12.16 Principales enzimas que intervienen en la digestión de los lípidos de la dieta. A. Las lipasas hidrolizan los triacilgliceroles. **B.** La *fosfolipasa A_2* hidroliza los glicerofosfolípidos. **C.** La *colesterol esterasa* hidroliza el colesterol esterificado.

la bilis debe llevarse a cabo a una concentración adecuada. Se considera que la concentración necesaria para que se formen adecuadamente las micelas es de 2-5 mM. Cuando no se alcanza esta concentración micelar crítica, los lípidos más hidrofóbicos y las vitaminas liposolubles no se absorben correctamente y se eliminan por las heces, lo que se conoce como esteatorrea.

La conversión de las emulsiones de grasa a estructuras micelares por la acción de las sales biliares se lleva a cabo en paralelo a la acción hidrolítica de las enzimas pancreáticas, que progresivamente van enriqueciendo las micelas en productos más polares que sus precursores. Por tanto, la acción de ambas es fundamental para la absorción de los lípidos a través del entorno acuoso del tracto intestinal.

12.4.3. Absorción y metabolismo de los lípidos en el enterocito

Una persona adulta sana absorbe algo más del 98% de los lípidos presentes en la luz del intestino, por lo que los procesos de digestión y absorción son altamente eficaces. La captación por la mucosa del intestino delgado viene determinada por dos barreras: la membrana del enterocito y la capa de agua inmóvil que recubre las microvellosidades de la mucosa. Los lípidos muy apolares, como los triacilgliceroles o los ésteres de colesterol, no se pueden difundir a través de esa capa de agua inmóvil, de modo que no pueden ser absorbidos directamente por la mucosa. Sin embargo, una vez descompuestos en sus unidades básicas, y tras la formación de micelas gracias a las sales biliares, pueden atravesar el manto acuoso y la membrana de los enterocitos por su carácter lipofílico. El flujo de absorción de un determinado lípido está determinado por su concentración en el interior del enterocito, la cual depende de su capacidad de reutilización de éstos y de su secreción a la linfa.

En condiciones fisiológicas, la captación de ácidos grasos y monoacilgliceroles es muy eficaz, ya que son ligeramente hidrofílicos, y pueden pasar por difusión. En el caso de los ácidos grasos de cadena larga, la absorción se completa a través de transportadores, como FATP4 (*Fatty Acid Transport Protein 4*) también denominado SLC27A4, que posee además actividad como *acil-CoA sintetasa*, que lleva a cabo una vez en el interior del enterocito.

La absorción del colesterol tiene una fuerte variación interespecie. En los humanos es aproximadamente del 45% para una ingesta media; si la ingesta de colesterol aumenta, la eficacia disminuye, pudiendo llegar a un 10%. Ello podría deberse a la limitada capacidad de incorporación del colesterol a los quilomicrones. Por otra parte, la ingesta de esteroles vegetales inhibe la absorción del colesterol, probablemente por competición de los distintos esteroides.

Otro de los productos de la hidrólisis de los triacilgliceroles es el glicerol. Éste se difunde a través de la capa de agua inmóvil y es captado por el enterocito, sobre todo en el íleo, a través de difusión facilitada. Las sales biliares son también absorbidas por la mucosa intestinal, fundamentalmente en el íleo, y son secretadas a la circulación portal para llevarlas de vuelta al hígado.

Prácticamente todos los lípidos que son absorbidos por la mucosa intestinal participan en un proceso de reesterificación, aunque la absorción de los ácidos grasos depende de la longitud de la cadena. Tras su absorción, los ácidos grasos de cadena media y corta se unen a la albúmina y pueden pasar directamente a la circulación portal. Un esquema del metabolismo de los lípidos en el enterocito se muestra en la figura 12.15.

RESUMEN

1. **Los lípidos son moléculas orgánicas naturales muy heterogéneas, insolubles en agua, que incluyen a los ácidos grasos, acilgliceroles, fosfolípidos, glucolípidos, ceras, isoprenoides y eicosanoides.**
2. **Los ácidos grasos son ácidos monocarboxílicos de cadena larga y lineal, que pueden presentar o no dobles enlaces y pueden formar parte de otros lípidos más complejos.**
3. **Los acilgliceroles, o acilglicéridos, principales lípidos de reserva del organismo, son ésteres de glicerol con moléculas de ácido graso muy apolares; entre ellos, los triacilgliceroles son los más abundantes. Las ceras son mezclas de lípidos apolares, cuyos constituyentes mayoritarios son ésteres de ácidos grasos de cadena larga con alcoholes de cadena larga, y cuya principal función es actuar como aislantes y protectores.**
4. **Los fosfolípidos, principales constituyentes de las membranas celulares, son lípidos anfipáticos derivados del ácido fosfatídico. Los glicerofosfolípidos están constituidos por una molécula de glicerol esterificada por moléculas de ácido graso en C1 y C2, mientras que en C3 se encuentra unido por un enlace fosfodiéster a un compuesto muy polar. Los esfingofosfolípidos contienen esfingosina, un aminoalcohol de cadena larga, en lugar de glicerol.**
5. **Los glucolípidos son moléculas similares a los fosfolípidos pero que no contienen fosfato, y en los que el glicerol (gliceroglucolípidos) o la ceramida (*glucoesfingolípido* o esfingoglucolípidos) están unidos a un hidrato de carbono mediante un enlace O-glucosídico. Son los lípidos que participan en procesos de reconocimiento celular.**
6. **Los isoprenoides son moléculas que contienen unidades de cinco carbonos denominadas unidades de isopreno, y que incluyen a los terpenos, los terpenoides y los esteroides. A este grupo de lípidos pertenecen las vitaminas liposolubles A, D y K.**
7. **Las membranas poseen una estructura básica compuesta por una bicapa lipídica, formada por fosfolípidos y colesterol, y proteínas. Existen diferencias cualitativas y cuantitativas en la composición de las membranas, que determinan sus propiedades. Éstas incluyen fluidez, flexibilidad, capacidad de autorrecuperación, asimetría y permeabilidad selectiva.**
8. **Para que tenga lugar la correcta absorción de los lípidos de la dieta, estos deben ser hidrolizados por enzimas digestivas presentes en un medio acuoso, por lo que antes de la hidrólisis deben ser emulsionados, para lo cual es necesaria la participación de las sales biliares. Las principales enzimas hidrolíticas son las *lipasas lingual* y *gástrica*, la *lipasa pancreática*, la *fosfolipasa* A_2 y la *colesterol esterasa*.**

Bibliografía

Anderson RG. The caveolae membrane system. Annu Rev Biochem. 1998;67:199-225.

D'Ambrosio DN, Clugston RD, Blaner WS. Vitamin A metabolism: an update. Nutrients. 2011;3:63-103.

Doege H, Stahl A. Protein-mediated fatty acid uptake: novel insights from in vivo models. Am J Physiol. 2006;21:259-68.

Flower DR. Lipocain family: structure function. Biochem J. 1996;318:1-14.

Gimeno RE. Fatty acid transport proteins. Curr Opin Lipidol. 2007;18:271-6.

Kam RK, Deng Y, Chen Y, Zhao H. Retinoic acid synthesis and functions in early embryonic development. Cell Biosci. 2012;2:11.

Pike LJ. The challlenge of lipid rafts. J Lipid Res. 2009;50(Suppl):S323-328.

Samuelsson B. Role of basic science in the development of new medicines: examples from the eicosanoid field. J Biol Chem. 2012;287:10070-80.

Sonnino S, Prinetti A. Lipids and Membrane Lateral Organization. Front Physiol. 2010;1:153.

Capítulo 13

Oxidación de ácidos grasos y cetogénesis

Emilio Herrera Castillón

OBJETIVOS DE APRENDIZAJE

- **Aprender las etapas que implican la oxidación completa de los distintos tipos de ácidos grasos y su rendimiento energético.**
- **Alcanzar una visión global de las interacciones que tienen lugar en el hígado entre el metabolismo de la glucosa como sustrato lipogénico y los ácidos grasos que le llegan de la circulación.**
- **Entender el metabolismo de los cuerpos cetónicos y sus implicaciones como sustratos oxidativos para los tejidos extrahepáticos.**
- **Comprender los mecanismos de regulación de la β-oxidación de los ácidos grasos y la cetogénesis.**

13.1. INTRODUCCIÓN

La β-oxidación de los ácidos grasos constituye la vía principal del catabolismo de los ácidos grasos, y en ella se van liberando secuencialmente unidades de dos átomos de carbono en forma de acetil-CoA, a partir del terminal carboxílico. El acetil-CoA es también el sustrato inicial de la biosíntesis de los ácidos grasos, pero ambas vías no son simplemente una inversa de la otra, ya que incluso tienen lugar en compartimentos distintos dentro de la célula: la β-oxidación transcurre dentro de la mitocondria o en los peroxisomas, mientras que la biosíntesis es completamente citosólica. Ambas vías utilizan enzimas diferentes, y son controladas de forma independiente, aunque dentro de un mismo tejido: cuando una es activada, la otra es inhibida. Cada paso de la oxidación de los ácidos grasos implica la participación de derivados acil-CoA, es catalizado por enzimas que utilizan bien NAD^+ o bien FAD como coenzimas, dando lugar a sus formas reducidas $NADH+H^+$ o $FADH_2$. El acetil-CoA formado como producto final de la β-oxidación en la mitocondria normalmente es oxidado a través del ciclo del ácido cítrico, lo que unido a la reducción de las mencionadas coenzimas implica un importante potencial reductor que al ser reoxidado en la cadena respiratoria es aprovechado para la síntesis de ATP, lo que supone un alto rendimiento energético para la célula. Por ello, la β-oxidación de los ácidos grasos es un proceso aerobio que requiere la presencia de oxígeno como aceptor final de los electrones derivados de dicho potencial.

Aunque la β-oxidación tiene lugar en los distintos tejidos del organismo, es especialmente activa en el hígado, donde en condiciones en que la actividad sea alta y las moléculas de acetil-CoA que se formen superen las posibilidades de entrar en el ciclo del ácido cítrico, como ocurre en ayunas o en los casos de diabetes, se derivan hacia la síntesis de cuerpos cetónicos. Este proceso recibe el nombre de cetogénesis, la cual, a diferencia de la β-oxidación, tiene lugar únicamente en el hígado.

13.2. OXIDACIÓN DE LOS ÁCIDOS GRASOS EN LAS MITOCONDRIAS

13.2.1. Activación de los ácidos grasos y entrada en el interior de las mitocondrias

Los ácidos grasos no esterificados (NEFA, también denominados ácidos grasos libres o FFA) que circulan en plasma sanguíneo asociados a una proteína, la albúmina, entran en las células a través de transportadores de la membrana celular (fig. 13.1). Se conocen varios de estos transportadores, que reciben denominaciones derivadas de su nombre inglés: CD36/FAT, FABPpm, y FATP, que difieren entre ellos en sus pesos moleculares, en sus modificaciones postranscripcionales, e incluso en su distribución tisular. Una vez dentro de la célula, los ácidos grasos se unen a una proteína, que se denomina *proteína que une a ácidos grasos* (FABP, *Fatty Acid Binding Protein*). En el interior celular, los ácidos grasos han de pasar a su forma activa uniéndose a la coenzima A en una reacción que requiere de ATP, catalizada por la *acil-CoA sintetasa* (también denominada FACS o tioquinasa):

$$\underset{\text{Ácido graso}}{R\text{-}COO^-} + HS\text{-}CoA + ATP \rightarrow \underset{\text{Acil-CoA}}{R\text{-}CO{\sim}S\text{-}CoA} + AMP + PPi$$

El pirofosfato (PPi) es posteriormente hidrolizado a fosfato inorgánico por la acción de una pirofosfatasa. De esta forma, la reacción catalizada por la *acil-CoA sintetasa* resulta ser prácticamente irreversible. La *acil-CoA sintetasa* se encuentra tanto en el retículo endoplásmico como en los peroxisomas y en las membranas interna y externa de las mitocondrias.

Los acil-CoA deben entrar al interior de la mitocondria, donde tiene lugar la β-oxidación. Aunque pueden entrar al espacio intermembranas de la mitocondria, no disponen de un sistema de transporte que les permita atravesar la membrana interna de la mitocondria. La entrada se consigue por su unión

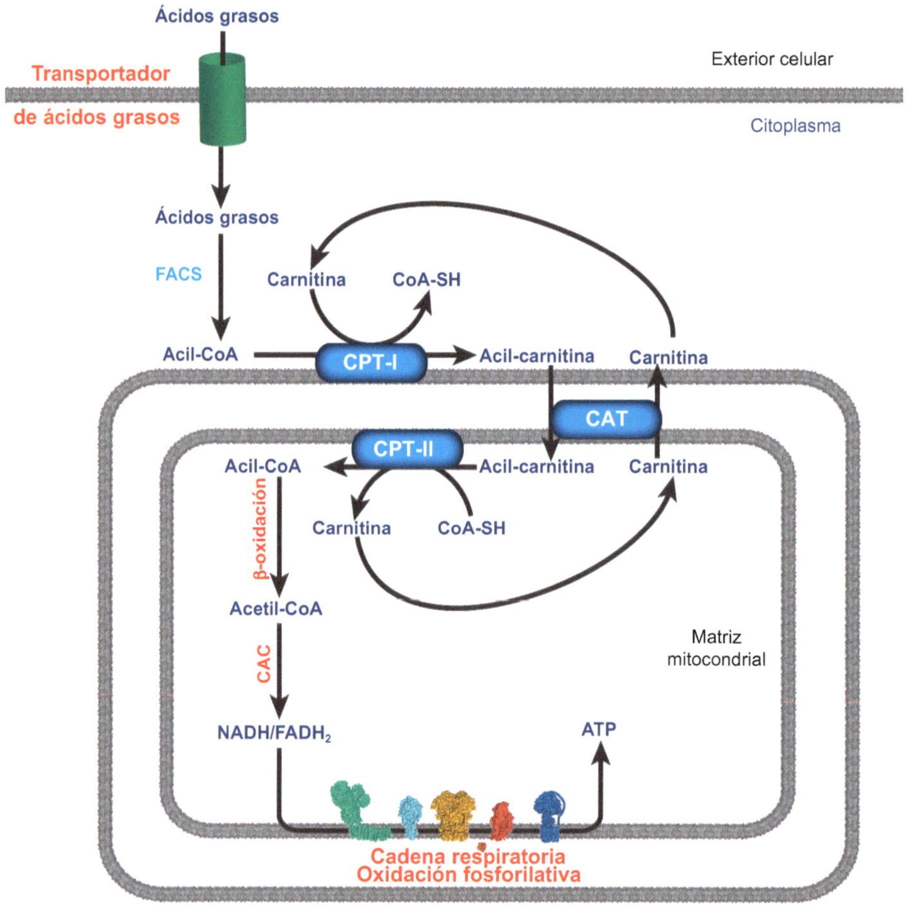

Fig. 13.1 Esquema de la entrada de un ácido graso al interior celular, su activación a acil-CoA y transferencia al interior de la mitocondria mediante el sistema dependiente de la carnitina, para su utilización en la β-oxidación, con aprovechamiento del potencial reductor derivado de la misma para la síntesis de ATP. CAC: ciclo del ácido cítrico; CAT: *acilcarnitina translocasa*; CPTI: *carnitina palmitoil (acil) transferasa-I*; CPTII: *carnitina palmitoil (acil) transferasa-II*; FACS: *acil-CoA sintetasa*.

a la carnitina (β-hidroxi-γ-trimetilamino butirato) mediante la acil-carnitina transferasa-I, también conocida como *carnitina palmitoil (acil) transferasa-I* (CPT-I), la cual se encuentra en la membrana externa de la mitocondria, donde cataliza la siguiente reacción:

$$\underset{\text{Carnitina}}{(CH_3)_3N^+\text{-}CH_2\text{-}CH(OH)\text{-}CH_2\text{-}COO^-} + \underset{\text{Acil-CoA}}{R\text{-}CO{\sim}S\text{-}CoA} \rightarrow$$

$$\underset{\text{Acil-carnitina}}{(CH_3)_3N^+\text{-}CH_2\text{-}CH(O\text{-}OC\text{-}R)\text{-}CH_2\text{-}COO^-} + \underset{\text{Coenzima A}}{HS\text{-}CoA}$$

La carnitina se encuentra en los distintos tejidos, donde se sintetiza, aunque es especialmente abundante en el músculo. Como se muestra en la figura 13.1, la acil-carnitina, mediante un sistema de translocación con carnitina libre a través de la *carnitina acilcarnitina translocasa* (CAT), atraviesa la membrana interna de la mitocondria intercambiándose con carnitina libre. Aquí, mediante la *carnitina palmitoil (acil) transferasa II* (CPT-II), que se encuentra en la membrana interna de la mitocondria, la acilcarnitina se transforma en acil-CoA, con liberación de carnitina, que vuelve al espacio intermembrana a través de la CAT, para comenzar de nuevo el ciclo.

13.2.2. β-Oxidación mitocondrial de ácidos grasos con número par de átomos de carbono, dentro de la mitocondria

La β-oxidación de un ácido graso en forma de acil-CoA dentro de la mitocondria tiene lugar de dos en dos átomos de carbono, entre las posiciones 2 y 3 de su cadena (carbonos α y β), hasta la formación de acetil-CoA, mediante la acción catalítica de varias enzimas, denominadas conjuntamente *ácido graso oxidasa*. Estas enzimas se encuentran bien en la matriz de la mitocondria o bien en su membrana interna, encontrándose próximas a la cadena respiratoria y la fosforilación oxidativa, con las que se acoplan en la formación de ATP (fig. 13.1).

En la figura 13.2 se representan de forma esquemática todos los pasos del proceso, el cual comienza con una oxidación que supone la eliminación de dos átomos de hidrógeno en las posiciones 2 y 3 del acil-CoA. Esta reacción está catalizada por la *acil-CoA deshidrogenasa*, y en ella participa el FAD, que pasa a su forma reducida ($FADH_2$), con la formación del Δ^2-*trans*-enoilacil-CoA. Mediante la intervención de una flavoproteína denominada flavoproteína de transferencia electrónica, el $FADH_2$ es reoxidado en la cadena respiratoria. A su vez, en el siguiente paso tiene lugar la incorporación de una molécula de agua por la acción de la *Δ^2-enoil-CoA hidratasa*, con la formación del L(+)-3-hidroxiacil-CoA. Este compuesto pierde otros dos hidrogeniones en el carbono 3 gracias a la acción de la *L(+)-3-hidroxiacil-CoA deshidrogenasa*, que en este caso utiliza el NAD^+ como coenzima oxidado, con la formación del 3-ceto-acil-CoA y $NADH+H^+$. En la última etapa se produce la ruptura de la cadena hidrocarbonada del ácido graso en el enlace de los carbonos 2 y 3, con la incorporación de una coenzima A y la acción catalítica de la *tiolasa*. En esta reacción se forma un acetil-CoA y un acil-CoA con dos átomos de carbono menos que el acil-CoA inicial. Ese acil-CoA formado vuelve a comenzar el proceso, de forma que por esta vía cualquier ácido graso con número par de átomos de carbono termina siendo degradado completamente a moléculas de acetil-CoA. A su vez,

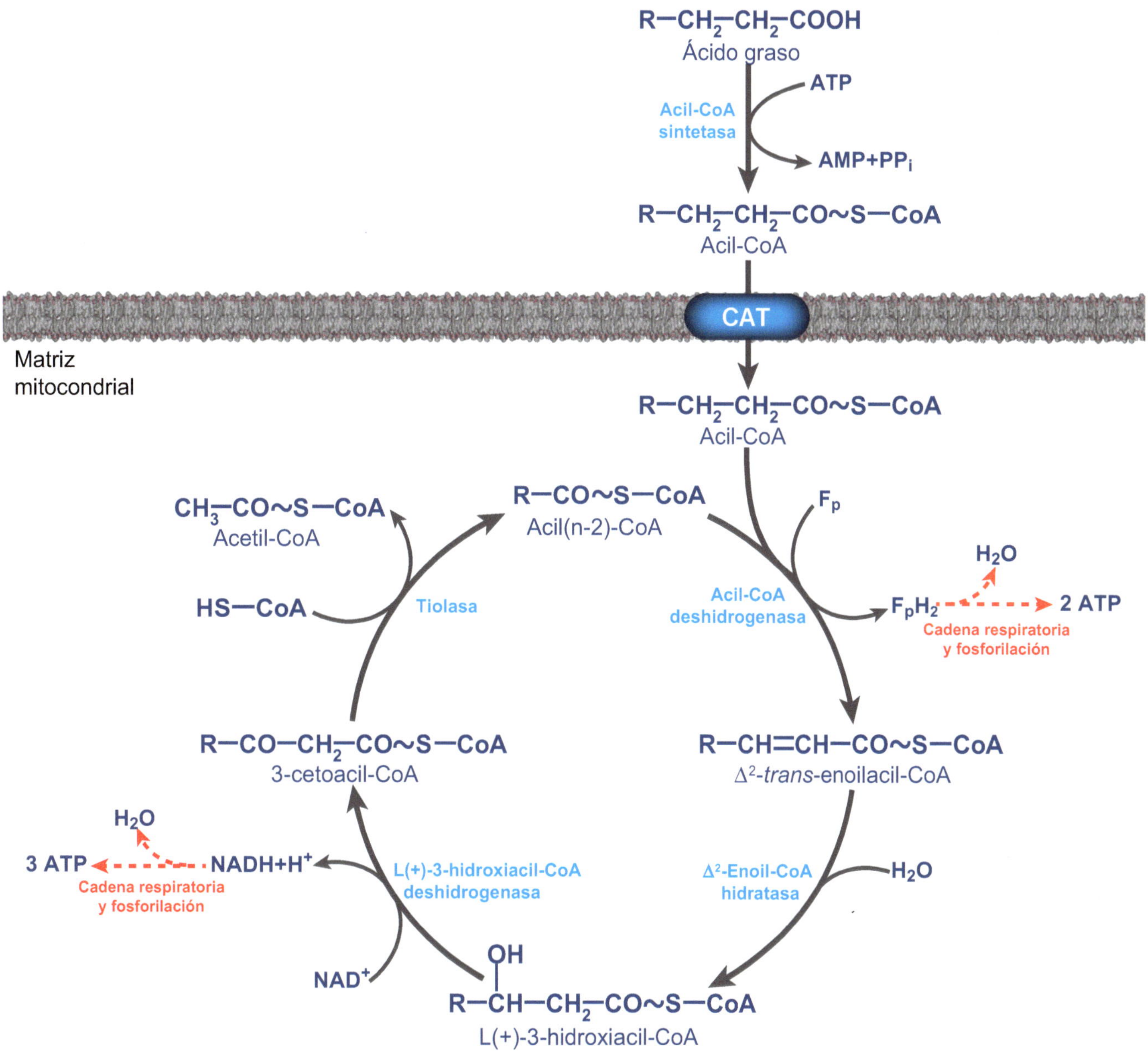

Fig. 13.2 Esquema de la β-oxidación de los ácidos grasos en las mitocondrias. El proceso requiere la activación de los ácidos grasos a acil-CoA y su transferencia al interior de la mitocondria mediante el sistema dependiente de carnitina. En cada vuelta se van perdiendo dos átomos de carbono en forma de acetil-CoA, que constituye el producto final de la vía. F_p: flavoproteína de transferencia electrónica; CAT: sistema de la *carnitina acil transferasa*.

la entrada de este acetil-CoA en el ciclo del ácido cítrico hace que se complete en su totalidad la oxidación del ácido graso hasta la formación de CO_2 y agua.

13.2.3. Rendimiento energético de la β-oxidación de los ácidos grasos

Si se considera la β-oxidación del ácido palmítico (C16:0), el proceso intramitocondrial implica siete vueltas, en cada una de las cuales se forman un $FADH_2$ y un $NADH+H^+$, cuya utilización a través de la cadena respiratoria y su acoplamiento con la oxidación fosforilativa dan lugar, respectivamente, y de forma aproximada, a dos y tres moléculas de ATP. A su vez, se forman ocho moléculas de acetil-CoA, cuya oxidación completa por el ciclo del ácido cítrico implica un rendimiento energético de 12 ATP. Así pues, la producción máxima de ATP que se puede alcanzar en la oxidación intramitocondrial del palmitato es:

$$7\ FADH_2(2ATP/FADH_2) + 7NADH + H^+(3ATP/NADH + H^+) = 35\ ATP$$
$$8\ acetil\text{-}CoA(12ATP/acetil\text{-}CoA) = 96\ ATP$$
$$Total: 131\ ATP$$

Puesto que la activación inicial del ácido graso implica la pérdida de dos enlaces ricos en energía (formación de AMP en la reacción de la *acil-CoA sintetasa*), el rendimiento completo de la oxidación de una molécula de palmitato hasta CO_2 y H_2O supone un rendimiento neto de 129 moles de ATP.

13.2.4. β-Oxidación de ácidos grasos con número impar de átomos de carbono

La oxidación de los ácidos grasos con número impar de átomos de carbono también se lleva a cabo en el interior de las mitocondrias, donde han entrado por un proceso igual al descrito en el apartado 13.2.1. De igual forma, la oxidación de estos ácidos grasos tiene lugar como se ha descrito en el apartado 13.2.2. para los ácidos grasos con número par de átomos de carbono, liberando moléculas de acetil-CoA hasta que se forma un residuo de tres átomos de carbono, el propionil-CoA. Este compuesto es igual que el que se forma a partir del propionato, que se describió en el capítulo 9, y en su metabolismo se produce succinil-CoA, que ya forma parte del ciclo del ácido cítrico (v. fig. 9.11). Como ahí se indica, este succinil-CoA da lugar a oxaloacetato, que puede salir de la mitocondria por vías alternativas, y en el citosol puede dar lugar a glucosa. En consecuencia, el propionil-CoA derivado de la β-oxidación de los ácidos grasos con número impar de átomos de carbono es la única parte de estos ácidos grasos que puede llegar a convertirse en glucosa.

13.2.5. β-Oxidación de los ácidos grasos insaturados

Los ácidos grasos insaturados son tan abundantes o más que los saturados tanto en los lípidos de la dieta como en los propios tejidos animales. Por ello contribuyen de forma activa e importante en el metabolismo del individuo.

Como se representa en la figura 13.3, la β-oxidación de los acil-CoA de ácidos grasos insaturados se lleva a cabo de la misma forma que los saturados, hasta llegar a un Δ^3-*cis*-enoil-CoA o a un Δ^4-*cis*-enoil-CoA, en función de la posición de los dobles enlaces. Este compuesto se transforma en su correspondiente Δ^2-*trans*-enoil-CoA mediante una *Δ^3-cis → Δ^2-trans-enoil-CoA isomerasa*, continuando así el proceso de la β-oxidación a través de su hidratación por acción de la *hidratasa* y oxidación por la *deshidrogenasa*. En caso de que en el proceso se forme un Δ^4-*cis*-enoilacil-CoA o que un ácido graso de estas características se incorpore a este nivel en la ruta (como por ejemplo un Δ^4-*cis*-enoil-CoA), tras su conversión por la *Δ^4-cis-acil-CoA deshidrogenasa* en Δ^2-*trans*-Δ^4-*cis*-dienoil-CoA, es reducido por la *Δ^2-trans-Δ^4-cis-dienoil-CoA reductasa* en Δ^3-*trans*-enoil-CoA, que mediante la *Δ^3-cis → Δ^2-trans-enoil-CoA isomerasa* forma el Δ^2-*trans*-enoil-CoA, que prosigue la β-oxidación hasta la formación de acetil-CoA.

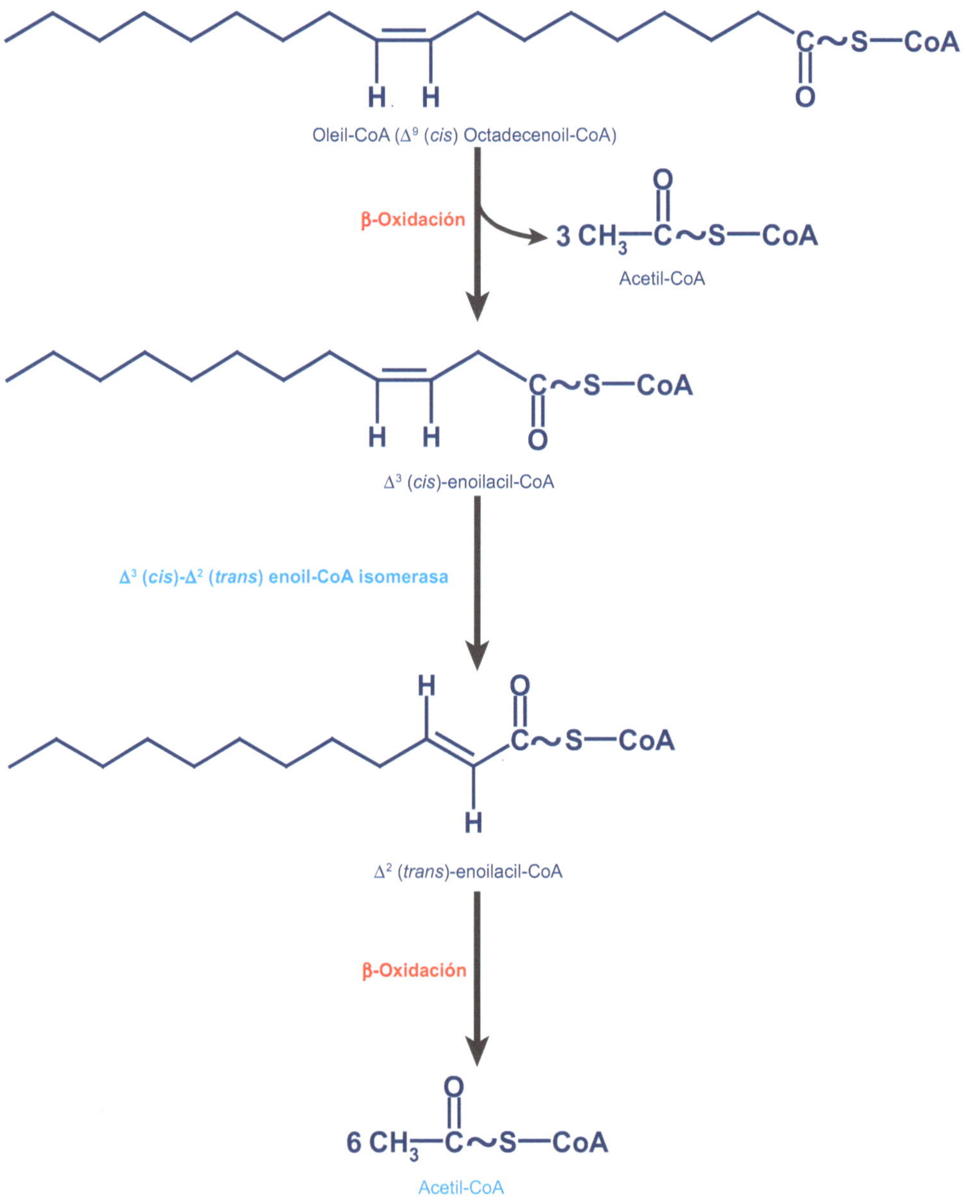

Fig. 13.3 Esquema de la β-oxidación mitocondrial de un ácido graso insaturado, como es el caso del oleil-CoA.

13.3. OTRAS FORMAS DE OXIDACIÓN DE LOS ÁCIDOS GRASOS

13.3.1. Oxidación peroxisomal de ácidos grasos de cadena muy larga

En los peroxisomas tiene lugar una β-oxidación modificada en la que, como se indica en la figura 13.4, el proceso termina con la formación de acetil-CoA y un acil-CoA de cadena más corta, como es el caso del octanoil-CoA, los cuales pueden ser transferidos a la carnitina para alcanzar el interior de las mitocondrias, donde son oxidados completamente. Existen tres diferencias importantes entre la β-oxidación peroxisomal y mitocondrial:

1. La β-oxidación peroxisomal necesita una *carnitina aciltransferasa* para la entrada de los acil-CoA al interior de los peroxisomas, en vez de las *carnitina aciltransferasas I y II* que se utilizan en la mitocondria.
2. La primera enzima de oxidación en los peroxisomas es la *acil-CoA oxidasa.*
3. La *β-cetotiolasa* utilizada en la β-oxidación peroxisomal tiene una especificidad diferente de la mitocondrial en cuanto al sustrato.

La β-oxidación no llega a formar ATP, sino que el potencial reductor que se libera es transferido al oxígeno molecular en la formación de peróxido de hidrógeno (H_2O_2). Una enzima, la *catalasa,* que es una hemoproteína y se encuentra únicamente en peroxisomas, convierte el peróxido de hidrógeno en agua y oxígeno:

$$2H_2O_2 \rightarrow 2H_2O + O_2$$

La β-oxidación peroxisomal no se produce sobre los ácidos grasos de cadena corta, mientras que es especialmente activa para los ácidos grasos de cadena muy larga (más de 22 átomos de carbono), que pueden ser transformados en ácidos

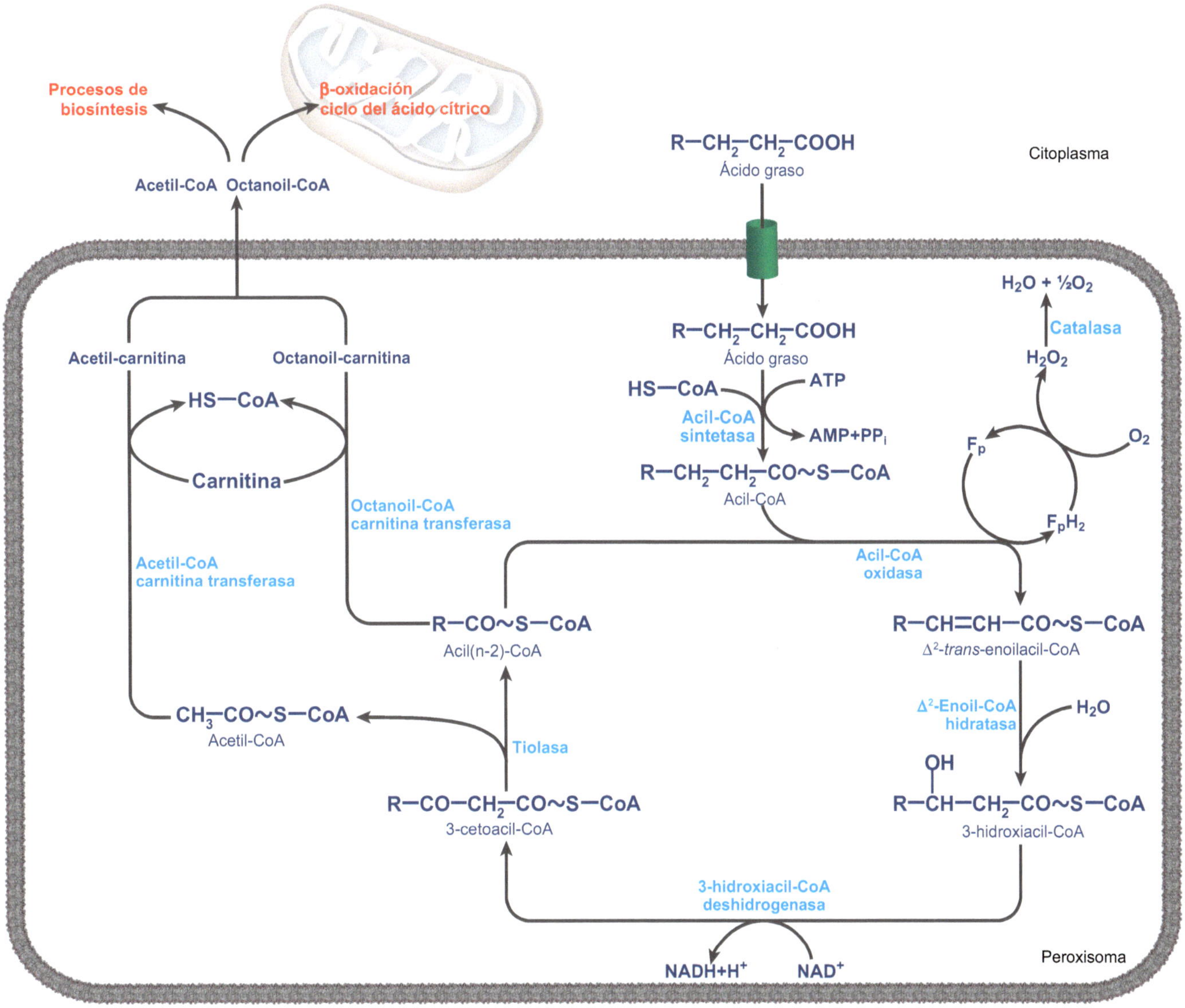

Fig. 13.4 Esquema de la β-oxidación en peroxisomas. Los ácidos grasos entran directamente al interior del peroxisoma mediante su unión a una proteína. Dentro del orgánulo se transforman en acil-CoA, y en cada vuelta del proceso se van liberando dos átomos de carbono en forma de acetil-CoA, hasta alcanzar un acilo con ocho átomos de carbono (octanoil-CoA). Mediante la transformación de este ácido graso en octanoil-carnitina y el acetil-CoA en acetil-carnitina, salen al citoplasma, donde son transformados en octanoil-CoA y acetil-CoA, respectivamente. Ahí participan en procesos de síntesis o, en el caso del octanoil-CoA, puede ser transferido a la mitocondria para su oxidación completa.

grasos de cadena más corta, para continuar su oxidación en las mitocondrias. Cabe también indicar que los ácidos grasos intermediarios en forma de acil-CoA que se producen en la β-oxidación peroxisomal son los mismos que se forman en las mitocondrias. A su vez, los peroxisomas contienen también las enzimas que catalizan la α-oxidación de los ácidos grasos, que es la que se requiere para la oxidación de ácidos grasos con ramificaciones metílicas.

A través de la β-oxidación peroxisomal también tiene lugar la reducción de la cadena lateral del colesterol en su transformación a ácidos biliares. A su vez, los peroxisomas también participan en la síntesis de éter-glicerolípidos (por ejemplo, los plasmalógenos), del colesterol y del dolicol.

La β-oxidación peroxisomal es inducida por dietas ricas en grasas, así como por fármacos hipolipemiantes, como es el caso particular de los fibratos.

13.3.2. Alfa oxidación

La α-oxidación de los ácidos grasos es el proceso por el que algunos ácidos grasos se degradan mediante la eliminación de un átomo de carbono en el terminal carboxílico. En humanos este proceso tiene lugar en los peroxisomas, y a través de él se degradan ácidos grasos de cadena ramificada con grupos metílicos, como es el caso del ácido fitánico, que es de origen vegetal y se ingiere con la dieta. Este ácido graso se encuentra metilado en posición β, por lo que no puede ser degradado por la β-oxidación y debe ser transformado en el ácido pristánico, que sí puede hacerlo. El proceso se resume en la figura 13.5, e implica la activación del ácido fitánico a fitanoil-CoA por la acción de la *acil-CoA sintetasa*. Ahora, por la acción de la *fitanoil-CoA dioxigenasa*, que requiere hierro (Fe^{2+}) y oxígeno, se transforma en el 2-hidroxifitanoil-CoA, que mediante una *2-hidroxi fitanoil-CoA liasa* dependiente de tiamina difosfato (TDP) da lugar a pristanal (aldehído del ácido pristánico) y formil-CoA. El pristanal es posteriormente oxidado por la *aldehído deshidrogenasa* para formar ácido pristánico, que ya puede seguir la β-oxidación, dando lugar a moléculas de propionil-CoA, que pueden ser metabolizadas como se indicó en el apartado 13.2.4.

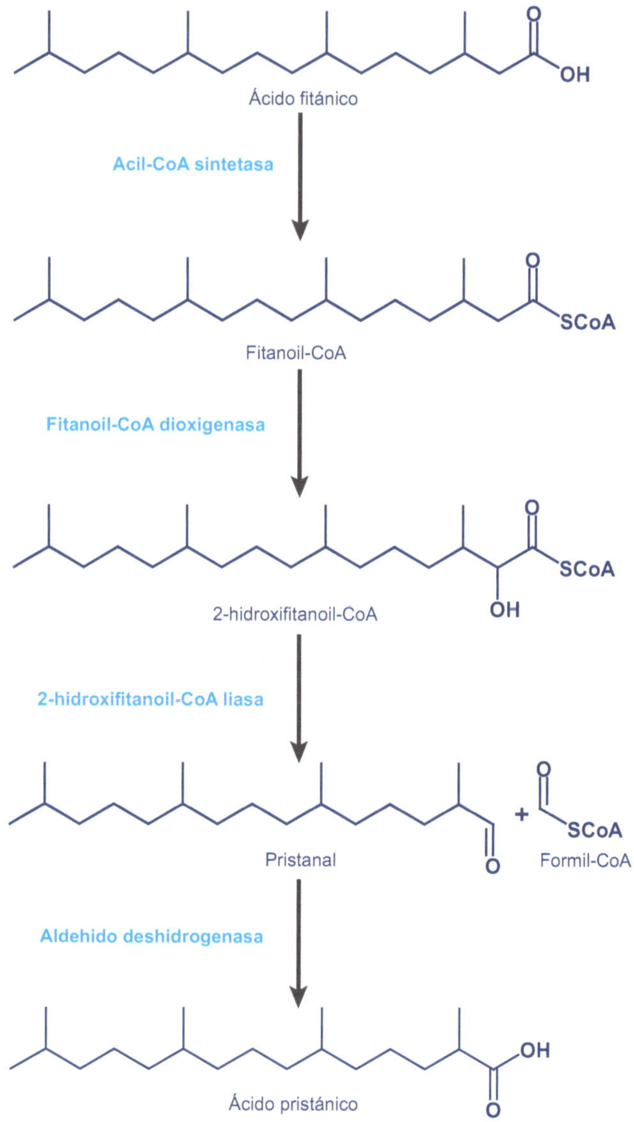

Fig. 13.5 Esquema de la α-oxidación del ácido fitánico hasta la formación del ácido pristánico.

13.3.3. Omega oxidación de ácidos grasos

En algunos animales, incluido el hombre, tiene lugar una vía alternativa a la β-oxidación de los ácidos grasos que es la ω-oxidación, la cual implica la oxidación del carbono más alejado del grupo carboxílico. En condiciones normales, esta vía es utilizada de forma minoritaria en el catabolismo de los ácidos grasos de cadena media (de 10 a 12 átomos de carbono), aunque también puede actuar sobre ácidos grasos de cadena más larga, adquiriendo especial relevancia cuando hay un defecto en la β-oxidación. A diferencia de ésta, la ω-oxidación no tiene lugar en el interior de las mitocondrias, sino en el retículo endoplásmico, y solamente en el hígado y el riñón. En ella participan tres enzimas, cuya función se resume en la figura 13.6.

El primer paso de la ω-oxidación implica la incorporación de un hidroxilo en el carbono en posición ω por acción de una oxidasa de función diversa, en una reacción compleja que utiliza oxígeno molecular, el citocromo P450 y el $NADPH+H^+$. En el siguiente paso tiene lugar la oxidación del grupo hidroxilo con la formación de un grupo aldehído mediante la *alcohol deshidrogenasa* dependiente de NAD^+. El tercer paso implica la oxidación del aldehído en la formación de un carboxilo, mediante la *aldehído deshidrogenasa* dependiente también de NAD^+. Así pues, el resultado es la formación de un ácido dicarboxílico, el cual puede unir una coenzima A en cada uno de los carboxilos, y esta molécula resultante ya puede entrar en la mitocondria a través del sistema de la carnitina descrito más arriba, para ser sometida a la β-oxidación en sus dos extremos. Cuando se completa la β-oxidación, el producto final es bien el succinato, que se incorpora directamente al ciclo del ácido cítrico, o bien el adipato, que sale a la sangre y posteriormente es eliminado por la orina, donde puede ser cuantificado como reflejo de la ω-oxidación de los ácidos grasos en un individuo.

13.4. CUERPOS CETÓNICOS

En condiciones en que en el hígado tiene lugar una activa β-oxidación de ácidos grasos, como por ejemplo en ayunas, tras una dieta grasa, en diabetes, etc., se produce una derivación de la ruta, de forma que el acetil-CoA formado no entra en el ciclo del ácido cítrico para su oxidación completa, sino que se transforma en los denominados cuerpos cetónicos. Estos cuerpos cetónicos se forman en el hígado, pero no se consumen ahí, sino que salen a la circulación para ser utilizados por tejidos

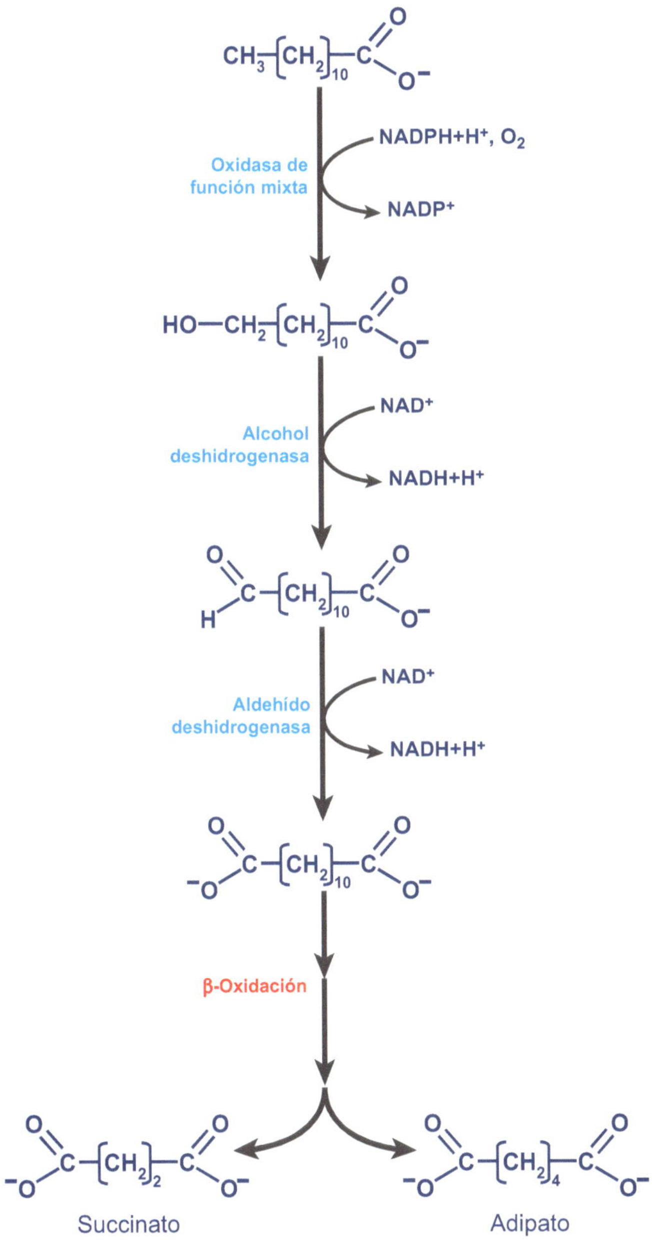

Fig. 13.6 Esquema de la ω-oxidación de un ácido graso, la cual tiene lugar en el retículo endoplásmico de células hepáticas y renales.

extrahepáticos, que los metabolizan como sustratos energéticos. Los cuerpos cetónicos, también denominados cetonas, son el acetoacetato y el D(−)-3-hidroxibutirato (también denominado 3-hidroxibutirato o β-hidroxibutirato). Estos dos compuestos son interconvertibles por acción de la *3-hidroxibutirato deshidrogenasa* intramitocondrial. Además, el acetoacetato puede perder de forma espontánea su grupo carboxilo, transformándose en acetona, que es también considerada un cuerpo cetónico. Estas interacciones se resumen en la figura 13.7. La reacción catalizada por la *3-hidroxibutirato deshidrogenasa* es dependiente del estado redox intramitocondrial, de forma que su equilibrio depende del cociente $NAD^+/NADH+H^+$.

13.4.1. Cetogénesis

La formación de los cuerpos cetónicos tiene lugar en las mitocondrias, donde, como se resume en la figura 13.8, dos molécu-

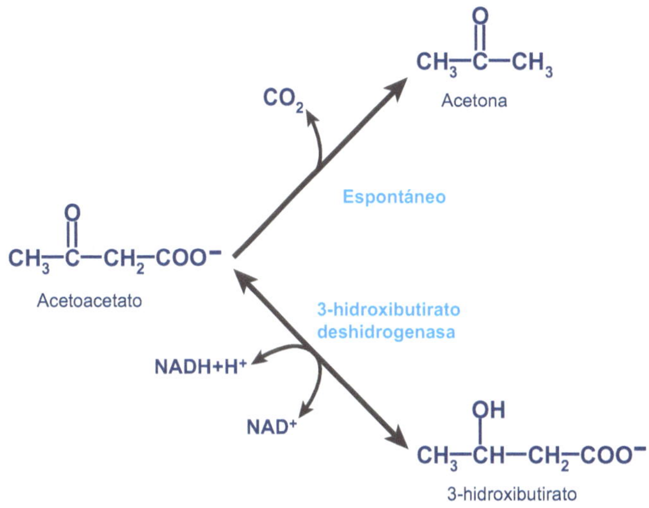

Fig. 13.7 Interacciones entre los cuerpos cetónicos, donde la reacción catalizada por la *D(–)-3-hidroxibutirato deshidrogenasa* es intramitocondrial.

las de acetil-CoA formadas en la β-oxidación de los ácidos grasos reaccionan entre sí para la formación de acetoacetil-CoA. Esta reacción es catalizada por la *tiolasa,* que es la última enzima que participa en la β-oxidación, pero que en la síntesis de cuerpos cetónicos funciona en dirección opuesta. El acetoacetil-CoA también puede formarse directamente en la penúltima reacción de la β-oxidación. Una molécula de acetoacetil-CoA se condensa con otra molécula de acetil-CoA en la formación del 3-hidroxi 3-metil-glutaril-CoA (HMG-CoA), mediante una *3-hidroxi 3-metil-glutaril-CoA sintasa.* A continuación, la *3-hidroxi 3-metil-glutaril-CoA liasa* (HMG-CoA liasa) da lugar a una molécula de acetil-CoA y otra de acetoacetato. Mientras que el acetil-CoA liberado se reutiliza de nuevo, el acetoacetato se convierte parcialmente en D(−)-3-hidroxibutirato, por acción de la *3-hidroxibutirato deshidrogenasa*, dependiente de $NADH+H^+$. Ambos cuerpos cetónicos salen a la circulación, donde el 3-hidroxibutirato es más abundante. Este proceso únicamente tiene lugar en el hígado y en el caso de los rumiantes también en el rumen, donde se forma también 3-hidroxibutirato a partir del ácido butírico que se produce continuamente en la fermentación.

13.4.2. Utilización de cuerpos cetónicos

En el hígado, la reacción catalizada por la *HMG-CoA liasa* en el interior de la mitocondria en la que se forma el acetoacetato, es prácticamente irreversible. A su vez, en las mitocondrias no hay *acetoacetato sintetasa* capaz de transformar el acetoacetato en acetoacetil-CoA, como sin embargo sí que existe en el citosol, donde participa en la síntesis del colesterol (v. cap. 16). Esto hace que el acetoacetato y el 3-hidroxibutirato no puedan ser utilizados en el propio hígado, sino que son exportados a la circulación, alcanzando los tejidos extrahepáticos. Como se muestra en la figura 13.9, en los tejidos extrahepáticos, el 3-hidroxibutirato en el interior de las mitocondrias, por la acción de la *3-hidroxibutirato deshidrogenasa* se transforma en acetoacetato, uniéndose al que llega como tal. A su vez, el acetoacetato es activado a acetoacetil-CoA bien mediante la *acetoacetil-CoA sintetasa*, dependiente de ATP, o bien mediante la *succinil-CoA acetoacetato-CoA transferasa.* Esta enzima cataliza la transferencia de una molécula de succinil-CoA del

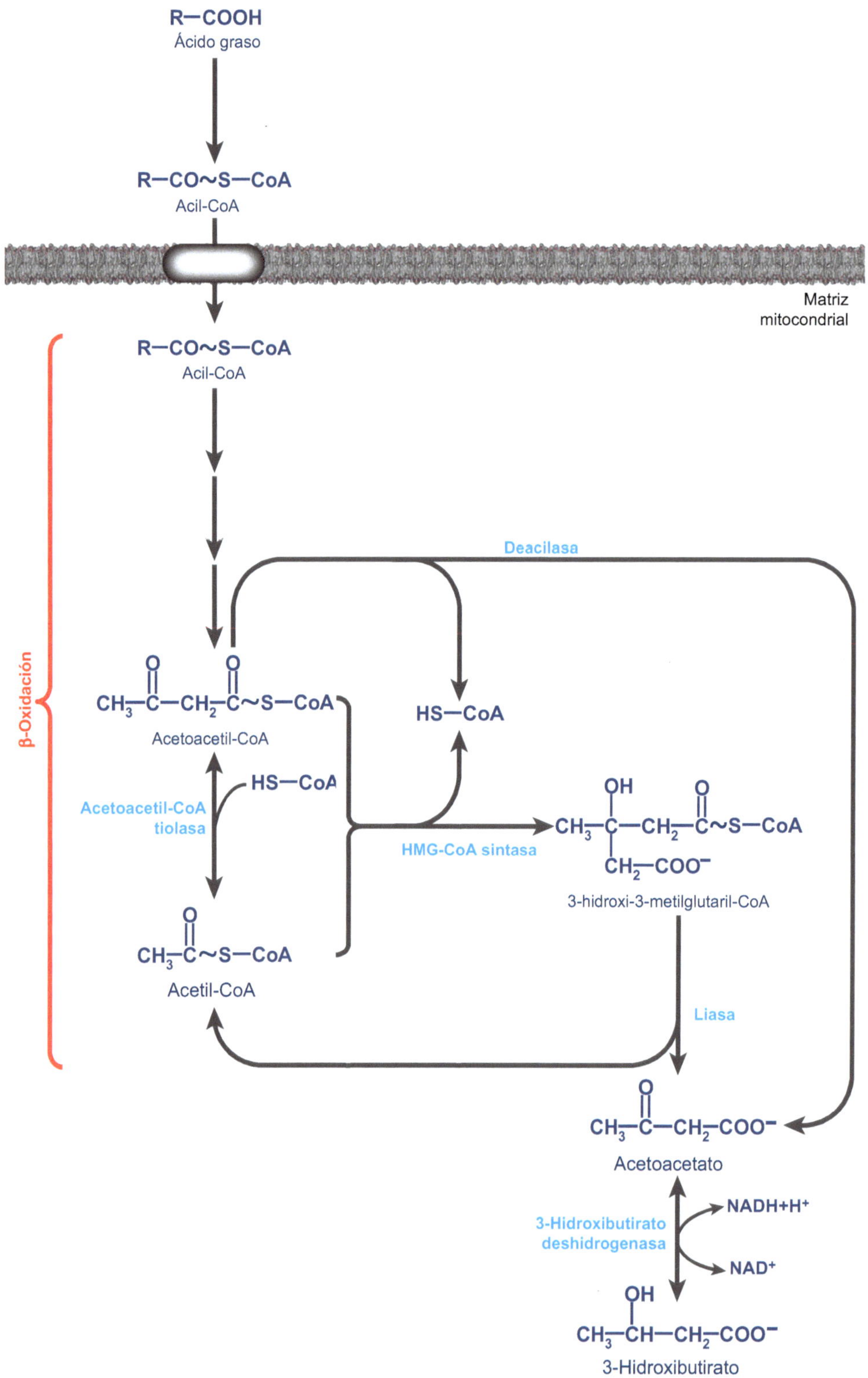

Fig. 13.8 Esquema de la síntesis de cuerpos cetónicos, como derivación de la β-oxidación de los ácidos grasos. CAT: sistema de la *carnitina acil transferasa*.

ciclo del ácido cítrico al acetoacetato, dando lugar a succinato y acetoacetil-CoA. Por acción de la *tiolasa,* el acetoacetil-CoA es transformado en dos moléculas de acetil-CoA, que son incorporadas al ciclo del ácido cítrico.

Así pues, los cuerpos cetónicos constituyen una importante fuente de energía para los tejidos extrahepáticos, participando en el denominado ciclo glucosa-ácidos grasos que se describió en el capítulo 9 (v. fig. 9.13), de forma que su llegada a dichos tejidos implica un ahorro en el consumo de glucosa. Aunque desde este punto de vista, los cuerpos cetónicos desempeñan un papel importante en el metabolismo, su exceso en sangre (denominado cetosis) tiene efectos indeseables como resultado de la bajada del pH sanguíneo que producen. De todas formas, cabe tener en cuenta que los niveles de cuerpos cetónicos en sangre (cetonemia) son preferentemente el resultado de la producción hepática de cuerpos cetónicos más que de cambios en su utilización por los tejidos extrahepáticos.

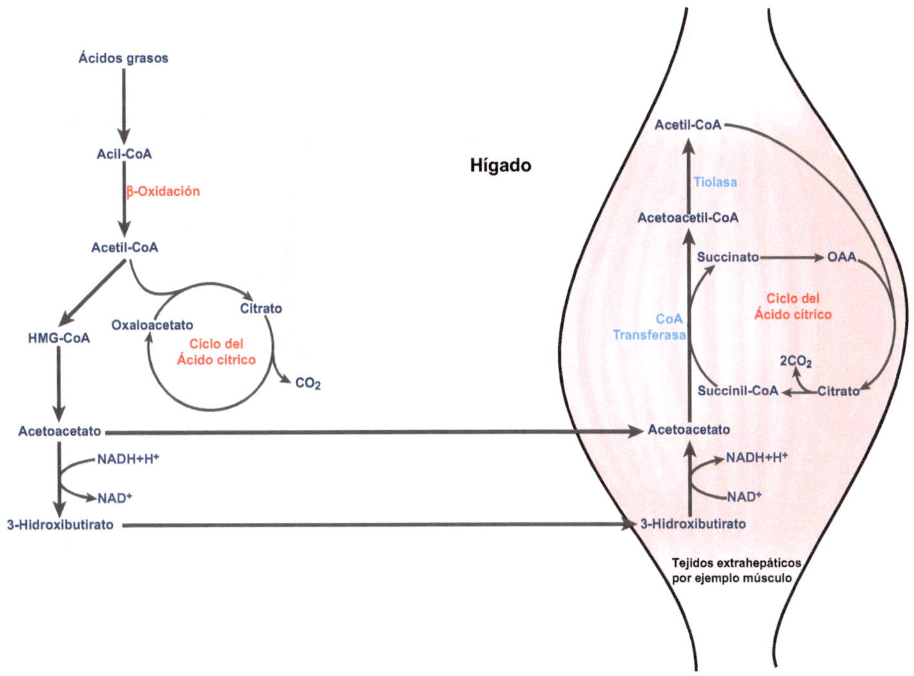

Fig. 13.9 **Utilización de los cuerpos cetónicos, sintetizados en el hígado, por los tejidos extrahepáticos, como es el caso del músculo esquelético.** En este caso, la CoA transferasa transfiere el HS-CoA del *succinil-CoA* derivado del ciclo del ácido cítrico al acetoacetato. De esta forma, el ciclo del ácido cítrico se salta la reacción catalizada por la *succinato tioquinasa*, que transforma el succinil-CoA en succinato, pero a partir del acetoacetil-CoA formado se llegan a producir dos moléculas de acetil-CoA. De esta forma, los carbonos derivados de los cuerpos cetónicos alcanzan el ciclo del ácido cítrico, con su consiguiente rendimiento energético.

En condiciones de cetosis (cetonemia elevada), una parte del acetoacetato circulante es descarboxilado espontáneamente transformándose en acetona, que es eliminada por los pulmones. A su vez, en estas condiciones, una parte de los cuerpos cetónicos circulantes también se elimina por vía renal, aunque el umbral de esta eliminación es variable de unos individuos a otros, y cuando se trata de una cetonemia moderada, esta eliminación es escasa. En consecuencia, normalmente se utiliza la determinación de cuerpos cetónicos en sangre más que en orina como índice del grado de la cetosis.

13.5. REGULACIÓN DE LA β-OXIDACIÓN Y LA CETOGÉNESIS

Aunque la β-oxidación de los ácidos grasos se produce en la mayoría de los tejidos para dar lugar a energía, tiene una especial relevancia en el hígado, y en particular en ayunas. En estas condiciones, los ácidos grasos son liberados del tejido adiposo a la sangre como resultado de la lipolisis de los triacilglicéridos ahí acumulados (v. cap. 17). En sangre, los ácidos grasos circulan en forma no esterificada (NEFA), y el hígado es su principal destino. Los ácidos grasos entran en la célula a través de transportadores específicos, y como se ha descrito anteriormente, dentro de la célula, la *acil-CoA sintetasa* incorpora una coenzima A al ácido graso, con la formación del correspondiente acil-CoA. Estos acil-CoA interaccionan con el metabolismo de la glucosa en su utilización para la lipogénesis, ya que son inhibidores de la primera enzima de esta vía, la *acetil-CoA carboxilasa,* a través de la cual se sintetiza el malonil-CoA (fig. 13.10). A su vez, estos acil-CoA pueden ser transportados al interior de las mitocondrias a través del sistema de la *carnitina acil transferasa I* (CPT-I), o en el citosol pueden esterificarse con glicerol 3-fosfato formado bien del metabolismo de la glucosa o bien por la fosforilación directa del glicerol mediante la reacción catalizada por la *glicerol quinasa,* que es especialmente activa en el hígado. De esta forma se sintetizan acilgliceroles (en particular los tracilglicéridos), que son secretados a la sangre asociados a las lipoproteínas de muy baja densidad (VLDL) (v cap. 17).

La principal forma de regulación de la β-oxidación de los ácidos grasos es la disponibilidad de éstos en el interior de las mitocondrias, la cual depende de la CPT-I, cuya actividad es controlada por el primer metabolito de la lipogénesis, el malonil-CoA. Este compuesto es un potente inhibidor de la CPT-I, de forma que cuando su concentración es alta (lo que ocurre cuando la lipogénesis está activada), los ácidos grasos que llegan al tejido no entran al interior de las mitocondrias, sino que son derivados a su esterificación. Sin embargo, cuando la concentración de malonil-CoA es baja por escasa actividad o inhibición de la *acetil-CoA carboxilasa,* se produce la desinhibición de la CPT-I y la consiguiente entrada de los ácidos grasos al interior de las mitocondrias. Como se describe en detalle en el capítulo 14, la *acetil-CoA carboxilasa* se inhibe por los acil-CoA y por la acción hormonal del glucagón, mientras que se activa por la insulina. Es precisamente en ayunas cuando aumenta la llegada de los ácidos grasos al hígado, se incrementa la concentración de glucagón y disminuye la de insulina en sangre, y se dan por tanto las condiciones apropiadas para que la síntesis de malonil-CoA esté inhibida. Así pues, en estas condiciones aumenta la entrada de los ácidos grasos al interior de las mitocondrias, incrementándose la actividad de la β-oxidación.

Otra enzima que participa en la concentración intracelular del malonil-CoA es la *malonil-CoA descarboxilasa,* responsable de la descarboxilación del malonil-CoA a acetil-CoA:

$$HOOC-CH_2-CO\sim S-CoA \rightarrow CH_3-CO\sim S-CoA+CO_2$$

Normalmente, la concentración de malonil-CoA disminuye cuando la actividad de la *malonil-CoA descarboxilasa* es alta, lo que conlleva un incremento en la β-oxidación de los ácidos grasos. A su vez, ya que la *proteína quinasa* (AMPK) que inhibe a la *acetil-CoA carboxilasa* a través de su fosforilación (v. cap. 14) activa a la *malonil-CoA descarboxilasa,* ambas enzimas actúan coordinadamente modulando la concentración del malonil-CoA y su acción reguladora sobre la CPT-I.

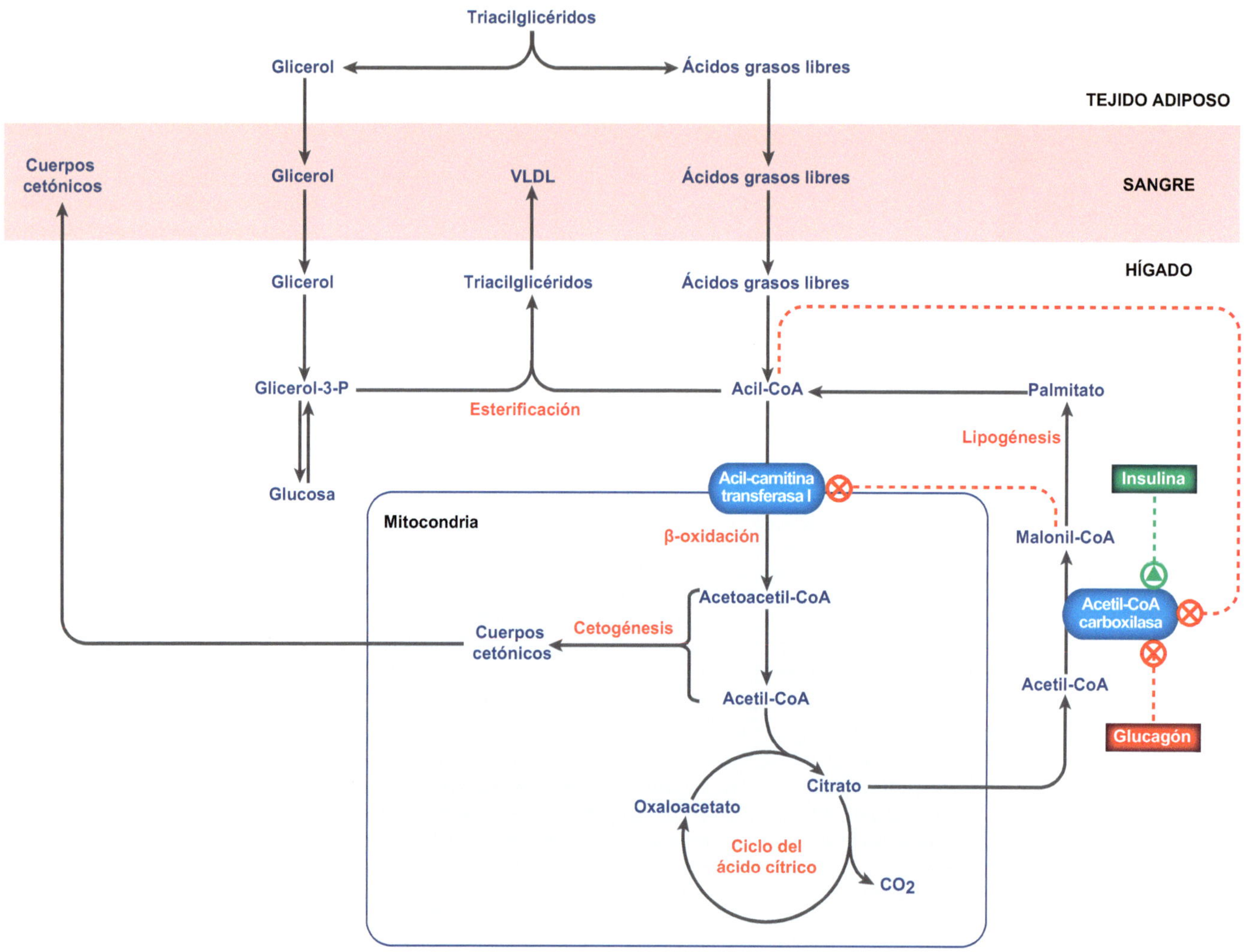

Fig. 13.10 Visión fisiológica de la regulación de la β-oxidación de los ácidos grasos que llegan al hígado derivados de su movilización del tejido adiposo, así como de la cetogénesis. Véase la descripción más detallada en el texto.

Por otro lado, la actividad de cada una las enzimas que participan en la β-oxidación se inhibe por el intermediario acil-CoA que se produce, respectivamente, en la reacción que catalizan. A su vez, el 3-cetoacil-CoA inhibe a la *Δ^2-enoil-CoA hidratasa* y la *acil-CoA deshidrogenasa*. También la β-oxidación es inhibida alostéricamente por los cocientes NADH+H$^+$/NAD$^+$ y acetil-CoA/HS-CoA, y en este último caso la acción es específica sobre la *3-cetoacil-CoA tiolasa*.

La β-oxidación también puede ser regulada a largo plazo a nivel transcripcional; es decir, a nivel de la expresión de genes (formación de mRNA) que determinan la síntesis de proteínas que participan en el proceso. De entre ellas cabe destacar a los denominados receptores activados por proliferadores peroxisomales (PPAR). Así, por ejemplo, aunque los genes que son regulados por cada uno de los distintos tipos de PPAR varía de unos tejidos a otros, el PPAR-γ controla positivamente a proteínas tales como la CD36/FATP, que participa en la entrada de los ácidos grasos a la célula, la *acil-CoA sintetasa*, la *malonil-CoA descarboxilasa*, la CPT-I, la *acil-CoA deshidrogenasa de cadena larga* y la *acil-Co deshidrogenasa de cadena media*, facilitando así la actividad de la β-oxidación.

En cuanto al incremento en la síntesis de cuerpos cetónicos y el consecuente desarrollo de la cetosis, ocurre únicamente cuando se produce una elevación de los NEFA en sangre como resultado de un incremento en su movilización del tejido adiposo. De hecho, los agentes o factores que controlan la actividad lipolítica del tejido adiposo, controlan a su vez la actividad cetogénica. A su vez, el acetil-CoA que se forma dentro de la mitocondria a través de la β-oxidación bien puede entrar en el ciclo del ácido cítrico para su oxidación completa o ser canalizado hacia la síntesis de cuerpos cetónicos. Cuando aumenta la llegada de ácidos grasos al hígado, menor proporción de acetil-CoA entra en el ciclo del ácido cítrico y más es canalizado hacia la cetogénesis. El mecanismo de esta partición del destino del acetil-CoA no está suficientemente aclarado, pero una posibilidad parece ser la disponibilidad de oxaloacetato. Una disminución en la cantidad de oxaloacetato dentro de la mitocondria impide la utilización de acetil-CoA en la síntesis de citrato, canalizándola hacia la cetogénesis. Esa disminución en la disponibilidad del oxaloacetato puede ocurrir cuando aumenta el cociente NADH+H$^+$/NAD$^+$ dentro de la mitocondria como resultado de un incremento en la β-oxidación de los ácidos grasos. En estas condiciones, el equilibrio de la reacción de la *malato deshidrogenasa* del ciclo del ácido cítrico se desplaza hacia el malato en vez de al oxaloacetato, reduciéndose la disponibilidad de éste. Precisamente en estas condiciones, el malato formado a partir del oxaloacetato es dirigido al exterior de las mitocondrias para su utilización en la gluconeogénesis

(v. cap. 9), cuya actividad se encuentra incrementada cuando los niveles de glucosa en sangre son bajos y la salida de ácidos grasos del tejido adiposo se encuentra aumentada.

RESUMEN

1. **La β-oxidación de los ácidos grasos tiene lugar mayoritariamente dentro de las mitocondrias e implica la liberación secuencial de dos en dos átomos de carbono en forma de moléculas de acetil-CoA, cuyo principal destino es el ciclo de cítrico para ser oxidado completamente a CO_2 y H_2O. En el proceso se libera una considerable cantidad de energía, tanto por la producción de potencial reductor en forma de $FADH_2$ y $NADH+H^+$, que son reoxidados por la cadena respiratoria y la consecuente formación de ATP, como por la oxidación completa en el ciclo del ácido cítrico de las moléculas de acetil-CoA formadas.**
2. **Existen otras formas de oxidación de los ácidos grasos: la oxidación peroxisomal, la α-oxidación y la ω-oxidación, que son utilizadas para la oxidación de ácidos grasos con características especiales, como los de cadenas muy largas o los que contienen grupos metilo ramificados.**
3. **Los cuerpos cetónicos son el 3-hidroxibutirato y el acetoacetato. Se sintetizan en el hígado, en el interior de las mitocondrias, como una derivación de la β-oxidación, mientras que son metabolizados en los tejidos extrahepáticos, donde son utilizados como sustratos energéticos.**
4. **La β-oxidación de los ácidos grasos y la cetogénesis se controlan principalmente por la disponibilidad de los acil-CoA en el interior de las mitocondrias, lo que depende por un lado, de la llegada de los ácidos grasos al tejido correspondiente, que en el caso del hígado es función de la actividad de la lipolisis del tejido adiposo, y por otro, de la actividad de la enzima clave en el transporte de ácidos grasos al interior de las mitocondrias, la *carnitina palmitoil (acil) transferasa-I* (CPT-I), que es inhibida por el primer producto de la lipogénesis, el malonil-CoA.**

Bibliografía

Casteels M, Foulon V, Mannaerts GP, Van Veldhoven PP. Alpha-oxidation of 3-methyl-substituted fatty acids and its thiamine dependence. Europ J Biochem (FEBS). 2003;270:1619-27.

Eaton S, Bartlen K, Pourfarzam M. Mammalian mitochondrial β-oxidation. Biochem J. 1996;320:345-57.

Fillmore N, Alrob OA, Lopaschuk GD. Animal Lipid Biochemistry, Fatty acid β-oxidation. In: Christie WW, editor. The Lipid Library. Lipids Chemistry. Biology, Technology & Analysis: The AOCS Lipid Library; 2011.

Fukao T, Lopaschuk GD, Mitchell GA. Pathways and control of ketone body metabolism: on the fringe of lipid metabolism. Prostaglandins Leukot Essent Fatty Acids. 2004;70:243-51.

Glatz JF, Luiken JJ, Bonen A. Membrane fatty acid transporters as regulators of lipid metabolism: Implications for metabolic disease. Physiol Rev. 2010;90:367-417.

Komen JC, Duran M, Wanders RJA. Phytanic acid omega-oxidation in human liver microsomes and its implications for Refsum disease. Ned Tijdschr Klin Chem Labgeneesk. 2006;31:221-2.

Schulz H. Oxidation of fatty acids in eukaryotes. In: Vance DE, Vance J, editors. Biochemistry of Lipids, Lipoproteins and Membranes. 5th ed. Amsterdam: Elsevier; 2008. p. 131–54.

Capítulo 14

Biosíntesis de ácidos grasos y eicosanoides

Ignasi Ramírez Sunyer

OBJETIVOS DE APRENDIZAJE

- **Entender el proceso de síntesis de los ácidos grasos.**
- **Diferenciar entre lipogénesis, elongación y desaturación.**
- **Comprender los mecanismos de regulación de la síntesis de los ácidos grasos.**
- **Conocer la estructura, la síntesis y la función de las prostaglandinas, las prostaciclinas y los tromboxanos.**
- **Conocer la estructura, la síntesis y la función de los leucotrienos y las lipoxinas.**

14.1. INTRODUCCIÓN

La síntesis de ácidos grasos parte siempre de acetil-CoA y va generando diversos productos finales. Es, pues, un proceso divergente, cuyo tronco inicial es la *lipogénesis*, que forma ácido palmítico (C_{16}) a partir de acetil-CoA (C_2). Del ácido palmítico se sintetizan los demás por *elongación* (alargamiento de la cadena en unidades de 2 C) y/o *desaturación* (proceso de oxidación que conlleva la introducción de dobles enlaces C = C). De esta forma se generan los diferentes ácidos grasos que cada especie puede sintetizar. Los mamíferos no podemos sintetizar algunos ácidos grasos que, por requerirlos de la dieta, denominamos ácidos grasos esenciales. Pero sí podemos modificar por elongación y desaturación los ácidos grasos esenciales. Un ejemplo de ello es el caso del ácido araquidónico, que es escaso en la dieta y sin embargo es un componente fundamental de algunos fosfolípidos de la membrana plasmática. Además, del ácido araquidónico se deriva un conjunto de moléculas que se denominan de forma genérica *eicosanoides* debido a que tienen 20 átomos de carbono. Son las prostaglandinas, los tromboxanos, los leucotrienos y las lipoxinas, las cuales son moléculas reguladoras de diversos procesos fisiológicos.

14.2. SÍNTESIS DE ÁCIDOS GRASOS

La síntesis de ácidos grasos no sólo implica diferentes procesos metabólicos, sino que en los eucariotas también requiere la participación de diversos compartimentos citoplasmáticos. Mientras la lipogénesis se lleva a cabo en el citosol, la elongación puede tener lugar en la mitocondria y en el retículo endoplasmático, y la desaturación se lleva a cabo sólo en el retículo endoplásmico. A su vez, no todas las células del organismo tienen capacidad para sintetizar ácidos grasos, y en el caso de los mamíferos, la mayor capacidad lipogénica está en el hígado y el tejido adiposo. La importancia relativa de uno u otro tejido depende de la especie (tabla 14.1). Así, en humanos y roedores, el hígado tiene más importancia cuantitativa que el tejido adiposo, al contrario que en animales carnívoros, como los perros y los gatos. En los rumiantes, la capacidad lipogénica del hígado es muy baja y se lleva a cabo principalmente en el tejido adiposo. Además de estos tejidos, en todas las hembras de mamíferos, las glándulas mamarias tienen una alta capacidad de sintetizar ácidos grasos durante la gestación y, sobre todo, durante toda la lactancia. En las aves, la lipogénesis se da sólo en el hígado.

Desde el punto de vista de todo el organismo, además del hígado, el tejido adiposo y las glándulas mamarias, también podemos sintetizar ácidos grasos en otros lugares, donde la lipogénesis es muy activa, pero contribuye poco a la síntesis global de ácidos grasos. Un ejemplo son las glándulas sebáceas de los mamíferos. En ellas, la capacidad de sintetizar ácidos grasos es elevada y tiene importancia para la formación del sebo que lubrica y protege la piel.

14.2.1. Lipogénesis

14.2.1.1. Similitudes y diferencias con la β-oxidación

Aunque a primera vista podría pensarse que la lipogénesis es la inversa de la β-oxidación de los ácidos grasos, un análisis más detallado pone de manifiesto diferencias importantes entre ellas, de forma que una no es simplemente la opuesta de la otra (tabla 14.2). Mientras que la β-oxidación tiene lugar mayoritariamente en las mitocondrias y de forma minoritaria en los peroxisomas, la lipogénesis se da casi exclusivamente en el citosol. Además, mientras que en la β-oxidación los intermediarios se mantienen unidos a la coenzima A, en la lipogénesis lo hacen a una proteína, la proteína portadora de acilos (ACP, *Acyl Carrier Protein*). De todas formas, tanto la ACP como la coenzima A contienen un grupo fosfopantoteína que establece uniones tioéster con los grupos acilo. Una diferencia fundamental es la molécula que se libera o se incorpora en cada vuelta. En la β-oxidación se libera el acetil-CoA, mientras que en la lipogénesis se utiliza malonil-CoA, una unidad de tres átomos de carbono. Otra diferencia es que en la β-oxidación

Tabla 14.1 Importancia cuantitativa relativa de la lipogénesis en distintos tejidos en función de la especie

Especie	Tejidos lipogénicos
Humanos	Hígado > tejido adiposo (glándula mamaria)
Roedores (rata, ratón)	Hígado > tejido adiposo (glándula mamaria)
Perros, gatos	Tejido adiposo > hígado (glándula mamaria)
Vacas, ovejas	Tejido adiposo >>> hígado (glándula mamaria)
Aves	Hígado

Tabla 14.2 Diferencias más relevantes entre las vías de β-oxidación de ácidos grasos y lipogénesis

	β-oxidación	Lipogénesis
Localización	Mitocondrial (peroxisomal)	Citosólica
Portador de acilos	Coenzima A	Proteína portadora de acilos (ACP)
Producto / sustrato	Acetil-CoA	Malonil-CoA (acetil-CoA)
Aceptor /donador de electrones	FAD / NAD^+	$NADPH+H^+$
Intermediario hidroxilado	3-L-hidroxiacilo	3-D-hidroxiacilo
Equivalente energético producido o necesario para la conversión entre ácido palmítico y acetil-CoA	7 $FADH_2$ + 7 $NADH+H^+$ – 2 ATP = 33 ATP	7 ATP + 14 $NADPH+H^+$ = 49 ATP

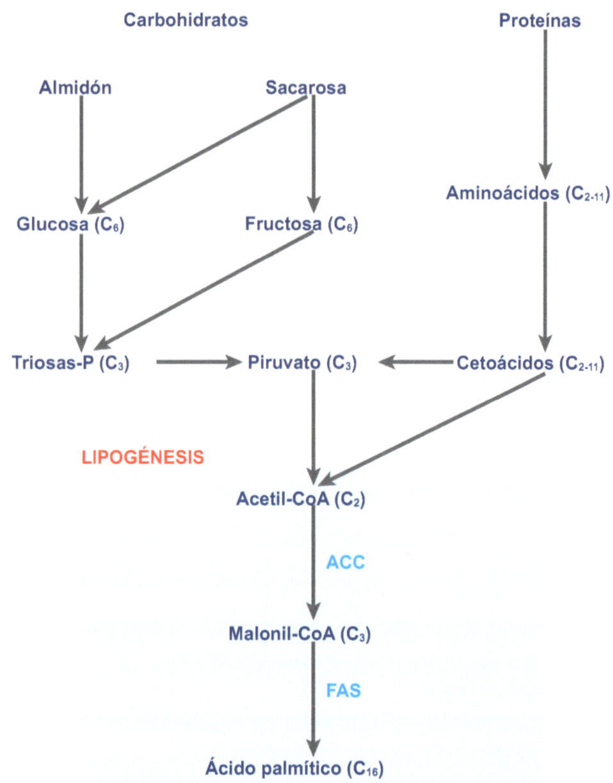

Fig. 14.1 Principales fuentes de carbono para la lipogénesis. En los animales, las principales fuentes de carbono que nutren la lipogénesis son los carbohidratos de la dieta, y en el caso de la dieta humana cabe destacar el almidón del pan y las patatas, así como la sacarosa del azúcar. También algunos aminoácidos de las proteínas contribuyen al aporte de carbono. La importancia relativa de carbohidratos y proteínas depende del tipo de dieta de los animales. Entre paréntesis se indica el número de átomos de carbono de las moléculas y en letras azules las dos enzimas que controlan la lipogénesis: la *acetil-CoA carboxilasa* (ACC) y la *ácido graso sintasa* (FAS).

los aceptores de los electrones liberados en las oxidaciones son el FAD y el NAD^+, mientras que en la lipogénesis, el dador de electrones en las reacciones de reducción es el $NADPH+H^+$. Finalmente, aunque los intermediarios hidroxilados que se encuentran en ambas vías contienen un carbono asimétrico, en la β-oxidación tienen configuración L (3-L-hidroxiacil-CoA), y en la lipogénesis es D (3-D-hidroxiacil-ACP).

En cuanto al rendimiento o requerimiento energético, si consideramos que el $NADH+H^+$ y el $NADPH+H^+$ equivalen aproximadamente a 3 ATP y el $FADH_2$ a 2, la lipogénesis tiene un requerimiento energético equivalente a 49 ATP, mientras que la β-oxidación tiene un rendimiento energético equivalente a 33 ATP. Ello muestra, a su vez, como ocurre en las distintas vías metabólicas, que la síntesis requiere más energía de la que se obtiene en la oxidación.

Existe también una lipogénesis mitocondrial, pero su relevancia en vertebrados parece poco importante, por lo que no se hará referencia a ella en este capítulo.

14.2.1.2. Fuentes de carbono para la lipogénesis

Como se ha comentado, la lipogénesis parte del acetil-CoA, que es necesario como cebador inicial y para la formación de malonil-CoA. En la mayor parte de los mamíferos, el acetil-CoA procede de la oxidación de glucosa o de aminoácidos (fig. 14.1). Mientras que en el tejido adiposo humano la contribución de los aminoácidos es negligible, en el hígado no es nada despreciable, sobre todo en la fase absortiva del ciclo alimentario. En otras especies, la importancia de las diferentes fuentes de acetil-CoA pueden variar en función de sus características. Así, mientras que en los carnívoros, los cetoácidos son la fuente principal incluso para el tejido adiposo, en los rumiantes lo es el ácido acético generado en el rumen por la fermentación de la fibra (celulosa y hemicelulosa).

14.2.1.3. Carboxilación del acetil-CoA. Acetil-CoA carboxilasa

La primera reacción de la lipogénesis consiste en la carboxilación del acetil-CoA catalizada por la *acetil-CoA carboxilasa (ACC)*. Esta reacción es dependiente de la hidrólisis de ATP y genera una molécula de malonil-CoA:

$$\underset{\text{Acetil-CoA}}{CH_3-CO\sim SCoA} + HCO_3^- + ATP$$
$$\rightarrow \underset{\text{Malonil-CoA}}{HOOC-CH_2-CO\sim SCoA} + ADP + Pi$$

Aunque existen dos formas de *acetil-CoA carboxilasa* en los mamíferos: la ACC1 (también denominada ACC-α) y la ACC2 (o ACC-β), que difieren en sus características estructurales, es la primera la que participa en la lipogénesis. Se asocia formando

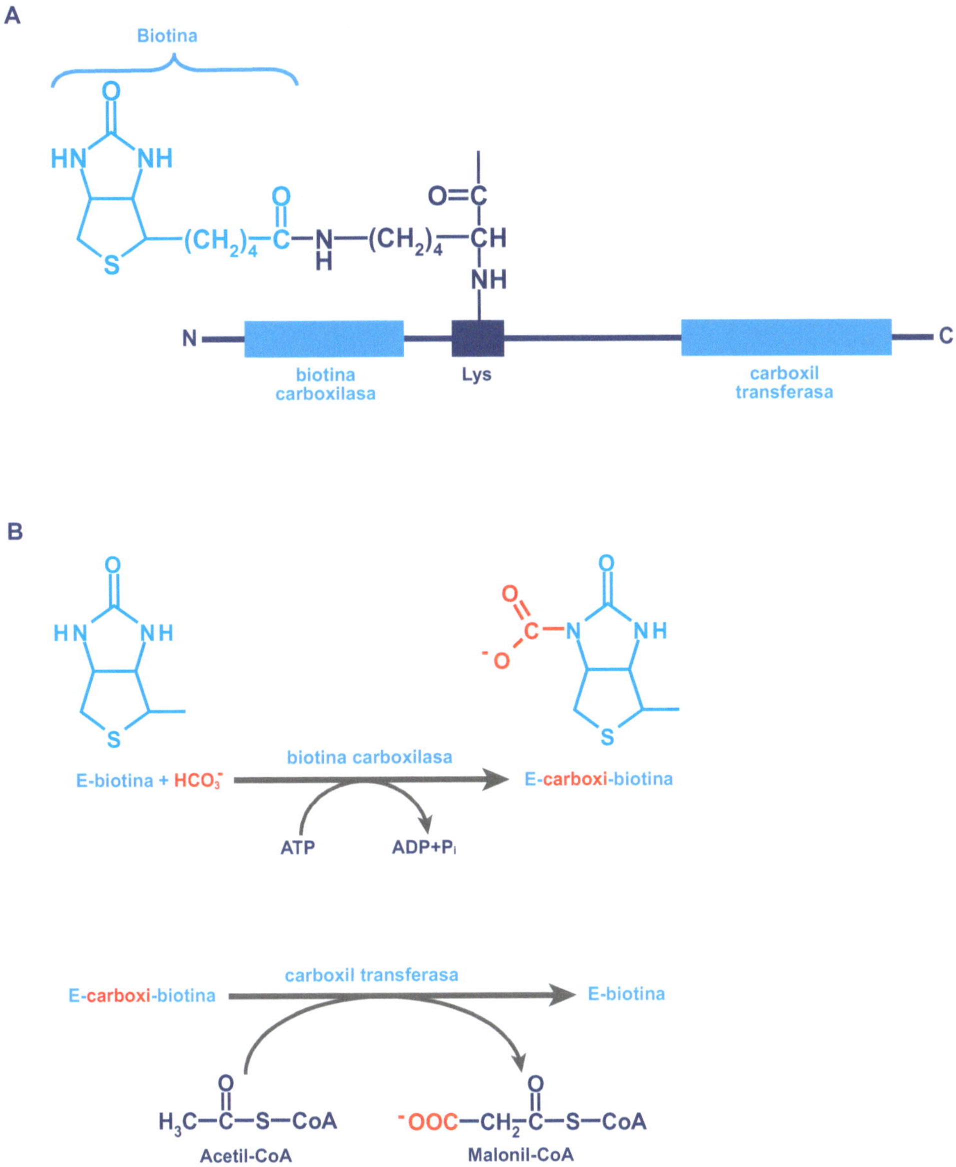

Fig. 14.2 Estructura y reacción de la *acetil-CoA carboxilasa*. A. Esquema de la estructura de la *acetil-CoA carboxilasa* en la que próximo a su extremo N-terminal se encuentra el dominio con actividad biotina carboxilasa. En posición intermedia está el sitio de unión covalente a la biotina de un residuo de lisina (azul) de la apoenzima. En el extremo C-terminal se localiza el dominio con actividad carboxil transferasa. **B.** Detalle de las dos reacciones que cataliza la *acetil-CoA carboxilasa*: la carboxilación de la biotina dependiente de hidrólisis de ATP y la transferencia del carboxilo al acetil-CoA para la formación de malonil-CoA.

homodímeros poco activos catalíticamente que polimerizan para dar lugar a filamentos muy activos de hasta 400 nm de longitud, que se mantienen en el citosol.

La *acetil-CoA carboxilasa*, como otras carboxilasas, es dependiente de biotina. La biotina se encuentra unida a un residuo de lisina situado en medio de los dos dominios catalíticos que contiene la enzima (fig. 14.2): uno tiene actividad biotina carboxilasa y el otro carboxil transferasa. La reacción de carboxilación del sustrato tiene lugar en dos etapas. En la primera la biotina se carboxila en un proceso dependiente de la hidrólisis de ATP, mientras que en la segunda, el grupo carboxilo se transfiere al acetil-CoA rindiendo malonil-CoA y regenerando la biotina.

14.2.1.4. Formación del ácido palmítico: ácido graso sintasa

La lipogénesis parte de un acetil-CoA sobre el que se condensan grupos acetilo procedentes de malonil-CoA. Después de cada condensación, se reduce de forma progresiva el carbono β. En todo el proceso, el acilo se mantiene unido al sulfhidrilo terminal de una fosfopantoteína unida a una serina de la ACP. Este grupo prostético es idéntico al de la coenzima A (fig. 14.3A).

La estructura tridimensional de la ACP es muy parecida en todas las especies. En las figuras 14.3B y 14.3C, se muestran la de *Escherichia coli* y la de rata.

En los animales, tanto la ACP como todas las enzimas implicadas en la formación del ácido palmítico forman una sola cadena polipeptídica, la denominada *ácido graso sintasa de tipo I* (FAS-I). En la cadena se diferencian seis dominios catalíticos más el dominio de la ACP (fig. 14.4A).

Los estudios estructurales de la FAS-I cristalizada muestran que forma un dímero que se entrelaza con orientación simétrica (fig. 14.4B) en el que la ACP ocupa una posición central flexible con capacidad para encarar el acilo a los diferentes dominios catalíticos que la rodean: la *malonil/acetil-CoA transacilasa*, la *3-cetoacil-ACP sintasa* (conocida también como enzima condensante), la *3-cetoacil-ACP reductasa*, la *3-D-hidroxiacil-ACP deshidratasa*, la *enoil-ACP reductasa* y la *palmitoil tioesterasa*.

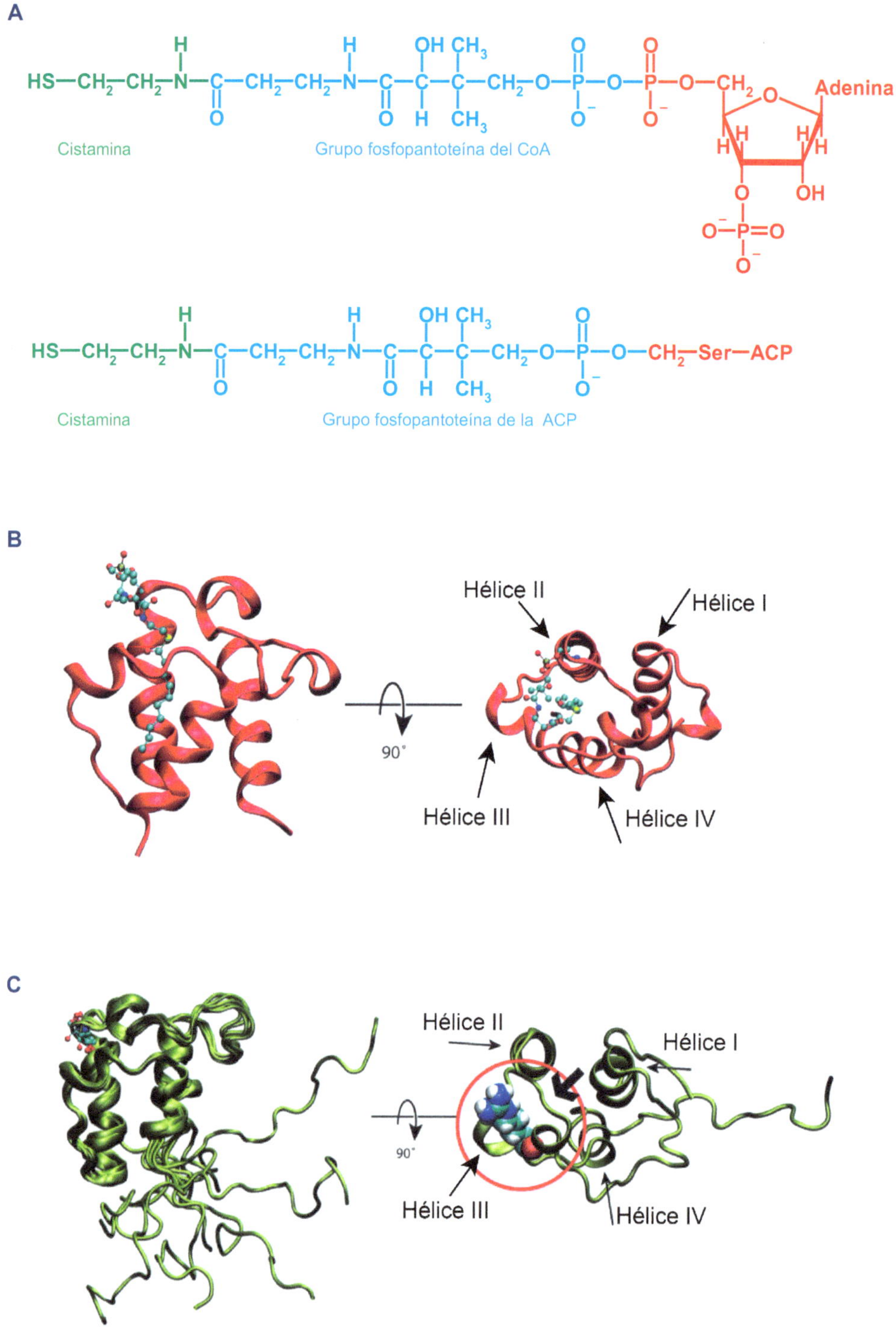

Fig. 14.3 Estructura de la proteína portadora de acilos (ACP). A. La ACP, que en procariotas y plantas es una proteína independiente, en animales es un dominio de la enzima multifuncional *ácido graso sintasa*. En ambos casos contiene un grupo fosfopantoteína, idéntico al de la coenzima A, que también se muestra en la figura, unido a un residuo de serina de la apoproteína. **B.** Estructura del decanoil-ACP de *Escherichia coli*. El grupo acilo se sitúa en el surco formado por las hélices II, III y IV. **C.** Estructura del dominio ACP de la *ácido graso sintasa* de rata. En los mamíferos, el surco queda cerrado por el bucle I, que se encuentra más cerca de la hélice III (flecha) de lo que lo está en la ACP de procariotas. Por ello, el grupo acilo queda localizado hacia el exterior. La diferencia principal está en el grado de exposición del grupo acilo, que en la forma bacteriana queda protegido en un surco hidrofóbico entre las hélices II y IV, mientras que en los animales la entrada al surco queda bloqueada por la hélice III y el bucle de conexión a la hélice IV. Las figuras 14.3B y 14.3C son reproducciones con autorización de Chan DI y Vogel HJ. Biochem J. 2010;430:1-9 © The Biochemical Society.

Como se muestra en la figura 14.5, la primera función de la *ácido graso sintasa* es la transferencia del grupo acetilo desde el acetil-CoA al sulfhidrilo libre del grupo fosfopantoteína de la ACP. Este acetilo será la cola del ácido palmítico que se forme, ya que el crecimiento de la cadena tiene lugar de cola a cabeza. En los animales, esta transferencia la cataliza la *malonil/acetil-CoA transacilasa*. Inmediatamente, la *3-cetoacil-ACP sintasa* transfiere el grupo acetilo a una cisteína del sitio activo de la misma enzima. Al tiempo, la misma *malonil/acetil-CoA transacilasa* transfiere el grupo malonilo desde el malonil-CoA al sulfhidrilo que ha quedado libre de la ACP. Así pues, ahora hay un malonilo unido a la ACP y un acetilo en el sitio activo de la *3-cetoacil-ACP sintasa* (fig. 14.5).

La siguiente reacción es la que da direccionalidad a toda la lipogénesis. Supone la condensación del grupo acetilo con el malonilo de la ACP. La energía necesaria proviene de la descarboxilación de este malonilo, de forma que el mismo grupo carboxilo que se había formado en la reacción de la *acetil-CoA carboxilasa*, ahora se elimina en forma de CO_2. Los dos carbonos restantes son los C1 y C2 de la nueva molécula, mientras que los del acetilo inicial son el C3 y C4. Al final de esta reacción, el sulfhidrilo de la cisteína del sitio activo de la enzima

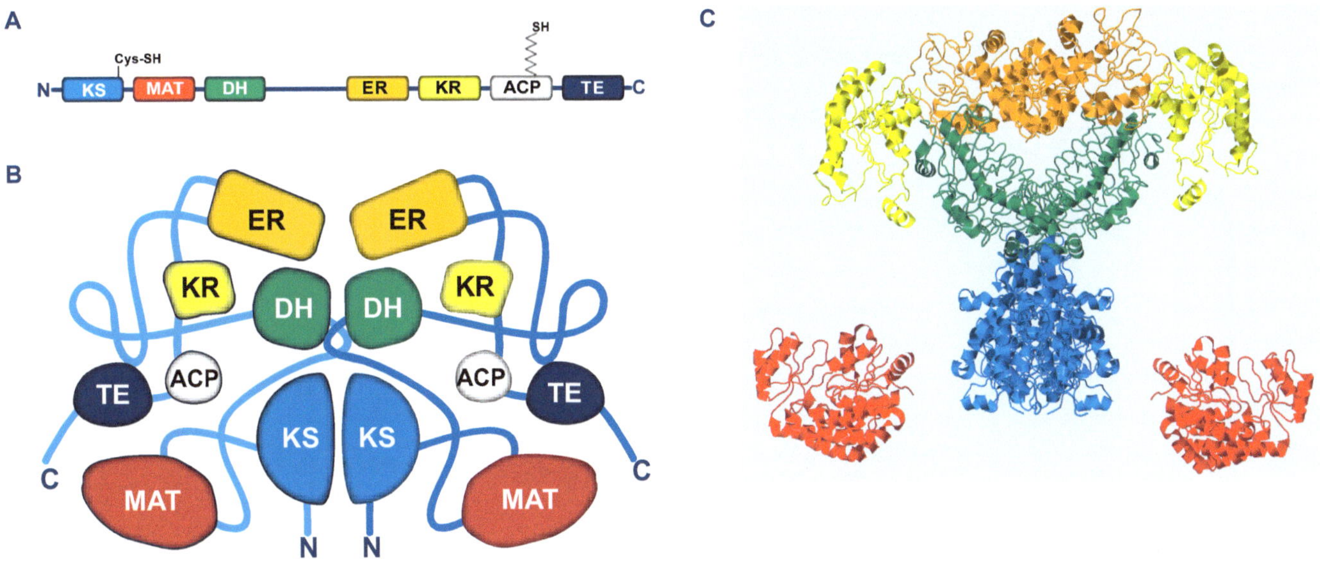

Fig. 14.4 Estructura de la *ácido graso sintasa de tipo I*. A. Cadena polipeptídica de la *ácido graso sintasa* tipo I. ACP: proteína transportadora de acilos (muestra la cadena de fosfopantoteína a la que se une el acilo); DH: *3-D-hidroxiacil-ACP deshidratasa*; ER: *enoil-ACP reductasa*; KR: *3-cetoacil-ACP reductasa*; KS: *3-cetoacil-ACP sintasa* (se indica el grupo -SH de la cisteína que participa en la reacción de condensación); MAT: *malonil/acetil-CoA transacilasa*; TE: *palmitoil tioesterasa*. **B.** Organización dimérica de los dominios de la *ácido graso sintasa de tipo I* de los animales. **C.** Representación esquemática de la estructura del dímero cristalizado de la *ácido graso sintasa*.

queda libre de nuevo y la cadena que ahora tiene cuatro carbonos se mantiene unida a la ACP. Las tres reacciones siguientes suponen la progresiva reducción del C3 utilizando NADPH+H$^+$ como fuente de electrones: primero la *3-cetoacil-ACP reductasa* reduce el 3-cetoacil-ACP a D-3-hidroxiacil-ACP, después la *3-hidroxiacil deshidratasa* lo pasa a 2,3-insaturado-acil-ACP y finalmente la *enoil-ACP reductasa* lo convierte en butiril-ACP. El proceso vuelve a comenzar transfiriendo la *3-cetoacil sintasa* el butirilo a la cisteína de su sitio activo, en el lugar que inicialmente ocupaba el acetilo. Ahora vuelve a quedar libre el sulfhidrilo de la ACP que acepta un nuevo malonilo. Después de siete vueltas al proceso, tenemos el palmitil-ACP formado. La última reacción es la hidrólisis de la unión tioéster, catalizada por la *palmitoil esterasa*, liberando el ácido palmítico.

En resumen, la *ácido graso sintasa* ha necesitado un acetil-CoA y 7 malonil-CoA como fuentes de carbono así como 14 NADPH+H$^+$ como dadores de electrones. Puesto que la formación de malonil-CoA ha necesitado de la hidrólisis de ATP, el balance energético global de la lipogénesis es el siguiente:

$$\text{8 Acetil-CoA} + \text{7 ATP} + \text{14 NADPH} + \text{H}^+ \Rightarrow$$
$$\text{ácido palmítico} + \text{8 CoA} + \text{7 (ADP} + \text{Pi)} + \text{14 NADP}^+$$

14.2.1.5. Transporte de acetil-CoA de la mitocondria al citosol

El acetil-CoA necesario para la lipogénesis procede mayoritariamente de la oxidación de glucosa o de algunos aminoácidos. Estos procesos generan acetil-CoA dentro de las mitocondrias. Puesto que en la membrana mitocondrial no existen transportadores de coenzima A o de ninguno de sus derivados, la salida de la mitocondria del grupo acetilo ha de realizarse por un sistema de lanzadera como el que se representa en la figura 14.6. En ella, el acetil-CoA se incorpora a la primera reacción del ciclo del ácido cítrico para formar citrato, que sale fuera de la mitocondria a través del sistema de transporte de ácidos tricarboxílicos (v. cap. 7). En el citosol, la *ATP-citrato liasa* transforma el citrato en acetil-CoA y oxaloacetato. La formación del enlace tioéster del acetil-CoA utiliza la energía que libera la escisión del citrato y la hidrólisis de un ATP.

El acetil-CoA ya puede entrar en la vía lipogénica y el oxaloacetato debe volver al interior de la mitocondria. De las diferentes posibilidades, la más operativa es la que encadena las reacciones de la *malato deshidrogenasa* (MDH) y la *enzima málica* (MDH [NADP$^+$]). De esta forma, el oxaloacetato acaba dando lugar a piruvato, y en el proceso se transfiere poder reductor de la pareja NAD$^+$/NADH+H$^+$ a NADP$^+$/NADPH+H$^+$. El piruvato, ya dentro de la mitocondria, utiliza una de las reacciones anapleróticas del ciclo del ácido cítrico, la catalizada por la *piruvato carboxilasa*, para regenerar el oxaloacetato, con lo que se inicia el ciclo. Puesto que la lipogénesis necesita 8 acetil-CoA, este ciclo debe dar ocho vueltas. Ello genera 8 NADPH+H$^+$, cantidad insuficiente para cubrir las necesidades de la *ácido graso sintasa*. La vía de las pentosas-fosfato aporta la cantidad de NADPH+H$^+$ complementaria. De hecho, esta derivación de la glucosa 6-P es especialmente activa en tejidos con alta necesidad de NADPH+H$^+$ para la lipogénesis, como es el tejido adiposo.

Es relevante también que cada vuelta de este ciclo o lanzadera gasta 2 ATP: uno en la reacción de la *ATP-citrato liasa* y el otro en la de la *piruvato carboxilasa*. La oxidación de glucosa y de algunos aminoácidos no sólo aportan el acetil-CoA que nutre la lipogénesis, sino también el ATP y el poder reductor que esta vía requiere.

14.3. MODIFICACIONES DE LA CADENA DE LOS ÁCIDOS GRASOS: ELONGACIÓN Y DESATURACIÓN

El ácido palmítico representa poco más del 25% del total de ácidos grasos acumulados en el tejido adiposo. A partir de él

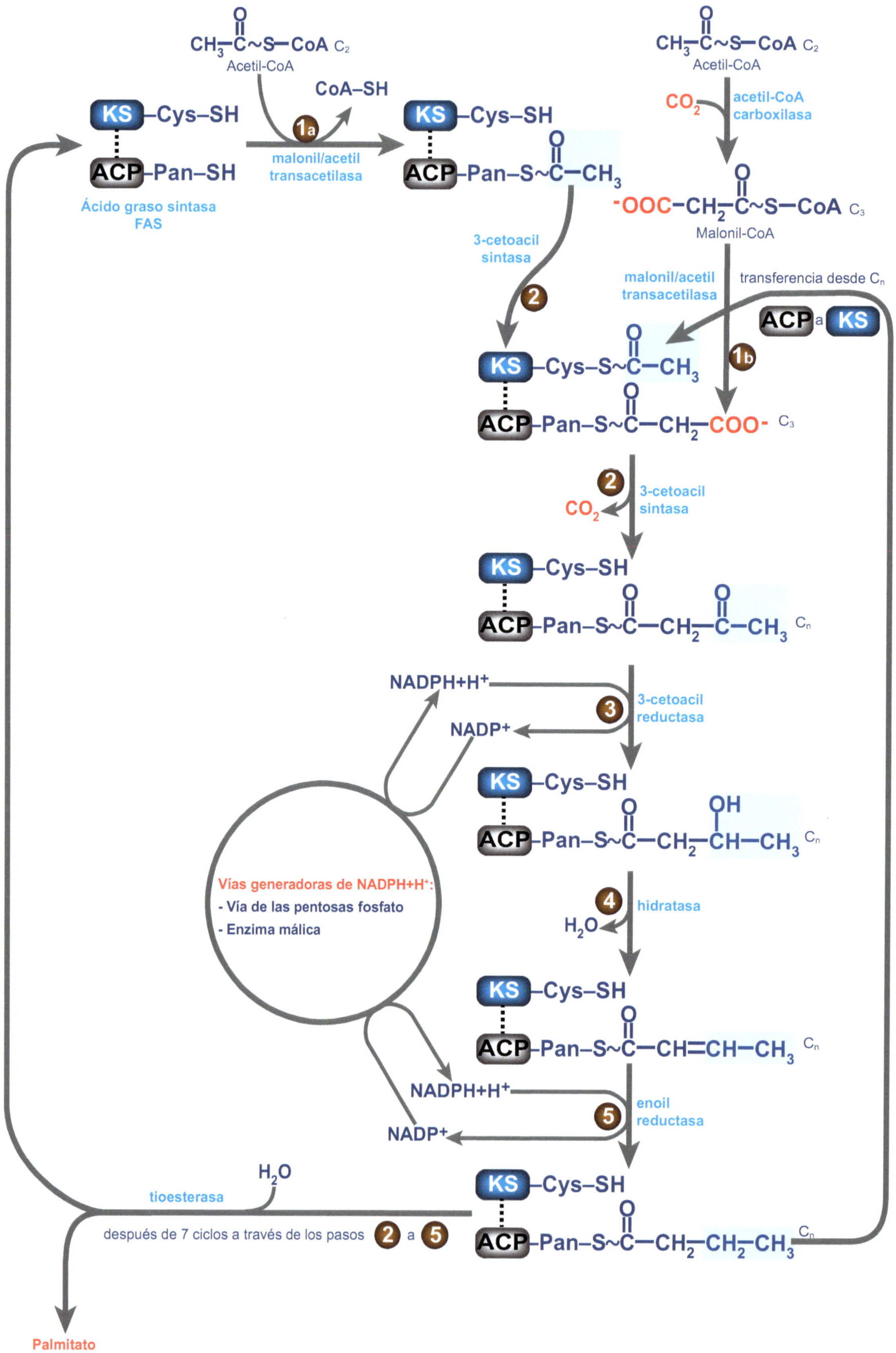

Fig. 14.5 **Esquema de las reacciones catalizadas por la *ácido graso sintasa* en la lipogénesis.** Se indica el primer ciclo de reacciones. La síntesis de ácido palmítico requiere siete vueltas al ciclo. En el sombreado azul se marca la unidad C_2 del acetil-CoA, que actúa como cebador, el cual acaba constituyendo los carbonos 15 y 16 (la cola) del ácido palmítico.

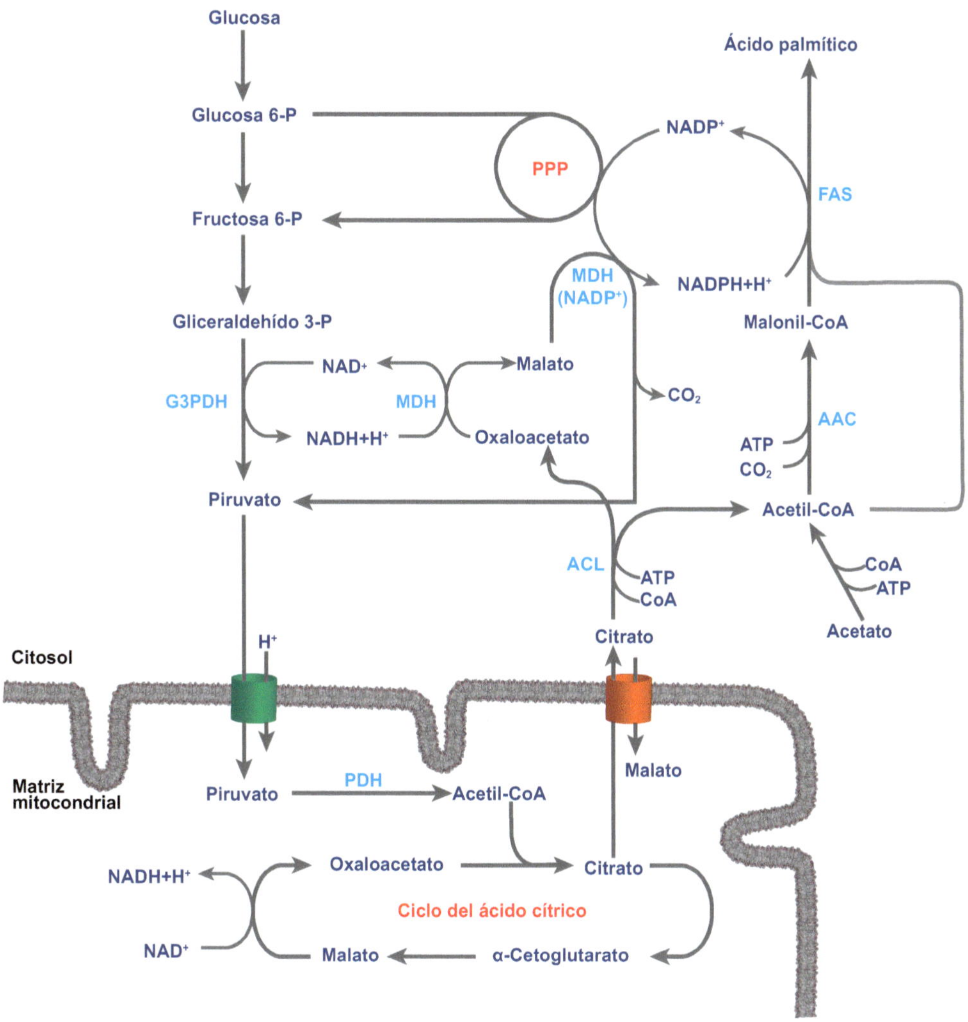

Fig. 14.6 Aporte de acetil-CoA y NADPH+H+ en el citosol para la lipogénesis. El acetil-CoA procedente de la glucolisis se transfiere de la mitocondria al citosol en forma de citrato y a través del transportador de ácidos tricarboxílicos. El oxaloacetato que se obtiene en el citosol por la escisión del citrato retorna a la mitocondria en forma de piruvato y a través del transportador del piruvato. Este sistema genera una parte del NADPH+H+ que necesita la lipogénesis. El resto lo genera la vía de las pentosas-fosfato (PPP). ACC: *acetil-CoA carboxilasa*; ACL: *citrato liasa*; FAS: *ácido graso sintasa*; G3PDH: *gliceraldehído 3-fosfato deshidrogenasa*; MDH: *malato deshidrogenasa*; MDH (NADP+): *enzima málica*; PC: *piruvato carboxilasa*; PDH: *piruvato deshidrogenasa*.

se generan otros ácidos grasos de cadena larga, tanto saturados como insaturados. El proceso puede implicar el alargamiento de la cadena (*elongación*) y/o la introducción de dobles enlaces (C = C) en la cadena (*desaturación*). En humanos, la transformación más común es la del ácido palmítico (16:0) en oleico (18:1), ya que éste representa cerca del 40% del total de ácidos grasos acumulados en el tejido adiposo. De menor importancia cuantitativa es la formación de ácido esteárico (18:0) o palmitoleico (16:1), que representan cerca del 5% cada uno del total de ácidos grasos del tejido adiposo. Los ácidos grasos de la dieta, como es el caso de los poliinsaturados, también son susceptibles de elongación y desaturación siguiendo las mismas reacciones que las de los ácidos grasos de síntesis endógena.

La elongación puede tener lugar en la mitocondria y en el retículo endoplasmático. La vía mitocondrial es minoritaria y actúa sobre ácidos grasos de cadena corta. En este proceso participan las enzimas de la β-oxidación para la condensación de acetil-CoA con un acil-CoA (*tiolasa*), la primera reducción que utiliza NADH+H+ (*3-L-hidroxiacil-CoA deshidrogenasa*) y la deshidratación (*enoil-CoA hidratasa*). La segunda reducción la cataliza una enzima específica (*enoil-CoA reductasa*), que utiliza NADPH+H+ como dador de electrones.

La vía del retículo endoplasmático es la mayoritaria y se realiza como se indica de forma esquemática en la figura 14.7. Sigue un proceso similar al de la *ácido graso sintasa* en el sentido de que el donador de C2 es el malonil-CoA y que utiliza NADPH+H+ en las dos reacciones de reducción. Cada enzima es una entidad molecular diferenciada y no participa ninguna ACP, de forma que el grupo acilo se mantiene permanentemente unido a la coenzima A.

La desaturación de la cadena de los ácidos grasos es catalizada por las desaturasas y tiene lugar en el retículo endoplasmático. Es un proceso de óxido-reducción en el que se utilizan electrones procedentes de ácidos grasos y de NADH+H+ para reducir O_2, dando lugar a dos moléculas de H_2O. En este proceso de transferencia de electrones desde el NADH H+ participa una reductasa y el citocromo *b5* (fig. 14.8). Las desaturasas son específicas de la posición en la que introducen el doble enlace. Los animales poseemos Δ^4-, Δ^5-, Δ^6- y Δ^9-*desaturasas*. Esta última es la responsable de la formación del ácido oleico (18:1Δ^9) a partir del esteárico (18:0), por lo que también se denomina *estearil-CoA desaturasa-1* (SCD-1). Sin embargo, los animales, a diferencia de plantas y algunos microorganismos no tenemos Δ^{12}- o Δ^{15}-*desaturasas*, por lo que no podemos introducir dobles enlaces en la cola de los ácidos grasos. Es por ello que no podemos sintetizar el ácido linoleico (18:2$\Delta^{9,12}$), que constituye el 15% del total de ácidos grasos del tejido adiposo humano, ni el linolénico (18:3$\Delta^{9,12,15}$), que apenas llega al 1%. Por ello, estos ácidos grasos deben obtenerse de la dieta, y son los denominados ácidos grasos esenciales. Sin embargo, sí es posible modificar la cadena de estos ácidos grasos para obtener nuevas formas. Como ejemplo de ello tenemos el caso del ácido

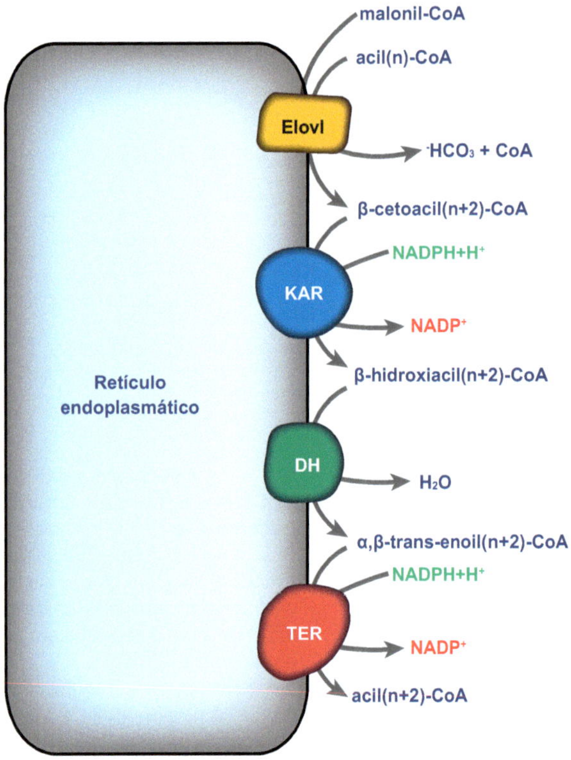

Fig. 14.7 Elongación de ácidos grasos en el retículo endoplasmático. Participan enzimas asociadas a la membrana, aunque sus sitios activos se orientan hacia el citosol. Por ello, todas las reacciones tienen lugar en la parte del citosol más próxima al retículo endoplásmático. Como en la lipogénesis, el dador de unidades C_2 es el malonil-CoA, pero los acilos no están unidos a ACP sino a la coenzima A. La primera reacción, la condensación del malonil-CoA y un acil-CoA, es la reacción generadora de flujo y la catalizan las elongasas (Elovl). DH: *3-hidroxiacil-CoA deshidratasa*; KAR: *3-cetoacil-CoA reductasa*; TER: *3-trans-enoil-CoA reductasa*.

araquidónico ($20{:}4\Delta^{5,8,11,14}$), que normalmente es escaso en la dieta, pero lo sintetizamos a partir del ácido linoleico (fig. 14.9). Cabe destacar que el ácido araquidónico, como su precursor, tienen el último doble enlace a seis carbonos del final de la cadena (Cω) por lo que forman parte de los denominados ácidos grasos ω-6. De igual forma, el ácido linolénico y sus derivados, constituyen la familia de ácidos grasos ω-3.

14.4. REGULACIÓN DE LA SÍNTESIS DE ÁCIDOS GRASOS

De las dos enzimas implicadas directamente en la lipogénesis, la *acetil-CoA carboxilasa* y la *ácido graso sintasa*, la primera controla el flujo de la vía, ya que cataliza su reacción limitante. Por

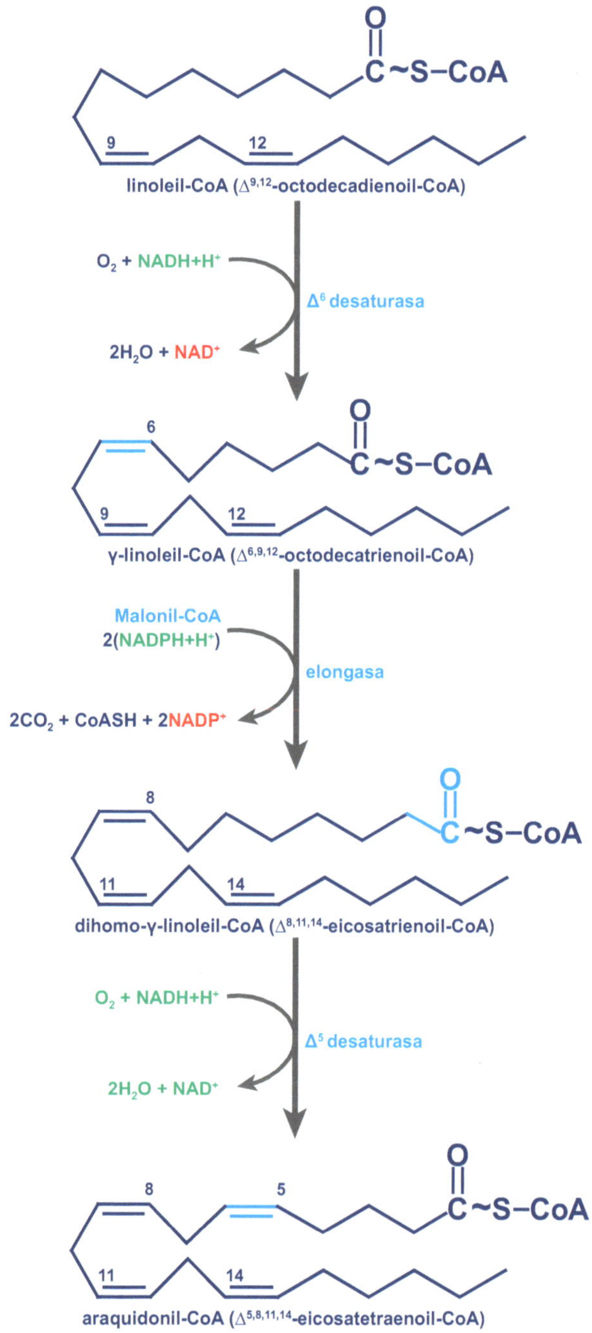

Fig. 14.9 Síntesis de ácido araquidónico por modificación del ácido linoleico. Los ácidos grasos esenciales se pueden modificar para obtener nuevos ácidos grasos combinando elongación y desaturación. Un ejemplo es la formación del ácido araquidónico por la sucesión de desaturación en Δ^6, elongación, y desaturación en Δ^5 del ácido linoleico.

Fig. 14.8 Sistema de transferencia de electrones asociado a la *estearil-CoA desaturasa* (Δ^9 desaturasa). La *estearil-CoA desaturasa* (SCD-1) transfiere electrones desde los carbonos 9 y 10 del ácido esteárico, y desde un NADH+H⁺ a través de la *NADH-citocromo b5 reductasa* y el citocromo b5, a O_2 para formar dos moléculas de H_2O. Tanto la SCD-1 como el citocromo b5 y la reductasa se encuentran ubicados en la membrana del retículo endoplásmico.

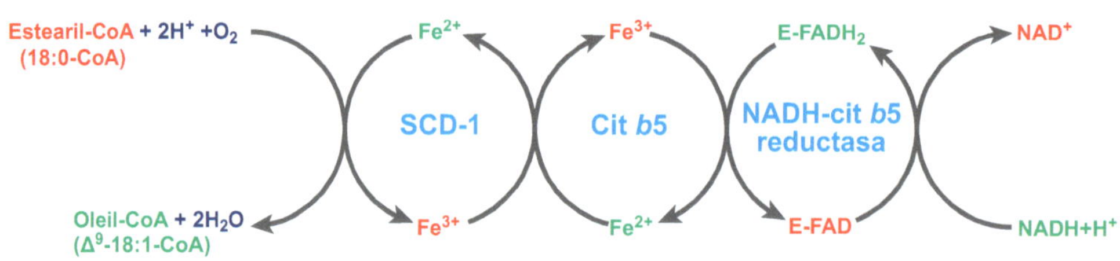

ello, la ACC, que es una enzima alostérica, concentra la mayor diversidad de mecanismos de control. El citrato, y en menor medida algún otro ácido carboxílico, como el glutamato, favorecen la polimerización de la ACC, y por lo tanto su activación (fig. 14.10A). Por el contrario, los acil-CoA tanto derivados de la lipogénesis (palmitoil-CoA) como otros, por ejemplo los derivados de la dieta, provocan la despolimerización de la enzima y consecuentemente su inactivación (fig. 14.10A).

La ACC es, además, una enzima interconvertible, controlada por fosforilación y desfosforilación (fig. 14.10B). La forma fosforilada es inactiva, mientras que la desfosforilada es activa. Las hormonas que aumentan el AMP$_c$ a través de la activación de la PKA, y el estrés metabólico que comporta un aumento de la concentración de AMP a través de la activación de la AMPK inducen la fosforilación de serinas del extremo N-terminal y otras situadas en el centro de la molécula. Con ello la ACC se inhibe, y consecuentemente se inhibe la lipogénesis. Por el contrario, la insulina tiene un efecto muy potente incrementando la actividad de la ACC y la lipogénesis, aunque el mecanismo no está completamente dilucidado.

Además de estos mecanismos de regulación a corto plazo, el estado nutricional tiene un efecto muy intenso sobre la lipogénesis a más largo plazo a través del control coordinado de la síntesis no solo de la ACC sino también de la FAS y de otras enzimas relacionadas con la síntesis y modificación de la cadena de los ácidos grasos. La figura 14.10C muestra estos efectos. La insulina, a través de la activación del factor transcripcional SREBP-1c (*Sterol Regulatory Element-Binding Protein*) induce el aumento de síntesis no solo de la ACC y la FAS sino también de la *ATP-citrato liasa*, y enzimas de la elongación (Elovl6, *Elongase of Very Long-chain fatty acids 6*) y de la desaturación (SCD1, *Stearyl-CoA desaturase 1*). Todo ello redunda en un

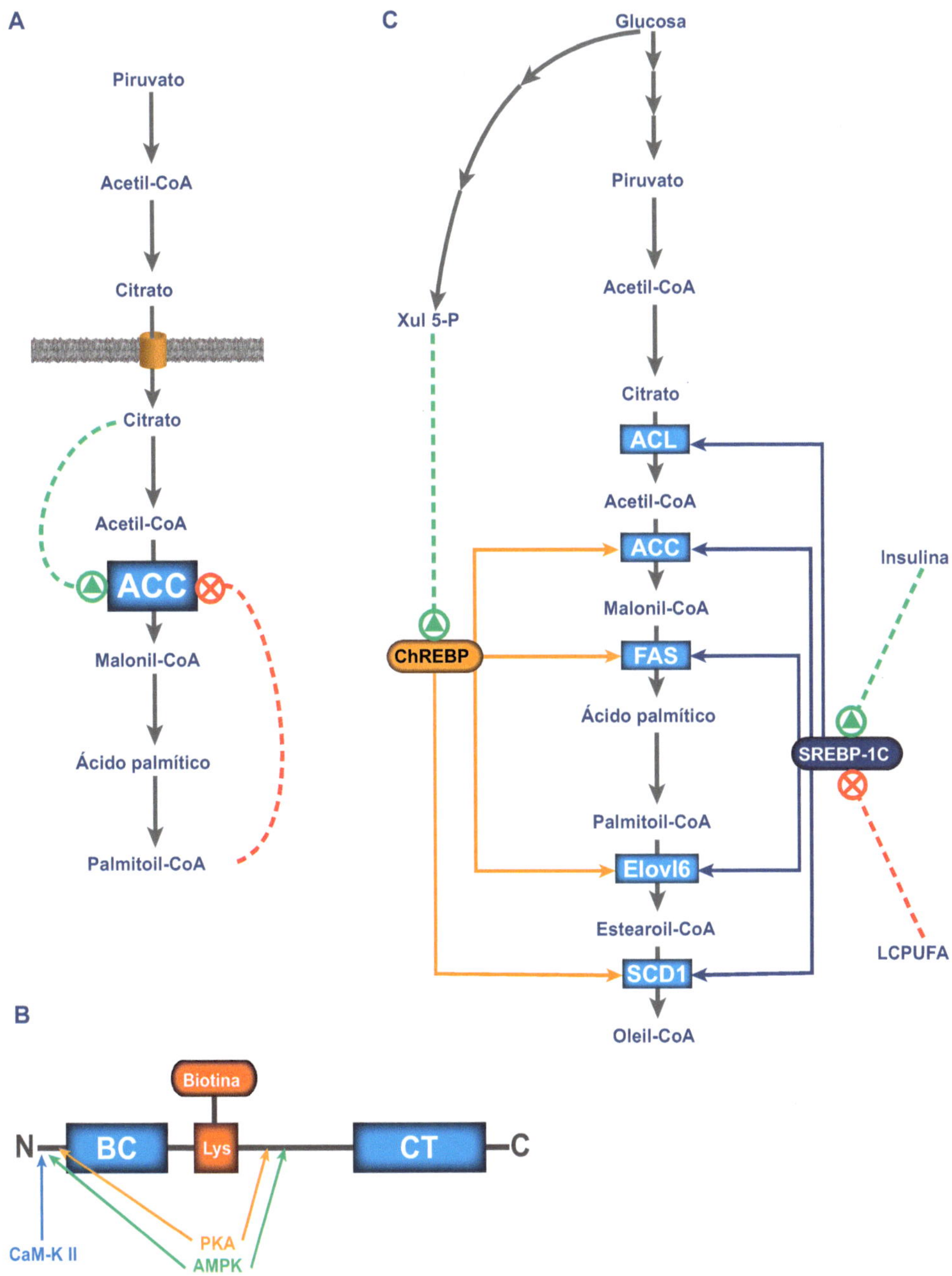

Fig. 14.10 Regulación de la biosíntesis de ácidos grasos. Se muestran los diferentes niveles de control. **A.** Control alostérico de la *acetil-CoA carboxilasa* (ACC). **B.** La *acetil-CoA carboxilasa* es también una enzima regulada por fosforilación reversible. Sobre un esquema de la estructura de la enzima (BC: *biotina carboxilasa*; CT: *carboxiltransferasa*) se muestra la confluencia de diferentes vías de señalización. Tanto la *proteína quinasa A* (PKA), activada por el AMP cíclico, como la *proteína quinasa activada por AMP* (AMPK) fosforilan diversos residuos de serina (indicados por flechas) de la ACC. Estas fosforilaciones inactivan la enzima. La quinasa dependiente de calmodulina CaM-K II también fosforila un residuo de serina muy próximo al extremo N-terminal, pero en este caso la enzima no cambia su actividad. **C.** Control transcripcional coordinado de diversas enzimas de la síntesis y modificación de ácidos grasos. ACC: *acetil-CoA carboxilasa*; ACL: *ATP-citrato liasa*; Elovl6: *elongasa 6*; FAS: *ácido graso sintasa*; SCD1: *estearil-CoA desaturasa*. La insulina induce la activación de SREBP-1c (*Sterol Regulatory Element-Binding Protein 1c*), factor que activa la transcripción de los genes indicados por las flechas. Los ácidos grasos poliinsaturados de cadena larga (LCPUFA) inhiben SREBP-1c y, por lo tanto, la transcripción de estos genes. En el hígado, la metabolización de glucosa por la vía de las pentosas genera xilulosa-5-P (Xul-5-P) que activa otro factor (ChREBP, *Carbohydrate Response Element-Binding Protein*) que colabora en la inducción de la transcripción de los genes indicados por flechas naranjas.

aumento de la capacidad de sintetizar ácidos grasos y modificarlos. En el hígado, la metabolización de la glucosa por la vía de las pentosas-fosfato genera como metabolito intermediario la xilulosa 5-fosfato. Esta molécula regula la activación por desfosforilación del factor transcripcional ChREBP *(carbohydrate response element-binding protein)* que tiene un efecto complementario al de SREBP-1c en el control de la síntesis de enzimas de la síntesis y modificación de la cadena de ácidos grasos. En definitiva, los carbohidratos de la dieta, tanto por la estimulación de la secreción de insulina como por su derivación hacia la vía de las pentosas, promueven el aumento de capacidad de síntesis y modificación de ácidos grasos, vías por las que el excedente de glucosa se convertirá en ácidos grasos.

Un efecto contrario tienen los ácidos grasos poliinsaturados de cadena larga (LCPUFA), ya que tanto los ω-6 como los ω-3 disminuyen la transcripción de SREBP-1c. Además, los ω-3 aumentan la degradación de SREBP-1c, y en definitiva disminuyen su cantidad. Por lo tanto, una dieta rica en grasas poliinsaturadas reduce la capacidad de la insulina para activar la síntesis y la modificación de la cadena de ácidos grasos. En cambio, el colesterol, y más específicamente los oxiesteroles (derivados hidroxilados del colesterol), a través de la activación del receptor nuclear LXR (*liver X receptor*), aumentan la síntesis de SREBP-1c, produciendo así un efecto contrario al de los LCPUFA sobre la lipogénesis, activándola.

14.5. EICOSANOIDES: DERIVADOS DE ÁCIDOS GRASOS POLIINSATURADOS N-20 CON FUNCIÓN REGULADORA

En los mamíferos, el ácido graso precursor de eicosanoides más importante es el ácido araquidónico, que como se ha comentado en el capítulo 12, es un ácido graso ω-6 que se sintetiza en nuestro organismo a partir del ácido linoleico. A partir del ácido araquidónico se generan los diferentes tipos de eicosanoides a través de dos rutas o vías: la vía de las ciclooxigenasas, que genera las prostaglandinas, las prostaciclinas y los tromboxanos; y la vía de las lipooxigenasas, que genera los leucotrienos y las lipoxinas.

Los eicosanoides son mediadores en multitud de procesos fisiológicos tan dispares como la respuesta inflamatoria, la producción de dolor y fiebre, la regulación de la presión arterial y de la coagulación de la sangre, la inducción del parto tras el embarazo o la regulación del ciclo sueño-vigilia. Por ello, su producción y/o acción es diana para diferentes agentes terapéuticos.

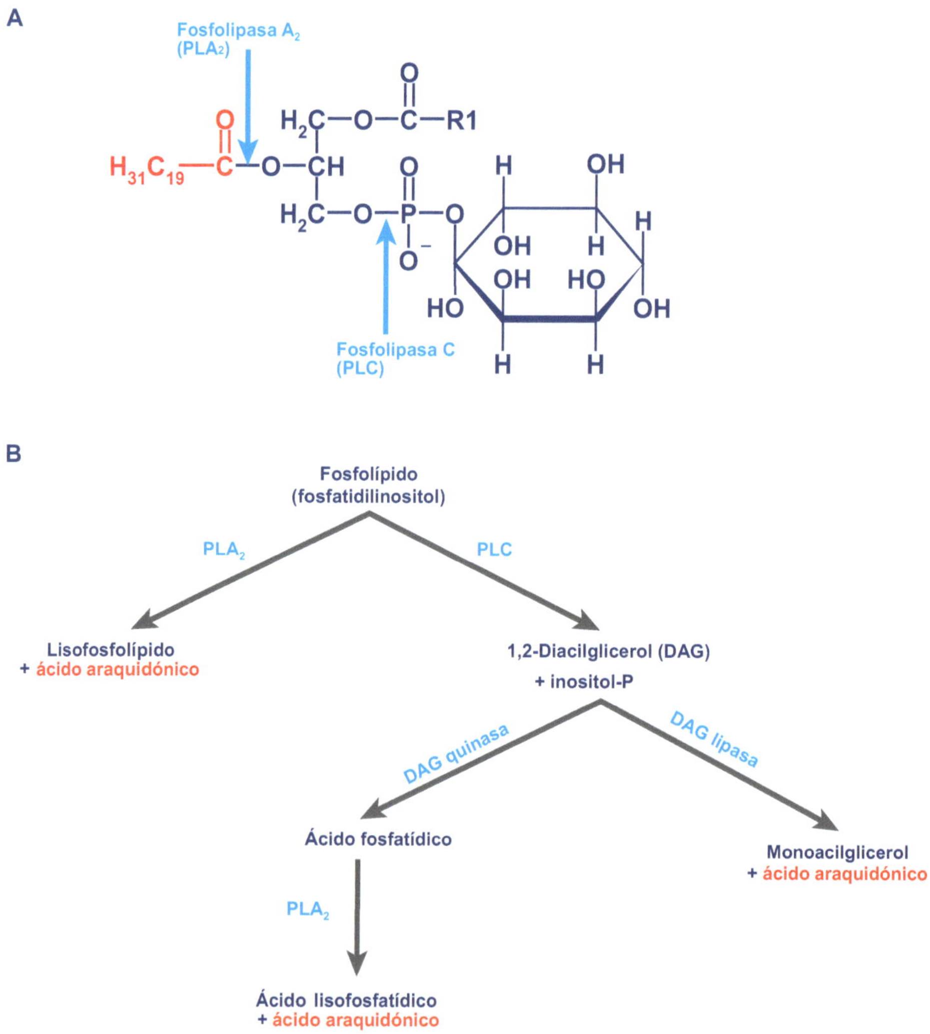

Fig. 14.11 Liberación de ácido araquidónico por la hidrólisis de fosfolípidos. **A.** Sobre la estructura del fosfatidilinositol se muestran los lugares en los que actúan la *fosfolipasa* A_2 y la *fosfolipasa C*. **B.** Vías que puede seguir la hidrólisis de fosfatidilinositol para liberar ácido araquidónico. DAG: diacilglicerol; PLA_2: *fosfolipasa* A_2; PLC: *fosfolipasa C*.

14.5.1. Control de la liberación de ácido araquidónico

El ácido araquidónico es componente de los fosfolípidos de la membrana plasmática de la célula, especialmente abundante en los minoritarios: fosfatidilserina y fosfatidilinositol. Normalmente se encuentra esterificado en la posición C2 de estos fosfoglicéridos. La liberación de ácido araquidónico para la síntesis de eicosanoides se realiza por acción de fosfolipasas (fig. 14.11A), y la vía más directa es la de las *fosfolipasa* A_2 (PLA_2) citosólicas. Una de ellas, la denominada $cPLA_{2\alpha}$, es la más importante para la formación de eicosanoides. Reconoce específicamente fosfolípidos que contienen ácido araquidónico en C2. Esta enzima es ubicua y es activada por iones Ca^{2+} y también por fosforilación. Ello hace que su actividad sea sensible a multitud de estímulos diferentes.

Una vía más indirecta para la liberación del ácido araquidónico es la de la *fosfolipasa C* (PLC) que reconoce a los fosfatidilinositoles (PI), dando lugar a inositol-P y 1,2-diacilglicerol (DAG) (fig. 14.11B). En caso de que en el fosfatildilinositol el inositol esté fosforilado (por ejemplo, PI-4,5-P_2), lo que se libera es el inositol-1,4,5-*tris*P, que es un mensajero intracelular que provoca la liberación de Ca^{2+} desde el retículo endoplasmático. A su vez, la *diacilglicerol (DAG) lipasa* puede liberar el ácido araquidónico del 1,2-diacilglicerol. Alternativamente, esta molécula se puede fosforilar por la *diacilglicerol (DAG) quinasa* para formar ácido fosfatídico, que finalmente es sustrato de la *fosfolipasa* A_2, dando lugar a ácido lisofosfatídico y ácido araquidónico (fig. 14.11B).

14.5.2. Prostaglandinas y tromboxanos

Las prostaglandinas reciben este nombre porque inicialmente se supuso que se originaban en la glándula prostática, aunque posteriormente se demostró su síntesis en otros muchos tejidos. Todas las prostaglandinas tienen un anillo ciclopentano como resultado de la formación de un enlace carbono-carbono entre C8 y C12 del ácido araquidónico. En función de los diferentes sustituyentes que se encuentran en dicho anillo, se diferencian varios tipos de prostaglandinas: A, B, C, etc. En el capítulo 12 se describieron los aspectos más relevantes de la estructura y nomenclatura de las prostaglandinas y tromboxanos.

14.5.2.1. Síntesis de prostaglandinas y tromboxanos: la vía cíclica de síntesis de eicosanoides

Las prostaglandinas de mayor interés y los tromboxanos, derivan del ácido araquidónico. Todos se generan a partir de una primera prostaglandina, la PGH_2, por acción de la *prostaglandina sintasa* (PGH sintasa) (fig. 14.12). A su vez,

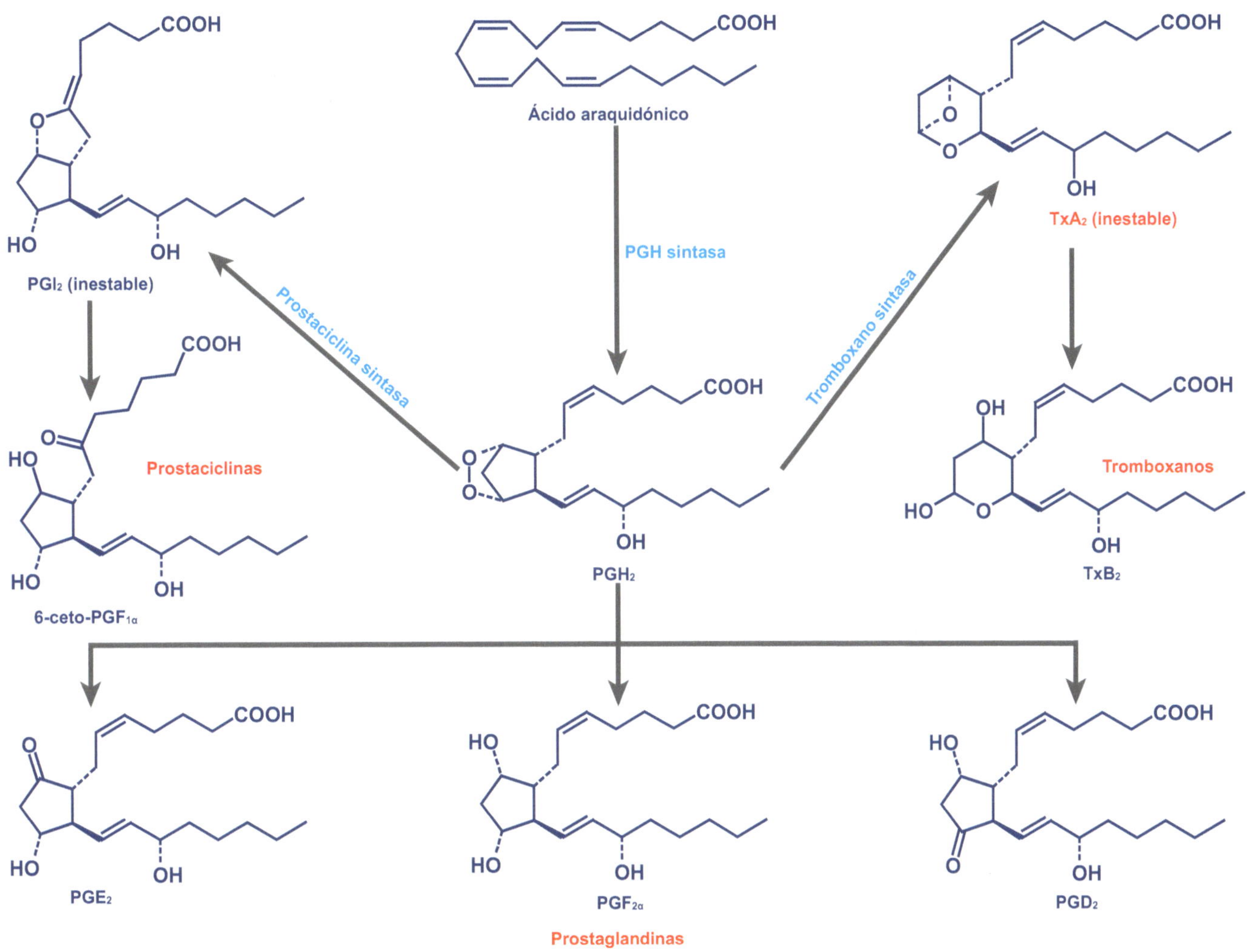

Fig. 14.12 Vía cíclica del metabolismo del ácido araquidónico. La *prostaglandina sintasa* (PGH sintasa) sintetiza la PGH, a partir de la cual se obtienen las diferentes prostaglandinas, las prostaciclinas y los tromboxanos.

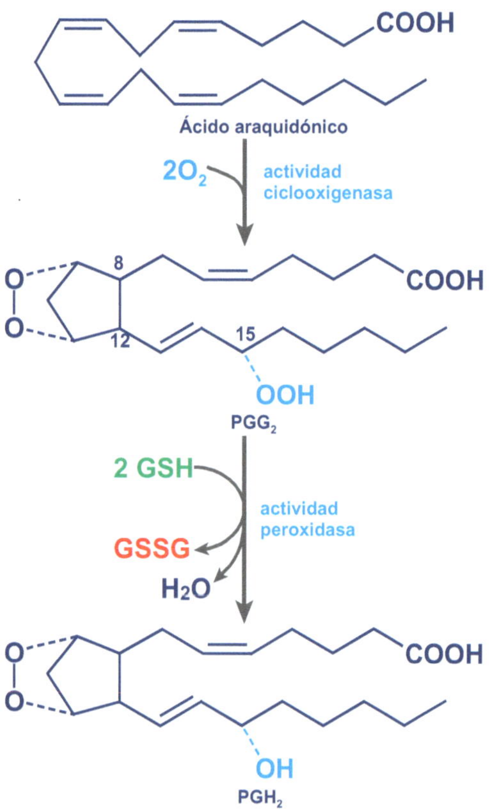

Fig. 14.13 **Reacción catalizada por la *PGH sintasa*.** La *PGH sintasa* es una hemoproteína que tiene dos actividades: ciclooxigenasa y peroxidasa, que se representan en la figura. La primera reacción, químicamente compleja, implica el grupo hemo y un residuo de tirosina. Supone la incorporación de dos moléculas de O_2. Una en la formación del enlace entre C_8 y C_{12}. La otra, para la formación de un radical hidroperóxido en C_{15}. La actividad peroxidasa reduce este radical quedando un hidroxilo. Utiliza glutatión (GSH), que queda en su forma oxidada (GSSG).

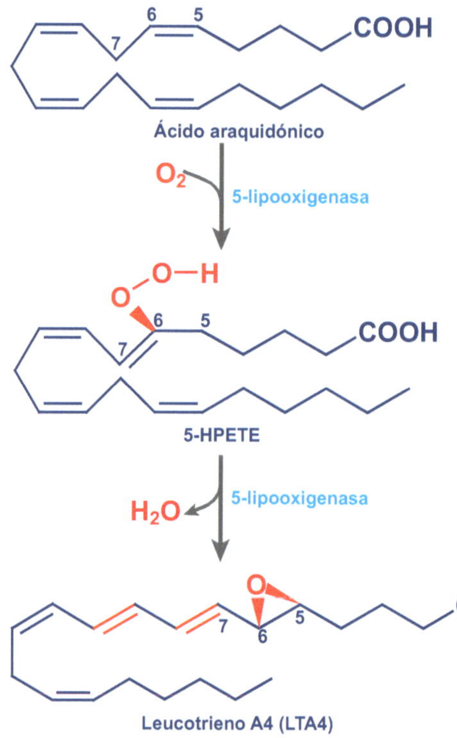

Fig. 14.14 **Reacción catalizada por la *5-lipooxigenasa*.** Se detallan las dos etapas de la reacción de la *5-lipooxigenasa*. En la primera se utiliza O_2 para formar un hidroperóxido en C_6, dando lugar al ácido 5-hidroxiperoxieicosatetraenoico (5-HPETE), que se deshidrata dando lugar al leucotrieno A_4.

la dotación tisular de las otras prostaglandinas sintasas (*PGE sintasa, PGD sintasa, PGF-α sintasa*, etc.), de la *prostaciclina sintasa* y la *tromboxano sintasa* determina el destino final de la PGH_2 formada. En definitiva, la formación de uno u otro tipo de prostaglandina depende de la dotación enzimática de cada célula.

La *PGH sintasa* es una hemoproteína que contiene dos actividades catalíticas: ciclooxigenasa y peroxidasa. La *PGH sintasa* se denomina también COX, por su actividad ciclooxigenasa. Su grupo Fe(III)-hemo participa en la primera parte de la reacción (fig. 14.13), en la que se captura un electrón que ataca al C11 del ácido araquidónico. Éste pierde un protón generando un radical que es atacado por una primera molécula de oxígeno. Estos cambios en el C11 conducen a una reestructuración electrónica que lleva a la formación del ciclopentano y a la incorporación de una segunda molécula de oxígeno. El resultado es la formación de la PGG_2, que contiene un endoperóxido entre C9 y C11, y un hidroperóxido en el C15. La actividad peroxidasa cataliza la reducción de ambos peróxidos dependiente de glutatión.

Las ciclooxigenasas se han mostrado excelentes dianas terapéuticas (la COX-1 es diana del ácido acetil salicílico y del ibuprofeno, y la COX-2 del paracetamol y de los coxibs). En la web de este capítulo se desarrolla este punto en más detalle (fig. e14.1).

14.6. EICOSANOIDES LINEALES: LEUCOTRIENOS Y LIPOXINAS

Además de la vía cíclica (la de la ciclooxigenasa) derivada del ácido araquidónico, existe una vía lineal (la de las lipooxigenasas), que genera otra familia de moléculas reguladoras: los leucotrienos y las lipoxinas, cuyas características estructurales se describieron en el capítulo 12.

14.6.1. Lipooxigenasas y síntesis de leucotrienos y lipoxinas

Para la síntesis tanto de leucotrienos como de lipoxinas son necesarias las enzimas denominadas lipooxigenasas. Estas enzimas utilizan como sustrato preferente el ácido araquidónico, que actúa sobre sus carbonos 5, 8, 12 y 15. Las lipooxigenasas más relevantes en los animales son la *5-lipooxigenasa*, que inicia la síntesis de los leucotrienos, la *12-lipooxigenasa*, que se ha relacionado con procesos inflamatorios implicados en la arteriosclerosis y con la re-

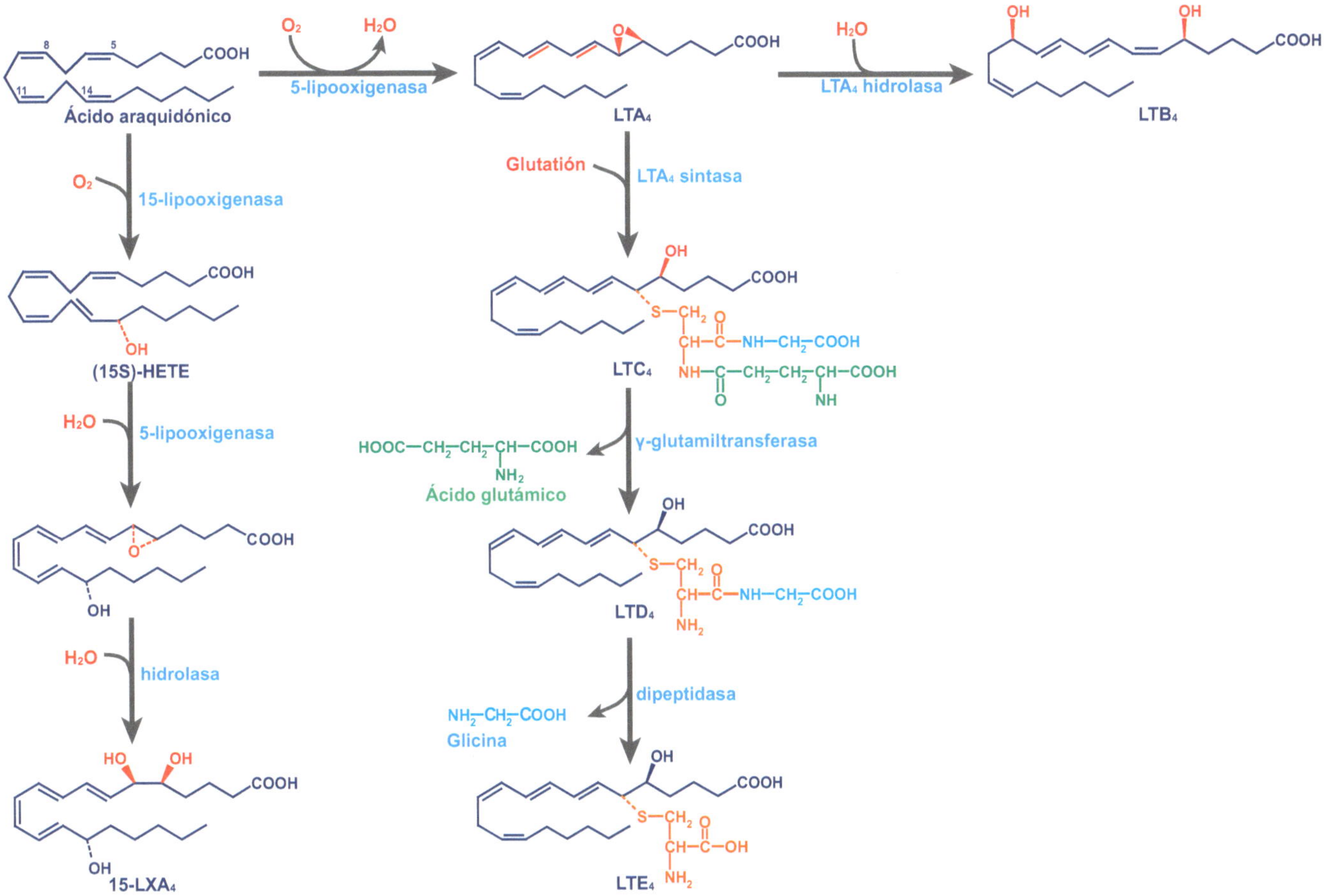

Fig. 14.15 Vías de síntesis de leucotrienos y lipoxinas. Se muestra la síntesis de los principales leucotrienos a partir del leucotrieno A_4 y de lipoxina a partir de la derivación del ácido araquidónico por la *15-lipooxigenasa*.

sistencia a la insulina en el tejido adiposo, y la *15-lipooxigenasa*, que inicia la formación de lipoxinas y que se ha relacionado también con los procesos inflamatorios implicados en la arterioesclerosis y con la resistencia a la insulina.

La *5-lipooxigenasa* contiene un ión Fe^{3+} no hemínico, y su acción catalítica tiene lugar en dos etapas (fig. 14.14). En la primera, la enzima captura un hidrogenión del carbono 7, generando un radical que incorpora una molécula de oxígeno, y posteriormente un radical hidrógeno, formándose un hidroperóxido en el C5. Este intermediario, el ácido 5-hidroperoxi-6-*trans*-8,11,14-*cis*-eicosatetraenoico (5-HPETE), pierde un hidrógeno del C10, lo que lleva al desplazamiento del radical hacia el C6, el cual acaba formando un puente 5,6-epóxido y liberándose una molécula de H_2O. El resultado es el leucotrieno A_4 (LTA_4).

El LTA_4 es inestable y rápidamente genera bien el LTB_4, como ocurre en monocitos y neutrófilos que contienen la *LTA_4 hidrolasa*, o bien alguno de los denominados cisteinil-leucotrienos (LTC_4, LTD_4 y LTE_4), como ocurre en mastocitos y eosinófilos, que contienen la *LTC_4 sintasa*. La figura 14.15 muestra la formación de estos leucotrienos a partir del LTA_4.

Las lipoxinas se sintetizan por la acción consecutiva de la *15-lipooxigenasa*, de la *5-lipooxigenasa* y una hidrolasa. Curiosamente, pueden generarse también por ciclooxigenasas que son inhibidas por la aspirina. Las COX acetiladas por la aspirina retienen cierta actividad *15-lipooxigenasa*, con lo que derivan ácido araquidónico hacia lipoxinas en vez de hacia prostaglandinas. De hecho, estas lipoxinas participan en la acción antiinflamatoria de la aspirina.

14.7. CATABOLISMO Y ACCIÓN DE LOS EICOSANOIDES

Tanto las prostaglandinas y los tromboxanos como los leucotrienos y las lipoxinas tienen vidas medias muy cortas: llegan a ser inferiores a 1 minuto. Existen tanto mecanismos inespecíficos (no enzimáticos) como específicos (enzimáticos) de inactivación de los eicosanoides. Tejidos y órganos como el bazo, riñones, tejido adiposo, intestino, testículos, hígado y pulmones contienen enzimas que oxidan grupos –OH de las prostaglandinas (como la *15-PG deshidrogenasa*), que reducen dobles enlaces (como la *PG-Δ^{13}-reductasa*) o bien que degradan el eicosanoide a través de la β- o la ω-oxidación.

En el corto período en que son activos, los eicosanoides son reconocidos por las células vecinas (acción paracrina) o por las células que los han producido (acción autocrina) a través de receptores específicos de la familia de los receptores acoplados a proteínas G (v. cap. 29). La profundización en el conocimiento de los eicosanoides, de sus receptores y de sus mecanismos de acción da lugar a nuevas oportunidades para generar fármacos más potentes y específicos para combatir enfermedades crónicas, especialmente las de carácter inflamatorio.

RESUMEN

1. **La síntesis de ácidos grasos es un conjunto de procesos que parte de acetil-CoA, e implica la lipogénesis (síntesis de ácido palmítico), así como la elongación y la desaturación de distintos ácidos grasos.**
2. **La lipogénesis es una vía citosólica que utiliza como sustrato el acetil-CoA generado en las mitocondrias. La transferencia de acetilos desde las mitocondrias al citosol supone un gasto energético adicional al de la propia lipogénesis. Su primera reacción es la carboxilación del acetil-CoA, que genera una molécula de malonil-CoA, cuya posterior descarboxilación libera la energía requerida para la condensación y, por lo tanto, para el crecimiento de los acilos en el proceso de lipogénesis.**
3. **La condensación de unidades de dos átomos de carbono y todos los procesos de reducción que llevan a la síntesis del ácido palmítico a partir de un acetil-CoA cebador y 7 malonil-CoA, tienen lugar por la acción de una única enzima multifuncional, la *ácido graso sintasa*.**
4. **En mamíferos, la síntesis de ácidos grasos tiene lugar principalmente en el hígado y/o el tejido adiposo (dependiendo de la especie) y también en las glándulas mamarias de las hembras lactantes. La regulación de esta vía se encuentra estrechamente ligada al estado nutricional y, por ello, la insulina es la hormona activadora más importante.**
5. **El ácido araquidónico presente en fosfolípidos de la membrana plasmática es el principal precursor de los eicosanoides, como es el caso de las prostaglandinas y los tromboxanos, sintetizados por la vía de la ciclooxigenasa, y de los leucotrienos y las lipoxinas, sintetizados por la vía de las lipooxigenasas. Los eicosanoides son moléculas reguladoras implicadas en procesos tan diversos como la inducción del parto al final de la gestación, el asma y la rinitis de las reacciones alérgicas, o la inflamación tanto de articulaciones como la que tiene lugar en el crecimiento de las placas de aterosclerosis.**

Bibliografía

Chan DI, Vogel HJ. Current understanding of fatty acid biosynthesis and the acyl carrier protein. Biochem J. 2010;430:1-19.

Dobrian AD, Lieb DC, Cole BK, Taylor-Fishwick DA, Chakrabarti SK, Nadler JL. Functional and pathological roles of the 12- and 15-lipoxygenases. Progr Lipid Res. 2011;50:115-31.

Hiltunen JK, Schonauer MS, Autio KJ, Mittelmeier TM, Kastaniotis AJ, Dieckmann CL. Mitochondrial fatty acid synthesis type II: more than just fatty acids. J Biol Chem. 2009;284:9011-5.

Jakobsson A, Westerberg R, Jacobsson A. Fatty acid elongases in mammals: their regulation and roles in metabolism. Prog Lipid Res. 2006;45:237-49.

Jump DB. N-3 polyunsaturated fatty acid regulation of hepatic gene transcription. Curr Opin Lipidol. 2008;19:242-7.

Maier T, Leibundgut M, Ban N. The crystal structure of a mammalian fatty acid synthase. Science. 2008;321:1315-22.

Niknami M, Patel M, Witting PK, Dong Q. Molecules in focus: cytosolic phospholipase A2-α. Int J Biochem Cell Biol. 2009;41:994-7.

Paton CM, Ntambi JM. Biochemical and physiological function of stearoyl-CoA desaturase. Am J Physiol Endocrinol Metab. 2009;297:E28-37.

Ricciotti E, FitzGerald GA. Prostaglandins and Inflammation. Arterioscler Thromb Vasc Biol. 2011;31:986-1000.

Tsai AL, Kulmacz RJ. Prostaglandin H. synthase: Resolved and unresolved mechanistic issues. Arch Biochem Biophys. 2010;493:103-24.

Capítulo 15

Metabolismo de los acilgliceroles, los fosfolípidos y los glucolípidos

María del Pilar Ramos Álvarez

OBJETIVOS DE APRENDIZAJE

- **Entender el proceso general de síntesis de lípidos complejos.**
- **Conocer el papel del ácido fosfatídico como precursor de acilgliceroles.**
- **Comprender la función del CTP y CDP-derivados en la síntesis de los lípidos complejos.**
- **Reconocer el papel de la dihidroxiacetona en la síntesis de plasmalógenos y de la ceramida como precursor de los esfingolípidos.**
- **Comprender cómo se regula la síntesis de triacilgliceroles en el tejido adiposo.**

15.1. INTRODUCCIÓN

Los principales lípidos complejos (v. cap. 12) incluyen acilgliceroles, fosfolípidos (glicerofosfolípidos y esfingofosfolípidos) y glucolípidos (gliceroglucolípidos y esfingoglucolípidos). Estos lípidos tienen un papel fundamental en la estructura y el metabolismo celular. Así, los triacilgliceroles o triacilglicéridos son el principal almacén de energía en el organismo de los animales, mientras que los glucolípidos y los fosfolípidos son los componentes mayoritarios de las membranas celulares.

En este capítulo se aborda la síntesis de todos ellos. La mayoría de los acilgliceroles y los glicerofosfolípidos poseen un intermediario común, el ácido fosfatídico, que proviene del glicerol 3-fosfato (un esquema general de la síntesis de estos lípidos se muestra en la figura 15.1), mientras que los esfingolípidos se sintetizan a partir de la ceramida.

15.2. SÍNTESIS DEL ÁCIDO FOSFATÍDICO

El precursor de la síntesis del ácido fosfatídico es el glicerol 3-fosfato que se forma en la mayor parte de los tejidos por reducción de la dihidroxiacetona-fosfato procedente de la glucolisis, en una reacción catalizada por la *gliceraldehído 3-fosfato deshidrogenasa* (fig. 15.2). Además, en el hígado, el riñón, el intestino y, en menor cantidad, en el tejido adiposo, se puede formar por la fosforilación del glicerol catalizada por la *glicerol quinasa*. Posteriormente, el glicerol 3-fosfato se acila en los carbonos 1 y 2, por transferencia de dos ácidos grasos de cadena larga a partir de los correspondientes acil-CoA, dando así lugar al ácido fosfatídico (fig. 15.2). Esta reacción la cataliza la *glicerol 3-fosfato aciltransferasa* presente en el retículo endoplásmico y en la mitocondria. Normalmente, el ácido graso que se añade en el C1 es saturado, mientras que el que se transfiere a C2 es insaturado. Existen, sin embargo, algunas excepciones. Por ejemplo, aproximadamente el 80% del fosfatidilinositol del cerebro está esterificado en C1 con ácido esteárico (18:0), y en el C2 con ácido araquidónico (20:4).

Existe una vía alternativa de síntesis del ácido fosfatídico que también se inicia a partir de la dihidroxiacetona-fosfato. En esta vía, la dihidroxiacetona-fosfato es acilada por la *dihidroxiacetona-fosfato aciltransferasa* presente en el retículo y la peroxisoma. A continuación, la acil-dihidroxiacetona-fosfato es reducida al correspondiente ácido lisofosfatídico en una reacción dependiente de NADPH+H^+, y finalmente es acilada de nuevo dando lugar al ácido fosfatídico (fig. 15.2). Aunque esta vía es secundaria para la síntesis de triacilgliceroles, es importante para la síntesis de los lípidos con enlaces vinil éter, como los plasmalógenos.

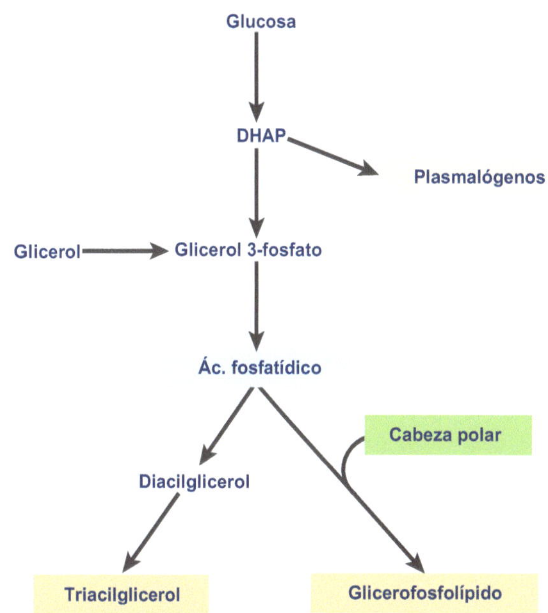

Fig. 15.1 **Esquema general de la síntesis de acilgliceroles y glicerofosfolípidos a partir de glucosa o glicerol.** DHAP: dihidroxiacetona-fosfato.

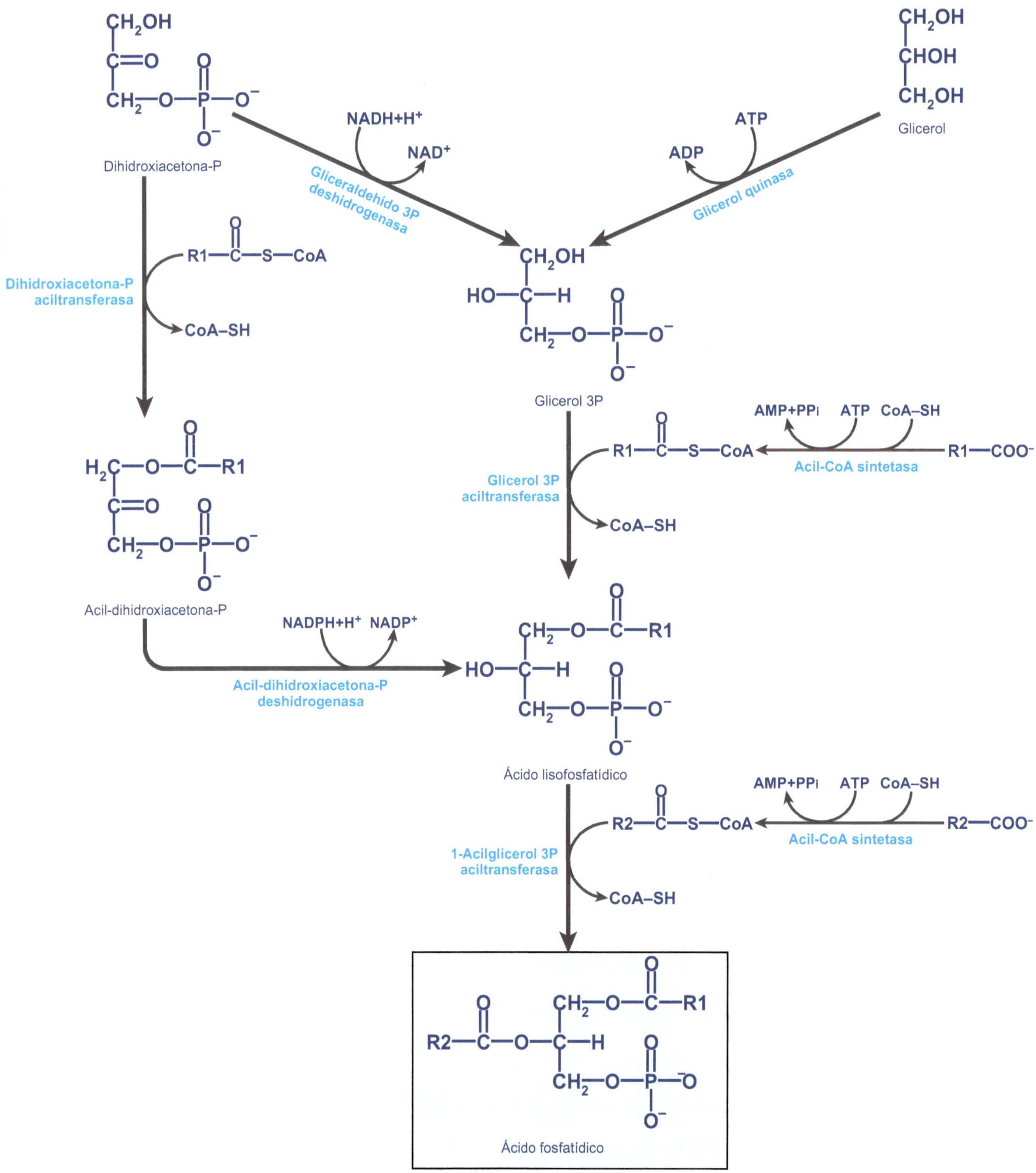

Fig. 15.2 Síntesis del ácido fosfatídico a partir de glicerol o dihidroxiacetona-fosfato (DHAP).

15.3. METABOLISMO DE LOS ACILGLICEROLES: TRIACILGLICEROLES

La síntesis *de novo* de los acilgliceroles se lleva a cabo mayoritariamente en el retículo endoplásmico liso de los hepatocitos, adipocitos y enterocitos. En el hígado y el tejido adiposo, el primer paso de la síntesis de los triacilgliceroles es la síntesis del 1,2-diacilglicerol a partir del ácido fosfatídico por la acción catalítica de una fosfatasa citosólica, conocida como lipina. Posteriormente, el diacilglicerol es acilado a triacilglicerol por una *diacilglicerol aciltransferasa*, enzima que se localiza en el denominado complejo de la *triacilglicerol sintetasa* (fig. 15.3). Este complejo, que también incluye otras enzimas, se encuentra anclado en la cara citoplasmática de la membrana del retículo endoplásmico.

En los enterocitos del intestino delgado, la síntesis de los triacilgliceroles se lleva a cabo por otro mecanismo. Como se ha mostrado en el capítulo 12, los enterocitos captan los 2-monogliceroles y los ácidos grasos procedentes de la digestión de los triacilgliceroles de la dieta (v. fig. 12.15). En su interior, los 2-monoacilgliceroles son acilados con sendas moléculas de acil-CoA para formar los correspondientes diacilgliceroles y triacilgliceroles, que posteriormente son incorporados a los quilomicrones.

15.3.1. Regulación de la síntesis de los triacilgliceroles en el tejido adiposo

Al igual que ocurre con el glucógeno (v. cap. 10), los triacilgliceroles se sintetizan en el organismo en situaciones de baja demanda energética y abundancia de nutrientes, para poder ser utilizados como combustibles primarios en situaciones de demanda energética. Su síntesis y degradación se llevan a cabo en diferentes órganos y tejidos del organismo de forma coordinada, en la cual desempeñan un papel esencial determinadas hormonas, como la insulina y las catecolaminas o el glucagón, las cuales regulan vías opuestas determinando el que se sinteticen o se degraden los triacilgliceroles. La degradación de los triacilgliceroles, o lipolisis, se describe en el capítulo 17, por lo que aquí se hace referencia sólo a la regulación de su síntesis, aunque se debe tener en cuenta que ambos procesos, síntesis y degradación, se regulan de forma coordinada, de tal manera que la activación de una de las rutas suele inhibir la opuesta.

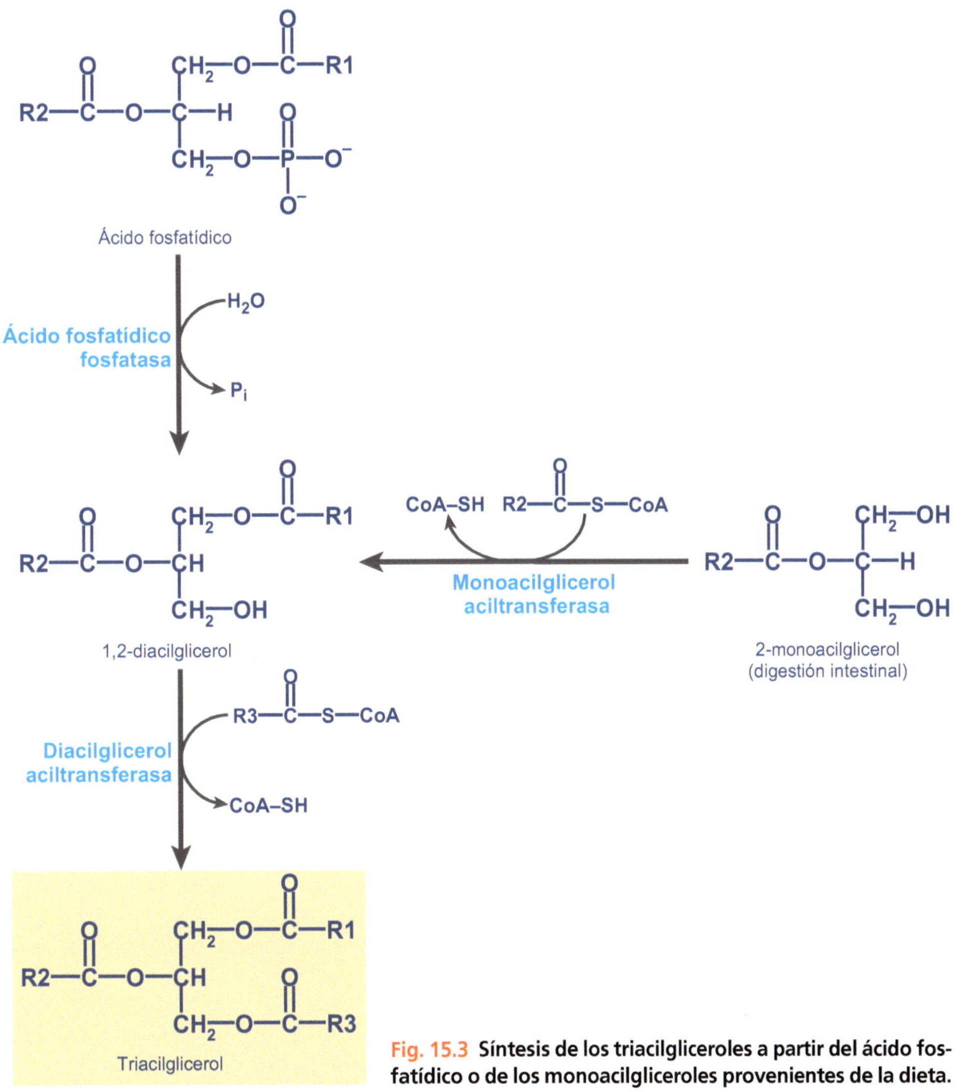

Fig. 15.3 Síntesis de los triacilgliceroles a partir del ácido fosfatídico o de los monoacilgliceroles provenientes de la dieta.

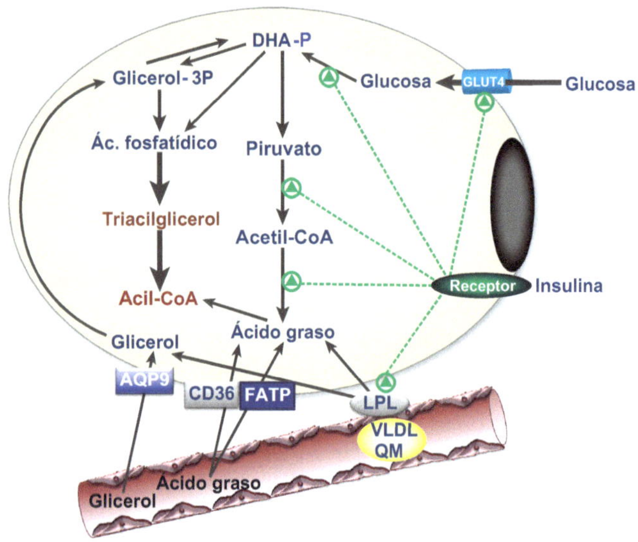

Fig. 15.4 **Regulación de la síntesis de triacilgliceroles por la insulina en el tejido adiposo.** AQP9: aquoporina 9; DHA-P: dihidroxiacetona-fosfato; FATP: proteína transportadora de ácidos grasos, LPL: lipoproteína lipasa; QM: quilomicrón; VLDL: lipoproteína de muy baja densidad.

La insulina tiene una función primordial en la regulación a corto y a largo plazo de la síntesis de los triacilgliceroles en el tejido adiposo. Uno de los mecanismos más importantes de regulación a corto plazo es por disponibilidad de sustrato (fig. 15.4). Como se ha descrito más arriba, los adipocitos sintetizan triacilgliceroles a partir del glicerol 3-fosfato y ácidos grasos. La *lipoproteína lipasa* (LPL) y diversos transportadores de ácidos grasos, como el CD36 o la FATP (*Fatty Acid Transport Protein*), facilitan la entrada de los ácidos grasos en el interior celular. Por su parte, el glicerol 3-fosfato se obtiene fundamentalmente de la glucosa, aunque también puede provenir del glicerol liberado de las lipoproteínas por acción de la LPL, o del glicerol captado a través de la aquoporina 9 (AQP9). El glicerol se fosforila a glicerol 3-fosfato en la reacción catalizada por la enzima *glicerol quinasa*, que, aunque en cantidad mucho menor que en el hígado, también está presente en el tejido adiposo. En este proceso de disponibilidad de sustrato desempeña un papel fundamental la insulina, ya que al inducir la translocación de GLUT4 a la superficie celular facilita la entrada de glucosa, precursor del glicerol 3-fosfato y del piruvato, a partir de los cuales se obtienen el ácido fosfatídico y el acetil-CoA, respectivamente. La insulina también participa en la regulación a corto plazo mediante la regulación de la actividad enzimática. Así, la insulina activa a la LPL del tejido adiposo, e induce la activación, por desfosforilación, de la *acetil-CoA carboxilasa* lo cual conduce a la formación de los correspondientes acil-CoA necesarios para la síntesis de triacilgliceroles.

Además de los mecanismos a corto plazo, la síntesis de triacilgliceroles está también sometida a una regulación a largo plazo por variaciones en la cantidad, por cambios en la síntesis o en la degradación, de proteínas clave. Este mecanismo, a diferencia de los anteriores, suele requerir horas o días. Así, por ejemplo, la insulina induce la expresión de enzimas como la *hexoquinasa*, la *piruvato deshidrogenasa*, la *acetil-CoA carboxilasa*, la *ácido graso sintasa* o la LPL. Además, la insulina activa la expresión de AQP9 en tejido adiposo, lo cual favorece la captación de glicerol por el tejido.

15.4. METABOLISMO DE LOS GLICEROFOSFOLÍPIDOS

Todos los tipos celulares, con excepción de los eritrocitos, pueden sintetizar fosfolípidos. Esta ruta, que tiene lugar en las membranas, mayoritariamente en la cara citosólica del retículo endoplásmico, se puede llevar a cabo a través de dos vías alternativas (fig. 15.5), en función de la naturaleza del grupo de la cabeza polar. En la primera de las vías se requiere la activación de la cabeza polar (colina, serina o etanolamina) a un derivado nucleósido difosfato (CDP), mientras que en la segunda se activa el ácido fosfatídico con CTP, y a este CDP-derivado se le une posteriormente la cabeza polar del fosfolípido (aquellas que contienen un alcohol, como el glicerol o el inositol).

15.4.1. Síntesis a partir de grupo de cabeza polar activado

La síntesis de los fosfoacilglicéridos, fosfatidilcolina y fosfatidiletanolamina, se lleva a cabo a través del mismo mecanismo. En

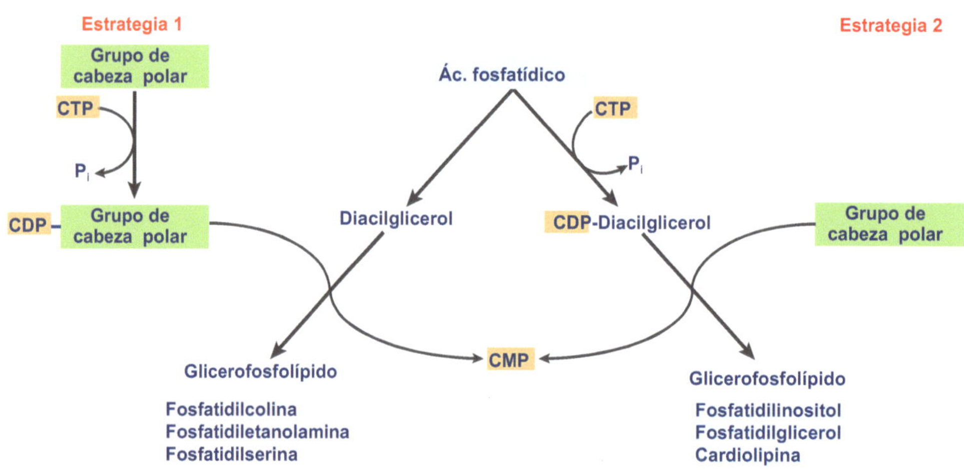

Fig. 15.5 **Esquema general de la síntesis de los glicerofosfolípidos o fosfoacilglicéridos.**

la figura 15.6A se muestra la vía de la síntesis de fosfatidilcolina que tiene lugar a través de los siguientes pasos:

- **Fosforilación** del grupo -OH **de la colina** (o de la etanolamina) a expensas de una molécula de ATP, formándose fosfocolina o fosfoetanolamina.
- **Transferencia del grupo citidil del CTP**, formándose los correspondientes CDP-derivados, que son ésteres fosfato activados de los grupos de cabeza polar. En esta reacción se libera PPi, cuya hidrólisis por la *pirofosfatasa* determina el sentido de la reacción.
- El grupo -OH del C3 del diacilglicerol ataca el grupo fosforilo de la CDP-colina o CDP-etanolamina, de modo que se **libera CMP** y se obtiene el glicerofosfolípido correspondiente, fosfatidilcolina (lecitina) o fosfatidiletanolamina (cefalina).

En el hígado de los mamíferos, y también en ciertas bacterias, la fosfatidilcolina se puede sintetizar, a través de una vía secundaria, por la metilación secuencial de la fosfatidiletanolamina con tres grupos metilo donados por tres moléculas de S-adenosilmetionina (fig. 15.6B). En este mismo órgano, la fosfatidiletanolamina se puede formar por la descarboxilación mitocondrial de la fosfatidilserina (fig. 15.7).

En mamíferos, la síntesis de fosfatidilserina se lleva a cabo exclusivamente por el intercambio de grupo con la fosfatidiletanolamina o la fosfatidilcolina, en una reacción catalizada por una transferasa dependiente de Ca^{2+} (fig. 15.7). Este fosfolípido, que representa el 10% de los fosfolípidos en los mamíferos, se suele localizar en la membrana mitocondrial interna. En bacterias y hongos se puede también sintetizar *de novo* a partir de serina y CDP-diacil glicerol (fig. 15.8).

15.4.2. Síntesis a partir de diacilglicerol activado

Los glicerofosfolípidos que contienen un alcohol en su grupo de cabeza polar, como el fosfatidilinositol o el fosfatidilglicerol,

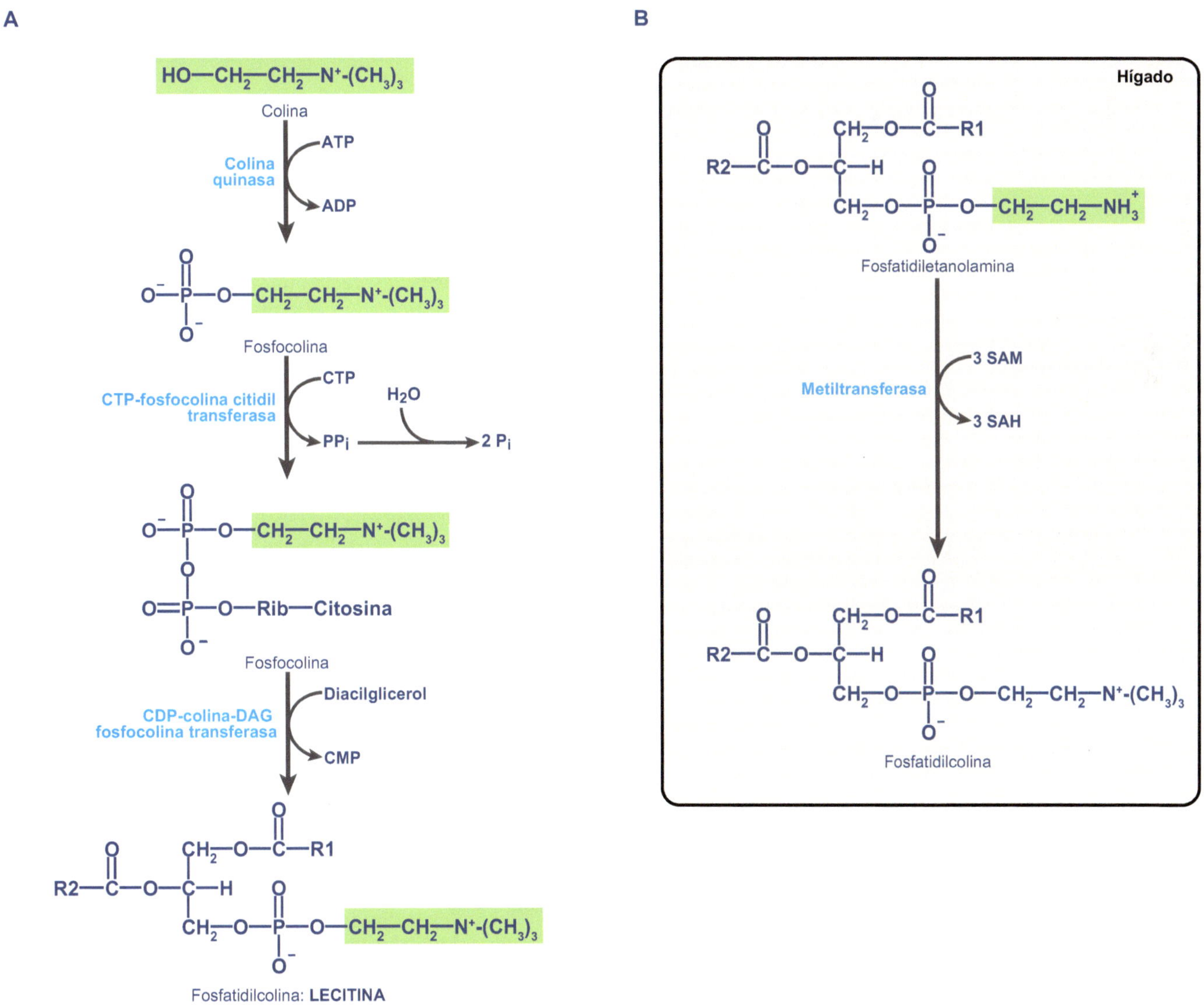

Fig. 15.6 Síntesis de la fosfatidilcolina. A. Síntesis de fosfatidilcolina a partir del diacilglicerol (por una ruta similar se sintetiza la fosfatidiletanolamina). **B.** En el hígado de los mamíferos la fosfatidilcolina se puede sintetizar también a partir de la fosfatidiletanolamina por acción de una metiltransferasa. DAG: diacilglicerol; SAH: S-adenosil homocisteína; SAM: S-adenosil metionina.

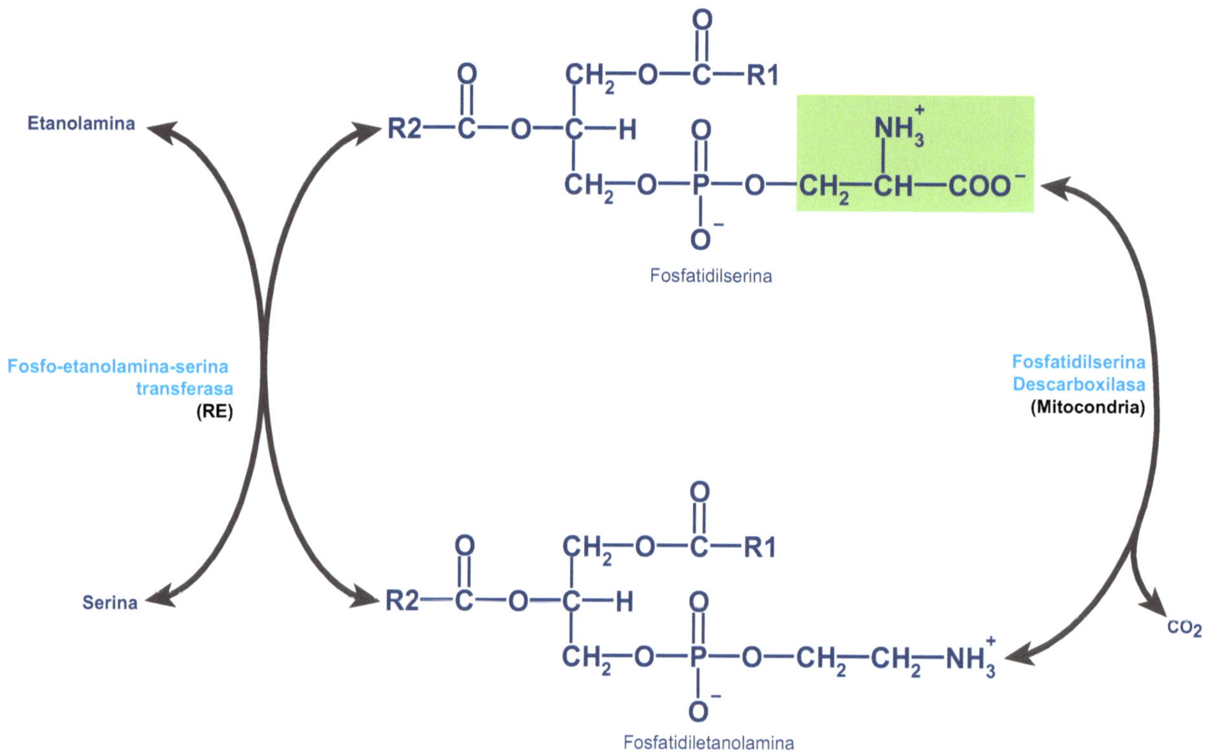

Fig. 15.7 **Síntesis de fosfatidilserina a partir de la fosfatidiletanolamina.**

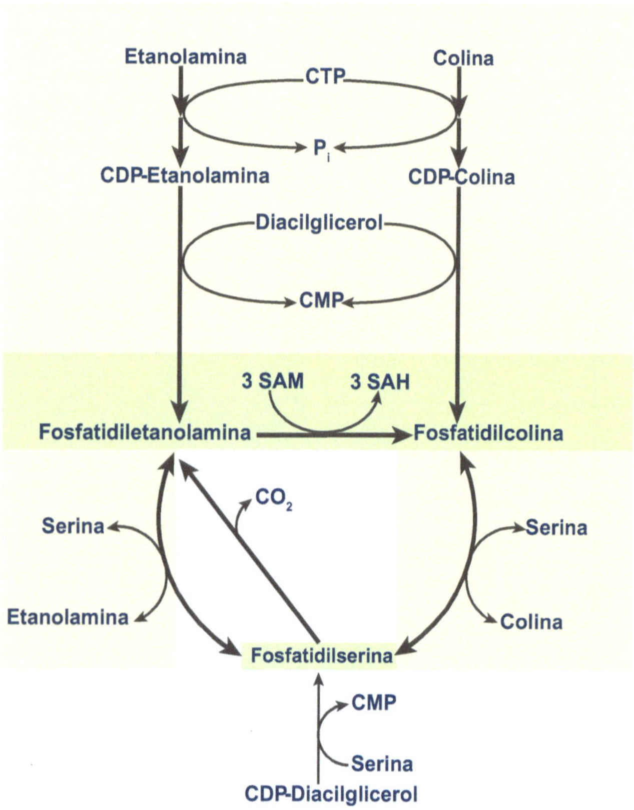

Fig. 15.8 **Esquema global de la síntesis de los principales glicerofosfolípidos, en distintos organismos.** En mamíferos se muestra el sombreado en amarillo, en bacterias y levaduras en azul y las reacciones que tienen lugar en todos ellos en verde. SAH: S-adenosil homocisteína; SAM: S-adenosil metionina.

son sintetizados por una vía alternativa que requiere la activación del ácido fosfatídico, formándose CDP-diacilglicerol, reacción que se ve favorecida por la hidrólisis del pirofosfato (fig. 15.9). A continuación, el grupo -OH del alcohol (glicerol 3-fosfato o inositol) reacciona con el fosfatidilo activado formando un enlace fosfodiéster y generando fosfatidilglicerol 3-fosfato o fosfatidilinositol. En el caso del fosfatidilglicerol 3-fosfato se requiere la hidrólisis del grupo fosforilo para obtener fosfatidilglicerol.

La cardiolipina, o 1,3-difosfatidilglicerol, es un fosfolípido ácido formado por dos moléculas de ácido fosfatídico unidas covalentemente por una molécula de glicerol, que es indispensable en la actividad de la cadena de transporte de electrones de los cardiomiocitos. Su síntesis en mamíferos se lleva a cabo por la condensación de una molécula de CDP-diacilglicerol y una de fosfatidilglicerol (fig. 15.9).

15.4.3. Síntesis de los plasmalógenos

Otro grupo de glicerofosfolípidos son los plasmalógenos, que representan el segundo grupo principal de los fosfolípidos de las mitocondrias, y son abundantes en el corazón y el sistema nervioso. Estos lípidos contienen una cadena hidrocarbonada unida al C1 por un enlace vinil éter. Su síntesis se lleva a cabo a través de los siguientes pasos (fig. 15.10):

- **Acilación** de la dihidroxiacetona-fosfato en C1.
- **Intercambio del grupo acilo** en C1, que se elimina en forma de ácido carboxílico, por un alcohol de cadena larga, formando un enlace éter.
- **Reducción del grupo ceto** en C2 a un grupo –OH, en una reacción dependiente de NADPH, y posterior **acilación** formándose el 1-alquil-2-acilglicerol-3-fosfato.

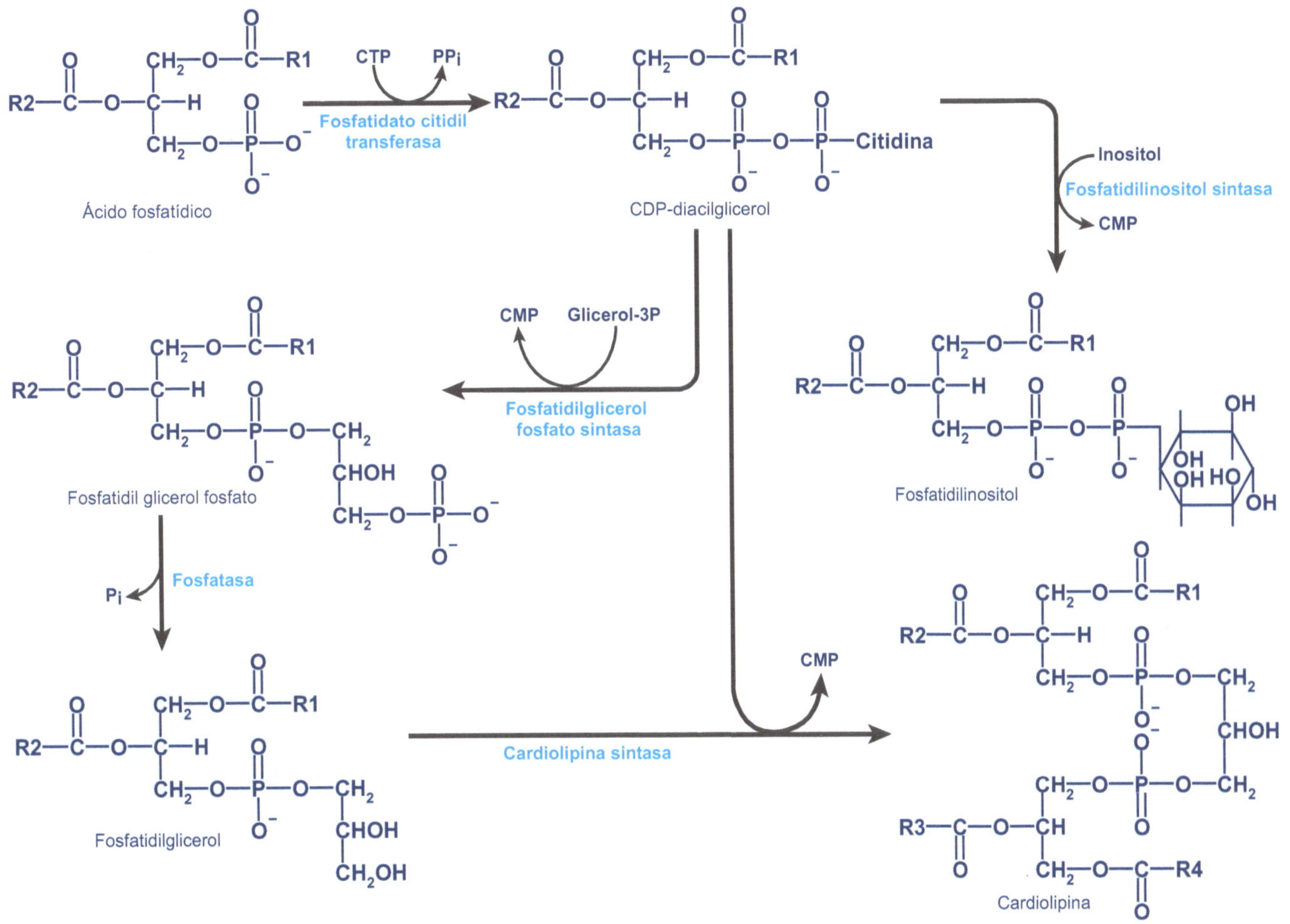

Fig. 15.9 Síntesis en eucariotas del fosfatidilinositol, fosfatidilglicerol y cardiolipina. *Fosfatidilinosiltol sintasa* (CDP-diacilglicerol-inositol 3-fosfatidiltransferasa); *fosfatidilglicerol fosfato sintasa* (CDP-diacilglicerol-glicerol 3-fosfato 3-fosfatidiltransferasa).

- **Adición de un grupo de cabeza polar,** como la colina, a partir de su forma activada (CDP-colina).
- **Desaturación del alcohol** de cadena larga que se había añadido en C1 en una reacción dependiente de NADH+H$^+$, catalizada por desaturasas localizadas en el retículo endoplásmico.

15.4.4. Catabolismo de los glicerofosfolípidos

El recambio de los fosfolípidos es un proceso muy rápido. Así, por ejemplo, en las células animales se requieren tan solo dos divisiones celulares para sustituir a la mitad de los fosfolípidos de la membrana. Las enzimas que catalizan la degradación de los fosfoacilglicéridos son las fosfolipasas. Cada fosfolipasa cataliza específicamente la hidrólisis de un enlace. Así, las *fosfolipasas* A_1 y A_2 hidrolizan los enlaces éster de los fosfoacilglicéridos en C1 y C2, respectivamente, generando los correspondientes lisofosfoacilglicéridos (fig. 15.11). Algunos de los productos del catabolismo de fosfoacilglicéridos actúan como moléculas de señalización de acción local (v. cap. 29).

15.5. METABOLISMO DE LOS ESFINGOLÍPIDOS

Como se mostró en el capítulo 12, los esfingolípidos son un grupo complejo de lípidos anfipáticos que poseen una estructura central de esfingosina, un aminoalcohol de cadena larga. Este grupo de lípidos incluye los esfingofosfolípidos y los esfingoglucolípidos, todos ellos muy abundantes en el sistema nervioso. Dada la estabilidad de las amidas en medio alcalino, los esfingolípidos no son saponificables, lo que facilita su separación de lípidos saponificables como los glicerofosfolípidos.

La ruta biosintética de todos ellos, que tiene lugar en la cara luminal del retículo endoplásmico, incluye la síntesis de la ceramida, que se describe a continuación.

15.5.1. Síntesis de la ceramida, esqueleto central de los esfingolípidos

La síntesis de la ceramida (N-acetilesfingosina) tiene lugar en el retículo endoplasmático. La ceramida se sintetiza a partir de serina y palmitoil-CoA, a través de los siguientes pasos (fig. 15.12):

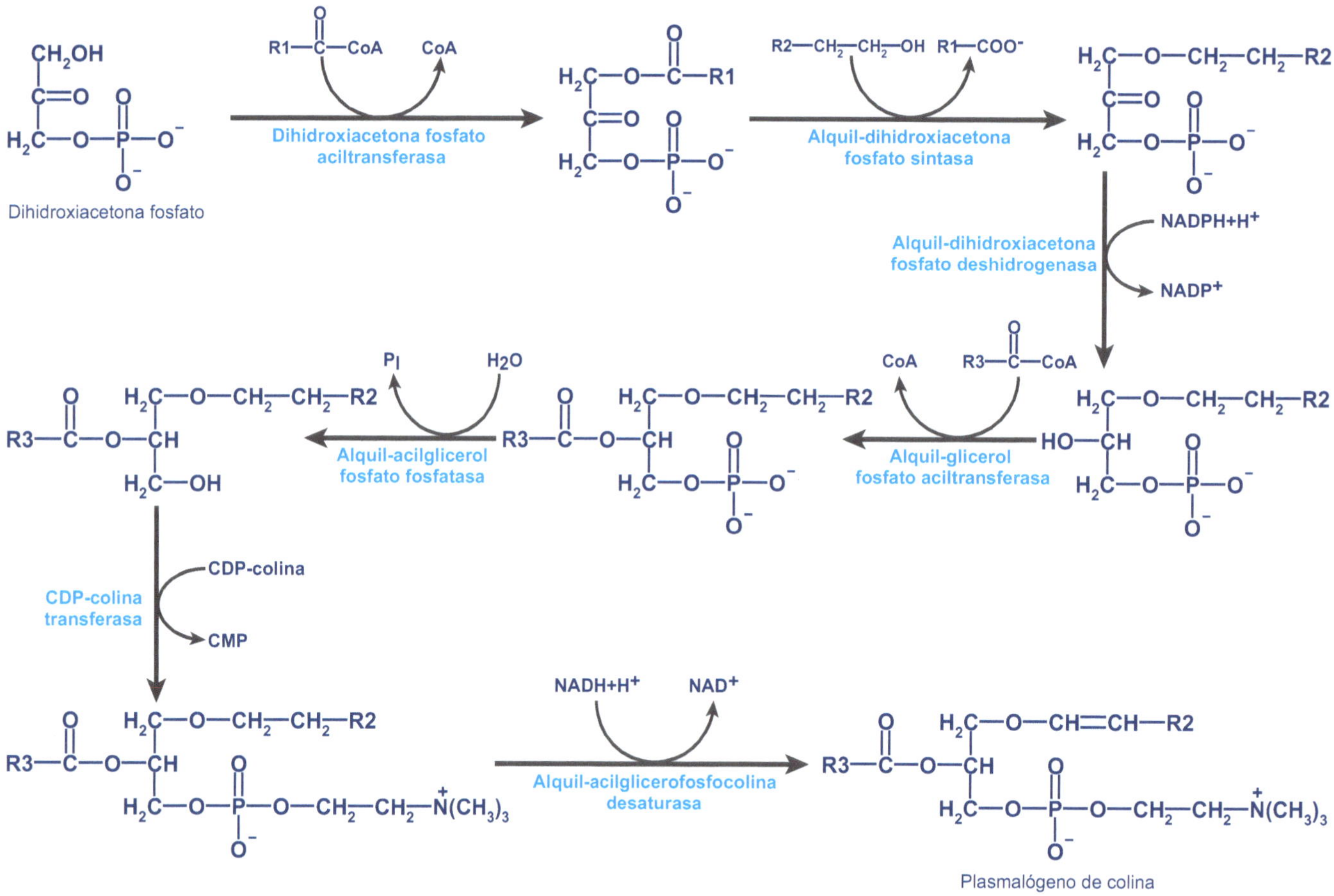

Fig. 15.10 **Síntesis de los plasmalógenos.** La figura muestra la síntesis de un plasmalógeno de colina. Los de etanolamina se sintetizan por una ruta similar.

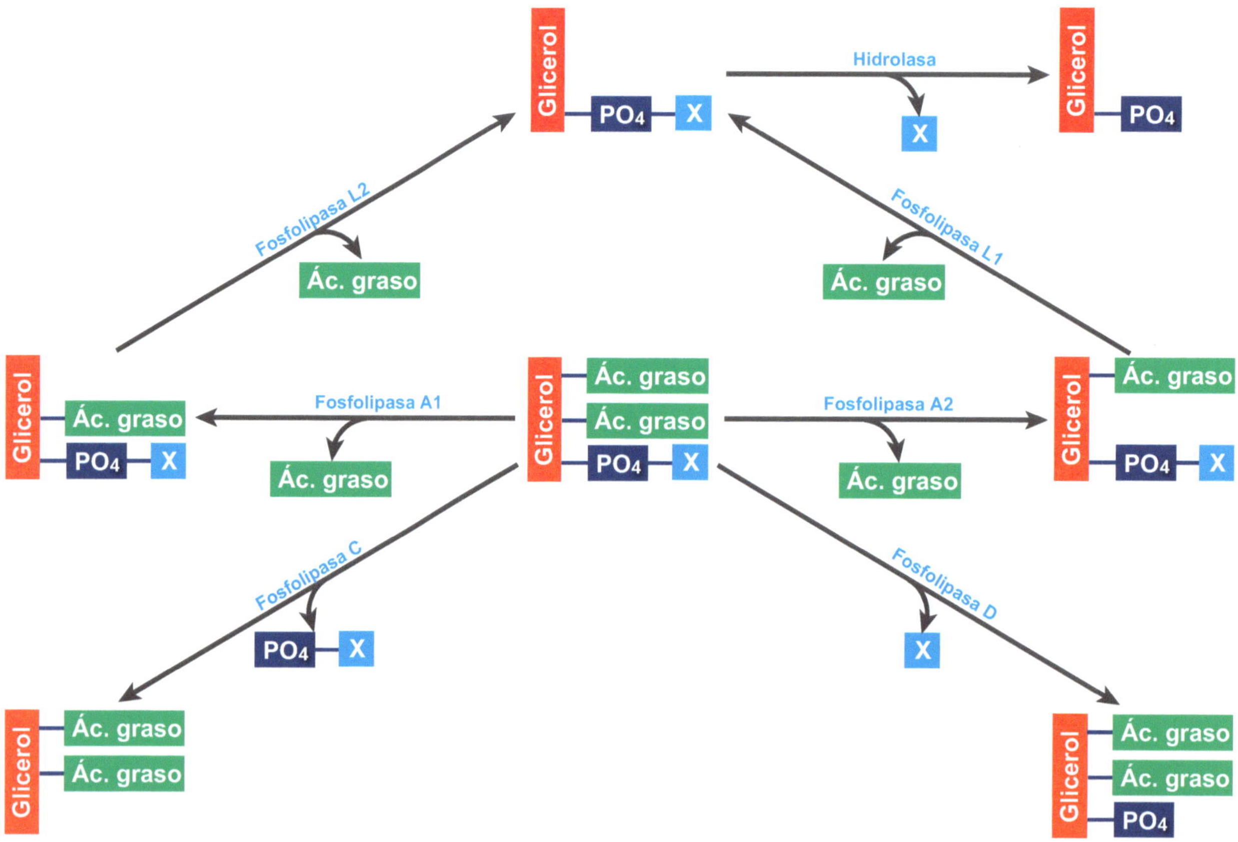

Fig. 15.11 **Catabolismo de los glicerofosfolípidos.**

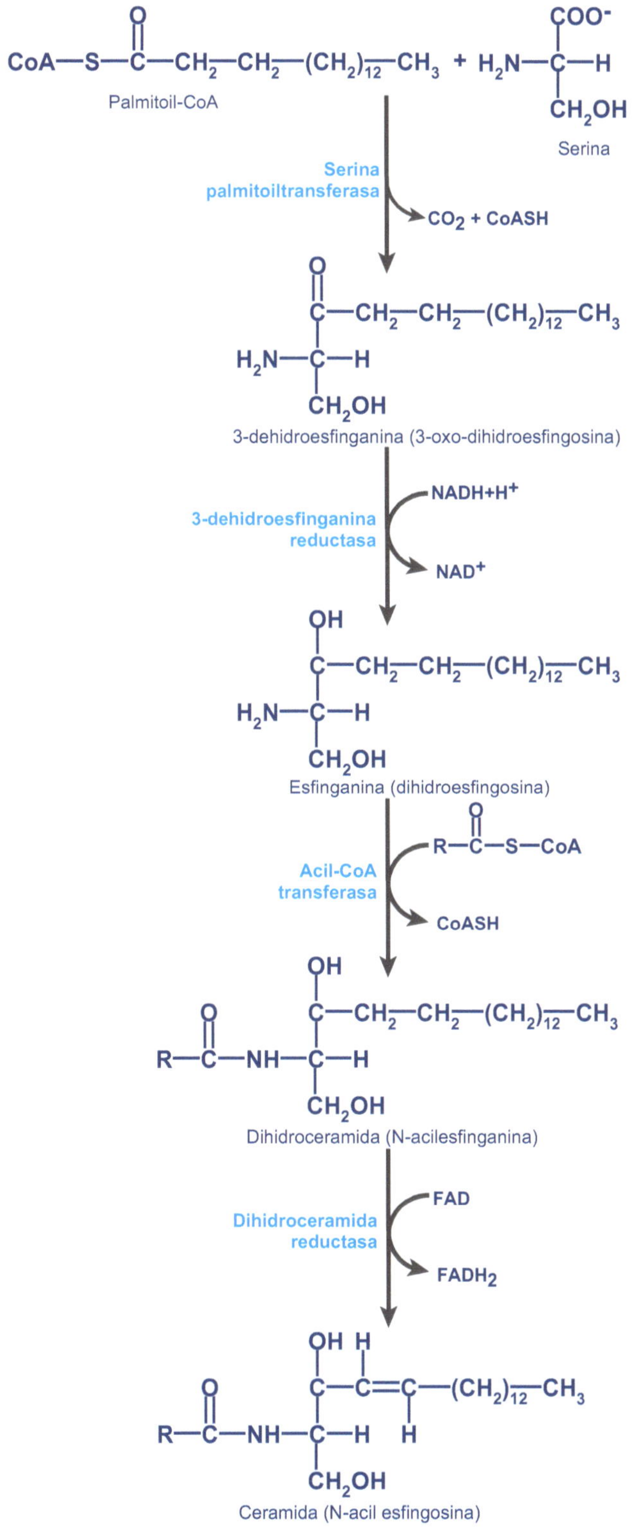

Fig. 15.12 **Síntesis de la ceramida a partir de serina y palmitoil-CoA.**

- **Condensación de serina y palmitoil-CoA**, de modo que se forma 3-dehidroesfinganina. Esta reacción, catalizada por la *serina palmitoil transferasa* (3-dehidro esfinganina sintasa), es dependiente de piridoxal fosfato, y en ella se libera bicarbonato por la descarboxilación oxidativa de la serina.

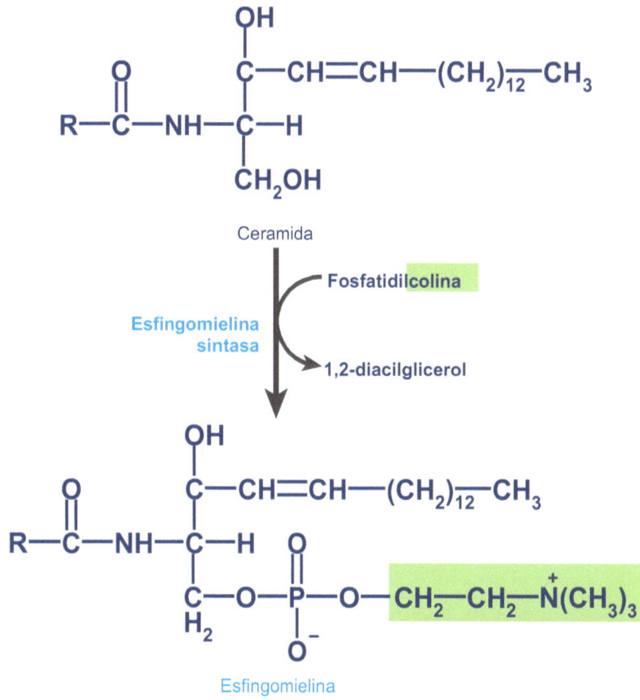

Fig. 15.13 **Síntesis de la esfingomielina.**

- **Reducción del grupo ceto** de la 3-dehidroesfinganina, que da lugar a la esfinganina o dihidroesfingosina. La reacción, dependiente de NADPH+H$^+$, está catalizada por la *3-dehidroesfinganina reductasa.*
- **Acilación del grupo amino** de la esfinganina a través de un enlace amida, dando lugar a la N-acilesfinganina o dihidroceramida.
- **Desaturación de la dihidroceramida** en una reacción de oxidación dependiente de FAD, dando lugar a la ceramida o N-acilesfingosina.

En mamíferos no parece que la esfingosina sea un intermediario libre de esta ruta biosintética.

15.5.2. Síntesis de los esfingofosfolípidos

En los esfingofosfolípidos, el grupo –OH terminal de la ceramida es sustituido por fosfocolina, a partir de fosfatidilcolina, dando lugar a la esfingomielina, en una reacción catalizada por la *esfingomielina sintasa* (fig. 15.13). Los grupos acilo más habituales en la esfingomielina son el palmitoil (16:0) y el estearoil (18:0).

15.5.3. Síntesis de los esfingoglucolípidos

La mayor parte de los glucolípidos son esfingoglucolípidos, por lo que sólo nos referiremos a ellos en este apartado. Estos lípidos poseen como grupo polar unidades de carbohidratos unidas por enlaces covalentes.

Su síntesis se lleva a cabo tras la sustitución del grupo –OH en C1 de la ceramida por un carbohidrato. En los cerebrósidos, que son ceramida monohexósidos, se incorporan bien glucosa o bien galactosa a partir de la correspondiente UDP-hexosa (fig. 15.14), en reacciones catalizadas por glucosil o galactosiltransferasas.

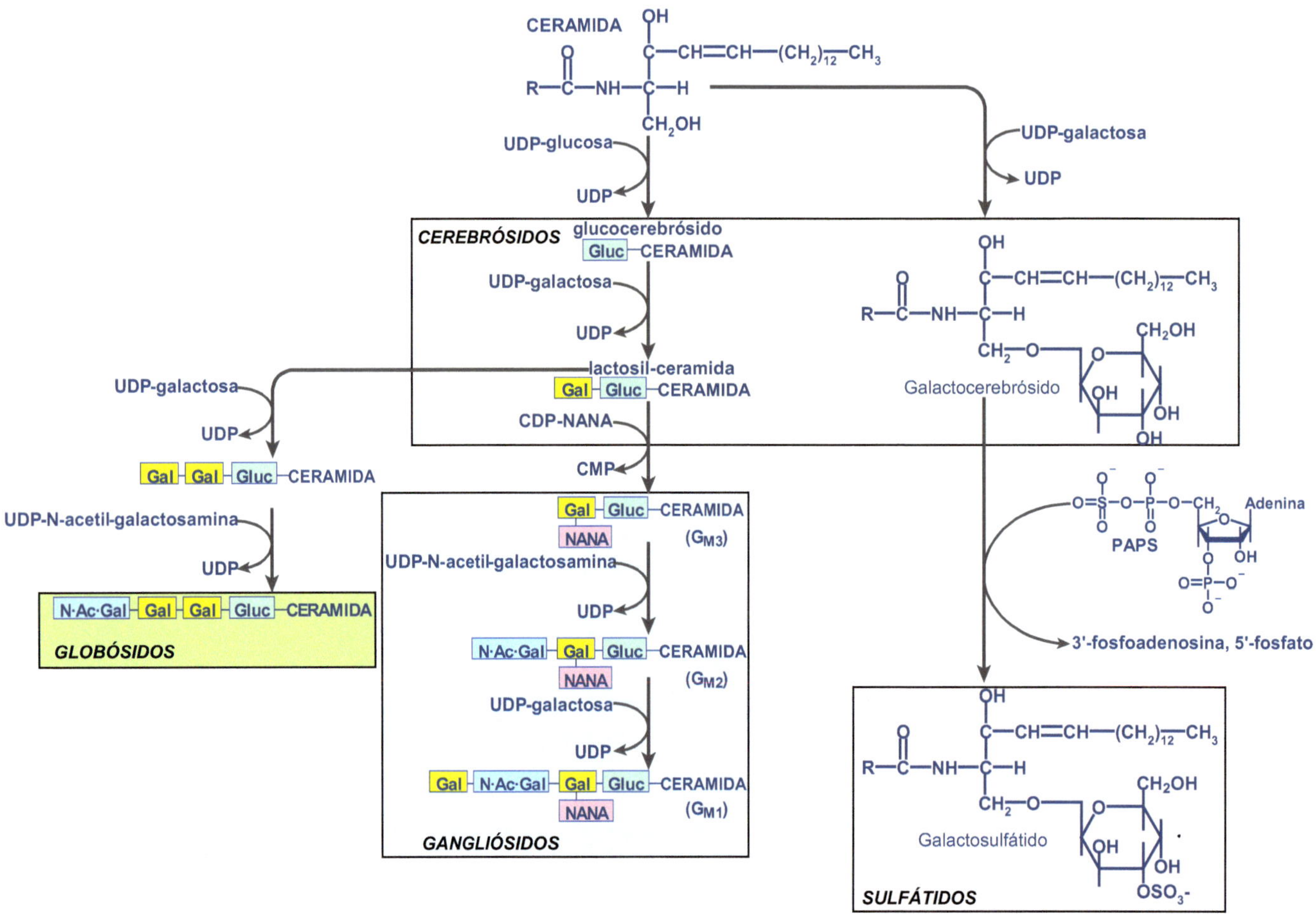

Fig. 15.14 Síntesis de los esfingoglucolípidos. Gal: galactosa; Glu: glucosa; NANA: ácido N-acetil neuramínico; PAPS: 3′-fosfoadenosina 5′-fosfosulfato.

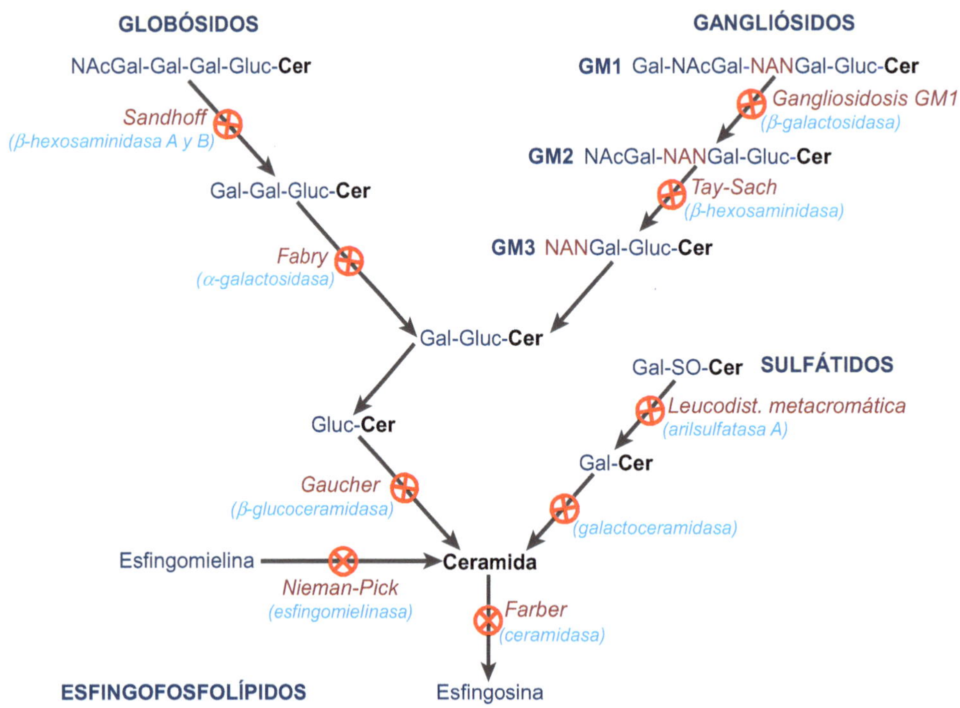

Fig. 15.15 Catabolismo de los esfingolípidos. El déficit de las enzimas implicadas en estas rutas metabólicas da lugar a las esfingolipidosis.

Los sulfátidos, que vienen a representar un 15% de la materia blanca del cerebro, se forman al añadir un grupo sulfato a partir de la 3′-fosfoadenosina 5′-fosfosulfato (PAPS) al –OH en el C3 de la galactosa de un galactocerebrósido.

La síntesis de los globósidos (ceramida oligosacáridos neutros) y los gangliósidos (ceramida oligosacáridos ácidos) se lleva a cabo mediante la incorporación de un oligosacárido a un cerebrósido mediante una glucosiltransferasa. Para la síntesis de los gangliósidos, este oligosacárido debe contener al menos un residuo de un carbohidrato ácido, denominado ácido siálico (ácido N-acetil neuramínico). El ácido siálico, que posee 9C, se sintetiza a partir de fosfoenolpiruvato (3C) y N-acetilmanosamina 6-fosfato (6C).

La síntesis de globósidos y gangliósidos comienza con la adición de un monómero de galactosa a un glucocerebrósido, formando un enlace $\beta(1\rightarrow4)$. El lípido formado, que se denomina lactosil ceramida, es el precursor tanto de globósidos como de gangliósidos.

15.5.4. Catabolismo de los esfingolípidos

Los esfingolípidos se degradan en los lisosomas. La reacción de hidrólisis tiene lugar en la porción hidrosoluble de las enzimas, con la participación de un grupo de proteínas denominadas SAP (del inglés *sphingolipid activator proteins*), que incluyen, entre otras, a las saposinas, SAP-A, SAP-B, SAP-C, SAP-D y la proteína activadora de GM_2. El déficit de alguna de las enzimas, o de las SAP, da lugar a las denominadas esfingolipidosis, en las que se acumula algún esfingolípido. Generalmente tienen consecuencias letales, ya que los afectados sufren retraso mental y mueren en edad temprana.

El catabolismo de la esfingomielina se lleva a cabo a través de la reacción catalizada por la *esfingomielinasa* que libera la ceramida (fig. 15.15). La deficiencia de esta enzima da lugar a una lipidosis, denominada enfermedad de Niemann-Pick, en la cual se produce acumulación de esfingomielina. Un esquema del catabolismo de los esfingolípidos, con indicación del déficit enzimático que se presenta en las principales lipidosis se muestra en la figura 15.15.

RESUMEN

1. **La síntesis de los acilgliceroles y glicerofosfoslípidos comienza con la formación del ácido fosfatídico proveniente del glicerol 3-fosfato, que posteriormente se transforma en diacilglicerol o CDP-diacilglicerol.**
2. **Los triacilgliceroles se forman por la acilación del diacilglicerol. La regulación, tanto a corto como a largo plazo, de su síntesis en el tejido adiposo se lleva cabo fundamentalmente por la insulina, que además de aumentar la disponibilidad de sustratos, modula la expresión génica de proteínas clave implicadas en este proceso.**
3. **La síntesis de fosfatidilcolina y fosfatidiletanolamina se lleva a cabo a través de la adicción del grupo de cabeza polar activado con CDP al diacilglicerol, mientras que en la síntesis de fosfatidil inositol, fosfatidilglicerol o cardiolipina se transfiere la cabeza polar al CDP-diacilglicerol.**
4. **Los plasmalógenos son glicerofosfolípidos que contienen un enlace éter en su estructura y que se forman a partir de la dihidroxiacetona.**
5. **La síntesis de los esfingolípidos, lípidos muy abundantes en el sistema nervioso, comienza con la formación de la ceramida a partir de serina y palmitoil-CoA. Su degradación se lleva a cabo en los lisosomas mediante hidrolasas específicas, cuyo déficit da lugar a alteraciones que cursan con la acumulación del esfingolípido correspondiente produciendo graves lesiones en el sistema nervioso.**

Bibliografía

Brunetti-Pierri N, Scaglia F. GM1 gangliosidosis: review of clinical, molecular, and therapeutic aspects. Mol Genet Metab. 2008;94:391-6.

Herrera E, Lamas L. Utilization of Glycerol by Rat Adipose Tissue in vitro. Biochem J. 1970;120:433-4.

Kolter T, Sandhoff K. Lysosomal degradation of membrane lipids. FEBS Lett. 2010;84:1700-12.

Nye C, Kalhan SC, Hanson RW. Reassessing the pathway of triglyceride synthesis in adipose tissue. Trends Endocrinol Metab. 2008;19:356-61.

Reue K, Zhang P. The lipin family: dual roles in lipid biosynthesis and gene expression. FEBS Letters. 2008;9:90-6.

Rodríguez A, Catalán V, Gómez-Ambrosi J, Frühbeck G. Aquaglyceroporins serve as metabolic gateways in adiposity and insulin resistance control. Cell Cycle. 2011;10:1548-56.

Capítulo 16

Metabolismo del colesterol y los esteroides

Miguel Ángel Lasunción Ripa

OBJETIVOS DE APRENDIZAJE

- **Entender las funciones del colesterol en el organismo para comprender su papel fisiológico.**
- **Conocer la biosíntesis del colesterol, las principales enzimas implicadas y su regulación.**
- **Comprender las consecuencias patológicas de las alteraciones de la biosíntesis del colesterol.**
- **Conocer el metabolismo de los ácidos biliares, su regulación y sus principales alteraciones.**
- **Comprender la biosíntesis de las hormonas esteroideas en las distintas glándulas y su transporte en el plasma.**

16.1. INTRODUCCIÓN

En la sociedad actual, la palabra colesterol generalmente se asocia con enfermedad por la relación existente entre hipercolesterolemia y aterosclerosis, causa de la enfermedad cardiovascular. Sin embargo, el colesterol es una molécula con una alta relevancia biológica. En los animales ejerce numerosas acciones y de variado carácter: estructural, precursor metabólico, regulador, etc., de manera que es una molécula esencial para la vida. En otros organismos (plantas, levaduras, bacterias), distintos esteroles o bien moléculas con estructura similar (hopanoides) desempeñan un papel análogo. En este capítulo, además de algunas consideraciones sobre su estructura, se revisa la biosíntesis, sus alteraciones y regulación, así como las acciones más destacadas del colesterol. También se revisa el metabolismo de compuestos derivados del colesterol, como los ácidos biliares y las hormonas esteroideas.

16.2. ASPECTOS ESTRUCTURALES Y FUNCIONES DEL COLESTEROL

Como se ha descrito en el capítulo 12, el colesterol pertenece al grupo de los esteroles (fig. 16.1A). Estéricamente la molécula de colesterol ofrece dos caras bien diferenciadas: la α (plana, la inferior en la figura 16.1B) y la β, donde se proyectan los grupos metilo e hidroxilo. El grupo alcohol puede esterificarse con un ácido graso, dando lugar a los ésteres correspondientes (fig. 16.1C). El colesterol es típicamente animal, mientras que otros seres vivos contienen otros esteroles (fig. 16.1D-F).

En cuanto a las funciones del colesterol, cabe reseñar las más relevantes:

- **Función estructural.** Es un constituyente principal de las membranas de las células animales, donde se asocia íntimamente con los acilos de los esfingolípidos y los fosfoacilgliceroles y contribuye a conferir sus propiedades físicas de fluidez y permeabilidad pasiva.
- **Función como precursor metabólico.** El colesterol es precursor para la biosíntesis de ácidos y sales biliares y de las hormonas esteroideas, que se tratarán más adelante en este capítulo.
- **Señalización.** El colesterol ejerce también funciones de señalización, ya sea por interacción directa con determinadas proteínas o por modificación del entorno donde se localizan. De hecho, el propio colesterol u otros esteroles son activadores de determinados receptores nucleares o cambian la conformación de determinadas proteínas, modificando su funcionalidad.

16.3. BIOSÍNTESIS DEL COLESTEROL

En general, todas las células animales requieren colesterol, por lo que todas ellas tienen la capacidad de sintetizarlo a partir de acetil-CoA y también tienen la posibilidad de obtenerlo del medio interno a partir de las lipoproteínas. Una excepción son los insectos y los nematodos, que carecen de alguna de las enzimas necesarias para su biosíntesis, pero lo obtienen con la dieta (auxótrofos).

La biosíntesis de colesterol es una larga y compleja ruta metabólica, que implica más de treinta enzimas, localizadas en el citoplasma, el retículo endoplásmico (RE) y los peroxisomas, así como proteínas transportadoras. Para su descripción, esta ruta puede subdividirse en varias etapas: formación de ácido mevalónico, formación de isoprenoides y su conversión a escualeno, ciclación del escualeno y formación de lanosterol, y formación final del colesterol.

La ruta comienza en el citoplasma con la unión de dos moléculas de acetil-CoA por acción de la *acetil-CoA acetiltransferasa 2*, generándose acetoacetil-CoA y liberándose una molécula de coenzima A (fig. 16.2). Al acetoacetil-CoA se incorporan dos nuevos átomos de carbono a partir de una

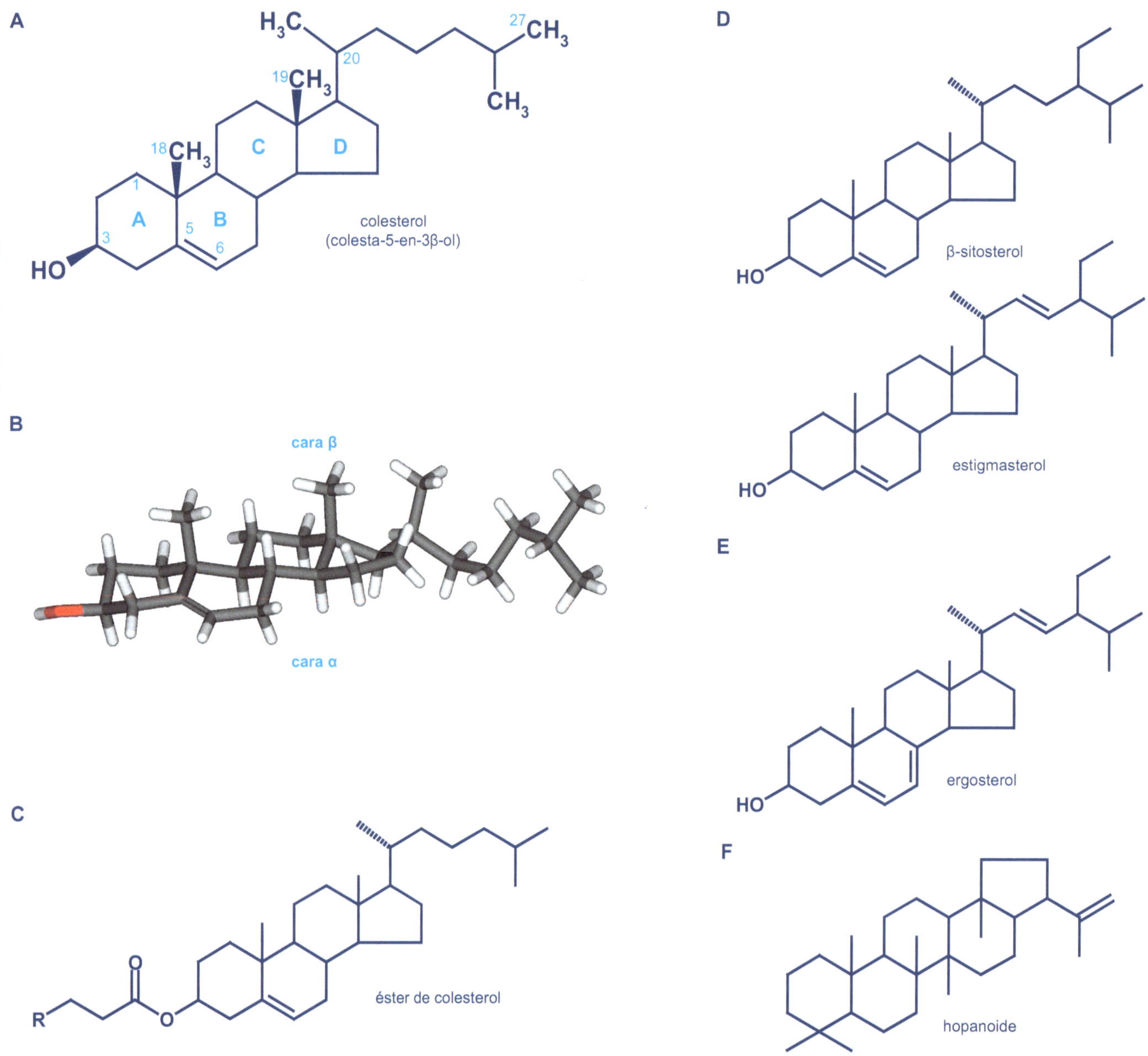

Fig. 16.1 Estructura de esteroles representativos y moléculas relacionadas. A. Colesterol. **B.** Estructura espacial del colesterol. **C.** Éster de colesterol, donde R es una cadena alifática. **D.** Las plantas contienen los denominados fitosteroles (β-sitosterol, estigmasterol, campesterol, brasicasterol, etc.). **E.** Los hongos y las levaduras sintetizan ergosterol (o micosterol). **F.** Las bacterias contienen hopanoides.

nueva molécula de acetil-CoA, formándose hidroximetilglutaril (HMG)-CoA por acción de la *HMG-CoA sintasa* (HMGCS1). Conviene recordar que existen dos isoformas de HMG-CoA sintasa: la mitocondrial, implicada en la biosíntesis de cuerpos cetónicos, y la extramitocondrial, que es la que participa en la colesterogénesis. Posteriormente, el HMG-CoA sufre la acción de la *HMG-CoA-reductasa* (HMGR), que utiliza dos moléculas de NADPH+H^+ para reducir el carboxilo en C5 a hidroxilo (mevalonato) y desprender la CoA. Esta enzima, localizada en el RE, es la que controla el flujo de esta vía y está finamente regulada a distintos niveles.

El ácido mevalónico es fosforilado secuencialmente a mevalonato 5-fosfato y después a mevalonato 5-difosfato, por acción de la *mevalonato quinasa* y la *mevalonato fosfato quinasa*, respectivamente (fig. 16.2), con consumo de ATP. A continuación actúa la *mevalonato 5-difosfato descarboxilasa*, dando lugar a isopentenil 3-difosfato (IPP), consumiéndose ATP y desprendiéndose CO_2. El IPP es la unidad básica para la síntesis de los isoprenoides. Él IPP se isomeriza a 3,3-dimetilalil difosfato (DMAPP) por acción de la *IPP-isomerasa* y ambos isómeros se condensan para rendir geranil difosfato, un isoprenoide de 10 C, eliminándose un grupo difosfato en una reacción catalizada por la *geranil sintasa*. Ahora se condensa otra molécula de IPP para dar lugar a farnesil difosfato (FPP), por acción de otra feniltransferasa, la farnesil difosfato sintasa (FDPS). El FPP constituye un punto de ramificación de la vía por cuanto, además de dirigirse hacia la formación final de colesterol, puede utilizarse para la síntesis de isoprenoides no esteroles de elevado interés para la célula, para la farnesilación de proteínas, etc., como se comentará más adelante.

Siguiendo la síntesis de colesterol, dos moléculas de FPP se condensan por acción de la *farnesil difosfato farnesiltransferasa 1*

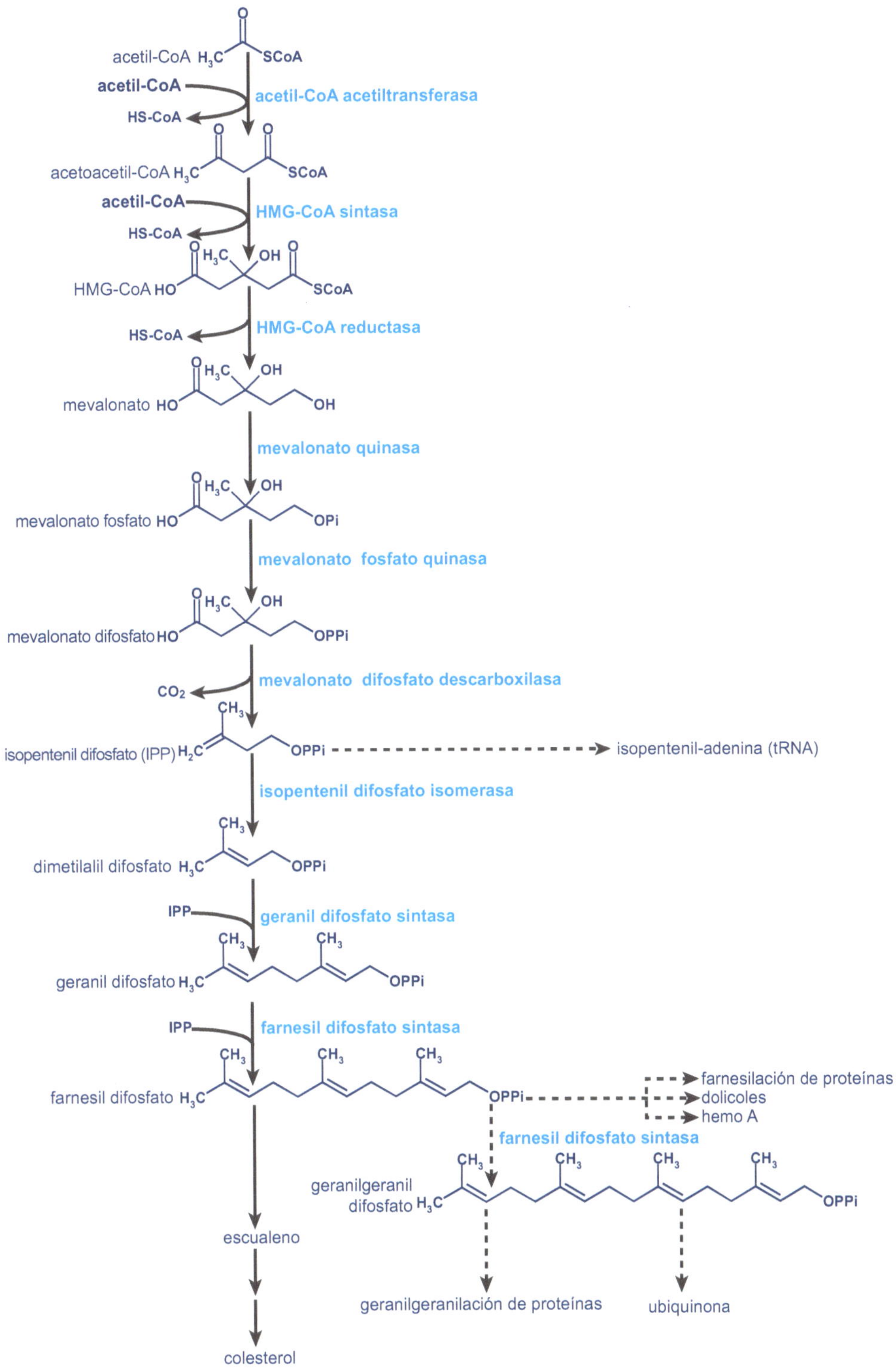

Fig. 16.2 Biosíntesis de colesterol. Reacciones hasta la formación de farnesil difosfato a partir de acetil-CoA.

(o escualeno sintasa), con gasto de NADPH+H$^+$ y liberación de los dos difosfatos, para dar lugar al escualeno, una molécula lineal de 30 carbonos que es el precursor directo de los esteroles (fig. 16.3). La ciclación del escualeno para llegar a la síntesis de β-sitosterol en el caso de las plantas, de ergosterol en el de las levaduras y de colesterol en el caso de los animales requiere oxígeno, mientras que para la formación de hopanoides (en bacterias) no lo necesita (fig. e16.1). En el caso de la ciclación del escualeno para la síntesis del colesterol, se requiere la formación del lanosterol, el primer esterol (fig. 16.3). Para ello, primeramente se forma un epóxido (2,3-epoxiescualeno o monooxidoescualeno [MOS]) por acción de la escualeno epoxidasa o monooxigenasa (SM). Esta reacción de oxigenación tiene interés evolutivo, pues marca la aparición del oxígeno en la atmósfera y permitió la síntesis de esteroles. A continuación tiene lugar la ciclación propiamente dicha, catalizada por la *2,3-oxidoescualeno ciclasa*, que lleva a la formación de lanosterol.

La transformación de lanosterol en colesterol requiere la participación de numerosas enzimas que se localizan en el RE (fig. 16.4). Según a qué altura de la vía actúe la *esterol Δ^{24} reductasa* (DHCR24), que satura el doble enlace en la

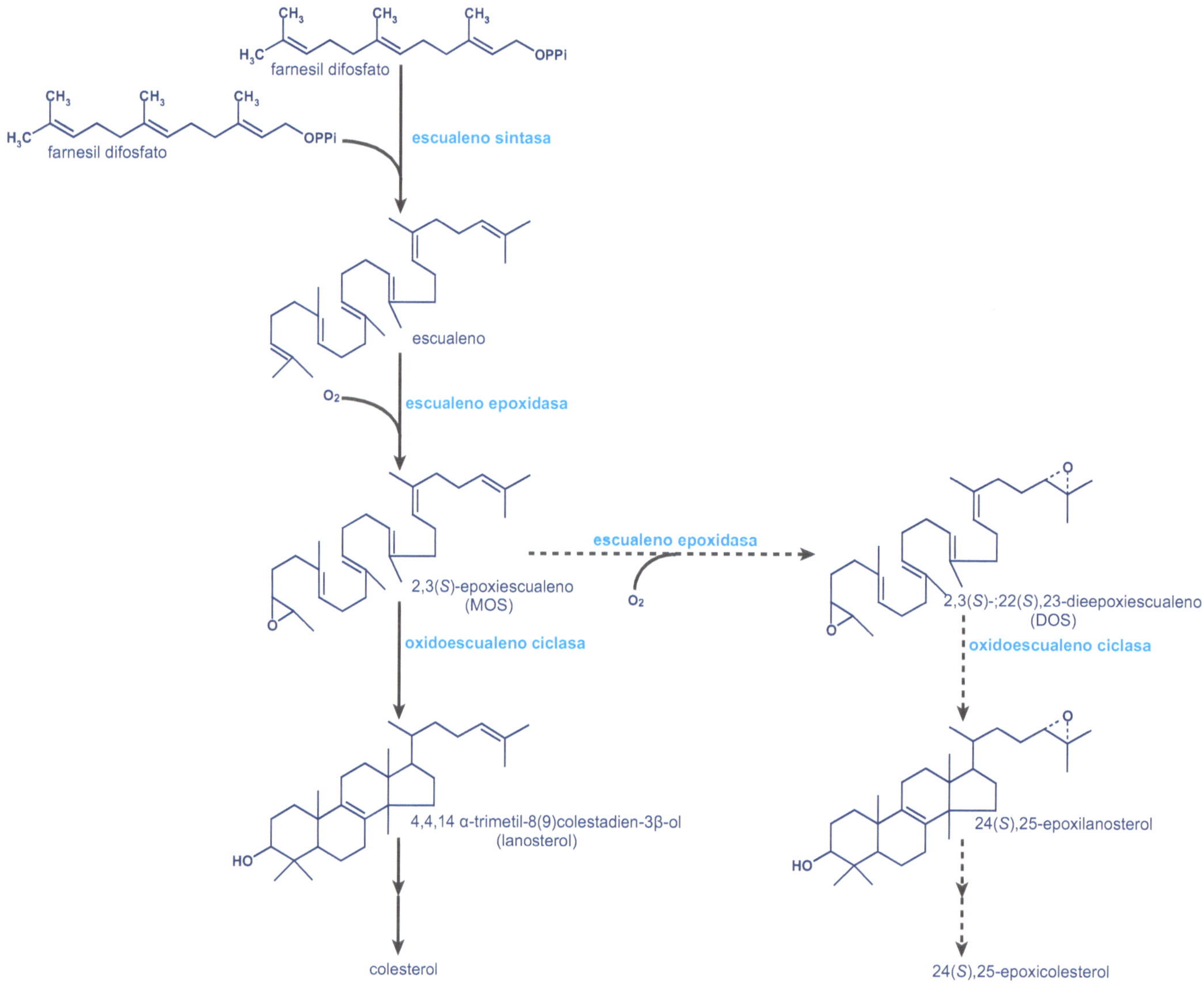

Fig. 16.3 Biosíntesis de colesterol. Reacciones de formación de lanosterol a partir de farnesil difosfato.

cadena lateral (entre C24 y C25), así serán los intermediarios que se formen. A este respecto, se han descrito dos vías alternativas: la vía de Bloch, donde la DHCR24 actúa sobre el desmosterol, y la vía de Kandutsch-Russell, donde actúa sobre el lanosterol. La prevalencia de una u otra depende de la actividad relativa entre las distintas enzimas y varía entre tejidos. Ambas rutas se representan y describen en la figura 16.4.

16.3.1. Otros derivados de la ruta de biosíntesis de colesterol con interés fisiológico. Ramificaciones de la ruta de biosíntesis de colesterol

El producto final y mayoritario de la vía descrita en el apartado anterior es el colesterol, pero determinados intermediarios o bien sus derivados tienen también papel fisiológico propio. El mevalonato es un activador selectivo del proteasoma. El isopentenil difosfato se emplea para la síntesis de isopentenil adenina. El farnesil difosfato (FPP) es necesario para la síntesis de dolicoles, ubiquinona, el grupo hemo A y para la prenilación de proteínas. En la última etapa de la colesterogénesis se encuentran también intermediarios de enorme importancia (fig. 16.4), como el FF-MAS y el T-MAS, que son activadores de la meiosis. Por último, a partir de 7-deshidrocolesterol se sintetiza la vitamina D_3.

16.3.2. Regulación de la biosíntesis de colesterol

La principal forma de regulación de esta vía es la retrorregulación de las enzimas implicadas por parte del producto final, el colesterol. De hecho, la expresión de todas ellas está modulada por los factores de transcripción SREBP (*Sterol Response Element Binding Protein*), cuya actividad, a su vez, responde a las variaciones de la concentración de colesterol en el interior celular. Pero ni ésta es la única señal reguladora ni la regulación se ejerce solamente a nivel de la transcripción. Un ejemplo característico es el caso de la HMGR, cuya regulación se realiza a múltiples niveles.

16.3.2.1. Regulación transcripcional: SREBP

Los SREBP son proteínas que ejercen un amplísimo papel regulando la expresión de numerosos genes implicados en

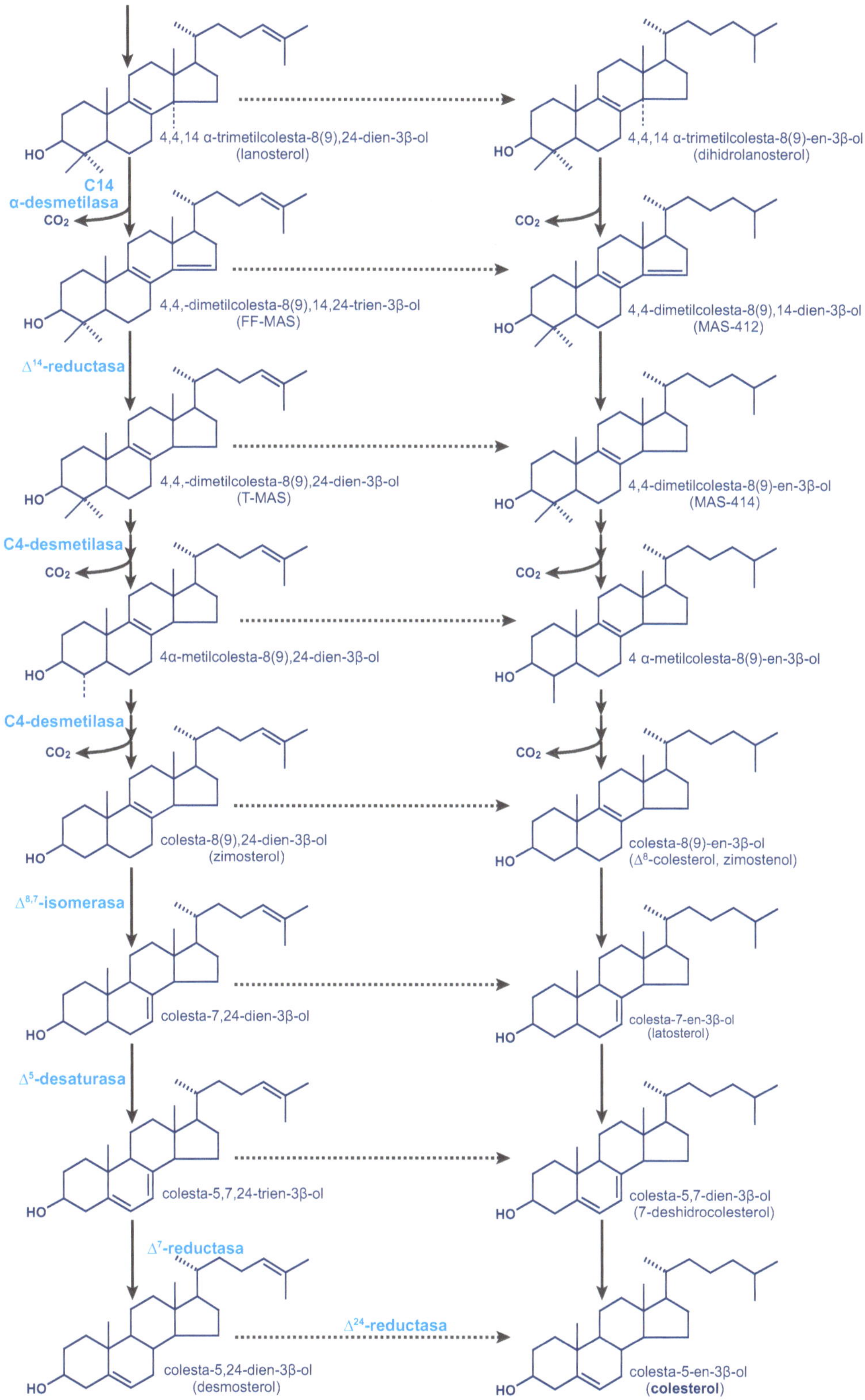

Fig. 16.4 Biosíntesis de colesterol a partir de lanosterol. La ruta puede desarrollarse tanto por la vía insaturada o de Bloch (compuestos con doble enlace en C24, en la parte izquierda de la figura) como por la saturada o de Kandutsch-Russell (en la parte derecha de la figura), dependiendo de las actividades relativas de las diversas enzimas con respecto a la *Δ24-reductasa*. La ruta de Bloch es la siguiente: la lanosterol *14α-desmetilasa* elimina el grupo metilo de la posición C14. El producto generado es el 4,4-dimetilcolesta-8(9),14,24-trien-3β-ol, que se satura en su doble enlace entre los carbonos C14 y C15 para transformarse en 4,4-dimetilcolesta-8(9),24-dien-3β-ol mediante la *Δ14 reductasa*. Los dos metilos en posición C4 son eliminados por la acción secuencial de las enzimas esterol C4-metil oxidasa, 3β-hidroxiesterol deshidrogenasa y 3β-cetoesteroide reductasa. Como resultado se forma el colesta-8,24-dien-3-β-ol o zimosterol, que es objeto de la isomerización del doble enlace en $\Delta^{8(9)}$ a Δ^7 por acción de la esterol *Δ8,7 isomerasa* dando lugar a colesta-7,24-dien-3β-ol. Éste sufre la acción de la *esterol Δ5 desaturasa*, que introduce un doble enlace en C5, dando lugar a colesta-5,7,24-trien-3β-ol, que por acción de la *esterol Δ7 reductasa* forma colesta-5,24-dien-3-β-ol o desmosterol, el cual por la *esterol Δ24 reductasa* es transformado en colesterol. Cualquiera de los esteroles que participan en esta ruta puede ser objeto de la acción de la *Δ24 reductasa*, obteniéndose los correspondientes esteroles saturados. A su vez, cualquiera de las otras enzimas puede actuar tanto sobre los esteroles saturados en C24 como sobre los insaturados.

múltiples metabolismos y procesos. Estos genes contienen en su promotor unos *elementos respuesta* denominados SRE (*Sterol Response Elements*), con los que interactúan los SREBP activando la transcripción (v. cap. 29). Existen tres formas de SREBP: SREBP-1a, -1c y -2. El SREBP-1c es el que predomina en la mayoría de los tejidos y estimula la transcripción de los genes implicados en la lipogénesis, la producción de NADPH+H^+ y la síntesis de triacilgliceroles y de los fosfolípidos. El SREBP-2 regula la transcripción de todos los genes de la colesterogénesis y del receptor LDL, mientras que el SREBP-1a muestra una menor especialización.

Para poder alcanzar el núcleo y ejercer así su función activadora sobre la transcripción de determinados genes, SREBP debe experimentar un proceso de proteólisis parcial, que es

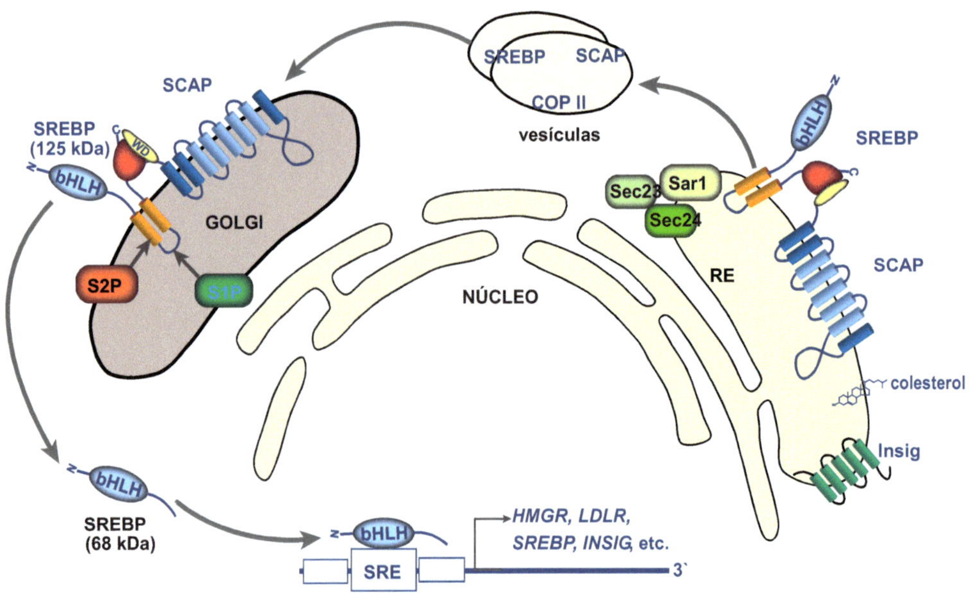

Fig. 16.5 Activación del SREBP. El SREBP (*Sterol Response Element Binding Protein*) es una proteína que se localiza en el retículo endoplásmico (RE), donde interactúa con la proteína SCAP (*SREBP-Cleavage Activating Protein*). Cuando la concentración de colesterol en el RE es baja, SREBP/SCAP son transportadas al aparato de Golgi y SREBP sufre la acción de las proteasas S1P (*Site-1 Protease*) y S2P (*Site-2 Protease*), lo que permite la liberación del fragmento N-terminal de SREBP (N-bHLH), que alcanza el núcleo, donde estimula la transcripción de genes que contienen elementos respuesta SRE (*Sterol Response Element*) en su promotor (HMGR, los receptores de LDL [LDLR], SREBP, INSIG, etc.). Cuando la concentración de colesterol se incrementa, cambia la conformación de SCAP y se une a la proteína INSIG (*Insulin-Induced Gene*), de modo que el conjunto se retiene en el RE. COPII: complejo de proteínas de revestimiento, que forma vesículas; Sar1,Sec23/Sec24: complejo ternario de proteínas de cubierta; WD: dominio de SCAP que interactúa con el dominio terminal C de SREBP.

modulado por el colesterol, que se representa en la figura 16.5 y se describe al pie de la misma.

16.3.2.2. Regulación postranscripcional

Se conocen mecanismos de regulación de las enzimas de la colesterogénesis tanto a nivel de la maduración del mRNA, como de la traducción, la modificación de la proteína y la degradación. Así, el tipo de transcritos de mRNA y su estabilidad varían en distintas situaciones. Por ejemplo, en presencia de 25-hidroxicolesterol, los transcritos de la HMGR que se generan tienen menor estabilidad y se traducen deficientemente.

La HMGR también está sujeta a regulación mediante fosforilación-desfosforilación. La fosforilación de su Ser en posición 871 inactiva a la enzima. Esta reacción está catalizada por la quinasa estimulada por AMP (AMPK), la cual responde a variaciones en el cociente ATP/AMP. Así pues, la deficiencia energética detectada por la AMPK produce un descenso en la biosíntesis de colesterol.

El control último de la actividad de una enzima descansa en la degradación de la proteína. La HMGR es una proteína relativamente estable, con una vida media superior a 12 horas, pero en presencia de un exceso de esteroles se degrada rápidamente (con una vida media inferior a 1 hora). En este proceso participan decisivamente las proteínas INSIG (*Insulin-Induced Gene*). Se ha demostrado que los esteroles (especialmente el lanosterol) estimulan la interacción de HMGR con la proteína INSIG-1, lo cual conduce a la degradación de la enzima por el proteasoma.

La degradación de la *escualeno monooxigenasa* por el proteasoma también es estimulada por el colesterol, aunque en este caso no interviene INSIG. La regulación a este nivel permite que ante un incremento de la concentración de colesterol puedan sintetizarse isoprenoides no esteroideos (manteniendo una cierta actividad de la HMGR) sin que se sinteticen esteroles.

16.4. HOMEOSTASIS INTRACELULAR DEL COLESTEROL

En la célula debe mantenerse un equilibrio entre el abastecimiento de colesterol y su utilización para fines metabólicos y estructurales. Las fuentes de colesterol son su biosíntesis, que tiene lugar en el RE, y el colesterol lipoproteico, que es captado a través de receptores localizados en la membrana plasmática (v. cap. 17). Los destinos del colesterol son diversos y pueden variar entre los distintos tipos celulares: formación de membranas, biosíntesis de esteroides, sales biliares y de lipoproteínas, modificación postraduccional de proteínas, etc. Estos procesos tienen lugar en distintas zonas de la célula, y se necesitan determinados mecanismos de transporte para facilitar ese trasiego de colesterol en el interior de la célula (fig. 16.6). La entrada y salida del colesterol en la célula forma parte del metabolismo de las lipoproteínas, por lo que se describe en el capítulo 17.

El colesterol del RE puede destinarse a diferentes fines en distintos sitios u organelas. Su transporte hacia la membrana plasmática es muy intenso. Se realiza en parte mediante proteínas transportadoras, como las SCP (*Sterol Carrier Proteins*) y las OSBP (*Oxysterol-Binding Proteins*), y también a través de la vía secretora vesicular, con participación del aparato de Golgi y el trans-Golgi. En este contexto cabe mencionar las denominadas *balsas lipídicas* (*lipid rafts*), que son estructuras membranosas ricas en colesterol y esfingolípidos que se elaboran en el trans-Golgi y se dirigen hacia la membrana plasmática, donde se integran constituyendo microdominios ricos en colesterol. Una subclase de *lipid rafts* son las caveolas, que contienen la

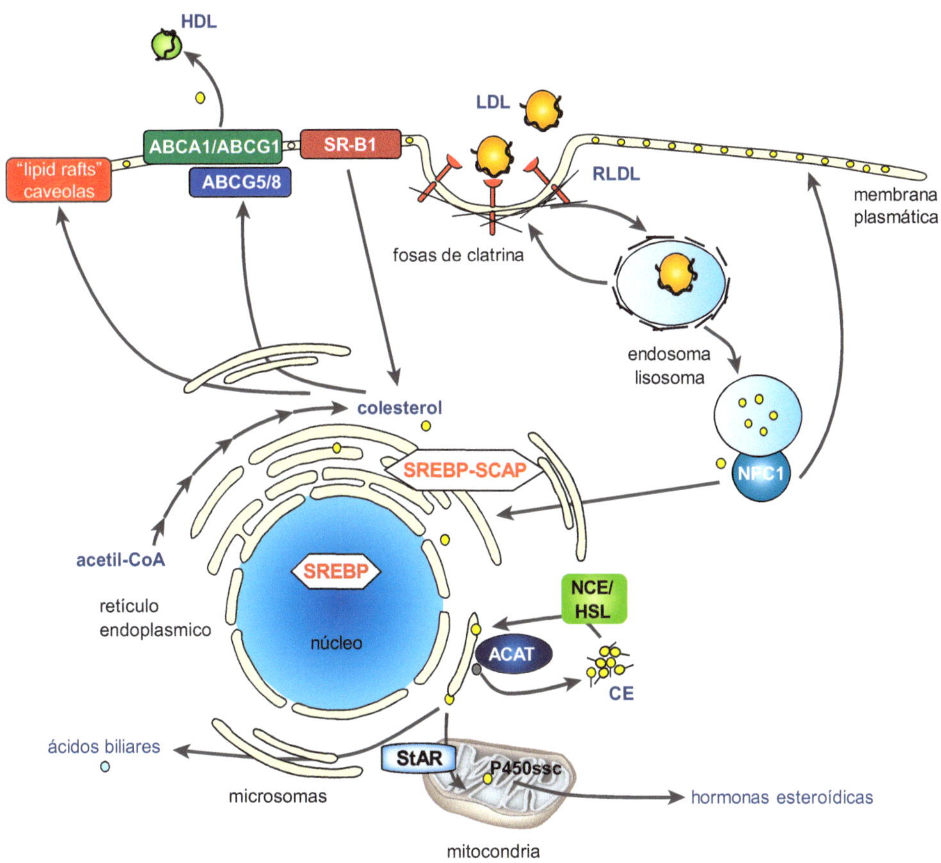

Fig. 16.6 Destino del colesterol en una célula pluripotente ideal. La vía principal de entrada del colesterol a las células es en forma de lipoproteínas, en particular de las lipoproteínas de baja densidad (LDL) a través del receptor LDL (RLDL) (v. cap. 17). También existen receptores que permiten la captación del colesterol de otras lipoproteínas, como el SR-B1 (*Receptor Scavenger B-1*)que facilita la captación selectiva de ésteres de colesterol de las lipoproteínas de alta densidad (HDL), sin internalizar la lipoproteína. Por su parte, las células tienen la capacidad de desprenderse de parte del colesterol presente en la membrana plasmática. Para ello cuentan con transportadores de la familia ABC (*ATP-Binding Cassette*), como ABC1 y ABCG1, que donan colesterol de forma selectiva a las lipoproteínas de alta densidad (HDL). ACAT: acil-CoA, colesterol aciltransferasa; CE: colesterol esterificado; HSL: lipasa sensible a las hormonas; NCE: colesterol esterasa neutra; NPC1: proteína que regula el transporte de colesterol de los endosomas-lisosomas a otros compartimentos intracelulares; SCAP: *SREBP-Cleavage Activating Protein*; SREBP: *Sterol Response Element Binding Protein;* StAR: proteína de regulación aguda de la esteroidogénesis.

proteína caveolina. Estas caveolas están sujetas a endocitosis, y también participan en los mecanismos de entrada de colesterol a la célula.

En el hígado y el intestino (enterocitos), buena parte del colesterol presente en el RE se esterifica con un ácido graso por acción de la *acil-CoA: colesterol aciltransferasa-2* (ACAT-2) y es utilizado para la formación de lipoproteínas, que son secretadas. En los hepatocitos, el colesterol es también hidroxilado en C7 y dirigido a la biosíntesis de ácidos biliares, que se excretan por vía biliar. En las glándulas esteroidogénicas, el colesterol del RE es transportado al interior de la mitocondria por acción de la proteína StAR (*Steroidogenic Acute Regulatory Protein*), donde se inicia la biosíntesis de estas hormonas esteroideas.

Cuando el contenido de colesterol en el RE excede un determinado umbral, es esterificado con un ácido graso por acción de la *acil-CoA: colesterol aciltransferasa-1* (ACAT-1), y se acumula en el citoplasma en forma de gotas lipídicas. Este proceso es especialmente importante en los macrófagos y en los adipocitos. A su vez, estos ésteres de colesterol pueden ser hidrolizados por acción de la *colesterol esterasa neutra* o por la *lipasa sensible a las hormonas* (HSL), que actúan sobre la gota lipídica liberando colesterol para los distintos fines.

16.5. METABOLISMO DE LOS ÁCIDOS BILIARES

Los ácidos biliares son derivados del colesterol, que se obtienen por hidroxilación del anillo de esterano y pérdida de tres átomos de carbono de la cadena lateral. La síntesis de ácidos biliares es la vía de degradación de la molécula de colesterol más importante, a lo cual se destinan unos 0,5 g/día en los humanos; las otras, biosíntesis de hormonas esteroides, oxiesteroles y vitamina D_3, contribuyen la décima parte. Los ácidos biliares son mucho más polares e hidrosolubles que el colesterol, y ejercen diversas funciones en el organismo: digestivas, reguladoras y en la señalización celular. Se sintetizan en el hígado y son segregados a la bilis. En la luz intestinal cooperan con los fosfolípidos actuando como detergentes facilitando la emulsión de los lípidos y la formación de micelas. Esta acción facilita la digestión y la absorción intestinal de las grasas de la dieta, incluidas las vitaminas liposolubles (v. cap. 12).

En humanos, los ácidos biliares mayoritarios son el ácido quenodesoxicólico y el ácido cólico, con dos y tres hidroxilaciones, respectivamente (fig. 16.7). En comparación con el colesterol, son más hidrofílicos y solubles en agua, y presentan una estructura espacial característica, con una unión entre los anillos A y B con configuración *cis*. A pH fisiológico, los ácidos biliares están disociados y forman sales con Na^+, por lo que se conocen también por sales biliares. Los ácidos biliares se conjugan con glicina o con taurina, dando lugar a moléculas con marcado carácter anfipático y mayor solubilidad en agua.

16.5.1. Biosíntesis de los ácidos biliares

La biosíntesis de ácidos biliares se realiza enteramente en el hepatocito con la participación de 16 o más enzimas, que se localizan en diferentes compartimentos subcelulares (RE, citosol, mitocondria y peroxisomas). Existen distintas vías de biosíntesis de ácidos biliares. La mayoritaria o clásica parte directamente del colesterol localizado en el RE del hepatocito (fig. 16.8). El primer paso, que canaliza al colesterol indefectiblemente

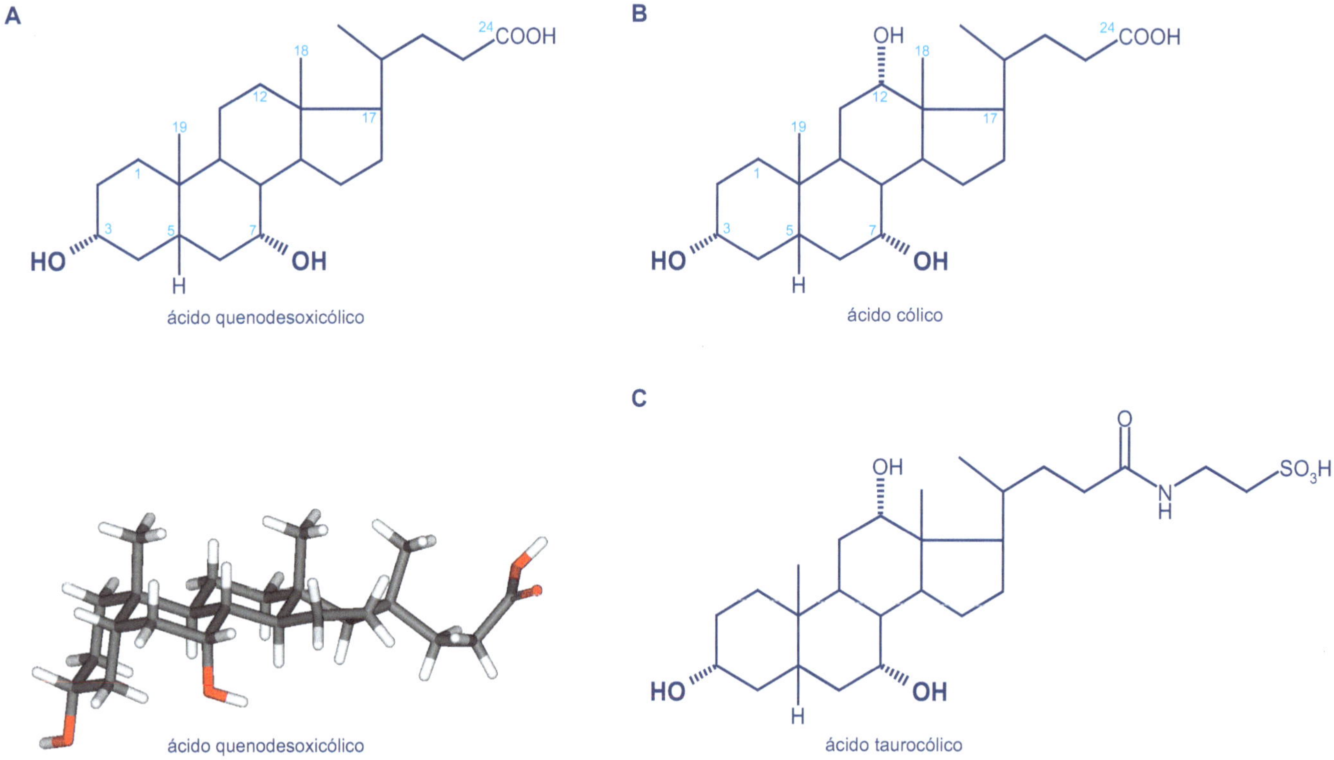

Fig. 16.7 Estructura de los ácidos biliares. A. Estructura plana y espacial del ácido quenodesoxicólico. **B.** Estructura del ácido cólico. **C.** Estructura del ácido taurocólico, un ácido biliar conjugado.

hacia la síntesis de ácidos biliares, es la incorporación de un grupo hidroxilo con configuración α, en C7 del anillo B. Esta reacción está catalizada por la *colesterol-7α hidroxilasa*, una enzima microsomal exclusivamente hepática de la familia del citocromo P450 (CYP7A1), que da lugar a 7α-hidroxicolesterol (5-colestan-3β, 7α-diol). Esta enzima actúa como la reguladora del flujo de la vía, y su expresión está regulada negativamente a nivel de la transcripción por los propios ácidos biliares. El compuesto formado, el 5-colestan-3β,7α-diol, es oxidado por la *3β-hidroxi-Δ^5-C_{27}-esteroide oxidorreductasa* (C_{27} 3β-HSD) para dar lugar al derivado 3-oxo, Δ^4-insaturado (4-colestan-7α-ol-3ona). Este compuesto puede seguir dos vías según actúe sobre él, o no, la *esterol 12α-hidroxilasa* (CYP8B1), lo que conduce finalmente a la síntesis de ácido cólico o de ácido quenodesoxicólico, respectivamente. Esta enzima suele presentar una alta actividad, lo que determina que la biosíntesis de ácido cólico sea mayoritaria. A continuación, tanto los intermediarios hidroxilados en C12 como los que no, son objeto de la acción de la *Δ^4-3-oxoesteroide 5β-reductasa* (AKR1D1), una enzima citosólica que utiliza $NADH+H^+$ como cofactor y, a continuación, se reduce el grupo 3-oxo a hidroxilo con configuración α por acción de la *3α-hidroxiesteroide deshidrogenasa* (AKR1C4) (fig. 16.8).

A continuación tiene lugar la modificación de la cadena lateral. Para simplificar se describen únicamente las reacciones a partir del 5β-colestan-3α,7α,12α-triol. En primer lugar actúa la enzima mitocondrial esterol 27-hidroxilasa (CYP27A1), que en tres oxidaciones sucesivas transforma el metilo C27 en carboxilo, dando lugar al ácido 3α,7α,12α-trihidroxi-5β-colestanoico. Este compuesto sale de la mitocondria y sufre la pérdida de los tres átomos de carbono terminales en los peroxisomas, a través de una serie de reacciones análogas a las que se realizan en la β-oxidación de los ácidos grasos. El proceso tiene lugar como se indica esquemáticamente en la figura 16.8 y se describe al pie de la misma.

Los tioésteres de los ácidos biliares con coenzima A pueden ser hidrolizados por la coenzima A tioesterasa 2 para formar los correspondientes ácidos biliares: ácido cólico y ácido quenodesoxicólico (fig. 16.8). Mayoritariamente, no obstante, los tioésteres son conjugados con aminoácidos o moléculas relacionadas (fig. 16.9). Esta modificación está catalizada por una N-aciltransferasa específica (BAT, *Bile Acid:Amino Acid Transferase*) que enlaza una molécula de glicina o de taurina en C24 mediante un enlace amida, dando lugar a los denominados ácidos biliares conjugados (glicocolato, taurocolato, etc.) y liberándose coenzima A. La incorporación de glicina o de taurina depende simplemente de la disponibilidad de cada uno de ellos. Los ácidos (sales) biliares conjugados están ionizados a pH fisiológico y presentan un marcado carácter anfipático.

Existe también una vía alternativa para la biosíntesis de ácidos biliares, que se inicia a partir de oxiesteroles (fig. e16.2).

16.5.2. Secreción de las sales biliares a la bilis y recirculación enterohepática

Las sales biliares conjugadas son segregadas a los canalículos biliares por acción de la proteína transportadora BSEP (*Bile Salt Export Protein*), también conocida como ABCB11 por ser miembro de las proteínas ABC (fig. 16.10). Mutaciones de esta proteína conducen a la incapacidad de segregar las sales biliares a la bilis, produciendo colestasis intrahepática y las consiguientes alteraciones digestivas.

Los ácidos biliares son componentes principales de la bilis (12% del total), donde, junto con los fosfolípidos (4%),

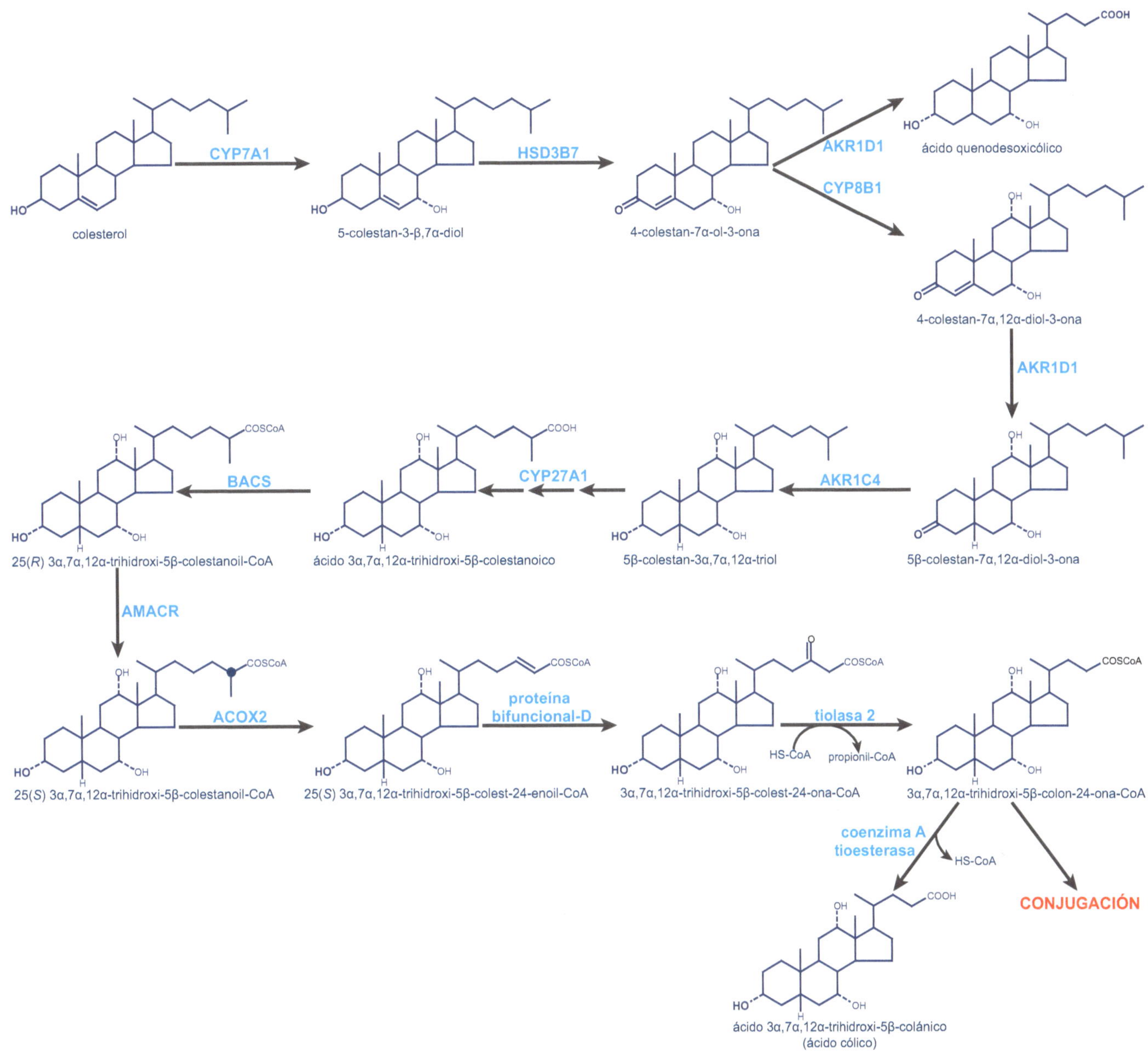

Fig. 16.8 Reacciones correspondientes a la biosíntesis de ácidos biliares. La secuencia de reacciones desde el colesterol hasta la formación del ácido 3α, 7α, 12α- trihidroxi-5β-colestanoico se describe en el texto. Este compuesto entra en los peroxisomas, donde pierde los tres átomos de carbono terminales. Para ello, una ligasa (BACS, *Bile Acid-Coenzyme A Synthetase*) forma un derivado con coenzima A –el isómero 25(*R*)–, que es transformado en el isómero 25(*S*) por la *2-metilacil-coenzima A racemasa* (AMACR). A continuación, la *acil-coenzima A oxidasa 2* (ACOX2) genera un doble enlace entre C24 y C25 con configuración *trans*. Después participa la proteína D-bifuncional, que introduce una molécula de agua en el doble enlace, dando lugar a un hidroxilo en C24 y luego lo oxida para formar el derivado C24-oxo. Finalmente, la *tiolasa 2* (SCPχ) hidroliza el enlace C24–C25 dando lugar a propionil coenzima A por un lado, y el tioéster con coenzima A del ácido biliar por otro (en el caso de esta figura, el ácido cólico). ACOX2: *acil-coenzima A oxidasa* 2; AKR1C4: *3α-hidroxiesteroide deshidrogenasa*; AKR1D1: Δ^4-3-oxoesteroide 5β-reductasa; AMACR: *2-metilacil-coenzima A racemasa*; BACS: ácido biliar-coenzima A sintetasa; CYP27A1: *esterol 27-hidroxilasa*; CYP7A1: *colesterol-7α hidroxilasa*; CYP8B1: *esterol 12α-hidroxilasa*; HSB3B7: 3β-hidroxi-Δ^5-C_{27}-esteroide.

solubilizan el colesterol (1%) y otros metabolitos lipofílicos como la bilirrubina. En su trayecto hacia el intestino, las sales biliares se acumulan transitoriamente en la vesícula biliar y posteriormente son liberadas al duodeno en respuesta a la colecistoquinina, que es segregada por el epitelio intestinal en respuesta al bolo alimenticio. En la luz intestinal, las sales biliares actúan como detergentes facilitando la dispersión de los lípidos y la formación final de micelas. Esto permite la emulsión de las grasas de la dieta (triacilgliceroles, fosfolípidos, esteroles y lípidos minoritarios como las vitaminas liposolubles), que tras su hidrólisis por las enzimas digestivas pancreáticas son absorbidos por los enterocitos. Las sales biliares prosiguen en el tracto intestinal y pueden ser objeto de la acción de las enzimas de la microflora, que las desconjugan y eliminan el grupo hidroxilo en C7, dando lugar a las denominadas *sales biliares secundarias*: ácido desoxicólico y litocólico. Una vez en el íleon, la mayor parte de las sales biliares, tanto las primarias como las secundarias, son reabsorbidas mediante la proteína

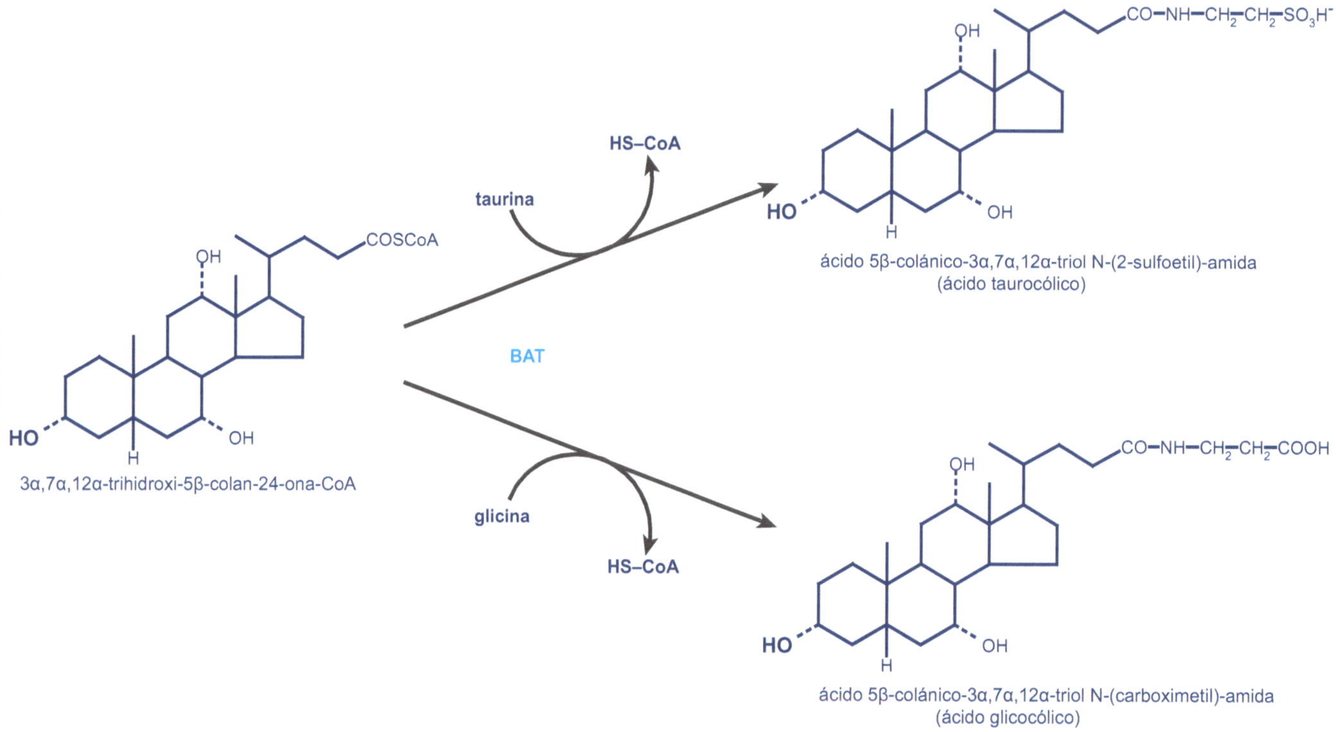

Fig. 16.9 Conjugación de los ácidos biliares. BAT: ácido biliar, aminoácido transferasa.

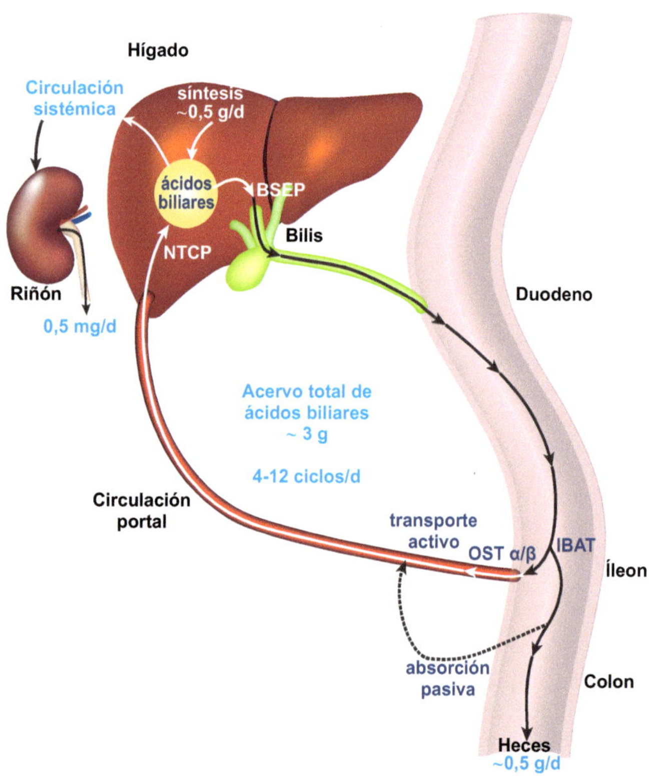

Fig. 16.10 Esquema de la secreción biliar y circulación enterohepática de los ácidos biliares. BSEP (ABCB11): proteína exportadora de sales biliares. IBAT (SLC10A2) proteína ileal de ácidos biliares; NTCP (SLC10A1): proteína cotransportadora de taurocolato sódico; OSTα/OSTβ: proteína transportadora de compouestos orgánicos solubles.

IBAT o SLC10A2 (*Ileal Bile Acid Protein*) (fig. 16.10), un transportador dependiente de Na^+ que se expresa en la membrana apical de los enterocitos.

En el interior del enterocito, las sales biliares se difunden hacia la membrana basolateral, donde la proteína OSTα/OSTβ (*Organic Soluble Transporter*) las expulsa a la circulación portal, son transportadas a los sinusoides hepáticos y son absorbidas por los hepatocitos por mediación de la proteína transportadora NTCP o SLC10A1 (*Sodium Taurocholate Cotransporting Protein*) y reutilizadas. Una pequeña parte de los ácidos biliares secundarios pueden ser reabsorbidos de forma pasiva en el colon y reciclados hacia el hígado. Todo este proceso se denomina circulación enterohepática de las sales biliares, y a través de él se estima que aproximadamente el 95% de las sales biliares presentes en un momento dado en la luz intestinal son reabsorbidas; cada molécula de ácido biliar realiza este trayecto entre cuatro y doce veces cada día. El restante 5% (entre 0,2 y 0,6 g al día) se elimina por las heces y debe ser repuesto por biosíntesis a partir de colesterol (fig. 16.10). En el hígado, los ácidos biliares más hidrofóbicos, como el ácido litocólico, pueden ser conjugados con sulfato en la posición 3-hidroxi por acción de la *sulfotransferasa* SULT2A1, mecanismo que permite la eliminación directa de estos compuestos tóxicos.

16.5.3. Regulación del metabolismo de los ácidos biliares

El principal punto de regulación de la síntesis de los ácidos biliares es la colesterol-7α hidroxilasa (CYP7A1 en fig. 16.8). Los ácidos biliares reprimen su expresión y lo hacen indirectamente a través del reconocimiento del receptor nuclear FXR (*Farnesoid*

X Receptor). El FXR regula también, en este caso positivamente, la expresión de las enzimas BACS y BAT y el transportador ABCB11. En el intestino, las sales biliares inhiben la secreción de colescistoquinina (CCK) e inducen la expresión de la hormona FGF19, la cual estimula el rellenado de la vesícula biliar y, en el hepatocito, inhibe la síntesis de ácidos biliares. Finalmente, el FXR induce la expresión de OSTα/β, mientras que inhibe la de NTCP. Todo ello ilustra el importante papel de este receptor nuclear en el metabolismo de los ácidos biliares.

16.6. BIOSÍNTESIS DE ESTEROIDES

Uno de los destinos del colesterol es la síntesis de hormonas esteroides. Los esteroides, en general, conservan el anillo de ciclopentanofenantreno con alguna modificación y carecen de la cadena lateral del colesterol. Según el número de átomos de carbono, se distinguen varias clases de esteroides: pregnanos, con 21 átomos de carbono (C_{21}); androstanos (C_{19}) y estranos (C_{18}). La mayor parte de ellos tienen una función hormonal que se ejerce a través de receptores nucleares que regulan la expresión génica. Sus efectos son muy variados, ya que afectan al metabolismo, a distintos procesos fisiológicos y al desarrollo. Se distinguen varios tipos: progestinas, mineralocorticoides o glucocorticoides (todos ellos son C_{21}), andrógenos (C_{19}) y estrógenos (C_{18}). Aparte, se han conseguido sintetizar químicamente multitud de esteroides con interés farmacológico.

La biosíntesis de hormonas esteroideas tiene lugar en distintas glándulas y tejidos, y existe una especialización en cuanto a los productos finales que se forman y se segregan al medio interno. Aun así, varias de las reacciones enzimáticas son comunes en todos ellos. La mayor parte de las enzimas implicadas en la esteroidogénesis pertenecen a la familia del citocromo P450 (CYP) o bien son hidroxilasas (HSD, *Hydroxysterol Dehydrogenase*). Las enzimas P450 catalizan reacciones irreversibles, tanto hidroxilaciones como roturas de enlaces C–C y utilizan para ello oxígeno molecular y electrones procedentes del $NADPH+H^+$. Las hidroxilasas utilizan $NADH+H^+/NAD^+$ como cosustrato y catalizan reacciones de oxidorreducción que, aunque normalmente son reversibles, en el organismo la reacción transcurre en un único sentido.

El tipo de esteroides que se sintetizan en cada glándula viene determinado por las enzimas que se expresan en ella, y su regulación, por el tipo de receptores presentes.

16.6.1. Incorporación del colesterol a la mitocondria y formación de pregnenolona

El primer paso en la esteroidogénesis en cualquier glándula es la incorporación del colesterol a la mitocondria. El transporte del colesterol desde el citoplasma hasta la membrana mitocondrial externa es realizado por la proteína StarD4 (*START domain D 4*) y otras relacionadas, y ahí es recogido por la proteína StAR (*Steroidogenic Acute Regulatory Protein*), que lo transfiere a la membrana mitocondrial interna. A continuación, el colesterol es transformado a pregnenolona por acción de la enzima de escisión de la cadena lateral (citocromo P450scc, *Side-Chain Cleavage Enzyme*, gen: *CYP11A1*). Esta reacción implica primero dos hidroxilaciones en C22 y C20, sucesivamente, y luego la escisión de la cadena lateral liberándose aldehído isocaproico, de 6 átomos de carbono, y el esteroide pregnenolona, de 21 (fig. 16.11). Esta reacción es común en la síntesis de todas las hormonas esteroides. A continuación, la pregnenolona sale de la mitocondria y se expone a la acción de enzimas localizadas en el RE (microsomales), que varían según la glándula de que se trate, prosiguiendo por las diferentes vías metabólicas.

El control rápido (a corto plazo) de la esteroidogénesis depende de la actividad de StAR, que está regulada tanto a nivel transcripcional como postraduccional (fosforilación de la proteína) por procesos mediados por el AMPc. El control a más largo plazo de la síntesis de todas las hormonas esteroideas se ejerce a nivel de la reacción limitante del flujo, que es catalizada por P450scc. Su regulación se realiza principalmente a nivel de la transcripción que, sin embargo, responde de forma distinta a diferentes moduladores según la glándula de que se trate.

16.6.2. Biosíntesis de esteroides en la corteza adrenal

En la corteza de la glándula suprarrenal del adulto se distinguen tres zonas. La más externa, denominada glomerulosa, se encarga de la biosíntesis de aldosterona (un mineralocorticoide) (fig. 16.11). La capa media o zona fasciculada es la más amplia y produce cortisol (un glucocorticoide) (fig. 16.12). La más interna es la zona reticular, donde se sintetizan los andrógenos deshidroepiandrosterona (DHEA) y androstenediona.

16.6.3. Biosíntesis de esteroides en el testículo

Las células que se encargan de la síntesis de andrógenos en el testículo son las células de Leydig (fig. 16.13). La regulación de ésta descansa principalmente en la hormona luteinizante (LH), que activa StAR y la transcripción de *CYP11A1*. Las reacciones implicadas son similares a las que tienen lugar en la zona reticular de la glándula adrenal. Una vez en el citoplasma, la pregnenolona es objeto de la acción de la 17-α-monooxigenasa (P450c17), formándose 17α-hidroxipregnenolona y rápidamente DHEA (fig. 16.13). A continuación se reduce el grupo ceto en C17 por acción de la 17β-hidroxiesteroide deshidrogenasa tipo 3 (17βHSD3), una enzima microsomal dependiente de $NADPH+H^+$ que da lugar a androsta-Δ^5-ene-3β,17β-diol (Δ^5-androstenediol). Esta enzima se expresa casi exclusivamente en el testículo. Finalmente, actúa la 3βHSD2 para formar testosterona. Ésta es la vía denominada Δ^5, que es la preferente debido a las características cinéticas de la P450c17. La vía Δ^4, que se iniciaría por la acción de la 3βHSD2 sobre la pregnenolona para producir progesterona, y posterior actuación de P450c17 y 17βHSD3, contribuye mínimamente a la formación de testosterona en este tejido.

16.6.4. Biosíntesis de esteroides en el ovario

El ovario es la glándula de secreción de estrógenos por excelencia, aunque no es el único tejido donde se sintetizan. Tampoco éstos son los únicos esteroides que se sintetizan en el ovario y, de hecho, progestinas y andrógenos se segregan incluso con mayor intensidad que los estrógenos en determinadas fases del ciclo.

Durante la fase folicular, el principal esteroide que se produce en el ovario es el 17β-estradiol (fig. 16.14). Para ello colaboran las células de la teca y de la granulosa, que rodean el ovocito formando el folículo. En general, la biosíntesis se inicia en las células granulosas tras el estímulo de la hormona luteinizante (LH), que induce la expresión de la P450scc a través de AMPc (v. cap. 28). La pregnenolona formada no puede proseguir la esteroidogénesis porque estas células carecen de P450c17, por

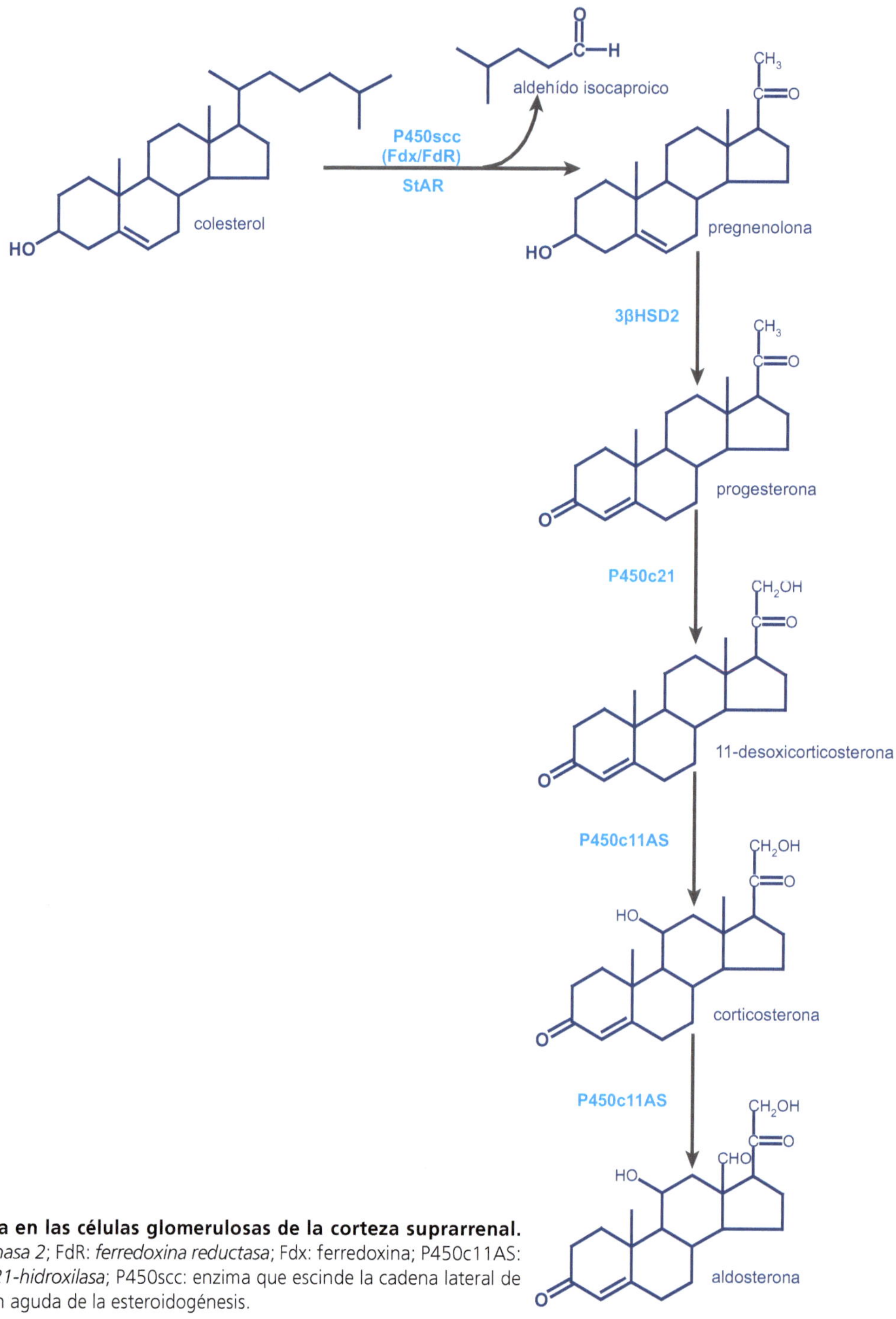

Fig. 16.11 Biosíntesis de aldosterona en las células glomerulosas de la corteza suprarrenal. 3βHSD2: *3β-hidroxiesteroide deshidrogenasa 2*; FdR: *ferredoxina reductasa*; Fdx: ferredoxina; P450c11AS: *aldosterona sintasa*; P450c21: *esteroide 21-hidroxilasa*; P450scc: enzima que escinde la cadena lateral de los esteroles; StAR: proteína de regulación aguda de la esteroidogénesis.

lo que se difunde hacia las células tecales. Estas células expresan P450c17, así como 3βHSD2, y convierten la pregnenolona en androstenediona. Pequeñas cantidades de androstenediona son segregadas o bien convertidas en testosterona por acción de la reductasa presente en estas células (17βHSD5), pero la mayor parte retorna a las células granulosas. Ahí, la androstenediona es objeto de la acción de la P450aro, una aromatasa microsomal. Esta enzima cataliza una compleja serie de reacciones (hidroxilaciones, deshidrataciones y una descarboxilación) que conducen a la aromatización del anillo A. En estas reacciones se consumen tres equivalentes de oxígeno y NADPH+H^+ y se produce la pérdida de un átomo de carbono que se libera como ácido fórmico. Esta enzima se expresa en las células granulosas del ovario, así como en la placenta, pero también en tejidos no propiamente glandulares, como el cerebro, el tejido adiposo y el hueso, donde también se produce una cierta cantidad de estrógenos. La regulación de su transcripción es específica para cada tejido; en las células granulosas su expresión está gobernada por la hormona estimulante del folículo (FSH).

Como resultado de la acción de la P450aro sobre la androstenediona se sintetiza estrona (estra-1,3,5(10)-triene-3β-ol-17-ona), de escasa actividad estrogénica (fig. 16.14). Finalmente,

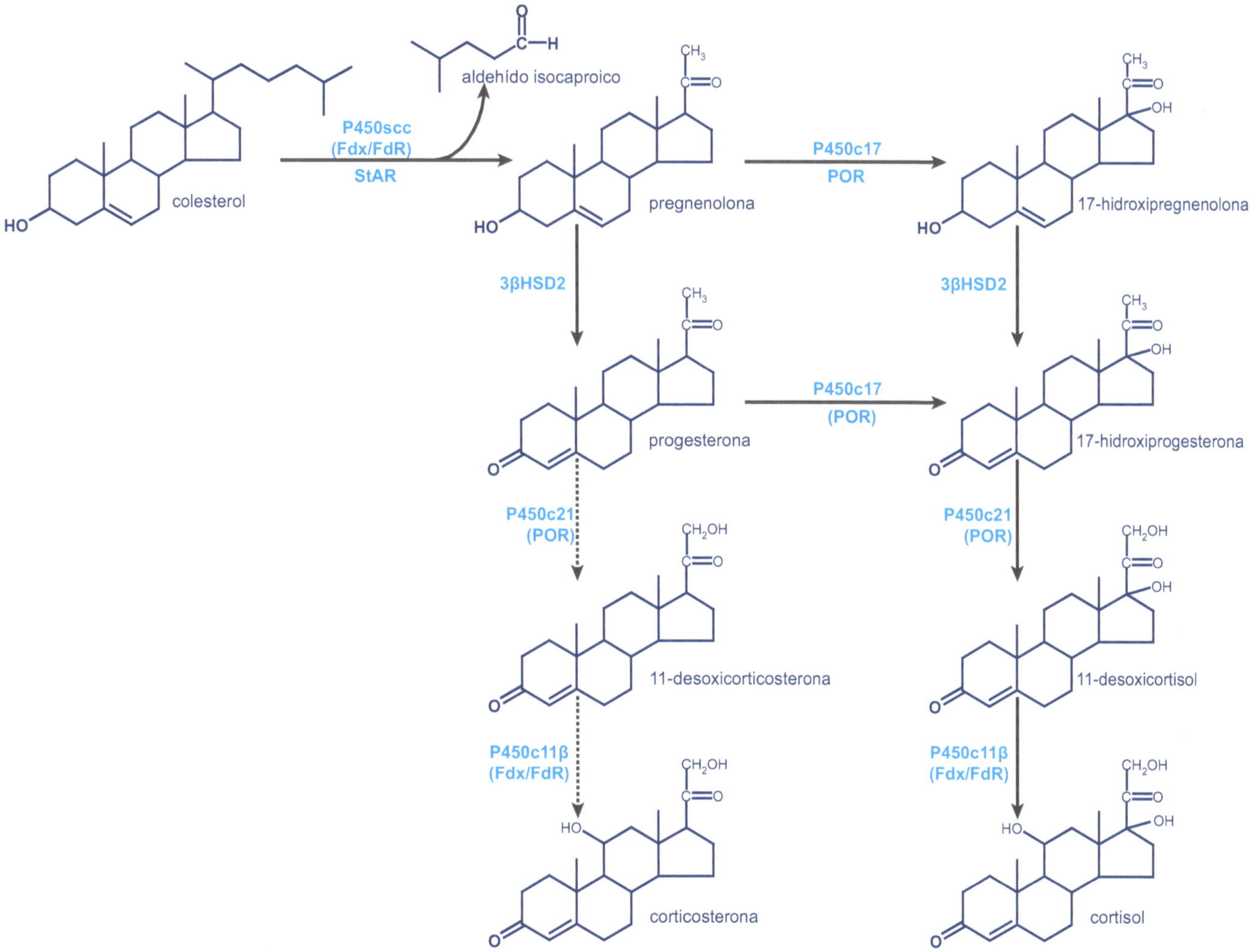

Fig. 16.12 Biosíntesis de cortisol en las células fasciculadas de la corteza suprarrenal. 3βHSD2: 3β-hidroxiesteroide deshidrogenasa 2; FdR: ferredoxina reductasa; Fdx: ferredoxina; P450c11β: esteroide 11β-hidroxilasa; P450c17: 17-α-monooxigenasa; P450c21: esteroide 21-hidroxilasa; POR: P450 oxidorreductasa.

la estrona se convierte en 17β-estradiol (estra-1,3,5(10)-triene-3β,17β-diol) por acción de una 17-cetorreductasa, que es distinta que la que se expresa en el testículo. Se trata de la isoforma 17βHSD1, que se expresa únicamente en las células granulosas del ovario y en la placenta. Como sustratos utiliza los esteroides con anillo A aromático y, en las condiciones fisiológicas de pH, cataliza preferentemente la reacción en el sentido de la reducción del grupo ceto. Una pequeña cantidad de estradiol puede sintetizarse por acción de la P450aro sobre la testosterona que le llega desde las células de la teca.

Una vez liberado el ovocito, el folículo de De Graaf sufre unos cambios histológicos y bioquímicos y se transforma en el cuerpo lúteo, órgano que se encarga de sintetizar y segregar progesterona (v. cap. 28).

Los estrógenos de las células de la granulosa son segregados principalmente, si no enteramente, al líquido folicular. Los estrógenos de las células tecales, en cambio, son segregados a la circulación sanguínea, donde son transportados por la proteína SHBG (*Sex-Hormone Binding Globulin*).

Durante la gestación, la unidad fetoplacentaria dispone de la maquinaria enzimática adecuada para llevar a cabo la biosíntesis de esteroides (fig. e16.3).

16.6.5. Proteínas transportadoras de esteroides

Los esteroides ejercen su acción hormonal uniéndose a receptores nucleares específicos que están presentes en las células diana. Para alcanzar su destino, los esteroides deben ser transportados a través del plasma. Debido a su naturaleza lipídica, sólo una pequeña proporción lo hace en forma libre, soluble en el plasma. La mayor parte de los esteroides circulan unidos a proteínas transportadoras específicas o bien a la albúmina. Los derivados sulfatados o con ácido glucurónico (destinados a su eliminación por la orina) son más solubles en agua y circulan libres.

La unión de los esteroides a dichas proteínas transportadoras es de tipo no covalente y reversible. La unión a la albúmina es bastante inespecífica y la fracción unida a ella puede representar un 20-50% del total. Existen otras proteínas más especializadas en dicho transporte y que muestran una mayor especificidad, como la CBG (*Corticosteroid-Binding Globulin*) y la SHBG (*Sex Hormone-Binding Globulin*). La CBG es una glucoproteína de síntesis fundamentalmente hepática, que muestra una alta afinidad por el cortisol (un 80-90% del cortisol

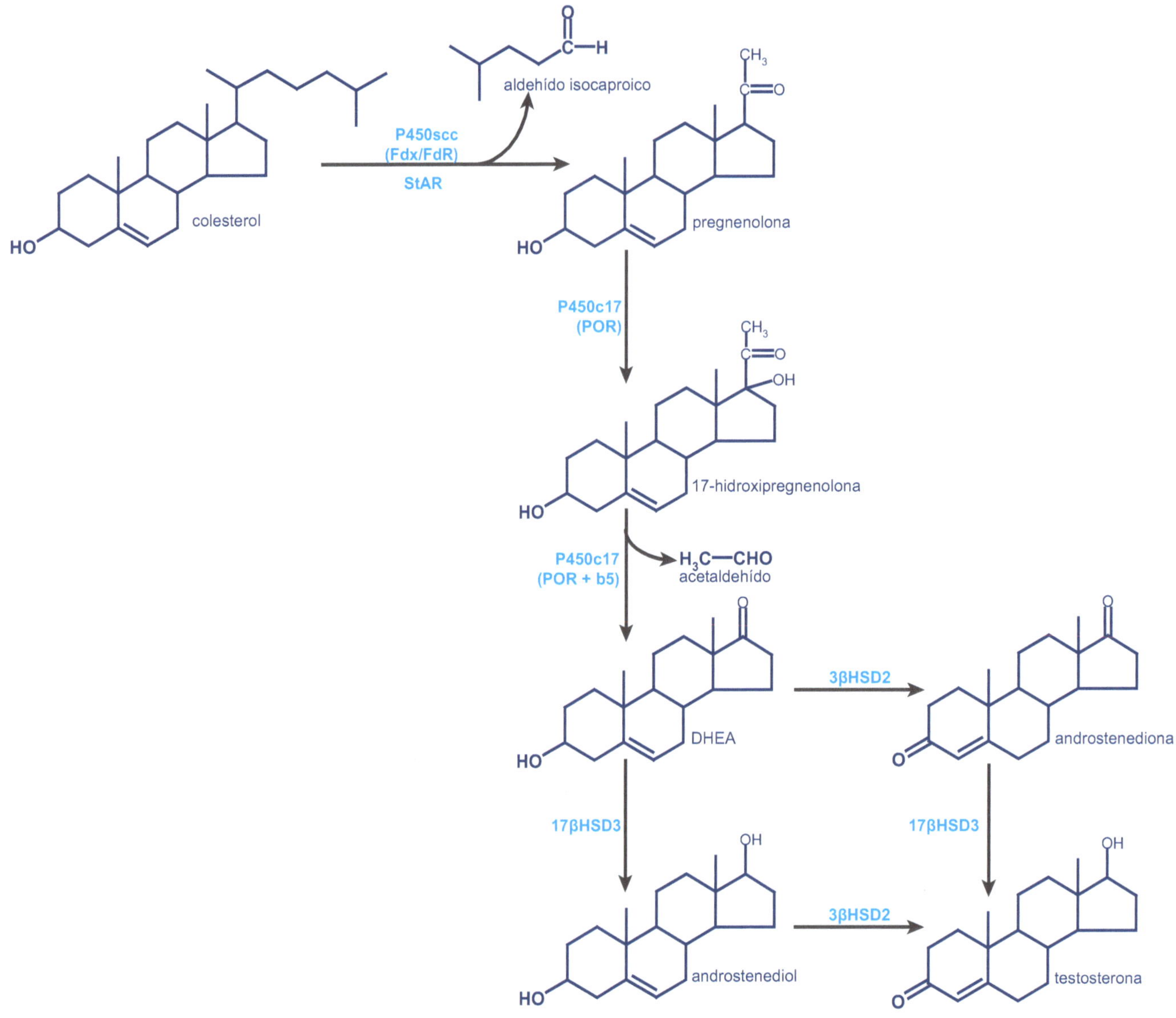

Fig. 16.13 **Biosíntesis de testosterona en las células de Leydig del testículo.** 17βHSD3: *17β-hidroxiesteroide deshidrogenasa 3*; 3βHSD: *3β-hidroxiesteroide deshidrogenasa*; b5: citocromo b5; FdR: *ferredoxina reductasa*; Fdx: ferredoxina; P450c17: *17-α-monooxigenasa*; P450scc: enzima que escinde la cadena lateral de los esteroles; POR: *P450 oxidorreductasa*; StAR: proteína de regulación aguda de la esteroidogénesis.

circulante se encuentra unido a esta proteína), pero también enlaza otros corticoides (por ejemplo, el 60% de la aldosterona plasmática está asociada a la CBG). La SHBG también es de origen hepático y muestra especial afinidad por testosterona y estradiol, siendo la principal proteína transportadora de las hormonas sexuales en el plasma.

La fracción libre de los esteroides (1-10% de la concentración total en el plasma) se considera que es la fracción biológicamente activa, es decir, la hormona directamente disponible para ejercer su acción. Cuando la concentración de hormona libre disminuye, se libera parte de la unida a estas proteínas. En este sentido, las proteínas transportadoras actúan como un reservorio circulante de hormona. En algunos casos, además, estas proteínas pueden facilitar la entrada del esteroide a las células diana, y también protegen a estas hormonas de su degradación.

La inactivación de los esteroides ocurre principalmente en el hígado (en parte, también en el riñón) y precede a su eliminación a la orina. Dependiendo de la estructura inicial del esteroide, su catabolismo implica las siguientes reacciones:

- Reducción del doble enlace en C4 y reducción del grupo ceto en C3 a alcohol.
- Reducción del grupo ceto en C20 a hidroxilo.
- Oxidación del grupo hidroxilo en C17.
- Hidroxilaciones en el núcleo esteroide (por ejemplo, en C7).
- Conjugación final con sulfato o glucurónico para incrementar su solubilidad en el plasma.

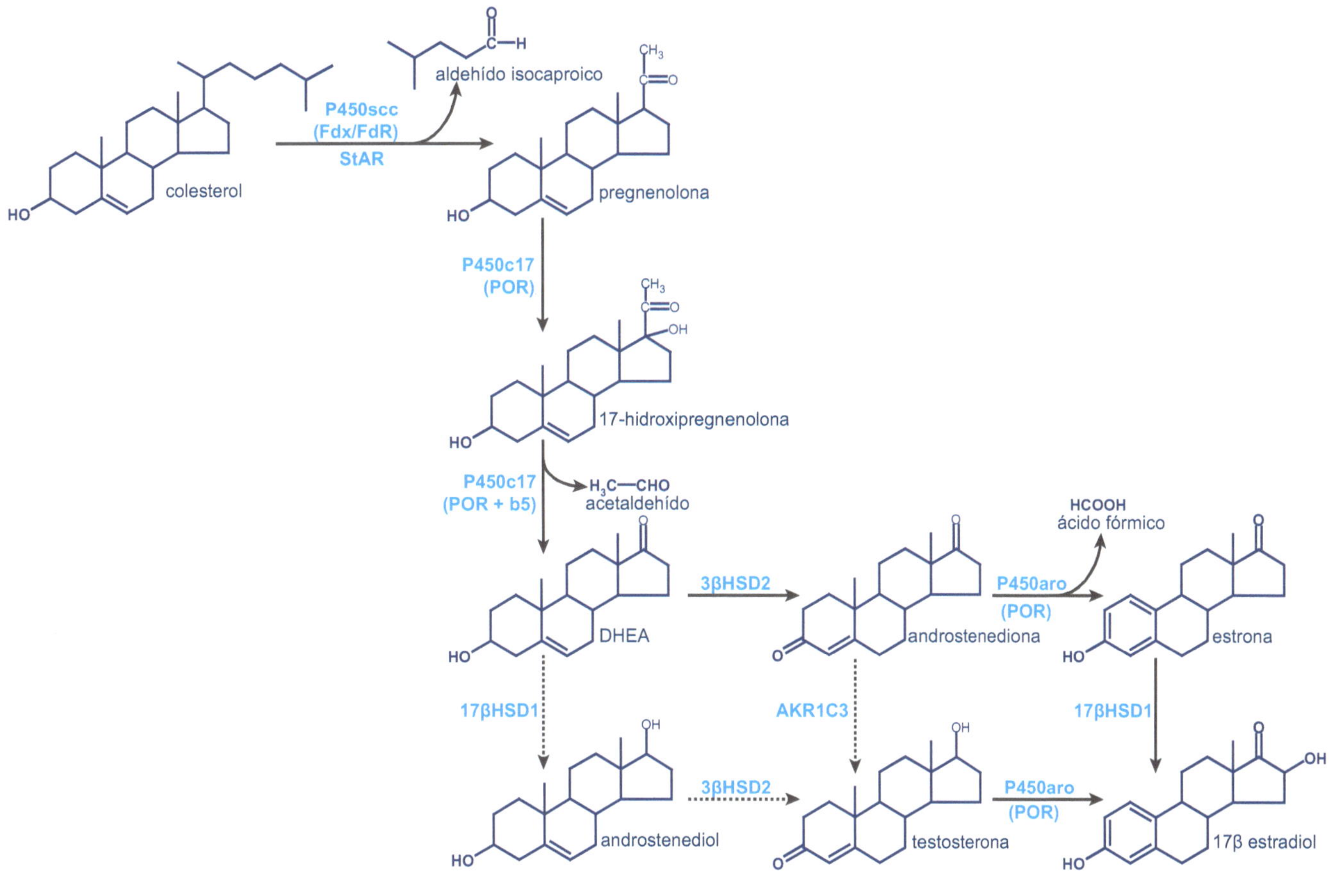

Fig. 16.14 Biosíntesis de estrógenos en las células de la teca y de la granulosa del ovario. 17βHSD1: *17β-hidroxiesteroide deshidrogenasa 1*; 3βHSD2: *3β-hidroxiesteroide deshidrogenasa 2*; AKR1C3: *Δ^4-3-oxoesteroide 17-reductasa*; b5: citocromo b5; FdR: *ferredoxina reductasa*; Fdx: ferredoxina; *P450aro: aromatasa*; P450c17: *17-α-monooxigenasa*; P450scc: enzima que escinde la cadena lateral de los esteroles; POR: *P450 óxido-reductasa*; StAR: proteína de regulación aguda de la esteroidogénesis.

RESUMEN

1. **Las funciones más relevantes del colesterol son: formar parte de las membranas de células animales, ser precursor de ácidos y sales biliares y de hormonas esteroideas, y ejercer funciones de señalización celular.**
2. **Salvo escasas excepciones, la biosíntesis del colesterol tiene lugar en todas las células animales. Es una ruta larga y compleja, con ramificaciones en las que también se sintetizan otros compuestos con interés fisiológico. Se inicia en el citoplasma a partir de acetil-CoA. Su principal forma de regulación, aunque no la única, es la retroinhibición por el propio colesterol, a través de la modulación de factores de transcripción.**
3. **La homeostasis intracelular del colesterol implica un equilibrio entre su abastecimiento y su utilización. Sus fuentes son la biosíntesis y el colesterol que llega a la célula por la captación de lipoproteínas, mientras que su destino varía entre los tipos celulares.**
4. **Los ácidos biliares son derivados del colesterol, que se sintetizan únicamente en el hígado por hidroxilación del anillo de esterano y pérdida de 3C de la cadena lateral, siendo el proceso inhibido por los propios ácidos biliares. Las sales conjugadas de los ácidos biliares son el componente principal de la bilis, y son segregadas al duodeno, donde facilitan la emulsión de las grasas de la dieta. La microflora intestinal las transforma en sales biliares secundarias, y tanto éstas como las primarias, en su mayor parte son reabsorbidas en un proceso dependiente de Na^+, y son recicladas hacia el hígado.**
5. **Uno de los destinos del colesterol es la síntesis de esteroides, la cual tiene lugar en distintas glándulas y tejidos. Su primer paso es la incorporación del colesterol a la mitocondria y la formación de pregnenolona, la cual sale al citosol y en el retículo endoplásmico se expone a la acción de enzimas que varían según la glándula de que se trate, prosiguiendo por las diferentes vías metabólicas.**
6. **Los esteroides son transportados en plasma en su mayor parte unidos de forma no covalente y reversible a proteínas específicas o a la albúmina, aunque la fracción libre es la que es biológicamente activa.**

Bibliografía

Galea AM, Brown AJ. Special relationship between sterols and oxygen: were sterols an adaptation to aerobic life? Free Radic Biol Med. 2009;47:880-9.

Goldstein JL, DeBose-Boyd RA, Brown MS. Protein sensors for membrane sterols. Cell. 2006;124:35-46.

Horvat S, McWhir J, Rozman D. Defects in cholesterol synthesis genes in mouse and in humans: lessons for drug development and safer treatments. Drug Metab Rev. 2011;43:69-90.

Lasunción MA. El colesterol: biosíntesis, acciones y alteraciones. Alimentación. Nutrición y Salud. 2006;13:97-120.

Maxfield FR, van Meer G. Cholesterol, the central lipid of mamm alian cells. Curr Opin Cell Biol. 2010;22:422-9.

Miller WL, Auchus RJ. The molecular biology, biochemistry, and physiology of human steroidogenesis and its disorders. Endocr Rev. 2011;32:81-151.

Porter FD, Herman GE. Malformation syndromes caused by disorders of cholesterol synthesis. J Lipid Res. 2011;52:6-34.

Russell DW. Fifty years of advances in bile acid synthesis and metabolism. J Lipid Res. 2009;50 Suppl:S120-5.

Sato R. Sterol metabolism SREBP activation. Arch Biochem Biophys. 2010;501:177-81.

Schroepfer GJ Jr. Sterol biosynthesis. Annu Rev Biochem. 1982;51:555-85.

Capítulo 17

Transporte y almacenamiento de lípidos: lipoproteínas y tejido adiposo

Henar Ortega Senovilla y Emilio Herrera Castillón

OBJETIVOS DE APRENDIZAJE

- **Conocer los distintos tipos de lipoproteínas, su estructura y su función.**
- **Comprender el papel de las apoproteínas, las enzimas y los receptores celulares en el metabolismo de las lipoproteínas.**
- **Analizar los intercambios de lípidos que se realizan durante el metabolismo de las lipoproteínas, así como su función.**
- **Entender el papel del tejido adiposo no sólo como tejido de reserva energética del organismo, sino como fuente de proteínas reguladoras del metabolismo.**
- **Comprender los mecanismos de control del depósito y movilización de las principales reservas energéticas del organismo.**

17.1. INTRODUCCIÓN

Como se ha descrito en capítulos anteriores, los lípidos son moléculas claves en los seres vivos, con funciones tan esenciales como la de ser los elementos mayoritarios de las membranas celulares, constituir la principal fuente de energía para las células, ser precursores de hormonas, o cumplir una función vitamínica, entre otras. Por ello, es esencial garantizar el aporte de lípidos a las células, lo que se logra asociándolos a proteínas y lípidos anfipáticos como los fosfolípidos, lo que da lugar a unas partículas seudomicelares, afines al plasma acuoso, que reciben el nombre de *lipoproteínas*. En plasma existen cuatro tipos mayoritarios de lipoproteínas, que difieren no sólo en su composición fisicoquímica, sino en su origen y en la función que realizan. Aunque algunas lipoproteínas son de origen tisular (intestino e hígado), otras se forman a partir de aquéllas en plasma sanguíneo mediante las transformaciones que sufren como parte de su metabolismo. Empaquetar los lípidos como lipoproteínas facilita su transporte, pero obliga a que las células dispongan de mecanismos que permitan la interacción con estas lipoproteínas. Como parte de estos mecanismos, las células cuentan con lipasas localizadas en la matriz extracelular y con receptores de lipoproteínas, que contribuyen también a la retirada de estas partículas de la circulación.

El hígado y las glándulas esteroidogénicas son los principales aceptores del colesterol, donde éste se transforma en ácidos biliares y hormonas esteroideas, respectivamente; en el resto de las células, el colesterol se utiliza para la formación de membranas, o es almacenado en forma de colesterol esterificado. Por su parte, los ácidos grasos son empleados por la mayor parte de los tejidos, en especial el muscular, para la obtención de energía, participando también en la formación de membranas celulares. Es tal la importancia energética de estos lípidos, que rodeando a todos los órganos e incluso los capilares sanguíneos, los seres vivos disponen de un tejido, especialmente dedicado al almacenamiento de los ácidos grasos en forma de triacilgliceroles, el tejido adiposo. Además de estar encargado de acumular grasa y de ejercer una función termorreguladora y aislante, el tejido adiposo es considerado un verdadero órgano endocrino, capaz de sintetizar proteínas y péptidos con actividad hormonal, conocidas como adipocitoquinas, así como de responder a la acción de estas y otras moléculas.

En este capítulo se abordan los aspectos fundamentales del transporte de lípidos y del almacenamiento de los ácidos grasos en el tejido adiposo.

17.2. CLASIFICACIÓN Y ESTRUCTURA DE LAS LIPOPROTEÍNAS

17.2.1. Estructura general de las lipoproteínas

Las lipoproteínas son agregados moleculares mayoritariamente esféricos, con un diámetro comprendido entre 10 y 1.200 nm, que están constituidas por un componente lipídico y un componente proteico. Aunque el tipo y la proporción de ambos varía entre las distintas lipoproteínas, todas muestran una estructura común (fig. 17.1). En ella se distingue un núcleo de lípidos neutros o apolares, en el que se pueden encontrar triacilgliceroles, colesterol esterificado y vitaminas liposolubles apolares, tales como carotenoides, ésteres de retinol y ésteres de tocoferol,

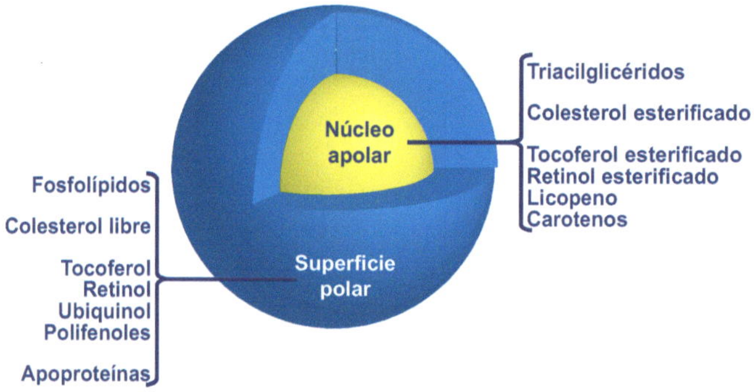

Fig. 17.1 Estructura de las lipoproteínas. Todas las lipoproteínas tienen una superficie polar, formada por fosfolípidos, colesterol libre, apoproteínas y vitaminas lipofílicas polares, que rodean a un núcleo apolar formado por triacilgliceroles, colesterol esterificado y vitaminas lipofílicas apolares.

entre otras; rodeando este núcleo, se encuentra una capa superficial de lípidos más polares o anfipáticos, como fosfolípidos, colesterol libre y vitaminas liposolubles con algún componente polar o hidrofílico en su estructura, como tocoferol, retinol y polifenoles, entre otras. Integradas en estas estructuras se encuentran proteínas específicas, conocidas como apolipoproteínas o apoproteínas (apo). Generalmente se localizan en la parte más superficial de las lipoproteínas, orientando sus aminoácidos polares hacia el exterior y los apolares hacia el núcleo de las mismas. Estas apoproteínas establecen interacciones hidrofóbicas con el entorno lipídico, lo que contribuye a dar más estabilidad a la partícula.

17.2.2. Clasificación de las lipoproteínas

Aunque estrictamente hablando, las lipoproteínas son un conjunto muy heterogéneo de partículas, tradicionalmente se han clasificado en tres o cinco tipos, dependiendo del criterio empleado para ello. El más aceptado es el que se basa en la densidad de las lipoproteínas, ya que es un reflejo de la proporción de lípidos y proteínas que posee la partícula, y al tiempo está inversamente relacionada con su tamaño, reflejando la baja densidad de su interior lipídico y la alta densidad de su superficie. Según este criterio, las lipoproteínas habitualmente se clasifican en cinco tipos mayoritarios cuyas características se resumen en la tabla 17.1. El otro sistema de clasificación de las lipoproteínas se basa en su movilidad electroforética al someterlas a la acción de un campo eléctrico, lo que obviamente depende de la densidad de carga que el componente proteínico aporta a la lipoproteína. Independientemente del criterio empleado, la estructura de las lipoproteínas condiciona su metabolismo y, por lo tanto, su función. Pero como se describirá en el apartado de su metabolismo, los componentes de las lipoproteínas pueden variar durante su transporte por el plasma, por lo que a continuación se hace una descripción general de las distintas lipoproteínas.

Los *quilomicrones* (CM, *ChyloMicrons*) son las lipoproteínas de mayor tamaño y menor densidad, debido a su alto contenido en lípidos frente al de proteínas. Se forman en las células intestinales, a partir de los lípidos de la dieta, y son las únicas que contienen apoB-48 y apoA-IV, dos apoproteínas de síntesis exclusivamente intestinal. El núcleo de los CM está constituido mayoritariamente por triacilgliceroles, con algo de colesterol esterificado, carotenoides y ésteres de vitaminas liposolubles (retinol esterificado y tocoferol esterificado). Rodeando este núcleo apolar se sitúan fosfolípidos, colesterol y vitaminas liposolubles, como el retinol, el γ-tocoferol y el α-tocoferol, entre otras, así como las apoproteínas que estabilizan la partícula.

Otro grupo de lipoproteínas con unas características estructurales semejantes a las de los CM, son las lipoproteínas de muy baja densidad (VLDL, *Very Low Density Lipoproteins*), también conocidas por su movilidad electroforética como lipoproteínas pre-β. Tienen un tamaño y una densidad similar a los CM, y al igual que en éstos, muestran una alta proporción lípidos:proteínas. En las VLDL se repite la composición descrita para los CM tanto en el núcleo como en la superficie, pero a diferencia de éstos, las VLDL son de origen hepático. Los lípidos que mayoritariamente transportan las VLDL son los triacilgliceroles que se han formado en el hígado. A su vez, las

Tabla 17.1 Clasificación y características estructurales de las lipoproteínas

	CM	VLDL	IDL	LDL	HDL
Densidad (g/ml)	< 0,95	0,95-1,006	1,006-1,019	1,019-1,063	1,063-1,21
Lípido mayoritario	TAG exógenos	TAG hepáticos	TAG hepáticos CE	CE FL	FL CE
% TAG	85	53	29	10	4
% CE	3	12	23	37	15
% CL	1	7	9	9	2
% FL	7	18	19	20	24
Apoproteínas características	A-IV > B-48	C-II>A-V> B-100	E > B-100	B-100	A-I>A-II,
Otras apoproteínas	C-II>C-III, E	E, C-III>>C-I			C-I>C-III>C-II, E
% PROT	2	10	19	23	55
Lípido/proteína	99/1	90/10		80/20	50/50
Movilidad electroforética	Origen	Pre-beta		Beta	Alfa

CE: colesterol esterificado; CM: quilomicrones; CL: colesterol libre; FL: fosfolípidos; TAG: triacilgliceroles.
Los porcentajes de lípidos son orientativos, y hacen referencia a los valores encontrados en la subpoblación mayoritaria de cada lipoproteína.
El epígrafe "otras apoproteínas" hace referencia a apoproteínas que pueden adquirirse durante el metabolismo de la lipoproteína.

apoproteínas que se incorporan a las VLDL son la apoB-100, la apoC-II, la apoA-V, la apoE y la apoC-III, que son también de síntesis hepática.

Las lipoproteínas de densidad intermedia (IDL, *Intermediate Density Lipoproteins*) son lipoproteínas formadas en sangre en el metabolismo de las VLDL. Las IDL también son conocidas como VLDL remanentes o como β-VLDL. Tienen un tamaño menor y una densidad algo superior que las VLDL, y siguen transportando mayoritariamente triacilgliceroles, pero la proporción lípido:proteína es menor que la de CM y VLDL. Las IDL carecen de apoC, transportando exclusivamente apoB-100 y apoE.

Las lipoproteínas de baja densidad (LDL, *Low Density Lipoproteins*), también conocidas por su movilidad electroforética como lipoproteínas β, se forman en sangre en el metabolismo de las VLDL. El tamaño de estas lipoproteínas es menor y su densidad es mayor que el de las IDL debido a que la proporción lípidos:proteína es menor, y a que el principal lípido que transportan es el colesterol esterificado. Las LDL contienen una sola molécula de apoB-100 en su estructura, que además, prácticamente es su única apoproteína. Por su trascendencia metabólica, es importante destacar que estas lipoproteínas poseen una alta proporción de antioxidantes liposolubles, como el tocoferol, el retinol, la coenzima Q, los polifenoles y otros de naturaleza carotenoide (licopeno, α-caroteno y β-caroteno).

El último grupo son las lipoproteínas de alta densidad (HDL, *High Density Lipoproteins*), o lipoproteínas α por su movilidad electroforética. Las HDL constituyen el grupo más heterogéneo de lipoproteínas, en cuanto que presentan subpoblaciones o tipos de distintos tamaños y estructura, aunque en su conjunto son las lipoproteínas de menor tamaño y mayor densidad. Los lípidos mayoritarios en las HDL son los fosfolípidos y el colesterol esterificado, y sus apoproteínas más abundantes son la apoA-I, la apoA-II (ambas exclusivas de estas lipoproteínas) y la apoC-I; en algunos tipos de HDL hay además apoC-II, apoC-III y apoE. Precisamente, lo que caracteriza estructuralmente a estas lipoproteínas es su alto contenido proteico, y aunque por término medio se suele considerar que la proporción lípidos:proteína es de 50:50, ésta es muy variable, lo que explica el amplio rango de densidades que presentan estas partículas.

17.2.3. Apoproteínas

En la tabla 17.2 se resumen las características más relevantes de las principales apoproteínas. Aunque una de sus principales funciones es mantener la estructura de las lipoproteínas y garantizar su solubilidad en el plasma, también desempeñan otros papeles claves en el metabolismo de las lipoproteínas. Así, algunas apoproteínas:

- Son imprescindibles para la formación de la lipoproteína en los tejidos correspondientes, como es el caso de la apoB-48 para los CM y la apoB-100 para las VLDL.
- Interaccionan con receptores celulares específicos, responsables de la captación de la lipoproteína por un determinado tejido; de ellas, la apoB-100 y la apoE son las más destacadas.

Tabla 17.2 Características de las apoproteínas mayoritarias en humanos

	Síntesis	Concentración (mg/dl)	Localización mayoritaria	Propiedades: Activa	Propiedades: Inhibe	Características
apoA-I	Intestino, Hígado	90-130	HDL	LCAT ABCA1 SR-BI		Esencial para la recogida del colesterol celular por las HDL
apoA-II	Hígado	≈ 40	HDL		LCAT EL	Inhibe la retirada del exceso de colesterol de las células Inhibe el catabolismo de las HDL2 ricas en TAG
apoA-IV	Intestino	Trazas	CM	LCAT		Necesaria para la formación de los CM
apoA-V	Hígado Intestino	Trazas	VLDL	LPL		Permite interacción entre LPL y LRT
apoB-48	Intestino	Trazas	CM			Necesaria para la formación de los CM
apoB-100	Hígado	80-100	VLDL LDL	Unión a LDLR		Necesaria para la formación de las VLDL
apoC-I	Hígado	≈ 5	HDL	LCAT	CETP, HL, unión de apoE a receptores	Inhibe el catabolismo de las LRT
apoC-II	Hígado	≈ 3	CM, VLDL, HDL	LPL	LCAT	Esencial para el metabolismo de las LRT
apoC-III	Hígado	8-12	HDL, VLDL	CETP	LPL, HL, unión de apoB y apoE a receptores	Inhibe el catabolismo de las LRT
apoE	Hígado Macrófagos	≈ 5	HDL, VLDL, CM	Unión a LDLR, LRP, VLDLR, APOER2		Permite el catabolismo de CM, VLDL y HDL

APOER2: receptor de tipo 2 de apoE; CETP: proteínas transferidoras de colesterol esterificado, SR-BI o receptor scavenger de tipo 1; CM: quilomicrones; EL: *lipasa endotelial*; HL: *lipasa hepática*; LCAT: *lecitin colesterol acil transferasa*; LDLR: receptor de LDL; LPL: *lipoproteína lipasa*; LRP: proteína relacionada con el receptor de LDL; LRT: lipoproteínas ricas en TAG; VLDLR: receptor de VLDL.

- Actúan como cofactores de enzimas implicadas en el metabolismo de las lipoproteínas, facilitando el transporte y la redistribución de los lípidos entre las distintas lipoproteínas, o entre éstas y los tejidos; éste es el caso de la apoC-II, la apoA-V o la apoA-I.
- Actúan como inhibidores de ciertas enzimas del metabolismo lipoproteico, como es el caso de la apoC-III y la apoA-II.

17.3. PROTEÍNAS IMPLICADAS EN EL METABOLISMO DE LAS LIPOPROTEÍNAS

Gran parte del metabolismo de las lipoproteínas se lleva a cabo extracelularmente, por intercambio de componentes entre las distintas lipoproteínas o entre éstas y los tejidos subyacentes. En este proceso participan determinadas proteínas, que a su vez controlan o modulan el metabolismo de las distintas lipoproteínas. Dada su importante implicación en el metabolismo de las lipoproteínas, a continuación se analizan sus aspectos más relevantes, que se resumen en la tabla 17.3.

17.3.1. Enzimas con implicaciones en el metabolismo de lipoproteínas

Existen tres lipasas que desempeñan un papel fundamental en el metabolismo de las lipoproteínas: la *lipoproteína lipasa* (LPL), la *lipasa hepática* (HL) y la *lipasa endotelial* (EL). Son enzimas extracelulares, que quedan ancladas a la superficie del endotelio vascular por interacción con los proteoglucanos de la matriz extracelular. Estructuralmente, estas lipasas se sintetizan como proenzimas inactivas, con un péptido señal que las dirige a la matriz extracelular del endotelio vascular, donde quedan unidas y realizan su función catalítica. Otra característica común a estas lipasas es que son glucoproteínas, y sus carbohidratos se unen a la parte proteica durante su paso por el sistema de Golgi, antes de ser secretadas a la matriz extracelular. Funcionalmente, estas tres lipasas tienen una actividad éster hidrolasa, y necesitan formar homodímeros para ser catalíticamente activas.

La LPL es una enzima dimérica que posee actividad acilglicérido éster hidrolasa. Actúa sobre las lipoproteínas ricas en triacilgliceroles, esto es, CM y VLDL, catalizando la hidrólisis de sus triacilglicéridos y la liberación de glicerol y ácidos grasos, que son captados inmediatamente por el tejido subyacente a través de receptores de membrana como el CD-36 (fig. 17.2A). Una vez dentro de las células, los ácidos grasos pueden ser reesterificados y almacenados de nuevo como triacilgliceroles, o pueden ser degradados mediante la β-oxidación para proporcionar energía. La LPL también tiene cierta actividad sobre otros acilgliceroles (diacilgliceroles y monoacilgliceroles, y fosfoacilgliceroles), y sobre otros lípidos esterificados, como los ésteres de retinol y ésteres de tocoferol. Para llevar a cabo su actividad necesita la presencia de apoC-II en la lipoproteína, que actúa como un cofactor de la LPL, facilitando el reconocimiento y la unión de la lipoproteína a la LPL. También la apoA-V es esencial en la actividad catalítica de la enzima, mediando en la interacción entre la lipoproteína, los proteglucanos de la matriz extracelular a los que la enzima se mantiene unida, y la propia LPL. Puesto que tanto la LPL como la apoC-II y la apoA-V tienen una alta densidad de carga positiva, para que la interacción entre ellos sea estable, es necesaria la presencia de una glucoproteína conocida como GPIHBP1, que posee un dominio rico en aminoácidos ácidos, cuya carga negativa facilita la interacción entre las apoproteínas y la LPL. A la acción activadora de estas proteínas se opone la apoC-III, cuya presencia inhibe la actividad de la enzima. La LPL se expresa en las células parenquimales de prácticamente todos los tejidos, aunque es especialmente abundante en el tejido adiposo y en

Tabla 17.3 Proteínas implicadas en el metabolismo de las lipoproteínas

	Localización	Activador	Actúa sobre	Función	Su inhibición produce
Proteínas con función catalítica					
LPL *Lipoproteína lipasa*	Endotelio vascular (tejido adiposo, músculo estriado)	apoC-II, apoA-V	CM/VLDL	Hidrólisis de TAG	Acumulación de CM y VLDL
HL *Lipasa hepática*	Endotelio vascular (hígado)	Ninguno	CM/VLDL, HDL LDL	Acilglicérido lipasa	Acumulación de HDL
EL *Lipasa endotelial*	Endotelio vascular	apoA-I	HDL	Fosfolipasa A1	Acumulación de HDL
LCAT *Lecitina-colesterol-acil transferasa*	HDL	apoA-I	HDL	Esterifica colesterol con AG de fosfatidil-colina	HDL poco eficaces en la recogida de colesterol
Proteínas que facilitan el intercambio de lípidos neutros					
CETP *Proteína transferidora de colesterol esterificado*	HDL	apoA-I	HDL/VLDL HDL/LDL	Intercambia CE de HDL a VLDL a cambio de TAG	Acumulación de HDL y de LDL pequeñas
PLTP *Proteína transferidora de fosfolípidos*	HDL		HDL	Intercambia FL de CM y VLDL a HDL	
ABCA1	Membranas celulares	apoA-I	HDL	Facilita salida de CE de las células	Acumulación de colesterol intracelular. Descenso de HDL

AG: ácidos grasos; CE: colesterol esterificado; CM: quilomicrones; FL: fosfolípidos; TAG: triacilgliceroles.

el músculo cardíaco y esquelético, mientras que se encuentra ausente en hígado del individuo adulto.

La HL comparte muchas características estructurales con la LPL. En su forma dimérica posee actividad acilglicérido éster hidrolasa, aunque es menos específica que otras lipasas, pudiendo hidrolizar los ácidos grasos de cualquier acilglicérido y de los fosfoacilglicéridos, así como romper los enlaces tioéster de los acil-CoA. No necesita apoC-II como cofactor, por lo que tiene un espectro de acción más amplio que el de la LPL, actuando sobre los CM y sus remanentes, las VLDL e incluso las HDL enriquecidas en triacilglicéridos (fig. 17.2B). A diferencia de la LPL, la HL se sintetiza mayoritariamente en las células parenquimatosas del hígado.

Por su parte, la EL es otra enzima lipolítica extracelular, pero en este caso, con actividad fosfolipasa. Muestra preferencia sobre los ácidos grasos en la posición C1 de los fosfolípidos (por lo que sería una fosfolipasa A1), y es dependiente de apoA-I como cofactor, por lo que actúa mayoritariamente sobre las HDL (fig. 17.2C). La EL presenta una particularidad que la diferencia de otras lipasas, y es el hecho de que se expresa fundamentalmente en las propias células del endotelio vascular, donde queda unida a los proteoglucanos de heparán sulfato.

Además de estas lipasas, en el metabolismo lipoproteico destaca otra actividad enzimática, la de la *lecitina-colesterol acil transferasa* (LCAT), que es una glucoproteína con alto contenido en ácido siálico, que es sintetizada en el hígado. A diferencia de las lipasas, la LCAT no se localiza en el endotelio vascular sino en las propias HDL circulantes, sobre las que realiza su función. En concreto, la LCAT tiene una actividad esterasa, y cataliza la ruptura de un ácido graso de la fosfatidilcolina (lecitina) y su transferencia y unión a una molécula de colesterol; normalmente, el ácido graso transferido es el que se encuentra en la posición 2 de la lecitina, que queda como lisolecitina (fig. 17.3A). La actividad de esta enzima es dependiente de la presencia de apoA-I, que actúa como cofactor (fig. 17.3B).

17.3.2. Proteínas transferidoras de lípidos

Además de las enzimas descritas, en el metabolismo lipoproteico participan otras proteínas que carecen de actividad catalítica, pero que facilitan la transferencia de los lípidos más apolares, y por tanto, incapaces de difundir por sí solos entre las distintas lipoproteínas.

Entre estas proteínas transferidoras de lípidos destaca la *proteína transferidora de colesterol esterificado* (CETP), también conocida como *proteína transferidora de lípidos neutros* (LTP). Se sintetiza mayoritariamente en el hígado y en el tejido adiposo, de donde se libera al plasma sanguíneo. En plasma, la CETP promueve la transferencia a favor del gradiente de concentración de los ésteres de colesterol desde las HDL hacia las VLDL y quilomicrones, y de los triacilglicéridos en el sentido contrario (fig. 17.4A).

La *proteína transferidora de fosfolípidos* (PLTP) actúa tras la LPL, promoviendo la transferencia de fosfolípidos desde los quilomicrones y las VLDL hacia las HDL, por lo que la PLTP contribuye al remodelado de las HDL (fig. 17.4B). A diferencia de la CETP, esta proteína se expresa en multitud de órganos y tejidos, aunque son el pulmón, el cerebro y las gónadas donde lo hace en mayor cantidad, y de donde se libera al plasma sanguíneo.

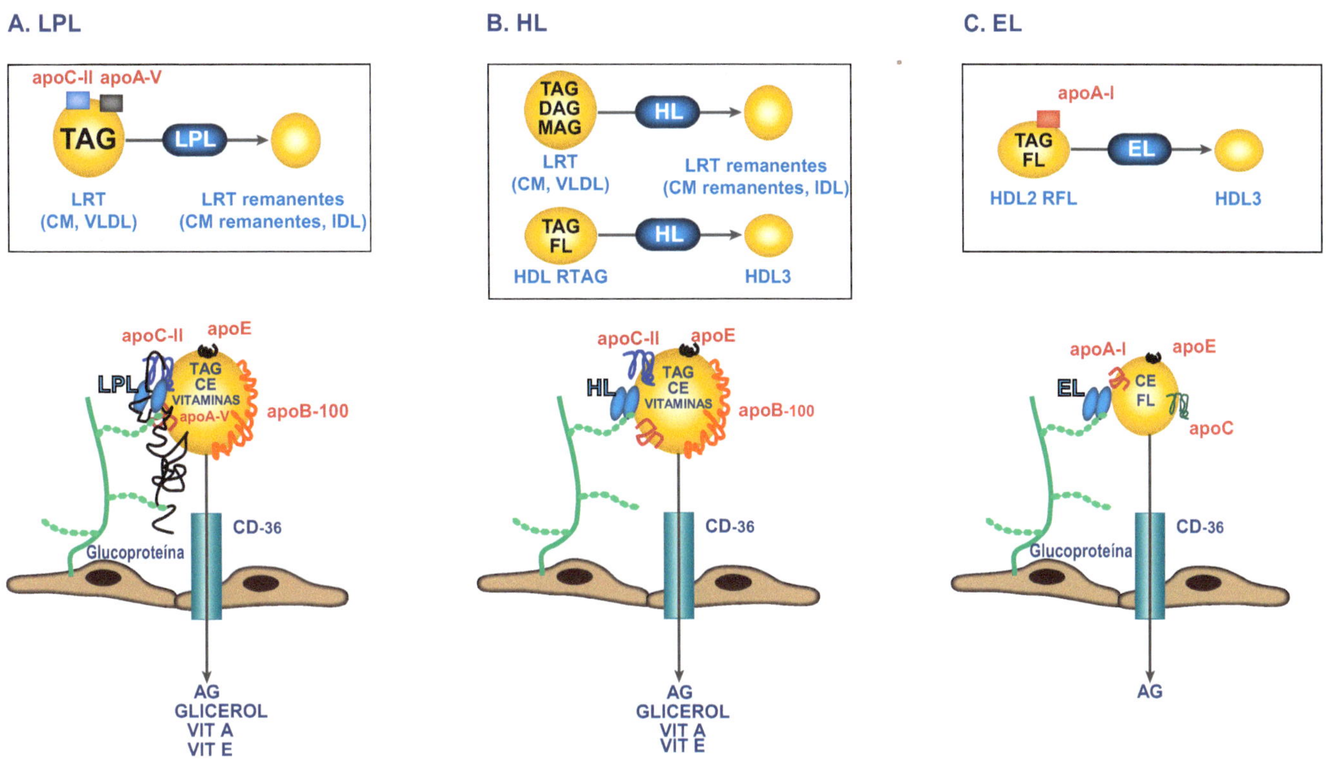

Fig. 17.2 Mecanismo de acción de las lipasas que participan en el metabolismo de las lipoproteínas. A. La *lipoproteína lipasa* (LPL, en azul en la figura) cataliza la hidrólisis de los triacilgliceroles (TAG) de las lipoproteínas ricas en ellos (LRT: quilomicrones [CM] y VLDL). En la reacción, la apoC-II y la apoA-V presentes en las LRT, actúan como cofactores. Una glucoproteína facilita la interacción entre las apoproteínas y la LPL. **B.** La *lipasa hepática* (HL) cataliza la hidrólisis de los acilglicéridos y los fosfolípidos, tanto de las LRT como de las HDL ricas en fosfolípidos. **C.** La *lipasa endotelial* (EL) cataliza la ruptura de los fosfolípidos (FL) de las HDL. AG: ácidos grasos; CE: colesterol esterificado; DAG: diacilgliceroles; MAG: monoacilgliceroles; RFL: ricas en fosfolípidos; RTAG: ricas en triacilgliceroles; VIT A: vitamina A; VIT E: vitamina E.

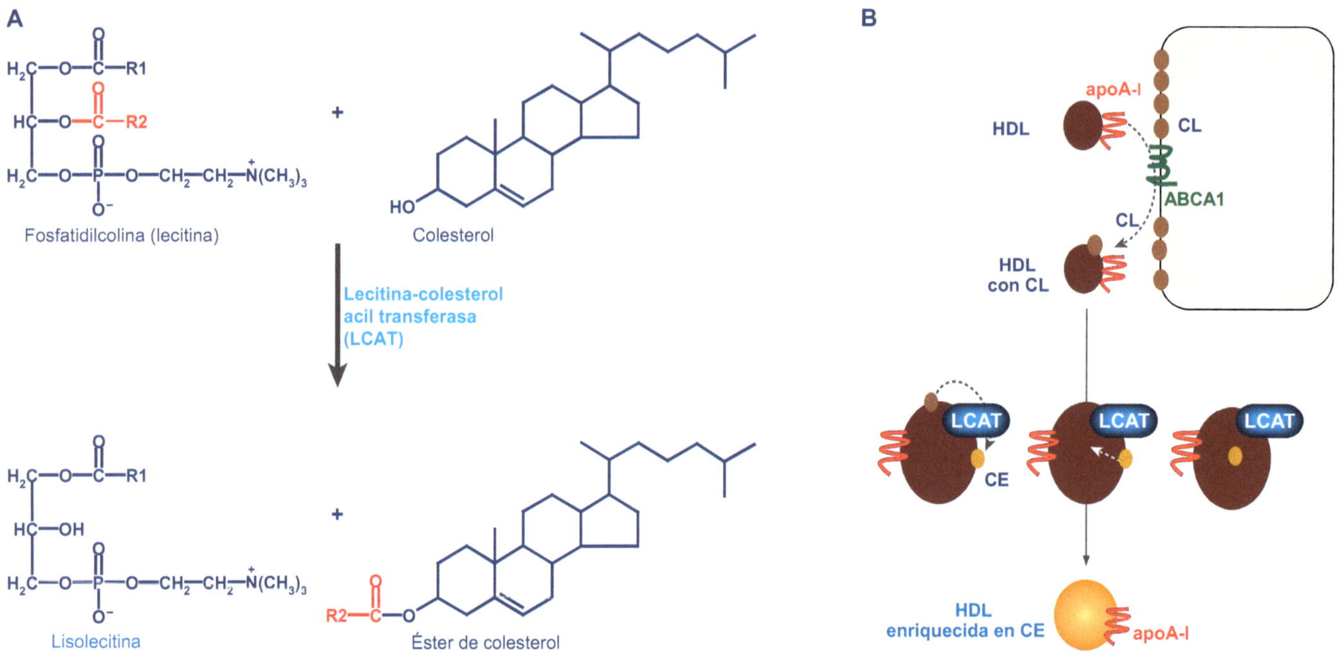

Fig. 17.3 Mecanismo de acción de la lecitina colesterol acil transferasa (LCAT). A. En las HDL, la LCAT cataliza la hidrólisis del ácido graso en la posición 2 de la lecitina (fosfolípido que forma parte de la superficie de las HDL), y su transferencia y unión, al hidroxilo libre del colesterol. La reacción genera lisolecitina y colesterol esterificado. **B.** Esta reacción es complementaria a la captación de colesterol libre por parte de las HDL, en un proceso facilitado por las ABCA1. Una vez que las HDL han captado colesterol, éste es esterificado por la LCAT, lo que aumenta su hidrofobicidad y favorece su desplazamiento al interior de la lipoproteína (recuadro). CE: colesterol esterificado; CL: colesterol libre.

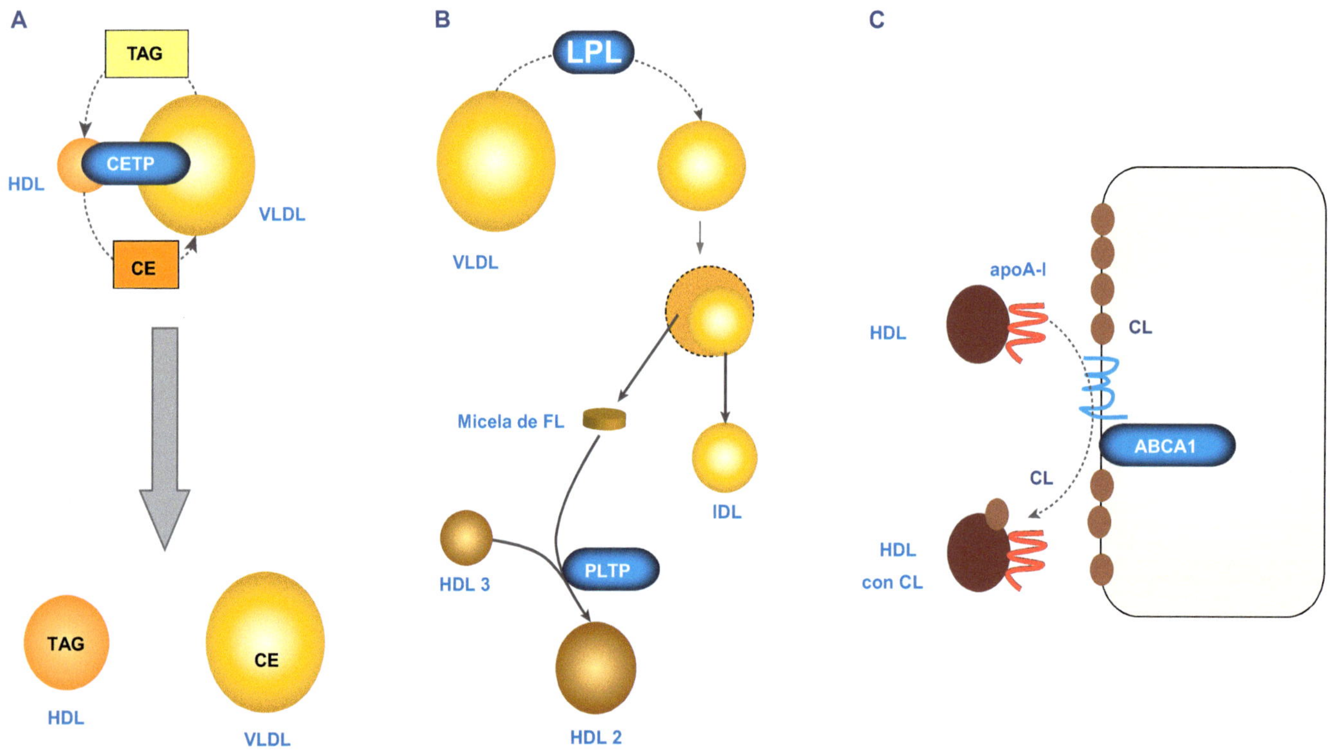

Fig. 17.4 Reacciones catalizadas por las proteínas transferidoras de lípidos. A. La *proteína transferidora de ésteres de colesterol* (CETP) facilita el intercambio de lípidos neutros entre las HDL y las lipoproteínas ricas en triacilgliceroles (LRT). En concreto, dirige el flujo de CE desde las HDL a las LRT, y de triacilgliceroles desde las LRT hacia las HDL. **B.** Tras la acción de la *lipoproteína lipasa* (LPL), las LRT tienen menos volumen debido a la pérdida de material del núcleo. Esto hace que al compactarse la partícula, parte de los fosfolípidos (FL) de la superficie se desprendan como micelas. La PLPT facilita la unión de estos FL a las HDL, que se enriquecen en uno de los sustratos de la LCAT. **C.** Las ABCA1 facilitan la salida del colesterol que se acumula en las membranas celulares, hacia las lipoproteínas que contengan apoA-I.

Conviene también citar el papel de las proteínas ABCA1, un tipo de proteínas integrales de membrana que emplean ATP como fuente de energía para el transporte de lípidos a través de las membranas. En concreto, las ABCA1 facilitan la salida del colesterol desde las membranas celulares hacia las HDL, en un proceso facilitado por la apoA-I (fig. 17.4C).

17.3.3. Receptores celulares

La mayor parte del catabolismo de las lipoproteínas se realiza a través de dos tipos de receptores específicos: los acoplados a un sistema de endocitosis, que llevan a cabo la captación de la lipoproteína entera; y los que promueven el intercambio de los lípidos con la membrana plasmática. Al primer grupo pertenecen el receptor de las LDL (LDLR), las LRP (*LDL-Receptor Related Proteins*), y los receptores de HDL. De ellos, el LDLR, descubierto en 1972 por Goldstein y Brown, es sin duda el más estudiado y el de mayor impacto metabólico. Se trata de una glucoproteína integral de membrana, que consta de cinco dominios estructurales (fig. 17.5). Cuando el LDLR está en la superficie celular, el dominio de unión al ligando se encuentra en una conformación abierta, que le permite el reconocimiento de la apoE y la apoB, y la interacción con las lipoproteínas que las contienen. El dominio intracelular (citoplasmático) del LDLR lo dirige hacia una zona de la membrana plasmática rica en clatrina: las fosas recubiertas de clatrina (v. fig. 16.6). Allí, la LDLRAP1 o proteína adaptadora del LDLR, se encarga de acoplar el dominio citoplasmático del LDLR con la clatrina, lo que desencadena la endocitosis, de modo que el conjunto lipoproteína-LDLR queda recluido dentro de unas vesículas (endosomas), que rápidamente se funden con los lisosomas de la célula. Ahí, aunque parte del LDLR es degradado por una proteasa, hay una porción que regresa intacta a la membrana plasmática en un proceso de reciclaje. A su vez, la lipoproteína se degrada intracelularmente por acción de las enzimas lisosomales, y sus componentes lipídicos se incorporan al metabolismo de

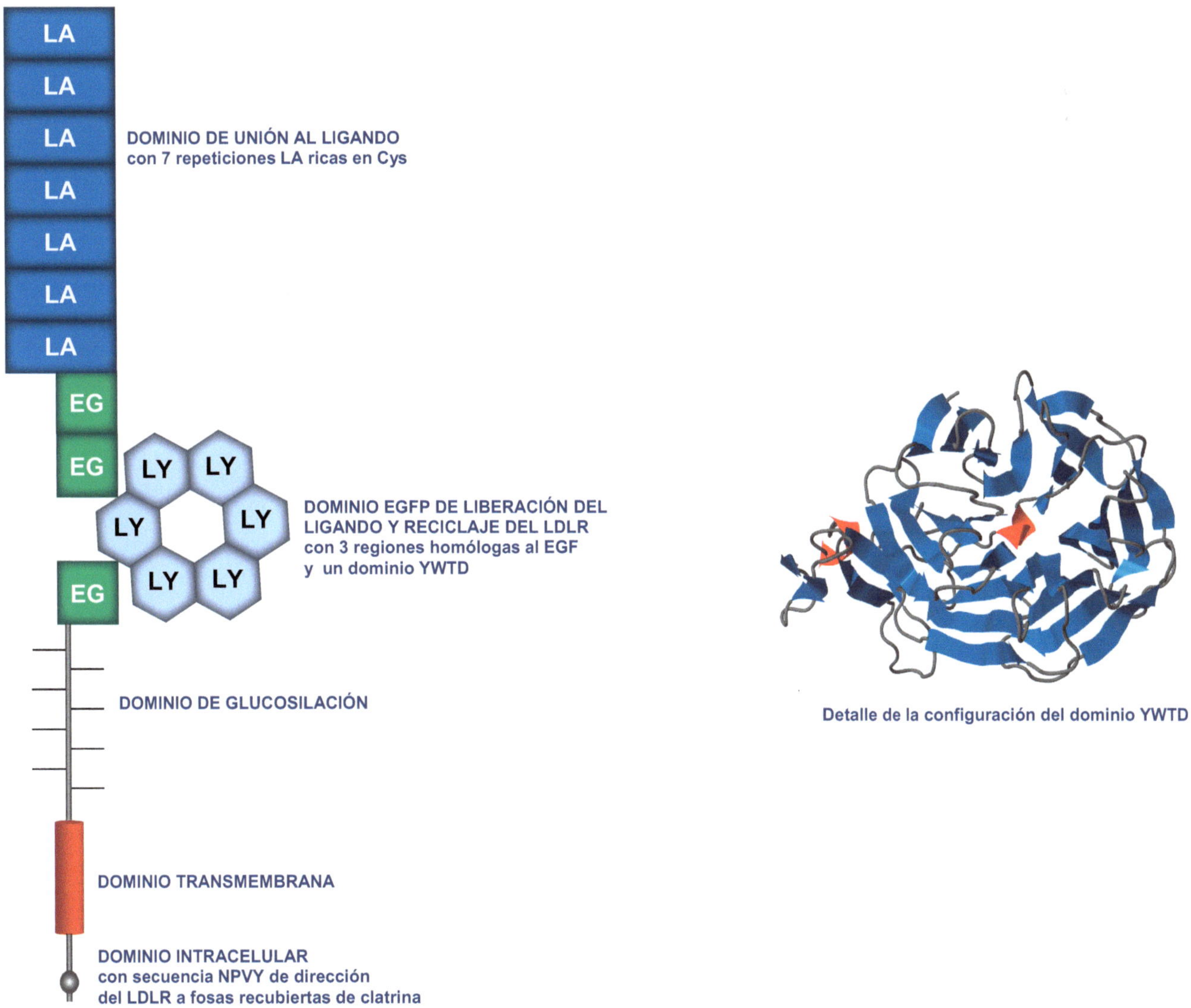

Fig. 17.5 Estructura del receptor de LDL (LDLR). En la estructura del LDLR se distinguen cinco dominios estructural y funcionalmente diferentes: (i) un dominio extracelular de unión al ligando, con siete repeticiones contiguas ricas en Cys conocidas como repeticiones LA, flanqueadas todas ellas por aminoácidos ácidos; (ii) un dominio conocido como EGFP, por contener varias secuencias homólogas al factor de crecimiento epidérmico (EGF) así como una región YWTD con plegamiento en forma de barril β, responsable del reciclaje del LDLR a la superficie celular; iii) una región de 58 aminoácidos rica en Ser y Thr altamente glucosilada; (iv) un dominio o segmento transmembrana de 22 aminoácidos, y (v) un dominio citoplásmico C-terminal de 50 aminoácidos, con una secuencia de aminoácidos NPVY, implicada en dirigir la endocitosis del LDLR. Además, en el dominio citoplásmico existe una secuencia de Asn-Pro-Val-Tyr (NPVY), responsable de la capacidad de endocitosis que posee este receptor en presencia o ausencia de ligando.

la célula. El LDLR es muy ubicuo y prácticamente se expresa en casi todos los tipos celulares; sin embargo, son el hígado y las glándulas esteroidogénicas donde se encuentra en mayor proporción. Junto a su capacidad de endocitosis, otra característica de este receptor es que está sujeto a regulación, en concreto, por la concentración intracelular de colesterol. El aumento de colesterol intracelular inhibe la transcripción del LDLR, disminuyendo el número de receptores en la superficie celular, y con ello, la captación de colesterol extracelular. Sólo cuando la célula recupera sus niveles, se vuelve a activar la síntesis de LDLR. Este mecanismo complementa la inhibición de la HMG-CoA reductasa, que se produce al aumentar la concentración intracelular de colesterol y que se describió con detalle en el capítulo 16. La falta de LDLR funcionales en la superficie de las células produce un incremento en la concentración de LDL en sangre, ya que a diferencia de las VLDL o las HDL, estas lipoproteínas sólo pueden ser eliminadas de la circulación a través de su interacción con el LDLR. Ésta no es la única función del LDLR, ya que gracias a su capacidad para reconocer apoE, el LDLR participa en el catabolismo de prácticamente todas las lipoproteínas; por ello, el LDLR es el principal regulador de la homeostasis del colesterol. De hecho, las mutaciones en el LDLR están asociadas con altas concentraciones de colesterol circulante, y son la base de una enfermedad hereditaria que se conoce como hipercolesterolemia familiar.

El estudio del LDLR ha permitido el descubrimiento de toda una familia de proteínas de membrana con gran homología estructural con el LDLR. Entre ellas, las que participan en el metabolismo de las lipoproteínas son el receptor de VLDL o VLDLR, el receptor tipo 2 de apoE o APOER2, y las proteínas 1 y 2 relacionadas con el LDLR o LRP-1 y LRP-2.

Hay también otros receptores de lipoproteínas, que a diferencia de los anteriores, no desencadenan ningún mecanismo de endocitosis y degradación de la lipoproteína una vez que se ha unido a la misma, sino que actúan canalizando la entrada a la célula de algún componente de la lipoproteína. Este es el caso de los receptores SR-BI y CD36. El receptor SR-BI se caracteriza por su capacidad para unirse a las HDL a través de la interacción con la apoA-I, y facilitar la transferencia de colesterol de las células. El receptor CD36 tiene las mismas propiedades que el SR-BI, pero no sólo interviene en la transferencia de colesterol, sino en la de ácidos grasos y del colesterol esterificado que ha quedado acumulado en la íntima arterial por retención de las LDL oxidadas. Tanto el SR-B1 como el CD36 pertenecen a una familia de receptores conocida como receptores basureros o SR (*Scavenger Receptor*), que interaccionan con diversos ligandos no necesariamente relacionados específicamente con las lipoproteínas. Merece la pena destacar la existencia de alteraciones que afectan a las distintas proteínas implicadas en el metabolismo lipoproteico descritas en este epígrafe, y que dan lugar a situaciones de dislipemia, cuyas principales características etiopatológicas se resumen en la tabla 17.4.

Tabla 17.4 Clasificación etiopatológica de las dislipemias

Genotipo	Fenotipo	Defecto	Lipoproteína afectada	COL	TAG	Herencia	Frecuencia	RCV
Hipercolesterolemias monogénicas	IIa		LDL	++	n.m.			
Hipercolesterolemia familiar (HF)		∅ LDLR				Dominante	HT: 1/1.000 HZ: 1/10^6	++++++
Hipercolesterolemia familiar defectiva en apoB (FDB)		∅ apoB–100				Dominante	1-2/100	+
Hipercolesterolemia autosómica recesiva (ARH)		∅ LDLRAP1				Recesiva	2/100	+++
Hipercolesterolemia poligénica	IIa	¿?	LDL	+	+	¿?	5/100	+
Hipocolesterolemias familiares				+	–			n.m.
Abetalipoproteinemia		∅ MTP	LDL, VLDL, CM					
Hipobetalipoproteinemia		∅ apoB-100	LDL, VLDL					
Hiperalfalipoproteinemia	IIa	+apoA-I o ∅ CETP	HDL	+	n.m.	Dominante	1/1.000	n.m.
Hipoalfalipoproteinemias			HDL	–	n.m.	Dominante		+++
Hipoalfalipoproteinemia familiar (FHA)		∅ apoA-I						
Enfermedad de Tangier		∅ ABCA1						
Enfermedad de ojo de pez		∅ LCAT						
Hipertrigliceridemia familiar	IV	∅ LPL o ∅ apoC-II o ∅ apoA-V	VLDL	n.m.	++	Recesiva	1/10^6	+
Hiperlipemias combinadas								
Hiperlipemia familiar combinada (FCHL)	IIa IIb IV	+ apoB-100 e ∅ LDLR	VLDL	++	+++	Dominante	1/10^6	++
Disbetalipoproteinemia familiar	III	apoE + otra patología.	CM, IDL, VLDL	+	+	Recesiva	1/10^6	+
Deficiencia de HL familiar		HL	HDL, VLDL	+	+++	Recesiva	1/10^6	+

+: incremento; ∅: inhibición; ¿?: desconocido; n.m.: sin modificación significativa. LDLR: receptor de LDL; LDLRAP1: proteína adaptadora del LDLR; MTP: proteína de transferencia de triacilgliceroles microsomal; CETP: proteína transferidora de colesterol esterificado; LCAT: lecitina-colesterol acil transferasa; CM: quilomicrones; HT: heterozigosis; HZ: homozigosis.

17.4. METABOLISMO DE LAS LIPOPROTEÍNAS

El metabolismo de las lipoproteínas es un proceso altamente dinámico, que mayoritariamente transcurre en la circulación por intercambio del componente lipídico y proteico entre las distintas lipoproteínas, y entre éstas y los tejidos que expresen las enzimas o los receptores adecuados. Clásicamente, el metabolismo de lipoproteínas se ha divido en tres fases:

1. La **fase exógena**, por la cual los quilomicrones formados en el intestino delgado transportan los lípidos de la dieta hasta el hígado, proporcionando ácidos grasos y vitaminas liposolubles a los tejidos que se encuentran a su paso.
2. La **fase o vía endógena**, por la cual, el hígado sintetiza VLDL para el transporte de lípidos a los tejidos periféricos extrahepáticos.
3. La **fase de transporte reverso del colesterol**, en la que las HDL recogen el colesterol sobrante que las células acumulan, y a través de varias vías es transportado al hígado para su eliminación.

A pesar de su complejidad, sin embargo, es importante contemplar el metabolismo de las lipoproteínas de una forma global, dado que no ocurre por separado el de cada una de ellas, sino que transcurre simultáneamente (fig. 17.6).

17.4.1. Fase exógena del metabolismo de lipoproteínas: metabolismo de los quilomicrones (CM)

Tras la alimentación, las células de la mucosa intestinal son capaces de llevar a cabo la síntesis de quilomicrones, a partir de los lípidos obtenidos tras la digestión de las grasas de la dieta, como se describió en el capítulo 12. En el retículo endoplásmico de los enterocitos, la proteína de transferencia de triacilgliceroles microsomal o MTP dirige a los triacilgliceroles recién formados hacia una molécula de apoB-48, dando lugar a una pequeña estructura lipídica a la que inmediatamente se incorporan ésteres de colesterol, carotenos y otras vitaminas liposolubles apolares (ésteres de retinol y de tocoferol). Estos lípidos forman el núcleo de unas partículas, cuya superficie está formada por lípidos más polares como colesterol, fosfolípidos y vitaminas liposolubles polares (tocoferol y retinol entre otras). El proceso se completa con la incorporación de la apoA-IV, que sirve como componente de superficie para estabilizar la partícula, y como señal que induce la formación de unas vesículas en cuyo interior estas lipoproteínas nacientes abandonan el retículo endoplasmático y alcanzan el aparato de Golgi. Durante el tránsito a través del Golgi se van incorporando más lípidos hasta dar lugar a unas estructuras de unos 250 nm de diámetro, que son liberadas por exocitosis a la linfa, a través de la cual llegan a la sangre. A estos

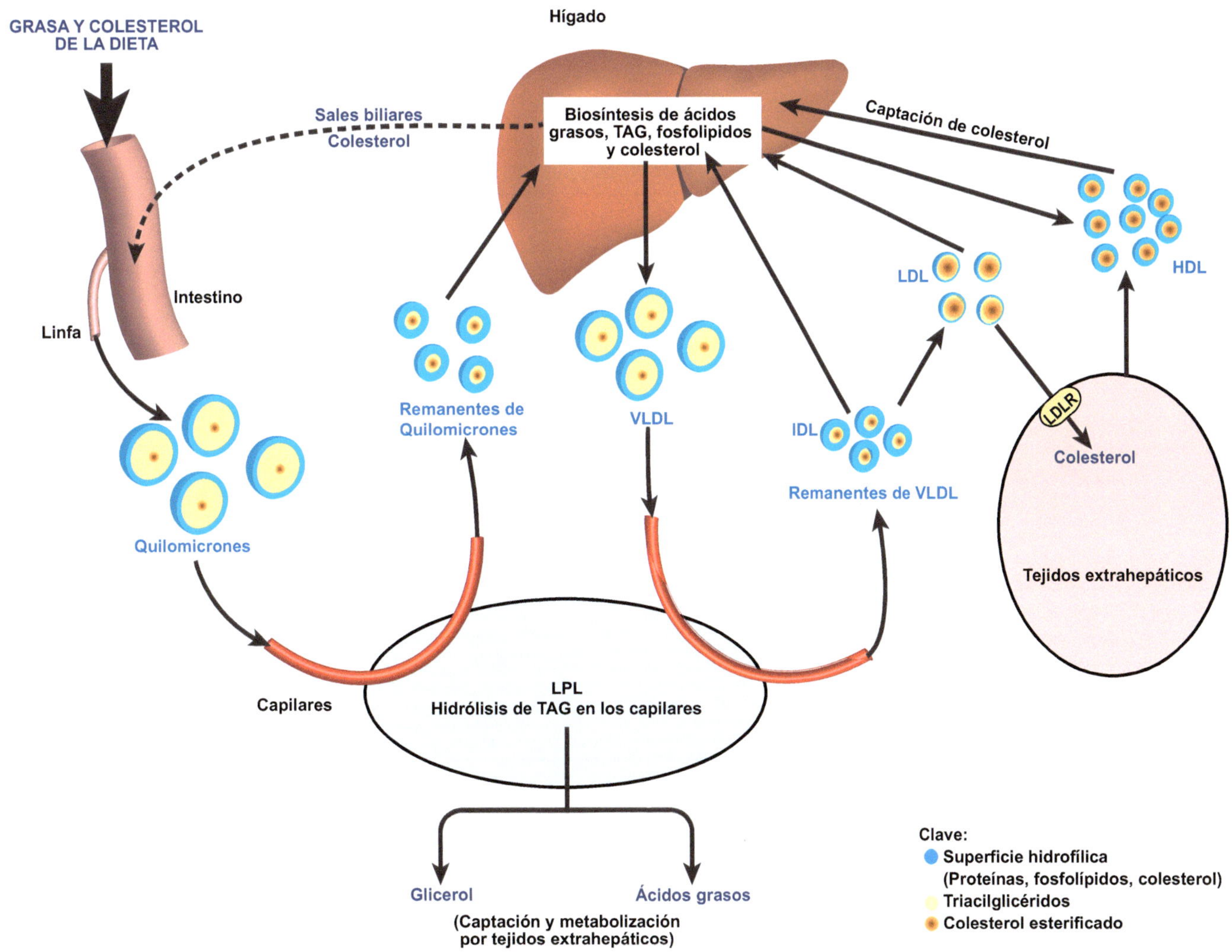

Fig. 17.6 Esquema global del metabolismo de las lipoproteínas. Simplificación del transporte de lípidos desde el intestino (derivados de la dieta) hasta el hígado, y desde éste hasta los tejidos periféricos, así como su retorno al hígado. LPL: *lipoproteína lipasa*.

quilomicrones recién segregados a la circulación se les conoce con el nombre de quilomicrones nacientes o inmaduros.

El metabolismo de los CM se representa esquemáticamente en la figura 17.7. Los CM nacientes son liberados a los canalículos linfáticos, y de ahí a la circulación sanguínea sistémica; tienen un alto contenido en TAG, pero también incorporan ésteres de colesterol, fosfolípidos y vitaminas liposolubles procedentes de la dieta (carotenos, vitamina E y vitamina A), así como dos apoproteínas de origen intestinal: la apoA-IV y la apo-B48. Sin embargo, la principal característica metabólica de estos CM nacientes es su bajo contenido en colesterol libre, lo que les convierte en excelentes aceptores de colesterol libre procedente fundamentalmente de las HDL. De estas HDL, los CM nacientes también reciben fosfolípidos, apoC-II y apoE. La llegada de estos elementos hace que aumente la superficie de los quilomicrones, de modo que parte de los fosfolípidos y toda la apoA-IV se desprenden en forma de pequeñas vesículas, que posteriormente dan lugar a HDL nacientes (apartado 17.4.3). El resultado son unos CM maduros, enriquecidos en apoC-II y apoE, con algo más de colesterol libre que el que transportaban como partículas nacientes, pero sin apoA-IV (fig. 17.7).

La adquisición de apoC-II permite que a medida que van circulando por la sangre, los CM maduros puedan ser reconocidos por la LPL que se encuentra anclada en el endotelio de los capilares sanguíneos de tejidos extrahepáticos (sobre todo tejido adiposo y músculo esquelético). La unión entre la apoC-II y la LPL, estabilizada por la GPIHBP1, retiene a los CM y permite que la LPL acceda a los triacilgliceroles y catalice su hidrólisis, liberando glicerol y ácidos grasos; que son captados por el tejido subyacente, como se describió en el apartado 17.3.1.

Tras la acción de la LPL, los CM han perdido gran parte de su núcleo apolar, de modo que al reestructurarse para compactarse, su superficie queda distorsionada, y vuelven a desprenderse de ella por segunda vez componentes como fosfolípidos, colesterol libre y apoproteínas C y A, que en gran parte dan lugar a HDL nacientes (v. apartado 17.4.3). Las partículas de CM resultantes de la acción de la LPL se conocen como CM remanentes, con un tamaño (<100 nm) muy inferior al de los CM nacientes y al de los CM maduros, con menor contenido en triacilgliceroles y ésteres de retinol y de tocoferol que aquéllos, pero con más colesterol que el transportado inicialmente. Los remanentes de CM pueden atravesar el endotelio vascular y alcanzar el espacio de Disse que rodea a las células parenquimales hepáticas. Por otro lado, la apoE queda más expuesta en la lipoproteína y es mucho más accesible a la interacción de los CM remanentes con los receptores hepáticos de apoE, en concreto con los LRP o el propio LDLR. La interacción desencadena la invaginación de la membrana donde se encuentra el receptor, y esta endocitosis permite que el CM remanente sea captado por los hepatocitos, donde es metabolizado. Algunos CM remanentes pueden ser también captados por los hepatocitos a través de un mecanismo mediado por los proteoglucanos de

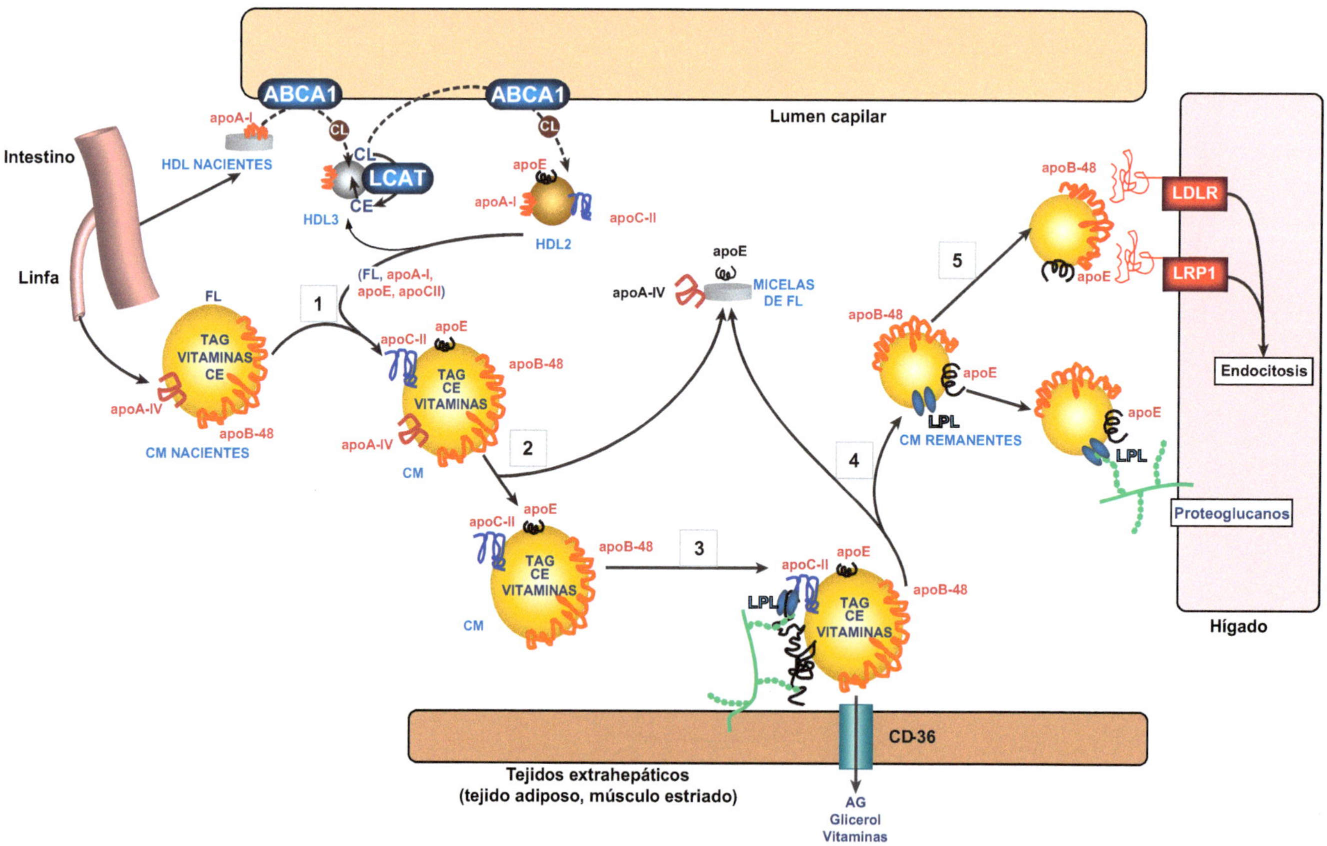

Fig. 17.7 Metabolismo de los quilomicrones (CM). Principales pasos del metabolismo de los CM, desde su salida a la circulación transportando los lípidos de la dieta que recibieron en el intestino, hasta su llegada al hígado. Véanse detalles adicionales en el texto. Los números indican la secuencia de las principales etapas. AG: ácidos grasos; CE: colesterol esterificado; CL: colesterol libre; FL: fosfolípidos; LCA: *lecitina colesterol acil transferasa*; LDLR: receptor apoB/E de LDL; LPL: *lipoproteína lipasa*; LRP1: receptor relacionado con el LDLR; TAG: triacigliceroles.

heparán sulfato de la matriz extracelular. En conjunto, ambos sistemas consiguen que la vida media de los quilomicrones en la circulación sea muy corta.

17.4.2. Fase endógena del metabolismo de las lipoproteínas: VLDL y LDL

Una vez en el hígado, los lípidos de la dieta que han llegado en los CM remanentes se unen a los de síntesis endógena y a los que llegan a este órgano por otras vías. Para alcanzar los tejidos periféricos, estos lípidos hepáticos salen a la circulación en forma de VLDL, cuyo metabolismo es muy similar al de los quilomicrones. Al igual que en los enterocitos, en un proceso dependiente de la MTP1, los triacilgliceroles hepáticos se unen a la apoB-100 que se está formando en el retículo endoplásmico, y da lugar a unas partículas a las que rápidamente se incorporan otros lípidos apolares (fig. 17.8). La apoB-100 queda embebida en estos lípidos apolares, con parte de su estructura en la zona más superficial de la partícula, a la que se incorporan lípidos polares y otras apoproteínas, como la apoA-V para formar las VLDL nacientes. Estas partículas salen del retículo endoplasmático dentro de unas vesículas, que se funden con el aparato de Golgi, para migrar a la membrana basal del hepatocito, donde por exocitosis liberan su contenido al espacio de Disse para alcanzar los sinusoides hepáticos y de ahí la circulación sistémica.

En la circulación sanguínea, estas VLDL nacientes reciben colesterol libre y esterificado de las HDL gracias a la acción de la CETP y de la LCAT, así como apoC-II y apoE, transformándose en las VLDL maduras (fig. 17.9). Al igual que con los CM, la apoC-II permite que las VLDL sean sustrato de la LPL anclada en el endotelio vascular del tejido adiposo y músculo, que hidroliza los triacilgliceroles del núcleo de la lipoproteína, distorsionando su estructura. Parte de los fosfolípidos y de la apoC de la superficie de la VLDL se liberan de la misma en forma de micelas, que rápidamente son incorporadas a la superficie de las HDL en un proceso mediado por la PLTP, de modo que las VLDL quedan empobrecidas en triacilgliceroles y apoC-II, pero con mayor contenido en colesterol y apoE respecto a las VLDL nacientes liberadas por el hígado. Estas lipoproteínas son las IDL.

En las IDL, la apoE queda expuesta en la superficie de la lipoproteína, lo que facilita que una parte de esas IDL pueda ser retirada directamente de la circulación a través de los receptores LDLR, APOER y VLDLR. Sin embargo, en su mayor parte, las IDL continúan su metabolismo, intercambiando lípidos en la circulación. Por acción de la HL, la EL e incluso de la LPL, las IDL pierden triacilgliceroles del núcleo y reducen su tamaño; además, por interacción con las HDL pierden las

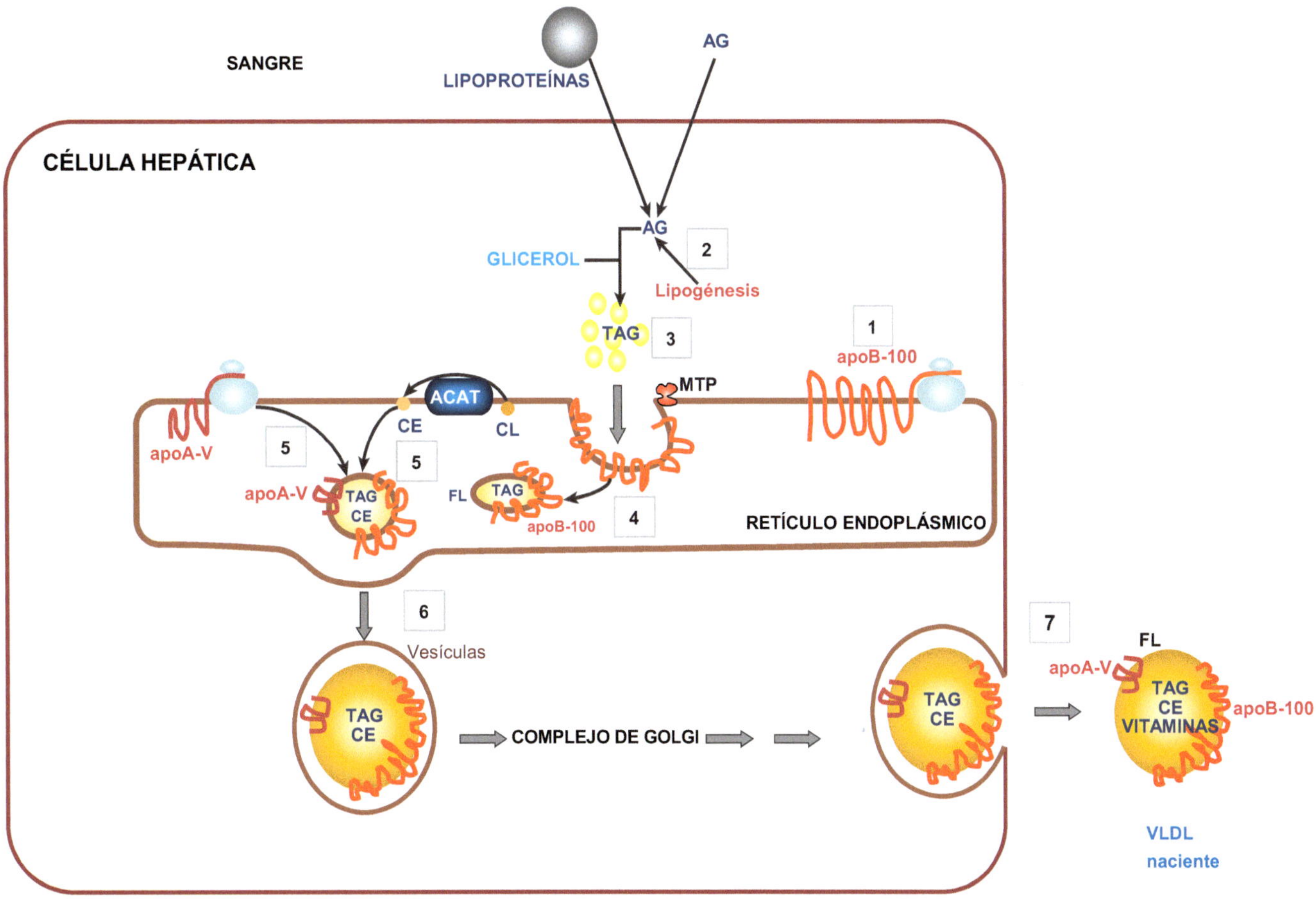

Fig. 17.8 Esquema de los procesos que participan en la formación y secreción hepática de las VLDL. A partir de los lípidos que llegan a la célula hepática o que son sintetizados en ella, se configuran las VLDL, en un proceso en el que los triacilgliceroles (TAG), la apoB-100 y la proteína de transferencia de triacilgliceroles microsomal (MTP) desempeñan papeles claves. Los números indican la secuencia de las principales etapas que tienen lugar. Véanse más detalles en el texto. ACAT: *acetil colesterol acil transferasa*; AG: ácidos grasos; CE: colesterol esterificado; CL: colesterol libre; FL: fosfolípidos; TAG: triacilgliceroles.

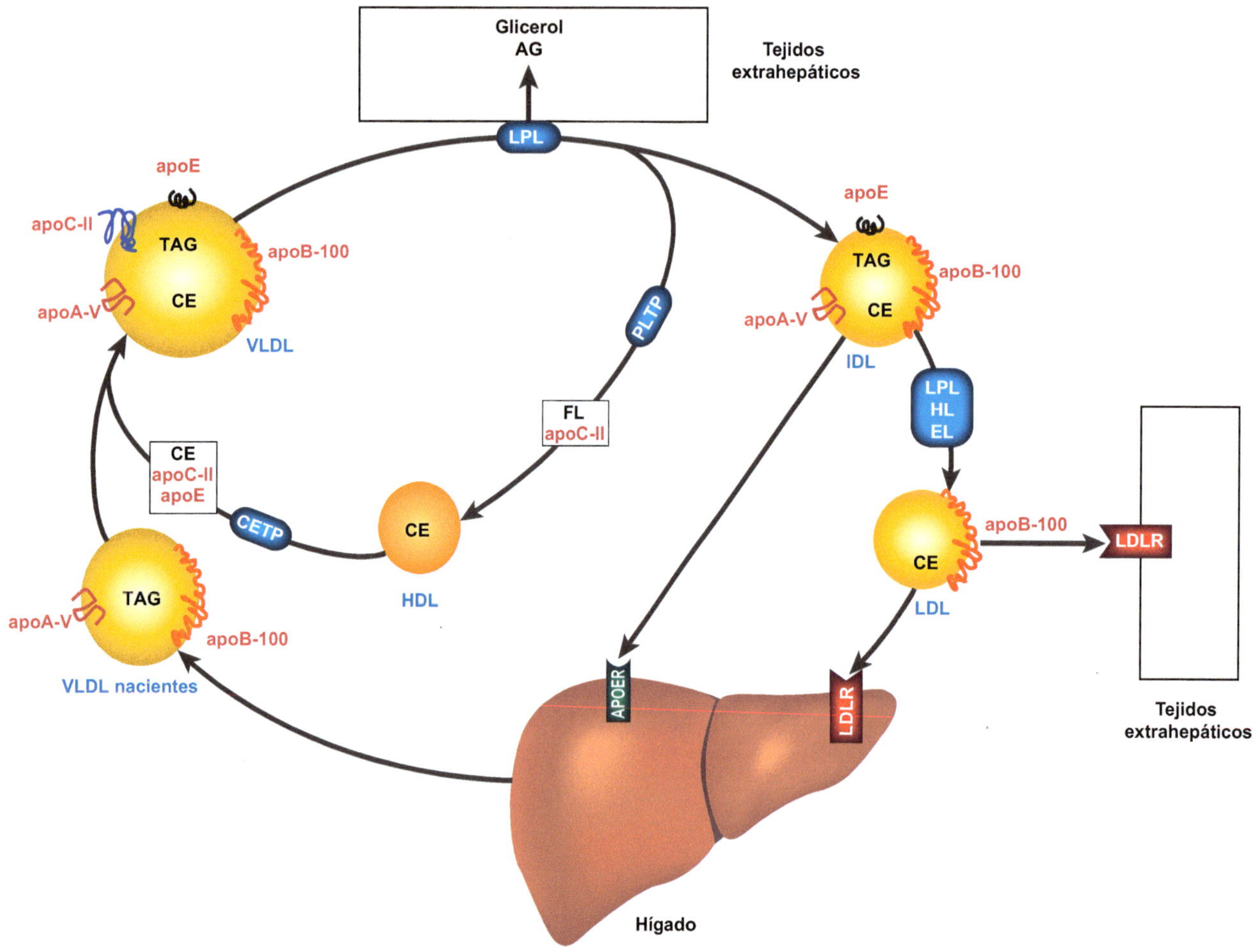

Fig. 17.9 **Esquema general del destino de las VLDL y del metabolismo de las LDL.** Las VLDL nacientes formadas en el hígado se transforman en las VLDL propiamente dichas (VLDL maduras) por transferencia de componentes de las HDL. Estas VLDL son catabolizadas por acción de la *lipoproteína lipasa* (LPL), que hidroliza los triacilgliceroles (TAG) de estas partículas y proporciona ácidos grasos (AG) y glicerol a los tejidos subyacentes. Como consecuencia de la acción de la LPL, las VLDL, por un lado, ceden parte de los lípidos de superficie a las HDL, en una reacción mediada por la *proteína transferidora de fosfolípidos* (PLTP), mientras que el resto de la partícula se compacta dando lugar a las IDL. Parte de estas IDL son retiradas de la circulación a través del receptor de apoE (APOER) hepático, mientras que el resto son sustrato de la acción de lipasas y proteínas transferidoras de lípidos, dando lugar a las LDL, que son captadas por los tejidos extrahepáticos o por el hígado, a través de un proceso de endocitosis mediado por el receptor de las LDL (LDLR). CE: colesterol esterificado; CETP: *proteína transferidora de ésteres de colesterol*; CL: colesterol libre; EL: *lipasa endotelial*; FL: fosfolípidos; HL: *lipasa hepática*.

apoproteínas de superficie, y a través de la CETP pierden más triacilgliceroles pero reciben colesterol esterificado. El resultado de estas interacciones es que las IDL quedan transformadas en unas partículas con bajo contenido en triacilgliceroles pero enriquecidas en colesterol esterificado, y con una molécula de apoB-100 como única apoproteína en su estructura (conviene recordar que a diferencia de otras apoproteínas, la apoB-100 no es una proteína intercambiable). Estas partículas son las LDL, que por su estructura están consideradas el principal transportador en la circulación de colesterol a los tejidos con alta demanda del mismo; dos tercios del colesterol que circula en la sangre lo hace en estas lipoproteínas, mientras que el resto lo hace en HDL y VLDL.

Las LDL son las lipoproteínas más homogéneas, ya que al carecer de otras apoproteínas que no sean la apoB-100, tienen una baja capacidad de intercambiar lípidos con otras lipoproteínas. La cesión de colesterol a los tejidos se lleva a cabo por interacción con el LDLR (fig. 17.9), que se expresa en la superficie de la membrana celular (v. apartado 17.3.3). Ésta es prácticamente la única forma de catabolismo de las LDL, ya que no poseen apoE que les permita ser reconocidas por otros receptores, y no hay otros receptores capaces de reconocer a la apoB-100. El hígado es el órgano con mayor cantidad de LDLR, y por lo tanto es el principal responsable del catabolismo de las LDL. La vida media de las LDL es relativamente larga, de unos 3 días, y durante este tiempo son relativamente estables; sin embargo, cuando se retrasa su catabolismo o aumenta el número de estas lipoproteínas en la circulación, se incrementa la probabilidad de que las LDL sufran procesos de oxidación y queden retenidas en la íntima arterial, iniciando un proceso crónico de inflamación en el endotelio vascular, conocido como arteriosclerosis.

17.4.3. Metabolismo de las HDL y transporte reverso del colesterol

Como se mencionó en el capítulo 16, excepto el hígado y las glándulas esteroidogénicas, los requerimientos de colesterol del resto de las células son muy bajos: sólo lo utilizan para la formación de membranas y no pueden degradarlo. De ahí la necesidad de un mecanismo que asegure la retirada del colesterol sobrante de los tejidos, y su transporte hacia el hígado, donde se gestionará su excreción. Las HDL son las lipoproteínas que con mayor eficacia llevan a cabo la recogida del exceso de colesterol de los tejidos. El metabolismo de las HDL está orientado en parte a alcanzar la estructura que asegure la máxima eficacia en la captación del colesterol que se acumula en las membranas de los tejidos. Éste es el caso de las HDL discoidales que se sintetizan en el intestino y en el hígado, y que tan sólo contienen una bicapa de fosfolípidos y las correspondientes apoproteínas: apoA-I y apoA-II en las HDL de origen intestinal, y apoA y apoE en las que se sintetizan en el hígado. Gracias a su escaso contenido en colesterol, las HDL discoidales tienen una gran capacidad para aceptarlo tanto de las membranas celulares como de otras lipoproteínas. El mecanismo de retirada de colesterol es más eficaz cuanto menor es la cantidad de colesterol que hay en la superficie de la HDL que está interaccionando con la membrana celular. Por ello, a medida que las HDL van captando colesterol, la LCAT lo va esterificando haciéndolo apolar, de modo que se desplaza al centro de la partícula, abandonando su superficie (fig. 17.3B). Esto permite mantener el gradiente de concentración de colesterol libre a favor de las HDL.

En la figura 17.10 se representa esquemáticamente el metabolismo de las HDL. Las HDL discoidales (pre-βHDL o HDL nacientes) se encuentran en baja concentración en el plasma, ya que a medida que se enriquecen en colesterol esterificado y aumenta su núcleo apolar, estas lipoproteínas adoptan una forma más esférica que se conoce como *HDL3 pequeñas*. Estas HDL3 pequeñas siguen siendo muy eficaces en la captación de colesterol libre y, de hecho, son las principales responsables de la retirada del exceso de colesterol extrahepático. A medida que el colesterol es esterificado por la LCAT y aumenta el núcleo de estas lipoproteínas, se hace necesario aumentar también la superficie polar de las mismas en forma de fosfolípidos (que actúen además como sustrato de la LCAT). Por ello, las HDL3 pequeñas son los principales sustratos de la PTPL, actuando como aceptores de las micelas de lípidos que se desprenden de las lipoproteínas ricas en triacilglicéridos (quilomicrones y VLDL), tras la acción sobre éstas, de la LPL. Surge así una nueva población de partículas que se le denomina *HDL2 ricas en fosfolípidos*, sobre las que sigue actuando la LCAT, incrementando el contenido de colesterol libre y con ello el tamaño de la

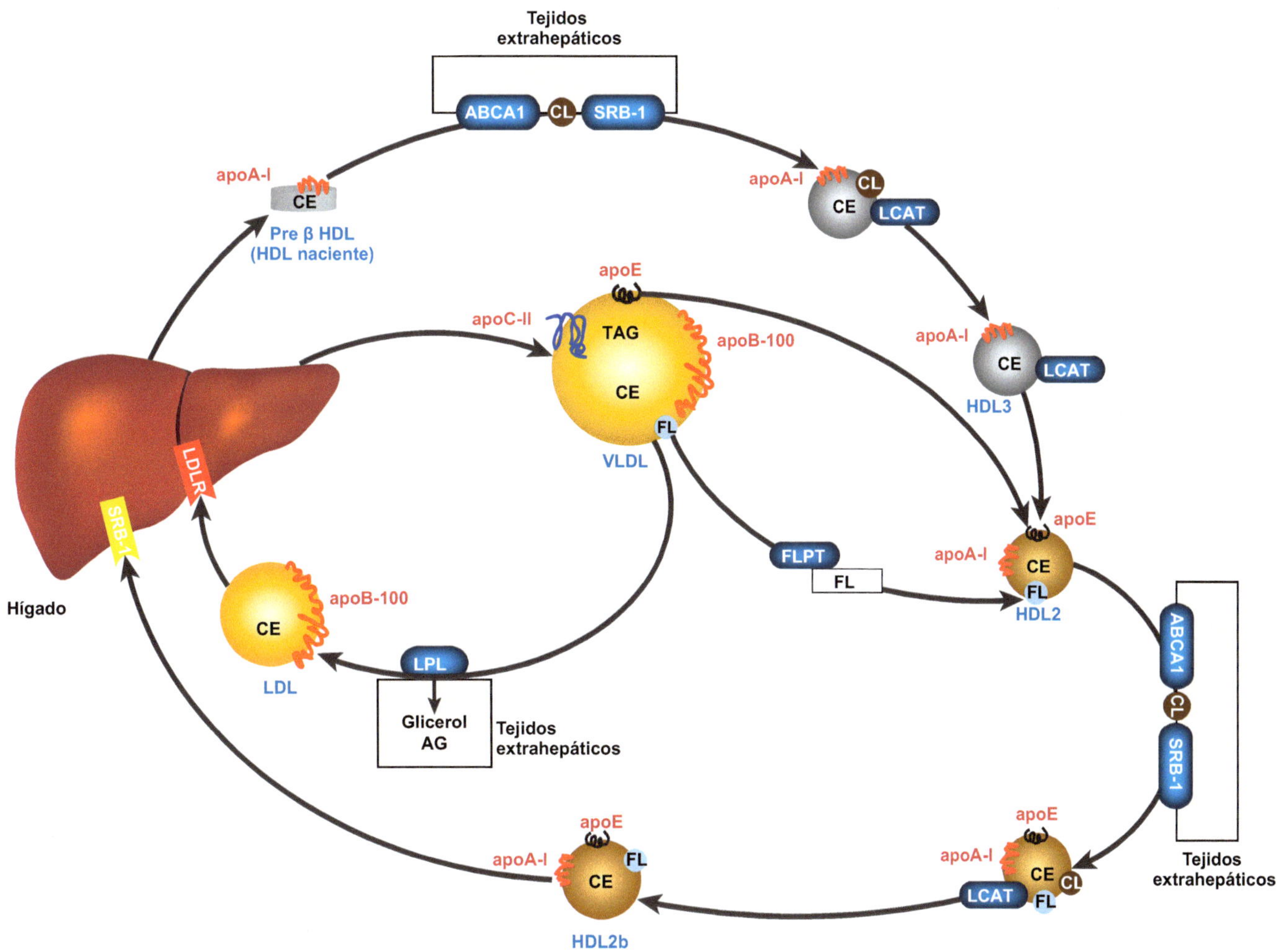

Fig. 17.10 Metabolismo de las HDL y transporte reverso del colesterol. El hígado sintetiza VLDL y HDL, que se encargan de proporcionar triacilgliceroles (TAG) a los tejidos extrahepáticos, y de recoger el exceso de colesterol de los tejidos, respectivamente. Como consecuencia del catabolismo de las VLDL a través de la *lipoproteína lipasa* (LPL), surgen las LDL, que proporcionan colesterol a los tejidos que lo demandan, lo que indican a través de la expresión del receptor de LDL (LDLR) en su membrana celular. El intercambio de colesterol entre las HDL y los tejidos está mediado por la acción de la ABCA1 en combinación con la *lecitina colesterol acil transferasa* (LCAT). A su vez, el intercambio de lípidos entre distintas lipoproteínas está mediado por la *proteína transferidora de ésteres de colesterol* (CETP) y la *proteína transferidora de fosfolípidos* (PLPT o FLPT). La retirada de las lipoproteínas de la circulación se realiza mediante receptores específicos. AG: ácidos grasos; CE: colesterol esterificado; CL: colesterol libre; FL: fosfolípidos; SR-B1: receptor scavenger 1.

lipoproteína, hasta generar las *HDL2b*, más ricas en colesterol esterificado que las HDL2 (fig. 17.10).

Todas estas transformaciones en la estructura de las HDL están encaminadas a conseguir unas lipoproteínas muy eficaces en la retirada del exceso de colesterol de los tejidos periféricos (el denominado *transporte reverso del colesterol*). De hecho, este proceso se completa con el transporte del colesterol esterificado en las HDL hacia el hígado, para su retirada de la circulación, el cual se complementa con la eliminación de IDL y LDL a través de sus respectivos receptores.

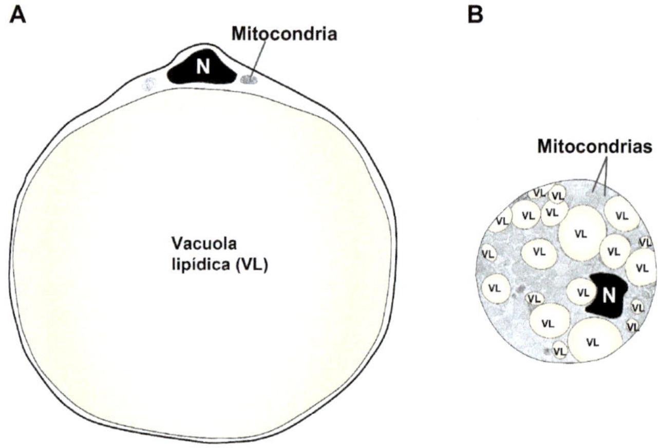

Fig. 17.11 Comparación de las características estructurales de las células del tejido adiposo blanco (A) y del tejido adiposo marrón (B). En el caso de las células del tejido adiposo blanco hay una gran vacuola lipídica (VL), con escasas mitocondrias y un núcleo (N) próximo a la membrana plasmática. Sin embargo, las células del tejido adiposo marrón contienen varias vacuolas lipídicas y una mayor cantidad de mitocondrias.

17.5. ALMACENAJE DE LÍPIDOS EN EL ORGANISMO: TEJIDO ADIPOSO

Durante muchos años, el tejido adiposo se ha venido considerando un protector mecánico (aislamiento térmico y acolchonamiento) de los órganos internos y el depósito inerte de los triacilglicéridos de nuestro organismo, pero este concepto ha cambiado drásticamente, ya que además de constituir el principal lugar de almacenaje de energía en forma de triacilgliceroles, el tejido adiposo produce una gran cantidad de proteínas denominadas adipoquinas, que influyen en numerosos procesos (en particular el metabolismo energético y los procesos inflamatorios). Independientemente de las diferencias en los tejidos adiposos localizados alrededor de distintos órganos, existe una clasificación característica de dos tipos de tejido adiposo en función de su coloración: el tejido adiposo blanco (TAB) y el marrón (TAM). En las etapas de aumento de la ingesta y/o de disminución del gasto energético, el exceso de energía se deposita muy eficazmente en el TAB en forma de triacilgliceroles. Sin embargo, cuando disminuye el alimento y/o aumenta el gasto energético, las reservas lipídicas del tejido adiposo se movilizan aportando sustratos para la producción de energía. Este proceso se lleva a cabo por la acción de lipasas que degradan los triacilgliceroles en glicerol y ácidos grasos no esterificados (NEFA), que salen a la sangre. Mientras que el destino del glicerol es el hígado, donde es utilizado como sustrato en la síntesis de glucosa, el destino de los NEFA es preferentemente el hígado, pero también el músculo y el TAM, donde son utilizados en su oxidación.

17.5.1. Características generales del tejido adiposo blanco y marrón

En las células del TAB (conocidas como adipocitos blancos), los lípidos se localizan en una gran vacuola que prácticamente ocupa casi toda la célula. Ello hace que las mitocondrias y el núcleo se encuentren hacinados en una fina franja en la parte exterior del citoplasma (fig. 17.11A). En las células del TAM (denominadas adipocitos marrones), los lípidos se encuentran localizados en varias vacuolas. Además, en el citoplasma de estas células hay una gran cantidad de mitocondrias (fig. 17.11B), las cuales aportan la coloración del tejido.

Aunque ambos tipos de tejido adiposo acumulan triacilgliceroles y pueden hidrolizarlos y liberar los productos correspondientes (glicerol y NEFA) a la sangre, la principal diferencia funcional entre los dos es que el TAM presenta una mayor capacidad oxidativa, de modo que llega a oxidar una considerable cantidad de los ácidos grasos liberados de sus depósitos. El proceso oxidativo tiene lugar en las mitocondrias, donde se genera el potencial reductor que permite el funcionamiento del transporte de electrones, pero de forma distinta a lo que ocurre en otros tejidos, en el TAM este proceso se desacopla de la generación de ATP. Este desacoplamiento es facilitado en el TAM por una proteína desacopladora (UCP, *Uncoupling Protein*), que facilita que se disipe el gradiente de protones de la membrana interna de la mitocondria, con la consiguiente liberación de calor. Este proceso termogénico es esencial en los recién nacidos expuestos al frío, mientras que no es necesario en el adulto, en el que llega a perderse al desarrollar otras estrategias para mantener su temperatura corporal. El TAM es también importante en organismos que tienen la necesidad de generar calor en determinadas etapas, como es el caso de los mamíferos hibernantes. En estos animales, durante la hibernación disminuye su temperatura corporal y su metabolismo, lo que les permite preservar sus depósitos energéticos. Sin embargo, la generación de calor en el TAM facilita el despertar de la hibernación en estos animales.

17.5.2. Metabolismo del tejido adiposo blanco (TAB)

En el hombre adulto, prácticamente todo su tejido adiposo es blanco, cuyo metabolismo puede resumirse de forma esquemática como se indica en la figura 17.12. De una forma global, y aparte de su función endocrina, el principal papel metabólico del TAB es el acúmulo y la movilización de la grasa, que es guardada en forma de triacilgliceroles y es liberada como NEFA. Realmente, el flujo de entrada y salida de ácidos grasos en el tejido adiposo representa una parte esencial del metabolismo energético del organismo, y por ello se encuentra estrechamente regulado. Aunque a efectos didácticos hay que describir los procesos de acúmulo y de movilización de los triacilgliceroles del tejido adiposo por separado, es importante tener en cuenta que ambos procesos se encuentran regulados simultáneamente, de forma que cuando tiene lugar el acúmulo de triacilgliceroles, su movilización se encuentra inhibida, y viceversa.

17.5.2.1. Acúmulo de triacilgliceroles

Los triacilgliceroles constituyen los principales componentes del tejido adiposo, que llegan a alcanzar valores superiores al 95% del peso seco del tejido. Ello, unido al elevado valor calórico de los triacilgliceroles (9,4 kcal/g) y el bajo contenido

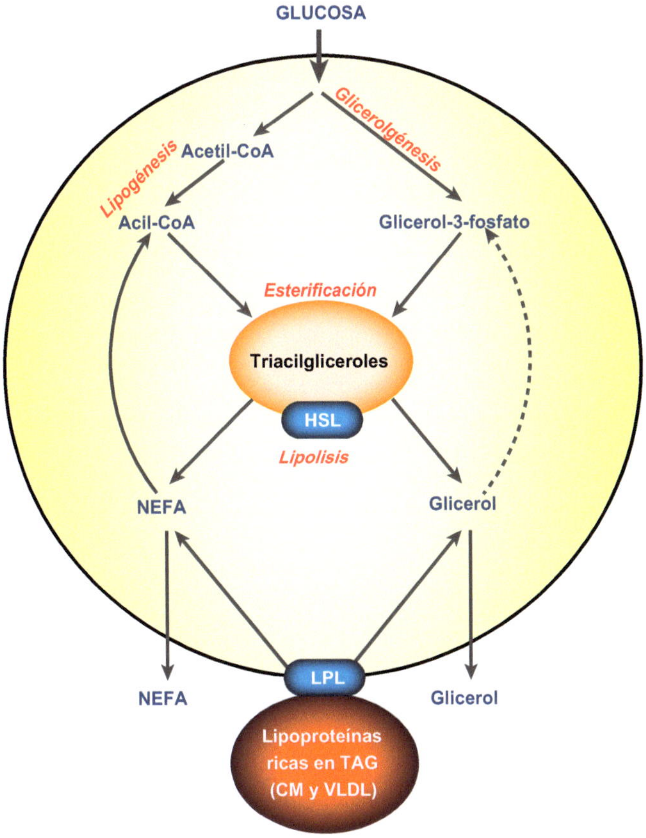

Fig. 17.12 Esquema de las principales vías del metabolismo del tejido adiposo blanco. El principal sustrato que utiliza el tejido adiposo es la glucosa que capta de la circulación. A partir de ella, a través de la lipogénesis se sintetiza el ácido palmítico, que en forma de acil-CoA se une a los acil-CoA derivados de los ácidos grasos no esterificados (NEFA), para su esterificación con glicerol 3-fosfato, también formado a partir de la glucosa. De esta forma se sintetizan los triacilgliceroles, que constituyen el principal componente del tejido adiposo blanco. La hidrólisis de estos triacilgliceroles constituye la lipolisis, que es catalizada por la *lipasa sensible a las hormonas* (HSL). A través de este proceso se liberan NEFA y glicerol. Los primeros pueden ser reutilizados dentro del tejido, mediante su activación a acil-CoA, o salir a la circulación, mientras que el glicerol es liberado a la circulación prácticamente en su totalidad, debido a la escasa actividad de *glicerol quinasa* en este tejido. A su vez, la *lipoproteína lipasa* (LPL) anclada en el endotelio de los capilares sanguíneos, hidroliza los triacilgliceroles (TAG) de las lipoproteínas ricas en ellos (quilomicrones [CM], y VLDL), y los productos de esta reacción (NEFA y glicerol) pueden se captados por el tejido o salir a la circulación.

en agua del tejido adiposo (alrededor del 20%), hacen a este tejido la principal reserva de energía del organismo. Las fuentes de triacilgliceroles en el tejido adiposo son dos: la captación de triacilgliceroles plasmáticos y la lipogénesis (síntesis de ácidos grasos) a partir de distintos sustratos, en particular la glucosa, asociada a la esterificación de los ácidos grasos formados. En el hombre, y con diferencia importante, la principal de estas fuentes es la captación de los triacilgliceroles plasmáticos.

Como se ha comentado en los apartados 17.4.1 y 17.4.2 de este capítulo, los triacilgliceroles circulan en plasma formando parte de las lipoproteínas, y los CM y las VLDL son los que los contienen en mayor proporción. La actividad de la LPL anclada en el endotelio de los capilares es especialmente alta en tejido adiposo en relación con otros tejidos, y como se ha descrito anteriormente (apartado 17.3.1 y fig. 17.2A), es activada por la insulina e hidroliza a los triacilgliceroles de dichas lipoproteínas plasmáticas. A través de esta acción se liberan ácidos grasos y glicerol, de forma que los primeros se difunden al espacio intersticial y son incorporados al interior de los adipocitos, mientras que en su mayor parte, el glicerol es liberado al plasma. El proceso de difusión de los ácidos grasos desde la LPL hasta el interior de los adipocitos tiene lugar a través de un complejo mecanismo que no ha sido aún completamente dilucidado, pero en el que intervienen proteínas que los unen específicamente y desempeñan un papel clave en la regulación del proceso.

Dentro de los adipocitos, los ácidos grasos también se unen a determinadas proteínas para su trasiego intracelular. Para su transformación en triacilgliceroles, como se describió en el capítulo 15 (fig. 15.2), los ácidos grasos intracelulares son transformados en sus derivados acil-CoA, por acción de la *acil-CoA sintasa*:

$$\underset{\text{Ácido graso}}{\text{R-COO}^-} + \text{HS-CoA} + \text{ATP} \rightarrow \underset{\text{Acil-CoA}}{\text{R-CO}\sim\text{S-CoA}} + \text{AMP} + \text{PPi}$$

Dos moléculas de acil-CoA reaccionan con glicerol 3-fosfato para la formación de fosfatidato (1,2-diacilglicerolfosfato), el cual termina perdiendo el grupo fosfórico y da lugar al 1,2-diacilglicérido, que es finalmente convertido en triacilglicerol mediante la reacción con una tercera molécula de acil-CoA y la subsiguiente incorporación del ácido graso.

Clásicamente se viene considerando que la única fuente de glicerol 3-fosfato en el tejido adiposo es el formado a partir de la glucosa. A través de la glucolisis se forma dihidroxiacetona fosfato (v. cap. 9), que mediante la reacción catalizada por la *glicerol 3-fosfato deshidrogenasa*, es convertida en glicerol 3-fosfato:

$$\text{Dihidroxiacetona fosfato} + \text{NADH} + \text{H}^+ \rightarrow \text{Glicerol 3-fosfato} + \text{NAD}^+$$

Sin embargo, aunque en mucha menor proporción que a partir de glucosa, en el tejido adiposo también se puede formar glicerol 3-fosfato a partir de glicerol a través de la reacción catalizada por la *glicerol quinasa*:

$$\text{Glicerol} + \text{ATP} \rightarrow \text{Glicerol 3-fosfato} + \text{ADP}$$

En condiciones normales, y a diferencia de otros tejidos, en particular del hígado, la actividad de esta enzima en tejido adiposo es muy baja. Sin embargo, en determinadas condiciones, como por ejemplo en situaciones de hiperinsulinemia prolongada resultante de una sobrealimentación o de alteración genética, la actividad de *glicerol quinasa* en el tejido adiposo aumenta, y ello da lugar a un incremento en la capacidad del tejido para sintetizar y acumular triacilgliceroles, con la consiguiente tendencia al desarrollo de obesidad.

La otra vía de formación de triacilgliceroles en tejido adiposo es la lipogénesis (v. caps. 14 y 15), que se representa de forma esquemática en la figura 17.13. Como ahí se indica, precisamente en el tejido adiposo la insulina estimula la lipogénesis en diversos pasos, comenzando por la captación de glucosa, que es el principal sustrato de la vía. Dicha captación se realiza con la participación del transportador de glucosa GLUT4, que es también regulado positivamente por la insulina.

17.5.2.2. Movilización de los depósitos grasos

Los triacilgliceroles acumulados en el tejido adiposo están sometidos a hidrólisis (lipolisis), y parte de los ácidos grasos liberados en la lipolisis (NEFA) son dirigidos a su esterificación.

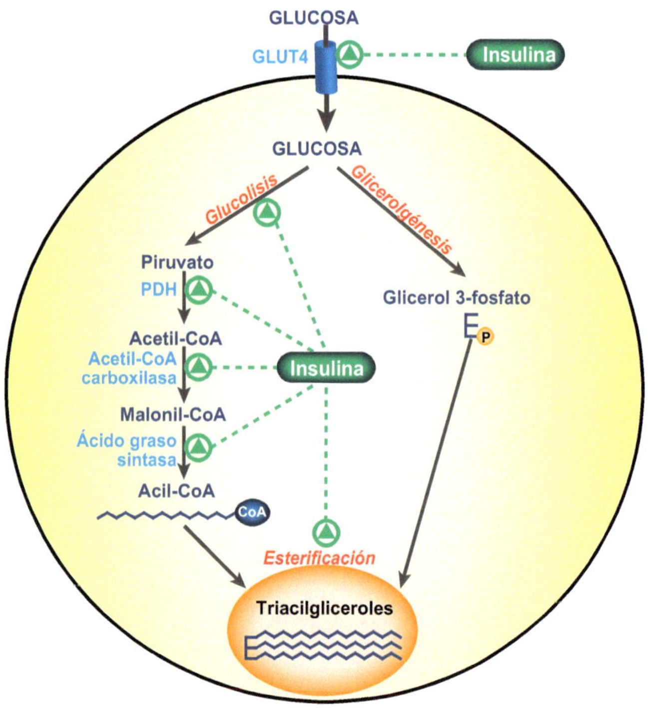

Fig. 17.13 Representación esquemática de la lipogénesis a partir de glucosa y esterificación de ácidos grasos en tejido adiposo blanco. Se indican los sitios donde la insulina estimula el proceso. PDH: *piruvato deshidrogenasa*.

Estos dos procesos (lipolisis y esterificación) son completamente distintos, y con un control nutricional y/u hormonal diferente, pero el balance entre ambos determina la magnitud de acúmulo neto de triglicéridos en tejido adiposo, y consecuentemente de la masa de éste.

La lipolisis de los triacilgliceroles en tejido adiposo es catalizada por la denominada *lipasa sensible a las hormonas* (HSL, *Hormone Sensitive Lipase*), que hidroliza a los triacilgliceroles en sus dos ácidos grasos esterificados en posición 1 y 1′, con la formación de 2-monoacilgliceroles, los cuales, mediante la acción de una *2-monoacilglicerol lipasa*, terminan finalmente formando ácidos grasos no esterificados y glicerol. De estas dos enzimas, la HSL es la que controla el proceso. Es una enzima interconvertible mediante un proceso de fosforilación y desfosforilación, controlado a su vez por la *proteína quinasa dependiente de AMPc* (PKA) y por una fosfatasa, respectivamente. La forma activa de la HSL es la fosforilada, que lógicamente depende del control de esas dos enzimas que catalizan el proceso de incorporación o liberación del grupo fosfato. Este control se ejerce en forma de cascada, y es modulado muy eficazmente por diferentes hormonas y la participación de otras dos enzimas, la *adenilato ciclasa* y la *fosfodiesterasa*, que determinan la disponibilidad de AMPc. Globalmente, este control de la lipolisis se resume de forma esquemática en la figura 17.14. La inhibición de la lipolisis se ejerce de forma muy eficaz por la insulina, que actuando en los sitios de la cascada lipolítica que se indican en la figura, reduce la salida de ácidos grasos libres y glicerol del tejido y su subsecuente concentración en sangre.

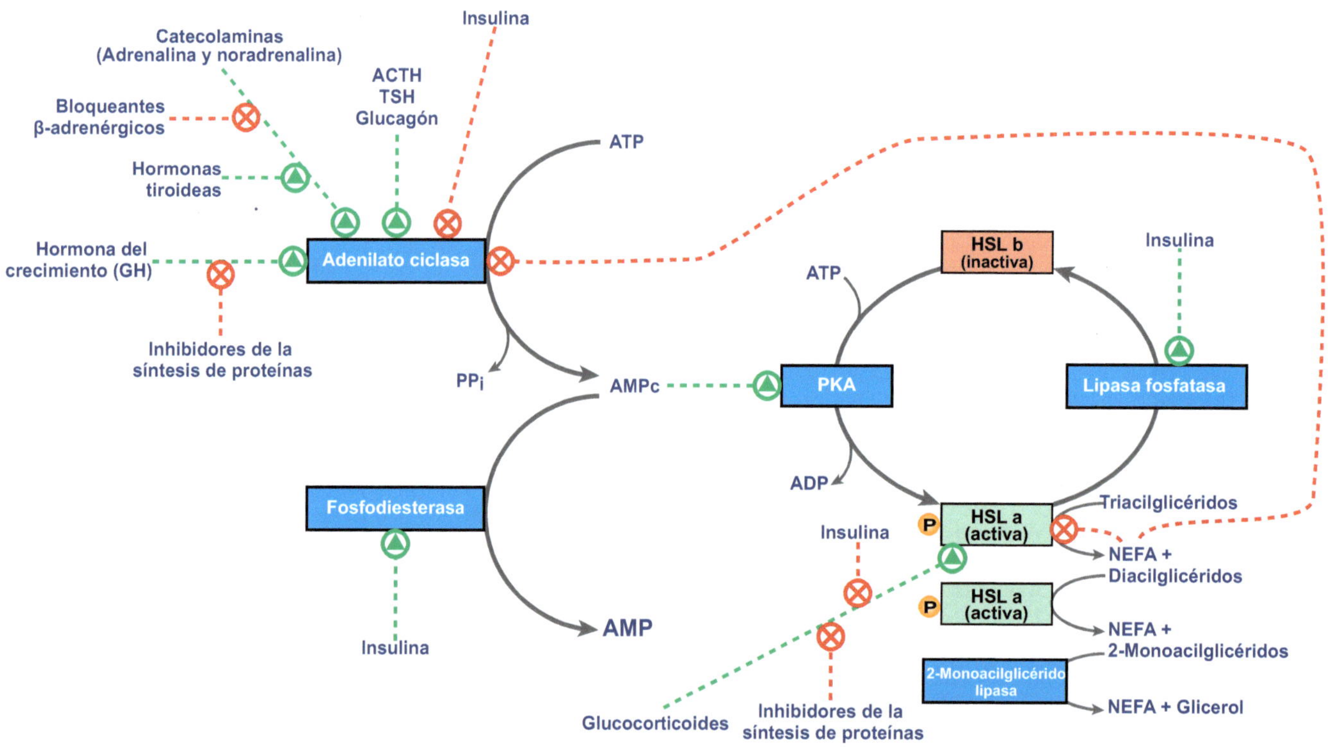

Fig. 17.14 Esquema de la acción catalítica de la lipasa sensible a las hormonas (HSL) y de su control por el sistema de cascada dependiente de AMP cíclico, modulado por diversas hormonas. Distintas hormonas actúan controlando la acción catalítica de la *adenilato ciclasa* o la *fosfodiesterasa*, y de esta forma modulan la concentración intracelular del AMPc, el cual es efector positivo de la *proteína quinasa dependiente de AMPc* (PKA), que cataliza la fosforilación de la HSL, dependiente de ATP. Otras hormonas, como es el caso de los glucocorticoides, activan directamente a la forma activa de la HSL, mientras que otras, como es el caso de la insulina, activan a la *lipasa fosfatasa*, que cataliza la desfosforilación de la HSL activa, y con ello facilitan su inactivación. A su vez, los ácidos grasos no esterificados (NEFA), que son productos de la acción de la HSL sobre los triacilgliceroles, son inhibidores directos de la HSL activa así como de la *adenilato ciclasa*, por lo que su acúmulo intracelular da lugar a una inhibición de la lipolisis.

De forma opuesta, numerosas hormonas activan la lipolisis y consecuentemente incrementan los niveles de ácidos grasos no esterificados y glicerol en plasma. La acción de la mayoría de estas hormonas se realiza interactuando con sus receptores de membrana, dando lugar a la activación de la *adenilato ciclasa* formando AMPc, con la consecuente activación de la HSL. Hay también hormonas que actúan a nivel de síntesis proteica, como es el caso de la hormona del crecimiento y los glucocorticoides, por lo que su respuesta es más lenta y se bloquea por compuestos que inhiben la síntesis proteica. A su vez, otras hormonas, como las tiroideas, actúan facilitando y/o permitiendo la acción activadora de las catecolaminas sobre la *adenilato ciclasa*, y en consecuencia, sobre la lipolisis.

17.5.2.3. Papel de la perilipina

La perilipina es una proteína que se encuentra en la parte exterior de la vacuola lipídica en los adipocitos, y desempeña un papel importante en el acúmulo y la movilización de los triacilgliceroles ahí acumulados. Dado que la HSL se encuentra en el citosol junto a otras proteínas, en condiciones basales (sin estímulo lipolítico) esta enzima no tiene acceso a esos triacilgliceroles. Cuando tiene lugar el estímulo lipolítico se produce la fosforilación de la perilipina y de la HSL por la acción de la PKA. Esto hace que cambie la conformación de la perilipina y se produzca su desplazamiento, lo que facilita la translocación de la HSL activa a la superficie de las gotas lipídicas, que de esta forma puede ejercer su acción lipolítica sobre los triacilgliceroles ahí acumulados. Así pues, la perilipina tiene un papel importante en el acúmulo y la movilización de los triacilgliceroles en función de las necesidades metabólicas del organismo.

17.5.3. Funciones endocrinas del tejido adiposo

Ya en 1905, Von Gierke sugirió por primera vez que el tejido adiposo desempeña una función adicional a la de ser un simple depósito de lípidos, al reconocerle un papel en el acúmulo de glucógeno. Sin embargo, hasta 1994 no se descubrió la primera proteína sintetizada y secretada específicamente por el adipocito, la leptina. Desde esa fecha hasta hoy se han ido descubriendo un gran número de proteínas y péptidos sintetizados y secretados por el tejido adiposo a la circulación, que reciben el nombre global de adipoquinas. Estas adipoquinas se comportan como verdaderas hormonas e influyen en numerosos procesos del organismo, en particular en los relacionados con el metabolismo energético y la inflamación. En la figura 17.15 se resume de forma esquemática la influencia de varias de estas adipoquinas en estos procesos. Se escapa de la finalidad de este capítulo describir en detalle los efectos de estas adipoquinas, pero a título de ejemplo cabe citar precisamente a la leptina, que en el hipotalámo inhibe el apetito, contrarrestando los efectos del neuropéptido Y y de la anandamida, dos potentes estimulantes del apetito, y promoviendo la síntesis de la α-MSH, que lo suprime (v. cap. 28). Junto a ello, la leptina regula la función de numerosos procesos claves del metabolismo, tales como la actividad secretora de las células de los islotes pancreáticos, los niveles de hormona del crecimiento, homeostasis inmunológica, hematopoyesis, angiogénesis y osteogénesis, entre otros.

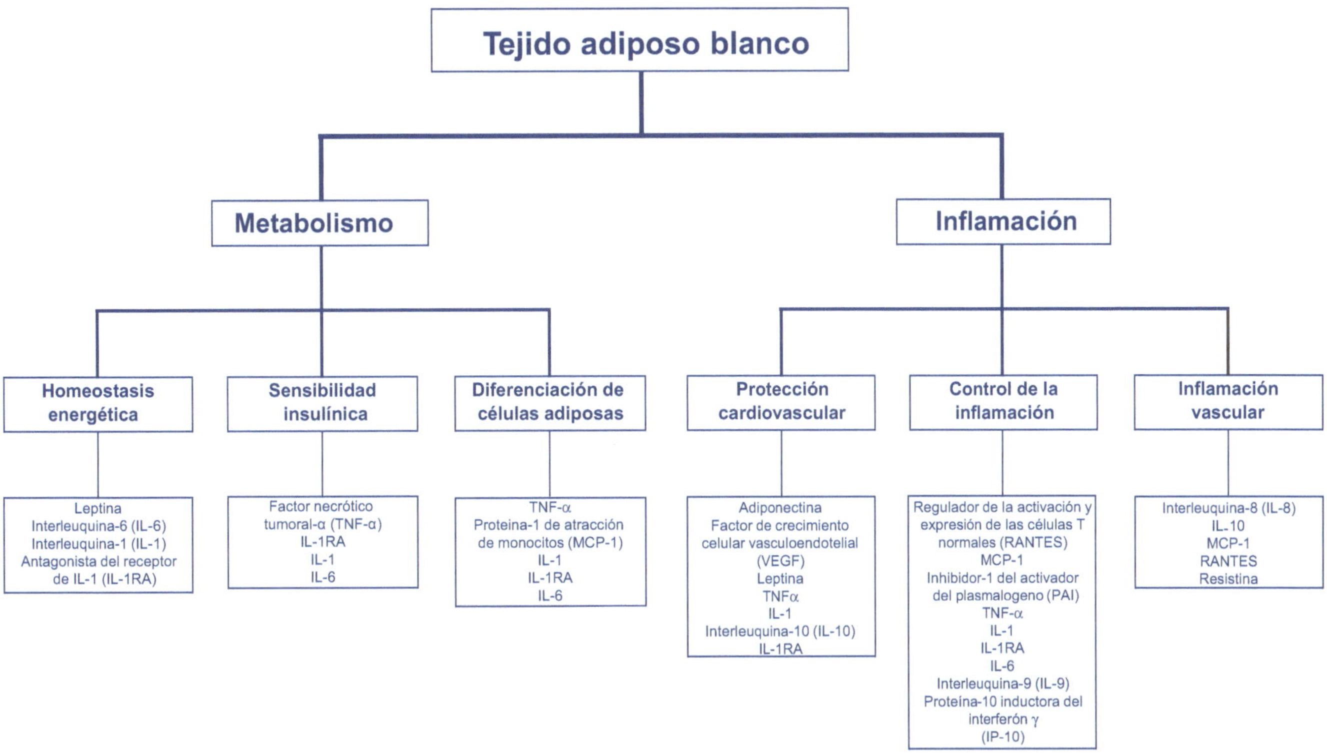

Fig. 17.15 Esquema del papel del tejido adiposo blanco en el control del metabolismo y la inflamación a través de varios procesos que son modulados por diversas adipoquinas sintetizadas y secretadas por este tejido.

RESUMEN

1. Las lipoproteínas permiten el transporte de los lípidos y las vitaminas liposolubles en la circulación. Su estructura, que está determinada por las apoproteínas y el lípido mayoritario que transportan, condiciona en gran medida su función.
2. El metabolismo de las lipoproteínas tiene lugar en la circulación, por intercambio de lípidos entre las distintas lipoproteínas, y entre éstas y los tejidos periféricos.
3. Las lipoproteínas proporcionan ácidos grasos y colesterol a los tejidos, pero también sirven para recoger el colesterol sobrante de los tejidos y llevarlo al hígado para su eliminación por vía biliar.
4. El hígado ejerce un papel fundamental tanto en la síntesis como en el catabolismo de estas lipoproteínas.
5. Los triacilgliceroles son los constituyentes más abundantes del tejido adiposo. El acúmulo de triacilgliceroles en el tejido adiposo se realiza como resultado de la síntesis de acil-CoA de cadena larga (lipogénesis) y de glicerol 3-fosfato, ambos a partir preferentemente de glucosa, y de la posterior esterificación de estos compuestos.
6. Los triacilgliceroles del tejido adiposo también pueden proceder de los que circulan en sangre asociados a lipoproteínas ricas en ellos (quilomicrones y VLDL), las cuales son reconocidas e hidrolizadas por la LPL, y los productos de esa hidrólisis, en particular los ácidos grasos no esterificados, difunden al interior de las células adiposas para activarse a acil-CoA y ser esterificados.
7. Los triacilgliceroles del tejido adiposo se hidrolizan por acción de la *lipasa sensible a las hormonas* (HSL), que es interconvertible y controlada por la PKA y una fosfatasa. La perilipina fosforilada facilita la translocación de la HSL a las gotas lipídicas, facilitando su acción lipolítica.
8. El tejido adiposo también tiene una importante función endocrina, sintetizando y secretando las adipoquinas, que se comportan como hormonas e influyen en diversos procesos del organismo, en particular los relacionados con el metabolismo energético y la inflamación.

Bibliografía

Dallinga-Thie GM, Franssen R, Mooij HL, Visser ME, Hassing C, Peelman F, et al. The metabolism of triglyceride-rich lipoproteins revisited: new players, new insight. Atherosclerosis. 2010;211:1-8.

Goldstein JL, Brown MS. The LDL receptor. Arterioscler Thromb Vasc Biol. 2009;29:431-8.

Jeon H, Blacklow SC. Structure and physiologic function of the Low-Density Lipoprotein Receptor. Annu Rev Biochem. 2005;74:535-62.

Rader DJ. Molecular regulation of HDL metabolism and function: implications for novel therapies. J Clin Invest. 2006;116:3090-100.

Scherer PE. Adipose tissue From lipid storage to endocrine organ. Diabetes. 2006;55:1537-45.

Sethi JK, Vidal-Puig AJ. Adipose tissue function and plasticity orchestrate nutritional adaptation. J Lipid Res. 2007;48:1253-62.

Waki H, Tontonoz P. Endocrine function of adipose tissue. Annu Rev Pathol Mech Dis. 2007;2:31-56.

Wang H, Eckel RH. Lipoprotein lipase: from gene to obesity. Am J Physiol Endocrinol Metab. 2009;297:E271-88.

Yasuda T, Ishida T, Rader DJ. Update on the role of endothelial lipase in High-Density Lipoprotein metabolism, reverse cholesterol transport, and atherosclerosis. Circ J. 2010;74:2263-70.

Zechner R, Zimmermann R, Eichmann TO, Kohlwein SD, Haemmerie G, Lass A, et al. Fat signals – Lipases and lipolysis in lipid metabolism and signalling. Cell Metabolism. 2012;15:279-91.

Parte VI

Metabolismo de compuestos nitrogenados

ÍNDICE DE CAPÍTULOS

Requerimientos nutricionales. Digestión y absorción de las proteínas de la dieta

Juan Carlos Prieto Villapún

OBJETIVOS DE APRENDIZAJE

- **Comprender la importancia plástica y energética de las proteínas como macronutrientes, así como los conceptos de aminoácido esencial, aminoácido limitante y calidad biológica de las proteínas del alimento.**
- **Relacionar las necesidades diarias de proteínas con el mantenimiento del balance nitrogenado.**
- **Comprender el origen y la actividad de las enzimas digestivas que actúan sobre proteínas y péptidos.**
- **Entender la absorción intestinal de aminoácidos y oligopéptidos y sus transformaciones en el enterocito.**
- **Transmitir la base molecular de enfermedades relacionadas con la digestión y la absorción de proteínas y sus derivados.**

18.1. INTRODUCCIÓN

Las proteínas se suelen clasificar como estructurales y funcionales, aunque desde el punto de vista de la nutrición y su consideración como macronutrientes hay que hablar de proteínas alimentarias. Éstas, que pueden ser de las dos clases citadas anteriormente, están presentes en los alimentos, pueden digerirse, no tienen consecuencias tóxicas, presentan características organolépticas adecuadas para el hombre y tienen un coste asumible.

Se necesita un aporte suficiente de proteínas en la dieta para mantener un estado saludable y favorecer la prevención de enfermedades. Esto es particularmente importante en el caso de las proteínas, cuyo consumo debe asegurarse especialmente en situaciones de malnutrición o, simplemente, de balance nitrogenado negativo por razones fisiológicas y patológicas.

La digestión de las proteínas es un cuadro complejo de interés bioquímico y fisiológico, con participación multiorgánica (estómago, intestino, páncreas), procesos de activación de zimógenos inactivos e intervención de diversos transportadores de membrana que aseguran el paso de los aminoácidos a través del enterocito hasta su destino central, el hígado, mediante la circulación enterohepática.

18.2. LAS PROTEÍNAS COMO MACRONUTRIENTES

18.2.1. Proteínas alimentarias

De acuerdo con su origen, las proteínas de los alimentos pueden ser animales o vegetales. Las proteínas animales se encuentran en carnes, pescados, aves, huevos y productos lácteos, mientras que las proteínas vegetales están en frutos secos, soja, legumbres, champiñones y ciertos cereales, como el germen del trigo. El contenido proteico suele ser mayor en alimentos de origen animal: por ejemplo, hay del orden del 22% de proteínas en carne de pollo por tan sólo 2,5% en patatas. Sin embargo, hay algunos alimentos vegetales con un contenido proteico considerable, como es el caso de las legumbres, donde se puede incluso superar el 20%.

18.2.2. Clasificación nutricional de los aminoácidos

La importancia del aporte de proteínas en los alimentos radica fundamentalmente en que el organismo es capaz de producir glucosa a partir de las proteínas, mientras que las proteínas no se pueden obtener a partir de otros nutrientes y deben ser aportadas al organismo por los alimentos. Las plantas tienen la capacidad de sintetizar los aminoácidos a partir de moléculas inorgánicas simples. El hombre y los animales en general obtienen aminoácidos mediante el consumo de plantas o de otros animales. Dependiendo de la especie, tienen distinta capacidad para interconvertir determinados aminoácidos mediante transformaciones metabólicas (especialmente en el hígado), pero algunos tienen que obtenerse necesariamente a partir de las proteínas de la dieta.

Los 20 aminoácidos codificables están presentes tanto en proteínas animales como vegetales. En la nutrición humana (y de otros animales), los aminoácidos pueden ser esenciales o no esenciales (fig. 18.1), pero todos son necesarios para la

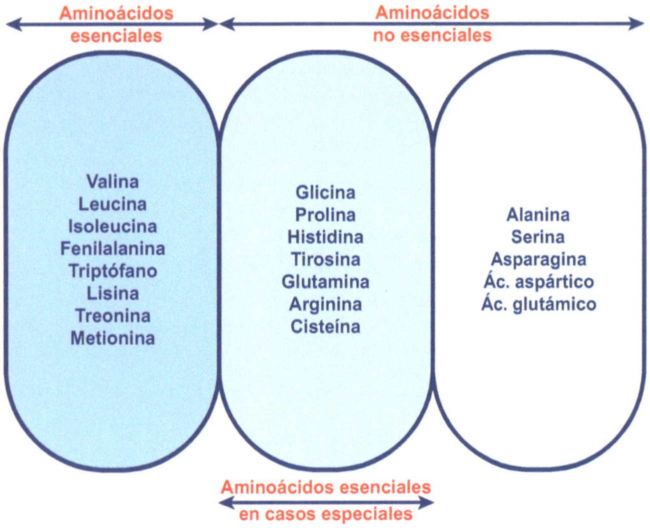

Fig. 18.1 **Aminoácidos esenciales y no esenciales.** Se indican los aminoácidos que son esenciales sólo en casos especiales (por ejemplo, la histidina en la infancia).

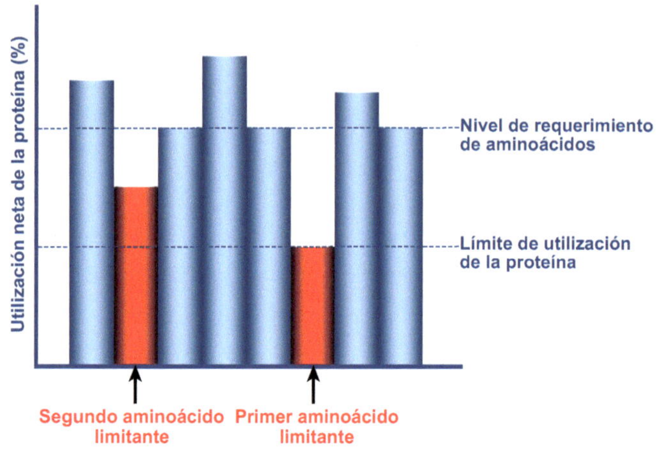

Fig. 18.2 **Efecto limitante de los aminoácidos esenciales.** El aprovechamiento o la utilización neta de una proteína está determinado por la presencia de aminoácidos limitantes en proporción inferior a la necesaria.

síntesis de proteínas. Los aminoácidos esenciales o indispensables no pueden ser sintetizados endógenamente, y deben figurar en la dieta en cantidades adecuadas. En el hombre adulto son ocho: valina, leucina, isoleucina, fenilalanina, triptófano, lisina, treonina y metionina. Los aminoácidos no esenciales o dispensables son los doce restantes, aunque algunos de ellos pueden llegar a ser esenciales en casos especiales por no sintetizarse en cantidad suficiente y reciben, por ello, la denominación de semiesenciales o condicionalmente esenciales. Así, por ejemplo, la histidina es esencial en niños y recién nacidos, pero es no esencial en adultos; aminoácidos como la tirosina, la glutamina, la arginina o la cisteína, entre otros, llegan a ser esenciales en períodos de enfermedad o situaciones de estrés psicológico o físico (competición, entrenamiento), donde aumentan drásticamente las necesidades del organismo, sobrepasando su capacidad de síntesis. En definitiva, sólo cinco aminoácidos se consideran verdaderamente no esenciales: alanina, serina, asparagina, ácido aspártico y ácido glutámico.

En todo caso, es beneficioso para el organismo un aporte proteico en la dieta que proporcione cantidades adecuadas tanto de aminoácidos esenciales como no esenciales para no limitar las posibilidades de interconversión y para satisfacer las necesidades de nitrógeno total.

Se denomina aminoácido limitante al aminoácido esencial que no se encuentra en cantidad suficiente en la dieta. Puede haber uno o varios aminoácidos limitantes en una dieta (fig. 18.2). Es necesaria una disponibilidad suficiente de aminoácidos para que tenga lugar la síntesis de proteínas, por lo que si las proteínas de la dieta no son de buena calidad porque tienen aminoácidos limitantes, sólo se utilizarán parcialmente. Los aminoácidos limitantes son, fundamentalmente, triptófano, treonina, lisina y la suma de los aminoácidos azufrados (metionina más cisteína). La mezcla equilibrada de aminoácidos que exige una nutrición óptima se consigue más fácilmente con proteínas animales que con proteínas vegetales, aunque a un coste económico superior. Por ello, y sobre todo en campañas de ayuda a poblaciones desfavorecidas, se recurre a mezclas de proteínas incompletas que se complementan entre sí. Por ejemplo, la mezcla de cereales (pobres en lisina) con legumbres (pobres en aminoácidos azufrados) proporciona un aporte adecuado de aminoácidos. La FAO (*Food and Agriculture Organization*, Organización de las Naciones Unidas para la Alimentación y la Agricultura) ha publicado tablas que muestran el contenido de aminoácidos esenciales en diversos alimentos y el grado de complementación de unos con otros.

18.2.3. Calidad biológica de las proteínas de la dieta

A partir de los conceptos anteriores, es evidente que para cualquier alimento que contenga proteínas es conveniente saber cuál es la cantidad total de este tipo de macronutrientes, los aminoácidos esenciales que tiene y su proporción. En definitiva, se trata de determinar la calidad de la fracción proteica de la dieta, un concepto amplio que depende no sólo del contenido cualitativo y cuantitativo en aminoácidos esenciales, sino también del grado de digestibilidad, aporte calórico o presencia de tóxicos o de antinutrientes (inhibidores de *tripsina* o de *quimotripsina*, por ejemplo) que dificultan la digestión y la absorción.

Los nutricionistas han definido una serie de parámetros que sirven para aproximarse a una estimación de la calidad biológica de una proteína (o de una mezcla de ellas, que es la situación habitual en la alimentación del ser humano). En cualquier caso, no es fácil establecer con precisión si una proteína aporta los requerimientos de aminoácidos. En la figura 18.3 se recogen algunos de los parámetros que se utilizan con esta finalidad.

18.3. REQUERIMIENTOS NUTRICIONALES

18.3.1. Necesidades de proteínas

La cantidad diaria recomendada por la OMS (Organización Mundial de la Salud) y la FAO para el adulto es de 0,8 g de proteínas por kg de peso corporal al día. La cifra es para proteínas de referencia (de alta calidad biológica, muy digeribles: huevos, carne, leche, pescado). A su vez, un suministro muy bajo de proteínas perjudicaría los procesos de regeneración tisular y síntesis proteica. Desde el punto de vista energético, las proteínas de la dieta no suponen más allá del 12-15% de las necesidades diarias del hombre adulto. Por supuesto, son mayores las necesidades reales de proteínas en adultos muy activos o deportistas. Así, en deportistas de resistencia se duplican las necesidades (hasta

Índice químico (IQ)

$$IQ = \frac{\text{mg de aminoácido limitante en 1 g proteína}}{\text{mg del mismo aminoácido en 1 g de proteína de referencia}}$$

Digestibilidad aparente (DA)

$$DA = \frac{\text{nitrógeno absorbido (NA)}}{\text{nitrógeno ingerido (NI)}} \times 100$$

Valor biológico (VB)

$$VB = \frac{\text{nitrógeno retenido (NR)}}{\text{nitrógeno absorbido (NA)}} \times 100$$

Utilización neta de la proteína (UPN)

$$UNP = \frac{\text{nitrógeno retenido (NR)}}{\text{nitrógeno ingerido (NA)}} \times 100 = \frac{VB \times DA}{100}$$

Relación de eficacia proteica (REP)

$$REP = \frac{\text{ganancia de peso, g}}{\text{proteínas ingeridas, g}}$$

Fig. 18.3 **Parámetros relacionados con la calidad biológica de las proteínas de la dieta.**

1,5 g de proteínas por kg de peso corporal) y en deportistas durante el entrenamiento de fuerza con pesas se llega a 2,5 g/kg de peso corporal.

La ingesta diaria de proteínas recomendada para la población española pasa de 20 a 30 g en la infancia (entre 1 y 5 años) y llega a 45 g y 55 g en mujeres y hombres, respectivamente, a partir de 15 años y durante la edad adulta. Debe aumentarse la ingesta en situaciones como la gestación (suplemento de 15 g en la segunda mitad) y la lactancia (suplemento de 25 g). En general, se calculan unas necesidades diarias de aminoácidos esenciales próximas a 0,1 g por kg de peso en adultos, cifra que asciende notablemente en la infancia, llegando a 0,8 g por kg de peso en lactantes de 3-4 meses.

18.3.2. Balance nitrogenado

La mayor parte del nitrógeno del organismo se encuentra en las proteínas, ya que es parte integrante de los aminoácidos que las constituyen. A su vez, la principal fuente de nitrógeno de la dieta son las proteínas presentes en los alimentos. Hay que comprender que, a diferencia de los hidratos de carbono y de las grasas, el exceso de proteínas de la dieta no se acumula en el organismo como reserva; en esta situación, aumenta la eliminación de nitrógeno ureico por la orina.

El balance nitrogenado es la diferencia entre la ingesta de nitrógeno (preferentemente en forma de proteínas) y su excreción como proteínas en las heces y como urea y amoníaco en la orina y el sudor. En la figura 18.4 se recoge el concepto de balance nitrogenado. En el hombre adulto normal hay un verdadero equilibrio nitrogenado porque ese balance es cero, al igualarse las cantidades de nitrógeno ingerido y eliminado. Para los cálculos, debe tenerse en cuenta que 6,25 g de proteínas equivalen a 1 g de nitrógeno, que el nitrógeno ureico en la orina es la principal forma de eliminación y que las pérdidas no urinarias de nitrógeno suponen unos 2 g diarios (se estiman en unos 4 g las pérdidas diarias de nitrógeno no ureico).

En el estado de equilibrio nitrogenado del adulto se mantiene la masa proteica total, aunque las proteínas tisulares se van recambiando a una velocidad variable: es rápida en la mucosa intestinal o el hígado (3-4 días) y mucho más lenta en otros tejidos, como el músculo o el colágeno del tejido conectivo o del hueso.

A diferencia del adulto, en niños y adolescentes el balance nitrogenado es positivo (mayor de cero), mientras que en la vejez es negativo (menor de cero), debido a que la cantidad de nitrógeno ingerida es superior o inferior a la eliminada, respectivamente. En el material complementario de este capítulo publicado en la web se describen situaciones de malnutrición proteico-energéticas en las que el balance nitrogenado es negativo.

18.4. DIGESTIÓN DE LAS PROTEÍNAS DE LA DIETA

18.4.1. Necesidad y eficacia de la digestión de proteínas

El organismo no puede incorporar directamente las proteínas de los alimentos al conjunto de proteínas presentes en los tejidos y fluidos corporales. Necesita para ello descomponerlas previamente en sus unidades estructurales, los aminoácidos, mediante el proceso de la digestión para que éstos puedan ser absorbidos por el tracto intestinal y ser transportados a las células de los distintos órganos y tejidos. Sólo durante un corto período después del nacimiento, el ser humano es capaz de absorber polipéptidos intactos.

Hay que tener en cuenta que el proceso de la digestión lo sufren tanto proteínas exógenas (las de los alimentos) como endógenas (enzimas y otras proteínas de las secreciones digestivas, proteínas de las células epiteliales eliminadas en el recambio celular). Ello supone diariamente 70-100 g de proteínas de la dieta y 35-200 g de proteínas endógenas que son digeridas y

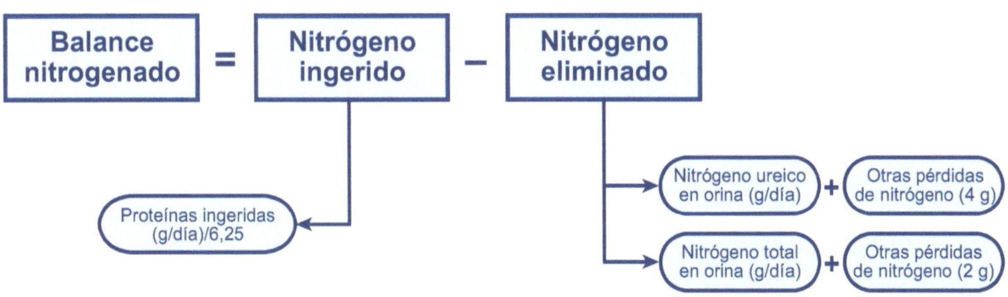

Fig. 18.4 **Balance nitrogenado.** Su valor en el hombre adulto sano es cero.

absorbidas con gran eficiencia, ya que sólo 6-12 g de proteínas (equivalentes a 1-2 g de nitrógeno) se eliminan diariamente por las heces.

18.4.2. Órganos implicados en la digestión de proteínas

A diferencia de otros macronutrientes, especialmente los hidratos de carbono, las proteínas no sufren una digestión enzimática en la boca. Sin embargo, mediante la masticación de los alimentos y su mezcla con la saliva se contribuye a aumentar la superficie expuesta de las proteínas para su posterior digestión. Son tres los órganos responsables de la digestión de las proteínas: el estómago, el intestino delgado y el páncreas. En el estómago se llevan a cabo la desnaturalización y la hidrólisis parcial de las proteínas. El proceso de descomposición completa (o casi completa) en aminoácidos individuales tiene lugar finalmente en el intestino delgado con intervención directa del páncreas. El papel protagonista en la hidrólisis lo ejercen el HCl gástrico y toda una serie de enzimas digestivas de origen gastrointestinal y pancreático. Una propiedad importante de muchas de ellas es que se sintetizan como precursores o zimógenos inactivos y deben perder parte de su secuencia de aminoácidos para dar lugar a las enzimas activas.

18.4.3. Digestión de las proteínas en el estómago

Al llegar al estómago, las proteínas de la dieta se desnaturalizan debido al pH fuertemente ácido originado por el HCl. Éste es liberado por las células parietales u oxínticas del epitelio gástrico y proporciona un valor de pH próximo a 1,5. Como consecuencia, las proteínas se despliegan, posibilitando un ataque enzimático eficiente. Este papel lo cumple la *pepsina*, una enzima atípica por tener un pH óptimo compatible con la fuerte acidez del estómago y que, por esa razón, no sufre una desnaturalización. Se sintetiza como un precursor, el pepsinógeno, en las células principales de la mucosa gástrica (hay dos tipos, pepsinógenos A y B). Mediante un proceso de autocatálisis por la propia *pepsina* activa o por autoactivación (reacción intramolecular) a un pH inferior a 5, se libera un péptido de unos 50 aminoácidos a partir del extremo amino terminal, dejando al descubierto el sitio activo. Este péptido permanece unido a la pepsina y actúa como inhibidor hasta que es degradado por la enzima o cuando el pH cae por debajo de 2. La combinación de los procesos de autoactivación y autocatálisis es un mecanismo exponencial.

Por tener ácido aspártico en su sitio activo, la *pepsina* es una aspartil-proteasa perteneciente al grupo de carboxil-proteasas. La *pepsina A* (la más importante) es una endopeptidasa que hidroliza los enlaces peptídicos de las proteínas situados tras los aminoácidos aromáticos tirosina y fenilalanina o diversos aminoácidos neutros, especialmente leucina. El resultado es una digestión parcial que proporciona polipéptidos y algunos aminoácidos libres. Estos productos son después responsables de la liberación de colecistoquinina en el duodeno. Además, algunos aminoácidos y péptidos pequeños estimulan la secreción de gastrina en la mucosa gástrica. Esta hormona es importante porque estimula tanto la liberación de HCl como la de pepsinógeno. Es interesante citar que ya con la masticación del alimento o incluso con pensar en comer se produce liberación de gastrina en el estómago.

Un caso particular es el de los lactantes por producir en el estómago el fermento Lab o renina. Deriva de un precursor inactivo, el pro-fermento Lab, que es transformado por acción del HCl. Tiene un pH óptimo más bajo incluso que la *pepsina* y actúa fundamentalmente sobre la caseína de la leche, coagulándola para que así se evite que pase con rapidez al duodeno y escape a la digestión gástrica. Es un proceso importante puesto que la caseína de la leche (en realidad un conjunto de diversos tipos de caseínas) constituye el 45% del total de proteínas presentes en la leche humana y hasta el 83% en la leche de vaca.

En los adultos, la digestión de las proteínas en el estómago no es importante desde el punto de vista cuantitativo. Se calcula que sólo el 10-15% del total de proteínas de la dieta es digerido a este nivel. Sin embargo, su trascendencia radica en que facilita la iniciación de la fase pancreática de la digestión con la estimulación de la secreción de colecistoquinina.

18.4.4. Zimógenos pancreáticos

18.4.4.1. Secreción de zimógenos en el jugo pancreático

La mayor parte del proceso de proteólisis de la digestión tiene lugar en el duodeno, por la acción conjunta de una serie de enzimas sintetizadas en el páncreas como zimógenos. De hecho, la activación de zimógenos pancreáticos supone la pérdida de una parte de su estructura que protegía al centro activo e impedía su acción. El organismo se asegura así de que este conjunto de enzimas tan agresivas actúen de manera localizada en la luz del intestino delgado, allí donde es preciso digerir las proteínas de la dieta.

La llegada al primer tramo del intestino delgado de péptidos y de algunos aminoácidos como triptófano y fenilalanina, sobre todo, formando parte del quimo gástrico da lugar a la secreción de colecistoquinina por células endocrinas presentes en el epitelio del duodeno y del yeyuno proximal. Las células acinares del páncreas, responsables de la formación del componente enzimático del jugo pancreático, tienen receptores para colecistoquinina, de modo que reconocen a esta hormona y el resultado es la secreción de zimógenos pancreáticos. Otra hormona de la mucosa del duodeno y del yeyuno proximal, la secretina, se comporta como un débil agonista de las células acinares pancreáticas pero potencia el efecto de la colecistoquinina a este nivel. La secretina se libera por la llegada de ácido al duodeno y estimula las células del epitelio de los conductos pancreáticos, liberando el componente acuoso rico en bicarbonato que forma parte del jugo pancreático, y que contribuye a la neutralización del pH.

18.4.4.2. Activación de los zimógenos pancreáticos en el intestino delgado

Los conductos pancreáticos convergen en un conducto principal que drena el páncreas y llega al duodeno junto al conducto biliar común. En ese primer tramo del intestino son vertidos los zimógenos presentes en el jugo pancreático, en cuya activación por proteólisis (fig. 18.5) desempeña un papel iniciador la *enteropeptidasa* (llamada anteriormente *enteroquinasa*) liberada por el epitelio duodenal en respuesta a una acción paracrina de la colecistoquinina. La enteropeptidasa escinde un oligopéptido de seis aminoácidos en el extremo amino terminal del tripsinógeno, formándose la *tripsina activa*. La *tripsina* sigue, por un lado, activando su propia formación mediante autocatálisis y, por otro, la de otras enzimas proteolíticas

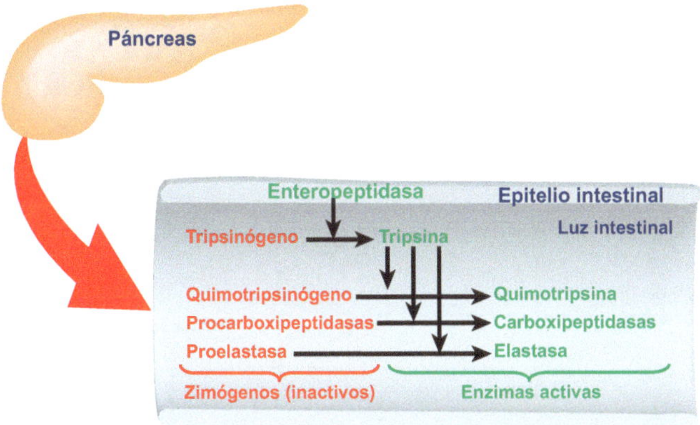

Fig. 18.5 Activación de zimógenos pancreáticos en el intestino delgado.

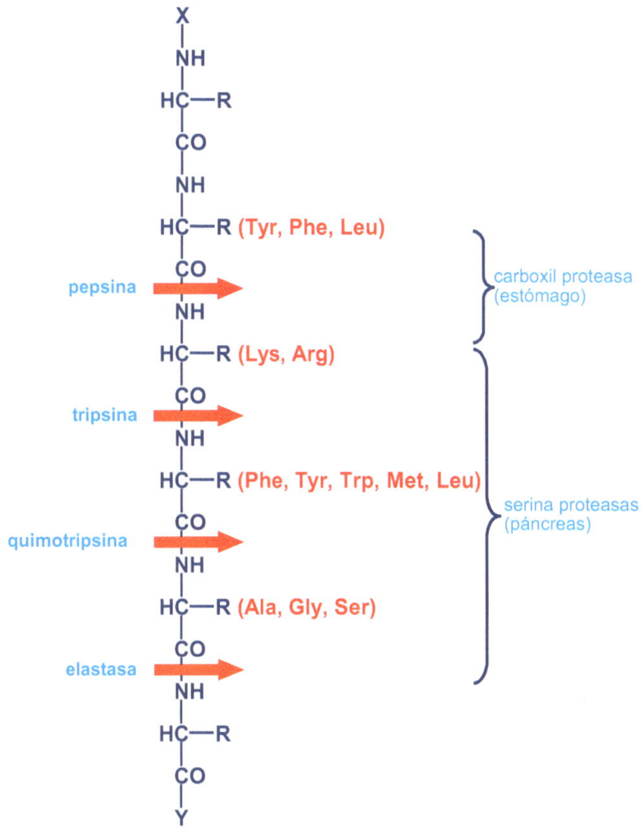

Fig. 18.6 Proteólisis por endopeptidasas de origen gástrico y pancreático. Cada enzima hidroliza el enlace peptídico posterior al aminoácido con la cadena lateral (R) indicada.

escindiendo los correspondientes zimógenos. Así, se obtienen *quimotripsina* a partir de quimotripsinógeno, *carboxipeptidasas A* y *B* a partir de sus procarboxipeptidasas y elastasa a partir de proelastasa.

El proceso de activación de zimógenos no tiene lugar en el propio páncreas porque, como mecanismo de protección, éste sintetiza un inhibidor de *tripsina*. Se trata de un pequeño péptido que bloquea la actuación de cualquier cantidad de *tripsina* que haya podido liberarse precipitadamente en ese órgano o en el conducto pancreático y que podría iniciar su digestión. En la pancreatitis aguda se activan los zimógenos en el propio páncreas y se produce la correspondiente necrosis tisular.

18.4.4.3. Proteasas pancreáticas

La activación de zimógenos pancreáticos en el duodeno origina endopeptidasas como la *tripsina*, la *quimotripsina* y la *elastasa* (fig. 18.6). La *tripsina* es una enzima que hidroliza los enlaces peptídicos posteriores a los aminoácidos básicos lisina y arginina. La quimotripsina actúa tras los aminoácidos aromáticos fenilalanina, tirosina y triptófano, y otros como metionina y leucina. En ambos casos, siempre que el siguiente aminoácido no sea prolina. La *elastasa* ataca de manera específica a la elastina, una proteína presente en las fibras elásticas del tejido conectivo de la matriz extracelular; hidroliza los enlaces peptídicos de aminoácidos alifáticos como alanina y glicina, y de otros como la serina del extremo carboxílico. También se originan a partir de zimógenos pancreáticos las *carboxipeptidasas A* y *B*, que tienen actividad exopeptidasa por actuar sobre el último aminoácido de la cadena polipeptídica; en el caso de la *carboxipeptidasa A* se libera un aminoácido con cadena lateral alifática como valina, leucina, isoleucina o alanina; la *carboxipeptidasa B* hidroliza el enlace peptídico de aminoácidos carboxilo-terminales con cadena lateral básica como lisina o arginina.

Mientras que la *pepsina* es una endopeptidasa del grupo de las carboxilproteasas, la *tripsina*, la *quimotripsina* y la *elastasa* son endopeptidasas del grupo de las serina proteasas, que tienen un mecanismo similar de catálisis en el que es esencial una serina del sitio activo. Las tres enzimas están relacionadas estructuralmente, con cerca de 240 aminoácidos, de los que el 40% son idénticos. En todas ellas desempeñan un papel esencial, tanto la serina citada como un residuo de histidina y otro de ácido aspártico, que son invariables y se unen mediante enlaces de hidrógeno formando la denominada triada catalítica (fig. 3.15).

Las endopeptidasas de origen pancreático tienen una serie de inhibidores endógenos, como los ya citados inhibidores pancreáticos de tripsina, o el de inhibidores séricos de serina proteasas. Estos últimos representan el 10% de las proteínas séricas.

Por otra parte, las exopeptidasas pancreáticas (carboxipeptidasas A y B) tienen un mecanismo diferente de catálisis y pertenecen al grupo de las metalo-enzimas o metalo-proteasas por presentar Zn en el sitio activo.

La acción combinada de las peptidasas gástricas y pancreáticas da lugar a la formación de oligopéptidos pequeños de 2-8 residuos (aproximadamente el 60% de los aminoácidos) y aminoácidos libres (fig. 18.7). Debido a que la mucosa del intestino delgado sólo tiene capacidad para absorber, como mucho, tripéptidos, a continuación actúan las peptidasas de las microvellosidades intestinales, cuya acción se ve completada posteriormente en el enterocito mediante peptidasas citosólicas.

18.4.5. Peptidasas de las microvellosidades intestinales

En la superficie luminal de los enterocitos hay una gran presencia de peptidasas que degradan los oligopéptidos derivados de las proteínas de la dieta a aminoácidos libres, dipéptidos

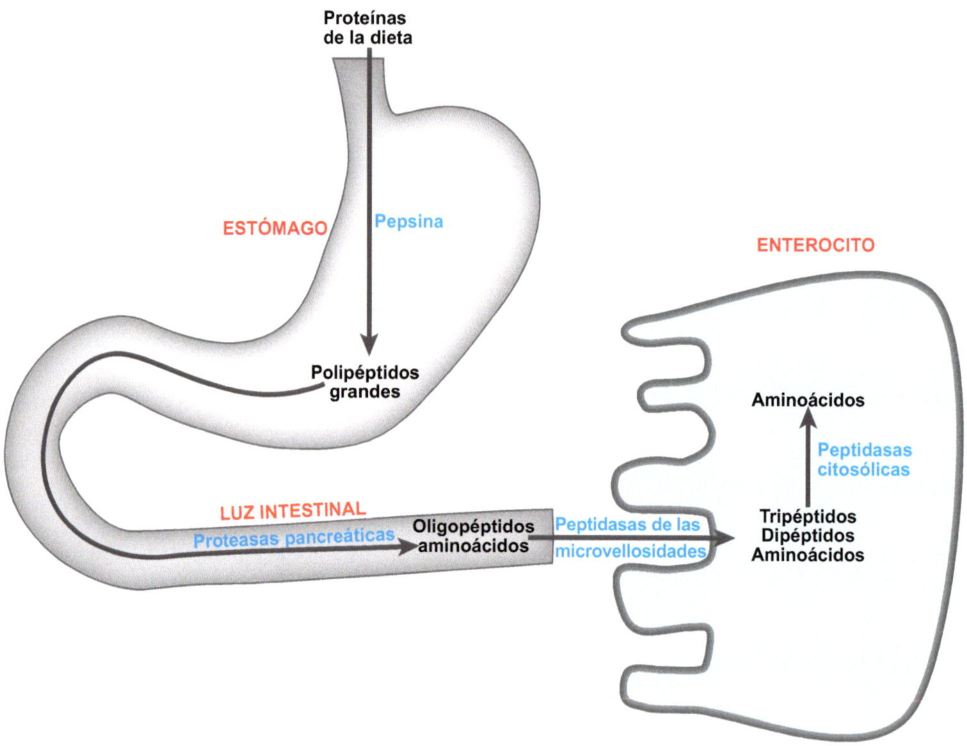

Fig. 18.7 **Enzimas implicadas en la digestión de las proteínas de la dieta.**

y tripéptidos que ya pueden ser absorbidos (fig. 18.7). Estas enzimas del borde en cepillo de los enterocitos son: aminopeptidasas, que liberan el aminoácido del extremo amino terminal del oligopéptido; dipeptidasas y tripeptidasas, que hidrolizan dipéptidos y tripéptidos; y dipeptidil aminopeptidasas, que liberan un dipéptido en el extremo amino terminal de la cadena peptídica.

Tras la digestión concertada mediante proteasas de la luz intestinal y de las microvellosidades, los productos correspondientes son ya absorbibles por el enterocito.

18.5. ABSORCIÓN INTESTINAL DE AMINOÁCIDOS Y OLIGOPÉPTIDOS

18.5.1. Etapas de la absorción intestinal de productos de la digestión proteica

Los productos de la digestión de las proteínas son absorbidos en el yeyuno y, sobre todo, en el íleon, aunque la histidina se absorbe adecuadamente en el estómago por tener *histidina descarboxilasa* a ese nivel. Pueden distinguirse tres etapas:

1. Absorción de aminoácidos, dipéptidos y tripéptidos.
2. Transformaciones intracelulares por el metabolismo nitrogenado de los enterocitos.
3. Transporte de los aminoácidos a través de la membrana basolateral.

Los enterocitos concentran activamente los aminoácidos en su interior, desde donde pasan por difusión facilitada a través de la membrana contraluminal hacia los capilares sanguíneos presentes en el interior de las vellosidades (fig. 18.8). El movimiento de entrada en el enterocito es generalmente un transporte activo, contra gradiente de concentración, lo que no deja de llamar la atención, ya que los niveles de aminoácidos en plasma sanguíneo (0,1-0,2 mM) son generalmente inferiores a los que se alcanzan en la luz intestinal.

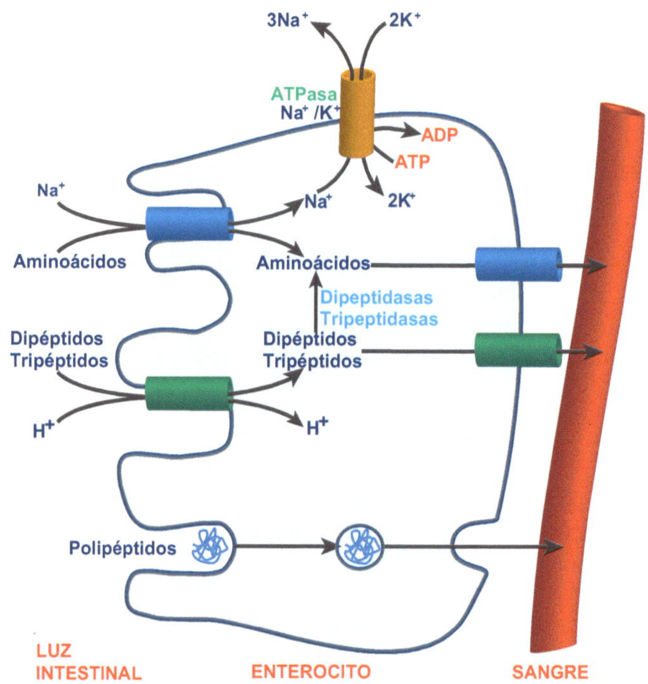

Fig. 18.8 **Absorción intestinal de aminoácidos, dipéptidos y tripéptidos por mecanismos de cotransporte.** Se indica también la posibilidad de absorción de polipéptidos (o incluso proteínas) por transcitosis.

18.5.2. Sistemas de transporte de aminoácidos y oligopéptidos en el enterocito

La absorción a través de la membrana luminal es un transporte facilitado que está mediado por un transportador o permeasa con estereoespecificidad (discriminación entre formas D y L de los aminoácidos) y dependencia de temperatura. Se han caracterizado tanto estructural como funcionalmente al menos siete transportadores diferentes y específicos para determinados aminoácidos o pequeños péptidos (tabla 18.1). Es lógica esta diversidad de sistemas de transporte si se tiene en cuenta la existencia de muchos aminoácidos diferentes. Hay transportadores para aminoácidos neutros con cadenas laterales pequeñas o polares, o bien aromáticas o hidrófobas; también hay transportadores para casos especiales, como son los iminoácidos o los β-aminoácidos; asimismo, otros se ocupan de los aminoácidos básicos o ácidos. Todos estos transportadores se encuentran en la mucosa ileal, mientras que en la mucosa yeyunal se sitúa un sistema de transporte inespecífico con gran afinidad para dipéptidos y tripéptidos.

Los sistemas de transporte de aminoácidos presentes en las microvellosidades del intestino delgado son análogos a los de los túbulos renales y otras localizaciones. Varios de ellos son dependientes de Na^+, de manera que este catión es absorbido a favor de un gradiente de potencial electroquímico a la vez que arrastra aminoácidos en contra de su gradiente de concentración. Posteriormente, el Na^+ es bombeado a través de la membrana basolateral, intercambiándose con K^+ gracias a la energía de hidrólisis de ATP, por la intervención de la Na^+/K^+-ATPasa. En esta membrana contraluminal hay también transportadores de aminoácidos que participan en procesos de difusión facilitada, a favor de gradiente. Por último, hay que resaltar que la difusión simple tiene un papel importante en el transporte de muchos aminoácidos a través de las dos membranas, luminal y contraluminal. El papel de la difusión simple es más relevante con gradientes de concentración elevados y en el caso de aminoácidos hidrofóbicos.

En lo que se refiere a dipéptidos y tripéptidos, su sistema de transporte a través de la membrana luminal del enterocito es un cotransporte de aminoácidos y H^+, cuyo gradiente electroquímico se mantiene gracias a un intercambiador de H^+/Na^+ presente en la membrana. Este tipo de transportador actúa también sobre aminopenicilinas (antibióticos β-lactámicos), por lo que es importante en su absorción tras la administración por vía oral. El hecho de que tras la ingesta prácticamente sólo se encuentren aminoácidos libres en sangre portal se debe a la hidrólisis intracelular de los dipéptidos y tripéptidos mediante dipeptidasas y tripeptidasas citoplasmáticas. Sin embargo, una pequeña proporción de estos oligopéptidos pasan intactos a la sangre, como ocurre con los que contienen prolina, hidroxiprolina o aminoácidos poco frecuentes, como la β-alanina (presente en carne de aves), carnosina o anserina. Se trata de malos sustratos para las peptidasas, y ello explica por qué algunos péptidos biológicamente activos pueden seguir ejerciendo su acción tras su administración por vía oral.

Como se indicó más arriba, es posible la absorción de polipéptidos o proteínas intactas en el ser humano durante la etapa neonatal. Así ocurre con proteínas de la dieta como albúmina, inmunoglobulinas G, factor intrínseco o ferritina que pueden desencadenar reacciones inmunológicas.

18.5.3. Enfermedades congénitas del transporte de aminoácidos

Se han descrito diferentes mutaciones que afectan a los sistemas de transporte de aminoácidos presentes en la membrana luminal de los enterocitos o de las células epiteliales de los túbulos renales. El caso más común es la enfermedad de Hartnup, que se detecta a los 3-5 años y fue llamada así por el apellido de la familia donde se describió por primera vez. Es autosómica recesiva y afecta al cromosoma 5. La frecuencia es 1/24.000 y los pacientes presentan disminución de la absorción intestinal y de la reabsorción renal de aminoácidos neutros. En consecuencia, hay una notable aminoaciduria de ese tipo de aminoácidos y se aprecia una deficiencia de aminoácidos esenciales y de nicotinamida. Los síntomas se parecen a los de la pelagra, con aparición de fotosensibilidad, ataxia cerebelosa o retraso mental. El tratamiento con dietas ricas en proteínas y suplemento de nicotinamida (50-250 mg diarios) posibilita una vida prácticamente normal. Otras patologías del transporte de aminoácidos son la cistinuria, aminoaciduria dibásica, aminoaciduria dicarboxílica o aminoglicinuria.

18.5.4. Metabolismo de los aminoácidos en el enterocito

Los aminoácidos procedentes de las proteínas de la dieta no salen en su totalidad del enterocito a la sangre portal puesto que sirven en parte para sintetizar proteínas o metabolizarse

Tabla 18.1 Transportadores de aminoácidos, dipéptidos y tripéptidos presentes en la membrana luminal de los enterocitos

Tipo de transportador	Moléculas transportadas
– Simportador para aminoácidos neutros con cadenas laterales pequeñas o polares (ASCT-1)	Alanina, serina, treonina
– Simportador para aminoácidos neutros con cadenas laterales aromáticas o hidrófobas	Fenilalanina, tirosina, metionina, valina, leucina, isoleucina
– Simportador para iminoácidos	Prolina, hidroxiprolina
– Simportador para β-aminoácidos	β-alanina, taurina
– Simportador para aminoácidos básicos y cistina	Lisina, arginina, cistina
– Simportador para aminoácidos ácidos (EAAT-3)	Ácido aspártico, ácido glutámico
– Simportador para dipéptidos y tripéptidos (PepT1)	Glicina-sarcosina, etc.

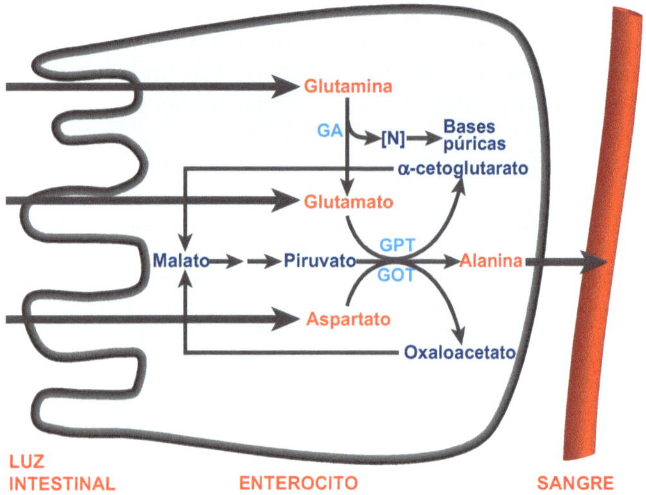

Fig. 18.9 Algunas transformaciones metabólicas de los aminoácidos en el epitelio intestinal. GA: *glutaminasa*; GOT: *glutamato oxalacetato transaminasa*; GPT: *glutamato piruvato transaminasa*.

para producir energía. Así, cerca del 10% de los aminoácidos absorbidos participan en el recambio de proteínas relacionado con la rápida descamación del epitelio intestinal y su reemplazo, así como con la síntesis de proteínas de secreción. En este sentido, es notoria la atrofia del epitelio intestinal en pacientes sometidos a nutrición parenteral.

Buena parte de los aminoácidos absorbidos sufren en el enterocito procesos de interconversión, de modo que llegan a la circulación enterohepática formas moleculares diferentes a las iniciales (fig. 18.9). Así ocurre con la glutamina, procedente tanto de la dieta como del plasma, que cede su nitrógeno amídico para su utilización en la síntesis de bases púricas. Por su parte, el glutamato y el aspartato sufren mayoritariamente un proceso de transaminación con piruvato, de modo que es la alanina el aminoácido que pasa a sangre portal. De hecho, puesto que estos dos aminoácidos dicarboxílicos actúan como neurotransmisores, podrían ser tóxicos para el cerebro si salieran del intestino al torrente circulatorio en cantidades importantes porque son mal capturados por el hígado.

Hay individuos muy sensibles a sobrecarga de glutamato, que presentan el llamado *síndrome del restaurante chino* o *síntoma del glutamato monosódico*. Los síntomas son enrojecimiento de la piel (rubor), palpitaciones cardíacas, presión facial y dolor en la cabeza (migraña) y en el pecho. Estos síntomas aparecen tras consumir comida china y no suelen ser graves. Pueden prevenirse parcialmente por administración de vitamina B_6 anterior a la ingesta del glutamato monosódico. El nombre se debe a que el glutamato monosódico es un saborizante de uso habitual en los restaurantes chinos, aunque no se ha demostrado que ésta sea realmente la causa de esa sintomatología.

18.5.5. Fermentación de proteínas en el colon

La eficacia de la digestión y absorción de proteínas es muy alta, y se puede llegar a un 94%. De hecho, sólo unos pocos gramos de proteína se eliminan diariamente por las heces en función de su calidad biológica y de las alteraciones que haya podido sufrir el alimento en los procesos tecnológicos a los que se le haya sometido.

Al colon humano llegan del orden de 5-20 g diarios de proteínas que tienen su origen en los alimentos (1-12 g) y en las propias secreciones pancreáticas y gastrointestinales (4-8 g). La flora intestinal allí presente lleva a cabo la fermentación de una buena parte de ellas, originando productos como: gases (H_2, CO_2) que se eliminan en el aire espirado y como flatulencia; NH_3, aminas y fenoles que pasan al medio interno o se eliminan en orina y heces; ácidos grasos de cadena corta (acetato, propionato, butirato), que se incorporan al medio interno o se eliminan por heces; o ácidos grasos ramificados, que se absorben con destino al medio interno. Cabe citar el amplio consumo actual de yogures y leches fermentadas que contienen *Lactobacillus Casei* o *Bifidobacterium Bifidum;* parte de estas bacterias llegan al colon, implantándose y mejorando la microbiota. De ahí surge su consideración de alimentos probióticos por estar suplementados con microorganismos que provocan efectos beneficiosos para el huésped y multiplican la microbiota intestinal.

18.6. DISTRIBUCIÓN DE AMINOÁCIDOS EN EL ORGANISMO

La mayor parte de los aminoácidos que se absorben pasan a la sangre portal para ser conducidos al hígado, donde son tratados convenientemente y distribuidos al resto del organismo (fig. 18.10). De hecho, existe una distribución característica de los aminoácidos en los diferentes compartimentos corporales y, en general, su concentración tisular es entre cinco y diez veces la plasmática. Durante el ayuno prolongado pueden aumentar mucho las concentraciones tisulares debido a la aceleración del catabolismo proteico.

La aminoacidemia o nivel de aminoácidos en plasma sanguíneo es el balance de un flujo de entrada de aminoácidos (absorción intestinal, proteólisis tisular, biosíntesis *de novo*) y otro de salida (síntesis de compuestos nitrogenados, catabolismo, excreción). En el hombre adulto es de 35-65 mg aminoácidos/100 ml de plasma y puede modificarse de manera selectiva o general. Aumenta tras una dieta hiperproteica, ayuno pro-

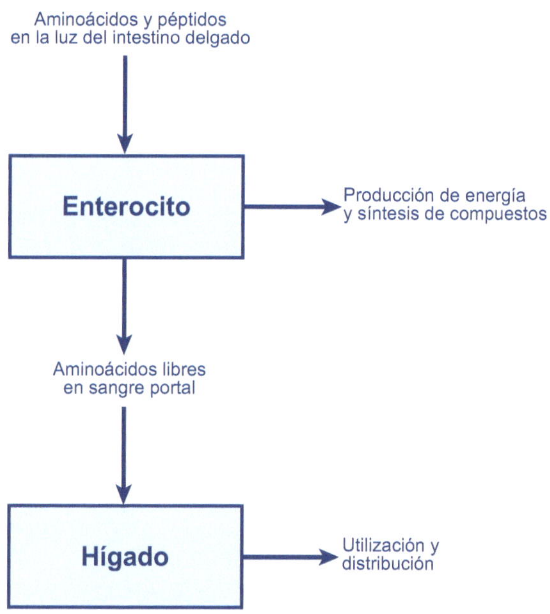

Fig. 18.10 Destino de los aminoácidos de las proteínas de la dieta.

longado y patologías hepáticas (utilización deficiente de aminoácidos) o renales (eliminación insuficiente de aminoácidos).

La aminoaciduria corresponde a la eliminación de aminoácidos por la orina, tanto en forma libre como conjugada. En condiciones normales alcanza valores del orden de 1,6 g/24 horas, lo que supone tan sólo el 1-2% del nitrógeno excretado por esta vía. Su valoración es interesante en enfermedades metabólicas congénitas, infecciones agudas, diabetes o hepatopatías.

RESUMEN

1. **Las proteínas de los alimentos de origen animal tienen mayor valor biológico que las vegetales por su mayor y más completo contenido en aminoácidos esenciales.**
2. **La digestión de las proteínas de la dieta permite que los aminoácidos libres lleguen al hígado para su distribución.**
3. **Los zimógenos pancreáticos se activan por proteólisis para poder actuar en la digestión de las proteínas.**
4. **En la superficie luminal de los enterocitos del intestino delgado hay diversos transportadores para la absorción selectiva de los diferentes aminoácidos y de los dipéptidos y tripéptidos derivados de la digestión proteica.**
5. **En el interior del enterocito se interconvierten y se utilizan en buena medida los aminoácidos procedentes de la digestión de proteínas antes de su paso a la circulación portal y al hígado.**

Bibliografía

Bergen WG, Wu G. Intestinal nitrogen recycling and utilization in health and disease. J Nutr. 2009;139:821-5.

Blachier F, Boutry C, Bos C, Tomé D. Metabolism and functions of L-glutamate in the epithelial cells of the small and large intestines. Am J Clin Nutr. 2009;90:814S-21S.

Broer A, Cavanaugh JA, Rasko JEJ, Broer S. The molecular basis of neutral aminoacidurias. Pflügers Arch Eur J Physiol. 2006;451:511-7.

Hundal HS, Taylor PM. Amino acid transceptors: gate keepers of nutrient exchange and regulators of nutrient signaling. Am J Physiol Endocrinol Metab. 2009;296:E603-613.

Johnson LR. Gastrointestinal physiology. 7ª ed. St. Louis: Elsevier-Mosby; 2007.

Mañas M, Martínez de la Victoria E, Gil A, Yago M, Mathers J. Aparato gastrointestinal. In: Gibney MJ, Mac Donald IA, Roche M, Nutrición y metabolismo. Zaragoza: Editorial Acribia; 2003.

Martínez de Victoria Muñoz E, Mañas Almendros M, Yago-Torregrosa MD. Fisiología de la Digestión. En: Gil A, Tratado de Nutrición. Tomo I: Bases fisiológicas y bioquímicas de la Nutrición. 2ª ed. Madrid: Editorial Médica Panamericana; 2010. p. 171-201.

Millward DJ, Layman DK, Tomé D, Schaafsma G. Protein quality assessment: impact of expanding understanding of protein and amino acid needs for optimal health. Am J Clin Nutr. 2008;87(suppl):1576S-1581S.

Mössner J. New advances in cell physiology of the exocrine pancreas. Dig Dis. 2010;28:722-8.

Wang WN, Qiao SY, Li DF. Amino acids and gut function. Amino Acids. 2009;37:105-10.

Degradación de proteínas endógenas. Destino del grupo amino y del esqueleto carbonado de los aminoácidos

Fernando Escrivá Pons

OBJETIVOS DE APRENDIZAJE

- **Comprender cómo mediante la degradación de las proteínas endógenas las células logran una serie de objetivos cruciales: evitar que se acumulen aquellas que han experimentado alteraciones en su estructura, obtener energía, etc.**
- **Entender que las proteínas se degradan por medio de diferentes mecanismos, en los que intervienen como importantes protagonistas dos componentes de la célula: los lisosomas y los proteasomas.**
- **Comprender que el resultado de la degradación de las proteínas es la liberación de los aminoácidos que las integran, que la célula los destina a la síntesis de nuevas proteínas, a la obtención de energía metabólica o a la producción de moléculas bioactivas.**
- **Entender el catabolismo de los aminoácidos, el destino del grupo amino y de la cadena carbonada. El primero se convierte en un producto atóxico y fácil de eliminar: la urea. La cadena se degrada para obtener energía y, eventualmente, convertirse en glucosa o cuerpos cetónicos.**

19.1. INTRODUCCIÓN

Las proteínas son compuestos fundamentales que cumplen una extensa variedad de funciones celulares. Su recambio metabólico es intenso, de manera que las células están permanentemente degradándolas y sintetizándolas; la intensidad a la que se producen estos procesos varía mucho en función del tipo de proteínas y otras circunstancias, y por ello ambos están rigurosamente regulados.

Para la degradación de las proteínas endógenas las células cuentan esencialmente con dos elementos: los lisosomas y los proteasomas. Los lisosomas son orgánulos repletos de hidrolasas, muchas de las cuales son proteasas. Su participación en el catabolismo proteico se produce por medio de tres mecanismos generales: macroautofagia, microautofagia y autofagia mediada por chaperonas, que se diferencian esencialmente en el procedimiento mediante el cual las proteínas a degradar alcanzan el interior de estos orgánulos.

Los proteasomas son estructuras multiproteicas especializadas en el catabolismo proteico; éste se produce en su compartimento interno, que funciona como verdadera cámara proteolítica. Las proteínas destinadas a este tipo de degradación deben experimentar un marcaje previo, consistente en la adquisición de una o más moléculas de un polipéptido, la ubiquitina.

Una vez liberados los aminoácidos componentes de las proteínas, son destinados a la síntesis de proteínas nuevas u otros compuestos, en general biológicamente muy activos, o a la obtención de energía. Los excedentes no se almacenan: la célula prosigue su degradación. Durante ese proceso, el grupo amino debe transformarse eficazmente en urea, minimizando la etapa en que dicho grupo esté presente como amonio, por tratarse de una especie muy tóxica. Las vías implicadas en la degradación de la cadena carbonada de los aminoácidos son diversas y complejas, aunque en su parte final todas ellas convergen en unos pocos productos; con esa degradación la célula genera energía metabólica; por otro lado, los hepatocitos pueden derivar una parte de la cadena carbonada hacia la síntesis de sustratos alternativos: glucosa y cuerpos cetónicos.

19.2. CATABOLISMO DE LAS PROTEÍNAS EN EL ORGANISMO

Las proteínas experimentan un intenso recambio metabólico: están sintetizándose y degradándose continuamente, de modo que cada día se renueva el 2% del contenido proteico total del organismo. Pero la vida media de las proteínas difiere para cada una de ellas y, además, depende de cada tipo celular. Así, las que forman parte de la matriz extracelular pueden llegar a conservarse durante meses, mientras que muchas de las enzimas sólo duran horas, minutos o incluso menos. Algunas circunstancias pueden modificar la vida media de las proteínas, especialmente el estado nutricional; cuando escasea el alimento, por ejemplo, su catabolismo se intensifica para que los aminoácidos liberados compensen la deficiencia. En las células coexisten dos sistemas alternativos para degradar las proteínas; los principales componentes celulares que intervienen en ellos son los lisosomas y los proteasomas, respectivamente.

19.3. DEGRADACIÓN LISOSOMAL

Una característica fundamental de los lisosomas es su abundante contenido de endopeptidasas (catepsinas), especialmene de tres tipos: *aspartil, cisteína- o serina-proteasas*. Se trata de enzimas muy activas en los lisosomas, porque su pH óptimo es ácido y en el lumen de estos orgánulos el pH es inferior al del citosol. La degradación de las proteínas en los lisosomas tiene lugar por medio de tres mecanismos diferentes: macroautofagia, microautofagia y autofagia mediada por chaperonas.

19.3.1. Macroautofagia

La macroautofagia, con frecuencia referida simplemente como autofagia, es la modalidad más importante y mejor conocida. Por ella se degradan las proteínas de vida media larga, así como los agregados proteicos, aunque también algunas moléculas no proteicas, orgánulos subcelulares, bacterias y virus.

La macroautofagia ocurre del siguiente modo: una porción de citoplasma es internalizada en una vesícula de 300-900 nm de diámetro rodeada de una membrana doble: el *autofagosoma*. Su destino es la fusión con los lisosomas para formar una vesícula mixta, el *autofagolisosoma*, en cuyo interior se produce la degradación de las proteínas; los productos resultantes son liberados al citosol. En la formación de los autofagosomas interviene inicialmente un subdominio de la membrana del retículo endoplásmático que actúa como plataforma para el anclaje de las múltiples proteínas que participan en esa formación. Es una región rica en fosfatidilinositol 3-fosfato (PI3P), que por su apariencia se denomina *omegasoma*. De esta región se desgaja el *fagoforo* o *membrana de aislamiento*, lámina membranosa de forma cóncava. Su aparición y crecimiento se producen mediante procesos dinámicos que requieren ATP. En ellos participan más de 30 proteínas, codificadas por unos genes denominados ATG (*autophagy related genes*), que han sido bien estudiados en la levadura *Saccaromyces cerevisiae,* en la que se designan con las siglas *atg* seguidas por una cifra. Estas proteínas van asociándose para constituir complejos, temporalmente anclados a las membranas en crecimiento. En la fusión con los lisosomas participa la membrana externa de estos orgánulos e intervienen también los microtúbulos del citoesqueleto. Tras la fusión, la membrana interna y la carga proteica son degradadas por las proteasas lisosomales. La figura 19.1A muestra el proceso con más detalle.

19.3.1.1. Regulación

Existe una actividad autofágica basal, de intensidad moderada, que debe incrementarse en algunas circunstancias. Tanto la autofagia basal como la estimulada son imprescindibles para la supervivencia celular, pero también son potencialmente peligrosas, por tratarse de procesos autodigestivos que pueden provocar la muerte de la célula; por ello, la autofagia está muy regulada. El mecanismo de regulación es bien conocido en los casos de déficit nutricional, circunstancias que fuerzan a la célula a utilizar sus propios materiales: en esos casos la autofagia se intensifica. Hay una proteína que actúa como sensor de los nutrientes disponibles por la célula: la quinasa TOR (*target of rapamycin*). Para que la autofagia aumente, ésta debe inactivarse; por el contrario, cuando TOR se activa –como ocurre si los nutrientes son abundantes o por la acción de los factores de crecimiento– la autofagia se inhibe. En este mecanismo están implicadas algunas de las proteínas necesarias para la génesis del autofagosoma. Un esquema detallado de la regulación se muestra en la figura 19.1B.

19.3.2. Microautofagia

Este proceso interviene tanto en la degradación de proteínas como de orgánulos subcelulares. En este tipo de autofagia no se forman vesículas libres en el citoplasma. El lisosoma capta directamente el material a degradar mediante una invaginación de su membrana. A continuación, la vesícula formada en su interior es atacada por las endopeptidasas. Como en el caso de la macroautofagia, la microautofagia también es un proceso que ocurre permanentemente en las células y su intensidad puede incrementarse en algunas circunstancias como, por ejemplo, cuando existe estrés celular. En la microautofagia también intervienen proteínas atg, aunque el mecanismo preciso es poco conocido en los mamíferos. Un aspecto interesante es que a través de la microautofagia pueden degradarse porciones pequeñas del núcleo, que son engullidas mediante invaginaciones lisosomales (micronucleofagia).

19.3.3. Autofagia mediada por chaperonas

Se trata de un tipo de autofagia para la degradación de proteínas que están solubilizadas en el citosol, las cuales ingresan en los lisosomas a través de su membrana. Pero sólo afecta a aquellas proteínas que contienen una secuencia-señal de cinco aminoácidos: LysPheGluArgGln (KFERQ) o similar. Al ser una degradación tan selectiva, la autofagia mediada por chaperonas interviene en algunos procesos muy específicos, como por ejemplo en el control génico mediante la degradación de ciertos factores de transcripción.

El mecanismo se esquematiza en la figura 19.2 y es el siguiente: la secuencia-señal de la proteína sustrato es reconocida en el citoplasma por un grupo de chaperonas y co-chaperonas. La más importante de ellas es hsc70, de la familia de proteínas de choque térmico; ésta primero interacciona con el ATP, cataliza su hidrólisis a ADP y queda asociada a él. El producto hsc70-ADP tiene alta afinidad por las proteínas que contienen la secuencia KFERQ y se asocia con ellas (fig. 19.2A). El complejo así formado es transportado hasta la membrana lisosomal, donde es reconocido por receptores específicos, como Lamp2 (*lysosomal membrane protein 2*). En la proximidad de la membrana la proteína sustrato se despliega para cruzarla y, una vez internalizada, el complejo se disocia y dicha proteína se degrada.

19.3.3.1. Regulación

La actividad basal de este tipo de autofagia puede incrementarse en algunas circunstancias, como ocurre, por ejemplo, frente a un déficit nutricional. Su intensidad está esencialmente relacionada con las cantidades presentes de algunas de las proteínas que participan en el proceso, como Lamp2a, que actúa como receptor en el lisosoma del complejo hsc70-proteína diana (fig. 19.2B). La proporción de Lamp2a depende de su síntesis *de novo*, de

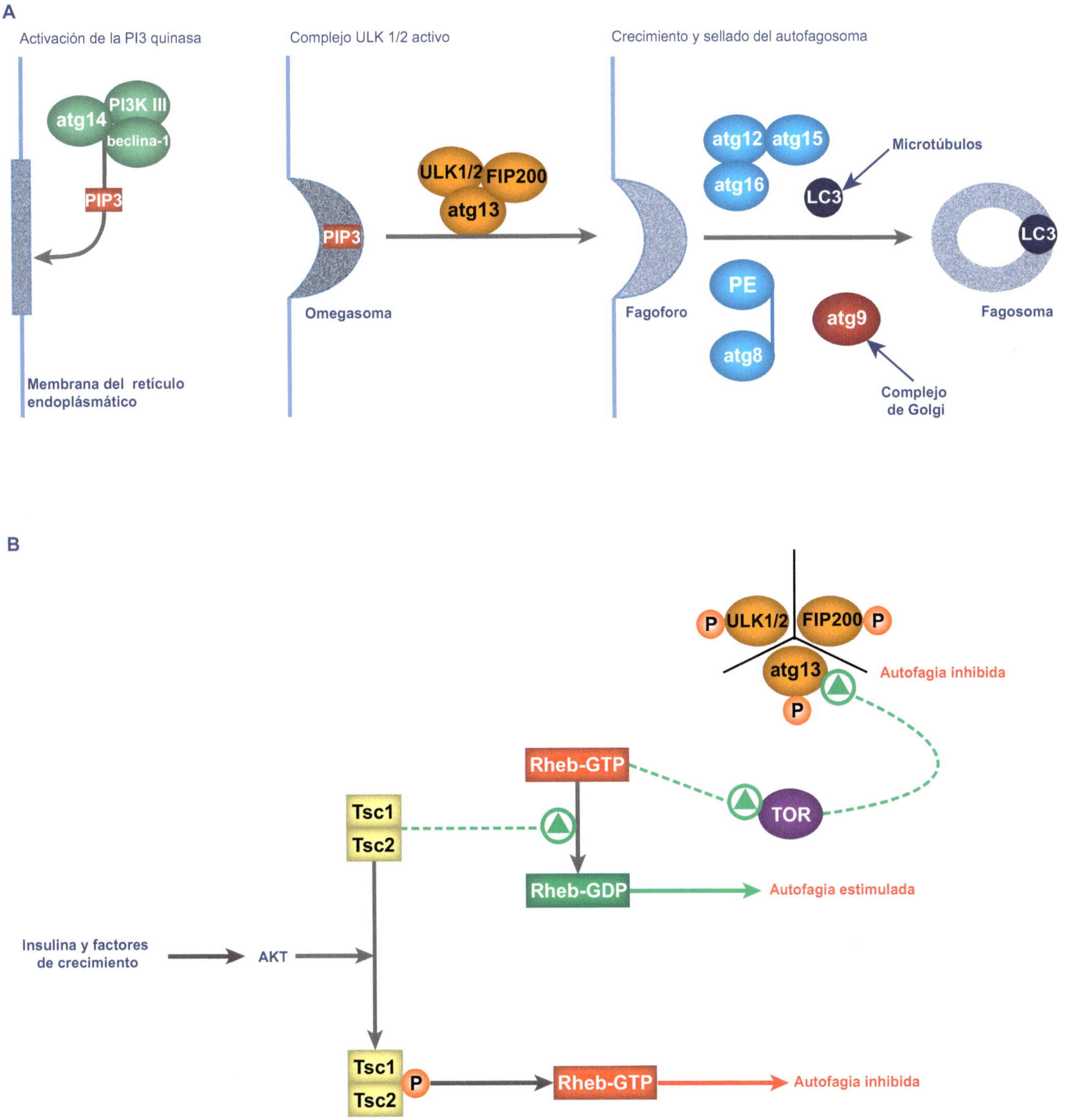

Fig. 19.1 Formación de los fagosomas y regulación de la autofagia. A. Los fagosomas se forman a partir de una región concreta de la membrana del retículo endoplásmico. Esta región se va enriqueciendo en fosfatidilinositol 3-fosfato (PIP3), por la acción de la *fosfatidilinositol 3-quinasa III* (PI3K III, que es característica de vesículas subcelulares), con la intervención de las proteínas atg14 y beclina-1, primero, y ULK 1/2, FIP200 y atg13 a continuación. El PIP3 aumenta la curvatura de esa región membranosa, formándose el *omegasoma* que después se desgaja como *fagoforo*. A medida que éste se expande va englobando materiales citoplasmáticos y se transforma en el *fagosoma*. En estas fases intervienen otras proteínas, entre ellas: atg8 (que se asocia a la fosfatidiletanolamina-PE-incorporándola a la bicapa, lo cual regula el tamaño de la membrana), atg9 (que proviene del complejo de Golgi y es la única transmembranosa), atg12, atg15, atg16 y LC3 (la única que permanece tras la liberación del fagosoma). **B.** TOR es una quinasa fundamental para controlar la intensidad de la autofagia. Rheb, una proteína G unida a GTP ejerce un efecto estimulante sobre TOR, de cuya actividad resulta la fosforilación en residuos de serina de las proteínas atg13 y ULK1/2, que a su vez fosforila a FIP200; ello bloquea su asociación e impide la formación del fagosoma. La insulina y los factores de crecimiento, como los IGF, a través de Akt, inducen la estimulación de TOR y así regulan a la baja la autofagia. El mecanismo implica la fosforilación del complejo Tsc1-Tsc2 por Akt; ello bloquea un efecto estimulante de ese complejo sobre la actividad GTP-ásica de Rheb. En esas condiciones, Rheb permanece unido a GTP estimulando a TOR, lo que inhibe la autofagia. Por el contrario, cuando el dímero Tsc1-Tsc2 no se encuentra fosforilado se incrementa la actividad GTPasa de Rheb, con lo que se estimula la autofagia.

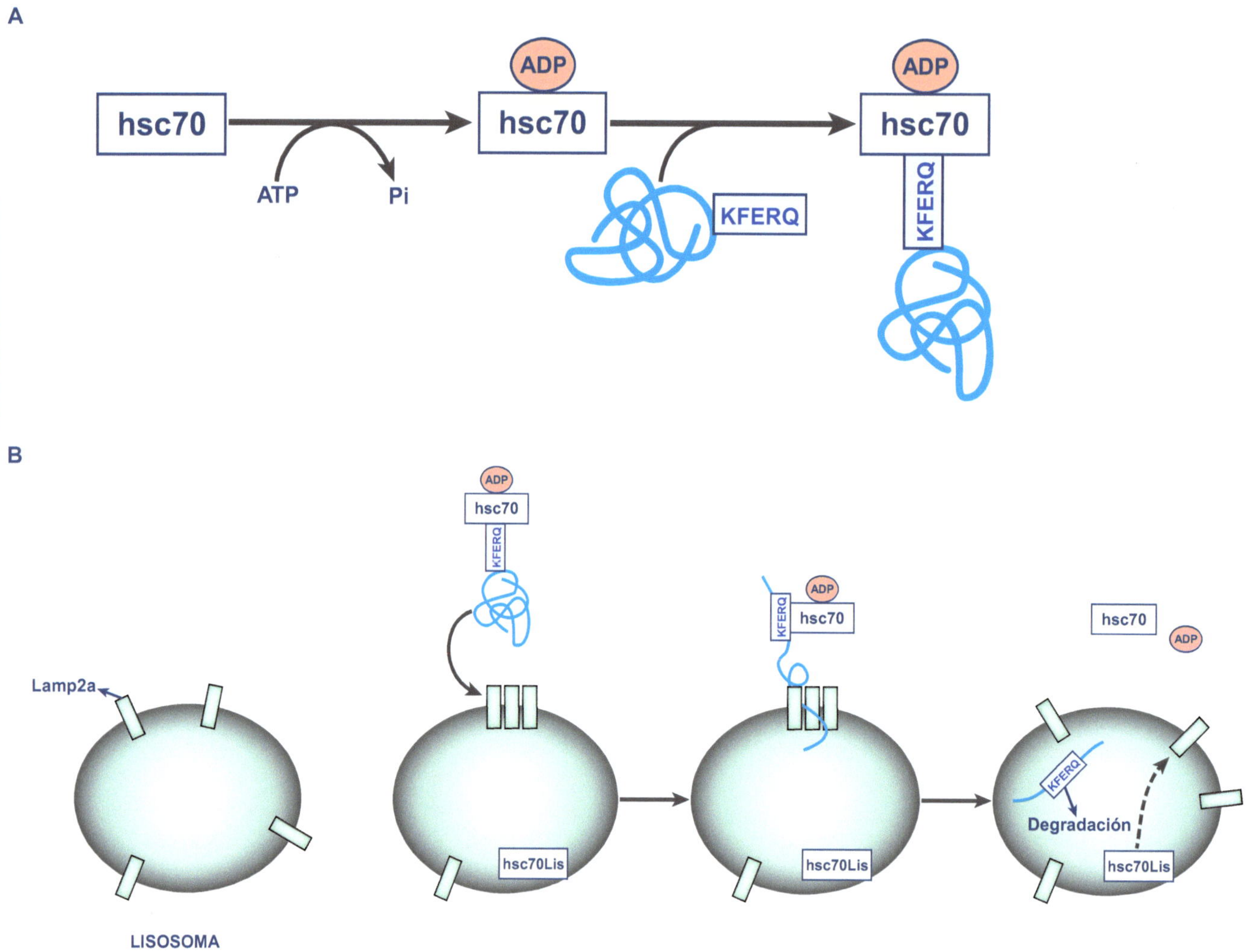

Fig. 19.2 Autofagia mediada por chaperonas. A. Las proteínas que se degradan por esta vía contienen la secuencia señal KFERQ. Son reconocidas por la chaperona hsc70, previamente unida al ADP. Este proceso en realidad es más complejo, ya que en él intervienen otras chaperonas de funciones poco conocidas. **B.** El conjunto interacciona con la membrana del lisosoma. En ésta se encuentra el receptor Lamp2a (*lysosomal membrane protein 2a*) que se polimeriza tras la unión al proteína-hsp70 para construir un complejo molecular capaz de transferir la proteína al interior del orgánulo. Sin embargo, antes de ingresar en éste debe producirse el despliegue de dicha proteína. La chaperona hsc70Lis, que es intralisosomal, induce finalmente la disociación de Lamp2a, que puede iniciar otro ciclo de captura.

un reservorio intralisosomal y también de su ubicación, ya que en la membrana lisosomal existen unos microdominios específicamente ricos en colesterol en los cuales esta proteína experimenta proteólisis. Por ello, cuando la autofagia debe activarse, Lamp2a se desplaza a otras regiones membranosas en donde está más protegida, para evitar esa degradación.

19.4. DEGRADACIÓN PROTEASÓMICA

Es el tipo de catabolismo proteico cuantitativamente más importante, mediante el cual se degradan proteínas citoplasmáticas, nucleares y del retículo endoplásmico, en particular las que tienen una vida media corta. Para este tipo de degradación, la mayoría de ellas (aunque no todas) debe unirse previamente a la ubiquitina, un péptido de 8,5 Kd, muy estable y conservado a lo largo de la evolución. En la unión están implicados el carboxilo de su glicina terminal y el ε-NH_2 de la cadena lateral de lisinas de la proteína sustrato. El proceso consta de las siguientes etapas (fig. 19.3A):

- Activación de la ubiquitina, que se asocia con la enzima activadora E1 por medio de una unión de tipo tioéster. En esta etapa se consumen dos enlaces de alta energía del ATP. La proteína enzimática E1 constituye una especie única, producto de un solo gen.
- Transferencia de la ubiquitina a una enzima conjugadora E2, a la que se une mediante otro enlace tioéster. Existen unos veinte enzimas de tipo E2 diferentes.
- Transferencia de la ubiquitina a la proteína sustrato, catalizada por la ligasa E3, de la que se conocen más de cien isoformas. En esta etapa tiene lugar la selección de las proteínas que se van a degradar, proceso basado en la presencia en su secuencia de unos determinantes estructurales denominados *degrones*.

La cantidad y disposición de los restos de ubiquitina que se asocian a la proteína son factores variables, porque la ubiquitinación puede ocurrir una vez (*monoubiquitinación*) o repetirse (*multiubiquitinación*). Además, la propia ubiquitina contiene siete lisinas susceptibles de ubiquitinación, lo cual permite que en una proteína se sitúen cadenas de ésta (*poliubiquitinación*). Son importantes al respecto las lisinas de las posiciones 48 y 63; la cadena situada en la primera es más compacta que la que se une a la posición 63, cuya estructura resulta más extendida

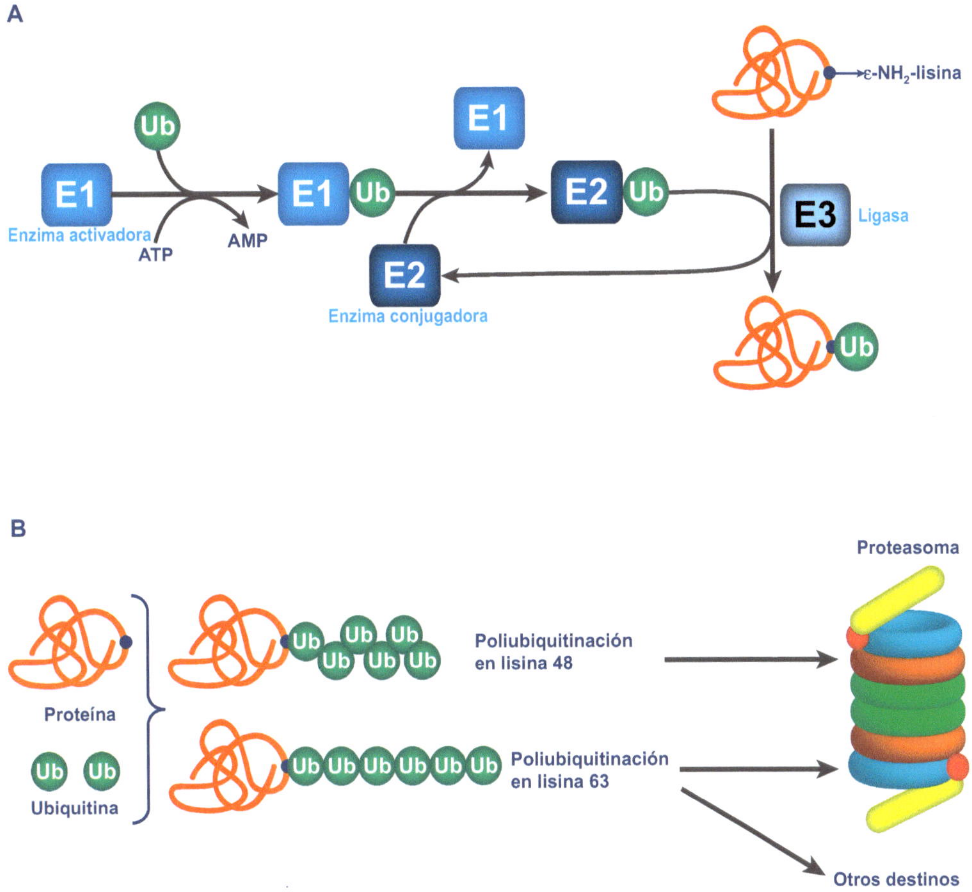

Fig. 19.3 Procesos de ubiquitinación. A. Mediante la actuación secuencial de las siguientes enzimas: enzima activador (E1), enzima conjugador (E2) y ligasa (E3), uno o más restos de ubiquitina son transferidos a una proteína sustrato. En la unión intervienen los grupos ε-NH_2 de restos de lisina presentes en la proteína y el carboxilo de la glicina terminal de la ubiquitina. **B.** La ubiquitina puede formar cadenas constituidas por varias unidades (poliubiquitinas), ya que en su propia secuencia existen restos de lisina. El tipo de unión por el que están asociadas las ubiquitinas en esas cadenas determina su estructura, lo cual es una característica importante porque influye en el destino de la proteína sustrato: degradación proteasómica u otros.

(fig. 19.3B). La presencia de cuatro ubiquitinas o más en una proteína unidas por la lisina 48 implica para ella, de manera definitiva, un destino degradativo en el proteasoma; en cambio, la unión por la lisina 63 puede determinar que la proteína tenga otros destinos, como, por ejemplo, situarse en un compartimento subcelular específico (fig. 19.3B). Hay que señalar que la ubiquitinación a veces destina a una proteína a su degradación lisosomal, especialmente en el caso de las proteínas de membrana.

19.4.1. Estructura de los proteasomas

Los proteasomas son macroestructuras abundantes en los eucariotas y también presentes en algunos procariotas cuya función es la degradación de las proteínas: las que son defectuosas y las de vida media corta, especialmente las que intervienen en algunos procesos importantes, como el ciclo celular, la reparación del DNA, la apoptosis, la presentación de antígenos y otros. La composición de los proteasomas es compleja: están integrados por unas 70 proteínas y constan de dos partes: *cuerpo central* (o *partícula nuclear*) y *complejo regulador* (o *partícula reguladora*), designadas también por sus coeficientes de sedimentación como *proteasomas 20S* y *19S*, respectivamente (fig. 19.4). El cuerpo (20S) tiene aspecto de barril y está formado por cuatro anillos apilados que forman un canal central de 5 nm de diámetro, llamado *cámara proteolítica*. El complejo regulador está situado en uno o en ambos extremos del cuerpo central. El conjunto constituye el *proteasoma 26S*. Cada anillo del cuerpo central está compuesto por siete subunidades proteicas; las de los anillos extremos se designan como α1, α2, etc., y las de los

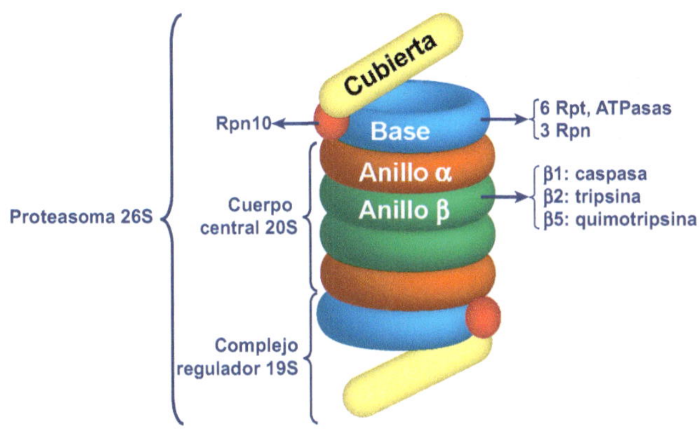

Fig. 19.4 Estructura de los proteasomas. El proteasoma 26S completo consta de un cuerpo central 20S y de dos complejos reguladores 19S situados en los extremos del cuerpo. Este último está formado por cuatro anillos apilados; los dos de los extremos están constituidos por siete subunidades proteicas de tipo α y los dos centrales por otras siete de tipo β. En cada complejo regulador 19S, cuyas subnunidades se denominan *S* en mamíferos y *Rp* en *S. cerevisiae* (que es la especie donde se ha estudiado mejor) se distinguen dos subcomplejos: la base y la cubierta (o tapa). La base está formada por nueve subunidades, de las cuales seis tienen actividad ATPasa (Rpt) y forman un anillo que se une al cuerpo central por el N-teminal de las subunidades α, y tres sin actividad ATPasa (Rpn). La cubierta consta de nueve subunidades, todas ellas carentes de esa actividad. La subunidad Rpn10, de ubicación incierta, estabiliza la unión entre la base y la cubierta. El cuerpo central tiene aspecto de barril, con una cavidad central que actúa como cámara proteolítica. En las subunidades β1, β2 y β5 de los anillos centrales residen las actividades proteolíticas de la cámara, que son de tipo caspasa, tripsina y quimotripsina, respectivamente.

anillos centrales como β1, β2, etc. Las primeras constituyen los elementos de anclaje para los complejos reguladores, además de actuar como puerta de entrada de las proteínas sustrato a la cámara proteolítica. Los extremos N de esas subunidades α forman una red que provoca el estrechamiento del canal. La actividad proteolítica de los proteasomas reside en las subunidades β1, β2 y β5; éstas poseen un resto de treonina en su sitio catalítico que actúa como reactivo nucleofílico. Catalizan la hidrólisis de los enlaces peptídicos cuyo grupo carbonilo pertenezca a un aminoácido ácido, básico o hidrofóbico, actuando como enzimas de los tipos caspasa, tripsina y quimotripsina, respectivamente.

El proteasoma 20s carece de actividad si los complejos reguladores no están integrados en uno de sus extremos o en los dos, ya que esos complejos son las estructuras que permiten el acceso de las proteínas a su interior; para ello, éstas deben unirse a los extremos N de las subunidades α. Existen varias clases de complejos reguladores, que originan diferentes tipos de proteasomas; el complejo 19S forma parte del tipo más frecuente. El complejo regulador ejerce muchas funciones: reconoce y desnaturaliza las proteínas a degradar, recorta y separa las cadenas de ubiquitina, abre la cámara proteolítica, introduce en ella la proteína sustrato y, probablemente, también regula la salida de los productos. Este complejo posee una base y cubierta formadas a su vez por varias subunidades. En la cubierta se encuentran algunas que poseen actividad ATPásica. Un esquema detallado del complejo regulador se muestra en la figura 19.4. Las subunidades del complejo regulador se designan S en los mamíferos y Rp en *S. cerevisiae*, que es la especie en donde mejor se han estudiado. Se compone de dos subcomplejos: la *base* y la *cubierta* (o *tapa*). La base está formada por nueve subunidades proteicas, de las cuales seis son ATPasas (Rpt) y forman un anillo hexamérico que se une al cuerpo central del proteasoma por el extremo N de sus subunidades α; las otras tres subunidades carecen de actividad ATPásica (Rpn). La cubierta contiene nueve subunidades no ATPásicas. Existe, además, otra subunidad denominada Rpn10, que estabiliza la unión entre base y cubierta (fig. 19.4).

La asociación de otras clases de complejos reguladores al cuerpo central 20S origina diferentes tipos de proteasomas con diversas funciones.

19.4.1.1. Mecanismo de degradación proteasómica

Debido a la estrechez del cuerpo central 20S, las proteínas globulares ubiquitinadas no pueden acceder directamente a la cámara proteolítica, sino que deben ser previamente desubiquitinadas y desnaturalizadas. Las ATPasas del complejo regulador 19S intervienen en ambos procesos, ya que requieren energía. Con ello, además, se recicla la ubiquitina. La apertura del canal se produce mediante un cambio conformacional que determina que los extremos C de las ATPasas se proyecten hacia el interior del mismo y rompan las interacciones entre los extremos N de las subunidades α causantes, como se ha indicado, de su estrechez. Cuando la proteína alcanza la cámara proteolítica, las subunidades β1, β2 y β5 catalizan su degradación. Como resultado final no se producen aminoácidos libres sino oligopéptidos, suficientemente pequeños para difundir al citoplasma o al nucleoplasma; su degradación definitiva es catalizada ulteriormente por peptidasas solubles. Los proteasomas también degradan proteínas no ubiquitinadas, aunque el mecanismo para su acceso a la cámara proteolítica no se conoce bien.

19.4.1.2. Ensamblaje de los proteasomas

Cada una de las subunidades del proteasoma está codificada por un gen diferente, y todas ellas se transcriben de manera coordinada. El ensamblaje de los componentes del proteasoma es muy complejo. En primer lugar se asocian las subunidades α y forman uno de los anillos externos del cuerpo central. Éste sirve de plataforma para la integración de las subunidades β y la consecuente construcción del otro anillo. Una vez generada la mitad del proteasoma 20S, ésta se dimeriza para originar el cuerpo central completo. En este proceso, así como en la asociación posterior de los complejos reguladores, intervienen chaperonas y otras proteínas cuya unión al proteasoma es más débil.

19.5. CATABOLISMO DE LOS AMINOÁCIDOS

Los procesos descritos hasta aquí generan aminoácidos libres (fig. 19.5), lo mismo que ocurre durante la digestión de las proteínas contenidas en los alimentos. Algunos aminoácidos sirven para producir moléculas activas, como hormonas y neurotransmisores; otros se utilizan directamente para sintetizar proteínas nuevas. Cumplidos esos fines, los aminoácidos excedentes no se almacenan como tales ni como proteínas de reserva. Ello supone una diferencia notable con respecto a los glúcidos y lípidos, de los cuales existen importantes depósitos en algunos tejidos (glucógeno, triglicéridos). Por otra parte, los aminoácidos tampoco pueden ser excretados. En consecuencia, los que están en exceso se degradan para generar energía metabólica, contribuyendo en un 10-15% al total de la producida por el organismo; de hecho, en algunas condiciones, como el ayuno prolongado, esta proporción aumenta. Además de todo ello, una parte de la cadena carbonada puede ser precursora de glucosa y/o cuerpos cetónicos. El destino y el metabolismo del grupo α-amino y de la cadena carbonada son muy diferentes y tienen significaciones distintas para el organismo, por lo que conviene estudiarlos por separado.

19.5.1. Destino del grupo amino

La primera reacción que experimentan los aminoácidos en su catabolismo consiste en la separación de su grupo amino. En términos cuantitativos esto se produce principalmente en el hígado, en donde confluyen los aminoácidos liberados en los distintos tejidos. Hay una buena razón para ello: cuando el grupo amino se separa del aminoácido se convierte transitoriamente en amonio. Ésta es una especie neurotóxica que solamente el hígado puede transformar eficazmente en urea, sustancia atóxica que se excreta por la orina.

En general, la pérdida del grupo α-amino se produce mediante reacciones de transaminación que lo transfieren desde el aminoácido a un 2-oxoácido; así, el aminoácido donante se convierte en su 2-oxoácido, mientras que el 2-oxoácido aceptor se transforma en el correspondiente aminoácido (fig. 19.6). Se trata de reacciones reversibles catalizadas por aminotransferasas (o comúnmente transaminasas), enzimas cuyo cofactor es el piridoxal-fosfato, un derivado de la vitamina B_6. Aunque existen transaminasas específicas para casi todos los aminoácidos, en la mayoría de los casos el aceptor del grupo amino es el 2-oxoglutarato, que se convierte en glutamato (fig. 19.6).

Por lo tanto, el 2-oxoglutarato es el principal aceptor de los grupos amino que se separan de los aminoácidos. Una vez formado, el glutamato es transferido a la mitocondria. Hay

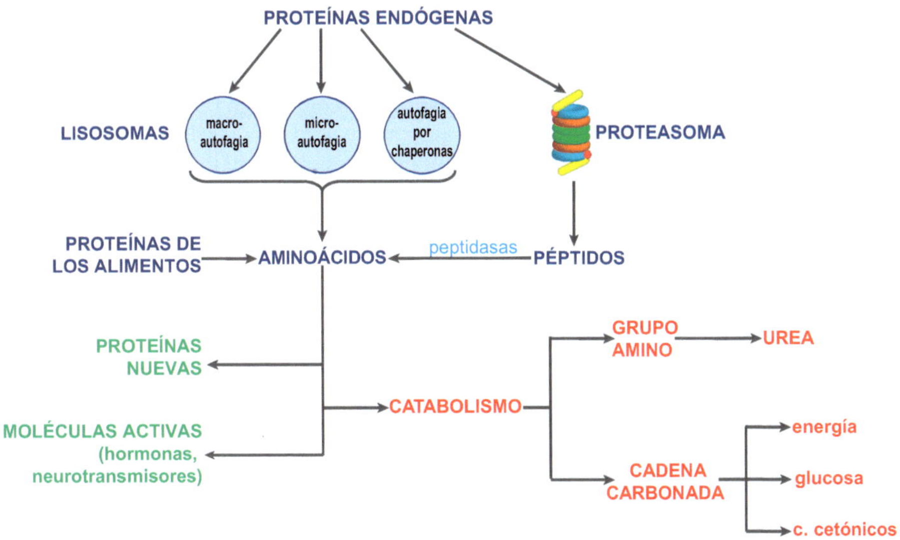

Fig. 19.5 Esquema de la degradación de las proteínas endógenas. Las proteínas endógenas se degradan mediante dos procedimientos generales en los que intervienen los lisosomas y los proteasomas, respectivamente. En el primer caso se descomponen totalmente en sus aminoácidos integrantes; en cambio, los proteasomas sólo efectúan una degradación parcial, completada después por peptidasas citoplasmáticas. Los aminoácidos resultantes, junto con los que proceden de las proteínas de la dieta, son utilizados por los tejidos con fines diversos: síntesis de nuevas proteínas, producción de moléculas biológicamente activas o ser directamente degradados. En este último caso, los metabolismos del grupo amino y de la cadena carbonada tienen significaciones muy diferentes. El primero se convierte en urea, mientras que la cadena carbonada se usa para obtener energía y/o producir sustratos alternativos, como glucosa o cuerpos cetónicos.

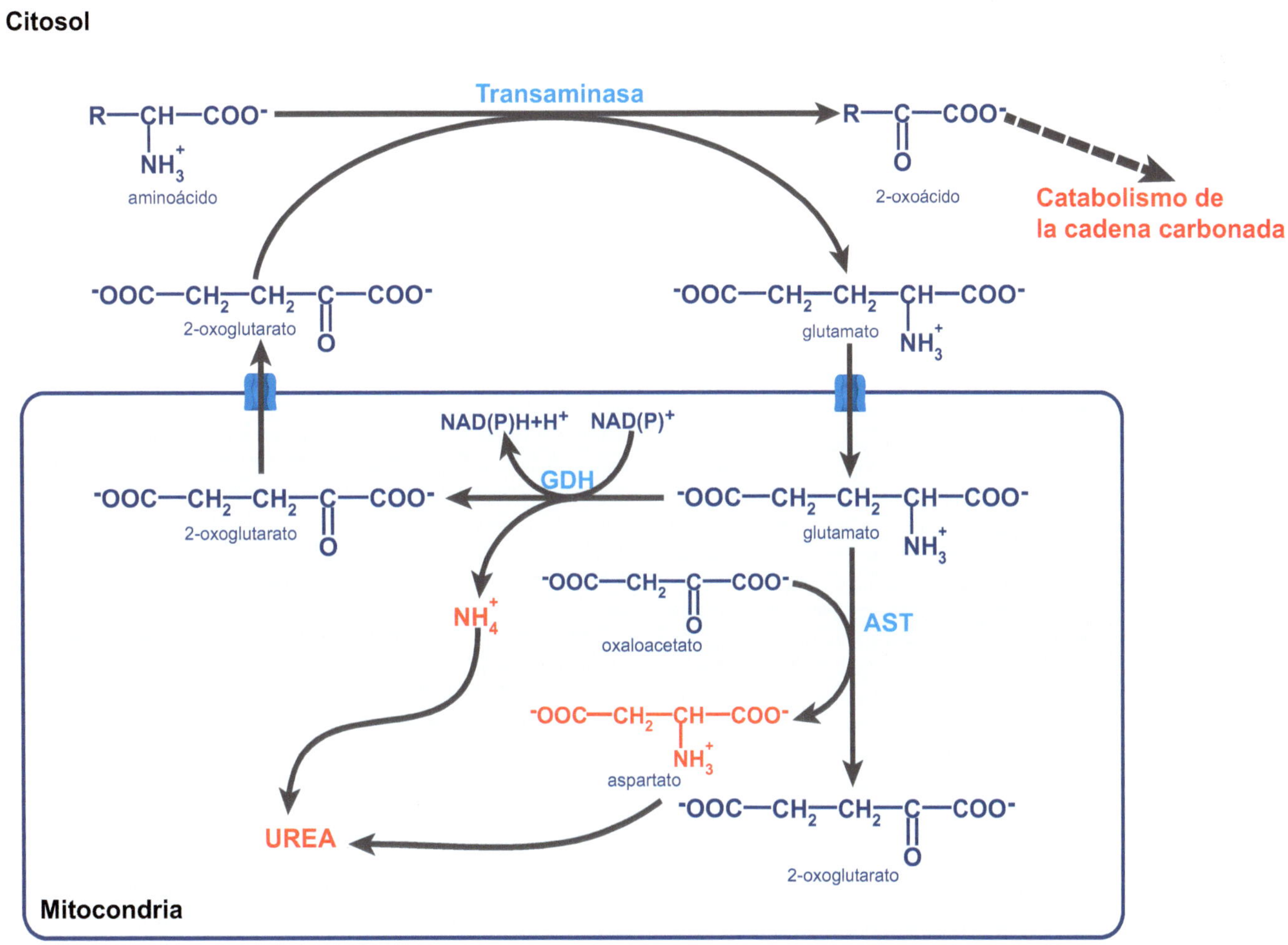

Fig. 19.6 Separación del grupo amino de los aminoácidos. La separación del grupo amino de los aminoácidos se produce mediante un proceso de transaminación, en el cual dicho grupo es transferido a un 2-oxoácido, generalmente el 2-oxoglutarato. Con ello, a partir de un aminoácido, se origina su correspondiente α-oxoácido y el 2-oxoglutarato se convierte en glutamato. Las aminotransferasas o transaminasas, enzimas que catalizan esta reacción, son muy activas en el citosol. El glutamato formado se introduce en la mitocondria, donde en parte experimenta una reacción de desaminación oxidativa, catalizada por la *glutamato deshidrogenasa* (GDH). En esta reacción, el grupo amino se desprende directamente como amonio y se regenera 2-oxoglutarato. La GDH puede utilizar indistintamente NAD^+ o $NADP^+$ como cofactores. Otra parte del glutamato mitocondrial experimenta un proceso de transaminación, en el cual cede el grupo amino al oxaloacetato, intermediario del ciclo del ácido cítrico, que se transforma así en aspartato. Esta reacción es catalizada por la *aspartato aminotransferasa* (AST). En consecuencia, los grupos amino liberados de los aminoácidos van a ser dirigidos a las mitocondrias, en donde finalmente se encuentran bajo dos formas: en parte como amonio y en parte incorporados al aspartato. Estos procesos ocurren en el hígado, único órgano capaz de utilizar estos compuestos nitrogenados para sintetizar urea.

transaminasas tanto en el citosol como en las mitocondrias, pero son más activas en el primero, por lo que la mayoría de las transaminaciones se producen en el citosol. Existe una importante excepción: el oxaloacetato, que es un oxoácido intermediario del ciclo del ácido cítrico, recibe el grupo amino del glutamato esencialmente en la mitocondria, convirtiéndose en aspartato; la reacción está catalizada por la *aspartato aminotransferasa* (AST) (fig. 19.6).

Aproximadamente la mitad del glutamato que es transferido a las mitocondrias pierde el grupo amino, transfiriéndolo al oxaloacetato que, como se ha indicado, se convierte en aspartato. La otra parte del glutamato mitocondrial experimenta un proceso diferente. Su grupo amino se separa a través de una reacción conocida como desaminación oxidativa. En ésta, ese grupo amino se desprende directamente como amonio y se regenera 2-oxoglutarato (que puede ser exportado al citosol para participar en nuevas transaminaciones). La *glutamato deshidrogenasa* (GDH) cataliza este proceso, una enzima de la matriz mitocondrial que en los eucariotas puede utilizar como cofactores NAD^+ o $NADP^+$ indistintamente (fig. 19.6).

La GDH es regulada alostéricamente por varios efectores, que adaptan la actividad de esta enzima tanto al contenido energético como a la disponibilidad de aminoácidos por la célula. Así, cuando el contenido energético es elevado, el GTP –que actúa como modulador negativo– inhibe la GDH. Por el contrario, si la energía disminuye, el ADP se encontrará incrementado y éste funciona como activador. La leucina, aminoácido abundante tras una ingesta rica en proteínas, también incrementa la actividad de la GDH, favoreciendo el catabolismo de los muchos aminoácidos proporcionados por este tipo de dieta. La reacción de desaminación oxidativa en el hígado está esencialmente desplazada hacia la liberación de amonio (fig. 19.6) debido a que éste se convierte rápidamente en urea.

19.5.2. Ciclo de la urea

La síntesis de la urea y su excreción renal son procesos cuya finalidad en el ser humano es limitar la concentración de amonio en el medio interno. Sin embargo, para lograr ese objetivo no se ha llegado evolutivamente a la misma solución en todas las especies animales. Las que son acuáticas excretan directamente ese catión tóxico desde la sangre branquial al agua, en donde queda muy diluido. Otras especies, como las aves y los reptiles terrestres, integran el nitrógeno de los aminoácidos en el ácido úrico que, debido a su baja solubilidad, se excreta bajo la forma de una pasta densa. Estas modalidades de eliminación del nitrógeno aminoacídico se designan como: *ureotelia*, *amoniotelia* y *uricotelia*, respectivamente. La urea tiene que eliminarse junto con una gran cantidad de agua, lo que hace indispensable la disponibilidad suficiente de ésta para la vida del ser humano y de otros animales terrestres.

La síntesis de la urea se produce mediante un conjunto de reacciones que forman un ciclo metabólico, descubierto por Krebs y Henseleit en 1932. La mayoría de las enzimas que intervienen en el ciclo se expresa tanto en el hígado como en los tejidos extrahepáticos, pero en estos últimos dichas enzimas cumplen funciones distintas a la ureogénesis como, por ejemplo, la síntesis de arginina. El ciclo de la urea completo se produce casi exclusivamente en el hígado ya que una de las enzimas requeridas, la *arginasa*, sólo se expresa de manera notable en los hepatocitos, sobre todo en los periportales.

Una parte de la ureogénesis transcurre en las mitocondrias y otra en el citosol (fig. 19.7). La primera reacción no pertenece propiamente al ciclo de la urea, pero es un proceso crucial porque en ella se origina el sustrato que lo inicia y, además, constituye una etapa clave para su regulación. En esta reacción, que ocurre en la matriz mitocondrial, se incorpora al proceso uno de los dos nitrógenos que contiene la urea, el del amonio procedente de la desaminación oxidativa (es decir, de la acción de la GDH sobre el glutamato; fig. 19.6). El ión amonio (NH_4^+) reacciona con el CO_2 (hidratado como bicarbonato, HCO_3^-) procedente del metabolismo oxidativo o de la descarboxilación de los aminoácidos, que es la especie que aporta el carbono que contiene la urea. Esta reacción es catalizada por la *carbamoilfosfato sintetasa I* (CPS-I), y en ella se forma el carbamoilfosfato (fig. 19.7). En la reacción participan dos moléculas de ATP, una para activar el bicarbonato y otra para proporcionar el resto de fosfato del carbamoilfosfato, pasando por una etapa intermedia de formación del carbamato tras la unión del NH_4^+ (fig. 19.8). Se trata de un proceso esencialmente irreversible, una característica importante porque conlleva una fuerte tendencia a que el NH_4^+ se consuma rápidamente y de ese modo permanezca poco tiempo como especie libre. A su vez, la CPS-I es activada alostéricamente por el N-acetilglutamato. Hay una CPS-II citosólica, independiente de este cofactor, que utiliza el nitrógeno del glutamato en vez de NH_4^+ y está implicada en la biosíntesis de las pirimidinas.

El carbamoilfosfato actúa como donador del grupo carbamilo a la ornitina, un aminoácido que no forma parte de las proteínas, cuya única función es actuar como soporte molecular para la síntesis de la molécula de urea. El nitrógeno situado en su posición δ lleva a cabo un ataque nucleofílico sobre el carbamoilo del carbamoilfosfato, actuando la *ornitina transcarbamilasa* (*ornitina-carbamoil transferasa*) como catalizador. Así se produce citrulina, otro aminoácido que tampoco es proteinogénico (fig. 19.7).

Las siguientes etapas del ciclo de la urea transcurren en el citosol. La citrulina es transferida a este compartimento mediante un transportador que sólo se expresa en las mitocondrias hepáticas. Sobre esta molécula se produce la entrada del segundo nitrógeno que contiene la urea, procedente del aspartato. El aspartato citosólico se condensa con la citrulina gracias a la *arginino-succinato sintetasa* para formar arginino-succinato. En la reacción se hidroliza ATP, produciéndose AMP y pirofosfato, cuya consecuente ruptura hidrolítica es catalizada por la *pirofosfatasa* (fig. 19.7).

El arginino-succinato se rompe no hidrolíticamente en la reacción siguiente, gracias a la *arginino-succinato-liasa* (*argininosuccinasa*). Con ello, la parte de su esqueleto carbonado que procedía del aspartato se separa bajo la forma de fumarato; además, en esta reacción se sintetiza arginina (fig. 19.7).

La arginina se encuentra en todas las células; pero este aminoácido sólo puede actuar como precursor de la urea en el hígado gracias a la presencia, exclusivamente en ese órgano, de *arginasa*, la enzima que cataliza la hidrólisis de su grupo guanidínico; así se forma urea y se regenera la ornitina (fig. 19.7).

La ornitina es transferida a la mitocondria por la misma proteína que exporta citrulina al citosol, en un proceso de intercambio. De ese modo el ciclo puede reiniciar otra vuelta. La urea producida difunde a la sangre y llega a los riñones para ser excretada.

19.5.2.1. Relaciones entre los ciclos de la urea y del ácido cítrico

El fumarato liberado en el citosol durante la ureogénesis también interviene en el ciclo del ácido cítrico, lo que conlleva la existencia de una conexión entre ambos procesos, como

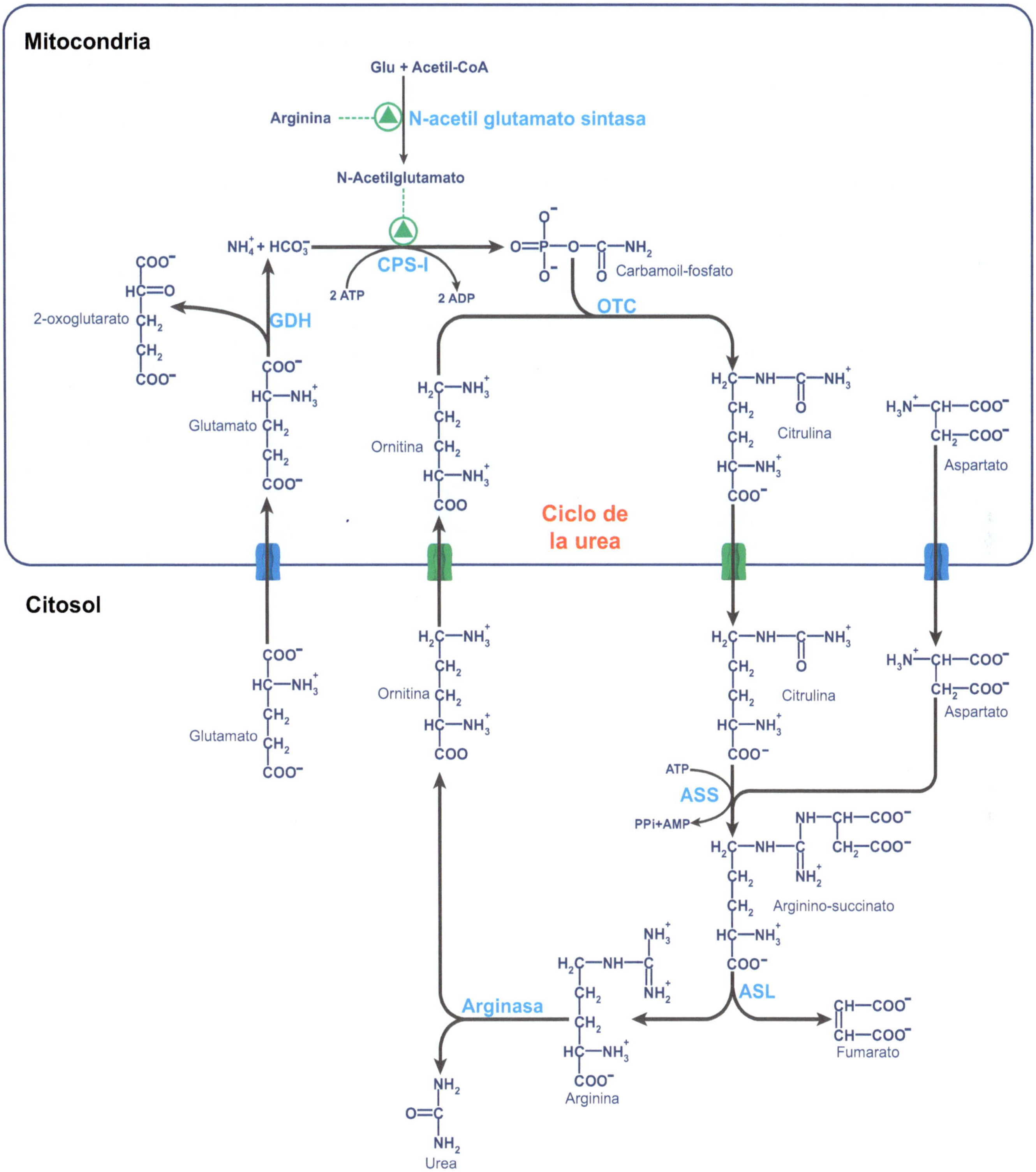

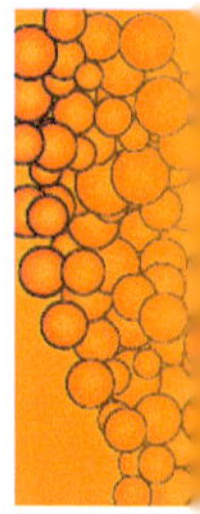

Fig. 19.7 Ciclo de la urea. La urea se produce esencialmente en el hígado, mediante una serie de reacciones que constituyen un ciclo metabólico. Una parte de estas reacciones tiene lugar en la mitocondria y otra parte en el citosol, y es en este último compartimento donde finalmente se sintetiza la urea. Para iniciar el ciclo se requiere la formación de carbamoil-fosfato a partir de amonio y bicarbonato. En el proceso participan las siguientes enzimas: *glutamato deshidrogenasa* (GDH), *N-acetil glutamato sintasa* y *carbamoil-fosfato sintetasa I* (CPS-I). A su vez, a partir del carbamoil-fosfato, el resto de las enzimas que participan en el ciclo de la urea son: *ornitina transcarbamilasa* (OTC), *arginino-succinato sintetasa* (ASS), *arginino-succinato liasa* (ASL), y arginasa. Además, para la ureogénesis se requiere la participación de dos transportadores de naturaleza proteica, el transportador de glutamato-aspartato (en azul) y el transportador de citrulina-ornitina (en verde).

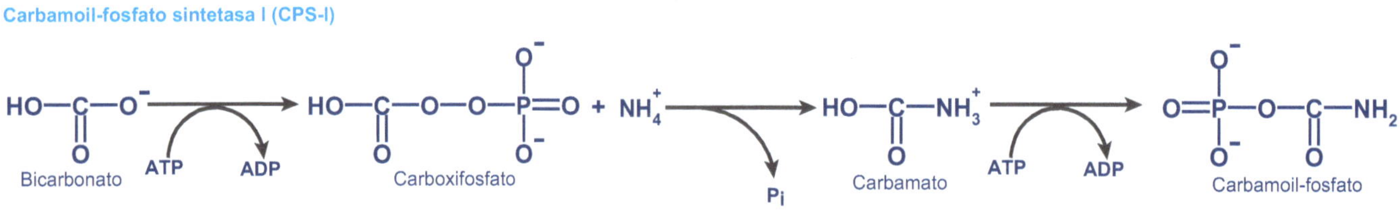

Fig. 19.8 Desglose de la reacción catalizada por la carbamoil-fosfato sintetasa I (CPS-I) en la síntesis de carbamoil-fosfato a partir de bicarbonato e ión amonio.

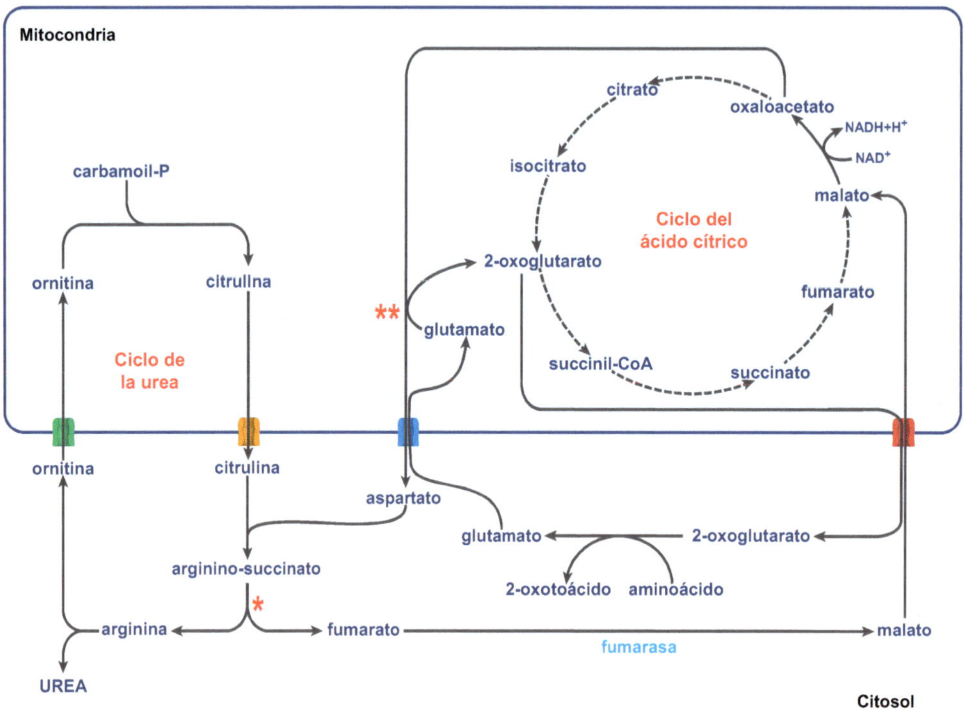

Fig. 19.9 Relaciones entre los ciclos de la urea y del ácido cítrico. Existen dos importantes puntos de conexión entre ambos ciclos. En una de las reacciones de la ureogénesis se produce fumarato en el citosol: concretamente, cuando se rompe la estructura del arginino-succinato [*] (v. fig. 19.7). El fumarato puede integrarse en el ciclo del ácido cítrico, que transcurre en la mitocondria. Para ello, primero se convierte en malato mediante la incorporación de agua, reacción catalizada por la *fumarato hidratasa* (*fumarasa*). A continuación, a través de un proceso de intercambio con el 2-oxoglutarato, el malato ingresa en la mitocondria y se incorpora directamente al ciclo del ácido cítrico. La otra conexión se basa en el papel del oxaloacetato, oxoácido del ciclo del ácido cítrico, como transportador temporal del segundo nitrógeno que se incorpora a la molécula de urea, después de convertirse en aspartato (v. fig. 19.7). Esto último se produce mediante un proceso de transaminación dentro de la mitocondria, en el cual el glutamato actúa como donador del grupo nitrogenado [**] (v. apartado 19.5.2.1). Puesto que la incorporación del nitrógeno del aspartato a la urea ocurre en el citosol, éste debe ser transportado previamente a ese compartimento, mediante un proceso de intercambio con el glutamato.

se esquematiza en la fig. 19.9. Concretamente, el fumarato se convierte en malato por la *fumarato hidratasa* citosólica (*fumarasa*) y éste ingresa en la mitocondria mediante el transportador (translocasa) de malato-2-oxoglutarato en un proceso de intercambio, integrándose en el ciclo del ácido cítrico. Con relación al aspartato se produce otra conexión. Como se ha visto anteriormente, el aspartato se forma en la mitocondria a partir del oxaloacetato, intermediario del ciclo del ácido cítrico, mediante una transaminación en la que el glutamato es donador del grupo amino; una vez generado, el aspartato es transferido al citosol mediante el transportador de glutamato-aspartato, integrándose en la ureogénesis. Por otra parte, el glutamato introducido en la mitocondria se transforma en 2-oxoglutarato, otro intermediario del ciclo del ácido cítrico (fig. 19.9). Estas conexiones son posibles gracias a la forma citosólica de la *fumarasa* y a los dos transportadores mencionados, presentes en la membrana mitocondrial interna.

19.5.2.2. Balance energético

Los procesos que conducen a la formación de la urea se resumen en la figura 19.10.

En cada vuelta del ciclo de la urea se rompen cuatro grupos fosfato de alta energía: dos para sintetizar el carbamoilfosfato y otros dos para sintetizar el arginino-succinato (fig. 19.7). Se trata, por lo tanto, de un ciclo metabólico cuyo coste energético es elevado. Sin embargo, si se considera la ureogénesis como un proceso integrado en el conjunto del metabolismo hepático, ese coste no resulta tan alto. Concretamente, como se ha indicado (fig. 19.9), el fumarato producido puede transformarse en malato, el cual participa en el ciclo del ácido cítrico. En éste, se oxida a oxaloacetato y ello origina $NADH+H^+$ (fig. 19.9). Cada molécula de este nucleótido reducido proporciona tres moléculas de ATP cuando se reoxida en la cadena mitocondrial. Por lo tanto, teniendo en cuenta esa recuperación de ATP, la síntesis de una molécula de urea requiere un gasto energético mucho menor.

19.5.2.3. Regulación

La intensidad con que se produce la ureogénesis está finamente regulada. A largo plazo, la regulación se basa en los cambios en la velocidad de síntesis de las enzimas que intervienen en el proceso. El factor decisivo al respecto es el contenido proteico de la dieta, ya que el hígado adapta eficazmente la intensidad de la ureogénesis a ese contenido. Cuando éste es reiteradamente alto, la cantidad de enzimas sintetizadas se multiplica por diez (incluso más), de modo que los 30 g de urea producidos diariamente pueden elevarse hasta 100 g. Por el contrario, si disminuyen las proteínas de la dieta la síntesis de estas enzimas se reduce. Paradójicamente, frente a una alimentación crónicamente escasa en proteínas y calorías (inanición) también se intensifica la ureogénesis. Lo que ocurre en esta situación es que esa dieta pobre induce la degradación de una cantidad mayor de proteínas endógenas y se produce la liberación de muchos aminoácidos, con dos objetivos: obtener energía y convertir una parte de sus carbonos en glucosa (v. apartado 19.6).

La regulación a corto plazo se basa fundamentalmente en los cambios de actividad de la CPS-I. Para que ésta se incremente actúa como efector alostérico indispensable el N-acetilglutamato, el cual se sintetiza en la propia mitocondria a partir de glutamato y acetil-CoA, mediante la *N-acetilglutamato sintasa* (fig. 19.7). A su vez, la arginina actúa como activador alostérico de esa sintasa (fig. 19.7). La consecuencia de estos dos efectos alostéricos encadenados es que los niveles altos de glutamato y arginina, propios de un aporte rico en proteínas, inducen incrementos de la actividad de la CPS-I, con lo que se estimula rápidamente la síntesis de urea. Merece ser destacada la doble función de la arginina en el ciclo de la urea, ya que actúa como precursor inmediato de ésta y también como efector alostérico capaz de incrementar su síntesis.

19.6. DESTINOS DE LA CADENA CARBONADA DE LOS AMINOÁCIDOS

Las rutas por las que se degradan las cadenas carbonadas de cada uno de los veinte aminoácidos integrantes de las proteínas son diferentes, por lo que su estudio detallado es complejo y queda fuera del propósito de este libro. Sin embargo, esas vías resultan ser convergentes, de modo que, a pesar de su diversidad, todas ellas conducen hasta solamente seis productos de degradación que son intermediarios del ciclo del ácido cítrico o precursores que llegan a integrarse en ese ciclo. En la figura 19.10 se presentan de forma esquemática esos productos y los aminoácidos precursores, algunos de los cuales están agrupados porque dan lugar a un mismo compuesto. Por otra parte, las cadenas carbonadas de ciertos aminoácidos pueden originar más de uno de esos productos, y por ello en la figura 19.10 se encuentran repetidos. Es importante destacar la existencia de muchas patologías relacionadas con estas vías catabólicas, debidas a deficiencias enzimáticas o de transportadores. Estas enfermedades suelen presentarse en las primeras semanas de vida y la mayoría de ellas pueden ser diagnosticadas antes del nacimiento.

Otro aspecto importante del destino de la cadena carbonada de los aminoácidos es que puede ser utilizada por el hígado para producir glucosa y/o cuerpos cetónicos, de manera que esa porción se convierte en un combustible metabólico alternativo para los tejidos extrahepáticos. Los aminoácidos que dan lugar a piruvato, oxaloacetato, 2-oxoglutarato, succinil-CoA o fumarato (que son la mayoría) pueden ser precursores de glucosa, por lo que se denominan *gluconeogénicos*. Los que producen acetil-CoA o acetoacetil-CoA, que son solamente leucina y lisina, pueden convertirse en ácidos grasos o cuerpos cetónicos y se denominan aminoácidos *cetogénicos*. Finalmente, un grupo de cinco aminoácidos

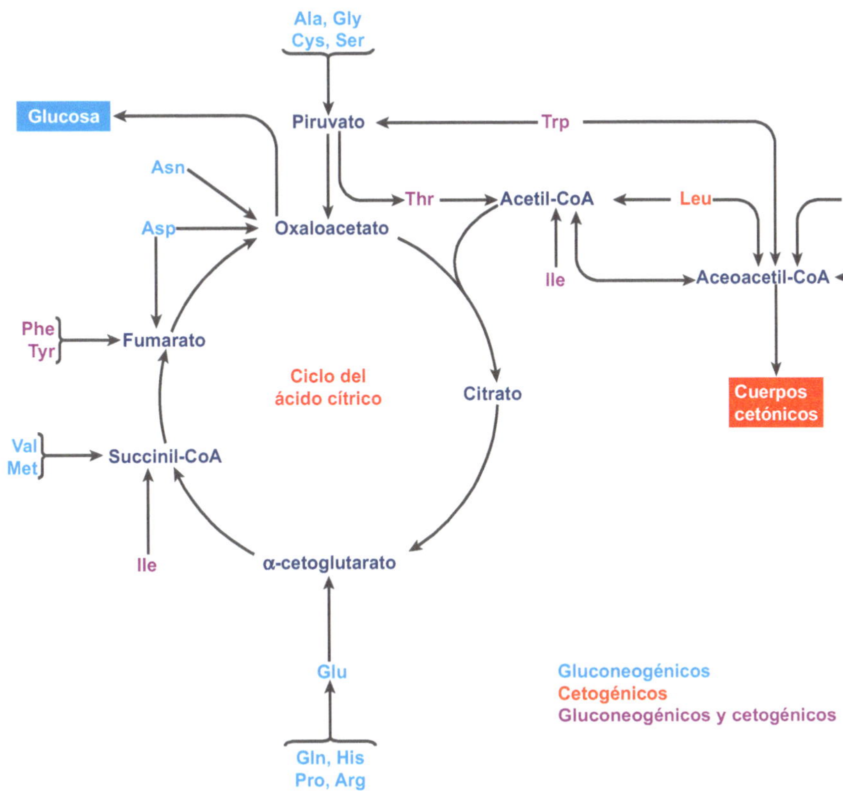

Fig. 19.10 Destino de la cadena carbonada de los aminoácidos. La degradación de los aminoácidos transcurre por vías metabólicas que son diferentes para cada uno de ellos y con frecuencia complejas. Sin embargo, todas ellas convergen en sólo seis productos finales. Éstos son intermediarios del ciclo del ácido cítrico o pueden incorporarse indirectamente a él (v. cap. 7): piruvato, acetil-CoA, oxaloacetato, 2-oxoglutarato, succinil-CoA y fumarato. La lisina constituye una excepción, porque se convierte en acetoacetil-CoA. La degradación de los aminoácidos ocurre mayoritariamente en el hígado, que tiene la capacidad de transformar una parte de su cadena carbonada en glucosa y/o cuerpos cetónicos. La leucina y lisina son precursoras exclusivamente de cuerpos cetónicos, y por ello se denominan *aminoácidos cetogénicos*. Parte de la cadena carbonada de la fenilalanina, tirosina, isoleucina, triptófano y treonina puede ser convertida tanto en glucosa como en cuerpos cetónicos; por ello, son *aminoácidos gluconeogénicos y cetogénicos*. Todos los restantes sólo pueden actuar como precursores de glucosa, por lo que se denominan *aminoácidos gluconeogénicos*.

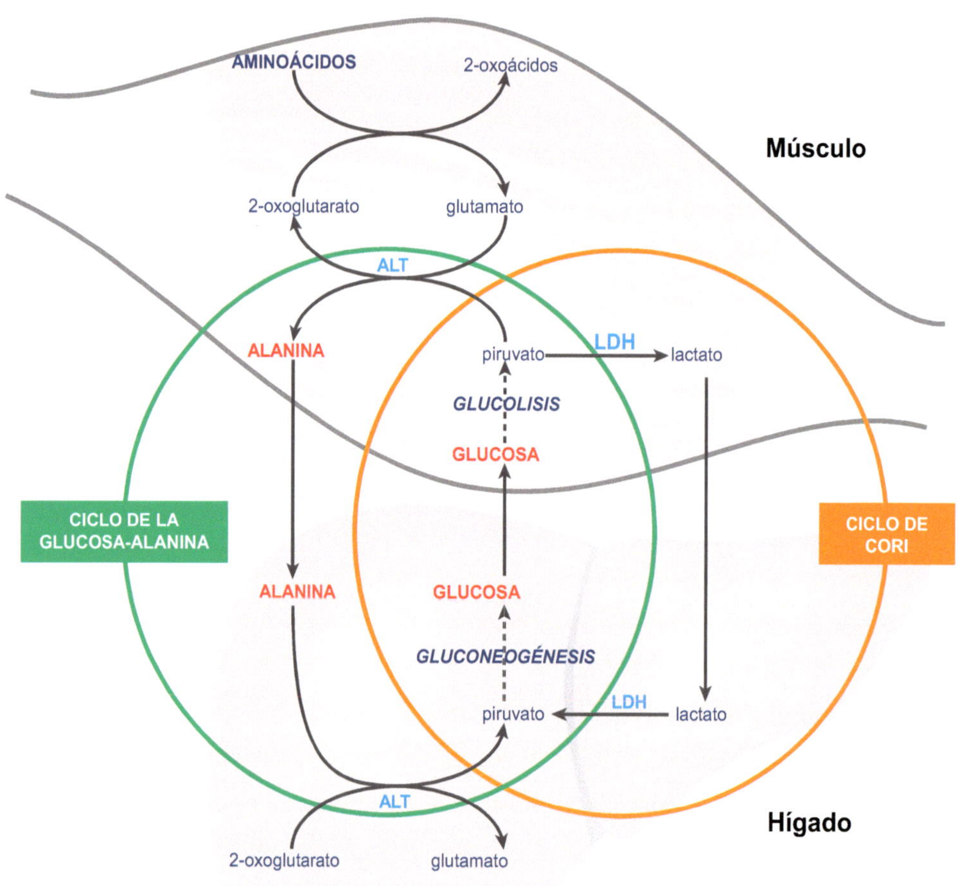

Fig. 19.11 Integración de los ciclos glucosa-alanina y glucosa-lactato. En el músculo se produce alanina, mediante transaminación del piruvato, reacción catalizada por la *alanina aminotransferasa* (ALT); el piruvato procede de la glucosa, a través de la glucolisis. Cuando la alanina llega al hígado, su grupo amino es transferido al 2-oxoglutarato, en una reacción también catalizada por la ALT; de esta manera, su cadena carbonada se transforma en piruvato. En el hígado, el piruvato puede ser reconvertido en glucosa mediante la gluconeogénesis, salir de este órgano a través de la sangre y llegar al músculo. En este conjunto de reacciones, conocido como *ciclo de la glucosa-alanina*, lo que ocurre globalmente es que los C de la glucosa abandonan el músculo convertidos en alanina y regresan a éste como glucosa. En este ciclo se transfiere el nitrógeno de los aminoácidos musculares al hígado (integrado en la alanina), para ser incorporado a la urea. Si la disponibilidad de oxígeno por el músculo es limitada, el piruvato procedente de la glucosa puede ser reducido y convertido en lactato, proceso catalizado por la *lactato deshidrogenasa* (LDH). En esas condiciones, el tejido muscular exporta cantidades notables de lactato a la sangre. Cuando el lactato llega al hígado puede reoxidarse a piruvato, y éste, a su vez, ser convertido en glucosa y salir a la circulación. Al ser captada esta glucosa por el músculo se cierra otro ciclo metabólico: el *ciclo de glucosa-lactato, o de Cori,* en el que a diferencia del anterior no se produce transferencia neta de nitrógeno.

origina compuestos que son precursores tanto de glucosa como de cuerpos cetónicos, siendo por lo tanto al mismo tiempo *gluconeogénicos* y *cetogénicos*. Las vías que conducen a la formación de glucosa y de cuerpos cetónicos a partir de estos intermediarios se han descrito en los capítulos 9 y 13, respectivamente.

19.7. CICLO DE LA GLUCOSA-ALANINA

Con el ayuno o el ejercicio intenso aumenta el catabolismo de las abundantes proteínas musculares y se liberan los aminoácidos que las componen. Una fracción de ellos, especialmente los que son ramificados, es utilizada por el propio músculo para obtener energía, mientras que los restantes salen de él y se dirigen hacia el hígado. Hay que destacar que la mezcla de aminoácidos que abandona el músculo por la sangre venosa es muy rica en alanina y glutamina, cuyos metabolismos hepático y renal son muy significativos (v. apartado 19.8).

La intensa formación de alanina en la fibra muscular tiene lugar mediante la transaminación del piruvato, procedente de la glucosa a través de la glucolisis. En esa reacción, el glutamato proporciona el grupo amino y está catalizada por la *alanina aminotransferasa* (ALT) (fig. 19.11).

Cuando la alanina llega al hígado, su grupo amino es transferido al 2-oxoglutarato mediante una transaminación que discurre en el sentido opuesto a la producida en el músculo. Ello tiene una doble trascendencia:

- Se libera piruvato en el hígado que es utilizado para obtener energía o bien, a través de la gluconeogénesis, para producir glucosa y exportarla a otros tejidos. Cuando esta glucosa se exporta al tejido muscular, lo que realmente ingresa en éste son los carbonos que previamente habían salido de él, como alanina, de modo que el proceso completo cierra un ciclo, el denominado *ciclo de la glucosa-alanina* (fig. 19.11).
- Gracias al transporte de la alanina al hígado, el nitrógeno liberado por los aminoácidos en el músculo llega al hígado en forma de alanina, y puede ser convertido en urea.

Como se describió en el capítulo 9, la cadena carbonada del piruvato generado por la glucolisis en el músculo también puede llegar al hígado convertida en lactato, previo proceso de reducción catalizado por la *lactato deshidrogenasa* (LDH). Ello ocurre especialmente cuando la disponibilidad de oxígeno por el músculo es limitada. El lactato transportado por la sangre y captado por el hígado se reoxida a piruvato en este último y puede ser utilizado para obtener energía o para ser convertido en glucosa mediante la gluconeogénesis. Cuando ésta es exportada al músculo se cierra el llamado *ciclo glucosa-lactato* (también

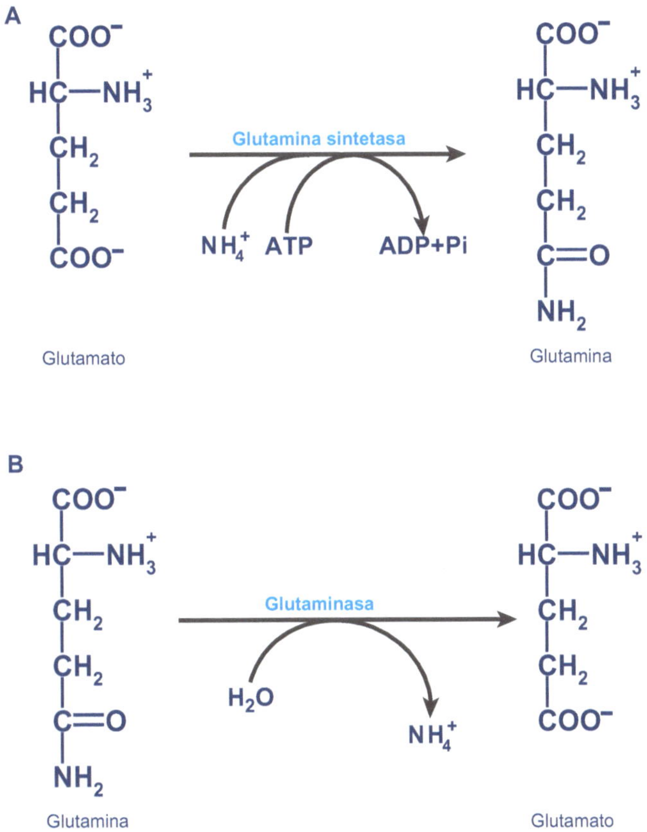

Fig. 19.12 **A.** Síntesis de glutamina. **B.** Degradación de la glutamina.

conocido como *ciclo de Cori*), que, a diferencia del anterior, no supone una transferencia de nitrógeno muscular al hígado. En la figura 19.11 se esquematiza la integración de ambos ciclos.

19.8. METABOLISMOS HEPÁTICO Y RENAL DE LA GLUTAMINA

El nitrógeno destinado a la síntesis de glutamina en el músculo procede de los aminoácidos utilizados por las propias fibras musculares. La glutamina también es producida por otros tejidos, incluido el hígado. En ambos casos su síntesis está catalizada por la *glutamina sintetasa*, en una reacción que requiere ATP (fig. 19.12A).

La glutamina es liberada a la sangre desde el músculo y otros tejidos, y es el aminoácido más abundante en este medio. Actúa como molécula transportadora de nitrógeno bajo una forma no tóxica. La glutamina es captada activamente por el intestino, el hígado y los riñones. En el intestino se libera su nitrógeno amídico como amonio, gracias a la hidrólisis de la glutamina, catalizada por la *glutaminasa* (fig. 19.12B); y ésta es una de las causas de la elevada concentración de amonio en la sangre portal.

Como se ha indicado, la glutamina también es captada por el hígado. Es importante señalar que el metabolismo del aminoácido en este órgano depende de la situación de los hepatocitos en los acinos, ya que según dónde se encuentren tienen acceso a la sangre de las venas porta (aferente) o hepática (eferente) (fig. 19.13). Los hepatocitos periportales captan glutamina y la hidrolizan, dado que estas células expresan la *glutaminasa*, liberando el grupo amídico como amonio. Estos hepatocitos también expresan las enzimas de la ureogénesis, gracias a lo cual pueden destinar ese amonio, junto con el que captan de la sangre portal, a la síntesis de urea. Los hepatocitos perivenosos también recogen de la sangre una fracción de amonio, ya que expresan la glutamina sintetasa. Con el amonio producen glutamina y la exportan a la sangre venosa, en donde este aminoácido se mezcla con el procedente de los tejidos extrahepáticos.

Otro de los destinos importantes de la glutamina es el riñón. Las células epiteliales del túbulo renal contienen *glutaminasa*, por lo que hidrolizan este aminoácido, liberando amonio, que excretan por la orina (v. fig. 19.1). La excreción directa de amonio constituye sólo una pequeña fracción del nitrógeno total que sale del organismo, ya que éste se elimina mayoritariamente como urea, pero esa salida de amonio desempeña un papel importante en el equilibrio acidobásico, porque supone una pérdida de protones. Por ello, las situaciones de acidosis inducen dos adaptaciones notables. En primer lugar, en el hígado disminuye la ureogénesis en los hepatocitos periportales, mientras que se activan la síntesis y la exportación de glutamina en los perivenosos; en segundo lugar, en los riñones aumenta la captación de este aminoácido y la expresión de glutaminasa, por lo que se produce y excreta una cantidad mayor de amonio. Como se ha indicado, esto supone un aumento de la eliminación de protones, lo cual favorece la corrección del cuadro de acidosis. Por otra parte, la menor producción de urea en los hepatocitos periportales tiene un efecto adicional positivo, ya que se consume menos bicarbonato en la reacción de síntesis del carbamoil-fosfato (v. apartado 19.5.2) (fig. 19.7); dado que este compuesto es alcalino, su conservación también es útil para neutralizar la acidosis.

RESUMEN

1. **La degradación de las proteínas endógenas es una actividad crucial para la célula, porque permite destruir las que están alteradas, así como cumplir otras funciones, como utilizar los aminoácidos liberados.**
2. **Para la degradación en los lisosomas, las proteínas deben acceder al interior de estos orgánulos y someterse a la acción de sus abundantes proteasas. La entrada en los lisosomas puede efectuarse a través de diferentes mecanismos: macroautofagia, microautofagia y autofagia mediada por chaperonas.**
3. **Para la degradación proteasómica, las proteínas deben estar previamente marcadas, uniéndose a la ubiquitina mediante una serie de reacciones que permiten modular el número de moléculas de ésta que adquieren, así como su posición. La ubiquitina también pude determinar otros destinos para la proteína, alternativos al de su catabolismo.**
4. **Una vez liberados los aminoácidos, su catabolismo comprende dos partes bien diferenciadas: la separación del grupo amino y el catabolismo del esqueleto carbonado. Con el grupo amino, el hígado produce una molécula atóxica que se elimina fácilmente: la urea. La cadena carbonada sirve para sintetizar diversos compuestos y obtener energía. Además, la célula hepática puede sintetizar a partir de ella glucosa y cuerpos cetónicos.**

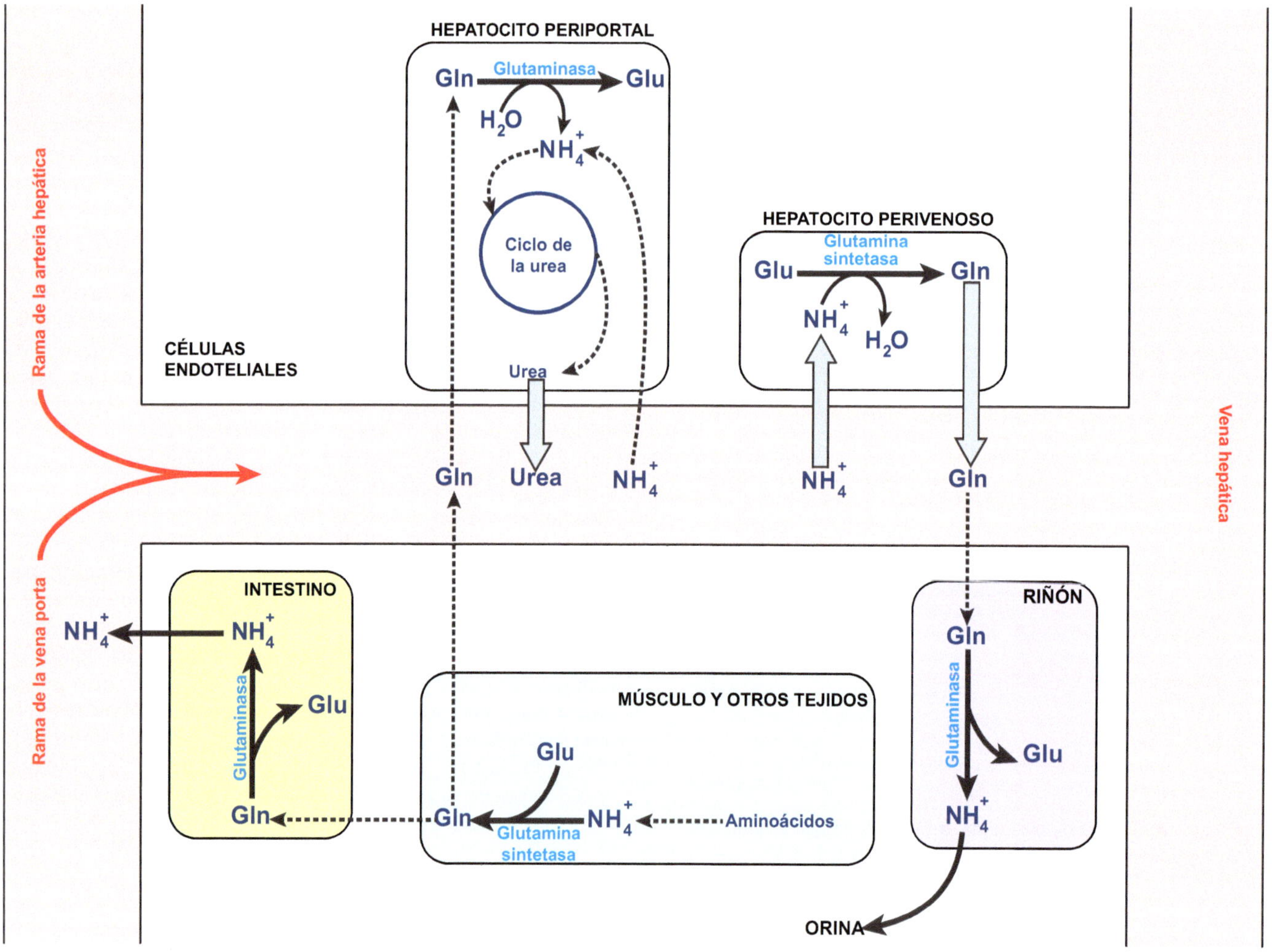

Fig. 19.13 Metabolismo de la glutamina. La síntesis de glutamina en los tejidos ocurre mediante la incorporación de un grupo amídico en el carboxilo de la cadena lateral del glutamato, proceso que requiere ATP y está catalizado por la *glutamina sintetasa*. Esta síntesis es particularmente intensa en el tejido muscular y, de hecho, éste es el aminoácido más abundante en la sangre. La glutamina actúa como transportador de nitrógeno al hígado. Los *hepatocitos periportales* contienen glutaminasa, enzima que cataliza la liberación del grupo amídico de este aminoácido, que se desprende como amonio. Éste, al igual que el amonio libre que estas células captan de la sangre portal, es destinado a la síntesis de urea. Por el contrario, los *hepatocitos perivenosos* utilizan ese amonio para sintetizar glutamina, porque expresan glutamina sintetasa. La glutamina captada desde la sangre por los riñones cumple una función importante: liberar su grupo amídico como amonio, gracias a la *glutaminasa* expresada por las células del epitelio renal. El amonio es excretado a través de la orina. Ello supone una vía de eliminación de protones y por eso es un mecanismo que contribuye a la mejoría de los cuadros de acidosis del organismo.

Bibliografía

Burman C, Ktistakis NT. Autophagosome formation in mammalian cells. Semin Immunopathol 2010;32:397-13.

Fu H, Lin YL, Fatimababy AS. Proteasomal recognition of ubiquitylated substrates. Trends Plant Sci. 2010;15:375-86.

Gropman AL, Summer M, Leonard JV. Neurological implications of urea cycle disorders. J Inherit Metab Dis. 2007;30:865-79.

Kim HM, Yu Y, Cheng Y. Structure characterization of the 26S proteasome. Biochim Biophys Acta. 2011;1809:67-79.

Kimura Y, Tanaka K. Regulatory mechanisms involved in the control of ubiquitin homeostasis. J Biochem. 2010;17:1793-8.

Li W, Yang Q, Mao Z. Chaperone-mediated autophagy: machinery, regulation and biological consequences. Cell Mol Life Sci. 2011;68:749-63.

Mehrpour M, Esclatine A, Beau I, Codogno P. Overview of macroautophagy regulation in mammalian cells. Cell Res. 2010;20:748-62.

Morris SM Jr. Regulation of enzymes of the urea cycle and arginine metabolism. Annu Rev Nutr. 2002;22:87-105.

Romero-Gómez M, Jover M, Jorge Galán J, Ruiz A. Gut ammonia production and its modulation. Metab Brain Dis. 2009;24:147-57.

Xie Y. Structure, assembly and homeostatic regulation of the 26S proteasome. J Mol Cell Biol. 2010;2:308-17.

Capítulo 20

Metabolismo de los aminoácidos no esenciales y derivados

Antonio Sánchez Pozo

OBJETIVOS DE APRENDIZAJE

- **Conocer las funciones de los aminoácidos y derivados entendiendo el concepto de aminoácido esencial.**
- **Entender los aspectos clave de las vías de síntesis de los aminoácidos no esenciales.**
- **Conocer las interrelaciones tisulares.**
- **Entender cómo las alteraciones en el metabolismo de aminoácidos dan lugar a determinadas enfermedades.**
- **Entender los aspectos clave de la síntesis de los derivados de aminoácidos de interés biológico.**

20.1 INTRODUCCIÓN

Los aminoácidos no son sólo componentes de las proteínas, sino que también son los precursores de todas las moléculas nitrogenadas del organismo: nucleótidos, porfirinas, neurotransmisores, hormonas, etc. Así pues, las alteraciones en su metabolismo pueden originar retraso del crecimiento y otros problemas importantes de salud. De hecho, existen numerosas enfermedades relacionadas con el metabolismo de los aminoácidos (tabla 20.1), que en algunos casos pueden ser paliadas con una dieta adecuada. Conocer los aspectos clave del metabolismo de los aminoácidos y sus derivados es, pues, de enorme interés.

En este capítulo se revisan los aminoácidos desde el punto de vista biosintético, lo que unido a su catabolismo (v. cap. 19), pretende dar una idea global del metabolismo de estos compuestos. Se describe la biosíntesis de los aminoácidos no esenciales, es decir, de los aminoácidos que se sintetizan en el organismo, dado que los esenciales no pueden sintetizarse en nuestro organismo. También se revisa el metabolismo de algunos derivados nitrogenados de enorme interés, como la creatina, el óxido nítrico, las catecolaminas y las poliaminas.

20.2. METABOLISMO DE LOS AMINOÁCIDOS NO ESENCIALES

Los aminoácidos esenciales no pueden sintetizarse en el organismo y deben tomarse necesariamente en la dieta (cuadro 20.1). Estos aminoácidos son sintetizados por bacterias y vegetales, y suelen ingerirse como parte de las proteínas de la dieta. Por lo general, la ingesta es apropiada cuando la dieta es variada, y pueden darse déficits en caso contrario; por ejemplo, si la dieta es estrictamente vegetariana. La alanina, el aspartato, el glutamato y la serina pueden sintetizarse en cualquier cantidad, mientras que el resto de aminoácidos no esenciales pueden considerarse condicionalmente esenciales o semiesenciales. Hay varias razones que explican esa semiesencialidad. Por una parte, la disponibilidad de ciertos aminoácidos no esenciales depende de la disponibilidad de otro aminoácido precursor, como ocurre en el caso de la glutamina, que depende de la existencia de glutamato o en el caso de la tirosina, que depende de la fenilalanina, un aminoácido esencial. En el caso de la arginina la síntesis es discutible, ya que su síntesis paralizaría el ciclo de la urea, y se requiere el concurso de varios tejidos, como se explicará más adelante. Por otra parte, puede que las enzimas necesarias no sean todo lo activas que deben ser, bien por inmadurez del sistema, como ocurre en los neonatos, o bien por falta de algún cofactor o vitamina. Mención especial merece el hecho de que la disponibilidad de aminoácidos para los tejidos depende en gran medida del metabolismo intestinal y hepático, por lo que las alteraciones en estos órganos pueden modificar sustancialmente la disponibilidad de aminoácidos.

Todos los tejidos tienen una cierta capacidad de metabolizar aminoácidos, tanto en cuanto a su síntesis como a su utilización. Sin embargo, el hígado es el órgano que muestra la mayor actividad.

En lo referente a la cadena hidrocarbonada, los aminoácidos se sintetizan, y también se degradan, a partir de intermediarios de las vías centrales del metabolismo, como son la glucolisis y el ciclo del ácido cítrico (fig. 20.1). La otra parte constitutiva del aminoácido, el grupo amino, puede provenir del catabolismo de otros aminoácidos procedentes del intenso y continuo recambio metabólico de las proteínas endógenas (v. cap. 19) o, fundamentalmente, de las proteínas de la dieta (v. cap. 18). El destino de la parte hidrocarbonada puede ser su oxidación para obtener energía o su utilización para la síntesis de glucosa y lípidos, de ahí la denominación de aminoácidos gluconeogénicos y cetogénicos. El amonio, procedente del grupo amino de los aminoácidos, no se reutiliza, sino que se excreta previa transformación en urea o, en circunstancias especiales, como fosfato amónico por el riñón.

Tabla 20.1 **Algunas enfermedades relacionadas con el metabolismo de los aminoácidos**

Enfermedad	Alteración	Consecuencias
Fenilcetonuria	Síntesis de tirosina	Retraso mental
Alcaptonuria	Degradación de tirosina	Pigmentación, artritis
Tirosinemia I, II, III	Degradación de tirosina	Neuropatías, fotofobia
Argininemia	Degradación de arginina	Retraso mental
Acidemia argininosuccínica	Síntesis de arginina	Vómitos, convulsiones
Homocistinuria	Síntesis de cisteína	Alteraciones óseas, trombosis
Cistinuria	Transporte renal de cistina	Cálculos renales
Oxiprolinuria	Síntesis de glutatión	Anemia

Cuadro 20.1 **Relación de aminoácidos esenciales y no esenciales**

Aminoácidos esenciales

1. Fenilalanina (Phe, F)
2. Histidina (His, H)
3. Isoleucina (Ile, I)
4. Leucina (Leu, L)
5. Lisina (Lys, K)
6. Metionina (Met, M)
7. Treonina (Thr, T)
8. Triptófano (Trp, W)
9. Valina (Val, V)

Aminoácidos no esenciales

1. Alanina (Ala, A)
2. Arginina (Arg, R)
3. Aspartato (Asp,D)
4. Asparagina (Asn, B)
5. Cisteína (Cys, C)
6. Glicina (Gly, G)
7. Glutamato (Glu, E)
8. Glutamina (Gln, Q)
9. Prolina (Pro, P)
10. Serina (Ser, S)
11. Tirosina (Tyr, Y)

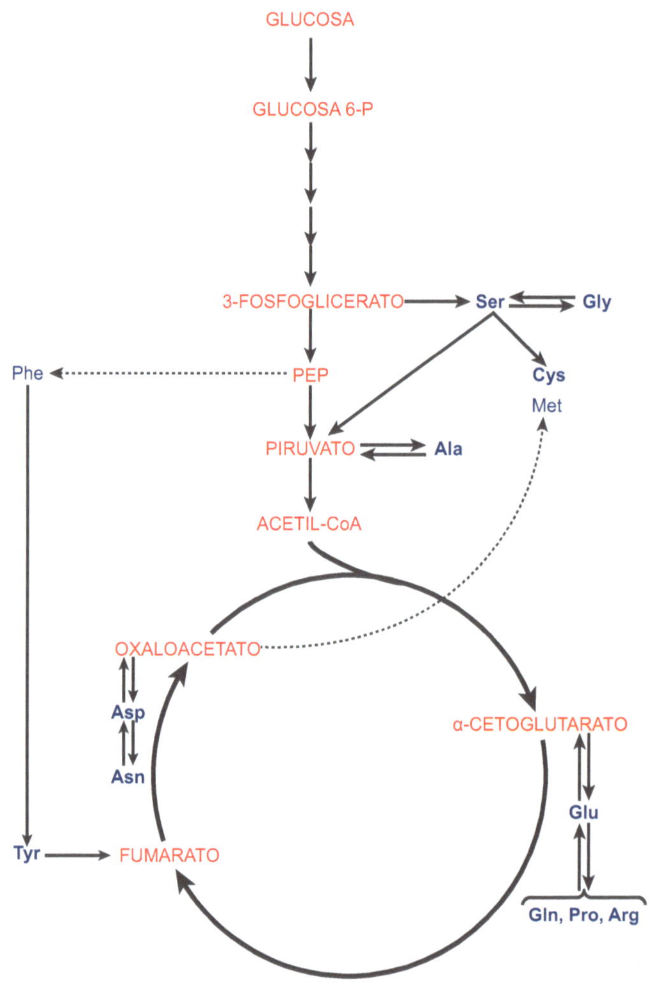

Fig. 20.1 **Esquema del metabolismo de los aminoácidos no esenciales.** Las líneas discontinuas indican que la vía metabólica no existe en humanos. PEP: fosfoenolpiruvato.

20.2.1. Metabolismo del glutamato y la glutamina

Esta pareja de aminoácidos forma parte del núcleo central del metabolismo de los aminoácidos junto a la alanina y al aspartato. De hecho, son los aminoácidos más abundantes en el organismo. A su vez, tienen en común que son los intercambiadores de amonio, especialmente el glutamato como aceptor general en el hígado y la glutamina en el resto de los tejidos. La síntesis de glutamato y glutamina se resume en la figura 20.2.

La formación de glutamato se lleva a cabo fundamentalmente por transaminación desde otros aminoácidos por la acción de diferentes transaminasas. Merece la pena recalcar este aspecto, ya que significa que la mayoría de los aminoácidos, al ceder su grupo amino al ácido glutámico dejan disponible su esqueleto carbonado para la incorporación a las vías centrales del metabolismo (por ejemplo, glucolisis y ciclo del ácido cítrico). Una segunda fuente de glutamato es la desaminación de la glutamina por la enzima *glutaminasa* (v. más adelante).

La glutamina es el aminoácido encargado de recoger el amonio en los diferentes tejidos y transferirlo a otras moléculas mediante amidotransferasas específicas, de las que se conocen más de doce. El principal aceptor es el glutamato, pero también hay que destacar a los nucleótidos como aceptores. La glutamina se secreta a la sangre y el amonio es luego eliminado como urea

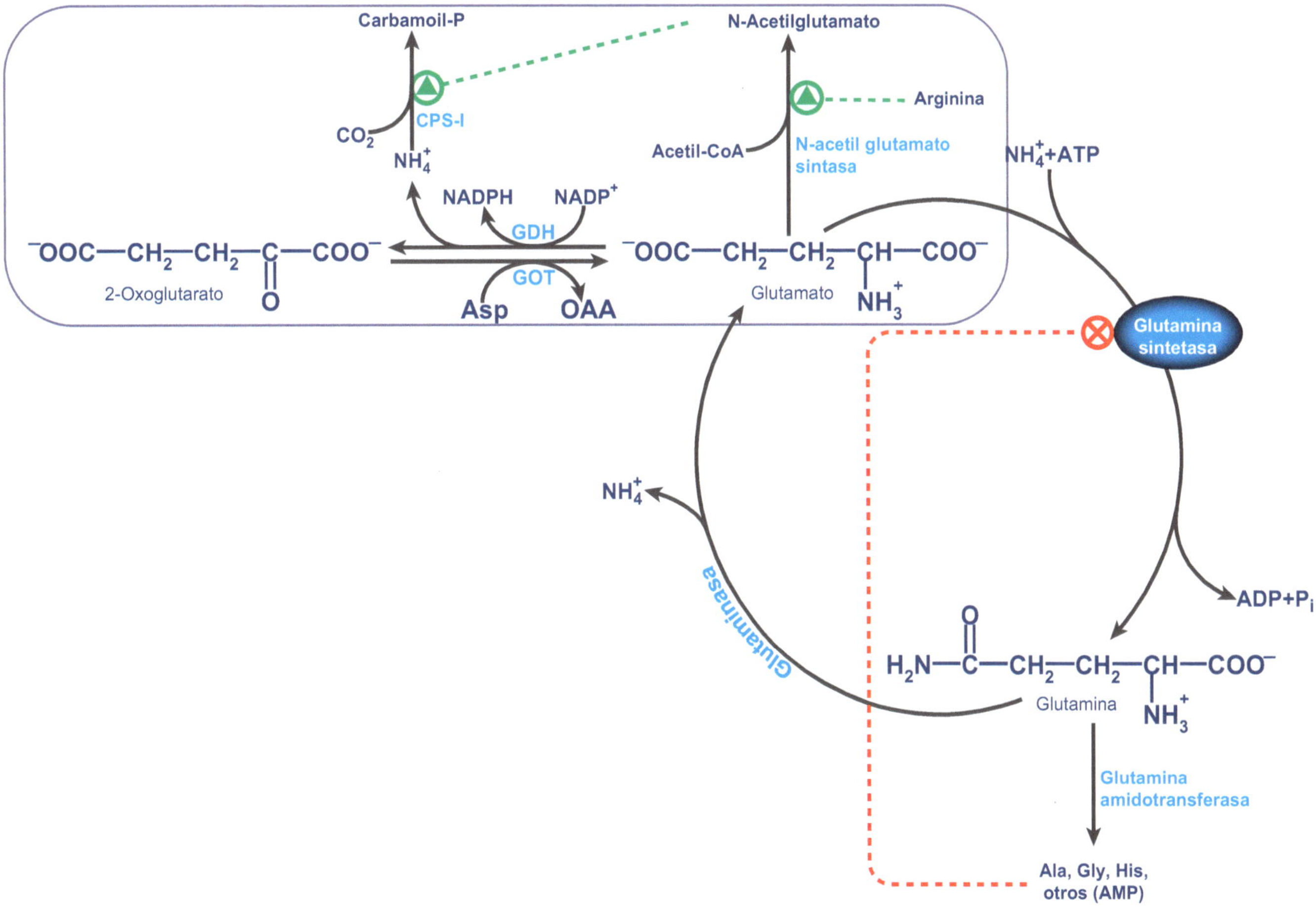

Fig. 20.2 Esquema del metabolismo del glutamato y la glutamina. Las flechas discontinuas muestran efectos reguladores positivos (en verde) o negativos (en rojo). CPS-I: *carbamoil-fosfatosintetasa*-I; OAA: oxaloacetato.

o sales amónicas, lo que hace de este aminoácido un importante elemento de destoxificación.

La enzima encargada de la síntesis de la glutamina es la *glutamina sintetasa*. Esta enzima se regula tanto por los productos finales de su metabolismo (alanina, glicina, etc.) como por adenilación, que inactiva a la enzima. La adenilación, a su vez, se regula por la *proteína reguladora II* (PII). Cuando PII está uridilada, se produce la desadenilación de la *glutamina sintetasa* y, por tanto, se mantiene activa. La uridilación de la PII, clave para su acción, está bajo el control del UTP necesario para la uridilación y del ATP como activador alostérico (fig. 20.3). El sistema permite la amplificación de la respuesta, de forma similar a lo que ocurre con la *glucógeno fosforilasa*. Así, ante una degradación masiva de proteínas no cabe riesgo de acúmulo de amonio tóxico.

20.2.2. Metabolismo de la alanina, el aspartato y la asparagina

El metabolismo de la alanina, el aspartato y la asparagina se muestra en la figura 20.4, en la que también se muestran los aminoácidos metionina, treonina, lisina, valina, isoleucina y leucina, que no pueden ser sintetizados por los mamíferos.

La síntesis y el catabolismo de la alanina y del aspartato a partir de piruvato y oxaloacetato están catalizados por dos de las enzimas más abundantes en el hígado, las transaminasas AST (GOT) y ALT (GPT). Otros órganos, como el corazón, también contienen transaminasas, aunque las proporciones son diferentes a las del hígado. Así, mientras que la AST se expresa mucho tanto en el corazón como en el hígado, la ALT se expresa en mayor proporción en el hígado que en el corazón. Estas diferencias son utilizadas en clínica para discernir si el origen de las transaminasas es hepático o cardíaco. Además, la alanina también puede formarse a partir del metabolismo del triptófano, un aminoácido esencial.

La formación de asparagina se realiza por la cesión de amonio desde la glutamina, catalizada por la *asparagina sintetasa*. La reacción no es reversible, por lo que es necesaria la participación de la enzima asparaginasa para convertir la asparagina en aspartato. A diferencia de la glutamina, la asparagina no participa en los movimientos de amonio, ya que su destino es la incorporación a proteínas. Las necesidades de asparagina son determinantes para el crecimiento de las células de la leucemia linfoblástica aguda, por lo que el tratamiento con *asparaginasa* es un medio de evitar este tumor al privarle de un sustrato necesario.

20.2.3. Metabolismo de la arginina y la prolina

La arginina forma parte del llamado ciclo de la urea (fig. 20.5), cuyas reacciones y regulación se han descrito detalladamente en el capítulo 19.

La arginina se sintetiza a partir del argininosuccinato por la enzima *argininosuccinasa*, pero no se puede considerar una

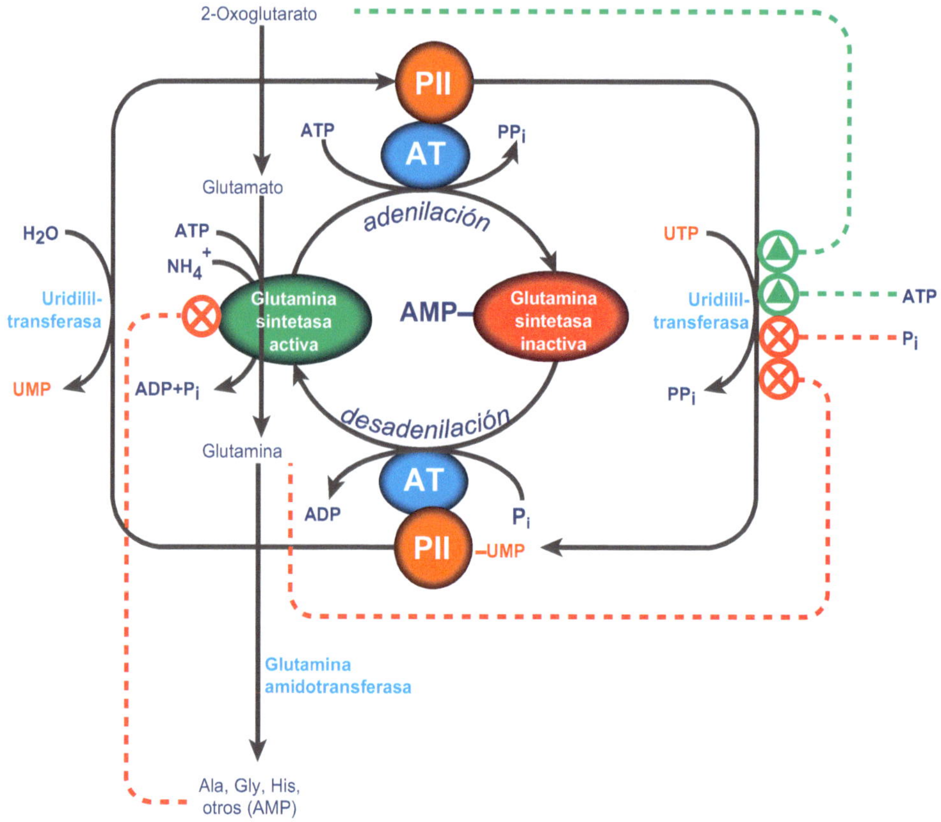

Fig. 20.3 **Esquema de la regulación de la glutamato sintetasa.** Las flechas discontinuas muestran efectos reguladores positivos (en verde) o negativos (en rojo). AT: adenililtransferasa; PII: proteína reguladora II; PP_i: pirofosfato.

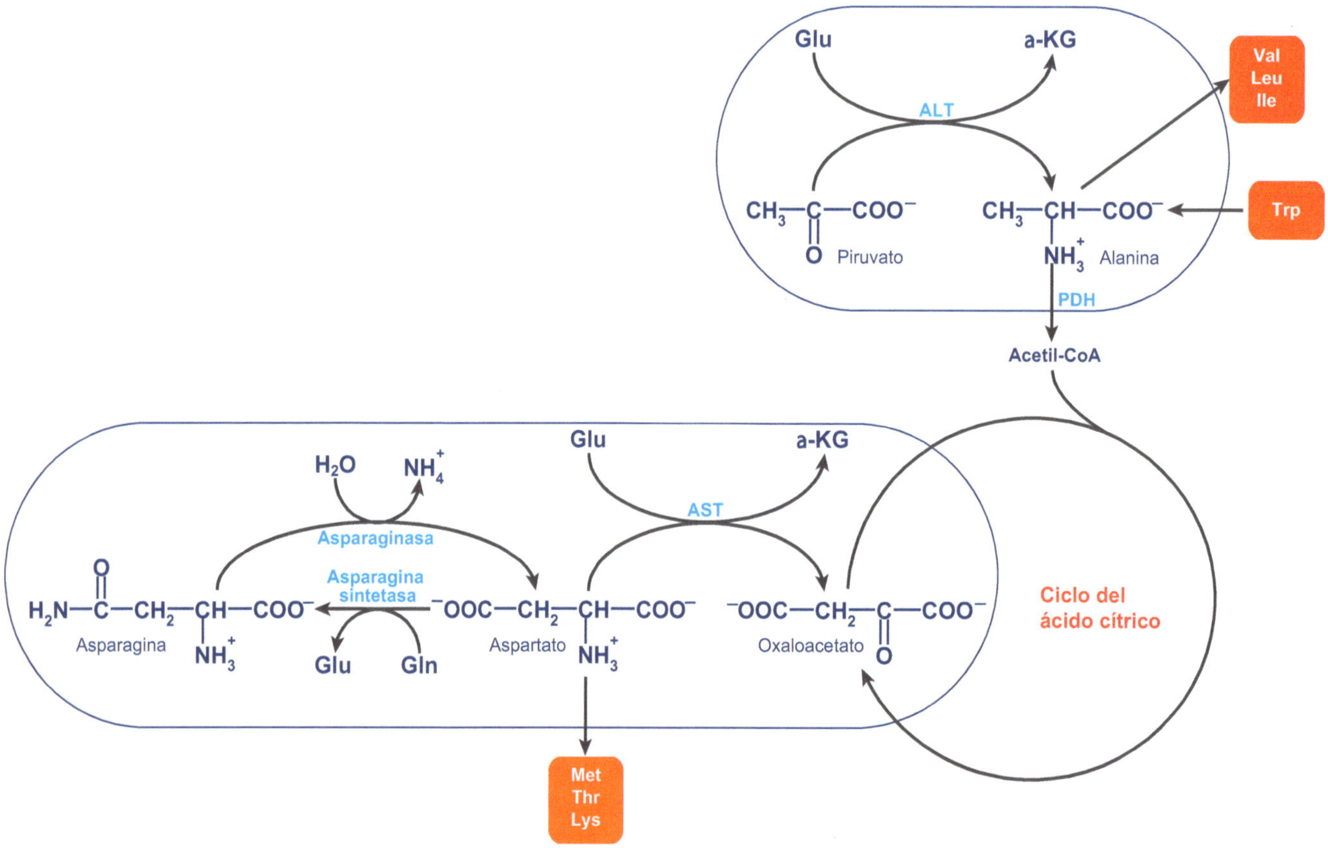

Fig. 20.4 **Esquema del metabolismo de la alanina, el aspartato y la asparagina.** Los aminoácidos enmarcados en naranja no son sintetizados en el organismo humano. ALT: alanina transaminasa; AST: aspartatotransaminasa; αKG: alfa-cetoglurarato, o 2-oxoglutarato.

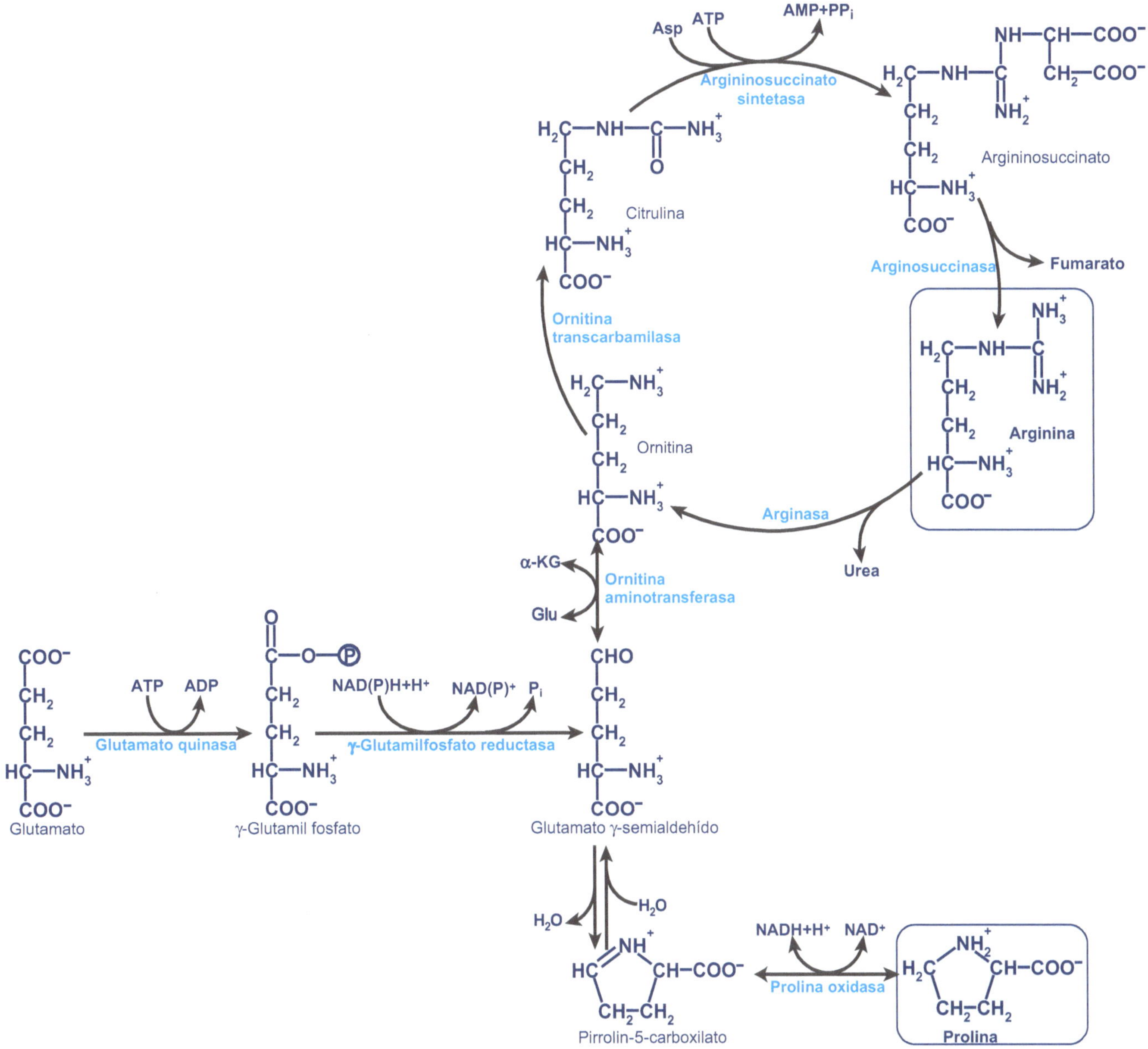

Fig. 20.5 Esquema del metabolismo de la arginina y la prolina. αKG: alfa-oxocetoglurarato o 2-oxoglutarato.

síntesis neta, ya que de ser retirada del ciclo de la urea éste se bloquearía. De hecho, así ocurre en situaciones extremas en donde se requiere arginina para su incorporación a proteínas. La paralización del ciclo impide la síntesis de urea y, por tanto, la destoxificación del amonio, por lo que su carácter no esencial ha sido discutido, más aún cuando se ha observado que con dietas carentes de arginina se producen retrasos en el crecimiento. A diferencia del hígado y del intestino, en donde tiene lugar el ciclo de la urea completo, en todos los tejidos se puede sintetizar citrulina, especialmente en el intestino, y ésta puede ser utilizada para la síntesis de arginina, especialmente en el riñón, que se convierte así en el suministrador de arginina del organismo.

Los destinos metabólicos de la arginina son diversos. Entre otros, la arginina se utiliza para su incorporación a proteínas; en el ciclo de la urea, del que no sólo forma parte sino que es un activador; en la formación de óxido nítrico, creatina o poliaminas, y en la formación de prolina, etc.

La arginina tiene además un efecto estimulante de la secreción de varias hormonas (insulina, glucagón, etc.), por lo que se ha postulado como una agente antiobesidad, y desempeña un papel importante en las reacciones de hipersensibilidad retardada y en la capacidad de respuesta de los linfocitos.

La prolina se forma a partir del glutamato o de la ornitina (fig. 20.5). La síntesis a partir de ornitina es fácil, ya que se forma en las mitocondrias de todos los tejidos por acción de la *arginasa II*.

La degradación de la prolina da lugar a glutamato u ornitina. La prolina oxidasa, primera enzima en su catabolismo, produce peróxido de hidrógeno. Esta acción parece ejercer un papel protector en el intestino, donde el peróxido actúa como citotóxico para las bacterias.

La prolina se puede transformar en hidroxiprolina, que se encuentra en gran cantidad en el colágeno. La presencia de hidroxiprolina permite establecer enlaces entre las distintas cadenas polipeptídicas, lo que hace que aumente su resistencia. La

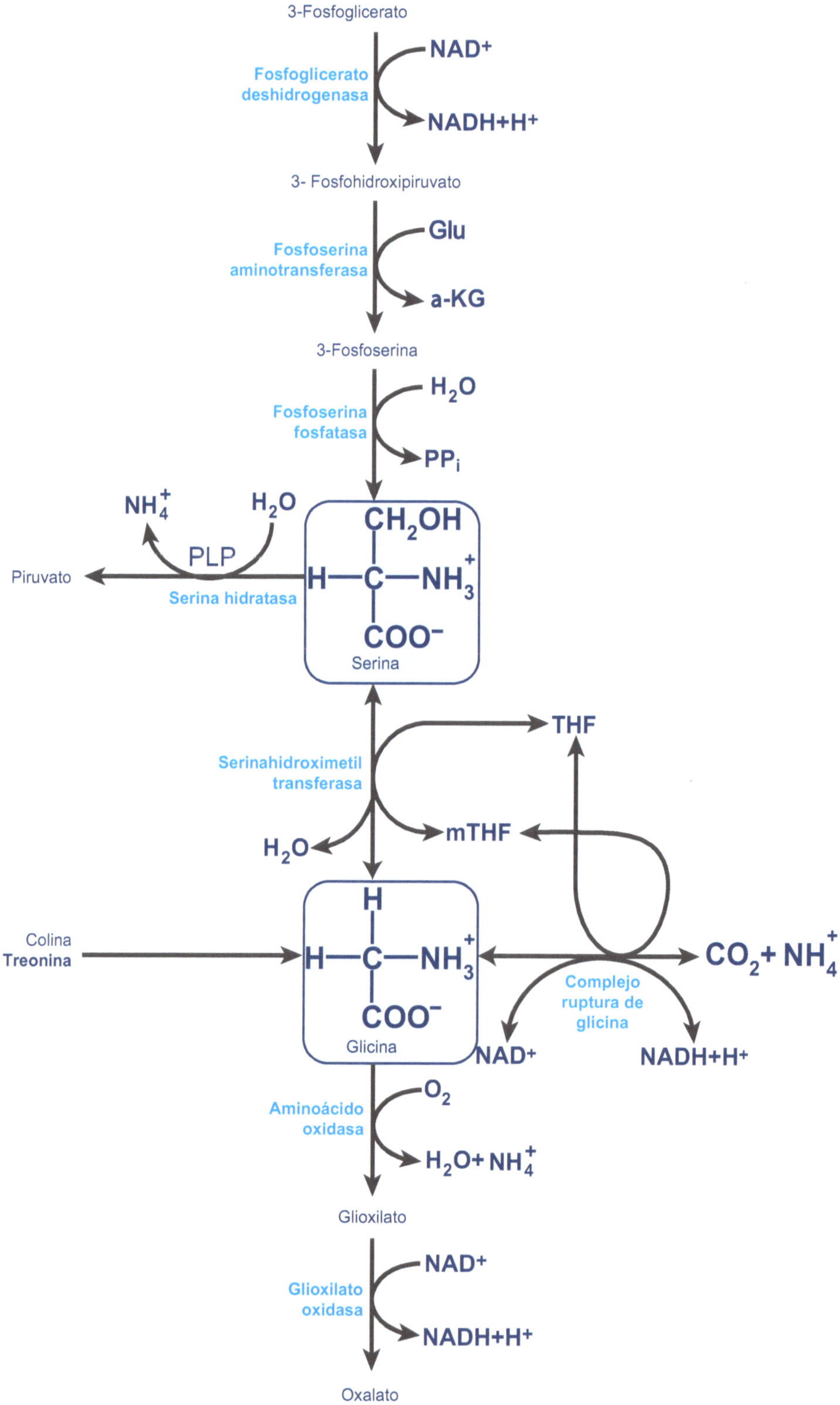

Fig. 20.6 Esquema del metabolismo de la serina y la glicina. PLP: piridoxal fosfato; αKG: alfa-cetoglutarato o 2-oxoglutarato.

enzima responsable (*prolil hidroxilasa*) requiere ácido ascórbico, de ahí que en el escorbuto sean características las alteraciones del colágeno que hacen sangrar las encías.

La ornitina es un aminoácido no proteinogénico que sirve de base para la síntesis de poliaminas. Además, desempeña un papel significativo como receptor del carbamoilfosfato en el ciclo de la urea. La producción de ornitina a partir del glutamato es importante cuando la arginina de la dieta, la otra fuente principal de ornitina, es limitada.

20.2.4. Metabolismo de la serina y la glicina

La serina se forma a partir del fosfoglicerato, y en su degradación origina piruvato (fig. 20.6), por lo que su síntesis está asegurada en todo momento. La serina, además de ser constituyente de las proteínas, participa activamente en el metabolismo de los glicerofosfolípidos y esfingofosfolípidos, ya que forma parte de la fosfatidilserina y se requiere para la síntesis de la ceramida (v. cap. 15).

La glicina puede formarse tanto desde la serina como directamente uniendo bicarbonato y amonio (en el hígado fundamentalmente). Esta segunda vía, aunque posible, habitualmente funciona degradando glicina y está catalizada por el complejo de ruptura de glicina, que cuando funciona en el sentido de la síntesis se suele denominar también *glicina sintasa*. El déficit del complejo de ruptura de glicina origina hiperglicinemia no cetótica, un trastorno con alteraciones mentales y muerte prematura. La glicina también puede originarse en el metabolismo de la treonina, un aminoácido esencial y de la colina. En el metabolismo de la glicina se forman oxalatos, que se excretan por la orina constituyendo una parte importante del sedimento urinario.

La glicina es un precursor importante en la síntesis de creatina, porfirinas, glutatión y nucleótidos, además de ser el aminoácido más abundante en el colágeno. Además, la glicina tiene acciones neurotransmisoras (v. cap. 34).

20.2.5. Metabolismo de la cisteína

Los aspectos biosintéticos de la cisteína hay que analizarlos sin perder de vista su vinculación con el ciclo de la adenosilmetionina-homocisteína. La cisteína se forma a partir de la homocisteína, la cual forma parte del ciclo (fig. 20.7). La homocisteína junto con la serina origina cistationina, y ésta a su vez cisteína.

El ciclo distribuye grupos metilo que entran por los folatos y salen desde la S-adenosilmetionina. Este ciclo produce la metilación de numerosas moléculas, incluidos los ácidos nucleicos y las histonas, clave en los procesos epigenéticos. La actividad de este ciclo es importante para el organismo, y para que se mantenga a un nivel adecuado, debe ser abastecido con suficiente metionina a través de la dieta.

La enzima *cistationasa* se encuentra fundamentalmente en el hígado, lo que explica la necesidad de administrar cisteína en la dieta de los enfermos hepáticos. El déficit de la enzima *cistationina sintasa* o de la *metionina sintasa* originan homocistinuria. En este trastorno, el acúmulo de homocisteína provoca alteraciones esqueléticas, tromboembolia y retraso mental, trastorno que se conoce como síndrome de Marfan. Los trastornos tromboembólicos obedecen al efecto de la homocisteína como superficie de contacto que facilita la activación de los factores de coagulación.

El catabolismo de la cisteína acaba originando piruvato y sulfito. No obstante, la enzima *sulfito oxidasa* lo transforma en sulfato y éste se convierte en PAPS (fosfoadenosil fosfosulfato), disponible para la transferencia de sulfatos. Buena parte de la cisteína se oxida originando la cistina, un derivado poco soluble que puede originar cálculos renales. De igual forma, la homocisteína suele oxidarse hasta homocistina que aparece típicamente en la homocistinuria.

La cisteína es esencial para la síntesis de PAPS, necesario para la síntesis de esfingoglucolípidos (v. cap. 15), de glutatión (v. más adelante) y de taurina, un aminoácido no proteinogénico presente en todos los tejidos en gran cantidad. La taurina tiene funciones biológicas tan importantes como su capacidad para la estabilización de potenciales de membrana, la modulación del transporte de calcio, la capacidad antioxidante frente a radicales como el hipoclorito, la capacidad de protección en la modificación de proteínas y, la más conocida, la conjugación con los ácidos biliares para formar las sales biliares. Su papel protector frente a las modificaciones de las proteínas hace que sea de un enorme interés para el control de la diabetes.

20.2.6. Metabolismo de la tirosina

La tirosina es el precursor de diversas hormonas y neurotransmisores, y también se le conoce un importante papel como inmunomodulador. La tirosina se forma a partir del aminoácido esencial fenilalanina (fig. 20.8), en una reacción catalizada por la enzima *fenilalanina hidroxilasa*, que requiere como cofactor tetrahidrobiopterina. En la figura 20.8 se muestra también el catabolismo de la tirosina, que conduce hasta el acetoacetil-CoA, así como las alteraciones ocasionadas por el déficit de alguna de las enzimas de su metabolismo.

La deficiencia de la fenilalanina hidroxilasa produce hiperfenilalaninemia. La hiperfenilalaninemia más grave es la enfermedad conocida como fenlicetonuria, que se caracteriza por un retraso mental importante, causado por la acumulación de fenilalanina que, por una parte, origina una gran cantidad de neurotransmisores y, por otra, agota el tejido nervioso de 2-oxoglutarato, que se transamina para originar glutamato y fenilpiruvato. El déficit de 2-oxoglutarato en el cerebro detiene el ciclo del ácido cítrico y la producción de energía aeróbica.

El producto de la transaminación antes mencionado, el fenilpiruvato, es reducido a fenilacetato y a fenil-lactato que se excretan en la orina. La presencia de fenilacetato en la orina produce un olor a ratón muy característico. Si el problema es diagnosticado tempranamente, la adición de tirosina y la restricción de fenilalanina de la dieta pueden reducir al mínimo el grado de retraso mental.

Debido al requerimiento de la tetrahidrobiopterina en la función de la *fenilalanina hidroxilasa*, las deficiencias en biopterina pueden originar hiperfenilalaninemia. Sin embargo, puesto que la tetrahidrobiopterina es un cofactor también de otras enzimas, los efectos de su déficit causan incluso más problemas neurológicos que aquellos usualmente asociados con la *fenilalanina hidroxilasa*.

El metabolismo de la tirosina presenta otras alteraciones de interés clínico; entre ellas, la alcaptonuria y la tirosinemia en sus diferentes presentaciones. La alcaptonuria se presenta por el déficit de la enzima *homogentísico dioxigenasa*. El ácido homogentísico se acumula y acaba por transformarse en ácido benzoquinoacético, que forma polímeros, los cuales se depositan en el cartílago originando su oscurecimiento (ocronosis). La tirosinemia puede deberse al déficit de alguna de las enzimas del catabolismo de la tirosina, especialmente la *fumaroilacetoacetasa*, que produce la tirosinemia tipo II, la cual se caracteriza por cirrosis y daño renal. Asimismo, el albinismo se produce por el déficit en el metabolismo de la tirosina hasta melanina.

20.3. ASPECTOS ESPECIALES DEL METABOLISMO DE AMINOÁCIDOS EN DIFERENTES TEJIDOS Y AMINOGRAMA PLASMÁTICO

20.3.1. Intestino

Casi la mitad de los aminoácidos absorbidos de la dieta son utilizados por el intestino para la síntesis de proteínas propias (recuérdese que el intestino está renovándose constantemente), así como de secreción y como fuente energética. En situaciones donde el aporte dietético no existe, como en el caso de nutrición parenteral, se produce atrofia intestinal.

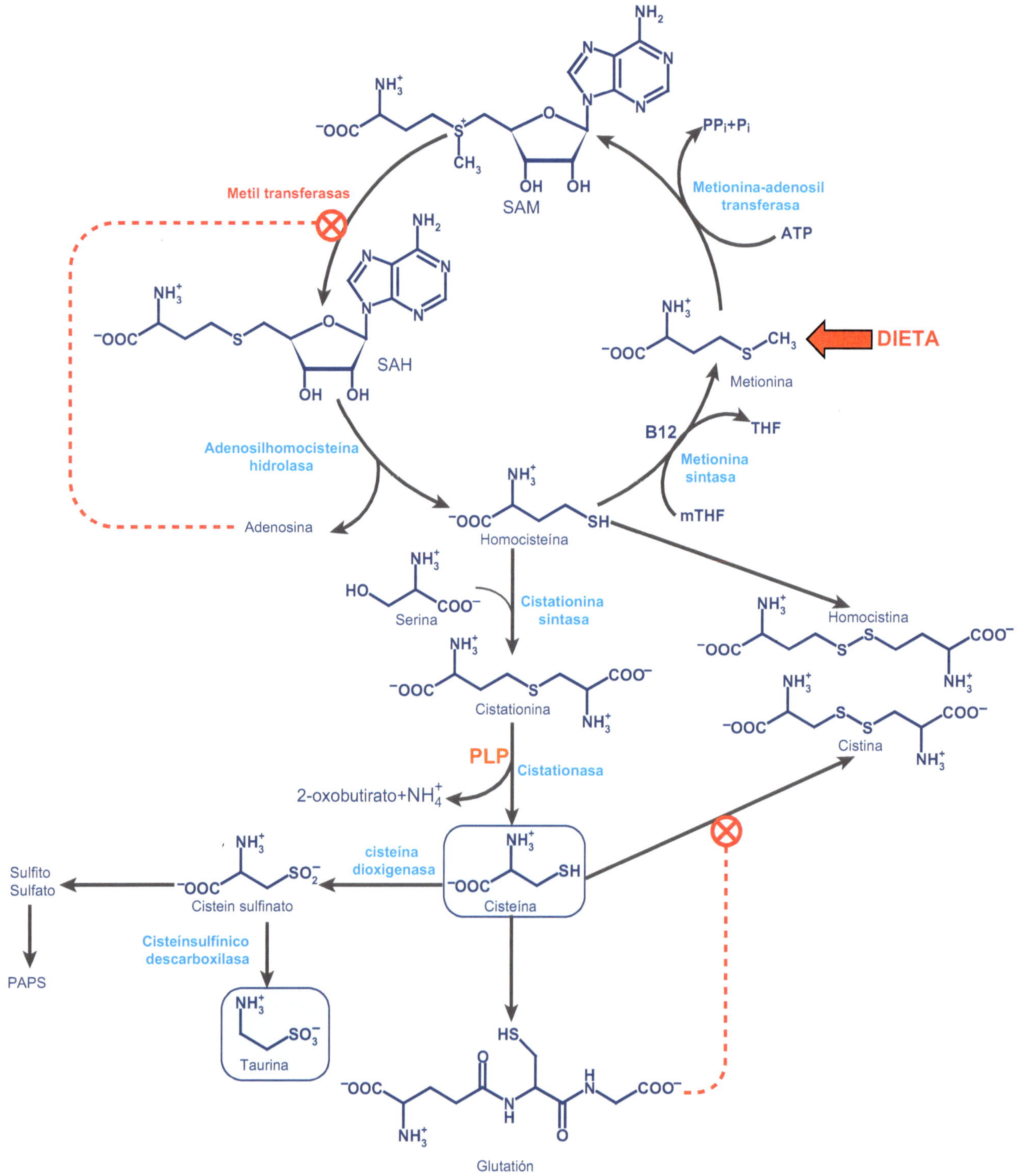

Fig. 20.7 **Esquema del metabolismo de la cisteína.** Las flechas discontinuas muestran efectos reguladores positivos (en verde) o negativos (en rojo). SAM: S-adenosilmetionina; SAH: S-adenosilhomocisteína; B_{12}: vitamina B_{12}; 5-MTHF: 5-metilentetrahidrofolato; THF: tetrahidrofolato; PLP: piridoxal fosfato; PAPS: fosfoadenosilfosfosulfato.

El conjunto de aminoácidos absorbidos sufre cambios en su composición. El intestino transamina los aminoácidos dicarboxílicos glutamato y aspartato originando otros aminoácidos, y utiliza activamente la glutamina, tanto de la dieta como la que le llega por la sangre. Su uso es energético, pero también se utiliza como base para la síntesis de nucleótidos, que es muy importante por la constante renovación celular.

20.3.2. Hígado

El hígado, al igual que el intestino, utiliza gran cantidad de aminoácidos para la formación de proteínas de secreción. Igualmente, hay situaciones en donde el metabolismo es muy activo, como las que se indican a continuación:

- El catabolismo con fines energéticos cuando existe un gran aporte de proteínas (dietas hiperproteicas).

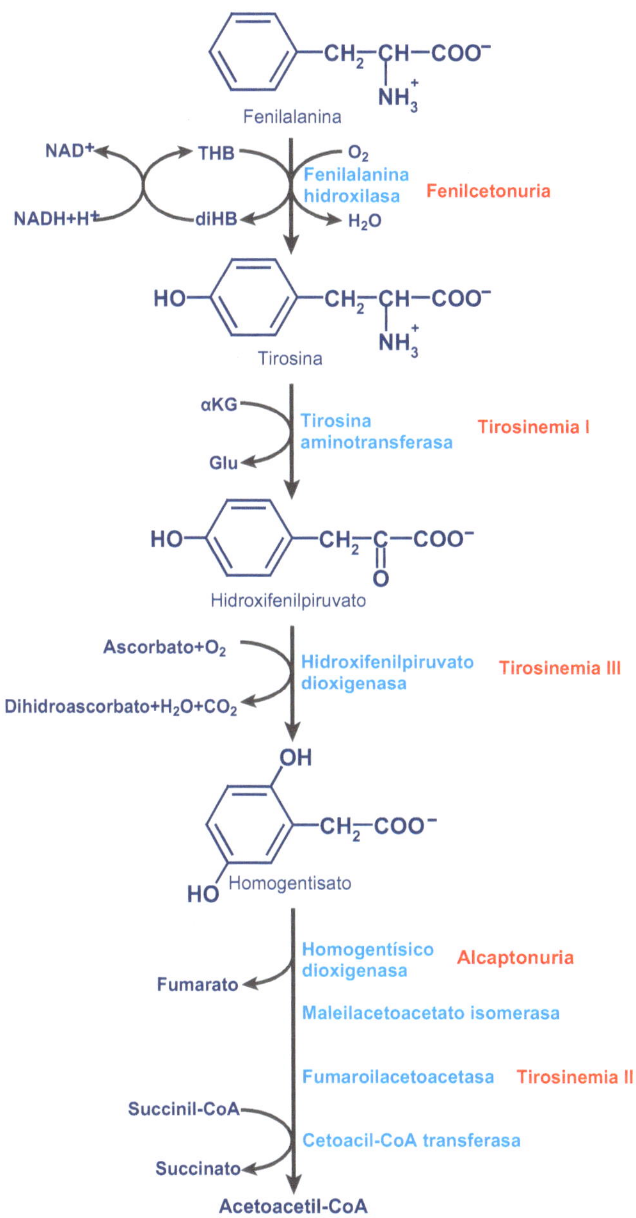

Fig. 20.8 **Metabolismo de la tirosina.** DiHB: dihidrobiopterina; THB: tetrahidrobiopterina; αKG: alfacetoglutarato, o 2-oxoglutarato.

- La utilización de aminoácidos para la síntesis de glucosa en situaciones de escasez, como el ayuno.

En todo caso, las actividades de transaminación son muy relevantes, lo que permite la utilización de los aminoácidos y sus transformaciones. De especial interés son las enzimas ALT y AST, que por su elevada presencia en el hígado se utilizan como marcadores de la integridad hepática. Así, por ejemplo, en una hepatitis aguda, las transaminasas se elevan rápidamente en el plasma.

Los aminoácidos ramificados (valina, isoleucina y leucina) no son metabolizados, de modo que pasan sin usarse directamente a la sangre. La razón es la falta de transaminasas adecuadas.

20.3.3. Músculo

El músculo, obviamente, tiene un activo metabolismo de aminoácidos. En circunstancias de abundancia energética se utilizan para la síntesis de proteínas, y en situaciones de escasez se liberan para la formación de glucosa en el hígado. Así pues, el músculo puede considerarse un elemento homeostático. El aporte de aminoácidos en circunstancias de ayuno prolongado es vital para mantener la gluconeogénesis. De hecho, la pérdida de proteínas musculares es uno de los signos clásicos del ayuno prolongado.

La alanina reviste un carácter especial en sus relaciones con la gluconeogénesis, como ya se ha descrito en los capítulos 9 y 19, y que se ponen claramente de manifiesto en el ciclo glucosa-alanina (fig. 20.9). Otro aminoácido liberado por el músculo en considerable cantidad es la glutamina. Este aminoácido recoge el amonio proveniente de la degradación de proteínas y es transportado en sangre para su utilización por el intestino o por el riñón (fig. 20.9).

20.3.4. Riñón

La corteza renal utiliza glutamina en condiciones de acidosis. En esas circunstancias, la gluconeogénesis renal utiliza el esqueleto carbonado de la glutamina para sintetizar glucosa y el amonio se excreta a la orina como sales amónicas, neutralizando la acidez. La gluconeogénesis renal y la excreción de amonio cobran especial importancia en situaciones de fallo hepático, en donde el riñón asume el papel principal.

20.3.5. Sistema nervioso

En el sistema nervioso, los aminoácidos cumplen una función de neurotransmisores (v. cap. 34). En particular, los aminoácidos glutamato, tirosina y triptófano son utilizados para la síntesis de neurotransmisores como GABA, dopamina y serotonina, respectivamente. La glutamina es otro aminoácido importante en el sistema nervioso, ya que permite captar y eliminar el amonio, que resulta ser muy tóxico para las neuronas, impidiendo la transmisión del impulso nervioso.

Los aminoácidos ramificados y los aromáticos comparten un mismo sistema de transporte para entrar en las células. Este hecho es de interés, ya que cuando existe un trastorno hepático, ambos pasan a la circulación general. Los ramificados son metabolizados rápidamente por el músculo, por lo que quedan en sangre los aromáticos. El resultado es la entrada en grandes cantidades de estos aminoácidos en el sistema nervioso y la formación de neurotransmisores que acaban por generar encefalopatías. Ésta es la razón del uso de dietas ricas en aminoácidos ramificados y pobres en aromáticos cuando existe enfermedad hepática.

20.3.6. Aminograma

La concentración de aminoácidos en el plasma es baja, dado que los aminoácidos son absorbidos y rápidamente utilizados por los tejidos. A su vez, en la orina no suelen detectarse aminoácidos dada la existencia de transportadores en los túbulos renales, para evitar la pérdida de su esqueleto carbonado.

La composición del aminograma plasmático es relativamente constante en condiciones normales, aunque pueden existir cambios en dietas muy ricas en carbohidratos, dado el efecto estimulador de la insulina sobre la captación.

En el plasma y en la orina pueden encontrarse derivados de aminoácidos como la 3-metilhistidina o la hidroxiprolina, que proceden de la degradación de las proteínas miofibrilares y del colágeno. El seguimiento de sus valores tiene interés clínico como indicador de degradación muscular o de resorción ósea.

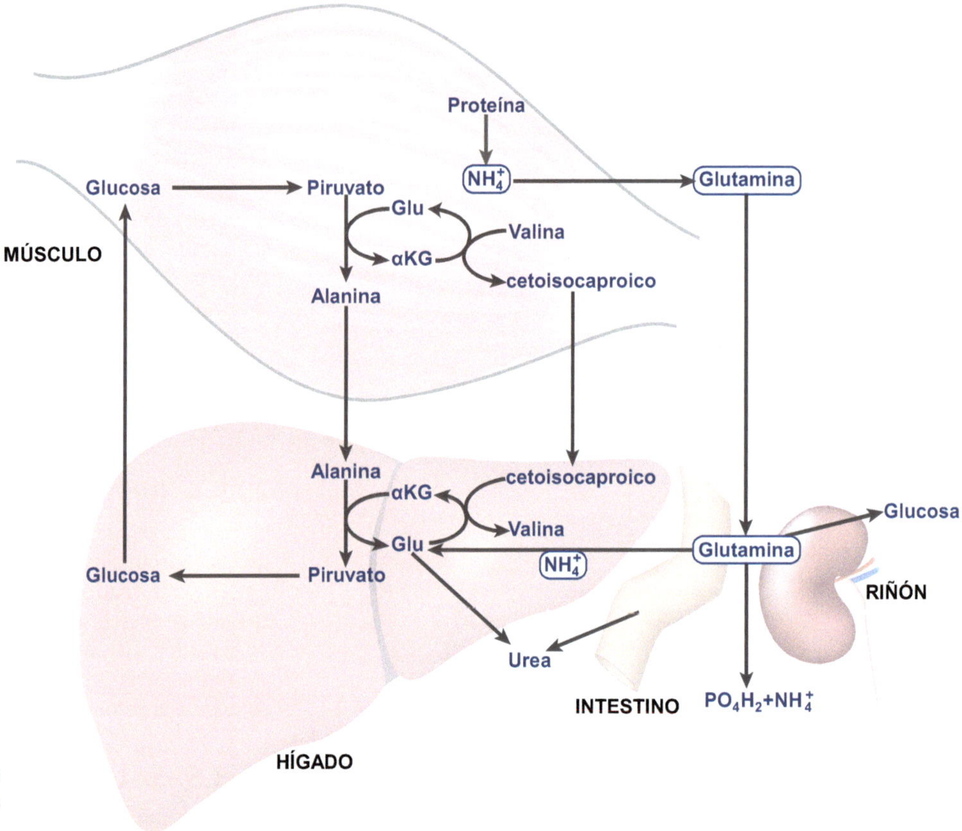

Fig. 20.9 Interrelaciones tisulares en el metabolismo de los aminoácidos. αKG: alfa-cetoglutarato, o 2-oxoglutarato.

20.4. DERIVADOS DE AMINOÁCIDOS

Además de para su incorporación a proteínas, los aminoácidos son precursores para la síntesis de porfirinas y nucleótidos, como se describe en el capítulo 21.

20.4.1. Creatina

La creatina se sintetiza a partir de arginina, glicina y metionina (fig. 20.10) en el hígado, el páncreas y el riñón. Como subproductos, se originan ornitina y S-adenosilhomocisteína, que como se ha comentado son de enorme utilidad para las células. El músculo no sintetiza creatina, pero la absorbe en gran cantidad. La creatina puede sufrir fosforilación por acción de la *creatina quinasa* (CK), también denominada *creatina fosfoquinasa*. Esta enzima está presente en grandes cantidades en el músculo y se ha utilizado en clínica como indicador de destrucción muscular, especialmente para el diagnóstico del infarto agudo de miocardio, en el que se eleva la isoforma CK-2 de la enzima.

La creatina-fosfato (creatina-P) es un importante agente energético en el músculo, capaz de originar rápidamente ATP a partir de ADP. La razón de esta capacidad está en su estructura, que es la de un compuesto de alta energía de hidrólisis, que es mayor incluso que la del ATP. La existencia de creatina P es clave para el funcionamiento del músculo, que con bastante frecuencia trabaja en condiciones de anaerobiosis. En esas circunstancias, las formas de obtener ATP son la glucolisis y la utilización de la creatina P. También se conoce que tiene un importante papel en el funcionamiento del sistema nervioso central, y su déficit se ha relacionado con el autismo.

En su catabolismo se origina creatinina de forma espontánea, que es el derivado anhídrido. La creatinina no cumple ninguna función y es excretada en la orina. La excreción diaria de creatinina es muy alta (aproximadamente el 2% de la creatina) y bastante constante. La creatinina se filtra libremente en el glomérulo y no es reabsorbida por los túbulos, por lo que se utiliza en clínica para conocer la capacidad de filtración glomerular (el denominado aclaramiento renal o de creatinina).

20.4.2. Glutatión

Procede de la glicina, el glutamato y la cisteína. La síntesis tiene lugar en dos pasos:

1. Formación de γ-glutamilcisteína por acción de la *γ-glutamil-cisteína sintetasa*.
2. Incorporación de glicina por acción de la *glutatión sintetasa*. El déficit en esta enzima origina el acúmulo de oxoprolina (fig. 20.11), un trastorno caracterizado por anemia hemolítica y acidosis.

El glutatión es un agente antioxidante de amplio uso por las células, donde es el encargado de mantener reducidos los grupos sulfhidrilo de las proteínas. También se usa para la neutralización de peróxidos (que reaccionan con las membranas provocando su oxidación y desestructuración); en este caso, a través de la acción de la enzima glutatión peroxidasa. Funciona además como un transportador de aminoácidos con la participación de la enzima *γ-glutamil transferasa* (γ-GT, o GGT), una enzima inducible por xenobióticos, que se usa en clínica como marcador de la ingesta de alcohol y otros xenobióticos.

20.4.3. Óxido nítrico

El óxido nítrico (NO) se sintetiza por la *óxido nítrico sintasa* (NOS) a partir de la arginina con la colaboración de varias coenzimas (FMN, FAD, NADPH+H$^+$, tetrahidrobiopterina). La reacción consume oxígeno molecular y origina como subproducto citrulina (fig. 20.12).

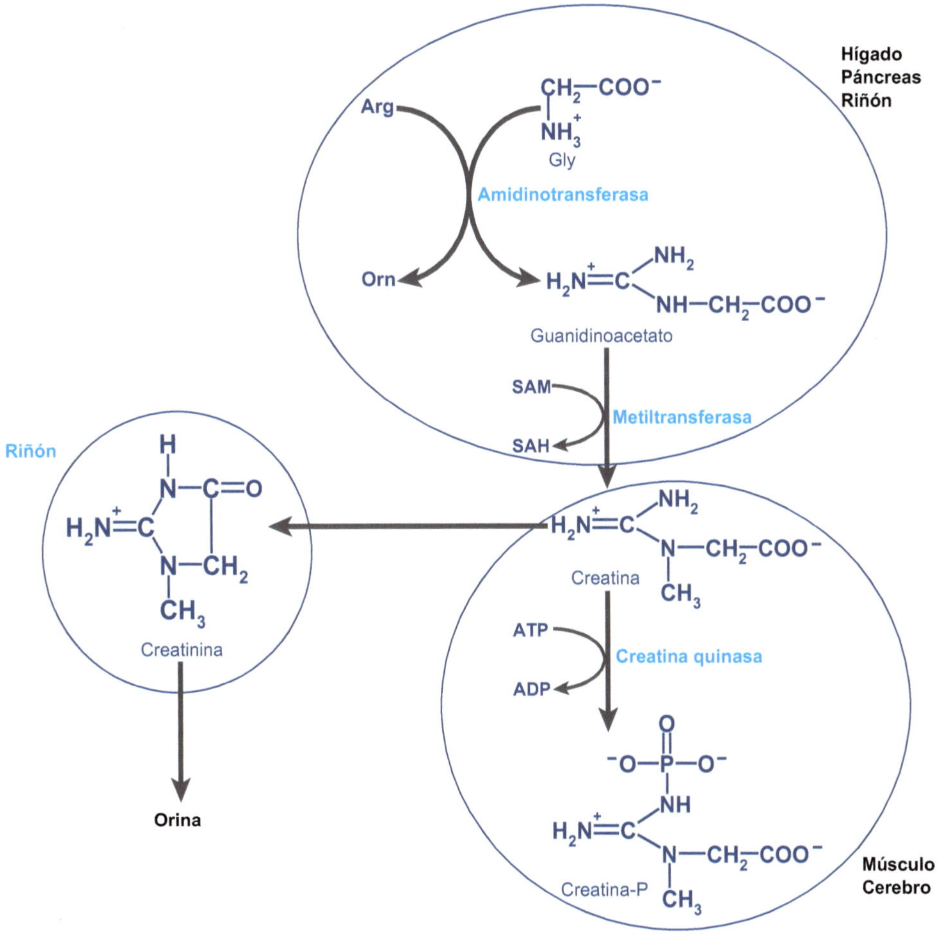

Fig. 20.10 **Esquema del metabolismo de la creatina.** Orn: ornitina; SAH: S-adenosilhomocisteína; SAM: S-adenosilmetionina.

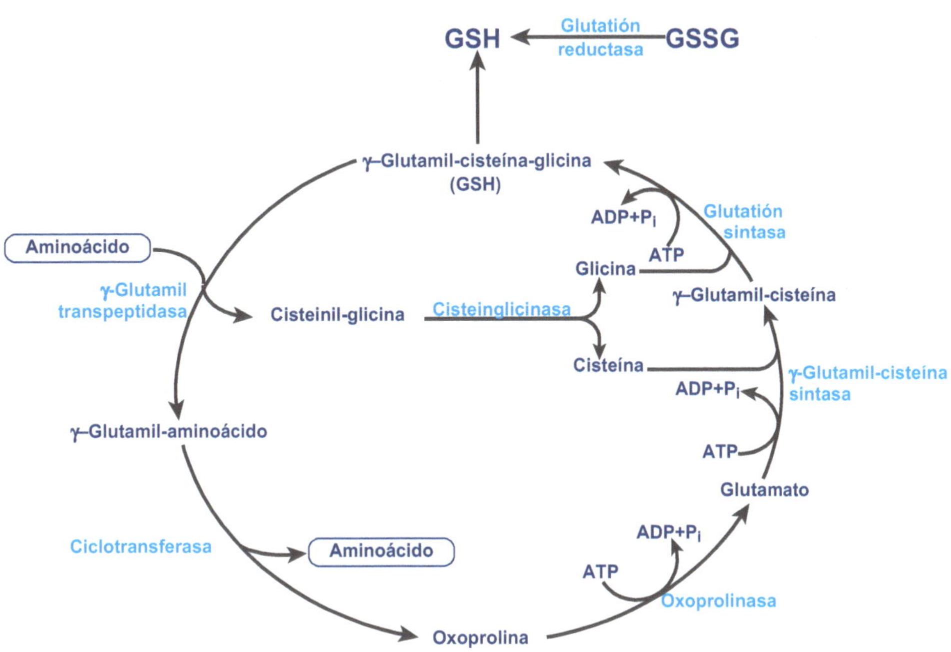

Fig. 20.11 **Ciclo del γ-glutamilo.** GSH: glutatión reducido; GSSG: glutatión oxidado.

Existen tres isoformas bien caracterizadas de la NOS. La NOS-1 o neuronal (nNOS), que se expresa fundamentalmente en el tejido nervioso; la NOS-2, conocida también como isoforma inducible (iNOS), que se expresa en numerosas células y tejidos, como el hígado, el músculo liso de la pared arterial, los macrófagos, etc. en situaciones de inflamación, ya que su expresión se induce por endotoxinas y citocinas proinflamatorias; la NOS-3 es la isoforma constitutiva que se expresa sobre todo en los endotelios, por lo que también se conoce como isoforma endotelial o eNOS. Se ha descrito una nueva

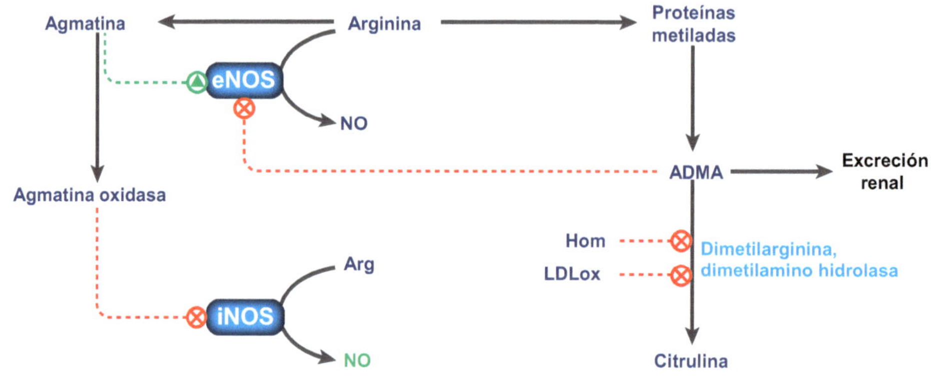

Fig. 20.12 Metabolismo del óxido nítrico. Las flechas discontinuas muestran efectos reguladores positivos (en verde) o negativos (en rojo). ADMA: dimetilarginina asimétrica; Hom: homocisteína; LDLox: lipoproteínas de baja densidad oxidadas; NO: óxido nítrico.

isoforma que se expresa en mitocondrias mtNOS, aunque la cantidad de óxido nítrico que genera es muy inferior al de las otras isoformas, por lo que aún está en debate su funcionalidad. La enzima del endotelio (NOS-3) tiene una alta afinidad por la arginina, y dados los altos niveles plasmáticos de este aminoácido, la síntesis de NO está más que asegurada en todo momento. La actividad de la NOS se regula por los derivados de la arginina. La agmantina, un derivado de la arginina por descarboxilación, es un activador de la NOS-3, y cuando se oxida, se produce un compuesto inhibidor de la isoforma inducible NOS-2. La dimetilarginina asimétrica (llamada así por la posición de los metilos) es un inhibidor de la NOS-2. Procede de la hidrólisis de proteínas nucleares metiladas y su destino es la excreción renal o su hidrólisis hasta citrulina. Esta sustancia se origina en situaciones como la insuficiencia renal o la hipercolesterolemia, en este caso por la inhibición de su metabolismo.

El NO es un vasodilatador y, por tanto, la arginina favorece este proceso. Las concentraciones de NO pueden estar reducidas en circunstancias como la hipercolesterolemia, en la que se inhibe la enzima. La administración de arginina puede ayudar a mantener niveles normales de NO, cuando éstos podrían verse comprometidos, y por ello se considera un agente protector frente a la trombosis.

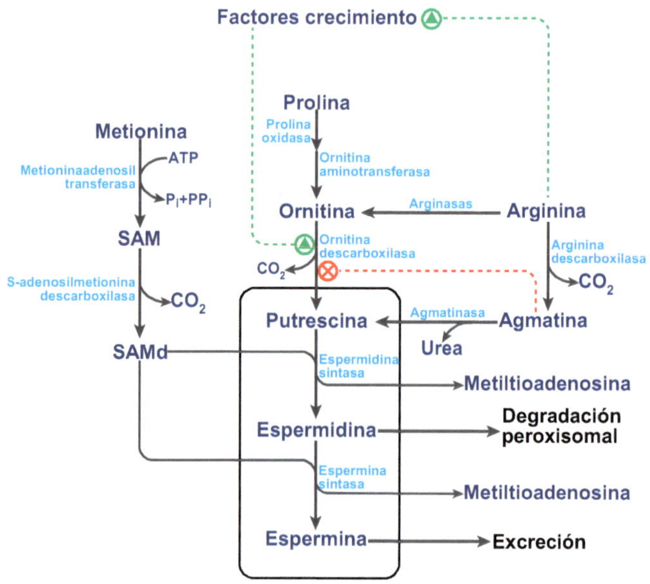

Fig. 20.13 Metabolismo de las poliaminas. Las flechas discontinuas muestran efectos reguladores positivos (en verde) o negativos (en rojo). SAM: S-adenosilmetionina; SAMd: S-adenosilmetionina descarboxilada.

20.4.4. Aminas

Mediante la descarboxilación de varios aminoácidos se forman algunas de las aminas biógenas más conocidas.

De la tirosina se forman las catecolaminas (dopamina, noradrenalina y adrenalina), relacionadas con los cambios en la presión sanguínea y alteraciones neurológicas como el Parkinson o la esquizofrenia, cuyo metabolismo se describe en detalle en el capítulo 34. Del glutamato se origina el γ-aminobutirato (GABA), cuya deficiencia está relacionada con la epilepsia y la hipertensión, y de la histidina se origina la histamina, un elemento de la respuesta alérgica con una acción vasodilatadora muy potente.

20.4.5. Poliaminas

Las poliaminas están implicadas en los procesos de proliferación y crecimiento celular. Asimismo, actúan sobre la síntesis proteica y sobre diversas proteínas quinasas.

Los aminoácidos precursores de las poliaminas son la metionina, la arginina y la prolina (fig. 20.13). La primera de las poliaminas que se origina es la putrescina, que se forma a partir de la ornitina por la acción de la enzima *ornitina descarboxilasa* que requiere piridoxal-fosfato. Esta enzima está controlada por los factores de crecimiento y guarda una estrecha relación con el ciclo celular. La espermidina y la espermina se forman a partir de la putrescina en sendas reacciones dependientes de S-adenosilmetionina descarboxilada, un derivado de la S-adenosilmetionina, formado en la reacción catalizada por la *S-adenosilmetionina descarboxilasa* que también requiere piridoxal-fosfato como cofactor.

La ornitina usada para la síntesis de poliaminas puede proceder de la arginina o de la prolina, aunque la mayoría procede de la arginina que se produce en cada tejido por la acción de la *arginasa II*. Existen dos arginasas: la *arginasa I*, que se encuentra en el hígado y forma parte del ciclo de la urea, y la arginasa II, que se localiza en otros tejidos, es muy abundante en el riñón y puede encontrarse en ausencia de las otras enzimas del ciclo de la urea. La figura 20.13 también muestra la vía que desde la arginina conduce a la agmatina (un inhibidor de la síntesis) y de ésta hasta putrescina.

Las poliaminas se excretan en su mayoría como tales, aunque pueden catabolizarse en los peroxisomas hasta amonio y CO_2.

RESUMEN

1. **Los aminoácidos, además de ser los componentes de las proteínas, son precursores de los nucleótidos y ácidos nucleicos, de las porfirinas, etc. Los aminoácidos cumplen funciones de enorme interés en el sistema nervioso, en los vasos sanguíneos, en la respuesta defensiva, alérgica, etc.**
2. **El metabolismo de los aminoácidos y su regulación son relativamente simples. Los esqueletos carbonados proceden y/o se entroncan en las vías centrales del metabolismo y el amonio se excreta como urea. Existen algunas diferencias en el metabolismo de los aminoácidos en los diferentes tejidos, especialmente en el intestino, el hígado y el músculo. Asimismo, existen interrelaciones entre los diferentes órganos, que como en el caso de la alanina constituyen ciclos muy útiles.**
3. **Se conocen numerosas enfermedades relacionadas con el metabolismo de los aminoácidos, que como la fenilcetonuria, pueden corregirse si se detectan a tiempo. En muchos casos, la enfermedad se puede controlar con una dieta apropiada.**

Bibliografía

Fürst P, Kuhn KS. Amino-acid substrates in new bottles: Implications for Clinical Nutrition in the 21st Century. Nutrition. 2000;16:603-5.
González de Buitrago JM, Arilla Ferreiro E, Rodríguez-Segade M, Sánchez-Pozo A. Bioquímica Clínica. Madrid: McGraw-Hill Interamericana; 1998.
Martínez-Augustin O, Sánchez de Medina F. Arginina óxido nítrico y función endotelial. Ars Pharm. 2004;45:303-17.
Valle SR, Beaudet AL, Vogelstein B, Kinzler KW, Antonarakis SE, Vallabio, editors. The Scriver's on line metabolic and molecular basis of inherited disease. McGraw-Hill; 2009.
Wu G. Amino acids: metabolism, functions and nutrition. Amino Acids. 2009;37:1-17.

Capítulo 21

Metabolismo de los nucleótidos

Antonio Sánchez Pozo y Ángel Gil Hernández

OBJETIVOS DE APRENDIZAJE

- **Entender las vías de síntesis y degradación de los ribonucleótidos, los desoxirribonucleótidos, los nucleótidos cíclicos, los dinucleótidos, los oligonucleótidos y las coenzimas.**
- **Comprender la regulación del metabolismo de los nucleótidos.**
- **Relacionar los trastornos del metabolismo de los nucleótidos con algunas enfermedades.**
- **Entender el metabolismo extracelular de los nucleótidos y sus efectos sobre los receptores de membrana.**

21.1. INTRODUCCIÓN

Los nucleótidos son un conjunto de compuestos derivados de los anillos de la purina o de la pirimidina (fig. 21.1A) que unidos al azúcar ribosa o la desoxirribosa forman los nucleósidos, y éstos al fosforilarse, los nucleótidos (fig. 21.1B). Estos nucleótidos se asocian entre sí para formar oligonucleótidos y polinucleótidos (v. cap. 22), y con otras moléculas para originar dinucleótidos, como el NAD^+ (v. cap. 3). Aunque los ácidos nucleicos están formados por cadenas de nucleótidos, esto es polinucleótidos, se suelen considerar para su estudio como una entidad aparte.

Los nucleótidos cumplen funciones muy variadas, y están presentes en casi todos los procesos celulares. Son los componentes de los ácidos nucleicos, y como tales, participan en los procesos de transmisión de la información genética y en la síntesis de proteínas, al formar parte de los ribosomas. Además, presentan importantes efectos en el proceso de crecimiento celular, como por ejemplo el dinucleótido AP_4A (diadenosinatetrafosfato).

Algunos nucleótidos son elementos clave en el metabolismo. Entre otros, son intermediarios activados (su hidrólisis es termodinámicamente muy favorable) que se acoplan en todos los procesos en los que se necesita energía para llevar a cabo una reacción (el más conocido es el ATP); son aceptores o dadores de electrones en reacciones redox (NAD^+, $NADP^+$, FAD); de acilos (coenzima A); de metilos (S-adenosil metionina o SAM); de glucosa (UDP-glucosa) y de colina (CDP-colina), compuestos que son necesarios para la biosíntesis de glucógeno, fosfolípidos, esfingolípidos y glucoproteínas. Es interesante destacar que todos ellos tienen la propiedad de hidrolizarse muy lentamente en ausencia de las enzimas correspondientes, lo que confiere estabilidad a los sistemas biológicos y permite que las células utilicen la energía en dosis discretas facilitando muchas transformaciones moleculares.

Además, ciertos nucleótidos son moduladores del metabolismo y el desarrollo, ya que participan en los mecanismos de transducción de señales dentro de la célula, y son conocidos como segundos mensajeros (AMPc), que son potentes señales extracelulares, o modulan directamente la expresión de genes relacionados con la proliferación celular y la apoptosis, así como numerosos factores de transcripción.

21.2. METABOLISMO INTRACELULAR DE NUCLEÓTIDOS

Los nucleótidos en las células se encuentran en cantidades no muy elevadas y pueden proceder de dos fuentes: la síntesis *de novo* desde aminoácidos y otros precursores, y la recuperación de nucleósidos y nucleobases. Estos últimos pueden provenir tanto de la dieta como de la degradación de ácidos nucleicos, nucleótidos libres y coenzimas (fig. 21.2). El hecho de que la capacidad biosintética *de novo* de algunos tipos celulares sea limitada, junto a que la síntesis de nucleótidos es un proceso costoso energéticamente, hacen que la recuperación de nucleótidos sea muy importante. Las vías *de novo* y de recuperación dan lugar a ribonucleótidos; los desoxirribonucleótidos presentes en el DNA (incluidos los de timina) se forman a partir de los ribonucleótidos.

Las cantidades intracelulares relativas de los nucleótidos de purina y pirimidina suelen mantenerse constantes, gracias a las múltiples conversiones entre ellos y a la existencia de una regulación cruzada mediante la cual los nucleótidos de un tipo estimulan o reprimen a los de otro, o viceversa, para que todos queden equilibrados. Además, las cantidades de nucleósidos trifosfato, difosfato y monofosfato dependen de la energía total disponible. De hecho, se utiliza el cociente entre los nucleótidos para establecer la denominada carga energética (Qe) de una célula (v. cap. 5).

Los nucleótidos que no se utilizan son degradados, ya que no se almacenan (fig. 21.2). En el caso de los nucleótidos de purina, se degradan hasta ácido úrico y en el caso de los de pirimidina hasta distintos intermediarios carbonados, y finalmente el nitrógeno es excretado como urea. La formación de ácido úrico es una de las consecuencias del excesivo consumo de nucleótidos, de ahí la creencia de que no es bueno tomar mucha carne, aunque

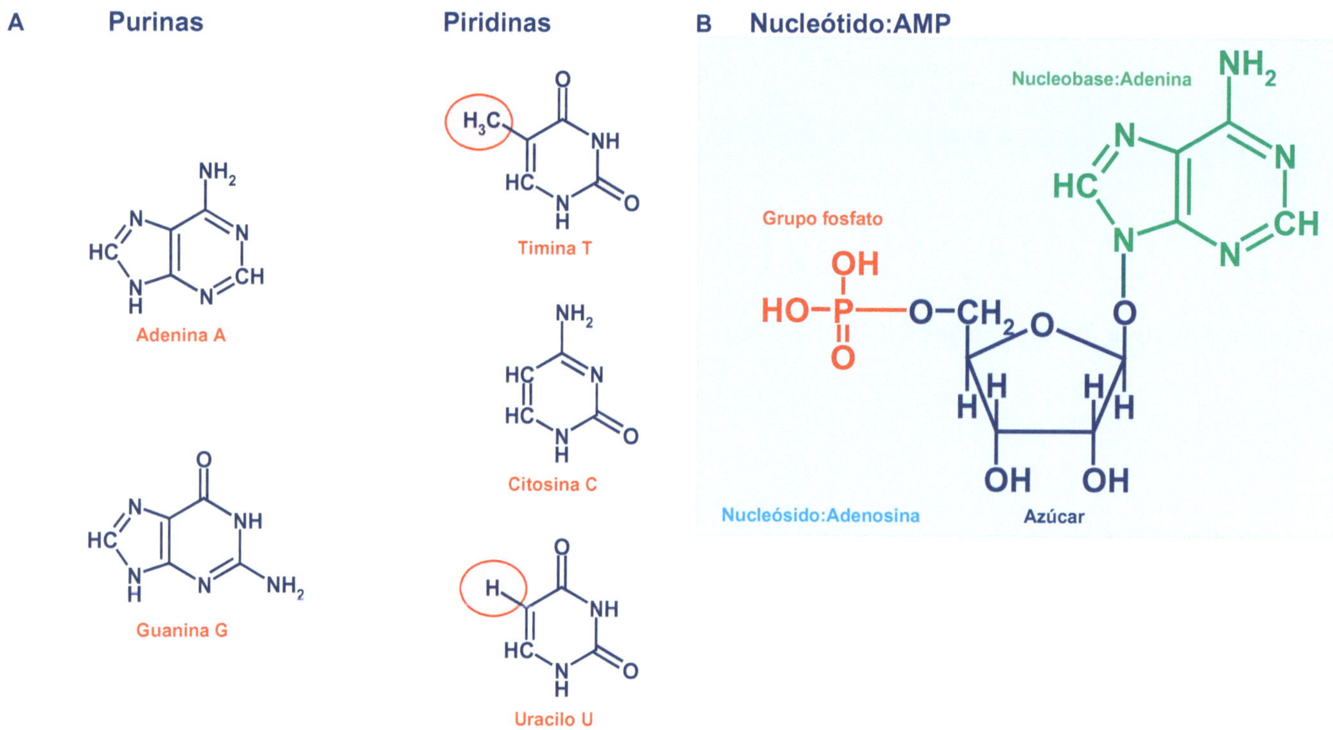

Fig. 21.1 **A.** Estructura de las bases nitrogenadas de purina y de pirimidina. **B.** Estructura general de los nucleótidos.

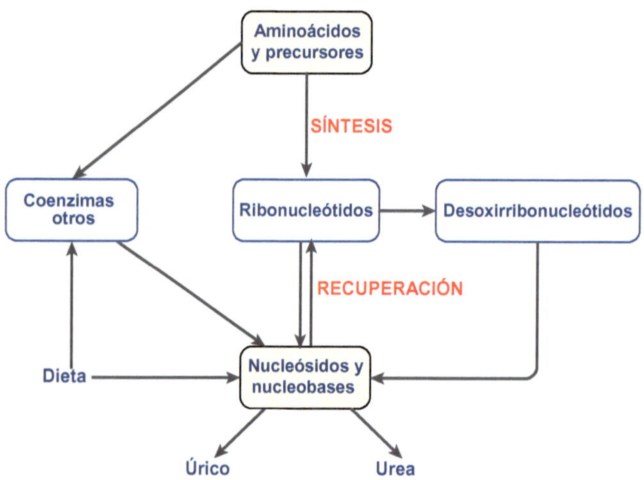

Fig. 21.2 **Esquema general del metabolismo de los nucleótidos.**

la recomendación debería extenderse a todos aquellos alimentos que contengan células (ácidos nucleicos).

21.2.1. Biosíntesis *de novo* de los ribonucleótidos

Los ribonucleótidos se pueden sintetizar a partir de ribosa y aminoácidos (glicina, aspartato y glutamina). Las vías metabólicas son diferentes para nucleótidos de purina y de pirimidina y se estudiarán por separado. Los heterociclos de purina y pirimidina se construyen paso a paso con el aporte de carbonos del aspartato, la glicina y el tetrahidrofolato (THF), y de nitrógenos del aspartato y la glutamina. En ambos casos se utiliza el 5-fosforribosil pirofosfato (PRPP) como agente donador de ribosa (fig. 21.3).

La formación de 5-fosforribosil pirofosfato (PRPP) se realiza a partir de ribosa-5-fosfato y ATP, y es catalizada por la PRPP sintetasa. A su vez, la síntesis de ribosa-5-fosfato se produce a partir de la glucosa por la vía de las pentosas-fosfato (fig. 21.3) (v. cap. 11). Así pues, la síntesis de PRPP depende de la disponibilidad de glucosa como fuente de ribosa y de la disponibilidad de fosfato inorgánico, que además es un activador de la PRPP sintetasa, lo que resulta de interés, ya que el fosfato inorgánico casi siempre indica una falta de ATP, esto es, de nucleótidos. La formación de PRPP se inhibe cuando se detecta que existen nucleótidos suficientes. Los inhibidores de esta enzima son el ADP y GDP, que se comportan como inhibidores de tipo no competitivo. Por otra parte, una actividad elevada de la enzima PRPP sintetasa origina un aumento de nucleótidos de purina y mayor producción de ácido úrico, por lo que puede originar gota.

21.2.1.1. Biosíntesis de los ribonucleótidos de purina

La biosíntesis del nucleótido inosina monofosfato (IMP) a partir de PRPP tiene lugar con la participación de hasta diez enzimas, que sucesivamente van generando el heterociclo de purina con los carbonos y nitrógenos que aportan diversos aminoácidos, bicarbonato y el THF (fig. 21.4), además de abundante energía (5 ATP). El IMP se encuentra en concentración muy baja en la célula, ya que rápidamente se convierte en AMP, GMP y los correspondientes nucleósidos difosfato y trifosfato.

La conversión a nucleósidos difosfato requiere la presencia de quinasas dependientes de ATP. Igualmente, la formación de nucleósidos trifosfato requiere la actividad *nucleósido-difosfato quinasa*, que parece ser la misma en todos los casos. Esta enzima es muy activa pero no es específica en relación con el agente donante de fosfato ni el aceptor. Obviamente, el ATP necesario para las reacciones anteriores procede principalmente de otras fuentes, como la fosforilación oxidativa en acoplamiento con la cadena de transporte electrónico mitocondrial *(ATP sintasa)* (v. cap. 6) o defosforilaciones a nivel de sustrato.

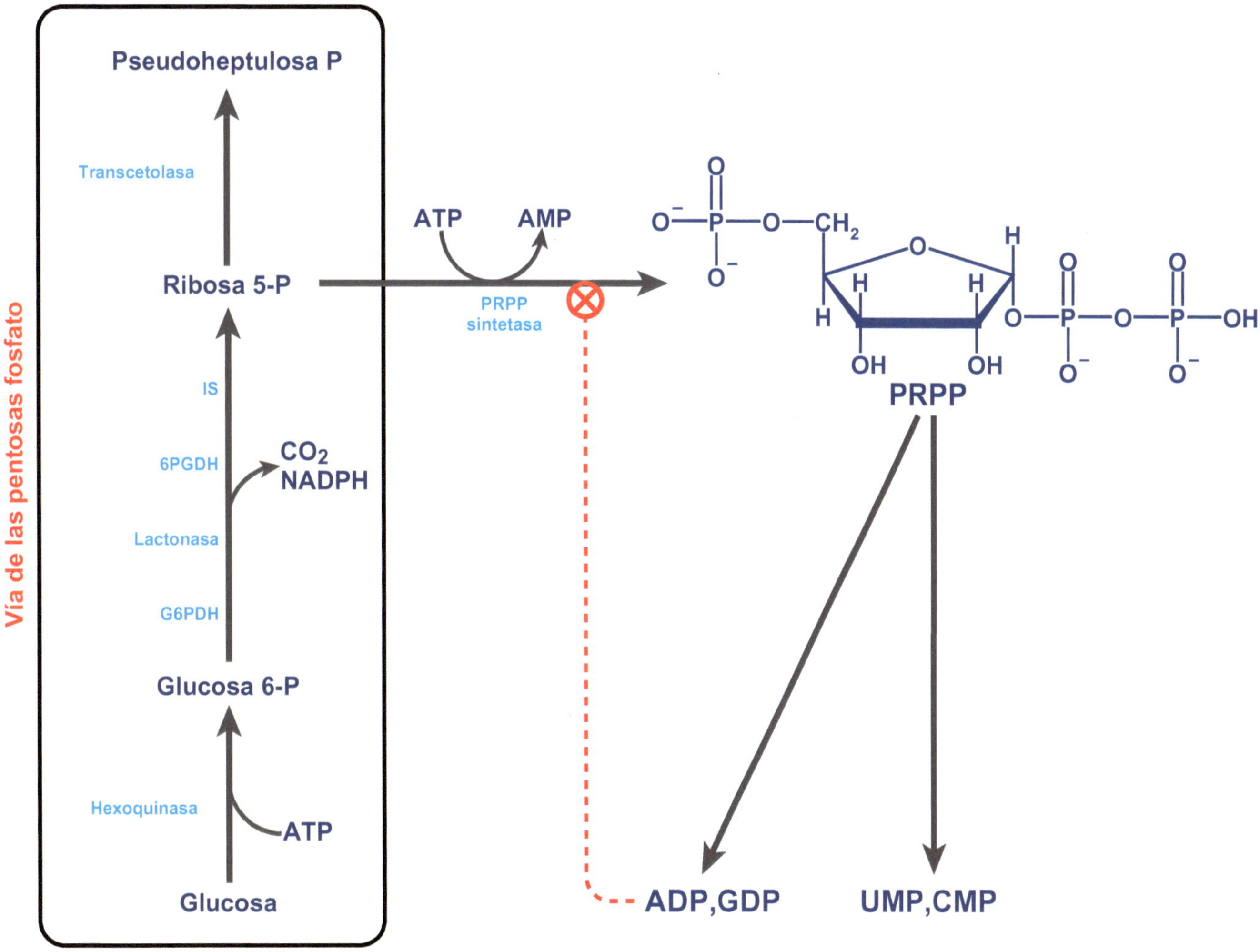

Fig. 21.3 Síntesis de PRPP y su regulación.

El control de la síntesis de nucleótidos púricos se lleva a cabo modulando la enzima *glutamina-PRPP amidotransferasa*, que cataliza el paso limitante. La enzima es inhibida por todos los nucleótidos de purina. El efecto máximo de esta inhibición se produce por ciertas combinaciones de nucleótidos, como AMP y GMP, ya que aparentemente la enzima presenta dos lugares de unión a dichos nucleótidos (sitio alostérico específico de guanina y sitio alostérico específico de adenina) (fig 21.4).

Existe un segundo nivel de regulación al final de la vía. De las dos reacciones que se requieren para convertir IMP en GMP, la primera es irreversible y se inhibe por GMP, y la segunda requiere ATP como fuente de energía. De igual modo, en el caso de la conversión de IMP en AMP, la primera reacción es irreversible y se inhibe por AMP, y la segunda requiere GTP como fuente de energía. Así, el GTP acelera la síntesis de ATP, y viceversa. Todo ello permite mantener un conjunto equilibrado de los diversos nucleótidos de purina.

Otro aspecto interesante es la conversión de AMP en IMP, por la acción de la AMP desaminasa y con ello poder generar nucleótidos de guanina a partir de los de adenina. La *AMP desaminasa* se estimula por ATP y se inhibe por GTP, lo que contribuye a mantener niveles equilibrados de nucleótidos de guanina y adenina. Este ciclo se denomina de los nucleótidos de purina (fig. 21.5), y es muy activo en el músculo, donde sirve también para obtener energía a partir de aminoácidos. Así, en el ejercicio se estimula la desaminasa y en circunstancias de déficit enzimático se producen mialgias posteriores a dicho ejercicio.

21.2.1.2. Biosíntesis de los ribonucleótidos de pirimidina

Los nucleótidos de pirimidina también necesitan el PRPP para su síntesis, pero éste se incorpora al anillo del orotato (base pirimidínica) formado a partir de bicarbonato y aminoácidos. El proceso es más simple que en el caso de los nucleótidos púricos (fig. 21.6). El primer nucleótido sintetizado es la orotidina-5'-monofosfato (OMP) y a partir de este compuesto, la vía conduce a los nucleótidos UMP, UDP y UTP.

A partir de los nucleótidos de uridina se forman los otros nucleótidos pirimidínicos, aunque no a partir del nucleósido monofosfato, como en el caso de las purinas. Así, el CTP se forma a partir del UTP mediante la acción de la *CTP sintetasa*, con la posterior formación de CDP y CMP.

Por tanto, la uridina es un nucleósido muy útil para las células como fuente para obtener todos los nucleótidos pirimidínicos. Su importancia también se pone de manifiesto en el caso de la aciduria orótica. En esta enfermedad, la falta de UDP impide el metabolismo del glucógeno y de la fructosa, lo que origina debilidad muscular. Asimismo, se produce una anemia megaloblástica por falta de nucleótidos pirimidínicos para la síntesis de ácidos nucleicos. La causa es el déficit de la

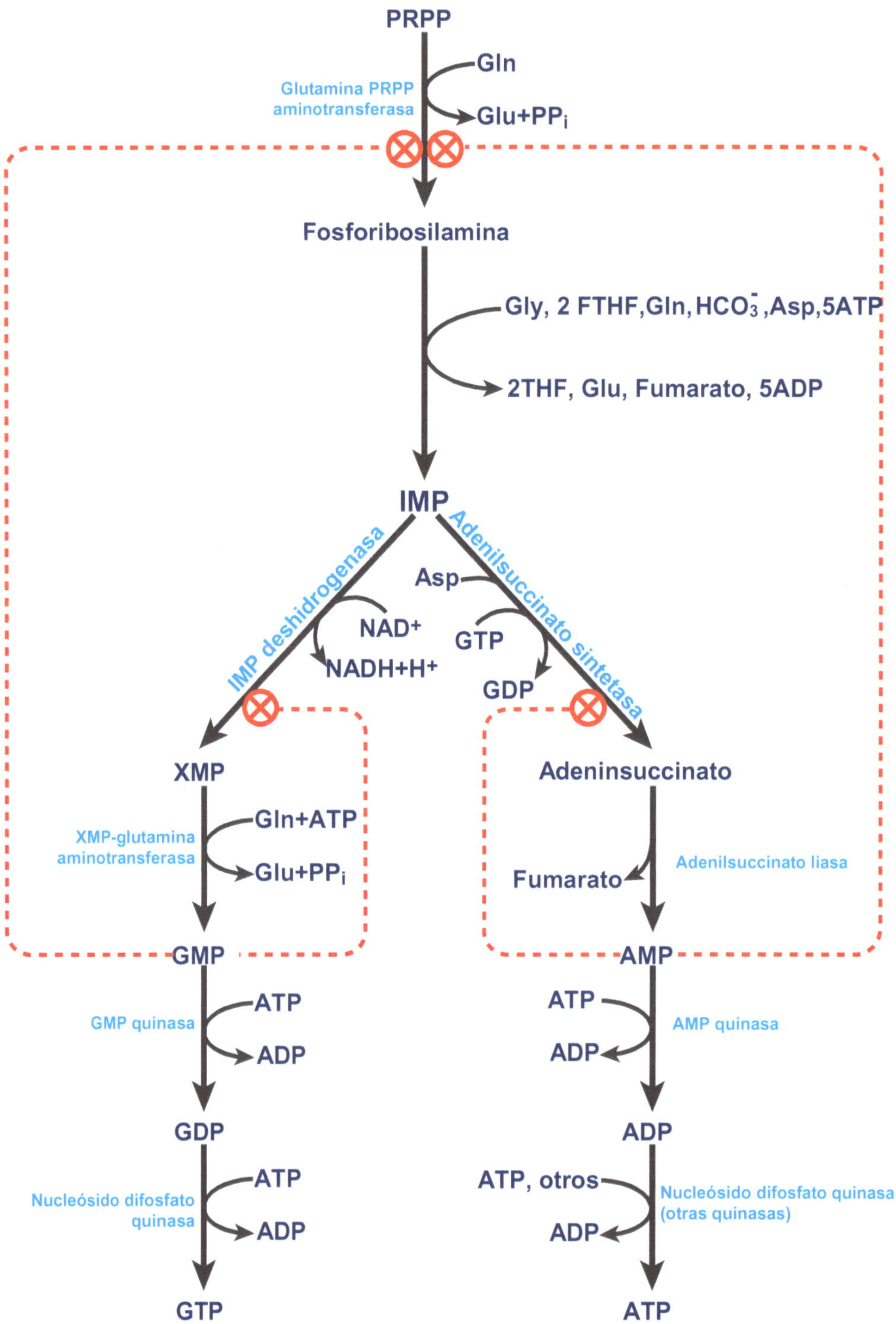

Fig. 21.4 Biosíntesis *de novo* de los nucleótidos de purina y su regulación.

OMP descarboxilasa y de la *orotato-fosforribosil transferasa*, y como consecuencia se excretan grandes cantidades de orotato en la orina. Cuando se administra uridina se resuelve la anemia y la excreción de orotato disminuye, ya que la uridina puede convertirse en UMP y éste inhibe la síntesis de orotato.

El control de la biosíntesis de nucleótidos pirimidínicos se produce fundamentalmente por una retroinhibición sobre la *aspartato transcarbamilasa*. Esta enzima es inhibida por nucleótidos pirimidínicos y estimulada por nucleótidos purínicos (otro ejemplo más de regulación cruzada). Otro punto para el control de la síntesis de nucleótidos pirimidínicos es la *CTP sintetasa*, que convierte el UTP en CTP. Esta enzima es inhibida alostéricamente por su producto CTP y dTTP y activada por GTP.

El bloqueo de la síntesis de nucleótidos pirimidínicos se utiliza en el tratamiento del cáncer y otras enfermedades proliferativas, ya que las enzimas que participan en la biosíntesis pueden bloquearse mediante análogos que resultan efectivos para impedir el crecimiento celular descontrolado. Así, la azaserina bloquea la formación de dihidroorotato y la 6-azapurina la formación de UMP.

21.2.2. Biosíntesis de los desoxirribonucleótidos

La mayor parte de los desoxirribonucleótidos son utilizados en la biosíntesis de DNA. El DNA difiere químicamente del

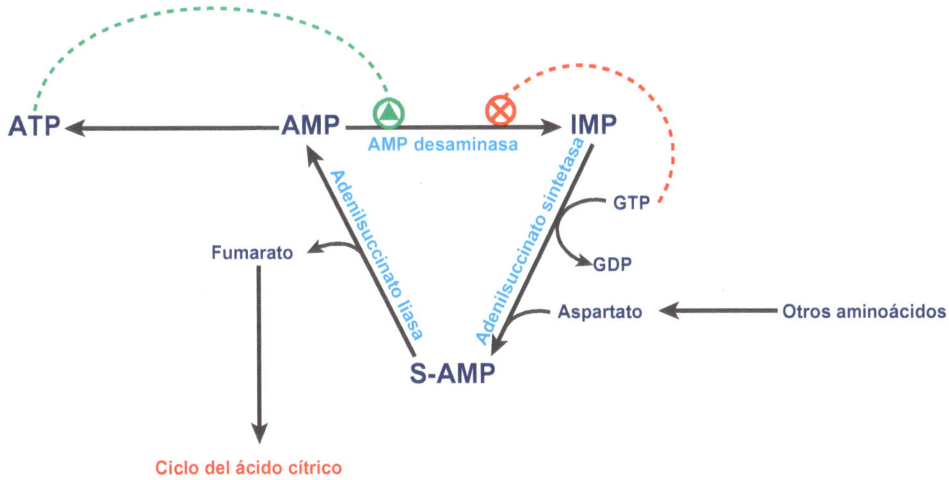

Fig. 21.5 Ciclo de los nucleótidos de purina.

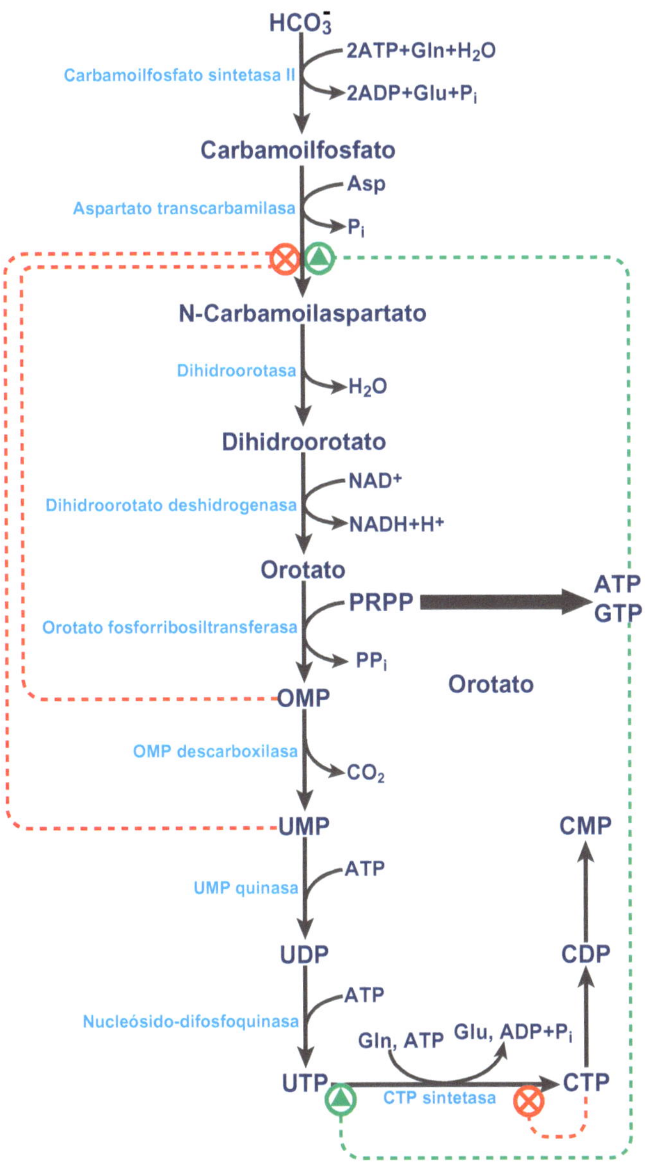

Fig. 21.6 Biosíntesis de los nucleótidos de pirimidina y su regulación.

RNA en que posee desoxirribosa en vez de ribosa y en que una de las bases pirimidínicas es la timina (fig. 21.1A) (v. cap. 22). Ambos componentes se forman a partir de los ribonucleótidos difosfato (fig. 21.7).

La formación de todos los desoxirribonucleótidos es catalizada por una enzima, la denominada *ribonucleótido reductasa*, que es un tetrámero que contiene varios sitios catalíticos susceptibles de control independiente. La enzima requiere en último término NADPH+H$^+$, pero a través de dos proteínas: la tiorredoxina, que es reducida por la *tiorredoxina reductasa* dependiente de NADPH+H$^+$a través de una enzima flavoproteica, y la glutarredoxina, reducida por la glutatión reductasa dependiente de NADPH+H$^+$ y glutatión.

La regulación, tanto de la actividad como de la especificidad de la *ribonucleótido reductasa*, es esencial para mantener un equilibrio de precursores de DNA. La unión de ATP aumenta la actividad, mientras que el dATP actúa como un inhibidor general de las cuatro reacciones catalizadas por la enzima (fig. 21.7). Hay además otro nivel de regulación, ya que, por ejemplo, la unión del dTTP activa la enzima para la reducción de GDP pero desciende su capacidad para reducir UDP o CDP. Todo ello permite obtener una mezcla equilibrada de los diferentes desoxirribonucleótidos.

La biosíntesis de timidina, el otro nucleótido diferencial del DNA, se lleva a cabo, en parte, a partir del dUDP y, en parte, a partir de los nucleótidos de desoxicitidina (fig. 21.7). En la primera vía, el dUDP se fosforila hasta dUTP, y posteriormente éste es hidrolizado por una difosfohidrolasa (*dUTP nucleótido hidrolasa*) a dUMP que pasará a dTMP. La razón aparente de este proceso derrochador de energía (ya que el dTMP se fosforila de nuevo a dTTP) es que las células deben reducir su concentración de dUTP para impedir la incorporación de uracilo al DNA. En la segunda vía, el dCDP es desfosforilado hasta dCMP, el cual sufre posteriormente una desaminación hasta dUMP por una aminohidrolasa, la *dCMP desaminasa*. Esta última enzima representa un punto de equilibrio para la síntesis de los desoxirribonucleótidos pirimidínicos, igual que se ha descrito para la síntesis de nucleótidos purínicos. Así, requiere dCTP como activador alostérico y es inhibida por dTTP.

El dUMP es utilizado como sustrato para la formación de dTMP, reacción catalizada por la enzima *timidilato sintasa*. El donante del metilo es el N^5-N^{10}-metilen tetrahidrofolato (mTHF), el cual da lugar a dihidrofolato (DHF). El cofactor debe ser nuevamente reducido por la dihidrofolato reductasa a tetrahidrofolato (THF) y debe adquirir un grupo metileno a

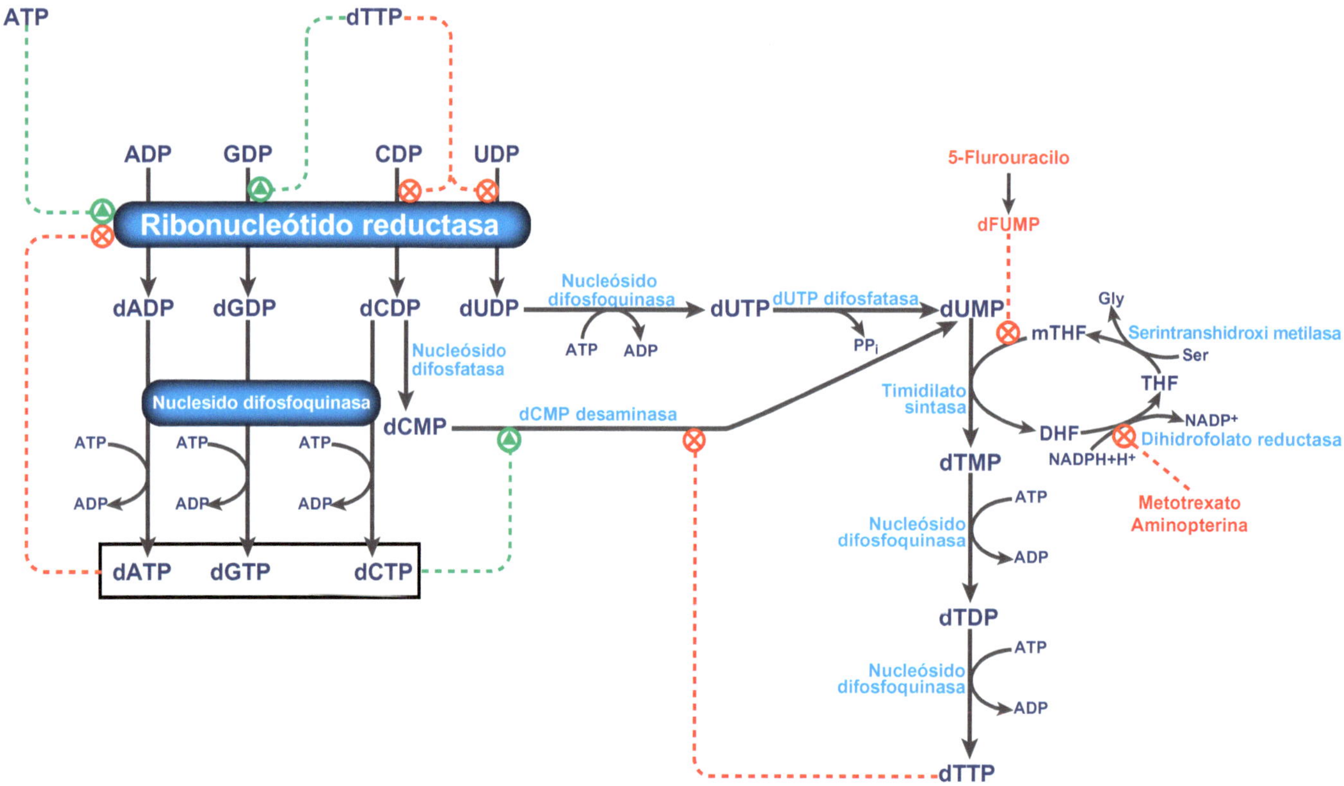

Fig. 21.7 **Biosíntesis de los desoxirribonucleótidos y su regulación.**

través de la vía de la serina hidroximetil transferasa. El ácido fólico (folato) es necesario tanto para la timidilato sintasa como para el complejo de la transformilasa, de ahí que su falta detenga la síntesis de nucleótidos y, con ello, la división celular.

Las enzimas que participan en la biosíntesis de los nucleótidos pueden bloquearse mediante análogos que resultan efectivos para impedir el crecimiento celular descontrolado. Así, por ejemplo, el 5-fluorouracilo inhibe a la *timidilato sintasa*, y la aminopterina y la ametopterina (metotrexato) bloquean la enzima dihidrofolato reductasa, necesaria para la acción de la enzima *timidilato sintasa*.

21.2.3. Biosíntesis por recuperación de nucleótidos

Esta vía es de gran importancia para el mantenimiento del acervo de nucleótidos, ya que no existe ningún almacén celular y la síntesis *de novo* es costosa. A diferencia de la síntesis *de novo*, los procesos de recuperación de nucleótidos son similares en el caso de las purinas y de las pirimidinas (fig. 21.8), y puede tener lugar tanto desde los nucleósidos como desde las nucleobases.

Las células de la mayoría de los vertebrados contienen quinasas que son capaces de convertir los nucleósidos de las purinas en nucleótidos. Una enzima de este tipo es la adenosina quinasa, cuya función fisiológica puede prevenir la acumulación de nucleósidos, algunos de los cuales desempeñan funciones hormonales específicas, como es el caso de la adenosina.

Los nucleósidos pirimidínicos, al igual que los púricos son recuperados eficientemente, en particular la uridina. Entre las enzimas que participan en este proceso están la *orotato fosforribosil transferasa* capaz de aceptar uracilo como sustrato; la *uridina quinasa*, que forma UMP, y la *timidina quinasa*. Esta última está presente en las células en proliferación, de ahí que la incorporación de timidina marcada al DNA se utilice ampliamente para evaluar la proliferación celular. En el caso de la citidina, existe la enzima *desoxicitidina quinasa*, que es inhibida por retroalimentación por el dCTP, cuya actividad es relativamente constante a través del ciclo celular, a diferencia de lo que ocurre con la *timidina quinasa*.

Por lo que respecta a la recuperación de nucleobases, existen dos fosforribosil transferasas que convierten directamente las bases púricas a nucleótidos. La *adenina fosforribosil transferasa* (APRT) cataliza la formación de AMP a partir de adenina. La *hipoxantina-guanina fosforribosil transferasa* (HGPRT) cataliza

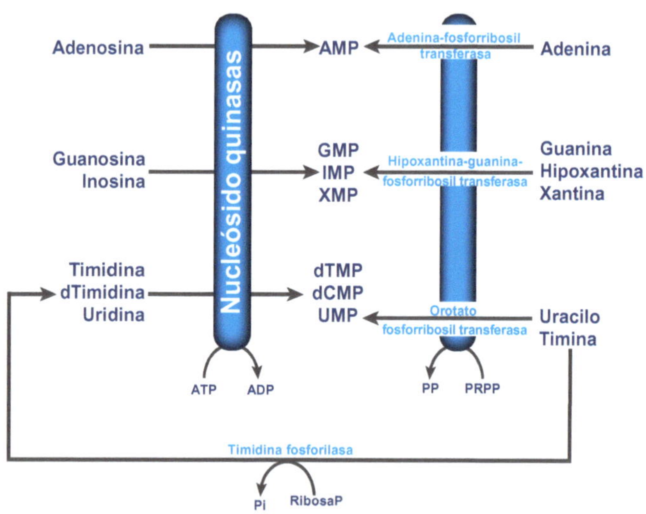

Fig. 21.8 **Biosíntesis por recuperación de los nucleótidos de purina.**

la conversión de hipoxantina hasta IMP y de guanina hasta GMP, y probablemente sea la enzima que convierte también la xantina hasta XMP.

El déficit de HGPRT origina una alteración neurológica en los niños (síndrome de Lesch-Nyhan) caracterizada por un comportamiento agresivo y retraso mental, lo que sugiere que la vía de recuperación es esencial para el sistema nervioso central.

También existe la posibilidad de recuperar uracilo y timina, los cuales son transformados en nucleósidos y finalmente en nucleótidos (fig. 21.8).

21.2.4. Nucleótidos cíclicos

El AMP cíclico (AMPc) se forma a partir de ATP por la enzima *adenilato ciclasa* (fig. 21.9), que está anclada a la membrana plasmática y es estimulada por una amplia variedad de receptores de hormonas. El AMPc es un segundo mensajero hormonal que actúa activando a la *proteína quinasa A*, la cual fosforila a diversas proteínas modificando su actividad, como ya se ha comentado para alguna de ellas en capítulos anteriores. El otro nucleótido cíclico, el GMPc se forma por la acción de la *guanilato ciclasa*, también anclada en la membrana citoplasmática, a partir del GTP.

Los nucleótidos cíclicos tienen una vida muy corta y son transformados en los correspondientes mononucleótidos por acción de las fosfodiesterasas. La transformación elimina la capacidad señalizadora, de ahí que la inhibición de estas enzimas permita alargar sus efectos. Así, el dipiridamol o el trifusal, que inhiben las fosfodiesterasas, se utilizan para inhibir la agregación plaquetaria al mantener elevados los niveles de AMPc. El papel de los nucleótidos cíclicos como segundos mensajeros se describirá con más detalle en el capítulo 29.

21.2.5. Dinucleótidos y oligonucleótidos

Los dinucleótidos y los oligonucleótidos se forman en circunstancias especiales, pero constituyen un grupo interesante de compuestos.

La formación de dinucleótidos tiene lugar en diversas reacciones de metabolismo en las que se forman derivados activados de AMP o de GMP con el sustrato. Éste es el caso por ejemplo del aminoacil-AMP que se forma antes de unirse al correspondiente tRNA en el proceso de la síntesis proteica

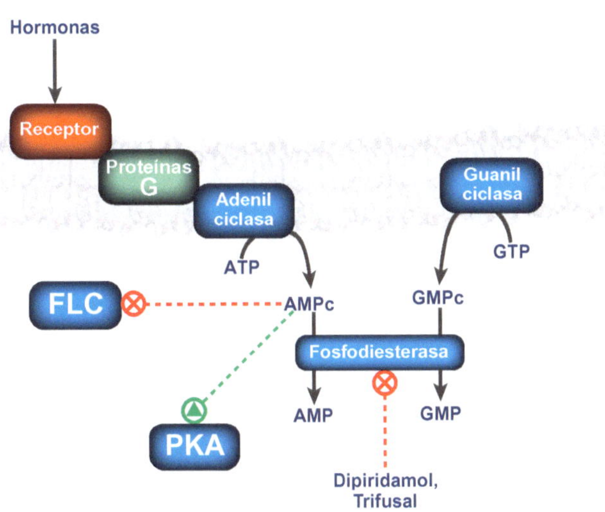

Fig. 21.9 Metabolismo de los nucleótidos cíclicos y su regulación.

(v. cap. 25), o el del acil-AMP antes de unirse a la coenzima A para originar el correspondiente acil-CoA, en la activación de los ácidos grasos (v. cap. 13). Incluso, en ciertas circunstancias, el ATP o el GTP sustituyen al sustrato normal y se producen dinucleótidos como la diadenosina-5′,5″-tetrafosfato (Ap_4A) o su análogo el Gp_4G y otros derivados con distinto número de fosfatos (Ap_3A, Ap_5A, Ap_6A, Ap_7A).

Los dinucleótidos se encuentran en cantidades muy bajas, y aumentan en respuesta al estrés celular. Parecen desempeñar un papel en la regulación del ciclo celular y como señales extracelulares interaccionando con recetores purinérgicos. Existen fosfatasas y fosfodiesterasas que transforman estos dinucleótidos en nucleótidos sencillos.

21.2.6. S-adenosil-metionina (SAM)

Un aspecto destacable de los nucleótidos de adenina es su participación en el ciclo metionina-homocisteína que se ha descrito en el capítulo 20 (v. fig. 20.7). Como resultado de las reacciones en las que interviene la S-adenosilmetionina (SAM) como agente metilante, se generan adenosina y homocisteína. La SAM participa en las reacciones de más de 40 enzimas metilantes, entre las que se encuentran las implicadas en la metilación del DNA y de las histonas, proceso clave de la regulación epigenética, y en la biosíntesis de lípidos, aminas, aminoácidos, etc.

21.2.7. Coenzimas

Como se ha mencionado antes, los nucleótidos de adenina forman parte de las coenzimas NAD^+, $NADP^+$, FAD y coenzima A. Los procesos de síntesis son relativamente sencillos, ya que su parte no adenílica se ingiere como tal en la dieta.

21.2.7.1. NAD^+ y $NADP^+$

La biosíntesis de las coenzimas NAD^+ y $NADP^+$ puede hacerse *de novo* a partir del aminoácido triptófano o a partir del ácido nicotínico/nicotinamida ingeridos en la dieta. La ruta metabólica se presenta esquemáticamente en la figura 21.10. El ácido nicotínico incorpora la ribosa cedida desde el PRPP, formando el mononucleótido del ácido nicotínico (NaMN), al cual se añade posteriormente el adenilo desde el ATP, convirtiéndose en el dinucleótido (deamidoNAD), que finalmente incorpora el grupo amino cedido por la glutamina y convirtiéndose en NAD^+. En el caso de la nicotinamida este último paso no es necesario. El $NADP^+$ se forma por fosforilación del NAD^+ por la correspondiente quinasa.

La síntesis *de novo* no es suficiente en muchos casos, de ahí que la falta del aporte exógeno de ácido nicotínico origine un trastorno conocido como pelagra. Por el carácter esencial del ácido nicotínico o su derivado la nicotinamida se les conoce como vitamina B_3 (niacina).

21.2.7.2. FAD y FMN

La coenzima flavina adenina dinucleótido (FAD) es una riboflavina adenilada, mientras que el mononucleótido de flavina (FMN) es tan sólo riboflavina fosfato y no es un verdadero nucleótido (fig. 21.11A). En ambos casos se presentan como grupos prostéticos de las enzimas con las que colaboran (v. cap. 3). La riboflavina (vitamina B_2) se obtiene de la dieta y posteriormente es fosforilada y adenilada, como se muestra en la figura 21.11B.

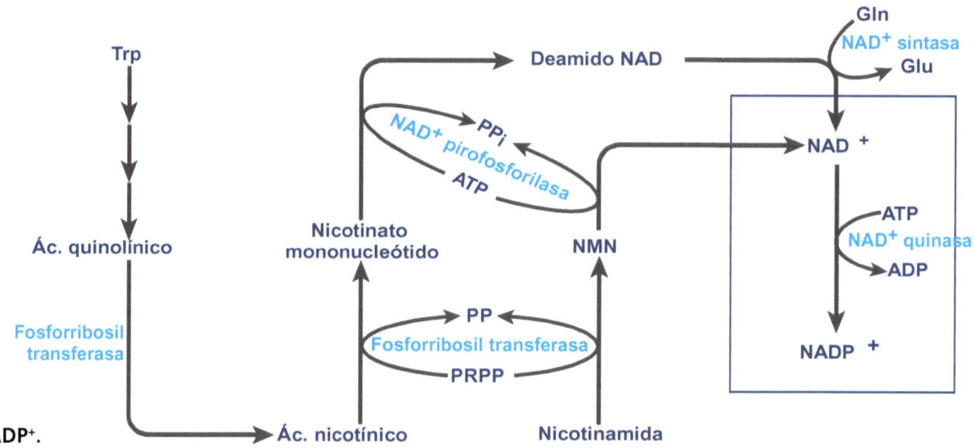

Fig. 21.10 **Biosíntesis del NAD+ y NADP+.**

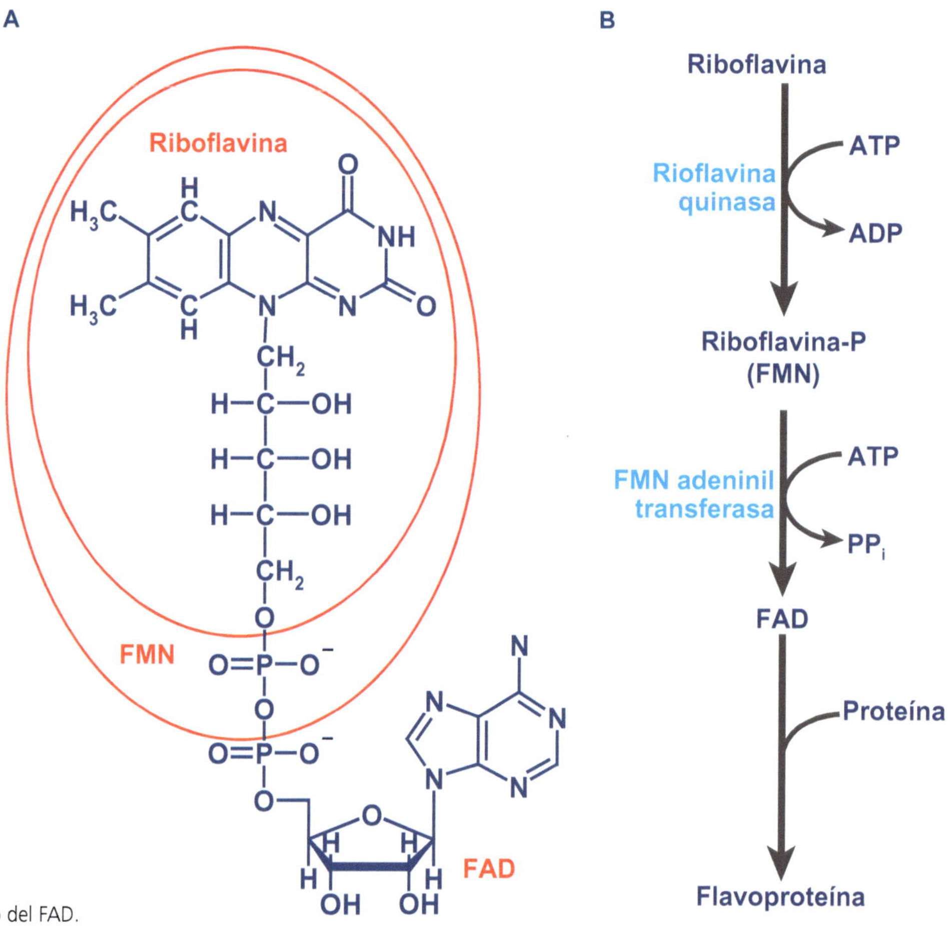

Fig. 21.11 **A.** Estructura y **B.** metabolismo del FAD.

21.2.7.3. Coenzima A

La coenzima A, abreviadamente CoA o CoA-SH, se sintetiza a partir del ácido pantoténico (vitamina B_5), una amida ácida de la β-alanina y el pantotenato (fig. 21.12A). Al ácido pantoténico que se obtiene de la dieta se le añade la mercaptoetilamina para formar la fosfopanteteína en dos reacciones en las que, tras su activación por fosforilación, se incorpora cisteína, seguido de una descarboxilación. Finalmente se adenila mediante la *fosfopanteteína transferasa* y se fosforila por la *defosfo-coenzima A quinasa* (fig. 21.12B). La coenzima A y sus derivados activos apenas sufren degradación, y se excretan sin catabolizar.

21.2.8. Catabolismo de los nucleótidos

Buena parte del catabolismo de los nucleótidos está relacionado con el de los ácidos nucleicos, que en los distintos procesos de transmisión de la información genética originan una enorme cantidad de fragmentos nucleotídicos que acaban convirtiéndose en nucleótidos sencillos, nucleósidos y nucleobases (fig. 21.13), los cuales pueden ser reutilizados o degradados.

Mención especial merecen los ácidos nucleicos procedentes de la dieta, que durante el proceso digestivo generan nucleósidos y nucleobases mediante la acción de enzimas pancreáticas e intestinales. Los productos generados, junto

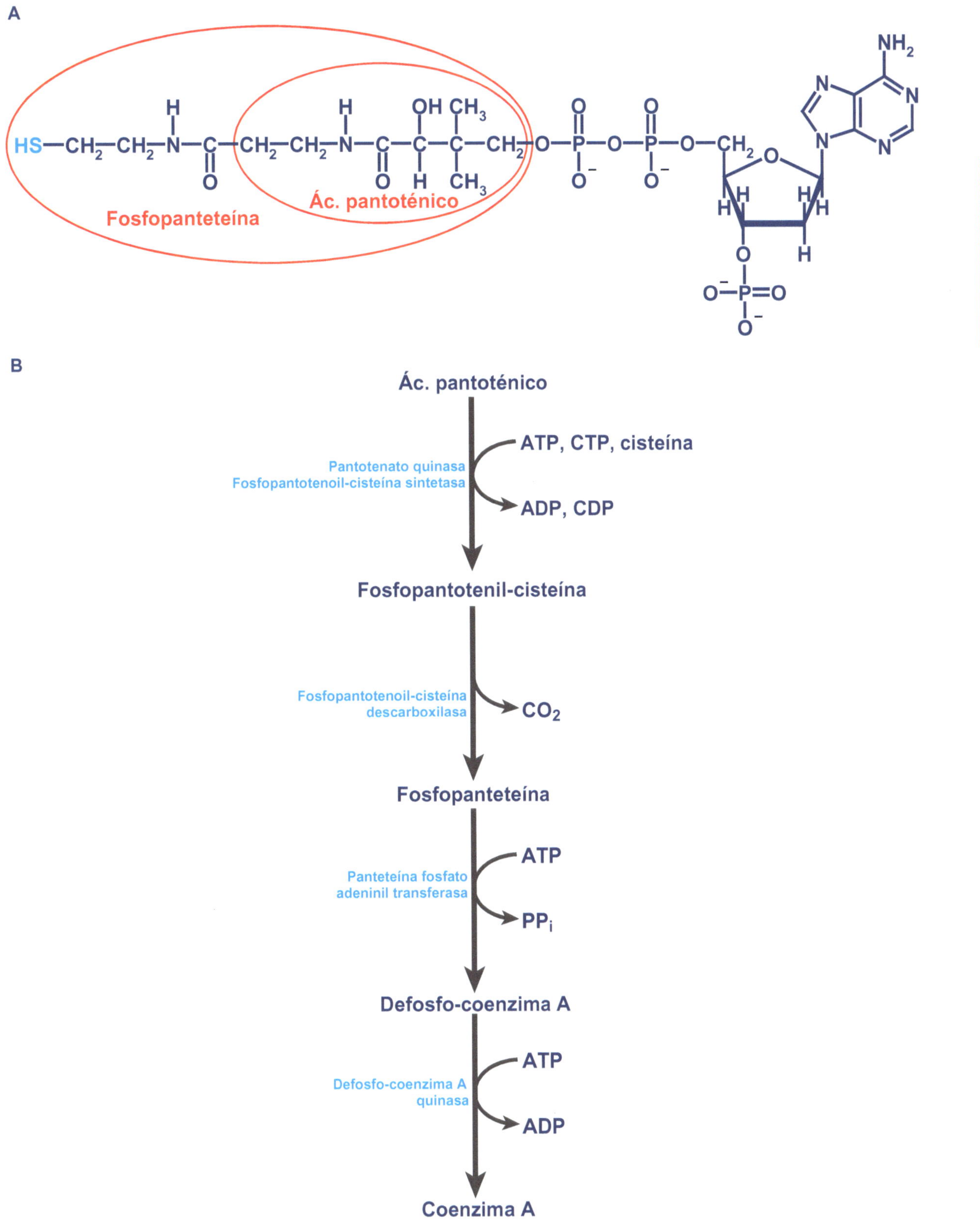

Fig. 21.12 **A.** Estructura y **B**, metabolismo de la coenzima A.

con los propios nucleósidos y nucleobases solubles contenidos en los alimentos, son absorbidos y o bien recuperados como nucleótidos, o bien degradados. También hay que señalar que buena parte de estos compuestos son utilizados por la microbiota intestinal.

Como se ha mencionado anteriormente, en el acervo de nucleótidos se encuentran fundamentalmente las formas nucleotídicas difosfato y trifosfato. Los niveles suelen mantenerse constantes, dado que las pérdidas son compensadas por los procesos de recuperación o de biosíntesis *de novo*. Las cantidades

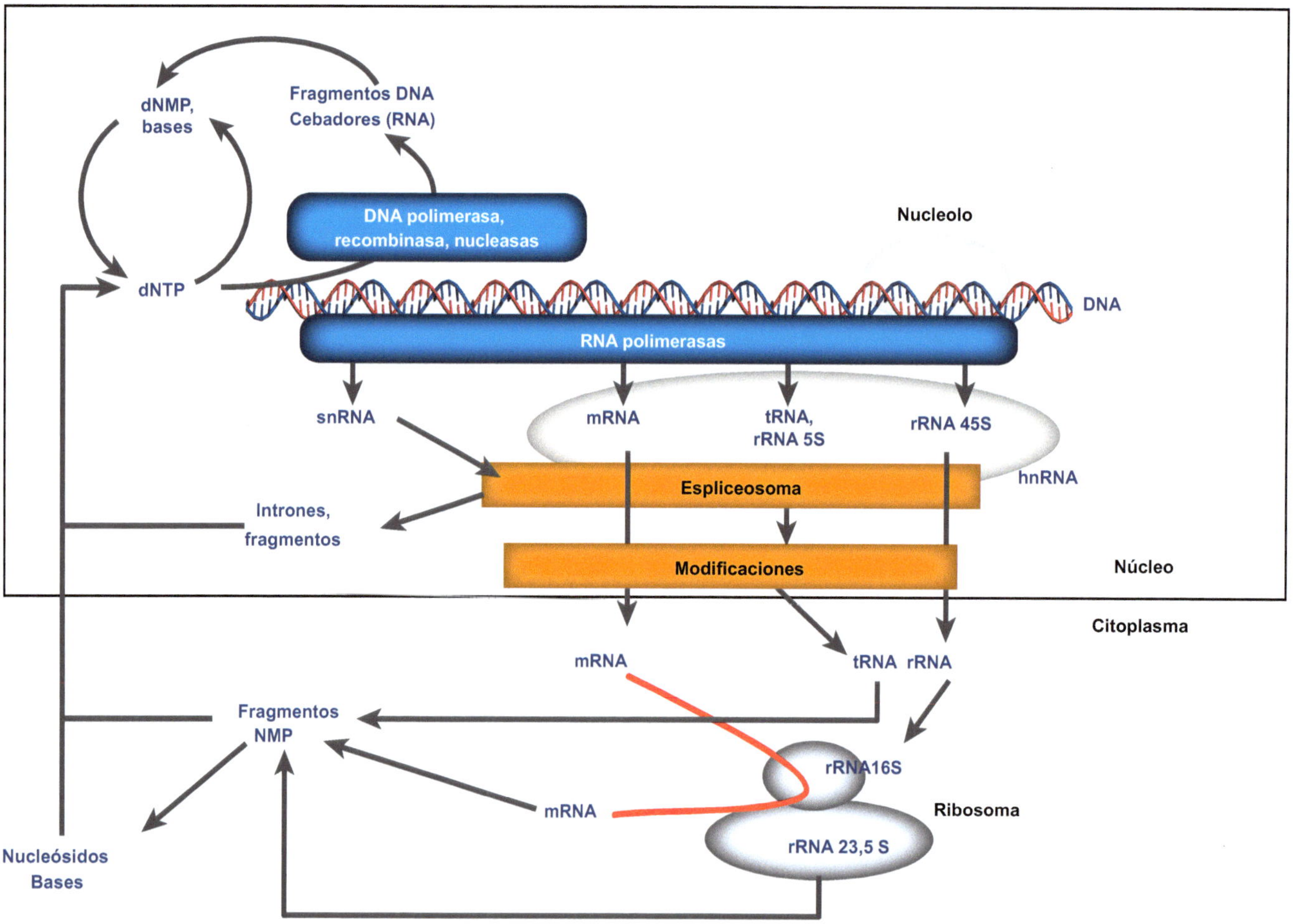

Fig. 21.13 **Esquema del metabolismo de los ácidos nucleicos.**

de nucleósidos monofosfato, nucleósidos y nucleobases son siempre muy reducidas. No obstante, pueden elevarse puntualmente en algunas circunstancias, de modo que se incrementa su degradación (cuadro 21.1).

21.2.8.1. Catabolismo de los nucleótidos de purina

En el catabolismo de los nucleótidos púricos IMP y GMP se forman guanosina e inosina por acción de 5'-nucleotidasas ligadas a la membrana celular, las cuales son posteriormente convertidas hasta las bases guanina e hipoxantina por la enzima purina *nucleósido fosforilasa*, con liberación de la ribosa 1-fosfato. Ambas nucleobases convergen en la xantina por la acción de la *guanina desaminasa* y la *xantina oxidasa*, respectivamente, que finalmente es transformada en ácido úrico por la enzima *xantina oxidasa* (fig. 21.14). El alopurinol, un inhibidor de la enzima *xantina oxidasa*, es un fármaco muy eficaz, utilizado ampliamente para el control de la gota úrica, ya que inhibe la formación de ácido úrico.

El catabolismo de los nucleótidos de adenina tiene algunas particularidades de interés. El AMP, aunque puede convertirse en adenosina, normalmente se metaboliza hasta IMP por la *adenilato desaminasa*, liberándose amonio. Las escasas cantidades de adenina, adenosina y desoxiadenosina que puedan formarse en la célula se canalizan hasta la formación de AMP. Existe una enzima denominada *adenosina desaminasa* capaz de convertir la adenosina o desoxiadenosina en inosina o desoxiinosina, pero su actividad es muy baja comparada con la adenosina quinasa formadora de AMP, debido a su mayor Km.

La enzima *adenosina desaminasa* reviste gran interés debido a que su deficiencia genera un síndrome de inmunodeficiencia grave, que afecta al desarrollo de las células T, B y NK (*natural killer*) ocasionado por la incapacidad de proliferación de los linfocitos y la consiguiente falta de respuesta frente a un estímulo, por lo que se produce una linfopenia muy marcada. Cuando el defecto se combina con el de la escasa actividad de la purina nucleótido fosforilasa se origina un cuadro clínico grave conocido como síndrome de inmunodeficiencia combinado.

A diferencia del AMP, el dAMP no se desamina hasta IMP. Esto, junto a la baja actividad de la desaminación de la desoxiadenosina, conduce a un incremento de dATP que

Cuadro 21.1 Situaciones que originan un aumento en la degradación de nucleótidos

- Exceso de nucleótidos en la dieta
- Exceso de fructosa en la dieta
- Exceso de alcohol
- Hipoglucemia
- Glucogenosis
- Enfermedades mieloproliferativas
- Miopatías
- Hipoxia

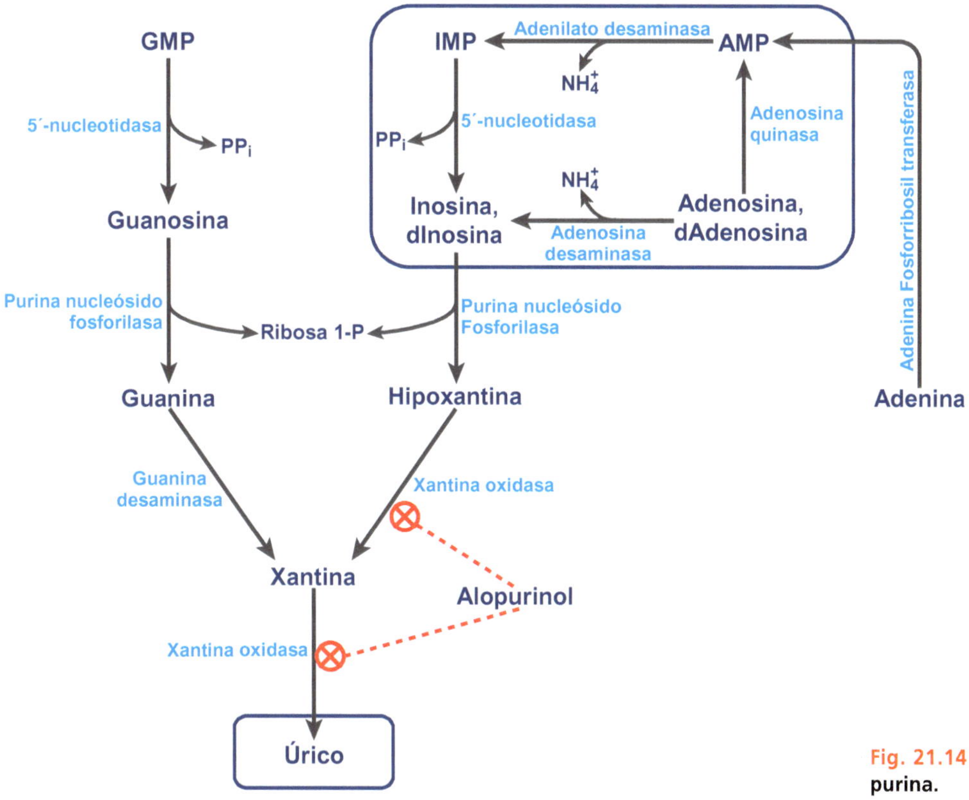

Fig. 21.14 Catabolismo de los nucleótidos de purina.

puede inhibir a la ribonucleótido reductasa, paralizando la síntesis de DNA al impedir que se formen todos los nucleótidos y con ello la proliferación de linfocitos. También se elevan los niveles séricos de adenosina y 2'-desoxiadenosina, que aparecen en orina.

21.2.8.2. Catabolismo de los nucleótidos de pirimidina

Tras la transformación en nucleósidos por las nucleotidasas, la degradación sigue una misma vía uniforme en todos los casos (fig. 21.15). La citidina se convierte en uridina por la *citidina desaminasa*. Una *desoxicitidina desaminasa* está también presente en varios tejidos de mamíferos. Esta enzima produce dUMP, el cual es susceptible de ser atacado por la *5'-nucleotidasa* para dar desoxiuridina. Aunque la función fisiológica de estas desaminasas no se conoce completamente, la uridina y la desoxiuridina *formadas* pueden ser posteriormente degradadas por la *uridina* fosforilasa hasta uracilo, de forma que estas reacciones proveen una vía para la conversión de nucleótidos de uracilo y citosina hasta uracilo y ribosa1-fosfato o desoxirribosa1-fosfato tras varias reacciones. Del mismo modo, los nucleósidos de la timina y sus nucleótidos pueden ser convertidos por la *5'-nucleotidasa* y la *fosforilasa* hasta timina.

La mayor parte del catabolismo del uracilo y timina ocurre en el hígado. Una misma enzima, la *dihidrouracilo deshidrogenasa* hepática dependiente de NADPH+H^+, reduce el uracilo y la timina hasta los correspondientes 5,6-hidroderivados, que abren posteriormente su anillo reducido de pirimidina por la acción de la *dihidropirimidina hidratasa*, y por último, el grupo carbamilo es hidrolizado por la acción de la β-ureido *propionasa*, generándose β-alanina o β-aminoisobutírico, respectivamente, a partir de uracilo y timina, y posteriormente malonil-CoA o metilmalonil-CoA.

21.3. METABOLISMO EXTRACELULAR DE LOS NUCLEÓTIDOS

Dado que los nucleótidos no atraviesan libremente la membrana plasmática, se llegó a pensar durante mucho tiempo que estas moléculas sólo podrían existir en el interior de la célula, pero en realidad presentan un metabolismo extracelular de enorme interés.

21.3.1. Transporte de nucleósidos y nucleótidos al medio extracelular

Los nucleótidos pueden ser liberados por las células de dos formas: mediante difusión a través de canales presentes en la membrana plasmática y por secreción de gránulos que los contienen (exocitosis). Las concentraciones citoplasmáticas de nucleótidos superan a las del medio extracelular, lo que facilitaría el flujo hacia el exterior. Además, los nucleótidos generalmente se encuentran como aniones, y dado que el interior celular es electronegativo con respecto al exterior, su salida se ve favorecida por el gradiente electroquímico. Por otro lado, el ATP y posiblemente el UTP son almacenados en altas concentraciones en vesículas o gránulos especializados, y liberados por exocitosis en respuesta a ciertos estímulos. Asimismo, es sabido que el ATP y los nucleótido-azúcares son activamente utilizados en la biosíntesis de glucoproteínas y otras moléculas complejas destinadas a ser liberadas al exterior celular, y su liberación se produce conjuntamente con estas moléculas.

Prácticamente todas las células disponen de transportadores de nucleósidos y de bases, lo que les permite incorporarlos desde el exterior y utilizarlos para la síntesis de nucleótidos a través de las vías de recuperación. Estos transportadores permiten el transporte de análogos de nucleósidos utilizados ampliamente como medicamentos en el control del crecimiento de tumores.

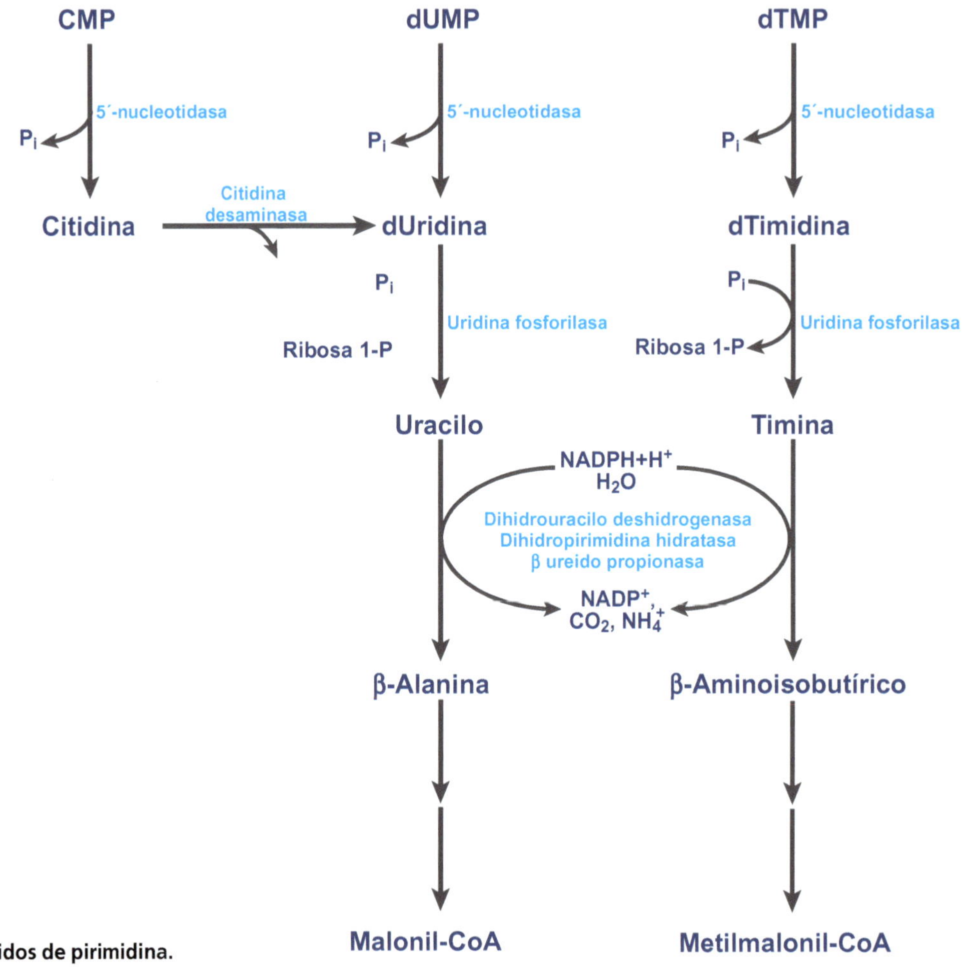

Fig. 21.15 **Catabolismo de los nucleótidos de pirimidina.**

Los transportadores de nucleósidos pertenecen a dos familias: los concentradores (CNT), que requieren gasto de energía y en los que el flujo está acoplado al de iones sodio; y los equilibradores (ENT), que actúan en función de gradiente. En los seres humanos se han identificado cuatro sistemas de transporte equilibrador (hENT 1-4) y tres sistemas de tipo concentrador (CNT 1-3).

21.3.2. Receptores de nucleótidos

Los nucleótidos extracelulares interaccionan con receptores de membrana presentes en todos los tejidos denominados receptores purinérgicos. Los receptores purinérgicos pertenecen a tres categorías o familias: P2X, P2Y y P1. Los receptores P2X se caracterizan por tener dos dominios transmembrana, mientras que los P2Y y P1 tienen seis. Los mecanismos de acción son diferentes, y así, mientras los P2X conforman canales de calcio, los P2Y se acoplan a proteínas G (fig. 21.16).

21.3.3. Metabolismo extracelular

El efecto de los nucleótidos y nucleósidos extracelulares depende de su captación y las transformaciones por las ectonucleotidasas. Cuando la captación se limita, por ejemplo con dipiridamol, los nucleósidos interaccionan con los receptores y originan efectos importantes como la vasodilatación. En el caso del infarto, la salida de nucleótidos por la necrosis debida a la hipoxia se sigue de un efecto vasodilatador de los nucleósidos que permite la reperfusión del tejido. En ciertos casos, la acción iniciada por un nucleótido es contrarrestada por el producto de su propia hidrólisis. Así, en la agragación de las plaquetas, el ADP activa a las plaquetas a través de los receptores P2Y1 y P2Y12, y al hidrolizarse a adenosina, esta desactiva a las plaquetas a través de los recptores A2A.

Los nucleótidos son rápidamente hidrolizados por nucleotidasas extracelulares, mientras que los nucleósidos pueden ser captados por los transportadores o degradados, de modo que su vida media extracelular es corta. Existen varias familias de ectonucleotidasas: las *ectonucleótido trifosfato difosfohidrolasas* (E-NTPDasa), que hidrolizan nucleósidos difosfato y trifosfato extracelulares, pero no monofosfato; las *pirofosfatasas/fosfodiesterasas* (E-NPP), con isoformas de diferente localización, que hidrolizan enlaces pirofosfato 5′-monodiéster y se unen a ATP, UDP-glucosa, dinucleósidos polifosfatos o sustratos artificiales; la *ecto 5′-nucleotidasa* (E-NT), que sólo hidroliza nucleósidos monofosfato; y finalmente, las *fosfatasas alcalinas* (AP), que son fosfomonoesterasas inespecíficas que comprenden varias isoformas cuya expresión difiere entre tejidos y que liberan fosfato inorgánico a partir de nucleósidos monofosfato, difosfato y trifosfato. Aunque la especificidad y la actividad de estas enzimas son heterogéneas, la contribución relativa de las ectonucleotidasas a la modulación de la señalización celular depende no solo de la disponibilidad y preferencia de los sustratos, sino también de su distribución celular.

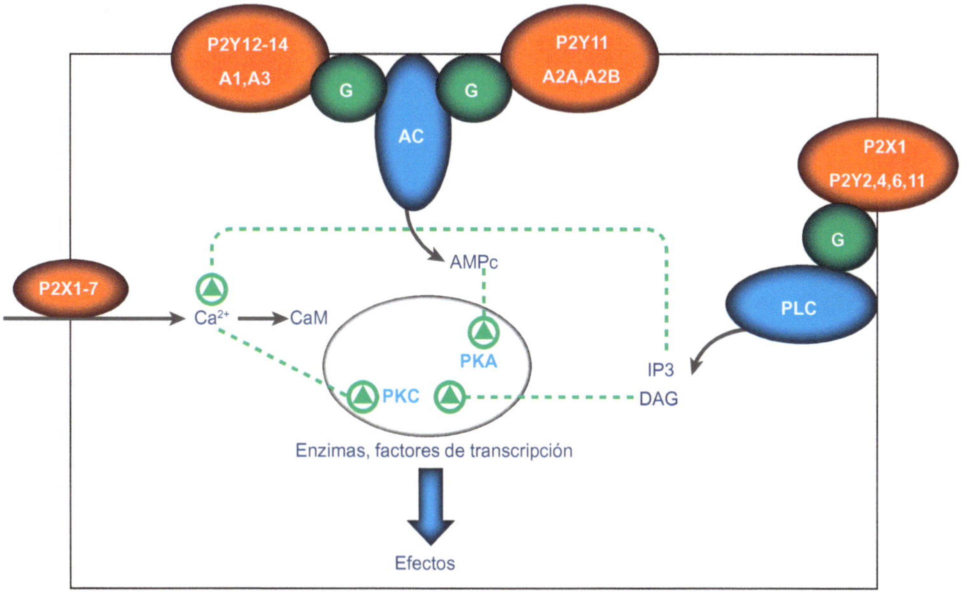

Fig. 21.16 Mecanismos implicados en la acción de los receptores purinérgicos. Los efectos estimuladores se muestran como líneas verdes. AC: *adenilato ciclasa*; CaM: calmodulina; DAG: diacilglicerol; G: proteínas G; IP3: inositol trifosfato; PKA: *proteína quinasa A*; PLC: *fosfolipasa C*.

RESUMEN

1. **Los nucleótidos ejercen multitud de funciones tanto en los procesos de transmisión de la información génica como en el metabolismo y en la comunicación celular.**
2. **La síntesis *de novo* es costosa, por lo que la reutilización de nucleótidos posee gran importancia.**
3. **Los nucleótidos son interconvertibles y tienen una regulación cruzada que asegura mantener niveles equilibrados de los diferentes compuestos.**
4. **El conocimiento de sus rutas metabólicas es de utilidad para el diseño de fármacos contra el cáncer y posiblemente para otros procesos.**
5. **La gota y algunas inmunodeficiencias son consecuencia de alteraciones en el metabolismo de nucleótidos.**

Bibliografía

Burnstock G, Sawynok J. ATP and adenosine receptors and pain. En: Beaulieu P, Lussier D, Porreca F, Dickenson AH, editors. Pharmacology of Pain. Seattle: IASP Press; 2010. p. 303-26.

Gil A, Sánchez-Pozo A. Metabolismo de nucleótidos. En: Tratado de nutrición. cap. I: Bases Fisiológicas y bioquímicas de la nutrición. Madrid: Editorial Médica Panamericana; 2010. p. 379-404.

Lazarowski E, Schwarzbaum P. Señales purinérgicas. Medicina 2009;69:267-76.

Ortega MA, Gil A, Sánchez-Pozo A. Exogenous nucleosides modulate expression and activity of transcription factors in CaCo2 cells. J Nutr Biochem. 2011;22:595-604.

Pastor Anglada M, Errasti-Murugarren E, Aymrich I, Casado FJ. Concentrative nucleoside transporters (CNTs) in epithelia: from absorption to cell signaling. J Physiol Biochem. 2007;63:97-110.

Sánchez-Pozo A, Gil A. Nucleotides as semiessential nutritional components. Br J Nutr. 2002;87:S135-7.

Valle SR, Beaudet AL, Vogelstein B, Kinzler KW, Antonarakis SE, Vallabio, editors. The Scriver's on line metabolic and molecular basis of inherited disease. McGraw-Hill 2009.

Parte VII

Procesos implicados en la transmisión de la información génica

ÍNDICE DE CAPÍTULOS

Capítulo 22

Estructura y función de los ácidos nucleicos

Pilar Roca Salom y Adamo Valle Gómez

OBJETIVOS DE APRENDIZAJE

- **Relacionar la estructura con la función del DNA.**
- **Entender cómo es el ordenamiento del material genético en procariotas y eucariotas.**
- **Comprender la composición, la estructura y los tipos de RNA, y relacionarlo con su función.**

22.1. INTRODUCCIÓN

Los ácidos nucleicos son un grupo de macromoléculas que participan en el proceso de transferencia de la información genética entre las distintas generaciones celulares y en la expresión de dicha información, plasmada en la síntesis de un conjunto de proteínas concretas. Existen dos tipos de ácidos nucleicos: el ácido desoxirribonucleico (DNA) y el ácido ribonucleico (RNA).

El DNA es un polímero de desoxirribonucleótidos, unidos según una secuencia que es característica para cada organismo. Las moléculas de DNA son bicatenarias, es decir, constan de dos hebras enrolladas una sobre la otra formando una hélice. Debido a su elevada longitud, el DNA requiere sistemas de compactación. En el caso de los organismos procariotas se encuentra formando bucles que están superenrollados y emergen de una estructura proteica densa, mientras que en los eucariotas el DNA está asociado también a proteínas, y entonces el conjunto se denomina cromatina. Durante la división celular, el DNA del núcleo se compacta aún más formando unidades morfológicamente observables al microscopio llamadas cromosomas. La principal función del DNA es almacenar la información genética, permitiendo la expresión de parte de esta información mediante la síntesis de RNA y, en última instancia, la de las proteínas que codifican. Puesto que son proteínas las que regulan y controlan en buena parte la expresión de los genes, el propio DNA alberga toda la información responsable de programar en el tiempo y el espacio la síntesis ordenada de los componentes de la célula y los tejidos, así como de definir la individualidad y buena parte de las características de un organismo dado.

Los RNA son polímeros lineales de ribonucleótidos de cadena sencilla (pesos moleculares menores). A diferencia de las moléculas de DNA, suelen ser mucho más cortas y mucho más abundantes (de un mismo RNA se pueden encontrar muchas copias). Además, existen distintos tipos de RNA que difieren en estructura y función: los mRNA (mensajeros), que llevan el mensaje genético para la síntesis de proteínas en el ribosoma; los rRNA (ribosómicos), que forman parte de los ribosomas; los tRNA (de transferencia), que son moléculas de RNA relativamente pequeñas que transportan los aminoácidos al ribosoma y actúan como adaptadores entre el lenguaje de bases y el de aminoácidos, participando así en la síntesis proteica; los hnRNA (heterogéneos nucleares), que son moléculas grandes de RNA que se hallan en el núcleo y son las precursoras de los mRNA; y los npRNA (asociados a nucleoproteínas), que son también nucleares y desempeñan un papel importante en la síntesis y el procesamiento del mRNA. Además, recientemente se han identificado otros tipos de RNA cortos que participan en la regulación de la expresión génica mediante mecanismos de interferencia (iRNA).

22.2. ÁCIDO DESOXIRRIBONUCLEICO

Los ácidos desoxirribonucleicos (DNA) son polímeros muy largos de nucleótidos, que contienen miles de desoxirribonucleótidos de cuatro clases diferentes (dAMP-desoxiadenilato, dGMP-desoxiguanilato, dTMP-desoxitimidilato y dCMP-desoxicitidilato) unidos según una secuencia que es característica para cada organismo.

El único cromosoma presente en las células procariotas es una gran molécula de DNA dispuesta de modo compacto en una zona nuclear o nucleoide. Las células eucariotas, por el contrario, contienen varias moléculas de DNA, cada una de las cuales es, en general, mucho más grande que la molécula de DNA de las procariotas. En los eucariotas, las moléculas de DNA están combinadas con proteínas formando lo que se conoce como fibras de cromatina, y se encuentran en el interior del núcleo, el cual está rodeado de un complejo sistema de doble membrana.

Los virus contienen DNA o RNA como material genético. Los ácidos nucleicos virales son pequeños en comparación con los de las bacterias, y codifican proteínas víricas y las enzimas necesarias para la replicación del virus en la célula huésped.

22.2.1. Estructura primaria del DNA

La estructura primaria del DNA hace referencia a la estructura covalente de las hebras. La composición química del DNA se descubrió en la década de 1930 por Albrecht Kossel y Phoebus Levene. Como se ha indicado, el DNA es un polímero de nucleótidos, que a su vez están constituidos por:

- **Azúcar.** El azúcar que forma parte de los nucleótidos es una pentosa con configuración cíclica. En el caso del DNA es la desoxirribosa (fig. 22.1A).

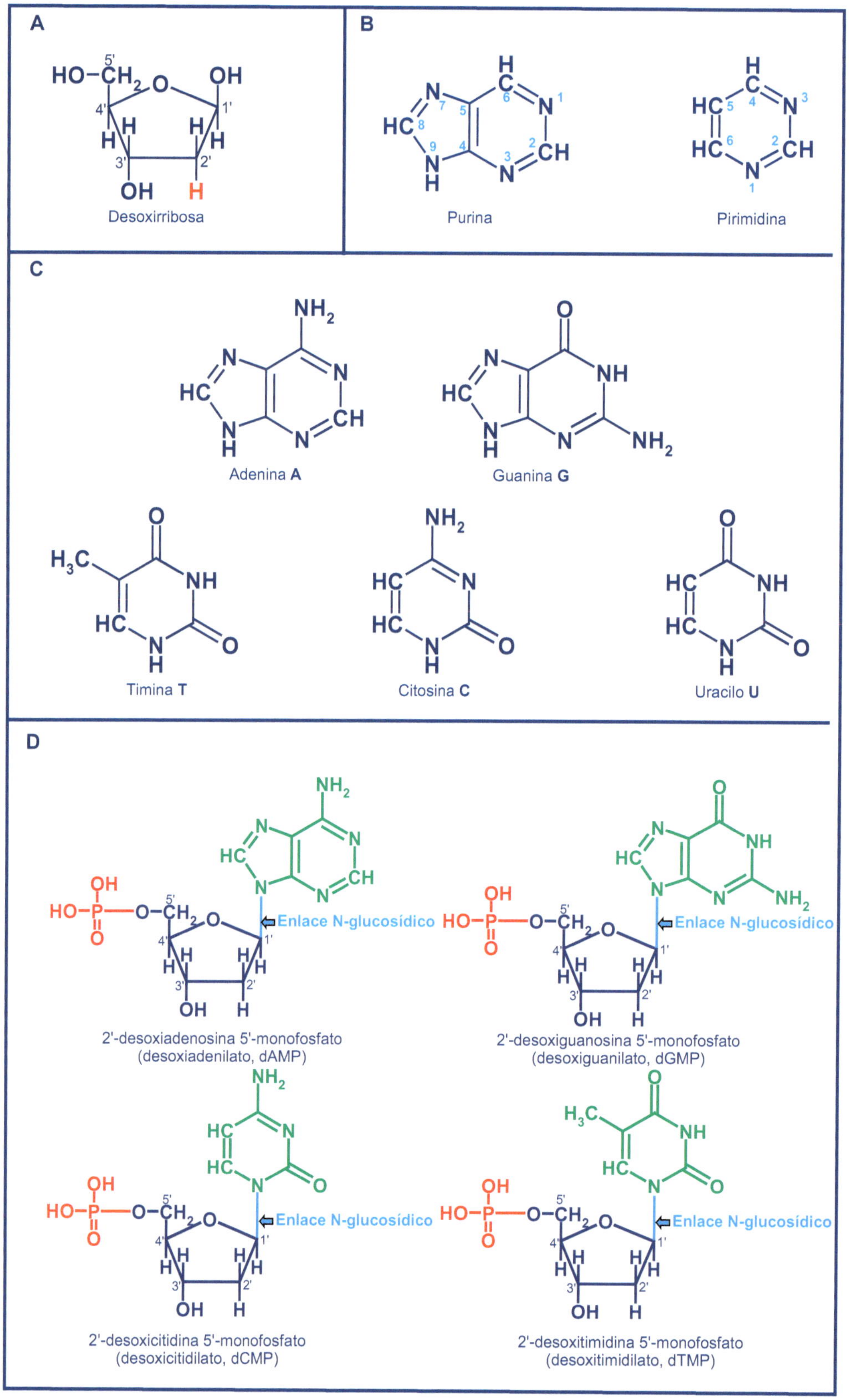

Fig. 22.1 **Componentes y estructura de los nucleótidos. A.** Estructura de la desoxirribosa, azúcar del DNA. Se muestra en rojo el hidrógeno que sustituye al grupo hidroxilo presente en la ribosa característica de los RNA. **B.** Anillos de purina y pirimidina, correspondientes a las bases nitrogenadas del DNA, mostrando la numeración de sus átomos. **C.** Estructuras de las bases púricas (adenina y guanina) y pirimidínicas (timina, citosina y uracilo). **D.** Estructura de los 4 dexosirribonucleótidos constituyentes del DNA. Se muestra en azul oscuro el azúcar, en rojo el grupo fosfato y en verde la base nitrogenada. La flecha azul señala el enlace N-glucosídico.

- **Base nitrogenada.** La base nitrogenada puede ser púrica o pirimidínica, según derive de la purina o la pirimidina (fig. 22.1B). Las bases nitrogenadas se encuentran unidas al carbono 1′ del azúcar mediante un enlace N-glucosídico. En el DNA las purinas que se encuentran son la adenina A y la guanina G, mientras que como pirimidinas se encuentra la citosina C y timina T. En el caso del RNA en lugar de timina se encuentra uracilo U (fig. 22.1C).
- **Grupo fosfato.** El grupo fosfato está unido al carbono 5′ del azúcar por un enlace fosfoéster. Este grupo fosfato a pH fisiológico se encuentra desprotonado, por lo que es el responsable de la fuerte carga negativa de los nucleótidos y los ácidos nucleicos.

La base unida al azúcar se denomina nucleósido, y nucleótido cuando presenta el grupo fosfato; es decir, un nucleótido es un nucleósido fosforilado (fig. 22.1D). Para evitar confusiones con los átomos de la base nitrogenada de un nucleótido, los átomos del anillo del azúcar se numeran seguidos de una prima (′).

Los sucesivos nucleótidos en la molécula monocatenaria de DNA están unidos entre sí por enlaces covalentes. El grupo 5′-hidroxilo de la pentosa de un nucleótido está unido al grupo 3′-hidroxilo del nucleótido siguiente por un enlace fosfodiéster (fig. 22.2A). De este modo, el esqueleto covalente de los ácidos nucleicos está constituido por grupos alternativos de fosfato y azúcar, mientras que las bases características aparecen como grupos laterales unidos al esqueleto azúcar-fosfato

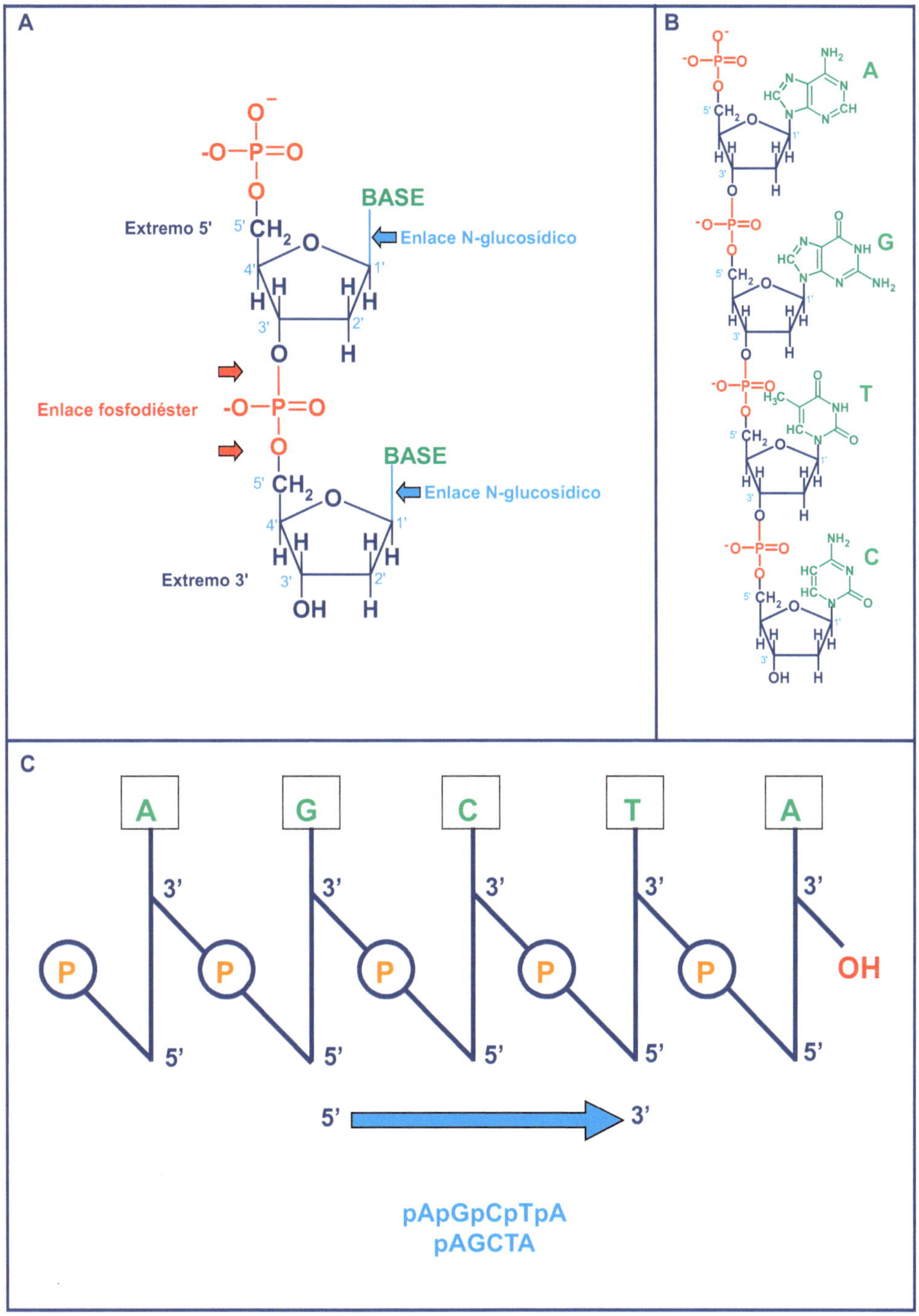

Fig. 22.2 Estructura primaria del DNA. A. Se muestra un dinucleótido en el que se señalan los enlaces fosfodiéster que unen nucleótidos consecutivos. Los enlaces fosfoéster tienen libertad de rotación y el enlace N-glucosídico (flecha azul) permite rotar libremente la base. **B.** Estructura lineal del DNA. **C.** Se muestran dos formas de representación simplificada de la estructura lineal del DNA. Como indica la flecha, las secuencias de DNA se leen por convenio desde el extremo 5′ al 3′.

a intervalos regulares. Hay que indicar, además, que la molécula del DNA es muy polar, ya que los grupos fosfato son ácidos, y en condiciones de pH fisiológico se encuentran cargados negativamente. Además, el azúcar presenta también grupos hidroxilo que permiten la formación de enlaces de hidrógeno con las moléculas de agua. Por el contrario, las bases púricas y pirimidínicas son relativamente hidrófobas, como puede deducirse de su estructura (fig. 22.1C).

En la figura 22.2B se muestra la estructura del esqueleto covalente del DNA, con los enlaces fosfodiéster uniendo sucesivas unidades nucleotídicas. Además, puesto que todos los enlaces fosfodiéster entre nucleótidos tienen una misma orientación a lo largo de la cadena, las cadenas de DNA tienen polaridad o dirección específica. Así se puede distinguir en la cadena un extremo 5′ y un extremo 3′ terminal.

La secuencia de nucleótidos de los ácidos nucleicos puede representarse esquemáticamente como se ilustra en la figura 22.2C, en la que se muestra la polaridad de un segmento de DNA de cinco nucleótidos. Las bases nitrogenadas se simbolizan con una letra (A, T, C y G), cada desoxirribosa por una línea vertical, y el grupo fosfato. Los números indican las posiciones en las unidades de desoxirribosa a las que están unidos los grupos fosfatos. Por consenso, la estructura del DNA se representa siempre con el extremo 5′ terminal a la izquierda y el extremo 3′ terminal a la derecha, es decir en dirección 5′→3′.

22.2.2. Estructura secundaria del DNA

La estructura secundaria del DNA fue propuesta por James Watson y Francis Crick en 1953, para lo que fue de crucial importancia la información que se deducía a partir de las imágenes de difracción de rayos X obtenidas con anterioridad por Rosalind Franklin y Maurice Wilkins. En la figura 22.3 se muestra una imagen de difracción de rayos X de un cristal de DNA, en la que las manchas centrales en forma de cruz son indicativas de una estructura helicoidal. Las bandas densas que aparecen en la parte superior e inferior corresponden a las bases que se van repitiendo periódicamente, y que están separadas 3,4 Å, que corresponde a la distancia que separa los pares de bases de nucleótidos consecutivos.

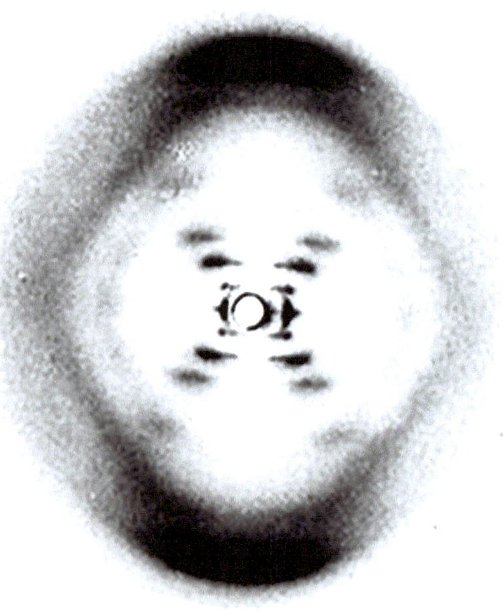

Fig. 22.3 Fotografía de difracción de rayos X de una fibra de DNA (forma B).

Otro dato importante para dilucidar la estructura del DNA fue la ley de Chargaff, la cual se basa en la relación cuantitativa de los nucleótidos, donde [A] = [T] y [G] =[C], por lo que [A + G] = [T + C], o lo que es lo mismo [purinas] = [pirimidinas]. El estudio detenido de la estructura de las bases permitió considerar además un patrón de complementariedad mediante enlaces de hidrógeno, de manera que la A y la T pueden interaccionar entre sí con dos de dichos enlaces, mientras que la G y la C lo hacen con tres (fig. 22.4A). Los átomos de hidrógeno en las bases púricas y pirimidínicas tienen posiciones muy definidas. Esto determina que la A no puede emparejarse con la C porque habría dos hidrógenos muy próximos en una de las posiciones de interacción y ninguno en la otra. Algo similar ocurre entre la G y la T, que tampoco pueden emparejarse.

Según estos antecedentes, la estructura secundaria del DNA presenta las siguientes características:

1. Existen dos cadenas helicoidales de polinucleótidos enrolladas de izquierda a derecha a lo largo de un eje común. Las cadenas discurren en direcciones opuestas y las interacciones entre las bases nitrogenadas mediante enlaces de hidrógeno se localizan en el interior de la doble hélice (fig. 22.4B).
2. Mientras que las bases de purina y pirimidina se encuentran en el interior de la hélice, las unidades de fosfato y desoxirribosa se localizan en el exterior. De esta forma, los planos que contienen las bases son perpendiculares al eje de la hélice y los anillos de los azúcares están formando ángulos casi rectos con los de las bases (fig. 22.4C).
3. El diámetro de la hélice es de 23,7 Å. Las bases adyacentes se encuentran separadas por 3,4 Å a lo largo de la hélice y desplazadas por una rotación de 36°. Por lo tanto, la estructura helicoidal se repite cada 10 residuos; esto es, a intervalos de 34 Å. A su vez, es interesante resaltar que las dos hebras no son iguales en la secuencia de bases, sino que son complementarias, ya que como se indicó más arriba, donde en una se encuentra G en la otra se encuentra C, y donde se encuentra A en la otra se encuentra T (figs. 22.4A y e22.1).
4. La relación espacial que existe entre las hebras da lugar a que en la doble hélice aparezca una estría principal o surco mayor de 12 Å y una estría secundaria o surco menor de 6 Å. Esta diferencia entre los dos surcos de la hélice es debida a que los enlaces glucosídicos entre los azúcares y las bases de un par de bases no se encuentran directamente opuestos entre sí (formado ángulos de 180°) (fig. 22.4D).
5. Al ser diferentes los dos surcos de la hélice, tienen un patrón distinto de posibles interacciones. Así, la amplitud del surco mayor lo hace más accesible a las interacciones con proteínas que reconocen secuencias específicas DNA, que son las responsables de la regulación de la expresión génica.
6. La secuencia de bases a lo largo de la cadena del polinucleótido no está restringida en modo alguno. Las moléculas de DNA son muy largas y contienen secuencias específicas de las cuatro bases principales A, T, G y C, lo que le permite codificar la información genética. El diámetro del interior de la hélice es de 10,85 Å, que se ajusta perfectamente al espacio requerido para que se den interacciones entre una purina y una pirimidina. De hecho, este diámetro es demasiado pequeño para interacciones estables entre dos bases púricas, y demasiado grande

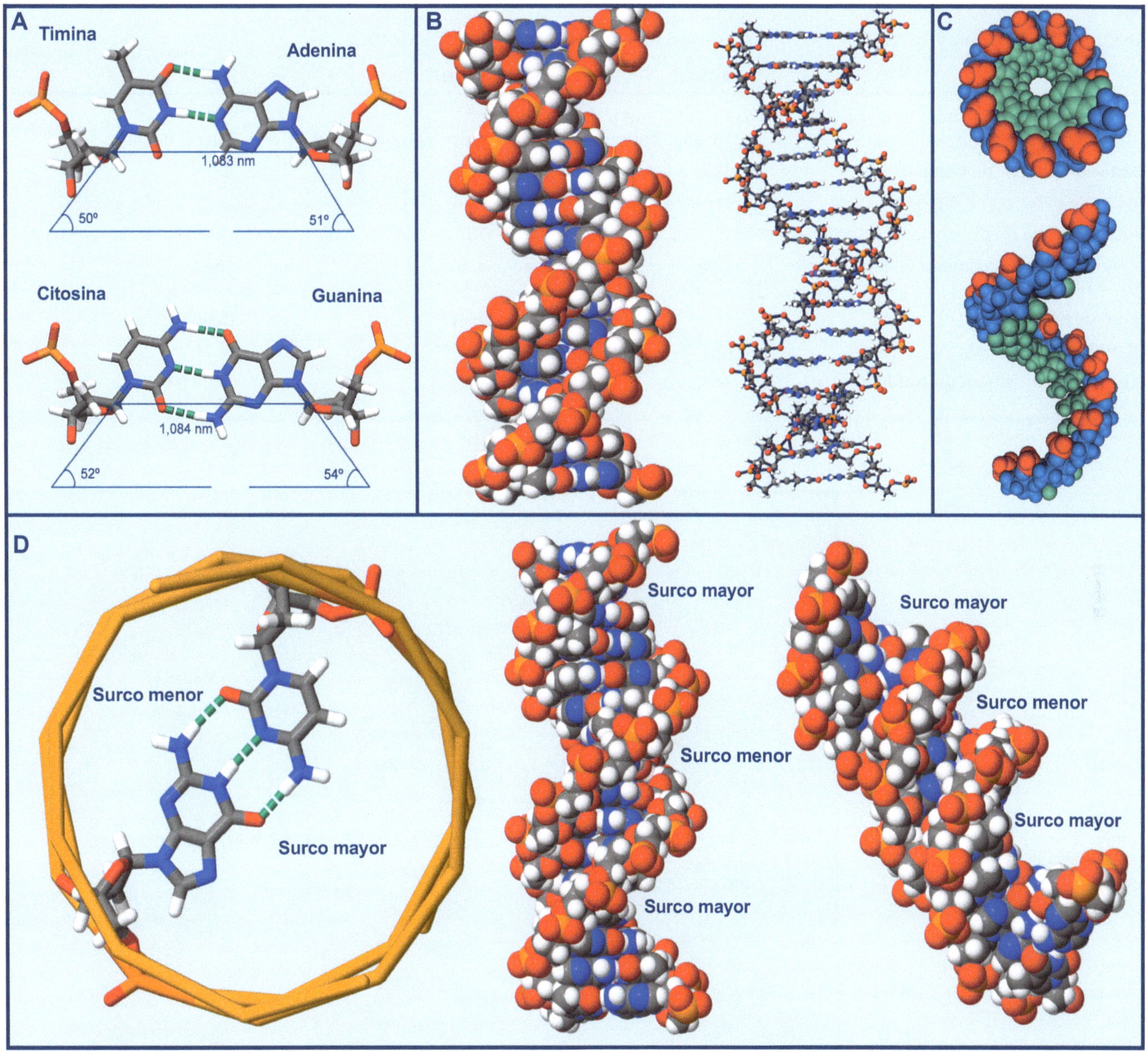

Fig. 22.4 **Estructura del DNA. A.** Distancias y ángulos en el emparejamiento de las bases en la doble hebra de DNA. **B.** Representación de la doble hélice de DNA en la forma común B mediante el modelo de esferas y varillas y radios de Van der Waals. La estructura se repite a intervalos de 34 Å que corresponde a diez residuos en cada vuelta de la cadena. **C.** Representación de una única cadena de una doble hélice de DNA, vista desde el eje de giro y perpendicularmente a éste. Las bases en este esquema (todas pirimidinas) se representan en verde. Nótese cómo las bases se sitúan en el interior de la hélice, mientras que el esqueleto azúcar-fosfato (azul-rojo) queda expuesto al exterior de la hélice. **D.** Representaciones de la doble hélice de DNA donde se señalan el surco menor y el surco mayor. La imagen de la izquierda muestra una visión axial de la doble hélice en la que sólo se representan un único par de bases y el esqueleto azúcar-fosfato en modo de alambre (naranja).

para interacciones entre pirimidinas. Realmente los pares de bases AT y GC tienen casi las mismas dimensiones y, por lo tanto, encajan adecuadamente en el centro de la doble hélice del DNA (fig. 22.4A).

22.2.2.1. Diferentes estructuras del DNA

Además del tipo de estructura de DNA arriba descrito, existen otras posibles estructuras tridimensionales del DNA. Dependiendo de la composición de las bases, el DNA puede adoptar distintas conformaciones bajo diferentes condiciones físicas. En todas estas conformaciones se verifican las mismas reglas de apareamiento de bases, y esos cambios no alteran la información contenida en el DNA. No obstante, los cambios de forma del DNA pueden influir en la regulación de la expresión génica, ya que pueden afectar a la unión de proteínas al DNA, y estas interacciones son esenciales en los procesos de regulación.

Las características principales de varias conformaciones del DNA se recogen en la tabla 22.1, y su representación esquemática en la figura 22.5A. La conformación más común que fue descrita por Watson y Crick es la denominada B-DNA.

Cuando se deshidratan los cristales de B-DNA, o cuando se disminuye el contenido en sales del cristal, la molécula fina del B-DNA se transforma en una molécula corta y gruesa conocida como A-DNA. A diferencia del B-DNA, en el que los pares de bases están apilados paralelamente, en el A-DNA los pares de bases se encuentran desplazados hacia el saliente mayor de

Tabla 22.1 Características estructurales de las diferentes conformaciones del DNA

Propiedad	A-DNA	B-DNA	Z-DNA
Giro de la hélice	Dextro	Dextro	Levo
Unidad repetida	1 par de bases	1 par de bases	2 pares de bases
Rotación por par de bases	32,7°	34,6°	30°
Pares de bases por vuelta	11	10,4	12
Inclinación de un par de bases respecto al eje	19°	1,2°	9°
Avance por par de bases a lo largo del eje de la hélice	2,3A°	3,3A°	3,8A°
Paso de hélice	24,6A°	34A°	45,6A°
Diámetro	25,5A°	23,7A°	18,4A°
Conformación enlace glucosídico	Anti	Anti	Anti en el C Sin en el G

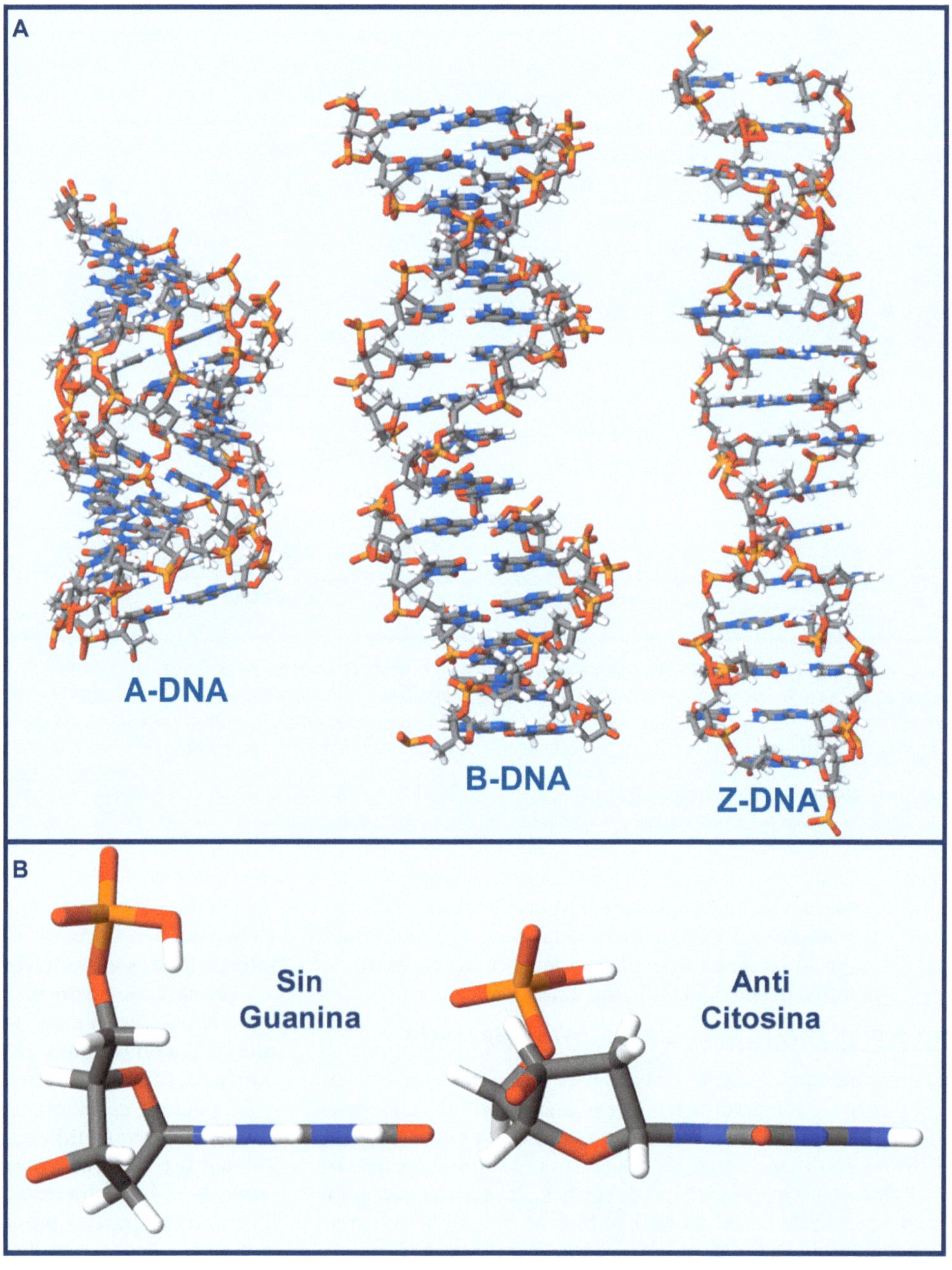

Fig. 22.5 **Tipos de estructuras del DNA. A.** Representación esquemática de las estructuras de A-DNA, B-DNA y Z-DNA. **B.** Conformación sin y anti de los enlaces glucosídicos del desoxiguanilato y el desoxicitidinato.

cada par de bases. El surco mayor se hace más profundo y más estrecho, mientras que el surco menor se hace superficial y ancho (fig. 22.5A). Este A-DNA no se encuentra en condiciones fisiológicas.

Tanto en el A-DNA como en el B-DNA, el azúcar y la base se encuentran en lados opuestos respecto al enlace glucosídico, o lo que se conoce como conformación *anti*, en la que la repulsión estérica entre dichos grupos es mínima. Sin embargo, en determinadas condiciones, algunos nucleótidos sufren una rotación y adoptan conformaciones *sin* en las cuales el azúcar y la base se encuentran en el lado del enlace glucosídico (fig. 22.5B). En estas condiciones puede darse una conformación del DNA sorprendentemente diferente. En una cadena de nucleótidos CG alternantes la conformación del enlace glucosídico más probable de cada G es *sin*, mientras que la C es *anti*. En consecuencia, la cadena recorre en zigzag las conformaciones *anti* y *sin*, resultando en el Z-DNA (Z de zigzag) (fig. 22.5A). El Z-DNA es más largo y más estrecho que el B-DNA, de forma que presenta 12 pares de bases por vuelta y una vuelta de hélice de 45,6 Å frente a los 34 Å del B-DNA (tabla 22.1). El surco mayor del B-DNA pasa a ser en el Z-DNA una superficie convexa y no un surco, mientras que el surco menor se convierte en una hendidura profunda que gira alrededor de la estructura (fig. 22.5A). El Z-DNA es levógiro, y los enlaces glucosídicos de las guanosinas tienen una conformación *sin*, mientras que las citosinas presentan una conformación *anti* (fig. 22.5B).

En las células, la mayor parte del DNA se encuentra en la conformación B, aunque las regiones ricas en pares de bases GC pueden adoptar la conformación Z. Puesto que la superficie de la región del DNA con la conformación B es muy distinta de la correspondiente a la conformación Z, la actividad de las proteínas reguladoras que interaccionan con el DNA puede resultar distinta según la zona del DNA en que se encuentren.

22.2.3. Factores que estabilizan el DNA

Las fuerzas responsables de mantener las conformaciones nativas de estructuras celulares complejas como los ácidos nucleicos, las proteínas o las membranas, son siempre las mismas. Estas fuerzas son lo suficientemente importantes para mantener la integridad estructural, pero lo suficientemente débiles para permitir una flexibilidad conformacional.

En el caso del DNA, se pueden distinguir cuatro fuerzas o factores principales que contribuyen a la estabilidad de la molécula:

1. **Fuerzas hidrofóbicas.** Estabilizan los apareamientos de las bases nitrogenadas. Los anillos hidrofóbicos de las bases púricas y pirimidínicas son empujados hacia el centro de la doble hélice en virtud de la elevada cohesión interna de las moléculas de agua (con las que la interacción no es favorable), mientras que los sustituyentes hidrofílicos de las bases se encuentran expuestos al disolvente en los surcos.
2. **Fuerzas de Van der Waals.** Los pares de bases forman planos que se encuentran apilados unos sobre otros a lo largo del eje central de la doble hélice. La altura por vuelta de la hélice en el B-DNA es igual al espesor de los anillos de purina y pirimidina; por tanto, los anillos se encuentran separados por la distancia óptima correspondiente a su radio de Van der Waals. A esta corta distancia, las fuerzas de Van der Waals entre las bases apiladas son débiles pero aditivas, de forma que en una molécula que contenga más de 10.000 pares de bases estas fuerzas suponen una importante fuente de estabilidad.
3. **Enlaces de hidrógeno.** El par de bases GC es más estable que el par AT porque contiene un enlace de hidrógeno más.
4. **Enlaces salino.** El grupo fosfato de los enlaces fosfodiéster tiene carácter ácido, por lo que en condiciones de pH fisiológico presenta una gran carga negativa. La repulsión electroestática entre los grupos fosfato adyacentes es una fuente potencial de inestabilidad en la doble hélice; no obstante, cationes intracelulares, en particular el Mg^{2+}, interaccionan con estas cargas negativas neutralizando su efecto y por tanto, estabilizando la doble hélice.

22.2.4. Desnaturalización del DNA

En la célula, la doble hélice del DNA se desenrolla localmente durante procesos como la replicación del DNA, la transcripción y la recombinación génica. El desenrollamiento completo del DNA puede ocurrir *in vitro* y se denomina desnaturalización (fig. 22.6A). La desnaturalización tiene lugar cuando el DNA se somete a pH extremos, a agentes caotrópicos como la urea o la formamida, o a temperaturas superiores a los 80-90 °C, de manera que se desestabilizan las fuerzas débiles que mantienen la estructura tridimensional del DNA. Este fenómeno se puede monitorizar de diferentes formas, ya que la desnaturalización del DNA se acompaña de cambios en las propiedades físicas del mismo. Entre otros, se puede seguir espectrofotométricamente, monitorizando la variación de la absorción de la luz ultravioleta (UV a 260 nm). Cuando el DNA se desenrolla, las bases desapareadas y no apiladas absorben luz UV un 37% más que cuando se encuentran formando parte de la doble hélice. Si se representa la variación de la absorción frente a la temperatura de una muestra de DNA, el cual es calentado progresivamente, se obtiene la curva de fusión del DNA (fig. 22.6B). La forma sigmoidea de la curva es un reflejo de la cooperatividad en las interacciones entre los pares de bases apilados y unidos mediante enlaces de hidrógeno. Estas interacciones cooperativas se distorsionan progresivamente a medida que se incrementa la temperatura, hasta que las dos hebras se separan completamente, y a partir de entonces no se observa ningún cambio ulterior en la absorción. La temperatura a la cual el DNA se encuentra semidesenrollado se denomina temperatura de fusión o Tm (*melting temperature*) del DNA y se encuentra determinada por la composición de las bases del DNA. Así, puesto que los pares AT se unen por dos enlaces de hidrógeno y los GC por tres, las moléculas de DNA que tienen un mayor contenido en pares GC requieren más energía, y por lo tanto mayor temperatura, para desnaturalizarse (fig. 22.6C).

Una vez separadas, las dos hebras se pueden renaturalizar o hibridarse; es decir, volver a unirse de forma complementaria. Si una muestra de DNA desnaturalizado se enfría lentamente, la absorción de la disolución disminuye, indicando que las hebras complementarias de DNA se han apareado de nuevo. La hibridación tiene lugar a cualquier temperatura por debajo de la temperatura de fusión *Tm*, aunque requiere que la muestra de DNA desnaturalizada sea enfriada lentamente. Si el enfriamiento es rápido, las cadenas polinucleotídicas se funden en masas enmarañadas y la renaturalización es mucho más lenta (fig. 22.6A).

La renaturalización es más rápida cuanto mayor sea el número de pares de bases que persistan unidas entre las dos cadenas. Aun en el caso de una separación total de las dos hebras también puede tener lugar la renaturalización, pero el proceso es más lento, ya que las hebras deben alinearse previamente de forma adecuada.

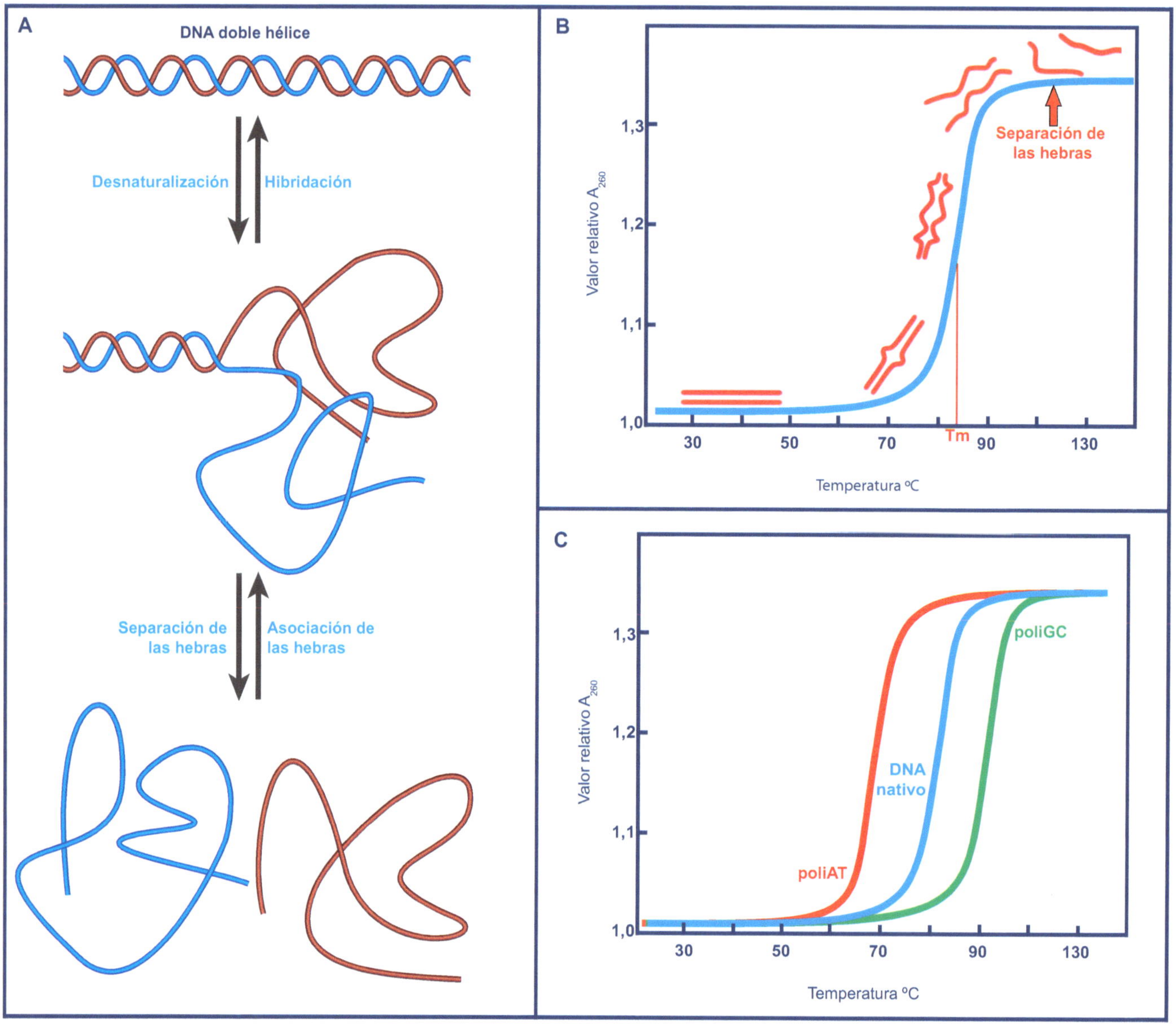

Fig. 22.6 **Desnaturalización térmica del DNA. A.** Etapas en la desnaturalización reversible del DNA y en su renaturalización (hibridación). **B.** Curva de desnaturalización térmica del DNA. La temperatura a la cual el DNA se encuentra semidesenrollado se denomina temperatura de fusión (Tm) del DNA y viene dada por el punto de inflexión de la curva sigmoidea. **C.** Curvas de desnaturalización térmica de moléculas de DNA que difieren en su composición en bases nitrogenadas.

22.3. ORDENAMIENTO DEL MATERIAL GENÉTICO

22.3.1. Cromosomas de las células procariotas

Los experimentos genéticos y la microscopía electrónica han demostrado que una célula de *Escherichia coli* contiene una sola molécula de DNA muy grande, en forma de dúplex circular cerrado covalentemente, cuyo peso molecular es de unos 2.600 millones de daltons (Da) (fig. 22.7A). Consta aproximadamente de 4 millones de pares de bases y la longitud de su contorno es de 1,4 mm aproximadamente, lo cual implica un tamaño 700 veces mayor que la longitud de la propia bacteria (2 μm aproximadamente). Esta diferencia de tamaño obliga a que la molécula de DNA tenga que estar muy plegada o enrollada. El DNA bacteriano parece estar unido a uno o más puntos de la superficie interna de la membrana celular, y se encuentra además superenrollado. La mayor parte de los círculos covalentemente cerrados están enroscados, como puede observarse en la figura 22.7B, de forma que estos círculos se encuentran en formas superhelicoidales o superenrollados.

Los extremos de una hélice lineal de DNA se pueden unir de forma que cada una de las hebras sea continua. Si al hacer esto uno de los extremos se gira 360° con respecto al otro para producir algún desenrollamiento de la doble hélice y posteriormente se unen, el círculo covalente que resulta, si los enlaces de hidrógeno se vuelven a formar, se enrosca en sentido opuesto con el fin de aligerar la tensión, originando un círculo retorcido. Este tipo de molécula tiene forma de 8 (es decir, tiene un punto de entrecruzamiento). Si uno de los extremos se gira 720° antes de la unión, la molécula superhelicidal resultante tiene dos puntos de entrecruzamiento. A su vez, si la rotación inicial se produce en el sentido de superenrollamiento, el círculo se retuerce en sentido opuesto, lo que se conoce como una superhélice positiva (fig. 22.7B).

Todas las moléculas de DNA superhelicoidales que se encuentran en la naturaleza están inicialmente subenrolladas formando, por tanto, superhélices negativas. En el caso de las bacterias, el subenroscado del DNA superhelicoidal no se debe a un desenroscado previo a la unión de los extremos, sino que se introduce en los círculos preexistentes por la enzima denominada *DNA girasa*. Así, cuando se aísla el DNA de *E. coli* mediante una técnica que evita tanto la rotura de la molécula como la desnaturalización de las proteínas, se obtiene una estructura altamente compacta llamada cromosoma bacteriano o nucleoide. Esta estructura está formada por proteínas y una única molécula de DNA superenrollada.

En la figura 22.7C se observa un dibujo esquemático del cromosoma de *E. coli*. Se puede apreciar cómo el DNA está en forma de bucles superenrollados que emergen de una estructura proteica más densa denominada andamio.

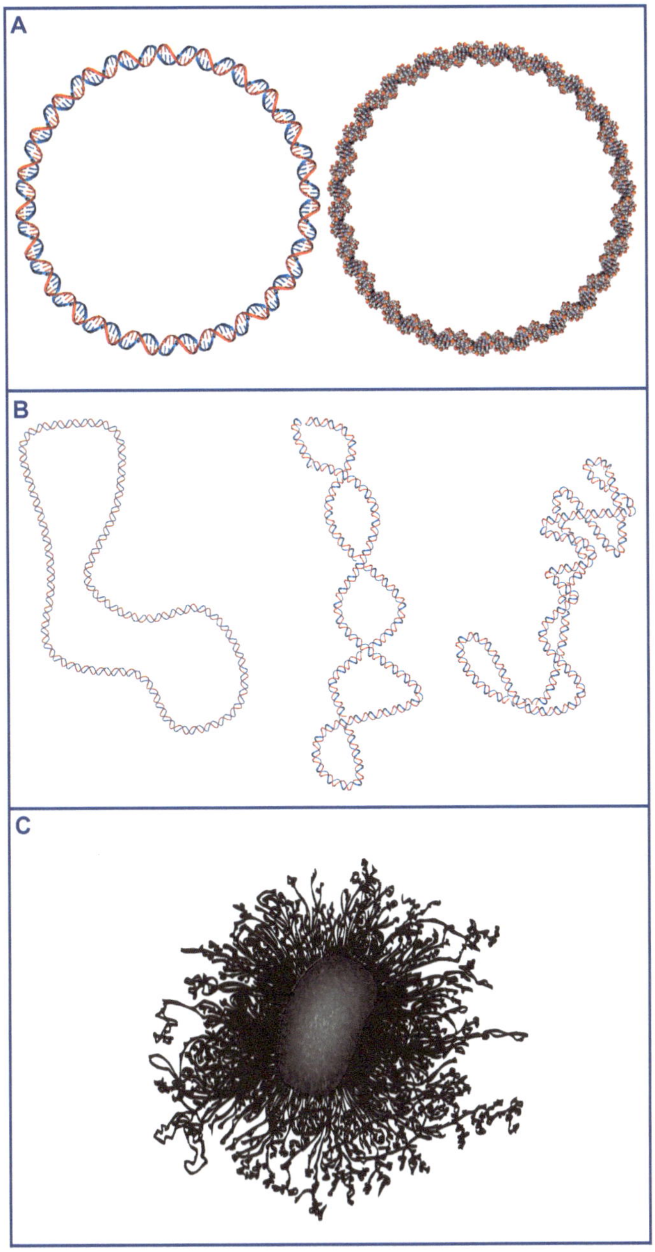

Fig. 22.7 **Características estructurales del DNA bacteriano. A.** Círculo covalentemente cerrado de DNA. **B.** Distintos estados de enrollamiento y superenrollamiento de una molécula de DNA circular. **C.** Dibujo esquemático del cromosoma de *E. coli* superenrollado.

22.3.2. Cromosomas de las células eucariotas

El DNA nuclear de los organismos eucariotas está también asociado a proteínas que permiten su plegamiento a fin de poder almacenar estas largas moléculas en el interior del núcleo. Este plegamiento puede alcanzar varios niveles; de ellos, el mayor es el que se observa durante la metafase, en el que el DNA se organiza en unidades microscópicamente reconocibles denominadas cromosomas (fig. 22.8).

Cada uno de los cromosomas contiene una larga molécula de DNA. Por ejemplo, la molécula de DNA de un solo cromosoma de la mosca del vinagre, *Drosophila melanogaster*, tiene un peso molecular superior a 10^{10} D y una longitud de 1,2 cm. Evidentemente, al asociarse con proteínas y formarse el cromosoma, la molécula de DNA queda más compactada. Por sí sola, una molécula de DNA no puede plegarse espontáneamente para formar una estructura tan compacta porque la molécula tendría una gran tensión. Esta estructura tan compacta se forma mediante una serie de plegamientos distintos en los que participan numerosas proteínas. El conjunto del DNA y las proteínas se conoce con el nombre de cromatina.

La estructura de la cromatina cambia durante las distintas fases del ciclo de vida de una célula. Cuando la célula está en reposo la cromatina está dispersa y ocupa totalmente el núcleo. Después de tener lugar la replicación del DNA (durante la fase S de síntesis), la cromatina se condensa unas 100 veces formando

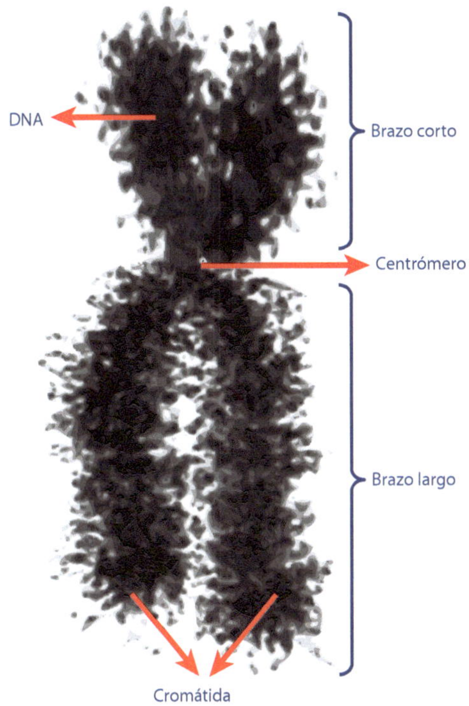

Fig. 22.8 **Dibujo esquemático de un cromosoma humano durante la metafase.** Durante la división celular, las cromatidas se separan y acaban cada una en una célula hija. El huso mitótico que se encarga de separar las cromátidas durante la división se une a las cromátidas a través de la región centromérica.

los cromosomas. Se pueden aislar los cromosomas y disociar sus componentes gradualmente, permitiendo observar por microscopía electrónica los diferentes grados de plegamiento (fig. 22.9).

En un primer nivel de plegamiento, el DNA de eucariotas está unido a unas proteínas denominadas histonas, de las que existen cinco tipos mayoritarios (H1, H2A, H2B, H3 y H4). Las histonas presentan una composición de aminoácidos poco frecuente, y son muy ricas en aminoácidos básicos cargados positivamente en condiciones de pH fisiológico, como la lisina y la arginina. Esta carga positiva de las histonas les permite unirse a los grupos fosfato del DNA cargados negativamente a través de enlaces salinos. Las histonas están muy conservadas a lo largo de la evolución, y son muy similares entre las distintas especies, con excepción de la H1.

La molécula del DNA esta enrollada una vuelta y tres cuartos alrededor del octámero de histonas (dos moléculas de cada una de las histonas H2A, H2B, H3 y H4), constituyendo lo que

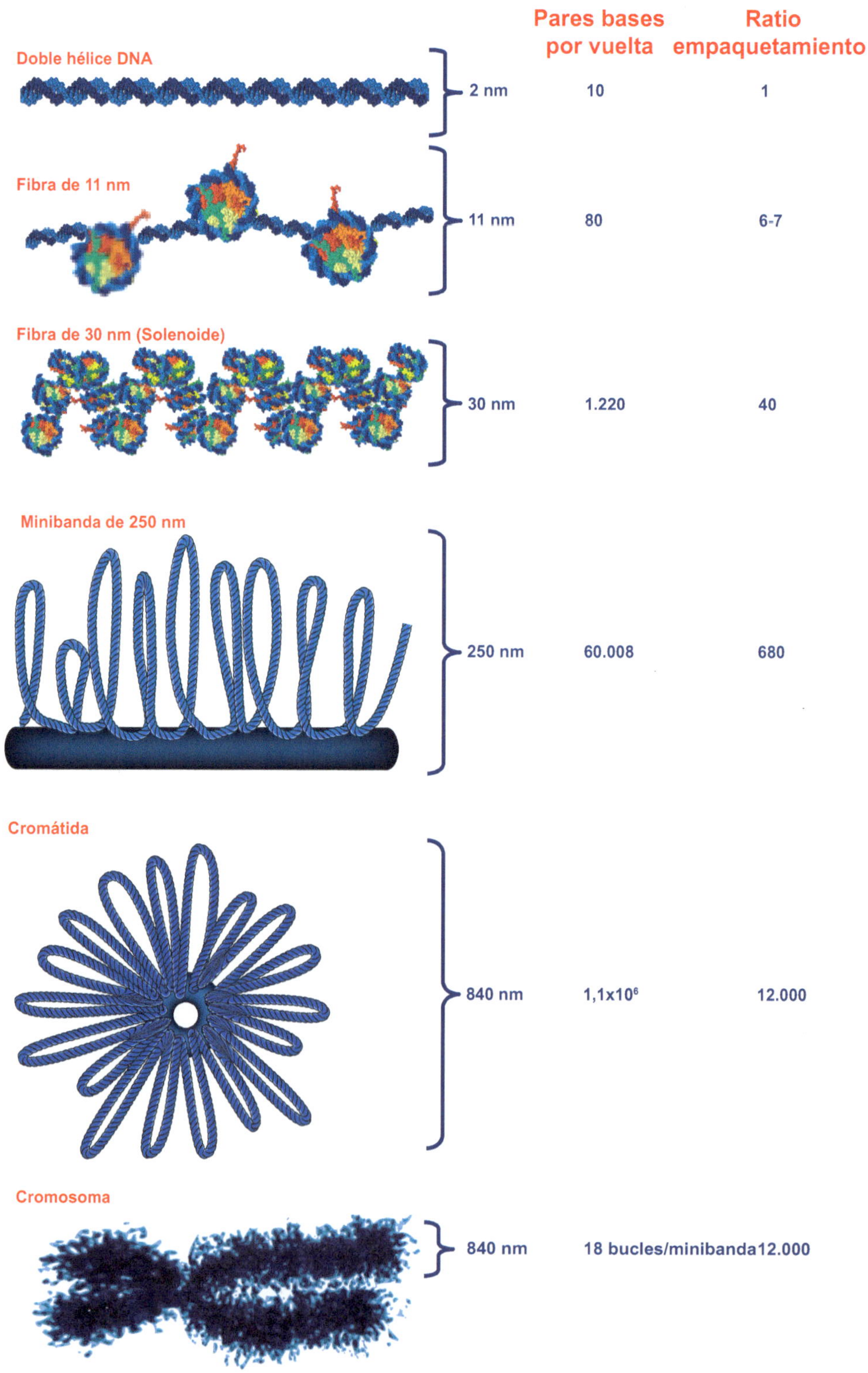

Fig. 22.9 Diferentes grados de empaquetamiento del DNA en eucariotas. La doble hélice de DNA se enrolla sobre octámeros de histonas formando nucleosomas a modo de cuentas de un collar de perlas. Ésta es la estructura de la cromatina en las células que no están en división. Cuando la célula ha de dividirse, la cromatina se condensa alcanzando niveles superiores de empaquetamiento para facilitar la segregación del material genético entre las células hijas, en forma de cromátidas hermanas.

son los nucleosomas (fig. 22.10). Éste es el primer paso para el acortamiento de la cadena de DNA, permitiendo reducir unas siete veces la longitud de la molécula mediante la formación de una *fibra de 11 nm* de cuentas flexible, con unas cinco veces la anchura del DNA libre.

Alrededor del 80% de los aminoácidos componentes de las histonas se encuentran en regiones de hélice α; a su vez, estas proteínas se sitúan en el surco mayor de la hélice del DNA, y este complejo es estable gracias a la atracción electrostática que se produce entre las cargas positivas de las lisinas y argininas de las histonas y las cargas negativas de los grupos fosfato del DNA.

El contenido de DNA de los nucleosomas varía de un organismo a otro, oscilando entre 150 y 240 pares de bases por unidad. A su vez, el tamaño del DNA que conecta los nucleosomas varía entre 10 y 140 pares de nucleótidos, aunque su estructura se conoce poco, así como la causa de la variación de su longitud.

El segundo nivel de plegamiento consiste en el acotamiento de la fibra de 11 nm para formar una superespiral selenoidal con seis nucleosomas por vuelta, conocida como *fibra de 30 nm*. Esta estructura ha sido aislada y bien caracterizada. Los restantes niveles de organización-plegamiento de la fibra de 30 nm no se han conseguido caracterizar a la perfección. Las micrografías electrónicas de cromosomas aislados durante la metafase, de los que se han eliminado las histonas, indican que el DNA parcialmente desplegado presenta un gran número de bucles que parecen extenderse a partir de un núcleo central o andamiaje compuesto por proteínas cromosomales diferentes de las histonas. Este nivel de estructura supone la formación de una fibra de unos 250 nm, denominada minibanda. La *fibra de 250 nm*, a su vez, se plegaría helicoidalmente hasta formar las cromátidas metafásicas de unos *840 nm* (fig. 22.9).

Además del DNA nuclear, la célula eucariota contiene orgánulos como la mitocondria y el cloroplasto, que presentan su propio cromosoma circular, posiblemente debido a su origen procariota. El DNA mitocondrial (mtDNA) tiene aproximadamente una longitud de 16.500 pares de bases y codifica 13 polipéptidos que forman parte de los complejos multienzimáticos de la fosforilación oxidativa así como rRNA y tRNA.

22.4. ÁCIDO RIBONUCLEICO

Los RNA son polímeros lineales de ribonucleótidos, que normalmente poseen una cadena sencilla. Son mucho más cortos y más abundantes que los DNA, y de un mismo RNA se pueden encontrar múltiples copias.

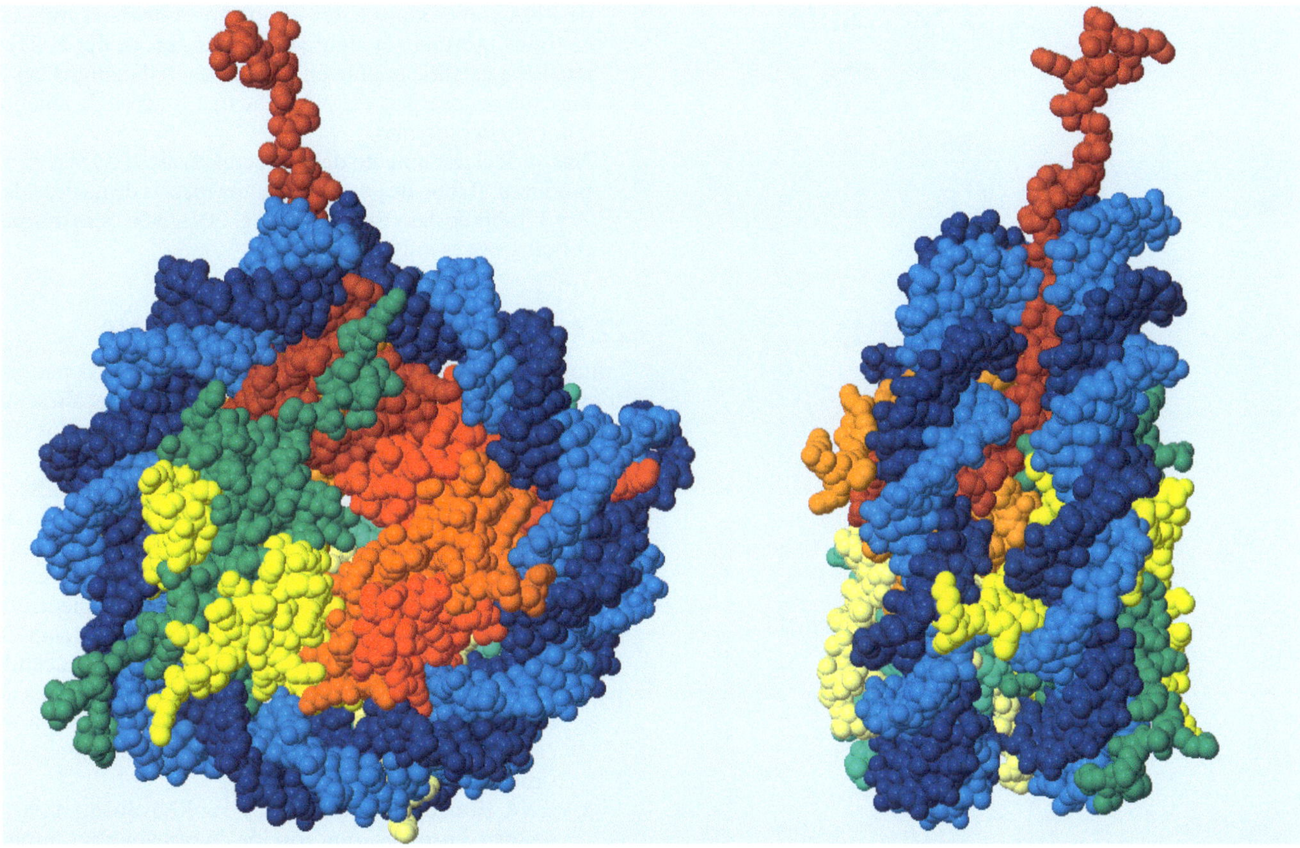

Fig. 22.10 Estructura del nucleosoma. Los nucleosomas están formados por un núcleo o core, que es un octámero de histonas alrededor del cual se enrolla la molécula de DNA. El core consta de dos copias de cada una de las histonas H2A, H2B, H3 y H4. El DNA da 1,7 vueltas alrededor del octámero, lo que equivale a un segmento de 140 pares de bases. Los nucleosomas adyacentes quedan unidos por un segmento de 60 pares de bases al que se conoce como DNA de conexión. La histona H1 se presenta en copia única y reside fuera del octámero, haciendo que el DNA se extienda hacia ambos lados de la partícula núcleo.

22.4.1. Composición y estructura del RNA

El esqueleto covalente del RNA consiste en un polímero de ribonucleótidos, unidos mediante enlaces fosfodiéster 5′→3′ (fig. 22.11). A pesar de esta similitud, el RNA se diferencia estructuralmente del DNA en tres aspectos:

- El azúcar del RNA es la ribosa y no la 2′-desoxirribosa.
- En lo referente a las bases nitrogenadas, la timina se sustituye por uracilo. La timina posee un grupo $-CH_3$ en el C5, mientras que en el uracilo presenta un –H (fig. 22.1C). Las otras bases son comunes a las del DNA (adenina, guanina y citosina).
- Las moléculas de RNA son generalmente monocatenarias. Sin embargo, en la cadena sencilla de RNA se pueden producir dobleces o bucles que implican apareamiento de bases: AU y GC. Esto da lugar a muy diversas clases de estructuras secundarias y terciarias (fig. 22.12A y B respectivamente).

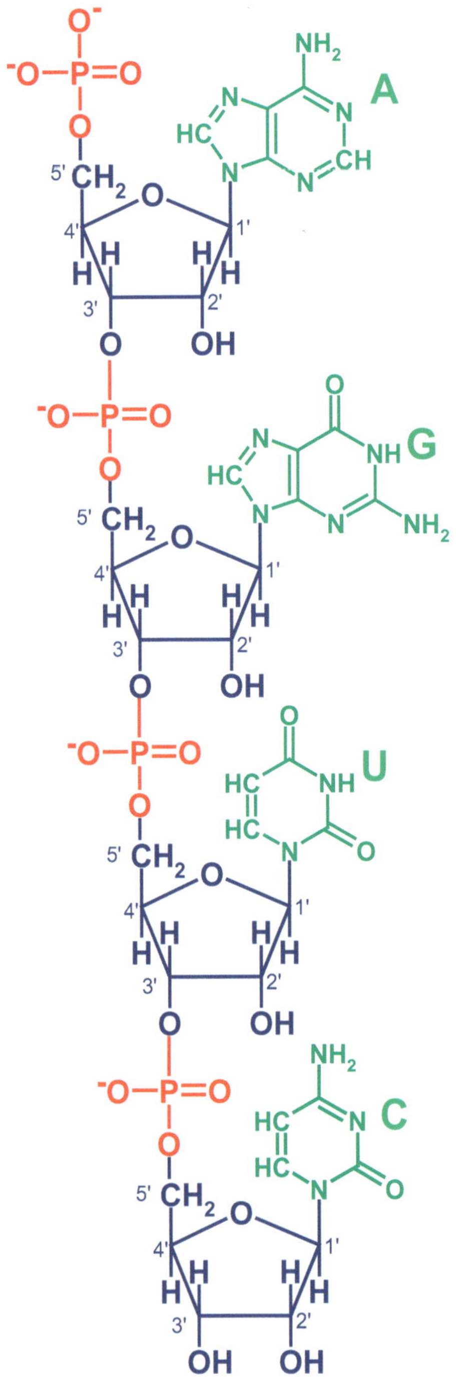

Fig. 22.11 Estructura lineal del RNA.

Aunque la mayoría de los organismos utilizan el DNA para almacenar y transmitir a las siguientes generaciones la información genética, algunos virus poseen un genoma de RNA. En algunos de estos virus la molécula de RNA puede ser bicatenaria, y su conformación es análoga a la del A-DNA. En este sentido, la doble hélice de RNA completa una vuelta cada 11 pares de bases; los pares de bases se encuentran inclinados lejos del eje central de la hélice, de forma que permite la solvatación de los grupos hidroxilos de C2′ de los azúcares.

En determinados momentos en la célula, como por ejemplo en la transcripción (v. cap. 24) se forman estructuras helicoidales bicatenarias en las que una cadena es DNA y la otra RNA.

El cambio de 2′-desoxirribosa en el DNA por la ribosa en el RNA puede parecer insignificante y, sin embargo, afecta en gran medida a las propiedades del RNA. De hecho, el grupo 2′-hidroxilo del RNA:

- Impide la adopción de la conformación B.
- Permite que en las moléculas de RNA ocurra un número mayor de interacciones terciarias.
- Promueve la reactividad química. De hecho, las moléculas de RNA son componentes importantes de determinadas enzimas. Aunque en algunas de estas reacciones el RNA participa catalíticamente en la reacción (ribozimas), en la mayoría de los casos el RNA tiene una función de reconocimiento del sustrato.
- Hace que el tratamiento del RNA con un álcali 0,1M a 25 °C produzca, al cabo de pocas horas, una mezcla de nucleósidos 2′ y 3′ monofosfato. Sin embargo, el DNA bajo estas mismas condiciones es muy estable.

22.4.2. Tipos y estructura de los RNA

Tanto en las células procariotas como eucariotas existen tres tipos principales de RNA, que difieren tanto en su localización celular como en su estructura y función, aunque todos son sintetizados en el núcleo:

1. **RNA mensajeros (mRNA).** Las moléculas de mRNA constituyen aproximadamente el 5% del RNA celular. El mRNA transporta la información genética del DNA a los ribosomas, donde se utiliza de molde para la síntesis de proteínas. La secuencia de ribonucleótidos del mRNA es complementaria al mensaje genético contenido en un segmento X de DNA. En una célula eucariota pueden existir más de 10.000 moléculas de mRNA distintas, variando en su secuencia y longitud, cada una de las cuales codificará una cadena polipeptídica distinta.
2. **RNA ribosómicos (rRNA).** Los rRNA forman parte de los ribosomas, que son los complejos supramoleculares encargados de la síntesis de proteínas. Constituyen aproximadamente el 75% del RNA celular total. La estructura secundaria del rRNA es muy compleja, y aunque existen diferencias entre especies en la secuencia de nucleótidos, su estructura tridimensional global está

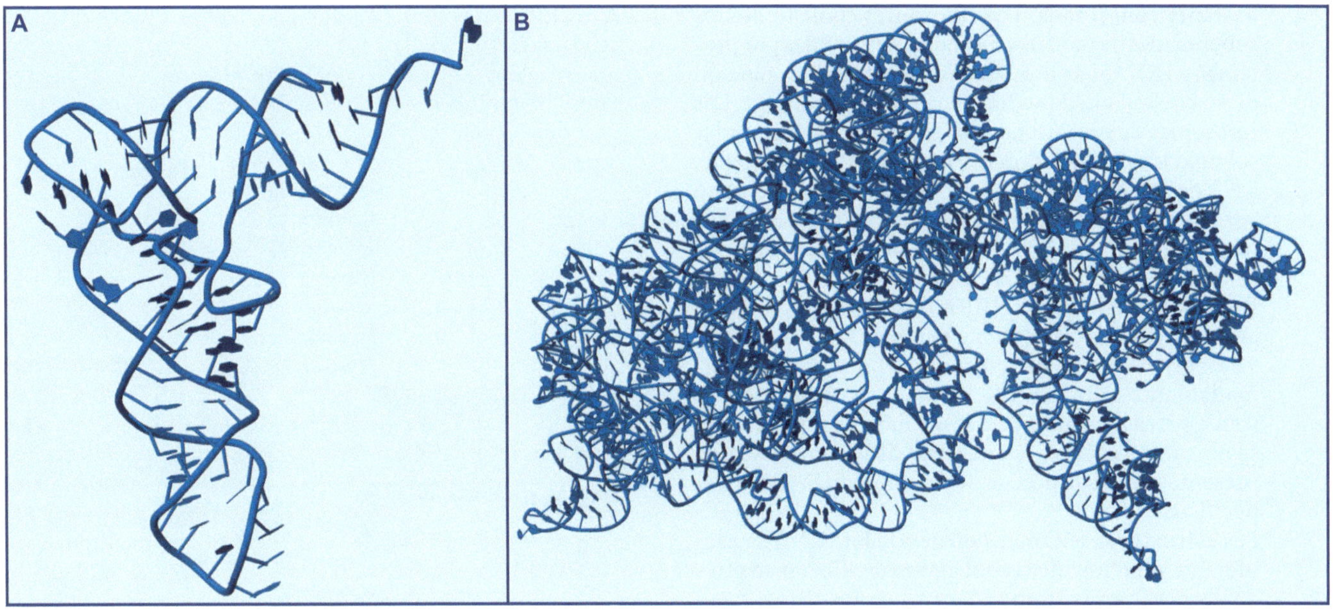

Fig. 22.12 Estructura tridimensional de algunos RNA. A. Esquema de la estructura tridimensional de un RNA transferencia. **B.** Estructura tridimensional del rRNA 16S de la bacteria *Thermus thermophilus*.

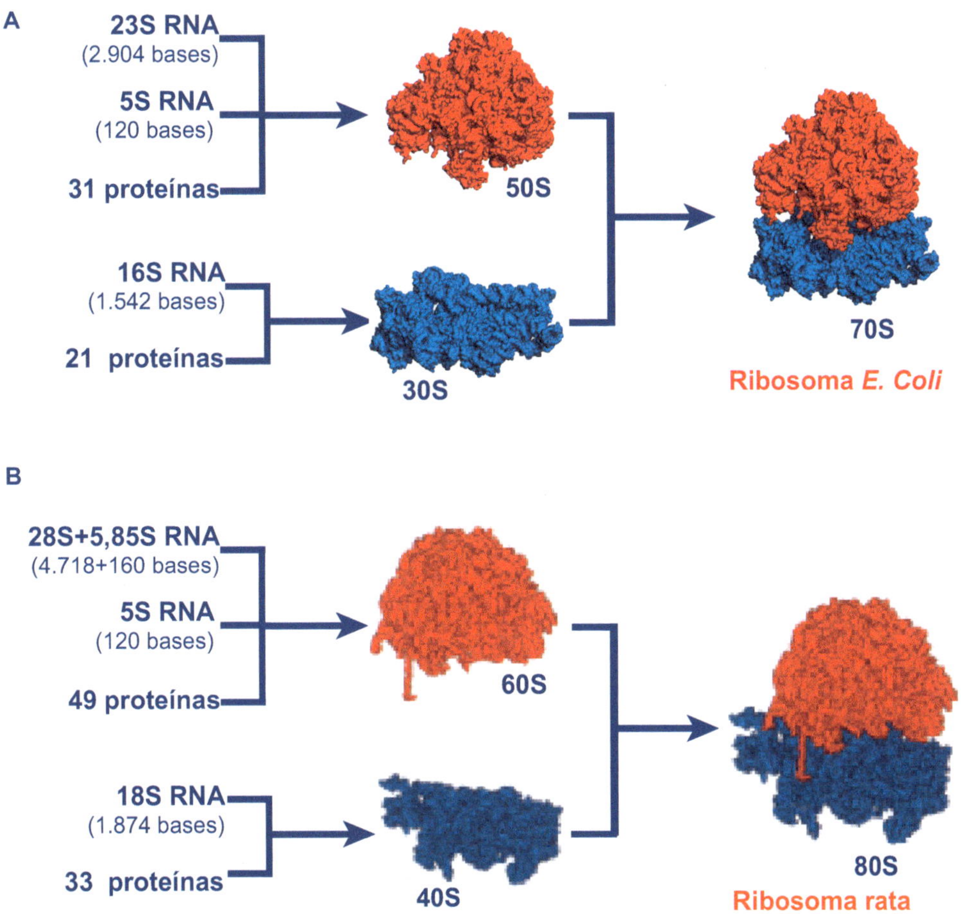

Fig. 22.13 A. Estructura y composición de los ribosomas de *E. coli*. **B.** Ribosomas de rata.

bastante conservada. Los ribosomas constan de dos subunidades de tamaños distintos, constituidas por proteínas y rRNA. Las unidades se denominan en función de su coeficiente de sedimentación (S, Svedberg). Los ribosomas de procariotas (70S) están formados por las subunidades 50S y 30S, que contienen, respectivamente, RNA de distintos tamaños y proteínas (fig. 22.13A). A su vez, los ribosomas de eucariotas (80S) están formados por las subunidades 60S y 40S, con los componentes que se indican en la figura 22.13B.

3. **RNA de transferencia (tRNA).** Los tRNA son moléculas de RNA relativamente pequeñas, de entre 70 y 95 ribonucleótidos de longitud. Representan aproximadamente el 15% del RNA celular y su función es transportar los aminoácidos al ribosoma, por lo que se ubican en el citosol. Cada uno de los aminoácidos presentes en las proteínas tiene uno o más tRNA específicos.

   Las estructuras tridimensionales de los tRNA se asemejan a una hoja de trébol alabeada. Como se puede observar en la figura 22.14A y B, los tRNA presentan un gran apareamiento intracatenario de las bases. Una de las características particulares de los tRNA es que presentan un elevado número de bases modificadas, como la pseudouridina, la 4-tiouridina, la 1-metilguanosina y la dihidrouridina, entre otras (fig. 22.14C).

   En la estructura del tRNA destacan dos zonas clave para su función (fig. 22.14A): el extremo 3′-terminal y el bucle anticodón. La primera interviene en la formación del enlace covalente con un aminoácido específico; es decir, es el lugar donde se une covalentemente el aminoácido, quedando así este tRNA activado. El anticodón es la región que contiene una secuencia de tres pares de bases complementaria al triplete del mRNA que codifica el aminoácido específico.

   En los tRNA destacan también otras estructuras, como el bucle D (D, ya que incluye la dihidrouridina), bucle TψC (ψ es la abreviatura de la base modificada pseudouridina) y el bucle variable (fig. 22.14A). La función de estas estructuras no está del todo dilucidada, aunque se considera que participan en el correcto alineamiento del tRNA en el ribosoma, así como el reconocimiento y la unión del tRNA a las enzimas que catalizan la unión específica del aminoácido adecuado al extremo 3′ terminal del tRNA.

Además de los RNA que se han descrito aquí, en el núcleo de las células eucariotas se encuentran otros tipos de RNA, entre los que destacan:

- **RNA heterogéneo nuclear (hnRNA o pre-RNA).** Se trata del RNA precursor de los mRNA. Los hnRNA han de sufrir un proceso de maduración en el núcleo antes de convertirse en mRNA y ser exportados al citosol. Este proceso consiste básicamente en la pérdida de los intrones (*splicing*), la modificación del extremo 3′ (adición del *Cap*) y del extremo 5′ (adición de la *cola de poliA*).
- **RNA nucleares pequeños (snRNA, del inglés *small nuclear*).** Son moléculas de RNA de pequeño tamaño (100-300 nucleótidos) que se encuentran en el núcleo y participan en los procesos de maduración del hnRNA. Los snRNA se unen a proteínas formando lo que se conoce como partículas ribonucleoproteicas pequeñas o *snurps* (RNP).

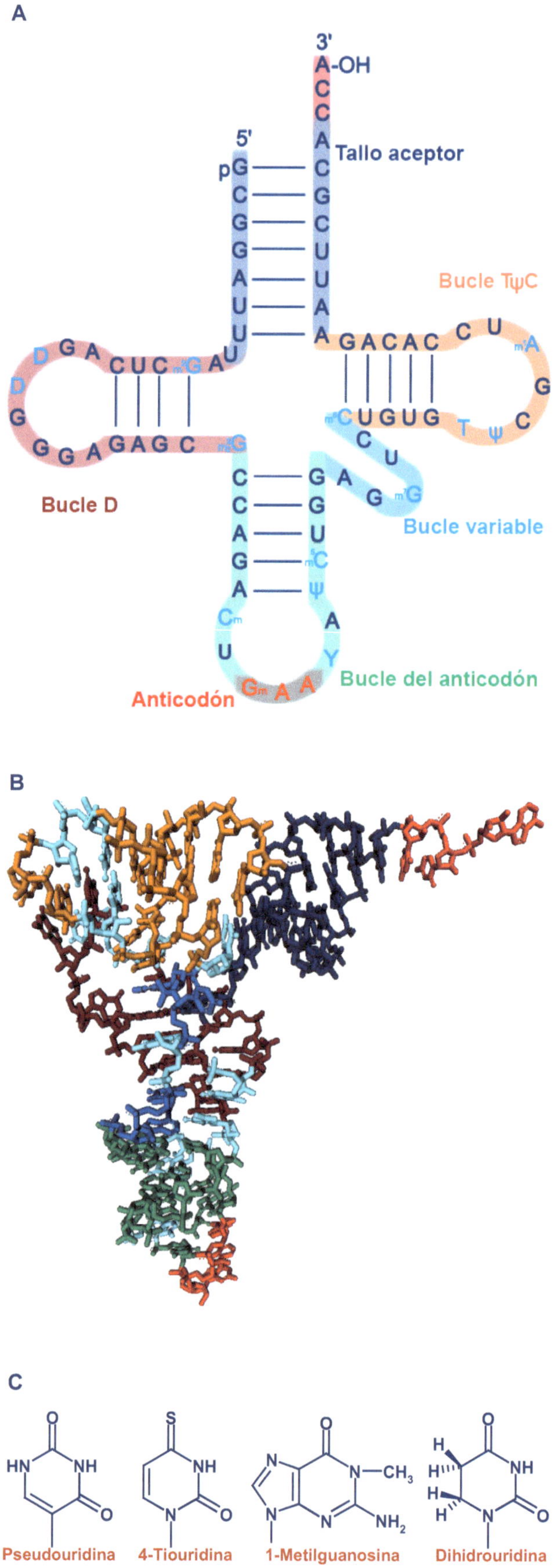

Fig. 22.14 **Representación de la estructura de un tRNA (en este caso el tRNA-Phe). A.** Estructura secundaria. **B.** Estructura terciaria. **C.** Bases modificadas que pueden encontrarse en los tRNA.

- **RNA de interferencia (iRNA).** Se trata de pequeñas moléculas de RNA (20-25 nucleótidos) con función reguladora de la expresión génica. Estos RNA actúan suprimiendo la expresión de genes específicos mediante un mecanismo conocido como interferencia por RNA o ribointerferencia. Se distinguen diferentes tipos de iRNA, entre los que destacan los RNA interferentes pequeños (siRNA) y los micro-RNA (miRNA). Los miRNA se generan a partir del genoma, mientras que los siRNA pueden tener un origen tanto endógeno como exógeno (provenientes de virus y transposones).
- **RNA mitocondriales (mtRNA).** Las mitocondrias tienen su propio DNA que codifica para 2 rRNA, 22 tRNA y 13 mRNA, de manera que dispone de su propia maquinaria para la síntesis de 13 polipéptidos de la cadena respiratoria.

22.5. FLUJO DE LA INFORMACIÓN GENÉTICA

El DNA es el portador de la información genética, pero dicha información no es suficiente para justificar las diferencias entre organismos, incluso entre diferentes tipos de células en el mismo organismo. Es necesario que la información contenida en el DNA se exprese en forma de proteínas. La secuencia concreta de los nucleótidos del DNA determina la secuencia específica de los aminoácidos en las proteínas, lo que a su vez condiciona sus características estructurales, y estas determinan las variaciones funcionales de las mismas.

La información contenida en el DNA se transfiere a las proteínas, pero el mecanismo de esta transferencia requiere la participación de los RNA (fig. 22.15). Parte de la información contenida en el DNA sirve de molde para su transcripción a una molécula de RNA que, a su vez, sirve de plantilla para la traducción a una secuencia concreta de aminoácidos que genera la molécula de proteína funcional. Los segmentos de DNA que contienen la información para la síntesis de un producto biológico funcional (proteína o RNA) reciben el nombre de gen y todo el conjunto de genes constituye el genoma, considerando a la proteína el producto de la expresión del gen.

Además de utilizarse como molde para la síntesis de RNA, el DNA puede replicarse para preservar y transmitir la información durante los procesos de división celular. Mientras la célula se divide, el DNA hace copias de sí mismo que transmite a las dos células hijas, las cuales dispondrán de copias de DNA idénticas entre sí, y a las de la célula parental. Puesto que las nuevas células están dotadas de la misma información que la célula original, pueden producir las mismas proteínas, y en consecuencia exhiben las mismas características que ella.

- Estos tres procesos: replicación, transcripción y traducción constituyen el flujo de la información genética, pero no tienen el mismo sentido ni suceden en el orden indicado. Su descripción y regulación se realiza en los capítulos 23, 24, 25 y 26.

En todos los organismos celulares la información genética está contenida en el DNA, pero los organismos acelulares (los virus) pueden emplear para este fin DNA o RNA (según el tipo de virus de que se trate). Los virus no poseen metabolismo propio, sino que, para su expresión, necesitan utilizar toda la maquinaria enzimática de la célula a la que infectan. Cuando los virus contienen DNA, el flujo de la información genética es idéntico al de los organismos celulares, pero los que almacenan la información en moléculas de RNA (retrovirus) tienen que ser capaces de copiar esta información en moléculas de DNA para poder insertarlo en el genoma de la célula huésped; este proceso se denomina transcripción inversa, y en él interviene la enzima *transcriptasa inversa* (fig. 22.15).

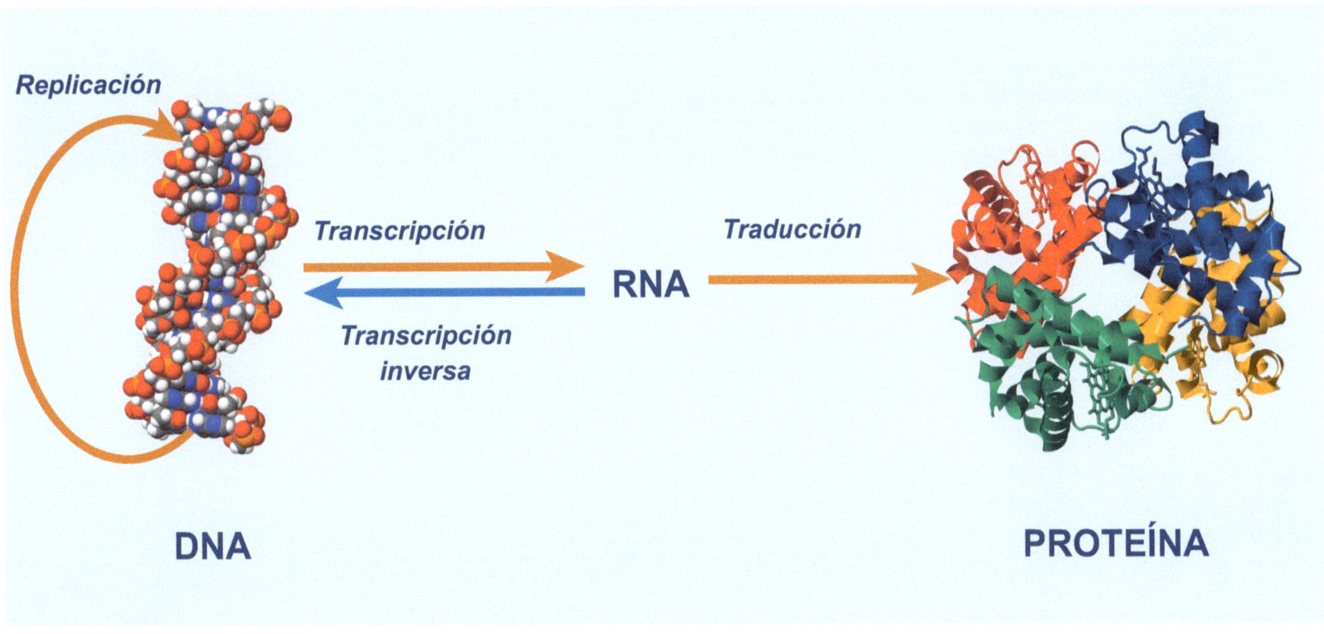

Fig. 22.15 Flujo de la información genética. Se muestran en naranja los procesos que afectan a la gran mayoría de los seres vivos. Nótese la unidireccionalidad del flujo DNA → proteína. Los procesos señalados en azul solamente se dan en algunos tipos de virus.

RESUMEN

1. El DNA es un polímero de desoxirribonucleótidos. Cada nucleótido presenta los tres componentes: un azúcar, una base nitrogenada (púrica o pirimidínica) y un grupo fosfato. El azúcar es cíclico y de cinco átomos de carbono (la desoxirribosa). La base nitrogenada (adenina, guanina, citosina y timina) se encuentra unida al carbono 1′ del azúcar mediante un enlace N-glucosídico. El grupo fosfato está unido al carbono 5′ del azúcar por un enlace fosfoéster, y a pH fisiológico se encuentra cargado.
2. Los sucesivos nucleótidos que forman el DNA y el RNA están unidos entre sí por enlaces covalentes. El grupo 5′-hidroxilo de la pentosa de un nucleótido está unido al grupo 3′-hidroxilo del nucleótido siguiente por un enlace fosfodiéster.
3. La doble hebra de DNA está estabilizada por distintos tipos de fuerzas: interacciones hidrofóbicas de las bases apiladas; los pares de bases entre las cadenas están unidos mediante enlaces de hidrógeno. El par de bases GC es más estable que el par AT por contener un enlace por puente de hidrógeno más.
4. El DNA de los organismos procariotas se encuentra formando bucles que están superenrollados y que emergen de una estructura proteica densa, denominada andamio.
5. El DNA de eucariotas está organizado en unidades morfológicamente diferentes llamadas cromosomas. Cada uno de los cromosomas contiene una molécula enorme de DNA compactada, denominada cromatina, que se forma mediante una serie de plegamientos distintos en los que participan una o más moléculas proteicas.
6. Los ácidos ribonucleicos, RNA (formados por un azúcar –ribosa–, una base nitrogenada –adenina, guanina, citosina y uracilo– y el grupo fosfato) son polímeros lineales de ribonucleótidos de cadena sencilla. Existen diferentes tipos de RNA con funciones diferentes: mRNA, rRNA, tRNA, hnRNA, snRNA, siRNA, miRNA y mtRNA.
7. La información contenida en el DNA se transfiere a las proteínas, pero el mecanismo de esta transferencia requiere la participación de los RNA. Parte de la información contenida en el DNA sirve de molde para su transcripción a una molécula de RNA que, a su vez, sirve de plantilla para la traducción a una secuencia concreta de aminoácidos que genera la molécula de proteína funcional.

Bibliografía

Adams RLP, Knowler JT, Leader DP. The Biochemistry of the Nucleic Acids. Ch. 2 & 3. 11th ed. London: Chapman & Hall; 1992.

Blackbrun GM, Gait MJ, Loakes D, Williams DM. Nucleic Acids In Chemistry and Biology. Ch. 1 2 3 6 & 7. 3rd ed. Cambridge: RSC Publishing; 2006.

Bloomfield VA, Crothers DM, Tinoco I. Nucleic acids: structure, properties and function. Ch 2 8 9 10 & 14. Sausalito: University Science Books; 2000.

Garret RH, Grisham CM. Biochemistry Ch. 10 & 11. 4th ed. Boston: Brooks Cole; 2010.

Sinden RR. DNA Structure and Function. Ch. 1 3 4 5 & 9. San Diego: Academic Press; 1994.

Franklin R, Gosling RG. Molecular Configuration in Sodium Thymonucleate. Nature. 1953;171:740-1.

Watson JD, Crick FHC. A Structure for Deoxyribose Nucleic Acid. Nature. 1953;171:737-8.

Wilkins MHF, Stokes AR, Wilson HR. Molecular Structure of Deoxypentose Nucleic Acids. Nature. 1953;171:738-40.

Capítulo 23

DNA: replicación y reparación

Marta Viana Arribas

OBJETIVOS DE APRENDIZAJE

- **Entender la importancia de la transmisión de la información genética.**
- **Comprender los mecanismos de replicación del DNA, tanto en procariotas como en eucariotas, con toda la maquinaria enzimática y no enzimática necesaria.**
- **Reconocer los posibles daños que puede sufrir el DNA, así como sus mecanismos de reparación.**

23.1. INTRODUCCIÓN

Un aspecto que distingue a los seres vivos es la capacidad de transmitir sus características a la descendencia, y de reproducirse para generar nuevos organismos que son esencialmente idénticos al progenitor, si bien poseen algunas propiedades individuales que los diferencian del resto. Es decir, aunque todos los seres vivos se diferencian entre sí, existe una uniformidad de características entre los individuos de la misma especie que se mantiene y transmite de generación en generación.

Para conseguir la formación de un nuevo ser vivo, funcional y con toda su complejidad, la célula progenitora debe sufrir sucesivas divisiones. Es evidente que la célula progenitora debe poseer toda la información, denominada *información genética*, necesaria para generar un individuo de su misma especie. La información genética debe ser estable y transmitirse en cada proceso de división celular, completa y con suficiente exactitud para que el nuevo individuo posea las propiedades fundamentales idénticas a las de la célula progenitora, pero con cierto grado de flexibilidad que permita las variaciones interindividuales.

La *replicación* (fig. 23.1) tiene como objetivo la transmisión de la información genética de célula a célula y de generación en generación. Es, por tanto, un proceso previo a la división celular en el que se duplica el DNA de una célula para formar nuevas moléculas, las cuales se reparten equitativamente entre cada una de las dos células hijas que se forman en el proceso de la división celular. La replicación debe ser un proceso extremadamente preciso, para garantizar que la transmisión de la información a las células hijas sea fundamentalmente idéntica a la de la célula parental. Pero a la vez, es flexible como para permitir una pequeña tasa de mutaciones que propician el proceso evolutivo, y determinan las diferencias individuales de los organismos.

El DNA debe ser copiado de forma precisa en el proceso de replicación, pero también debe mantenerse estable durante toda la vida de la célula. Sin embargo, a pesar de su alta estabilidad química, el DNA está sometido a múltiples agresiones capaces de dañarlo, por lo que existen también mecanismos concretos para su reparación.

A su vez, la diversidad génica se favorece por reordenación de la información genética mediante procesos denominados recombinación del DNA (v. cap. 27), en los que se intercambian segmentos de DNA entre cromosomas homólogos.

23.2. CARACTERÍSTICAS GENERALES DE LA REPLICACIÓN

La replicación está ligada al ciclo celular, y debe ser completa y precisa a la vez que flexible. La fidelidad de la copia del DNA está facilitada por el modelo de estructura del DNA propuesto por Watson y Crick en 1953. El hecho de que el DNA esté formado por dos cadenas de desoxirribonucleótidos unidos por enlaces de hidrógeno entre bases complementarias permite que la secuencia de una cadena sirva como molde para la síntesis de su cadena complementaria. De esta forma se completa una doble cadena de DNA idéntica a la progenitora, formada por hebra parental y otra de nueva síntesis (utilizando la primera como molde). Este proceso se denomina *replicación semiconservativa*, ya que cada una de las cadenas parenterales permanece intacta (conservada), aunque ahora ensamblada con una cadena de nueva síntesis. Fueron Meselson y Stahl, en 1858, los que mediante el uso de dos isótopos de nitrógeno, ^{14}N (la forma común) y ^{15}N (forma pesada) y centrifugación en gradiente de densidad (fig. e23.1) demostraron experimentalmente en *E. coli* que la replicación seguía un modelo semiconservativo (fig. 23.2A) y no conservativo (fig. 23.2B) ni dispersivo (fig. 23.2C).

La replicación es bidireccional, y en el caso de los procariotas comienza en un sitio específico denominado *origen de replicación (ORI)*, mientras que en eucariotas existen varios orígenes de replicación. En el origen o los orígenes se produce la apertura de la doble hélice, y desde este punto comienza la síntesis simultánea de las dos nuevas hebras a la misma velocidad y en ambos sentidos, generando una *burbuja de replicación*, que va aumentando de tamaño según avanza el proceso de replicación, formándose unas estructuras que recuerdan a la letra griega theta (θ) (fig. 23.3). A cada una de las zonas de intersección entre las regiones no replicadas y las ya replicadas del DNA se le denomina *horquilla de replicación.*

A partir de este punto, la replicación podría producirse en una sola dirección hasta completarse la copia al llegar de nuevo al sitio de origen, o en ambas direcciones, de forma simultánea hasta llegar al punto diametralmente opuesto al origen. La bidireccionalidad del proceso fue determinada a través de experimentos de marcaje radiactivo utilizando timina tritiada

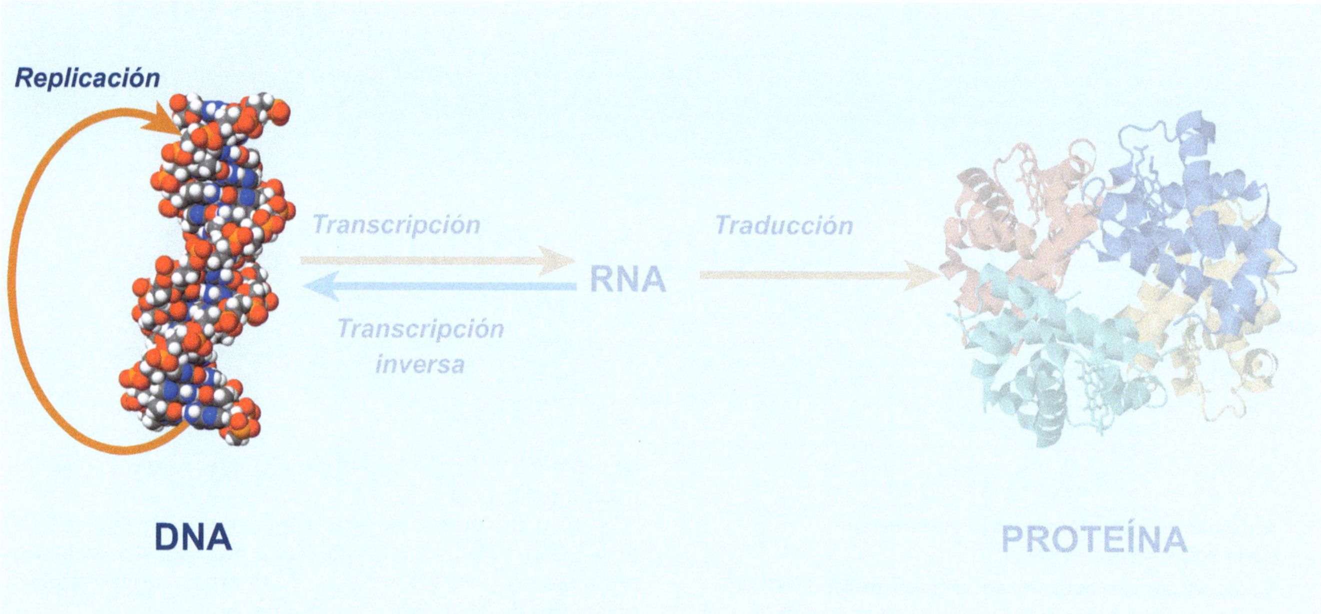

Fig. 23.1 **Flujo de la información genética, donde se representan los procesos en los que está implicado el DNA, resaltando el proceso de replicación.**

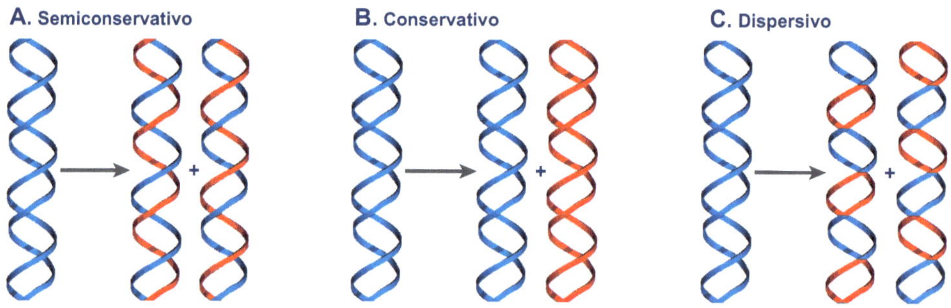

Fig. 23.2 **Posibles modelos de replicación. A.** Semiconservativo, donde cada célula hija posee una cadena de la célula progenitora y otra de nueva síntesis. **B.** Conservativo, donde un célula hija posee toda la información de la célula parental, y la otra posee la doble cadena de nueva síntesis. **C.** Dispersivo, ambas células hijas poseen fragmentos de la célula progenitora y fragmentos de nueva síntesis.

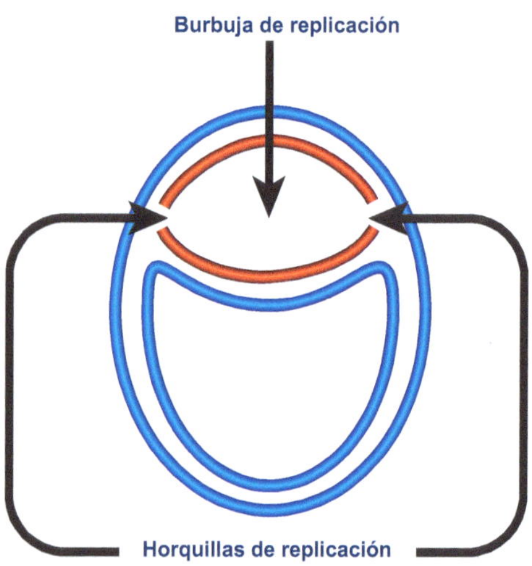

Fig. 23.3 **Esquema de la burbuja de replicación en el DNA de origen procariota, donde se observa la formación de las dos horquillas de replicación que avanzan en ambos sentidos de forma simultánea.** Estructura que recuerda a la letra griega theta (θ).

(^3H), que al ser un compuesto que solo se incorpora al DNA, produce un marcaje muy específico que permite localizarlo por medio de autorradiografía (fig. e23.2).

El DNA se replica mediante la acción de enzimas denominadas *DNA polimerasas* (DNApol). Éstas catalizan la síntesis de la hebra complementaria, utilizando una hebra simple de DNA como molde, al ir incorporando los desoxirribonucleótidos adecuados siempre en dirección $5' \rightarrow 3'$, ya que como casi todas las polimerasas, sólo pueden incorporar nuevos nucleótidos en el extremo 3′-OH libre de un polinucleótido ya existente.

Dado que la *DNA polimerasa* sólo puede sintetizar la hebra de DNA en dirección $5' \rightarrow 3'$, la copia de la hebra parental que se extiende en dirección $5' \rightarrow 3'$ tiene lugar mediante la denominada *replicación semidiscontinua* (fig. 23.4). Las dos hebras parentales se replican en sentidos opuestos, de modo que la hebra continua o conductora es la que se sintetiza de forma continua a medida que avanza la horquilla de replicación, y la hebra discontinua o retrasada, la que se sintetiza de forma discontinua también en dirección $5' \rightarrow 3'$. Los fragmentos que se generan, denominados *fragmentos de Okazaki*, posteriormente se unen covalentemente.

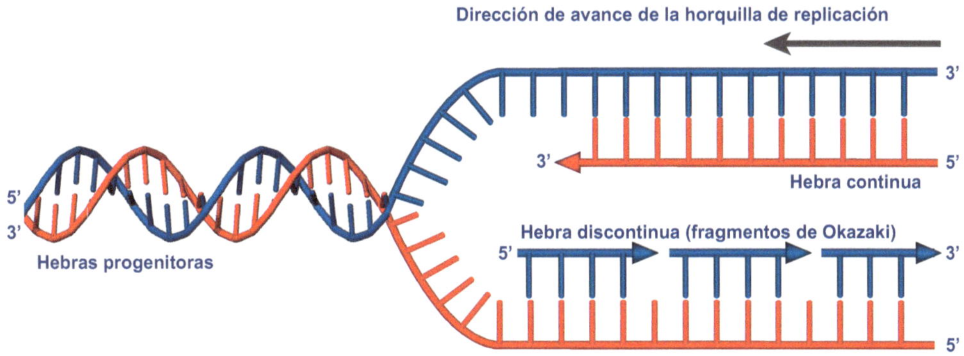

Fig. 23.4 Replicación semidiscontinua del DNA, donde se observa que ambas cadenas son sintetizadas en dirección 5′ → 3′, pero en el caso de la cadena discontinua, a través de la formación de fragmentos de Okazaki.

Tabla 23.1 Proteínas y enzimas implicadas en el proceso de replicación del DNA en organismos procariotas

Proteínas y enzimas	Función
Proteínas de iniciación (dnaA, dnaB, dnaC, HU, n, n′, n″ e i)	Se unen al origen de replicación y separan las cadenas de DNA para iniciar la replicación
Helicasas (helicasa II y proteína rep)	Desenrollan el DNA en cada horquilla de replicación
Proteínas de unión a cadena sencilla (SSB)	Se unen al DNA de cadena sencilla impidiendo que se vuelva a enrollar
Topoisomerasa II (DNA girasa)	Libera las tensiones generadas al abrirse la doble hélice
***Primasa* (dnaG)**	Sintetiza los cebadores que proporciona el extremo 3′-OH necesario para síntesis
DNA polimerasas III	Sintetiza la hebra complementaria a partir del cebador
DNA polimerasa I	Elimina los cebadores sustituyéndolos por desoxirribonucleótidos Repara errores
DNA ligasa	Une los fragmentos de Okazaki generando un enlace fosfodiéster

23.3. REQUERIMIENTOS PARA LA REPLICACIÓN

En todos los organismos, los requerimientos generales para la síntesis de DNA son los mismos: una cadena sencilla de *DNA molde,* para garantizar que la secuencia de la cadena de nueva síntesis sea idéntica a la complementaria y que, por tanto, la nueva molécula de DNA sea igual que la de DNA original. Los cuatro desoxirribonucleótidos en su forma trifosfato (dNTP, donde N puede ser la adenina, la guanina, la citosina o la timina). Un *cebador* o iniciador es un fragmento de RNA que sirve como punto de arranque. Para la síntesis del cebador se requieren, por tanto, los cuatro ribonucleótidos en su forma trifosfato (NTP, donde N puede ser la adenina, la guanina, la citosina o el uracilo). Además, para completar el proceso de replicación se requiere Mg^{2+}, que actúa como cofactor metálico estabilizando la estructura de los dNTP, y ATP. De hecho, la replicación es energéticamente muy costosa, y requiere energía no sólo para formar los enlaces covalentes de polimerización de nucleótidos, sino también para desenrollar la doble hélice del DNA y permitir así que cada una de las cadenas sirva como molde para la construcción de sus correspondientes cadenas complementarias.

La maquinaria enzimática para la replicación del DNA es muy compleja, y la principal acción enzimática requerida es la de la *DNA polimerasa* encargada de la unión de los diferentes nucleótidos, siguiendo la secuencia del DNA molde. Además, existen otras muchas enzimas y proteínas necesarias para completar el proceso. En la tabla 23.1 se enumeran las principales enzimas necesarias para que se lleve a cabo el proceso de replicación del DNA en organismos procariotas, con la función que realizan cada una de ellas, así como otras proteínas necesarias, como las proteínas de iniciación, o las proteínas de unión a DNA de cadena sencilla.

23.4. PROCESO DE REPLICACIÓN

El proceso de replicación es complejo. Inicialmente se describió en organismos procariotas, concretamente en *E. coli*, y posteriormente se propusieron las diferencias más significativas con los sistemas eucariotas. Aquí se describen en este orden.

El proceso consta de varios pasos: reconocimiento del origen de replicación y apertura de la hélice de DNA; síntesis de una pequeña cadena de RNA que actúa como cebador; la síntesis de la cadena de DNA complementaria a su molde; unión de los fragmentos de Okazaki de la hebra discontinua; y/o posterior superenrollamiento del DNA. A continuación se describen estas etapas.

23.4.1. Reconocimiento del origen de replicación y apertura de la hélice de DNA

El proceso se inicia con el reconocimiento del origen de replicación en el DNA circular de procariotas (varios orígenes de replicación en el DNA lineal de eucariotas) denominado *Ori C*, y que consta de un mínimo de 245 pares de bases. El

Ori C es reconocido por la proteína iniciadora, *dnaA*, que promueve la unión progresiva y altamente cooperativa de todas las enzimas y proteínas necesarias para continuar el proceso de replicación. En primer lugar, en este complejo, junto con la *proteína HU,* se inicia la apertura de las dos hebras de DNA, para posteriormente, con la participación de la proteína *dnaC*, añadirse al complejo la proteína *dnaB* (una helicasa), que por su actividad helicasa, crea una pequeña burbuja de inicio, utilizando la energía de hidrólisis del ATP. La burbuja es estabilizada por la interacción de otras proteínas denominadas de unión a DNA monocatenario o SSB *(Single Strand Binding Proteins).*

23.4.2. Síntesis del cebador e iniciación del proceso de síntesis del DNA

La síntesis del cebador se inicia con la formación de un complejo que incorpora las proteínas dnaB y dnaC, al cual se añaden cuatro proteínas adicionales (*n, n′, n″* e *i*). Al incorporarse la *primasa*, o *proteína dnaG*, el complejo se convierte en un primosoma (fig. 23.5). El primosoma interacciona con un molde en cada una de las dos horquillas del DNA comenzando la síntesis del cebador, que aporta un extremo 3′-OH sobre el que la *DNA polimerasa* incorpora los desoxirribonucleótidos. El cebador es un fragmento de 1 a 60 ribonucleótidos (dependiendo de la especie), complementarios a la cadena molde de DNA (fig. 23.6), sintetizado por la primasa, que a diferencia de la DNA polimerasa, no necesita un extremo 3′-OH para unir el primer nucleótido. Para la síntesis de la hebra discontinua se requieren numerosos cebadores, mientras que solo se necesita uno para la síntesis de la hebra continua. Sin embargo, el DNA maduro no contiene ningún fragmento de RNA, porque el cebador debe ser reemplazado por DNA.

Para continuar con la síntesis es necesaria la presencia de dos helicasas, la *helicasa II* y la *proteína rep*, cuya función es la desestabilización de las interacciones entre los pares de bases complementarias a expensas de ATP. Cada una de ellas avanza asociada a una hebra al frente de cada horquilla, generando regiones con DNA parental monocatenario, el cual se estabiliza con las proteínas SSB, manteniendo abierta la horquilla que permite que las polimerasas continúen con el proceso de replicación.

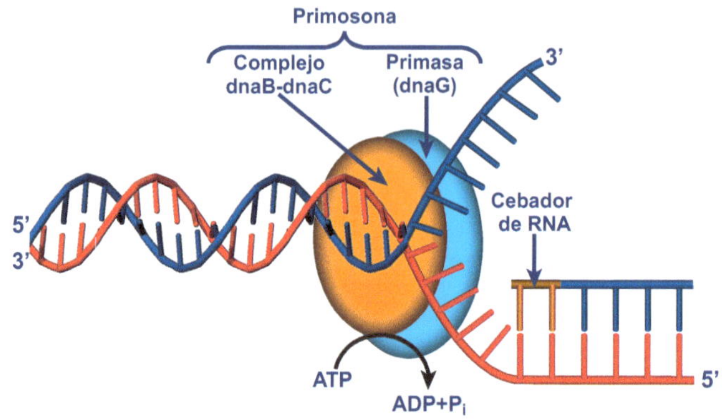

Fig. 23.5 Primosoma de *E. coli* que incorpora, entre otras, las proteínas dnaB, dnaC, junto con la *primasa* (dnaG).

23.4.3. Síntesis del DNA

La síntesis de una cadena de DNA es catalizada por una familia de enzimas denominadas DNA polimerasas o DNApol, que comparten un mismo mecanismo catalítico, y son dependientes de iones Mg^{2+}. La polimerización se realiza siempre en dirección 5′ → 3′ mediante la formación de enlaces fosfodiéster entre los dNTP que se van incorporando, según el orden indicado en la cadena molde, de forma secuencial y a partir del extremo 3′-OH del cebador o fragmento previamente sintetizado (fig. 23.7A).

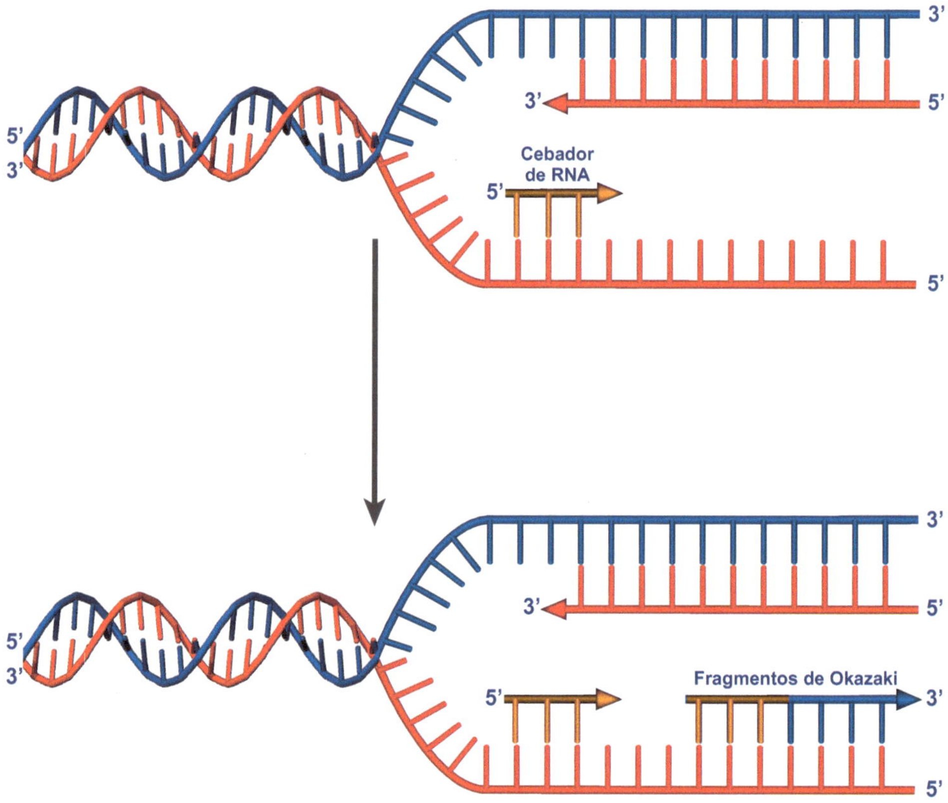

Fig. 23.6 Cebador de RNA, complementario a la cadena molde de DNA, tanto en la cadena continua como en la discontinua.

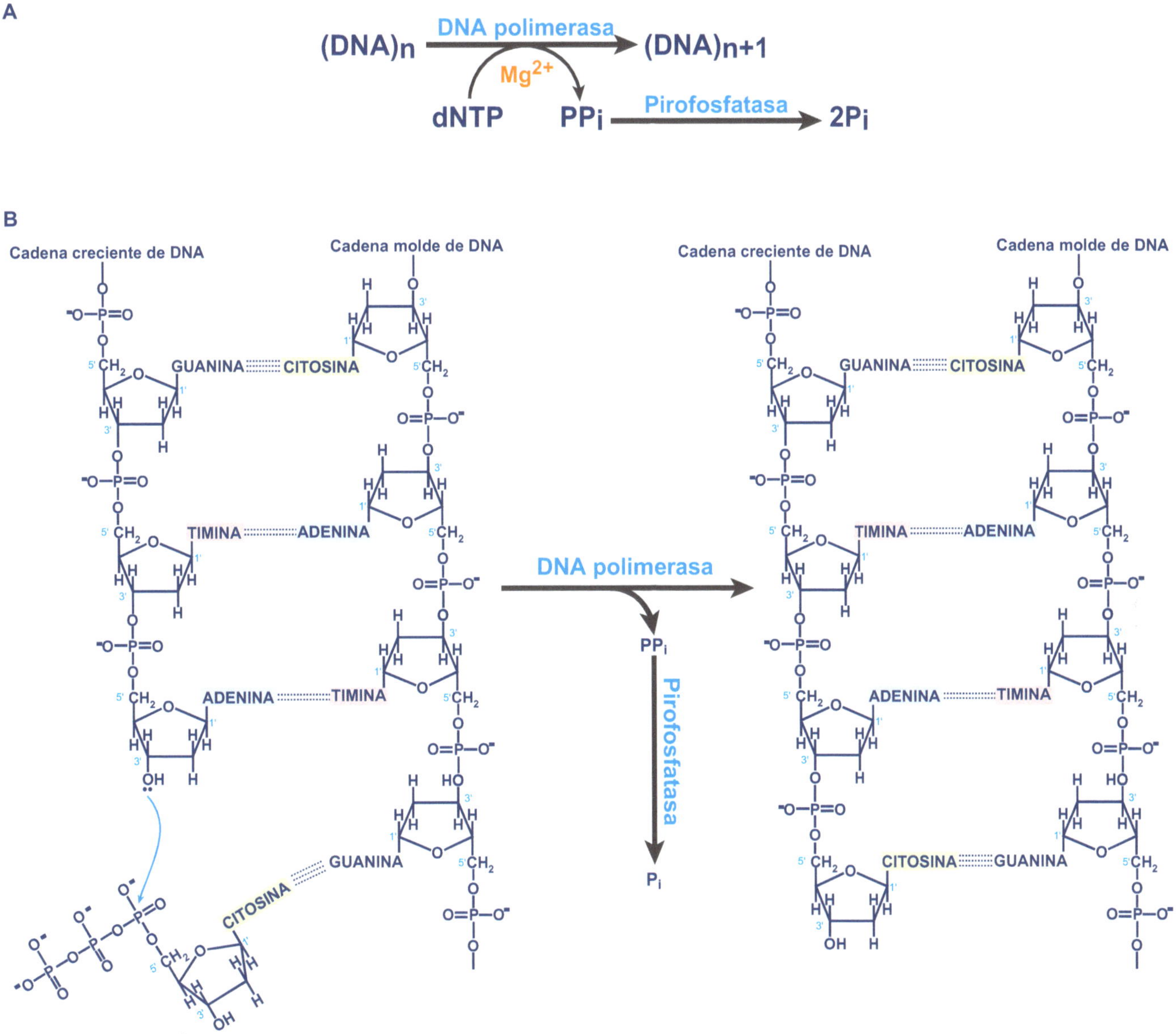

Fig. 23.7 A. Incorporación de dNTP a la cadena de DNA en crecimiento mediante la acción de la *DNA polimerasa*. La reacción esta favorecida por la hidrólisis de PPi. **B.** Mecanismo de acción de la *DNA polimerasa*.

La incorporación se realiza por la unión del dNTP complementario al nucleótido de la cadena molde próximo al extremo 3'–OH libre de la cadena en crecimiento. Una vez que ha quedado situado el dNTP entrante, se produce el ataque nucleofílico del hidroxilo libre del extremo 3′–OH de la cadena en crecimiento, sobre el átomo de fósforo más interno (fósforo α) en el extremo 5′ del desoxirribonucleósido trifosfato entrante, formándose el enlace fosfodiéster entre la cadena ya existente y el desoxirribonucleótido entrante. Dado que se rompe un enlace fosfodiéster para generar otro, la reacción debería encontrarse en equilibrio termodinámico; sin embargo, está favorecida en el sentido indicado, ya que se produce la hidrólisis pirofosfatolítica del dNTP liberándose pirofosfato (PPi). Éste es hidrolizado inmediatamente a dos fosfatos inorgánicos (Pi) por acción de la *pirofosfatasa*, lo que produce un desplazamiento del equilibrio en el sentido de polimerización del DNA y no en el de la hidrólisis (fig. 23.7B).

Las DNApol presentan una elevada procesividad (es decir, no se separan del molde después de cada ciclo catalítico), permitiendo que el proceso sea secuencial. Esto minimiza el tiempo de polimerización, confiriendo a la enzima una gran eficacia catalítica, de modo que, en algunos casos, puede llevar a cabo la replicación completa sin separarse en ningún momento del molde. Sin embargo, a pesar de su elevada eficacia catalítica, las DNApol deben ser muy precisas en la realización de la copia del DNA, por lo que también están dotadas de una actividad exonucleasa 3′ → 5′, que permite la corrección de errores después de cada ciclo de polimerización. Así, si detecta un error, puede hidrolizar el enlace fosfodiéster repitiendo el ciclo, pero esta vez insertando el desoxirribonucleótido correcto.

En todos los organismos existen varios tipos de DNApol, que se diferencian en sus características tanto estructurales como funcionales y cinéticas. En el caso de *E. coli* han sido aisladas varias formas, entre las que destacan las *DNA polimerasas I, II y III,* cuyas similitudes y diferencias se detallan en la tabla 23.2. Las *DNA polimerasas* se caracterizan por su actividad polimerasa 5′ → 3′ (función sintética) y por su actividad exonucleasa 3′ → 5′ (función correctora) y, en el caso de la DNApol I, por

Tabla 23.2 Características de las diferentes DNA polimerasas en *E. coli*

Propiedades	DNApol I	DNApol II	DNApol III
Función:			
– Polimerización: 5′ → 3′	Sí	Sí	Sí
– Exonucleasa: 3′ → 5′	Sí	Sí	Sí
– Exonucleasa: 5′ → 3′	Sí	No	No
Tamaño (kDa)	103	90	α: 130 ε: 27,5 θ: 10
Moléculas por célula	400	–	10-20
Número de recambio (NT/min/enzima)	600	30	9.000
Principal función	Síntesis	Repara	Repara Reemplaza cebadores

su actividad exonucleasa 5′ → 3′ (función correctora). Estas actividades condicionan su función principal, que en el caso de la DNApol III es fundamentalmente la de polimerizar. Como puede verse en la tabla 23.2, su número de recambio (nucleótidos polimerizados por minuto y molécula de enzima a 37 °C) es muy elevado comparado con las otras dos DNApol. En el caso de la DNApol I, además de participar en la síntesis, también participa en la reparación, mientras que la DNApol II participa en la reparación aunque con una función altamente especializada.

La *DNApol III* es la que presenta la función principal de polimerización, y está formada por al menos 10 subunidades. Las principales subunidades se representan en la figura 23.8, y sus principales funciones en la tabla 23.3.

La DNApol III presenta un núcleo formado por tres subunidades: la α, cuya principal función es la de polimerizar en dirección 5′ → 3′; la subunidad ε, con actividad exonucleasa en dirección 3′ → 5′, y la subunidad θ, cuya función hasta el momento es desconocida. Además del núcleo, la DNApol III está formada por la subunidad β, también llamada pinza deslizante, formada a su vez por dos subunidades, que forma un anillo que se coloca alrededor de la cadena molde de DNA favoreciendo su unión a él. La DNApol III integra el complejo γ-δ, que a su vez está formado por las subunidades γ, δ, δ′, χ y ψ, de las cuales, γ, δ y δ′ presentan un dominio con actividad ATPasa, que impulsado por la hidrólisis de ATP produce la unión de la pinza (subunidad β) al DNA molde, además de promover la mayor procesividad, es decir, impide la disociación de la polimerasa del DNA molde. Por último, la subunidad τ favorece la formación de un dímero asimétrico, ya que el complejo γ-δ sólo aparece en uno de los monómeros (fig. 23.8).

Al conjunto formado por el dímero de la DNApol III y el primosoma se le denomina replisoma.

Por su parte la *DNApol I* es una enzima encargada principalmente de la reparación del DNA, que participa también en la eliminación del cebador al finalizar el proceso de replicación, encargándose de sustituir los ribonucleótidos por desoxirribonucleótidos.

Además de la actividad polimerasa, la DNApol I posee dos actividades hidrolíticas independientes: la exonucleasa 3′ → 5′, que le permite corregir sus errores, hecho que explica, al igual que ocurre con la DNApol III, la fidelidad en la replicación; y la exonucleasa 5′ → 3′, que a través de su unión al DNA de doble hebra, reconoce las roturas en una de las cadenas eliminando el

Tabla 23.3 Funciones de las principales subunidades de la DNApol III

DNApol		Subunidad	Función
DNApol III	Núcleo	α	Polimerasa 5′ → 3′
		ε	Exonucleasa 3′ → 5′
		θ	Desconocida (¿unión entre α y ε?)
		τ	Ensamblaje al DNA
		β	Pinza deslizante, procesividad
	Complejo γ-δ	γ δ δ′ χ ψ	Ayuda a ensamblar el replisoma, mejorando la procesividad

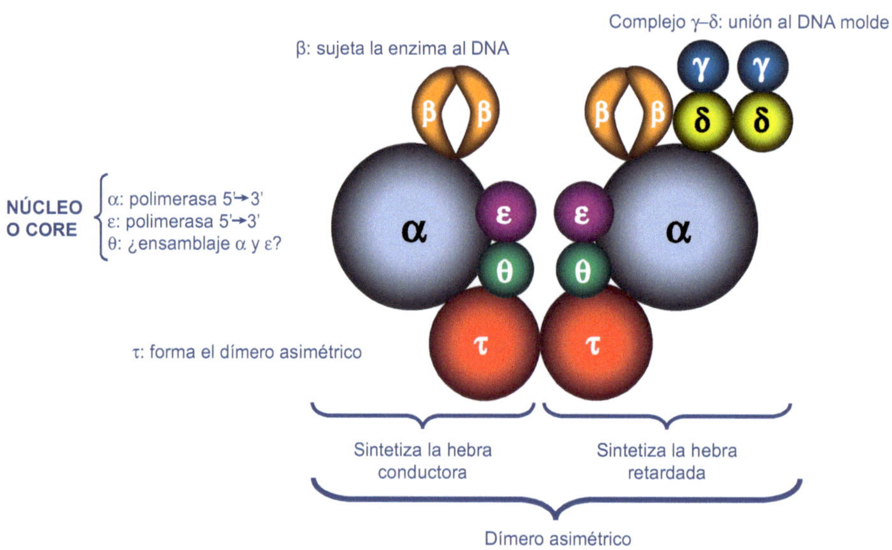

Fig. 23.8 Estructura de la DNApol III en *E. coli*.

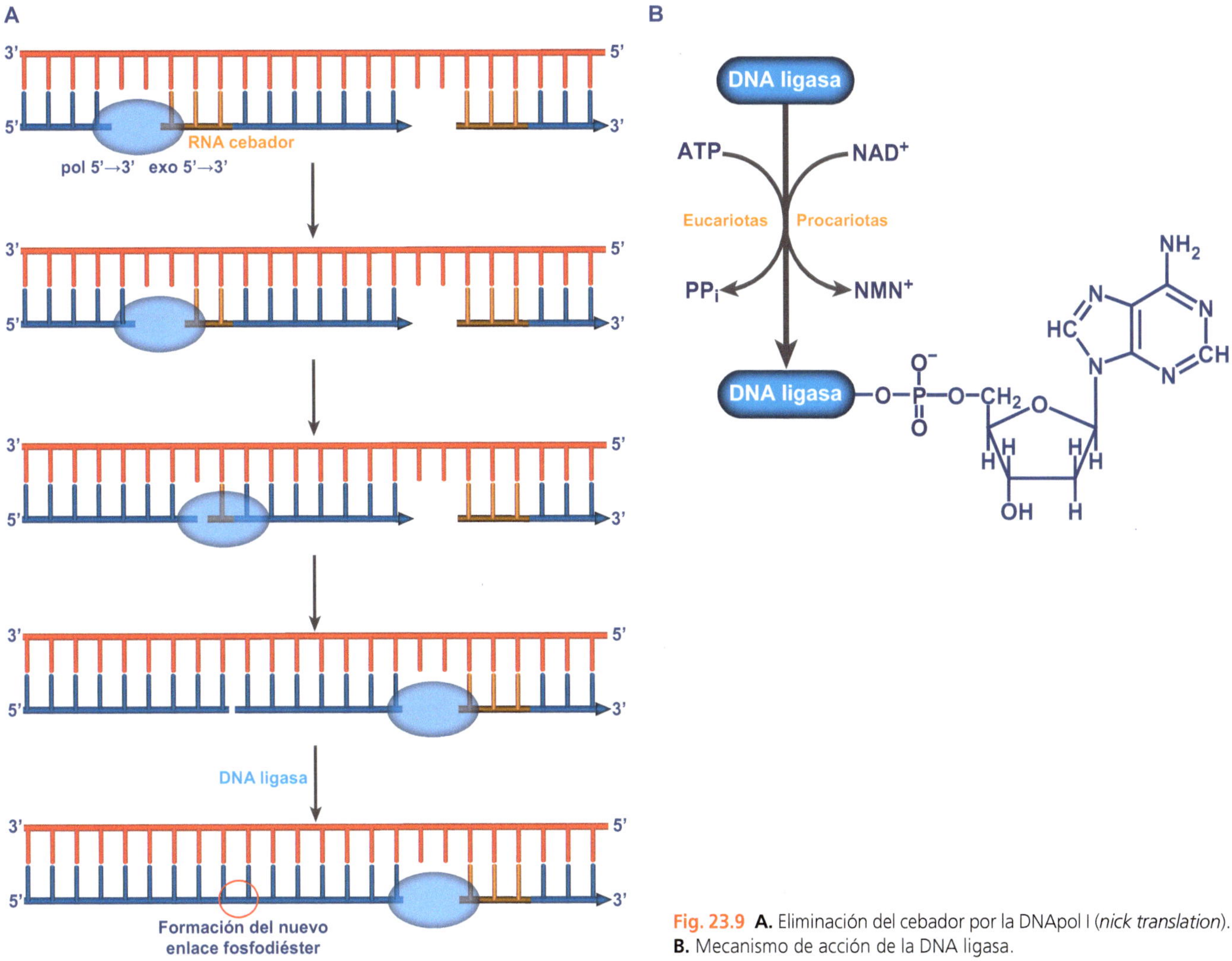

Fig. 23.9 **A.** Eliminación del cebador por la DNApol I (*nick translation*). **B.** Mecanismo de acción de la DNA ligasa.

fragmento y sustituyéndolo por uno nuevo. Es por ello que su principal función sea la eliminación de los cebadores, reemplazándolo por DNA. Esta función la realiza gracias a sus funciones exonucleasa $5' \rightarrow 3'$ y polimerasa $5' \rightarrow 3'$, que al actuar de forma sincronizada, eliminan los fragmentos de RNA (cebador) del extremo 5′ en el hueco entre los fragmentos de Okazaki, reemplazándolos por desoxirribonucleótidos que se agregan al extremo 3′ del fragmento de Okazaki. Ello hace que el hueco se vaya desplazando hacia el extremo 3′ de la hebra de DNA en un proceso denominado traslación de hueco o *nick translation* (fig. 23.9A). Cuando el RNA cebador es eliminado por completo se procede al sellado mediante la *DNA ligasa* (v. apartado 23.4.4).

La *DNApol II* también tiene un importante papel en la reparación, al igual que la DNApol I, aunque carece de actividad exonucleasa $5' \rightarrow 3'$, y es capaz de reiniciar la replicación después de que el DNA dañado detenga la síntesis. Tanto la DNApol I como la II presentan una velocidad de síntesis muy bajas como para ser utilizadas para la síntesis del DNA, por lo que su función principal es la reparación.

23.4.4. Unión de los fragmentos de Okazaki

Una vez que la DNApol I ha eliminado el cebador, sustituyendo los ribonucleótidos por desoxirribonucleótidos, la *DNA ligasa* es la enzima encargada de unir los dos nucleótidos contiguos mediante la formación del enlace fosfodiéster, sin necesidad de añadir un nuevo nucleótido. La *DNA ligasa* obtiene la energía necesaria para catalizar la reacción a través del acoplamiento a la hidrólisis de NAD^+ (procariotas) o ATP (eucariotas) (fig. 23.9B).

23.4.5. Modelo de replicación en *E. coli*. Síntesis simultánea de las hebras continua y discontinua

En la figura 23.10 se representa el modelo completo de la síntesis de DNA en una horquilla de replicación. En primer lugar, tras el reconocimiento del origen de replicación, la apertura de la doble hélice por las helicasas y la estabilización de la burbuja por las proteínas de unión a hebra sencilla (SSB), la *primasa* (que forma parte del primosoma) sintetiza el cebador. En la hebra conductora o continua sólo será necesario un cebador por cada horquilla de replicación, mientras que en la hebra retrasada o discontinua serán necesarios un cebador por cada fragmento de Okazaki. Por ello, la *primasa* debe desplazarse moviéndose a lo largo de la hebra, deteniéndose e invirtiendo su dirección en intervalos para la síntesis de todos los cebadores. Posteriormente, la DNApol III comienza la síntesis del DNA a partir del extremo 3′ de los cebadores de forma simultánea en ambas hebras. Este proceso de síntesis simultánea es posible porque las dos subunidades que forman el dímero asimétrico de la DNApol III actúan en tándem. Para ello es necesario que la cadena retrasada forme un bucle alrededor del replisoma hasta

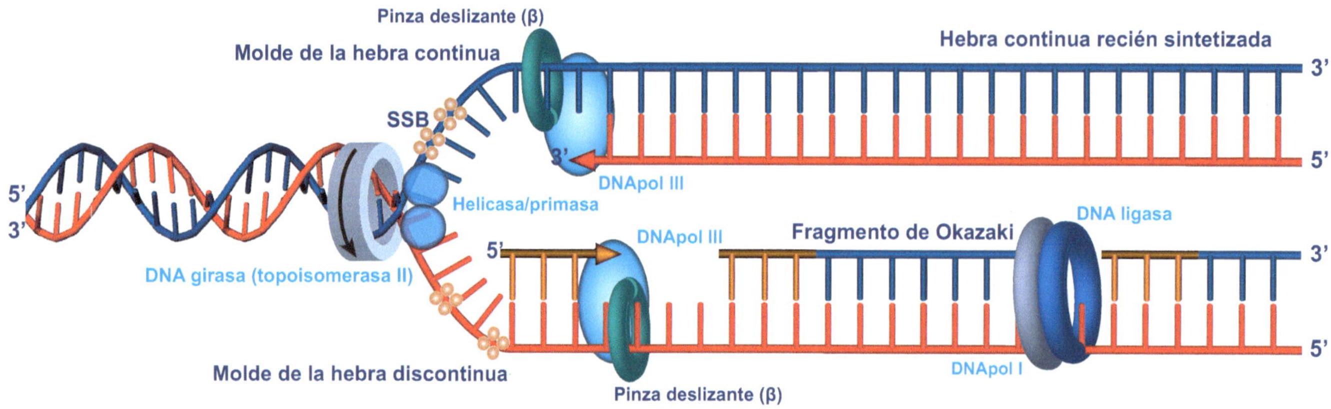

Fig. 23.10 **Modelo de replicación del DNA en *E. coli*.**

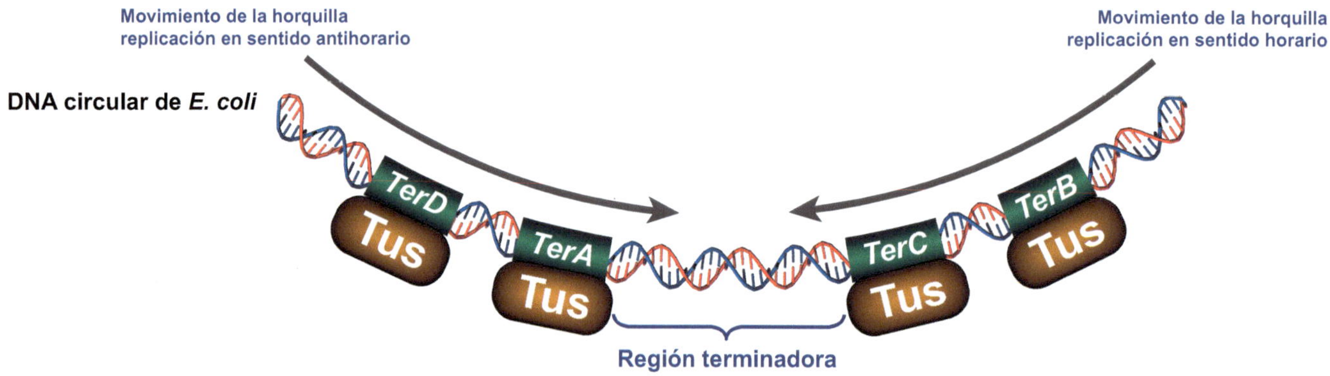

Fig. 23.11 **Terminación de la replicación del DNA en *E. coli*, donde interviene la proteína *Tus* que forma un complejo con las regiones *Ter* del DNA.**

que termina la síntesis del fragmento de Okazaki, momento en el que se separa del DNA, para volverse a unir al RNA cebador adyacente recién sintetizado por el primosoma y volver a repetir la acción con el siguiente fragmento.

23.4.6. Terminación de la replicación

La replicación finaliza cuando las horquillas de replicación se encuentran en el otro extremo del cromosoma circular (procariotas), en el sitio de terminación denominado también *región ter* o *locus* τ. En *E. coli*, la región *ter* está formada por varias secuencias de 20 pares de bases sobre las que se une la *proteína tus*, formando un complejo asimétrico *tus-ter* que hace que se detenga la replicación (fig. 23.11). Una vez que se termina la replicación, los replisomas se desensamblan y las dos moléculas de DNA resultante son separadas por una *topoisomerasa II*.

23.4.7. Superenrollamiento del DNA

Durante el proceso de replicación, la apertura de la doble hélice implica un superenrollamiento en sentido opuesto al de la hélice, por lo que es necesario liberar la tensión que se acumula en la molécula. Las topoisomerasas son un grupo de enzimas que se encargan de que el DNA superenrollado pase a un estado más relajado, actuando por delante de la maquinaria de replicación y evitando así el enlentecimiento del proceso (fig. 23.12). Concretamente, en *E. coli*, la *topoisomerasa II* o *DNA girasa*, mediante la producción de roturas transitorias en la doble hélice del DNA, induce la formación de superenrollamientos negativos, a expensas de ATP, al girar el DNA en sentido levógiro, liberando tensiones en la molécula.

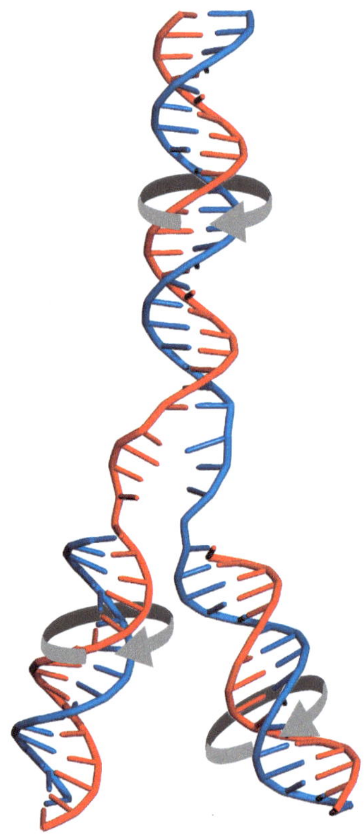

Fig. 23.12 **Acción de la topoisomerasa en el superenrollamiento del DNA en el proceso de replicación.**

23.5. DIFERENCIAS ENTRE PROCARIOTAS Y EUCARIOTAS EN EL PROCESO DE REPLICACIÓN

A pesar de que el proceso de replicación en procariotas y eucariotas es muy similar, en cuanto a sus características principales (completa, precisa, flexible, semiconservativa, bidireccional, semidiscontinua) y en cuanto a la maquinaria y el mecanismo (formación de horquillas de replicación, síntesis de cebadores, formación de fragmentos de Okazaki, eliminación de los cebadores, y relleno y sellado de los huecos), existen diferencias significativas, relacionadas con el tamaño y la complejidad de los genomas.

Una diferencia importante entre las células eucariotas frente a las procariotas es que el DNA, además de ser de mayor tamaño, es lineal y con mayor complejidad en cuanto a la estructura de la cromatina. Ello hace que la velocidad de replicación en eucariotas sea considerablemente menor (del orden de 20 veces menor que en procariotas). De hecho, para agilizar el proceso de replicación y compensar esa lentitud, la célula eucariota contiene más de 20.000 moléculas de enzimas y proteínas que intervienen en el proceso, generando fragmentos de Okazaki más pequeños y existiendo múltiples orígenes de replicación, lo que hace que globalmente la velocidad que se alcanza sea incluso mayor que en procariotas.

En el hombre existen unos 30.000 orígenes de replicación, y por lo tanto múltiples replicones, cuyas secuencias son ricas en A y T. Ello hace que exista un menor número de enlaces de hidrógeno que deben romperse para abrir la doble hélice (fig. 23.13). Además, se forma un *complejo de origen de replicación*, ORC *(Origin Recognition Complex)*, con función análoga a dnaA de procariotas, que se unirá a las secuencias específicas del origen de replicación, para comenzar la apertura de la hélice, la cual se mantiene abierta por la *proteína de replicación A* (PRA), equivalente a las SSB de procariotas. La existencia de múltiples orígenes de replicación hace imprescindible la existencia de una perfecta coordinación, ya que el genoma se debe replicar de forma precisa una sola vez en cada ciclo celular. Para ello, los múltiples orígenes se sincronizan en los momentos iniciales del ciclo celular, mediante la unión a ellos del *factor permisivo de la replicación (licensing replication factor)*, para que posteriormente se puedan unir las proteínas de iniciación y comience la apertura de la burbuja de replicación. Una vez que las horquillas de replicación avanzan, se desprende el factor permisivo de la replicación, para evitar que vuelva a iniciarse la replicación y así garantizar que el proceso se desarrolle sólo una vez en cada ciclo de replicación.

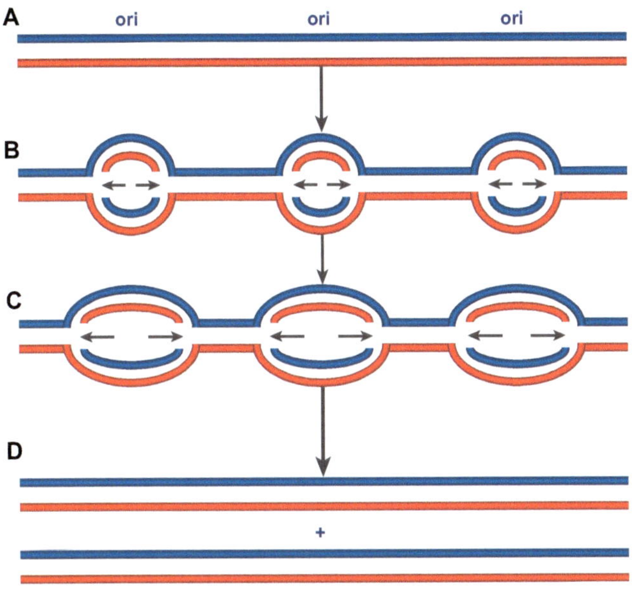

Fig. 23.13 Orígenes de replicación múltiples en organismos eucariotas.

Otra diferencia importante entre eucariotas y procariotas estriba en la maquinaria enzimática empleada. En ambos tipos de células existe gran variedad de enzimas y proteínas, que en la mayoría de los casos presentan funciones muy similares. Sin embargo, las enzimas más complejas son las DNA polimerasas, que presentan diferencias en cuanto a número y funciones que desempeñan.

En la tabla 23.4 se describen las principales proteínas y enzimas que forman parte de la maquinaria de replicación del DNA en eucariotas, así como sus respectivas funciones.

Las células animales contienen al menos trece DNA polimerasas diferentes identificadas por letras griegas según el orden de descubrimiento, aunque las principales implicadas en la replicación del DNA son las DNApol α, δ, ε, β y γ.

Tabla 23.4 Proteínas y enzimas implicadas en la replicación del DNA en organismos eucariotas

Componente	Tipo	Función
DNApol	α	Polimerasa 5′ → 3′ Primasa
	β	Reparación DNA
	γ	Polimerasa 5′ → 3′ Exonucleasa 3′ → 5′ (DNA mitocondrial)
	δ	Polimerasa 5′ → 3′ Exonucleasa 3′ → 5′
	ε	Polimerasa 5′ → 3′ Exonucleasa 3′ → 5′
	ζ, η, θ, ι …	Función poco establecida
Otras proteínas	Complejo ORC	Reconocimiento orígenes de replicación Helicasa
	Proteína de replicación A (PRA)	Proteínas de unión a banda simple
	Factor de replicación C	Cambio DNApol α por δ o ε
	Antígeno nuclear de proliferación celular (PCNA)	Aumento de procesividad de DNApol δ o ε
	Factores de ensamblado de la cromatina (acetilasas y desacetilasas de histonas)	Adición de histonas y formación de cromatina
Enzimas	RNAasa H1, FEN1	Eliminador del cebador
	DNA ligasa (ATP)	Unión de fragmentos
	Topoisomerasas	Enrollamiento y desenrollamiento del DNA
	Telomerasa	Replicación de telómeros

La *DNApol α* posee dos actividades enzimáticas: la primasa, que sintetiza un cebador de RNA, y la polimerasa, que prolonga el cebador desde el extremo 3′-OH, siguiendo un DNA molde de banda sencilla. Además, es moderadamente procesiva y carece de actividad exonucleasa. Una vez que ha completado su acción, y a través del *factor de replicación C*, cede el relevo a las DNApol δ y ε, que se encargan de la elongación de la cadena.

La DNApol δ, además de su actividad polimerasa 5′ ⟶ 3′, presenta actividad exonucleasa 3′ ⟶ 5′, y no se asocia con la primasa. Presenta una procesividad ilimitada, pero sólo cuando se encuentra asociada a una proteína que le sirve de abrazadera deslizante (muy similar a las subunidades β del DNApol III), que es al antígeno nuclear de proliferación celular (PCNA, del inglés *Proliferating Celular Nuclear Antigen*), y que sirve de ayuda a la DNApol δ, para desplazar a α y continuar de forma procesiva la síntesis de las dos hebras (conductora y retrasada).

La *DNApol ε* es muy similar a δ, pero no necesita el PCNA para su elevada procesividad. Su función es desconocida, y existe la posibilidad de que ambas polimerasas desempeñen la misma función.

La *DNApol β* no interviene en el proceso de replicación, sino que está implicada, junto con las DNApol δ y ε, en los procesos de reparación del daño al DNA.

La *DNApol γ* es la encargada de la replicación del DNA mitocondrial, la cual presenta, además de una elevada procesividad, actividades polimerasa 5′ ⟶ 3′ y exonucleasa 3′ ⟶ 5′.

La *eliminación del RNA cebador* en eucariotas se realiza por la acción de dos enzimas: la *RNasa H1*, elimina la mayoría de los RNA y deja sólo un ribonucleótido en 5′, adyacente al DNA, que es posteriormente eliminado por la acción de la *endonucleasa flap1* (FEN1). Sin embargo, como se ha comentado anteriormente, la DNApol α prolonga el cebador con una secuencia de alrededor de 15 desoxirribonucleótidos, y carece de actividad exonucleasa 3′ ⟶ 5′, por lo que FEN1 proporciona esta función correctora a la pol α.

Debido a que el DNA eucariota está organizado en forma de cromatina, otra diferencia es que la replicación exige dos pasos adicionales: la disociación previa de las histonas y su unión inmediatamente después de que haya finalizado el proceso.

Dado que el DNA en eucariotas es lineal, una vez completada la replicación se debe resolver el problema de la replicación en los extremos del cromosoma, los *telómeros*. Las DNA polimerasas no pueden sintetizar el extremo 5′ de las cadenas (fig. 23.14), ya que requieren un extremo 3′-OH. Como consecuencia, en cada ciclo de replicación, los cromosomas lineales son acortados en ambos extremos en una longitud equivalente al RNA cebador. Por ello, la enzima *telomerasa* (ribozima con una parte proteica y una parte de RNA) es la encargada de rellenar ese espacio. Los telómeros presentan secuencias repetitivas ricas en G, complementarias a una región de DNA de la *telomerasa*, la cual sirve de molde para que la actividad polimerasa de la telomerasa sintetice el DNA complementario al de la propia enzima. De esta forma se prolonga el DNA impidiendo que se acorte en cada proceso de replicación. La actividad de la telomerasa es elevada en células en crecimiento, mientras que es más baja en células somáticas, las cuales van sufriendo acortamiento en sus cromosomas hasta que la célula muere.

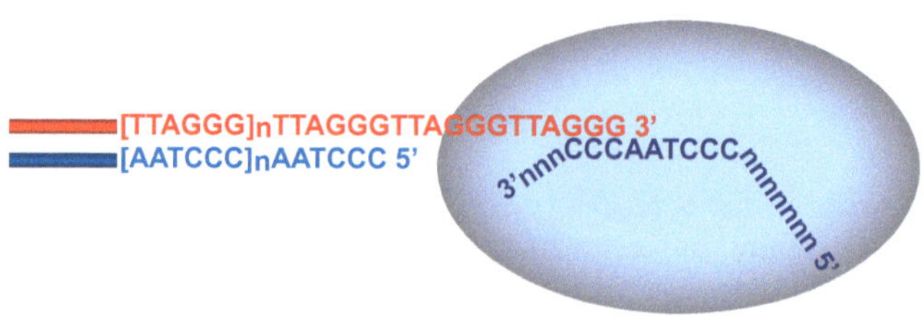

Fig. 23.14 Terminación de la replicación del DNA en organismos eucariotas. Acción de la *telomerasa* que presenta una secuencia complementaria al extremo 3′ de la cadena molde de DNA rica en G. Parte del RNA que forma parte de la telomerasa aparea las bases complementarias de la región 3′ del DNA, de modo que su actividad transcriptasa inversa es la que extiende la cadena molde. La telomerasa se transfiere al nuevo extremo 3′ del DNA, repitiendo el proceso hasta que el DNA de cadena sencilla es suficientemente largo para incorporar la maquinaria de replicación, sintetizando un nuevo segmento de Okazaki.

23.6. DAÑO Y REPARACIÓN DEL DNA

Durante la división celular, la información genética debe transmitirse de forma exacta. Sin embargo, en ocasiones se producen errores en la polimerización (aproximadamente una de cada 10^7 bases añadidas), que de no corregirse pueden alterar la secuencia de genes. También pueden producirse alteraciones químicas del DNA por agentes que se encuentran en la célula o en su entorno. En muchos casos, el DNA puede repararse, aunque en otros el daño es irreversible, lo que conduce a la alteración o pérdida de la información genética, e incluso a la muerte celular. Pero aun así, a veces, los sistemas de reparación fallan, generando una alteración permanente y hereditaria de la información genética, conocida como mutación, que pueden ser letales no sólo para la vida de la célula, sino para el organismo completo.

Las mutaciones más comunes son las puntuales y se pueden clasificar según su naturaleza molecular en *sustituciones, inserciones y deleciones* (fig. 23.15). La sustitución consiste en el cambio de una base por otra, alterando el nucleótido, y el de su cadena complementaria, que puede ser la sustitución de purina por purina, o pirimidina por pirimidina, que se denomina transición, o bien una sustitución de purina por pirimidina, o viceversa, que se denomina transversión. Las inserciones y deleciones consisten en la adición o eliminación de uno o un par de nucleótidos, que puede conducir a cambios en la pauta de lectura. Ello puede no tener consecuencias en la proteína que se sintetiza (mutación silenciosa), o puede suponer un cambio de un aminoácido por otro, dando lugar a proteínas anómalas con alteración de su actividad biológica, dependiendo de la posición donde se produce la mutación dentro del gen.

Las mutaciones no sólo pueden ser generadas de forma espontánea en el proceso de replicación, sino que también pueden producirse de forma inducida por agentes ambientales tanto físicos (radiación ultravioleta o ionizante) como químicos (especies reactivas de oxígeno, análogos de bases, agentes intercalantes o alquilantes, o carcinógenos).

Además de las mutaciones, otras alteraciones que puede sufrir el DNA son modificaciones químicas de las bases, roturas de enlaces fosfodiéster o entrecruzamientos.

A pesar de ser múltiples las alteraciones que pueden producirse en el DNA, la existencia de sistemas reparadores hacen que finalmente sean muchas menos. Entre estos sistemas se

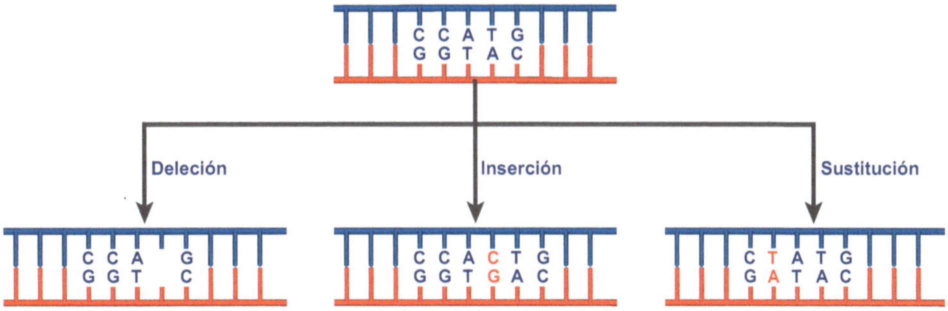

Fig. 23.15 **Tipos de mutaciones puntuales más frecuentes.**

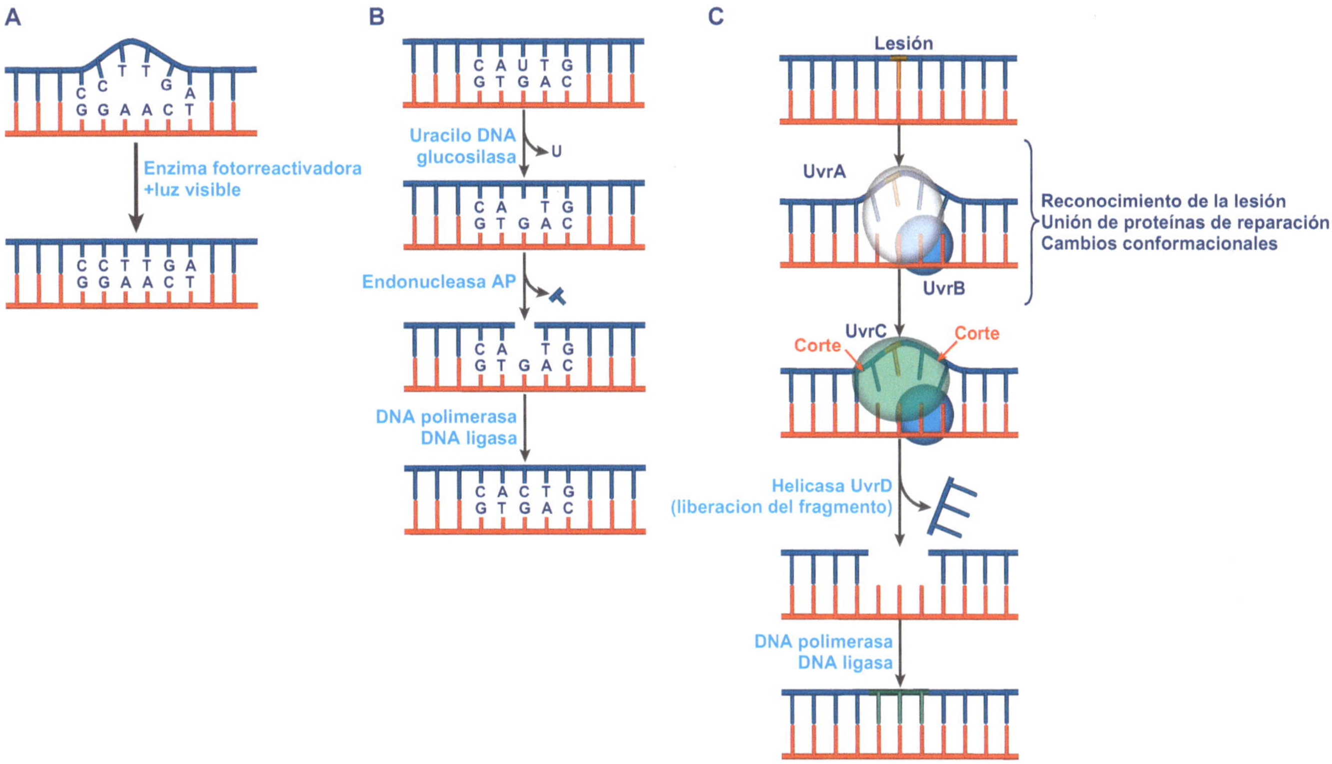

Fig. 23.16 **A.** Reparación del daño al DNA (dímero de timina) por reversión directa. **B.** Reparación por escisión de una base mediante la acción de *DNA glucosidasas*, seguidas de *endonucleasas* y DNApol y *DNA ligasa*. **C.** Reparación por escisión de nucleótidos de DNA en *E. coli*.

encuentra la *reversión directa del daño*, como es el caso de los dímeros de pirimidina, entre bases adyacentes, que pueden volver a su disposición original por una reacción de fotorreactivación catalizada por unas enzimas que absorben luz denominadas *DNA fotoliasas* (fig. 23.16A). Cuando las bases no pueden ser reparadas de forma directa, pueden eliminarse y ser reemplazadas mediante *reparación por escisión de una base*, que comienza por la acción de las *DNA glucosilasas*, encargadas de escindir el enlace glucosídico que une la base dañada y la desoxirribosa generando sitios abásicos (AP). Sobre estos sitios actúan las endonucleasas AP, que eliminan la desoxirribosa, para que finalmente la DNApol y la *DNA ligasa* reemplacen los nucleótidos y sellen el enlace fosfodiéster (fig. 23.16B). La *reparación por escisión de nucleótidos* es una vía más compleja de la que disponen las células para corregir los dímeros de pirimidina y otros daños al DNA, en los que las bases están desplazadas de su posición normal o tienen sustituyentes muy voluminosos o incluso distorsiones de la hélice. En seres humanos, éste es el principal mecanismo de respuesta a carcinógenos, tales como la luz solar y el humo del tabaco. En *E. coli* intervienen las proteínas UvrA, UvrB y UvrC (*endonucleasas*) en un proceso dependiente de ATP. Básicamente, el proceso consiste en la escisión de la zona dañada, desplazando el fragmento con la ayuda de UvrD (*helicasa*) y reemplazándolo por la acción de la DNApol y la *DNA ligasa* (fig. 23.16C).

Por último, la *reparación de apareamientos erróneos* sirve para reparar aquellos errores de apareamiento que han eludido la acción de las polimerasas con funciones reparadoras, pudiendo también corregir inserciones y deleciones. Las enzimas encargadas de eliminar estos nucleótidos reconocen una deformidad y utilizan la cadena molde para reemplazar el nucleótido erróneo.

RESUMEN

1. **El objetivo de la replicación es la transmisión de la información genética de célula a célula y de generación en generación, y por tanto, está asociada al ciclo celular. Es un proceso completo y preciso que garantiza la transmisión de la información, pero a su vez debe ser flexible para propiciar el proceso evolutivo.**
2. **La replicación del DNA es semiconservativa y bidireccional, y tiene lugar a partir de uno (procariotas) o varios (eucariotas) orígenes, generando una burbuja integrada por dos horquillas de replicación donde se produce la síntesis del DNA en dirección $5' \rightarrow 3'$, siendo la copia de una hebra continua y la otra discontinua a través de la formación de los fragmentos de Okazaki.**
3. **Los requerimientos necesarios para que se lleve a cabo la replicación, además del DNA molde son dNTP, NTP para la síntesis del cebador de RNA, Mg^{2+}, ATP, NAD^{+}, proteínas de reconocimiento del origen de replicación, de unión a DNA monocatenario, y proteínas de terminación; en lo referente a enzimas, se requieren las DNA polimerasas, helicasas, primasas, ligasas y las topoisomerasas.**
4. **En organismos eucariotas el proceso de replicación es muy similar al de procariotas en cuanto a características y requerimientos, pero presenta algunas diferencias, tales como la presencia de varios orígenes de replicación, la necesidad de múltiples polimerasas con acciones más complejas que en procariotas, la complejidad de la organización del DNA en forma de cromatina, y la presencia de los telómeros.**
5. **Dado que el DNA puede sufrir daños por agentes externos, que alterarían su secuencia, es necesaria la presencia de sistemas de reparación, como los de reversión directa, por escisión de una base o por escisión de nucleótidos y reparación de apareamientos erróneos.**

Bibliografía

Angert ER. DNA replication and genomic architecture of very large bacteria. Annu Rev Microbial. 2012;66:197-212.

Bell SP. The origin recognition complex: from simple origins to complex functions. Genes Dev. 2002;16:659-72.

Brown TA. Genomes 3. 3rd ed. Oxford: Bios Scientific Publishers Ltd; 2007.

Herráez A. Texto ilustrado e interactivo de Biología Molecular e Ingeniería Genética. Concepto, técnicas y aplicaciones en ciencias de la salud. 2ª ed. Barcelona: Elsevier; 2012.

Kornberg A, Baker TA. DNA replication. 2nd ed. USA, University Science Books; 2005.

Lodish HF, Berk A, Matsudaira P, Kaiser CA, Krieger M, Scott MP, et al. Biología Celular y Molecular. 5ª ed. Madrid: Editorial Médica Panamericana; 2005.

Macneill S. Composition and dynamics of eukariotic replisome: a brief overview. Subcell Biochem 2012;62:1-17.

Prakash A, Borgstahi GE. The structure and function of replication protein in DNA replication. Subcell Biochem. 2012;62:171-96.

Shen Z, Prasanth SG. Emerging players in the initiation of eukariotic DNA replication. Cell Division. 2012;7:22.

Watson JD, Baker TA, Bell SP, Gann A, Levine M, Losick R. Biología Molecular del Gen. 5ª ed. Madrid: Editorial Médica Panamericana; 2006.

Capítulo 24

RNA: síntesis y procesamiento

Marta Viana Arribas

OBJETIVOS DE APRENDIZAJE

- **Conocer el papel del RNA en el flujo de la información genética.**
- **Comprender el mecanismo de transcripción del DNA a RNA, tanto en procariotas como en eucariotas, con toda la maquinaria enzimática y no enzimática necesaria.**
- **Identificar las posibles modificaciones postranscripcionales necesarias para la maduración de los RNA.**
- **Conocer algunos de los diferentes inhibidores del proceso, tanto en procariotas como en eucariotas.**

24.1. INTRODUCCIÓN

El flujo de la información genética establece que el DNA contiene la información genética, pero que para plasmar dicha información en la síntesis de proteínas se requiere una molécula intermediaria de polirribonucleótidos, que es el RNA. El proceso de síntesis de RNA, utilizando como molde el DNA, se denomina *transcripción*. Toda la información genética contenida en el DNA está organizada en genes (v. cap. 22). Las proteínas o los polipéptidos son el producto de expresión de algunos genes, y las encargadas de la especialización y función de cada célula. Sin embargo, las proteínas no son el único producto de expresión de los genes, ya que existen genes que codifican por los RNA necesarios para el proceso de síntesis de proteínas, o existen algunas proteínas formadas por varias cadenas polipeptídicas, cada una de ellas codificada por un gen diferente. En el proceso de síntesis de proteínas es relevante conocer cómo la información genética debe transcribirse a RNA, para después avanzar en el proceso de traducción hasta la síntesis de proteínas (fig. 24.1). Existe la excepción de los retrovirus, cuyo genoma está formado por RNA, el cual utilizan como molde para la síntesis de DNA complementario (cDNA), gracias a la acción de la *transcriptasa inversa* (fig. 24.1).

El resultado de la transcripción es la síntesis de los diferentes tipos de RNA, de los cuales los tres principales son el RNA mensajero (mRNA) molde para la síntesis de proteínas, el RNA de transferencia (tRNA), encargado del transporte de los aminoácidos al ribosoma para la síntesis de proteínas, y el RNA ribosómico (rRNA), que constituye dos tercios de la masa del ribosoma (v. cap. 22). La transcripción se realiza de forma individual, a partir de una zona concreta del DNA, de una longitud variable y pequeña si se compara con la de la molécula completa de DNA.

24.2. CARACTERÍSTICAS GENERALES DE LA TRANSCRIPCIÓN

La transcripción presenta un carácter secuencial, es decir, se realiza mediante la adición sucesiva de nucleótidos a la cadena de nueva síntesis, tomando como molde el DNA, a partir de múltiples orígenes de transcripción, aunque no tiene por qué ser de forma coordinada. La transcripción, a diferencia de la replicación, es *unidireccional* en sentido $5' \rightarrow 3'$, siendo un proceso asimétrico, ya que la información de todos los RNA que requiere una célula se encuentra indistintamente en las dos hebras de DNA, pudiéndose sintetizar independientemente RNA de ambas cadenas (genes solapantes), de forma no simultánea. La transcripción, además, es selectiva, ya que sólo se transcribe una parte del DNA.

24.2.1. Terminología básica

Para poder estudiar el proceso de transcripción, y dado que el RNA es una molécula monocatenaria que se sintetiza utilizando como molde una molécula de DNA bicatenaria, debe establecerse una terminología común de las cadenas. Se utiliza como molde una de las dos cadenas de DNA, y el RNA sintetizado es complementario a esta cadena de DNA, a la que se denomina cadena molde, e idéntico a la otra cadena del DNA que se denomina cadena codificante (salvando las diferencias estructurales entre DNA y RNA, como son la presencia de desoxirribosa y timina, o ribosa y uracilo, respectivamente).

Para determinar cuál es la cadena que actuará como molde, se considera la secuencia del RNA sintetizado siempre en dirección $5' \rightarrow 3'$, por lo que la cadena molde se lee en dirección $3' \rightarrow 5'$. En la figura 24.2 se puede observar la cadena molde y la posición de los nucleótidos, así como las regiones adyacentes al inicio de transcripción.

24.3. REQUERIMIENTOS PARA LA TRANSCRIPCIÓN

Para que se lleve a cabo el proceso de transcripción es necesario, igual que ocurre en la replicación, disponer de un *DNA molde*, el cual marca el orden en el que deben ir incorporándose los ribonucleótidos complementarios en la cadena de RNA. También se requiere la presencia de los cuatro *ribonucleótidos*, NTP (donde N puede ser adenina, guanina, citosina y uracilo) en su forma trifosfato, además de *metales divalentes*, como Mg^{2+}, necesario tanto para la estabilidad de los ribonucleótidos como para la acción de las polimerasas. La maquinaria enzimática para la síntesis de todos los RNA, excepto para los

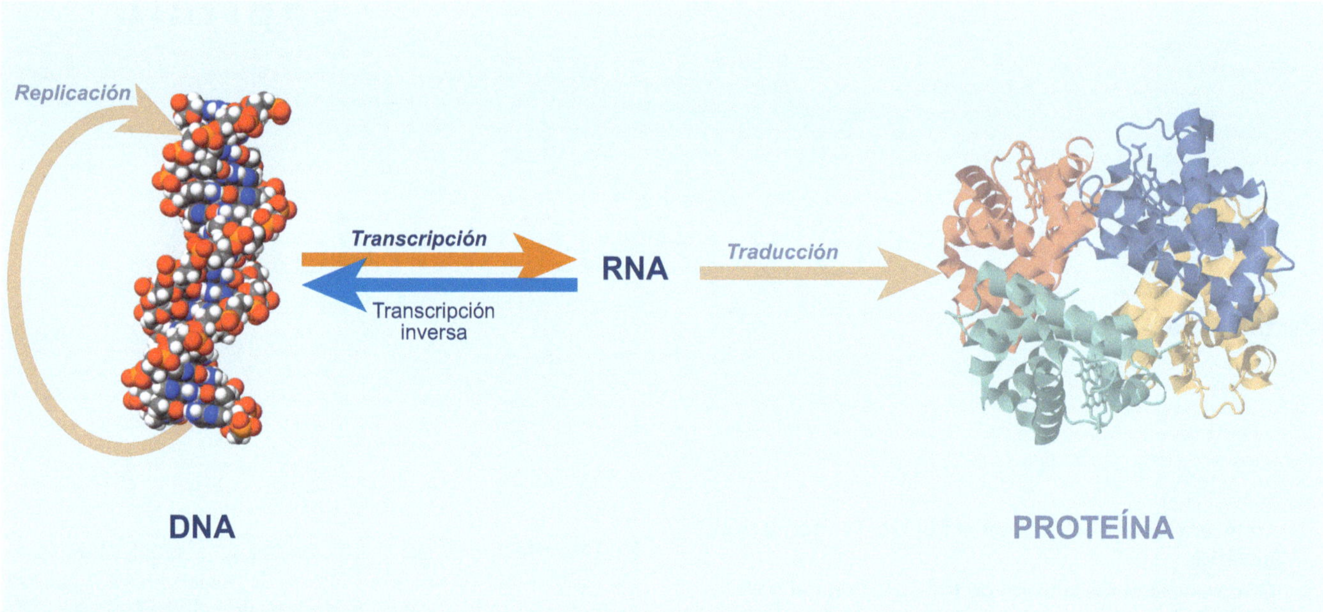

Fig. 24.1 **Flujo de la información genética, donde se representan los procesos en los que está implicado el DNA, resaltando el proceso de transcripción.**

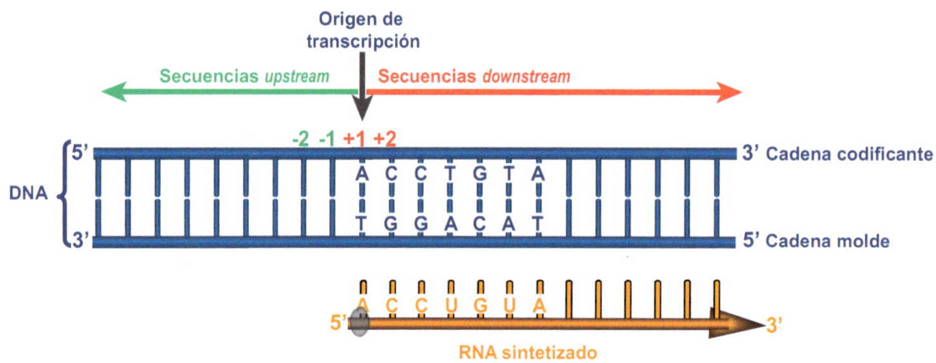

Fig. 24.2 **Inicio de la transcripción.** El extremo 5′ de la cadena codificante de DNA se debe colocar en la parte superior izquierda, y en la parte inferior derecha el extremo 5′ de la cadena de DNA molde. La posición de los nucleótidos se determina siempre en la cadena codificante, asignando valor +1 al primer nucleótido que se transcribe, seguido de +2, y así sucesivamente en dirección 5′ → 3′, denominándose regiones *downstream* (hacia el extremo 3′), mientras que los anteriores al +1 en sentido contrario (hacia el extremo 5′: − 1, −2, etc.) se denominan regiones *upstream*; no existe el nucleótido cero.

cebadores necesarios para la replicación del DNA, está formada por RNA polimerasas (RNApol), de las que existen una sola en procariotas, y varias en eucariotas. A diferencia de la replicación, en la transcripción, la RNApol no requiere cebador, y puede comenzar la síntesis incorporando directamente el primer ribonucleótido; por lo tanto, es autoiniciadora.

24.4. PROCESO Y ETAPAS DE LA TRANSCRIPCIÓN EN PROCARIOTAS

Al igual que ocurre en el proceso de replicación del DNA (v. cap. 23), la transcripción es similar en diferentes organismos, aunque existen diferencias significativas entre organismos procariotas y eucariotas, y es más conocido en procariotas, ya que es donde primero se describió. En el presente capítulo se explicarán en primer lugar la maquinaria y el mecanismo en organismos procariotas, y posteriormente se marcarán las notables diferencias existentes con los organismos eucariotas.

La transcripción se lleva a cabo en tres etapas: iniciación, elongación y terminación. Como se ha de transcribir sólo una parte de la información del DNA, es necesario el reconocimiento del sitio tanto de iniciación como de terminación de la transcripción.

24.4.1. Iniciación y elongación

La iniciación es la etapa más compleja, y por consiguiente la más implicada en el proceso de regulación de la expresión génica (v. cap. 26). De forma general, las RNApol catalizan la síntesis de todos los tipos de RNA, siguiendo un mecanismo similar al de la DNApol.

La RNApol de *E. coli* está formada por varias subunidades ($\alpha2$, β y β') que forman un núcleo central, que es el encargado del ensamblaje de las diferentes subunidades, así como de la unión al DNA y de la polimerización del RNA. Otra de las subunidades que forman parte del núcleo central es ω, cuya función no está muy definida, y que puede intervenir en el propio ensamblaje del núcleo (fig. 24.3). Además, existe otra subunidad σ; se han descrito varios tipos de subunidad σ, que

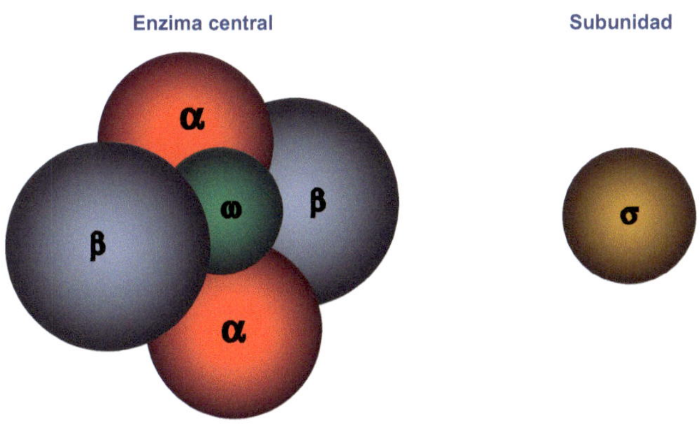

Fig. 24.3 **RNApol de *E. coli*, donde se observan las subunidades α2, β y β′ que forman el núcleo central, además de la subunidad σ, responsable de la unión de la RNApol a la cadena molde de DNA.**

reconocen diferentes grupos de genes, cuya unión al núcleo de la RNApol es transitoria. Esta subunidad es la responsable de la correcta unión de la RNApol a la cadena molde de DNA, es decir, en el sito adecuado de iniciación.

El inicio de la transcripción comienza con la unión de la RNApol (la holoenzima, es decir, el núcleo central más la subunidad σ) a una secuencia de DNA específica, que se localiza en la región *upstream* del gen, denominada promotor. El promotor en procariotas puede presentar un tamaño variable, aunque existen dos secuencias muy semejantes entre las diferentes especies bacterianas denominadas secuencias consenso. Estas secuencias se encuentran en las posiciones 10 y 35 *upstream* del inicio del sitio de transcripción (–10 y –35). El promotor se representa en la figura 24.4, donde se muestran las regiones –35 y –10 (también denominada TATA *box* o Pribnow *box*, por su descubridor). El núcleo de la RNApol, asociado a la subunidad σ, se desliza por el DNA a velocidad variable según si se trata de un promotor fuerte o débil, hasta que σ reconoce el promotor y se une a él (fig. 24.5A), abriendo un tramo de la doble hélice de DNA. De esta forma se configura el complejo abierto (fig. 24.5B). La apertura y plegamiento de la doble hélice genera un superenrollamiento positivo y negativo del DNA que es resuelto por la acción de las *DNA topoisomerasas.*

La transcripción se inicia con la colocación del primer ribonucleósido trifosfato, generalmente de purina (ATP o GTP), en el complejo abierto de la RNApol, unido a su complementario en la cadena de DNA molde (nucleótido +1). A partir de aquí, la RNApol incorpora los NTP, formando enlaces fosfodiéster (fig. 24.6A) mediante un ataque nucleofílico del extremo 3′–OH del primer NTP, sobre el fosfato α del segundo NTP, colocado por apareamiento de bases complementarias. En esta reacción se incorporan los NTP en su forma trifosfato, en una reacción favorecida por la hidrólisis del pirofosfato (PPi) a dos fosfatos inorgánicos (Pi) por la acción de la *pirofosfatasa.* De esta forma se garantiza que la reacción transcurra de forma irreversible en la dirección de síntesis del RNA (fig. 24.6B), y así sucesivamente hasta que la cadena de RNA alcanza una longitud aproximada de unos 10 nucleótidos, formando una región híbrida DNA-RNA (fig. 24.5C). Una vez conseguida esta región híbrida estable comienza la etapa de elongación, en la que la RNApol debe cambiar su configuración para seguir avanzando. Para poder despejar el promotor, debe desaparecer la subunidad σ, y así la RNApol central puede seguir avanzando (fig. 24.5C), y tras la unión de varias proteínas accesorias forma un complejo de transcripción activo.

Una vez que se ha despejado el promotor, otra RNApol puede volver a unirse al mismo promotor, iniciando de nuevo la transcripción del mismo gen, pudiendo así formarse las denominadas estructuras en punta de flecha (fig. 24.7).

La burbuja de transcripción sigue avanzando por el DNA abriendo la doble cadena e incorporando los ribonucleótidos complementarios a la hebra de DNA molde, manteniendo siempre una región híbrida de DNA-RNA de alrededor de 10 nucleótidos, mientras que el transcrito de RNA creciente sale por un conducto situado entre las subunidades β y β′ (fig. 24.5C). La incorporación de ribonucleótidos en la etapa de elongación continúa hasta que se alcanza una señal de terminación.

24.4.2. Terminación

La terminación de la transcripción en bacterias (fig. 24.5D) puede llevarse a cabo de dos formas diferentes: una espontánea, denominada terminación intrínseca o independiente de la proteína rho (ρ), y otra dependiente de dicha proteína ρ.

La terminación independiente de ρ se lleva a cabo en la mayoría de los genes procariotas y requiere una región

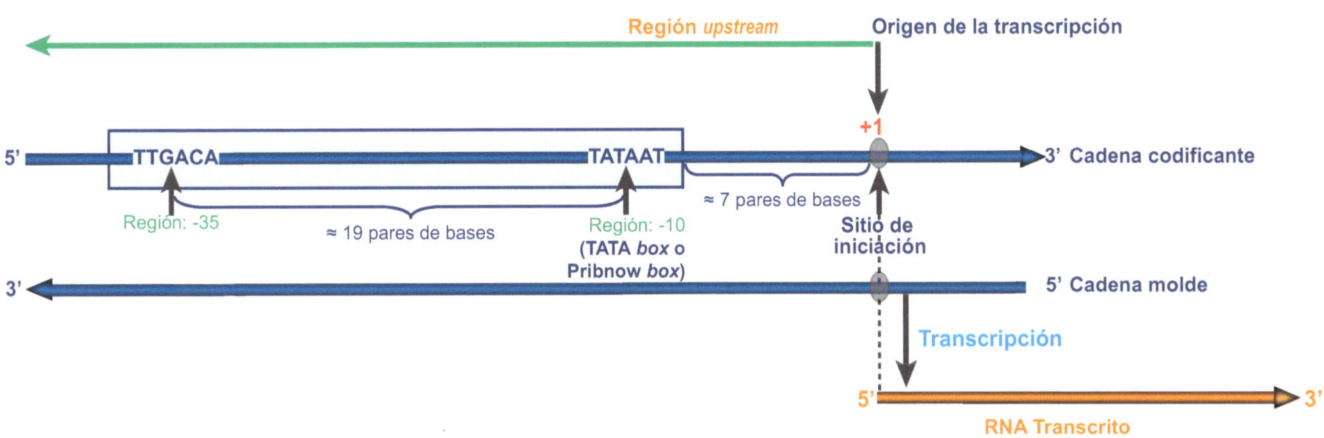

Fig. 24.4 **Representación esquemática del promotor, situado en la región *upstream* del sitio de inicio u origen de la transcripción, en organismos procariotas.**

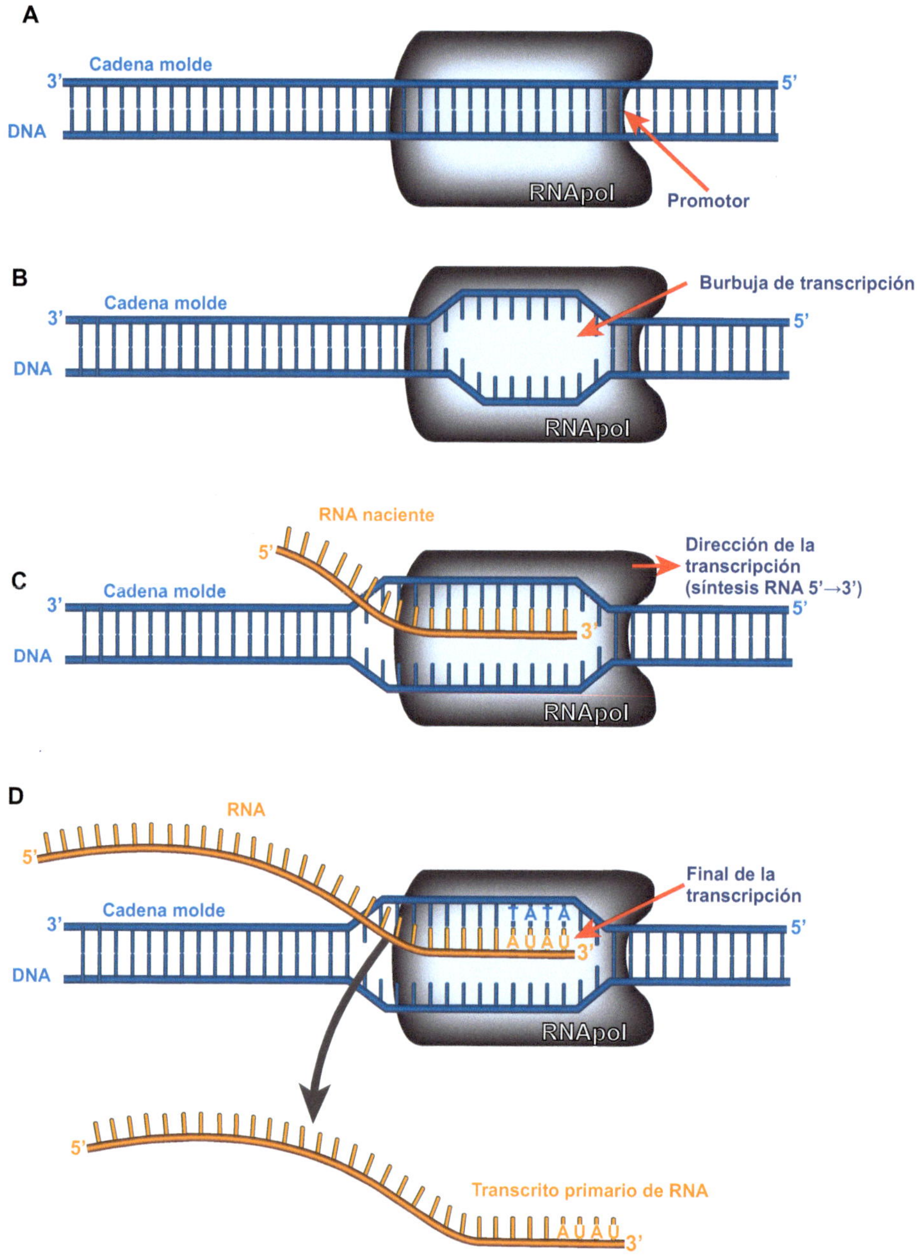

Fig. 24.5 **Proceso y etapas de la transcripción en organismos procariotas. A.** El núcleo de la RNApol y la subunidad σ se deslizan por el DNA hasta que σ reconoce el promotor. **B.** Formación del complejo abierto. **C.** Unión sucesiva de nucleótidos formando una región híbrida DNA-RNA de una longitud aproximada de 10 nucleótidos, comenzando la etapa de elongación, donde debe desaparecer la subunidad σ para que la RNApol central pueda seguir avanzando. **D.** Terminación de la transcripción, donde se libera el transcrito primario de RNA.

autocomplementaria en el transcrito de RNA, rica en GC, la cual se pliega formando una horquilla a través de enlaces de hidrógeno entre las bases complementarias. Tras la secuencia que forma la horquilla aparece una secuencia rica en U, cuya unión a la secuencia complementaria rica en A en el DNA es muy débil, permitiendo así un fácil desprendimiento del RNA recién sintetizado del DNA molde (fig. 24.8A).

En la terminación dependiente de ρ se requiere la presencia de esta proteína, la cual posee actividad helicasa dependiente de ATP (fig. 24.8B). La proteína ρ reconoce y se une a una secuencia rica en C, próxima al extremo 5′ del RNA naciente, y se desplaza por el RNA hasta que alcanza a la RNApol detenida en el sitio de terminación. A través de la actividad helicasa se separa la región híbrida DNA-RNA liberándose así el transcrito de RNA, que dependiendo del tipo de RNA sintetizado requerirá o no procesamiento posterior (v. apartado 24.6).

24.5. DIFERENCIAS EN LA TRANSCRIPCIÓN ENTRE PROCARIOTAS Y EUCARIOTAS

La transcripción en organismos eucariotas es muy parecida a la de procariotas, aunque más compleja que en los procariotas. Las RNApol son estructuralmente muy similares, pero en eucariotas se requieren diferentes RNApol para la síntesis de los diferentes RNA (rRNA, tRNA y mRNA). El mecanismo

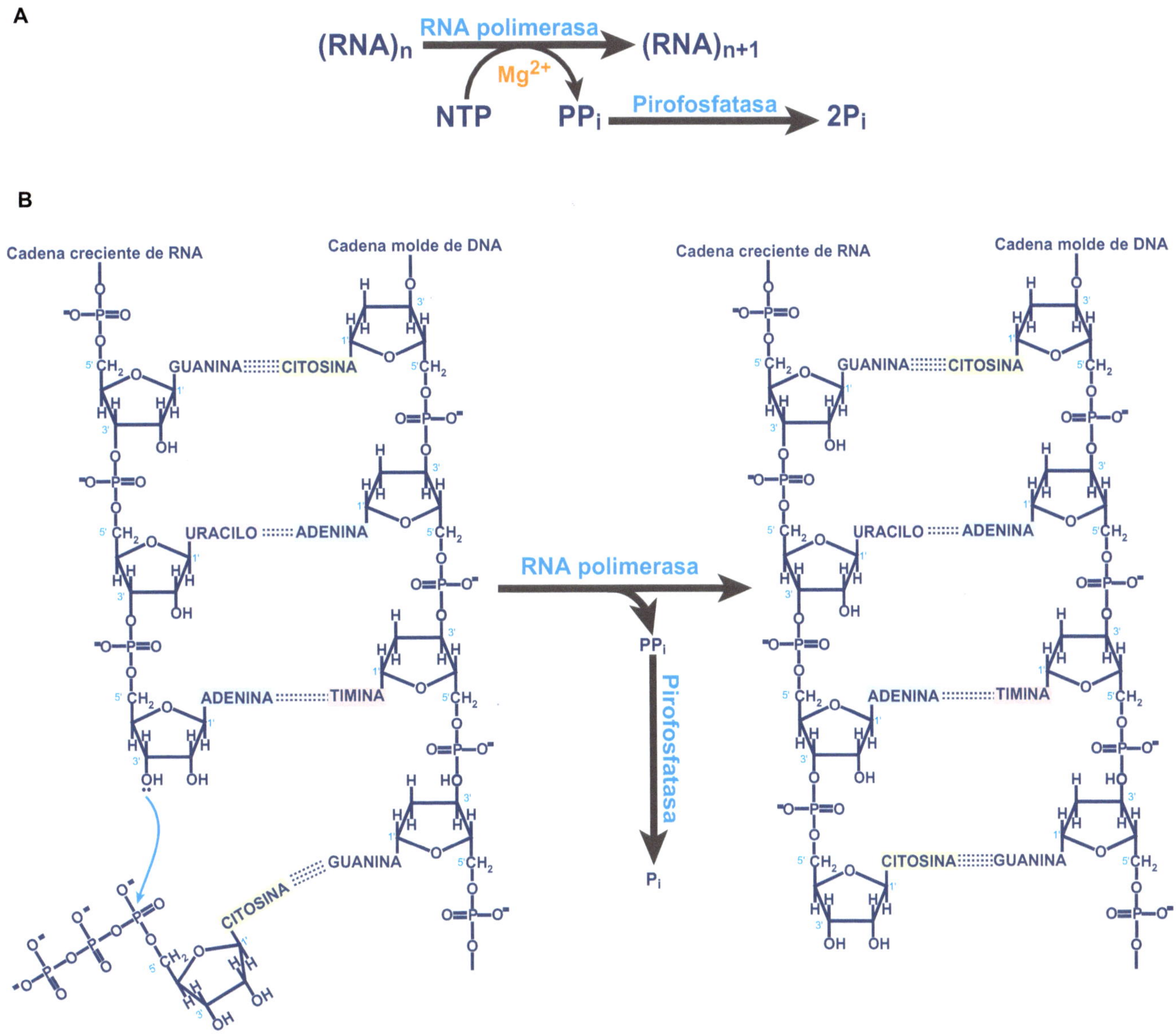

Fig. 24.6 **A.** Incorporación de NTP a la cadena de RNA en crecimiento mediante la acción de la *RNA polimerasa*. La reacción está favorecida por la hidrólisis de PPi. **B.** Mecanismo de acción de la RNA polimerasa.

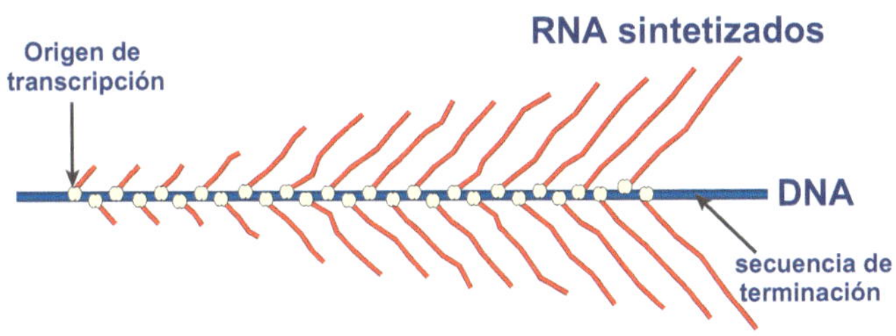

Fig. 24.7 **Estructuras en punta de flecha, donde se observa la transcripción simultánea del mismo gen, en organismos procariotas.**

de transcripción es muy similar, aunque en eucariotas se requiere la implicación de un gran número de proteínas denominadas factores de transcripción (TF), que se unen a sitios específicos del DNA, tanto en la región del promotor como en regiones próximas (proximal) o más alejadas del mismo (distal). Los TF son necesarios para la unión del complejo de transcripción al promotor y para la determinación de los genes que han de transcribirse. Pero para que los TF reconozcan y se unan a los sitios específicos de los DNA, el grado de condensación de la cromatina debe modificarse dejando accesibles esas regiones para la acción de las RNApol.

Las principales diferencias de la transcripción entre ambos tipos de organismos estriban en los mecanismos reguladores del proceso de transcripción (v. cap. 26).

24.5.1. Estructura de la cromatina

La asociación del DNA con histonas para formar los nucleosomas (v. cap. 22) afecta al acceso de la maquinaria de transcripción a la región del DNA que debe transcribirse; de hecho, los genes que deben transcribirse con mayor frecuencia se encuentran en regiones de la cromatina poco condensadas (eucromatina), mientras que los genes menos activos se encuentran en regiones del DNA altamente condensadas (heterocromatina). La cromatina debe sufrir un cambio en su grado de condensación, proceso denominado remodelado, que se lleva a cabo principalmente a través de acetilaciones y metilaciones (v. cap. 27).

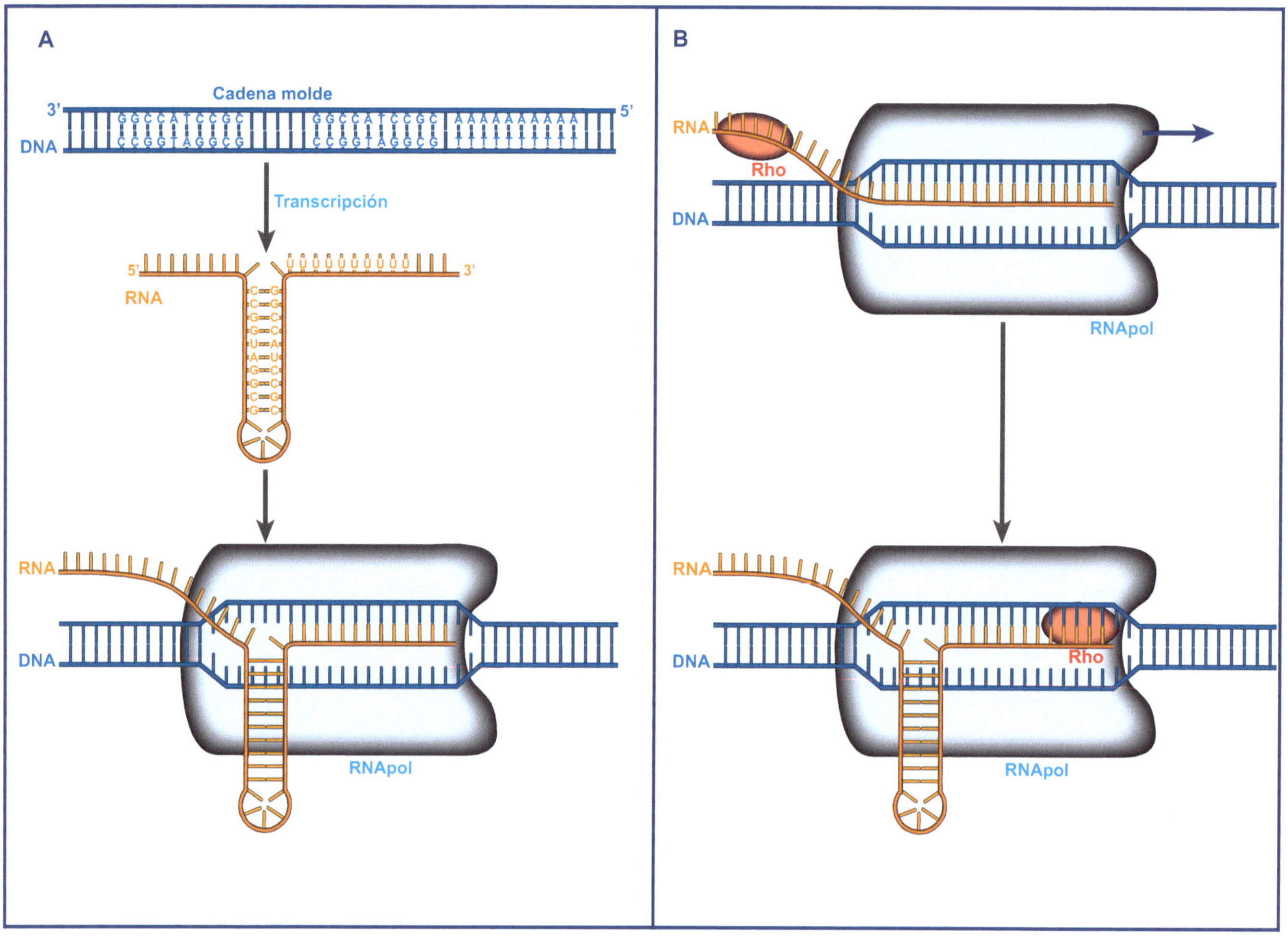

Fig. 24.8 **Terminación de la transcripción en organismos procariotas. A.** Terminación independiente de ρ con la formación de la horquilla entre las bases complementarias. **B.** Terminación dependiente de ρ con actividad helicasa.

24.5.2. RNA polimerasas

Existen tres tipos de RNApol en el núcleo de los organismos eucariotas, que se diferencian en las diferentes subunidades que las forman, en sus cantidades relativas y en el tipo de RNA que sintetizan:

- **RNApol I.** Se encarga de la síntesis de los precursores de los RNA 28s, 18s y 5,8s del rRNA, en el nucléolo.
- **RNApol II.** Sintetiza el precursor del mRNA en el núcleo celular, que será transportado a los ribosomas para la posterior síntesis de proteínas. También se encarga de la síntesis de algunos snRNA.
- **RNApol III.** Sintetiza los tRNA, rRNA 5s y algunos snRNA.

24.5.3. Promotores y factores de transcripción

Las RNApol de eucariotas requieren la unión de varios TF a diferentes regiones promotoras para iniciar la transcripción. Se citarán aquí los promotores y TF de la RNApol II, dada su relevancia por ser la encargada de sintetizar los mRNA, que participan en la síntesis de proteínas.

En algunos genes que van a ser transcritos por la RNApol II se pueden encontrar diferentes regiones promotoras. A todas estas regiones que aparecen en la misma molécula de DNA que se va a transcribir, se les denomina elementos o factores *cis*.

- **Promotor o elementos basales:** son aquellas secuencias necesarias para que se inicie la transcripción, y que definen y engloban el punto de inicio de la misma. Esta región puede extenderse desde el nucleótido –37 al +32, y en ella pueden encontrarse diferentes combinaciones de secuencias, aunque lo habitual es que aparezcan entre +2 y +4. Entre estas secuencias características se encuentran la TATA *box*, muy similar a la de procariotas, situada a unos 25 nucleótidos *upstream* del origen de la transcripción (fig 24.9A), y que puede estar flanqueada tanto en las regiones *up* como *downstream* por otras secuencias (BREu y BREd); la secuencia *Inr*, que engloba el sitio de inicio de la transcripción, y otras en posiciones *downstream* del inicio de transcripción, como las MTE y DPE.
- **Promotor o elementos proximales:** engloba regiones relativamente próximas al promotor basal, pero situadas en posiciones *upstream*, –30 y –200. Su función es complementaria al basal, determinando la frecuencia con la que se produce el inicio de la transcripción, ya que la unión de TF permite la interacción de la RNApol II con el punto de inicio. Aunque son secuencias que presentan mayor variación que las basales, las más destacadas son la CAAT *box* y la CG *box* (fig. 24.9B).
- **Elementos distales, intensificadores (*enhancers*) o inhibidores, o elementos de respuesta:** existen otras regiones a gran distancia *upstream* del punto de inicio (miles de pares de bases), que aparecen en genes inducibles y que

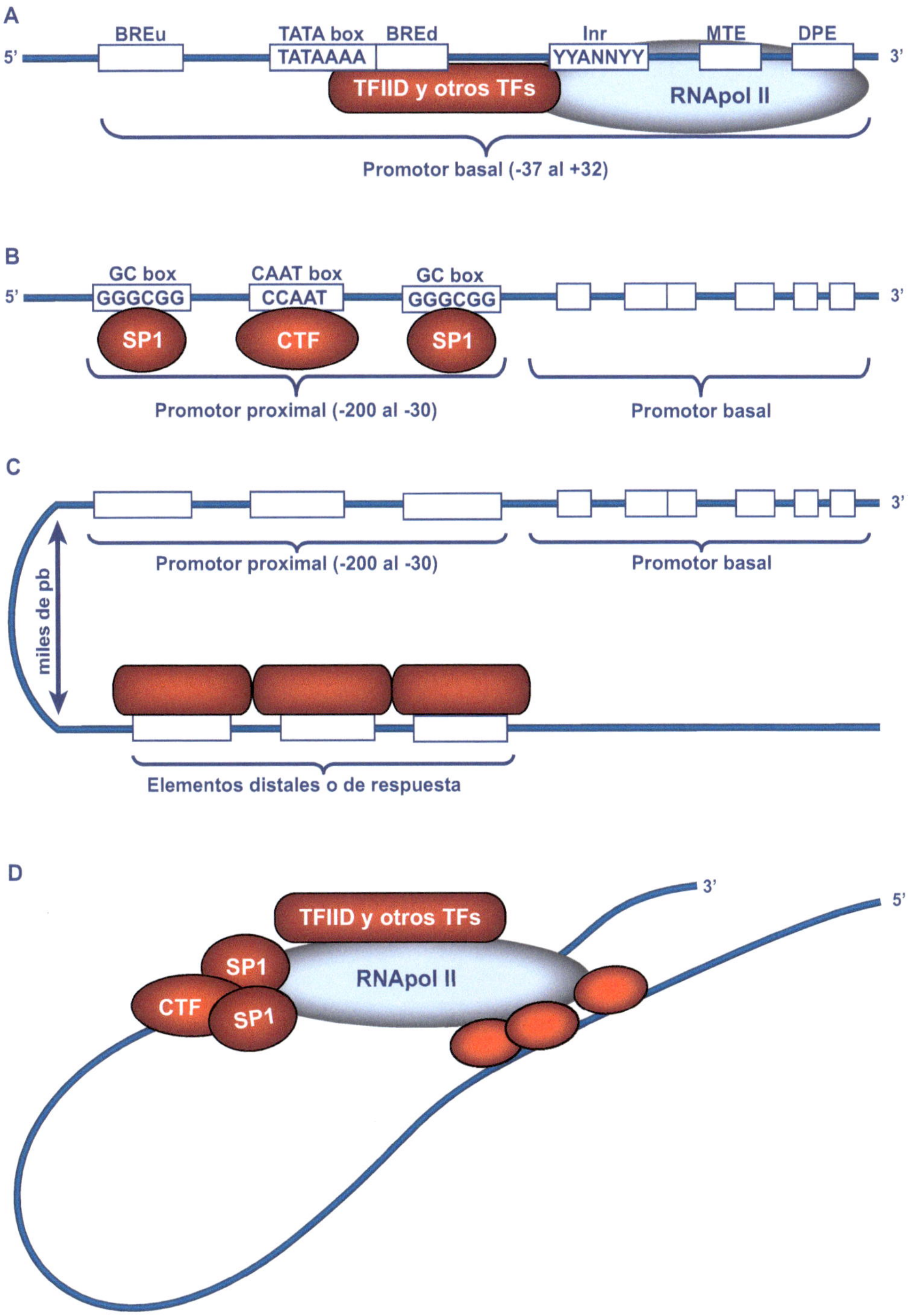

Fig. 24.9 **Promotores y factores de transcripción en organismos eucariotas. A.** Promotor o elementos basales. **B.** Promotor o elementos proximales. **C.** Elementos distales, intensificadores (*enhancers*), inhibidores, o elementos de respuesta. **D.** El efecto de los elementos distales sobre la transcripción se lleva a cabo por la formación de un bucle en el DNA.

normalmente presentan una regulación más compleja. Estos elementos de respuesta pueden ser intensificadores o *enhancers*, cuando aumentan la velocidad del inicio de la transcripción establecida por los promotores basales y proximales, o los inhibidores que presentan el efecto opuesto. El efecto de estos elementos distales sobre la transcripción se lleva a cabo, a pesar de la lejanía del inicio, por la formación de un bucle en el DNA (fig. 24.9C y D).

Los TF se unen a la correspondiente región promotora y a la RNApol, para llevar a cabo el inicio de la transcripción. Se pueden clasificar, dependiendo de la región previamente descrita a la que se unan. Los TF se denominan elementos o factores *trans*, ya que los genes que codifican se encuentran en una región alejada y no relacionada con la de los genes que regulan.

- **TF generales:** son aquellos que se unen al promotor basal, formando un complejo que incluye también a la RNApol II, actuando de mediadores para la fijación de ésta en el punto de inicio y que así pueda comenzar la transcripción. Entre ellos cabe destacar el TFIID (el más relevante, ya que define el punto de inicio), TFIIH, THIIB y TFIIE (fig. 24.9A).
- **TFs proximales:** reconocen los elementos proximales, y contribuyen a aumentar la eficiencia de formación del complejo de iniciación y de la acción de la RNApol II. Algunos ejemplos son CTF (*CAAT-box transcription factor*) y SP1 (*Specificity protein 1*), que interaccionan con la CAAT y CG *box*, respectivamente (fig. 24.9B).
- **TFs distales:** son aquellos que interaccionan con los elementos distales, bien facilitando o bien inhibiendo el inicio

de la transcripción. Estos TF no están presentes en la célula de forma continua, ya que son, junto con las secuencias a las que se unen, características de los genes inducibles. La participación de dichos factores ya unidos a sus secuencias correspondientes en la formación del complejo de iniciación se lleva a cabo, a pesar de la distancia, por la flexibilidad del DNA que permite la formación de un bucle (fig. 24.9C y D).

24.6. PROCESAMIENTO POSTRANSCRIPCIONAL

Una vez que se ha concluido la transcripción del DNA, el RNA que se obtiene se denomina transcrito primario, o precursor del RNA, ya que en la mayoría de los casos este RNA no es funcional. Al igual que el proceso de transcripción presenta diferencias entre organismos procariotas y eucariotas, la maduración del precursor del RNA para obtener RNA funcional presenta grandes diferencias entre ambos tipos de organismos. Así los rRNA y tRNA requieren procesamiento en ambos tipos de organismos, mientras que los mRNA sólo lo requieren en eucariotas, ya que en procariotas es mínimo o inexistente.

24.6.1. rRNA y tRNA

Tanto en organismos procariotas como eucariotas, tras el proceso de transcripción se generan precursores de rRNA y tRNA, que deben ser modificados hasta adquirir su funcionalidad.

Los rRNA 23S, 16S y 5S de procariotas y los 28S, 18S y 5,8S de eucariotas (fig. 24.10A) se generan a partir de una

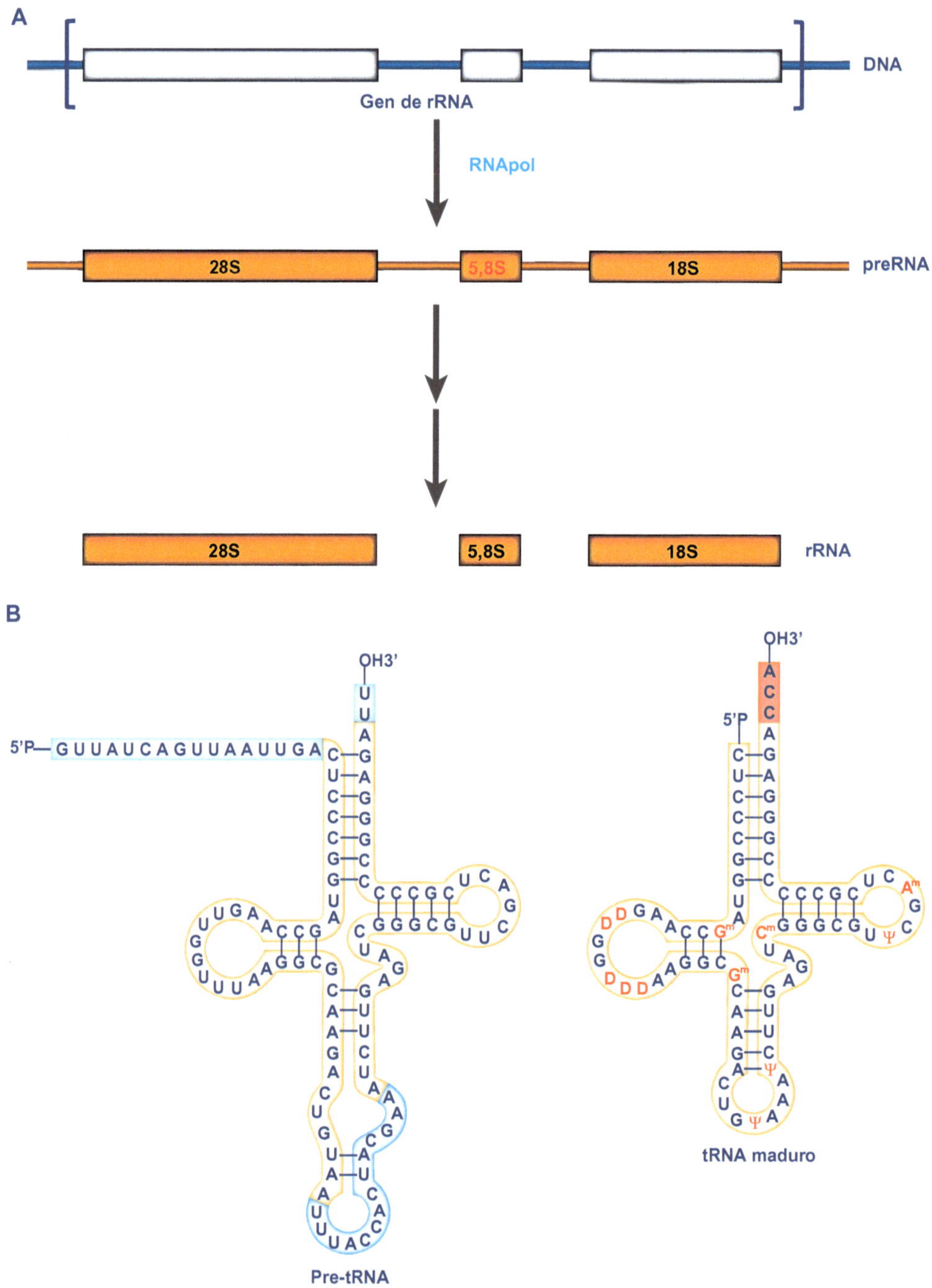

Fig. 24.10 Procesamiento postranscripcional del RNA. A. rRNA en organismos eucariotas mediante la acción de ribonucleasas. **B.** Transcrito primario de tRNA en organismos eucariotas (pre-tRNA), y tRNA maduro tras la modificación postranscripcional.

única molécula de RNA precursora, la cual es fragmentada por la acción de ribonucleasas. Esta acción aporta moléculas intermedias que deben continuar su procesamiento (eliminación de fragmentos por exonucleasas y modificación de bases y ribosas). EL RNA 5S en eucariotas se procesa de forma separada y es sintetizado por la RNApol III en vez de por la RNApol II.

Los tRNA de ambos tipos de organismos también son procesados a partir de fragmentos de mayor tamaño, eliminando fragmentos en ambos extremos y eliminando los intrones mediante nucleasas (véase más adelante) del bucle del anticodón, si los hubiese. Además, se incorpora una secuencia –CCA en el extremo 3′, mediante la acción de las nucleotidiltransferasas, y se producen modificaciones de bases en posiciones específicas que generan las bases raras características del tRNA (v. cap. 22) (fig. 24.10B).

24.6.2. mRNA en organismos eucariotas

En organismos eucariotas, los precursores de mRNA sintetizados por la RNApol II requieren un extenso procesamiento o maduración para alcanzar su funcionalidad, mientras que en procariotas el mRNA requiere muy poco o ninguno. Las principales modificaciones postranscripcionales que pueden ocurrir, bien de forma simultánea o sucesiva, y que se llevan a cabo en el núcleo celular, son las siguientes:

24.6.2.1. Modificación del extremo 5′. Incorporación de la caperuza (cap)

La primera modificación se realiza poco después de haberse iniciado la transcripción y consiste en la incorporación en el extremo 5′–PPP del mRNA precursor de la caperuza o *cap*, con el fin de protegerlo. El *cap* es un resto de 7-metilguanosina que se une en 5′ mediante un enlace covalente trifosfato 5′ → 5′, que es muy poco común (fig. 24.11). La adición del *cap* requiere previamente la eliminación del fosfato en posición γ del nucleótido 5′–PPP del mRNA precursor, seguido de la adición de GMP procedente de GTP a través de la enzima *guanililtransferasa*. Posteriormente, en el citosol, se produce la metilación de este resto de guanina mediante la *guanina 7-metiltransferasa* y metilaciones adicionales mediante otras metilasas, que utilizan la S-adenosilmetionina como donador del grupo metilo. Esta modificación permite la estabilización de los mRNA para la posterior traducción a proteínas, ya que sin el *cap*, ésta no sería viable.

24.6.2.2. Modificación del extremo 3′. Adición de la cola de poliA

La mayoría de los mRNA eucariotas, con algunas excepciones, como por ejemplo los que corresponden a las histonas, presentan en el extremo 3′ una cadena de entre 40 y 200 nucleótidos de adenina (fig. 24.11). Esta cadena no es transcrita desde el DNA sino que se añade tras completar el proceso de transcripción. Esta poliadenilación se lleva a cabo en el núcleo celular mediante la acción de la poliadenilato polimerasa, que utiliza ATP como sustrato. Previamente, se elimina un fragmento del extremo 3′ del precursor de los mRNA, cortando en posición *downstream* una secuencia consenso, denominada secuencia señal de poliadenilación (AAUAAA); entonces, la cola de poliA se añade al nuevo extremo 3′.

La cola de poliA también actúa como estabilizador del mRNA, facilitando su salida del núcleo al citosol, donde se va acortando gradualmente hasta que llega al ribosoma para ser traducido.

24.6.3. *Splicing* o eliminación de intrones y empalme de exones

La maduración de los mRNA, en muchas ocasiones (algunos mRNA no presentan intrones, otros muy pocos, y otros más de 50) requiere la eliminación de intrones del transcrito primario, ya que son regiones que no codifican por proteínas, con el posterior empalme de los exones, o secuencias codificantes. Este proceso se denomina *splicing*.

Para llevar a cabo el *splicing* se requiere la presencia de RNP (ribonucleoproteínas unidas a snRNA, v. cap. 22) que facilitan la eliminación de los intrones formando un apareamiento de bases con la secuencia consenso en cada extremo del intrón, aproximando los extremos de los exones próximos (fig. 24.12A).

El grupo 2′–OH del residuo de A situado en el intrón, y conocido como sitio de ramificación, ataca al grupo fosfato del extremo 5′ del intrón, formando un lazo mediante un enlace fosfodiéster atípico 2′ → 5′. El nuevo extremo 3′ del exón 1 que se genera, ataca al fosfato 5′ del exón 2, formando un enlace fosfodiéster que une los exones 1 y 2. El intrón se libera en forma de lazo, y se degrada posteriormente (las secuencias GU y AG en los extremos del intrón son invariables). Una vez eliminados los intrones, el mRNA maduro pasa al citosol a través de los poros de la membrana nuclear.

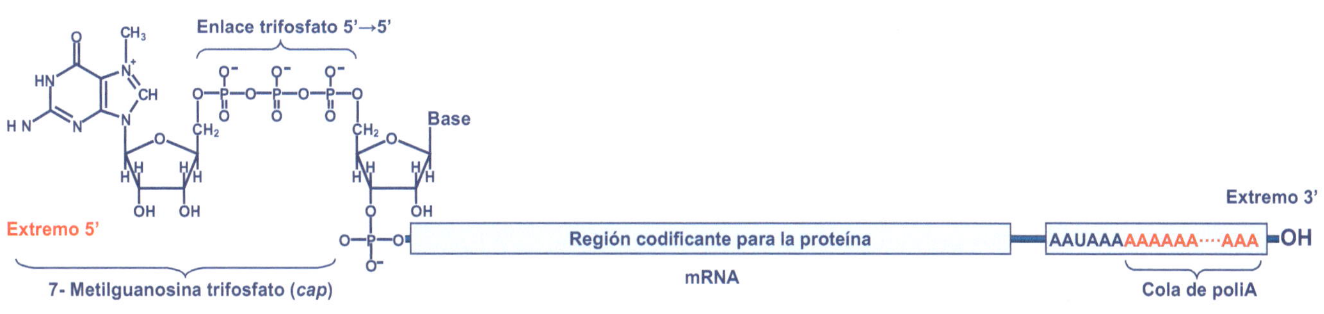

Fig. 24.11 Procesamiento postranscripcional del mRNA en organismos eucariotas, donde se observa el cap (7-metilguanosina) y la cola de PoliA.

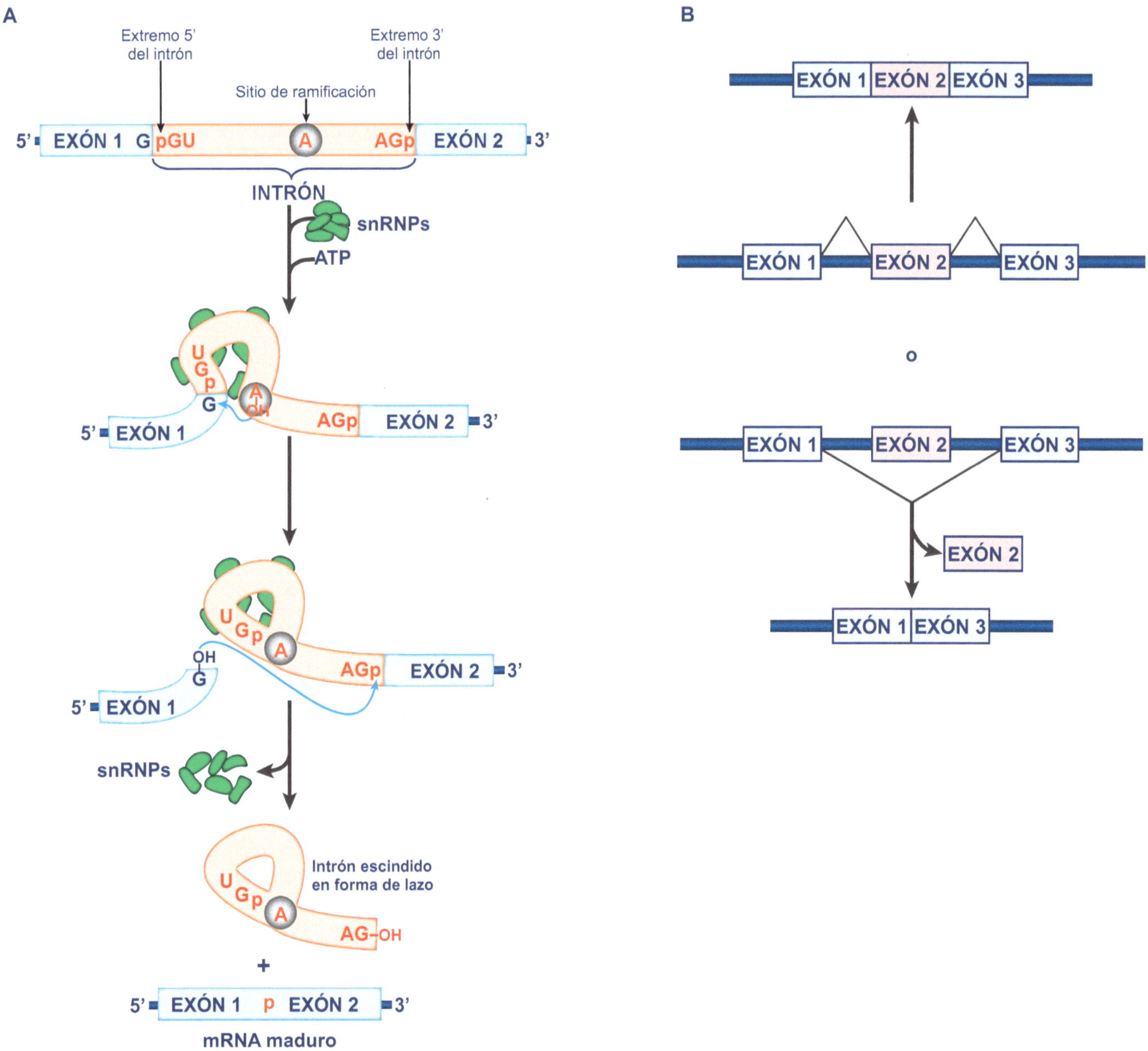

Fig. 24.12 ***Splicing* de mRNA en organismos eucariotas. A.** *Splicing* de un intrón con la intervención de snRNP. **B.** *Splicing* alternativo.

Además, algunos genes pueden sufrir *splicing*, pero de forma alternativa en diferentes tejidos (*splicing* alternativo), produciendo múltiples variantes del mRNA maduro (fig. 24.12B), y consecuentemente de la proteína correspondiente. De esta forma, dependiendo del *splicing*, se pueden obtener múltiples proteínas de un mismo gen.

24.7. INHIBIDORES DE LA TRANSCRIPCIÓN

El proceso de transcripción, tanto de procariotas como de eucariotas, puede verse inhibido por la acción de diferentes compuestos que actúan sobre la RNApol.

Entre estos compuestos se encuentran antibióticos de acción directa sobre la RNApol, como la rifampicina, que se unen a la subunidad ß de la RNApol bacteriana impidiendo el inicio de la transcripción; o la α-amanitina, que inhibe de forma específica la etapa de elongación de la transcripción en eucariotas, pero no en procariotas. Otros antibióticos, como la actinomicina D, actúan intercalándose en la doble hélice del DNA impidiendo la formación de complejos abiertos, y por tanto la acción de la RNApol. Entre otros antibióticos de acción indirecta se encuentran el ácido nalidíxico y sus derivados fluorados, como el ciprofloxacino, que inhiben la acción de la topoisomerasa bacteriana corrigiendo el superenrollamiento del DNA.

RESUMEN

1. **La transcripción es un proceso que forma parte del flujo de la información genética, en el cual se realiza una copia de una región del DNA o gen, a una molécula intermedia o polirribonucleótido, como es el RNA, algunos de los cuales continuarán el proceso de traducción para la síntesis de las proteínas características de cada célula. Presenta un carácter secuencial, a partir de múltiples orígenes de transcripción, es unidireccional en sentido $5' \rightarrow 3'$, y es además asimétrica y selectiva.**
2. **Para que se lleve a cabo el proceso de transcripción se requiere un DNA molde, los cuatro ribonucleósidos trifosfato, NTP, además de metales divalentes como Mg^{2+}, además de la maquinaria enzimática que está formada por RNA polimerasas (RNApol), de las que existen una sola en procariotas, y varias en eucariotas, y no es necesaria la presencia de cebador para su acción.**
3. **La transcripción transcurre en tres etapas: iniciación, elongación y terminación, en las cuales intervienen diferentes proteínas auxiliares denominadas factores de transcripción, tanto en organismos procariotas como eucariotas, si bien con marcadas diferencias entre ambos.**
4. **A diferencia de los procariotas, los eucariotas presentan diferentes RNApol para la síntesis de los diferentes RNA y requieren la implicación de un gran número de proteínas denominadas factores de transcripción (TF), que se unen a sitios específicos del DNA, tanto en la región del promotor como en regiones próximas (proximal) o más alejadas del mismo (distal). Los TF son necesarios para la unión del complejo de transcripción al promotor y para la determinación de los genes que han de transcribirse. Pero para que los TF reconozcan y se unan a los sitios específicos de los DNA, el grado de condensación de la cromatina debe modificarse dejando accesibles esas regiones para la acción de las RNApol.**
5. **Una vez que se ha concluido la transcripción, se obtiene el transcrito primario, que en la mayoría de los casos no es funcional. Los rRNA y tRNA requieren procesamiento en organismos procariotas y eucariotas, mientras que los mRNA sólo lo requieren en eucariotas. Entre las modificaciones postranscripcionales más relevantes del mRNA se encuentran incorporación del *cap* en el extremo 5′, incorporación de la cola de poliA en el extremo 3′, y el *splicing*.**

Bibliografía

Brown TA. Genomes 3. 3rd ed. Oxford: Bios Scientific Publishers Ltd; 2007.

Charoensawan V, Wilson D, Teichmann. SA. Genomic repertoires of DNA-binding transcription factors across the tree of life. Nucleics Acids Res. 2010;38:7364-77.

Charoensawan V, Wilson D, Teichmann SA. Lieange-specific expansión of DNA-binding transcription factors families. Trends in Genetics. 2010;26:388-93.

Hsin JP, Manley JL. The ARN polymerase II CTD coordinates transcription and RNA processing. Genes Dev. 2012;26:2119-37.

Jacob F, Monod J. Genetic regulatory mechanisms in the synthesis of proteins. J Mol Biol. 1961;3:318-56.

Herráez A. Texto ilustrado e interactivo de Biología Molecular e Ingeniería Genética. Concepto, técnicas y aplicaciones en ciencias de la salud. 2ª ed. Barcelona: Elsevier; 2012.

Lodish HF, Berk A, Matsudaira P, Kaiser CA, Krieger M, Scott MP, et al. Biología Celular y Molecular. 5ª ed. Madrid: Editorial Médica Panamericana; 2005.

Spitz F, Furlong EE. Transcription factors: from enhancers binding to developmental control. Nat Rev Genet. 2012;13:613-26.

Watson JD, Baker TA, Bell SP, Gann A, Levine M, Losick R. Biología Molecular del Gen. 5ª ed. Madrid: Editorial Médica Panamericana; 2006.

Capítulo 25

Código genético y síntesis de proteínas

Guillermo Sáez Tormo y Concha Cerdá Micó

OBJETIVOS DEL APRENDIZAJE

- **Comprender las características del código genético.**
- **Estudiar los mecanismos implicados en la traducción del mensaje codificado en el mRNA a la secuencia aminoacídica de las proteínas.**
- **Entender los factores y mecanismos implicados en la síntesis proteica.**
- **Describir los cambios postraduccionales que acontecen en las cadenas polipeptídicas y los mecanismos que regulan de la traducción.**

25.1. INTRODUCCIÓN

El dogma central de la biología molecular establece un flujo de información desde el DNA hasta las proteínas que se sintetizan en los organismos vivos (v. cap. 22). En el primer paso, la secuencia del DNA es copiada, transcrita o convertida a una cadena de mRNA. Determinadas secuencias en el DNA sirven para regular la síntesis de proteínas (fig. 25.1) que a su vez actúan como promotores, estimuladores o represores de la transcripción. Son como interruptores *on/off* en este proceso inicial de la transmisión génica (v. cap. 24).

El último paso en la transmisión del mensaje génico consiste en la traducción. Traducir significa cambiar las palabras de un lenguaje a otro, y esto es precisamente en lo que consiste la función de la maquinaria genética al traducir un lenguaje codificado en forma de nucleótidos en otro en clave de aminoácidos.

La traducción de la secuencia de los polímeros de ácidos nucleicos en la estructura polipeptídica de las proteínas es uno de los procesos más deslumbrantes y trascendentes de la biología. Su entendimiento ha sido crucial para conocer mejor la función de las células e incluso explicar el mecanismo de las enfermedades a nivel molecular.

Las secuencias nucleotídicas de los genes que dan lugar a su producto final están organizados en tripletes, y se conocen como codones. Los codones son, por lo tanto, palabras de tres letras formadas por la combinación de los cuatro nucleótidos, dATP, dTTP, dGTP y dCTP. El conjunto de estos codones constituye el *código genético*.

Inicialmente fue necesario elucidar el código genético, descifrando los secretos del mensaje contenido en la secuencia del DNA y los mecanismos para su traducción. Solo así fue posible entender la transmisión de la herencia y explicar las mutaciones genéticas. En el proceso de traducción intervienen varios tipos de moléculas, como son las secuencias nucleotídicas en el DNA, el RNA y múltiples proteínas específicas colaboradoras. Pero además también intervienen distintos tipos de RNA, como el RNA mensajero (mRNA), que almacena el mensaje a traducir, el de transferencia o tRNA encargado de la localización y el transporte de aminoácidos al lugar de síntesis proteica, la cual se lleva a cabo en el RNA ribosómico o rRNA. La traducción requiere, además de las subunidades ribosómicas, el mRNA y los aminoacil-tRNA, un aporte energético en forma de GTP y una amplia gama de factores proteicos. Las diferencias que existen entre procariotas y eucariotas en términos de traducción genética se deben fundamentalmente a las características y la función de estos factores de traducción.

25.2. EL CÓDIGO GENÉTICO Y SUS CARACTERÍSTICAS

Aunque son cuatro los nucleótidos de los que se compone la secuencia de DNA y 20 los aminoácidos posibles que pueden formar parte de una proteína, cada unidad codificadora está formada por la combinación de tres nucleótidos o tripletes (fig. 25.2). Esto proporciona 64 (4^3) posibilidades codificadoras. Tres de estos 64 codones no codifican para ningún aminoácido. Son los conocidos como codones sin sentido o de terminación. El resto de los 61 codones, o tripletes, codifican los 20 aminoácidos proteicos comunes. Esto significa que un mismo aminoácido puede estar codificado por varios codones diferentes. Esta propiedad del código genético se conoce como *degeneración*. Esta característica no se cumple para todos los aminoácidos, y así, por ejemplo, la metionina o el triptófano sólo cuentan con un triplete para su codificación. Otra característica del código genético es que *no es ambiguo*, lo que quiere decir que un codón específico solamente se corresponde con un aminoácido. Esta dualidad de características aparentemente contradictorias del código genético, la degeneración y la no ambigüedad se explica por el mismo mecanismo y las moléculas implicadas en el proceso de traducción. Cada codón complementario del DNA en el mRNA reconoce a un tRNA específico. Así, cada molécula de tRNA contiene una secuencia específica, complementaria a un codón, que se denomina su anticodón. Para un codón determinado en el mRNA sólo existe un tRNA con el anticodón apropiado. A su vez, cada tRNA sólo puede unir

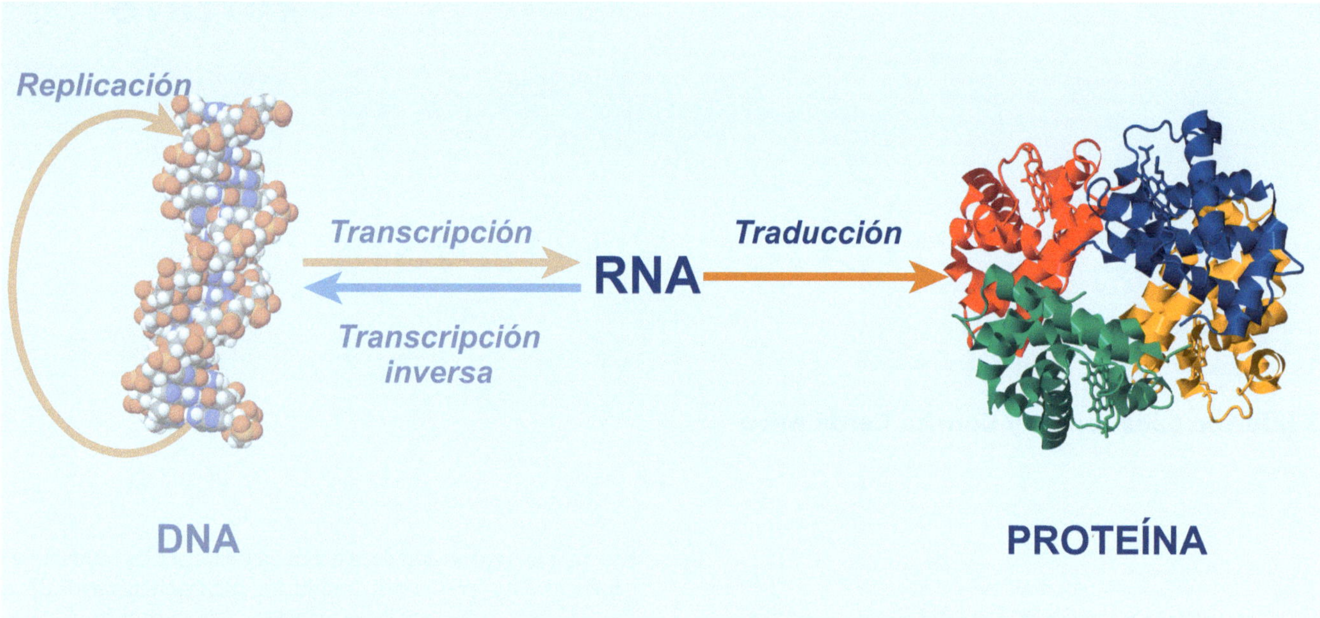

Fig. 25.1 Flujo de la información genética, donde destaca el proceso de traducción de mRNA a proteínas.

Primer nucleótido	Segundo nucleótido: U	C	A	G	Tercer nucleótido
U	Phe	Ser	Tyr	Cys	U
	Phe	Ser	Tyr	Cys	C
	Leu	Ser	STOP	STOP	A
	Leu	Ser	STOP	Trp	G
C	Leu	Pro	His	Arg	U
	Leu	Pro	His	Arg	C
	Leu	Pro	Gln	Arg	A
	Leu	Pro	Gln	Arg	G
A	Ile	Thr	Asn	Ser	U
	Ile	Thr	Asn	Ser	C
	Ile	Thr	Lys	Arg	A
	Met	Thr	Lys	Arg	G
G	Val	Ala	Asp	Gly	U
	Val	Ala	Asp	Gly	C
	Val	Ala	Glu	Gly	A
	Val	Ala	Glu	Gly	G

Fig. 25.2 Código genético. Codones en mRNA y aminoácidos codificados. La sucesión ordenada de nucleótidos en la primera, segunda y tercera columna forma distintos tripletes en el mRNA y su asignación a un aminoácido (segunda columna), representados con los nombres abreviados. *Stop* representa los codones de terminación en el genoma nuclear (UAA, UGA y UAG). AUG codifica para el aminoácido Met y es el codón de iniciación en mamíferos.

a un determinado aminoácido. Por lo tanto, dado un codón específico, sólo es posible codificar un aminoácido para su incorporación a la cadena polipeptídica; sin embargo, para un aminoácido específico pueden utilizarse varios codones.

Otra característica del código genético corresponde al marco de lectura. En la traducción del mensaje genético *no hay solapamientos*. Una vez iniciada la lectura, ésta es continua, es decir, sin interrupciones entre los codones. La secuencia empieza a leerse, y acaba cuando lo determinan los codones específicos de finalización. En otras palabras, es como un texto de un libro que no tuviera comas, pero conservando sus párrafos.

La última característica del código genético es su universalidad. El código genético puede considerarse *parcialmente universal*, un concepto que obedece a recientes observaciones a nivel molecular que muestran diferencias importantes al comparar el genoma mitocondrial con el nuclear. Por ejemplo, en el mRNA humano mitocondrial, el UGA codifica por el aminoácido triptófano, en lugar de actuar como codón de finalización, o AUA que codifica por metionina en lugar de isoleucina. En este mismo genoma mitocondrial, AGA y AGG sirven de señales de terminación de la cadena, los cuales en el genoma nuclear codifican para el aminoácido arginina. Además, las mitocondrias sólo tienen 22 moléculas de tRNA, mientras que en el citoplasma existen 31 especies de tRNA. Otro aspecto a tener en cuenta es la frecuencia de utilización de los codones de aminoácidos, ya que pueden variar en función de la especie y el tejido dentro de una misma especie. El conocimiento de esta frecuencia es fundamental para el diseño y la producción a gran escala de proteínas con propiedades terapéuticas, como es el caso de la insulina o la eritropoyetina, cuya síntesis se consigue gracias a la tecnología del DNA recombinante (v. cap. 27).

25.3. ESTRUCTURA Y PROPIEDADES DEL RNA DE TRANSFERENCIA (tRNA)

Aunque la estructura de los tRNA se ha detallado en el capítulo 22, conviene destacar aquí aquellas características que son más relevantes para el proceso de la traducción, las cuales se presentan en la figura 25.3. Como ya se ha comentado, el tRNA tiene cuatro extensiones o brazos bien diferenciados: TψC, D y los brazos del anticodón, aceptor y variable. El brazo TψC, formado por citidina, pseudouridina y ribotimidina, es la estructura encargada de la unión del aminoacil-tRNA a la superficie ribosómica en el lugar de síntesis y prolongación de la proteína. El brazo D, que contiene dihidrouracilo, base poco frecuente, interviene en la unión del aminoacil-tRNA al ribosoma y en el reconocimiento del tRNA por la *aminoacil-tRNA sintetasa*. El extremo o brazo aceptor termina con la secuencia de nucleótidos CCA y el grupo hidroxilo de esta última base es el encargado de la unión a un aminoácido específico para formar el aminoacil-tRNA.

El brazo anticodón está constituido por una secuencia de bases que se lee en sentido 3′ a 5′, al contrario del codón en el

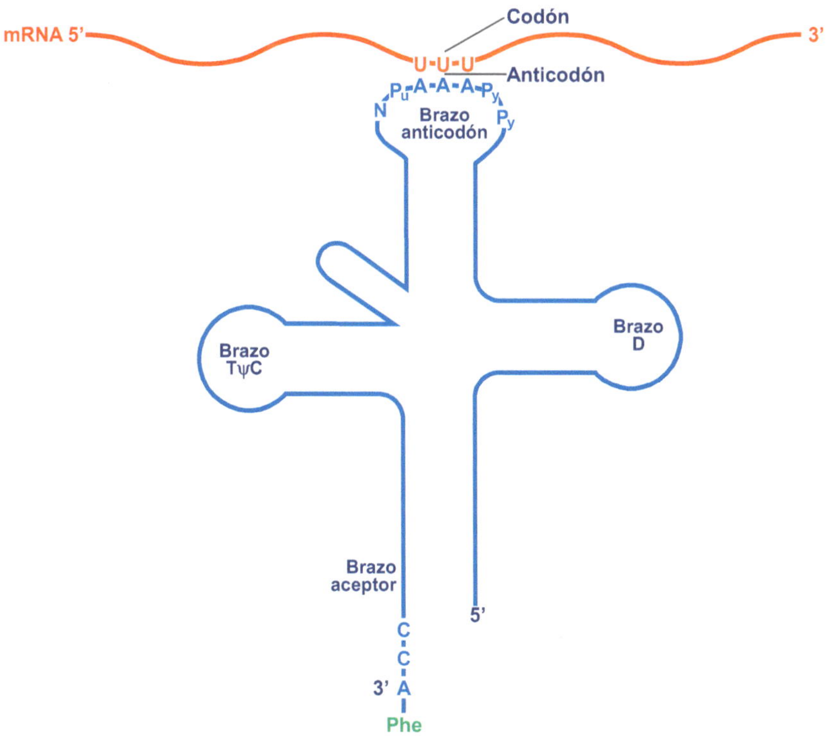

Fig. 25.3 Esquema de la estructura del tRNA unido a la cadena de mRNA. En el mRNA el triplete UUU codifica para la Phe, que se unirá con el tRNA mediante el anticodón AAA. Representación de los brazos anticodón, TψC, D, variable y aceptor, que enlaza con el aminoácido en la molécula de tRNA.

mRNA, cuyo sentido de lectura es 5′ a 3′. La segunda y tercera base del anticodón forman enlaces de hidrógeno con la primera y segunda base del codón, determinando la especificidad codón/anticodón. Sin embargo, la primera base del anticodón (posición 5′ del tRNA) puede orientarse de formas ligeramente distintas que permiten la introducción de distintas bases en dicha posición; a este fenómeno se lo denomina balanceo. Este fenómeno es importante en la función de los tRNA y está relacionado con la propiedad degenerativa del código genético. Como se ha comentado, la degeneración del código se sitúa en su mayor parte en el último nucleótido del triplete codón, que condiciona un apareamiento no estricto según la regla de la complementariedad. El balanceo se produce al intervenir otros nucleótidos no específicos en la unión del triplete del codón del mRNA y el anticodón del tRNA. Existen varios casos concretos que ilustran mejor este fenómeno. De entre ellos cabe citar el caso de la glicina, cuyos codones son GGU, GGC y GGA. Estos codones pueden aparearse con el anticodón 3′CCI5′; por lo tanto, el nucleótido inosina (I) puede unirse a los nucleótidos U, C y A.

Cada tRNA se une a un aminoácido específico. Esto se consigue gracias a la participación de una enzima específica capaz de reconocer tanto a la molécula de tRNA como a su correspondiente aminoácido. Para ello es necesaria la existencia de 20 enzimas específicas en esta labor de reconocimiento y fijación de los 20 aminoácidos existentes en las proteínas. Las enzimas encargadas de esta función, reconocimiento y fijación son las aminoacil-tRNA sintetasas.

25.3.1. Formación del aminoacil-tRNA

El proceso requiere una reacción con dos pasos y gasto energético (fig. 25.4). Ambos pasos se producen dentro del sitio activo de la enzima. En el primer paso tiene lugar la activación del aminoácido al reaccionar su grupo carboxilo con el ATP, formando el complejo enzima-AMP-aminoácido y liberándose pirofosfato

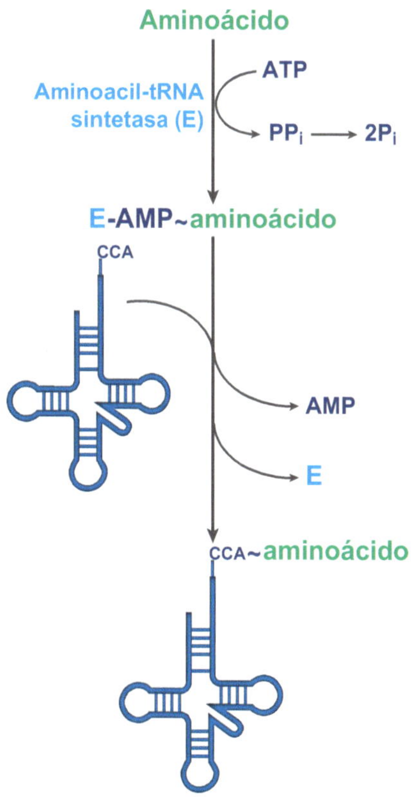

Fig. 25.4 Formación del aminoacil-tRNA. El aminoácido es enlazado de forma específica en el brazo aceptor del tRNA gracias a la participación de las enzimas aminoacil-tRNA sintetasas en una reacción de dos pasos que requiere aporte energético en forma de ATP. La enzima, el aminoácido y el AMP forman un complejo intermediario E-AMP-aminoácido previo a su unión con el tRNA.

(PPi). Así, se forma un enlace anhidro de elevada energía. Esta reacción aprovecha la energía de la hidrólisis del ATP, mientras que la acción de una pirofosfatasa que cataliza la ruptura del PPi liberado mantiene el desplazamiento de la reacción hacia la formación del complejo enzima-AMP-aminoácido. En el reconocimiento de cada tRNA por su aminoácido específico, las tRNA sintetasas utilizan frecuentemente la secuencia anticodón en el tRNA. Sin embargo, existen otras secuencias situadas a lo largo de la estructura del tRNA que también sirven como señales de reconocimiento para estas enzimas. De cualquier forma, es el enlace entre el anticodón del tRNA y el codón del mRNA lo que determina la fidelidad de esta unión.

En el segundo paso de la reacción, el aminoácido es transferido a un grupo hidroxilo en posición 2′ o 3′ de la ribosa del residuo de la adenosina (A) 3′ terminal del tRNA, liberando AMP. De hecho, todos los tRNA tienen un CCA en su extremo 3′ y la utilización del grupo hidroxilo en 2′ o 3′ depende de la enzima que interviene en la reacción. En esta reacción tiene lugar la liberación de energía como consecuencia de la formación del enlace éster aminoacil-tRNA, que es aprovechada posteriormente para la síntesis peptídica.

La suma de las reacciones de la formación del aminoacil-tRNA es la siguiente:

$$\text{Aminoácido} + \text{ATP} + \text{tRNA} \rightarrow \text{aminoacil} - \text{tRNA} + \text{AMP} + \text{PP}_i$$

donde el producto PP_i se hidroliza a dos P_i, lo que asegura la irreversibilidad de esta reacción.

En este mecanismo de activación es fundamental la especificidad de las aminoacil-tRNA sintetasas para la fidelidad del proceso de traducción. Los aminoácidos pueden distinguirse por su tamaño o por su carga, por sus cadenas laterales y otras características de su estructura. Dada la posibilidad de error en la incorporación de uno de estos aminoácidos, existe un mecanismo de revisión y corrección de errores.

El codón de iniciación preciso viene determinado por las secuencias consenso denominadas Kozak que flanquean al codón AUG con bases de purina en posición −3 y +4. El equivalente en los procariotas de dicha secuencia se conoce como secuencia Shine-Dalgarno. Se trata de una secuencia situada unos 6 o 7 nucleótidos *upstream* del codón de iniciación de la traducción, y regula el inicio de ésta. Precisamente, las secuencias de Shine-Dalgarno (rica en purinas) permiten diferenciar el codón de iniciación (AUG) de cualquier otro que codifique para la metionina. De hecho, cada gen en un mRNA policistrónico posee su propia secuencia Shine-Dalgarno y su propio codón de iniciación. El primer codón que se traduce (AUG) se corresponde, por lo tanto, con el aminoácido metionina en eucariotas. En procariotas es la formilmetionina. En las células eucarióticas no existe esta enzima, por lo que no es posible formilar el tRNAMet para iniciar la síntesis de proteínas. Se deduce que todas las cadenas polipeptídicas empiezan con metionina. Sin embargo, este residuo de metionina es escindido una vez la cadena polipeptídica alcanza cierta longitud y las proteínas aisladas de las células contienen aminoácidos distintos de la metionina en sus extremos amino terminales.

25.4. SÍNTESIS DE LA CADENA POLIPEPTÍDICA

La síntesis de una cadena polipeptídica en una proteína transcurre en tres etapas conocidas como *iniciación*, *alargamiento* o *elongación* y *terminación*. En estas son imprescindibles las unidades ribosómicas donde tiene lugar la traducción de la secuencia de ribonucleótidos del mRNA a una secuencia de aminoácidos específica para cada proteína. El mensaje contenido en el mRNA se lee en sentido 5′ a 3′. El proceso comienza en el extremo 5′ con la incorporación del primer aminoácido de la cadena polipeptídica o residuo amino terminal y concluye con la del carboxilo terminal de la proteína. En organismos eucariotas, el mRNA se sintetiza en el interior del núcleo, de la célula, y una vez realizada su maduración (v. cap. 24) se transporta al citoplasma, que es donde tiene lugar el proceso de traducción. En organismos procariotas la transcripción y la traducción pueden realizarse de forma simultánea, ya que en la mayoría de los casos no se requiere la maduración del mRNA.

25.4.1. Mecanismo de iniciación

La iniciación de la síntesis proteica es un mecanismo muy preciso que requiere la colaboración de distintos factores en la maquinaria de la traducción. Intervienen distintas moléculas iniciadoras y otros componentes, entre los que se encuentran tRNA, rRNA, mRNA, GTP y ATP, y aminoácidos. Los factores de iniciación facilitan el ensamblaje de los componentes que forman parte del complejo de iniciación. En los procariotas son sólo tres los que intervienen (IF-1, IF-2 y IF-3). En eucariotas el mecanismo es más complejo y requiere la participación de más de 10 factores de iniciación (eIF). Estos factores actúan como catalizadores o estabilizadores de las estructuras moleculares que se van formando. Hay dos mecanismos clave en todo este proceso: la activación del mRNA y la formación del complejo de iniciación.

La iniciación requiere que los ribosomas se disocien en sus subunidades 40S y 60S (fig. 25.5A). Para evitar su reasociación, los factores eIF3 y eIF1A se unen previamente al 40S. En un primer paso, el GTP se une al eIF2 formando un complejo binario encargado de unirse al met-tRNA y dar lugar a un complejo ternario que, a su vez, se une a la subunidad 40S y da lugar al complejo 43S o complejo de preinicio (fig. 25.5A). El factor eIF-2 está formado por las subunidades α, βγγ, y es importante para el control del inicio de la síntesis proteica en eucariotas. Cuatro proteína quinasas conocidas como HCR (*heme-controlled repressor kinase*), PKR (*ds-RNA-dependent protein kinase*), PERK (*protein kinase RNA-like endoplasmic reticulum kinase*) y GCN2 (*general control nonderepressible 2 kinase*) son las encargadas de la fosforilación de eIF2 en un residuo de serina en la subunidad α. La fosforilación de eIF-2 evita la formación del complejo de preinicio 43S y bloquea la síntesis de la proteína. Una vez unido al mRNA, este complejo debe integrar el codón de iniciación para dar lugar al macrocomplejo 48S. El triplete AUG en el mRNA sirve como identificación del marco de lectura al que se une el met-tRNA.

La consecución del proceso de la traducción requiere una activación previa del mRNA para su unión al complejo de preinicio 43S. El extremo 5′ de la mayoría de las moléculas de mRNA en las células eucariotas presentan la caperuza o *cap* (v. cap. 24), necesaria para su unión a la subunidad 40S del complejo. Esta unión transcurre con la hidrólisis de ATP y el concurso de varios factores de iniciación que son el eIF-4E y el complejo eIF-4G-eIF-4A, cuyo conjunto constituye el complejo proteico eIF-4F (fig. 25.5B). Una vez formado este complejo que incluye el mRNA, se realiza la unión, con gran afinidad entre el factor eIF4G y el eIF3, previamente unido a la subunidad 40S.

El reconocimiento del *cap* del mRNA por parte del factor eIF4E se regula por mecanismos de fosforilación a nivel de un residuo de la serina en posición 209 o de la treonina en 210.

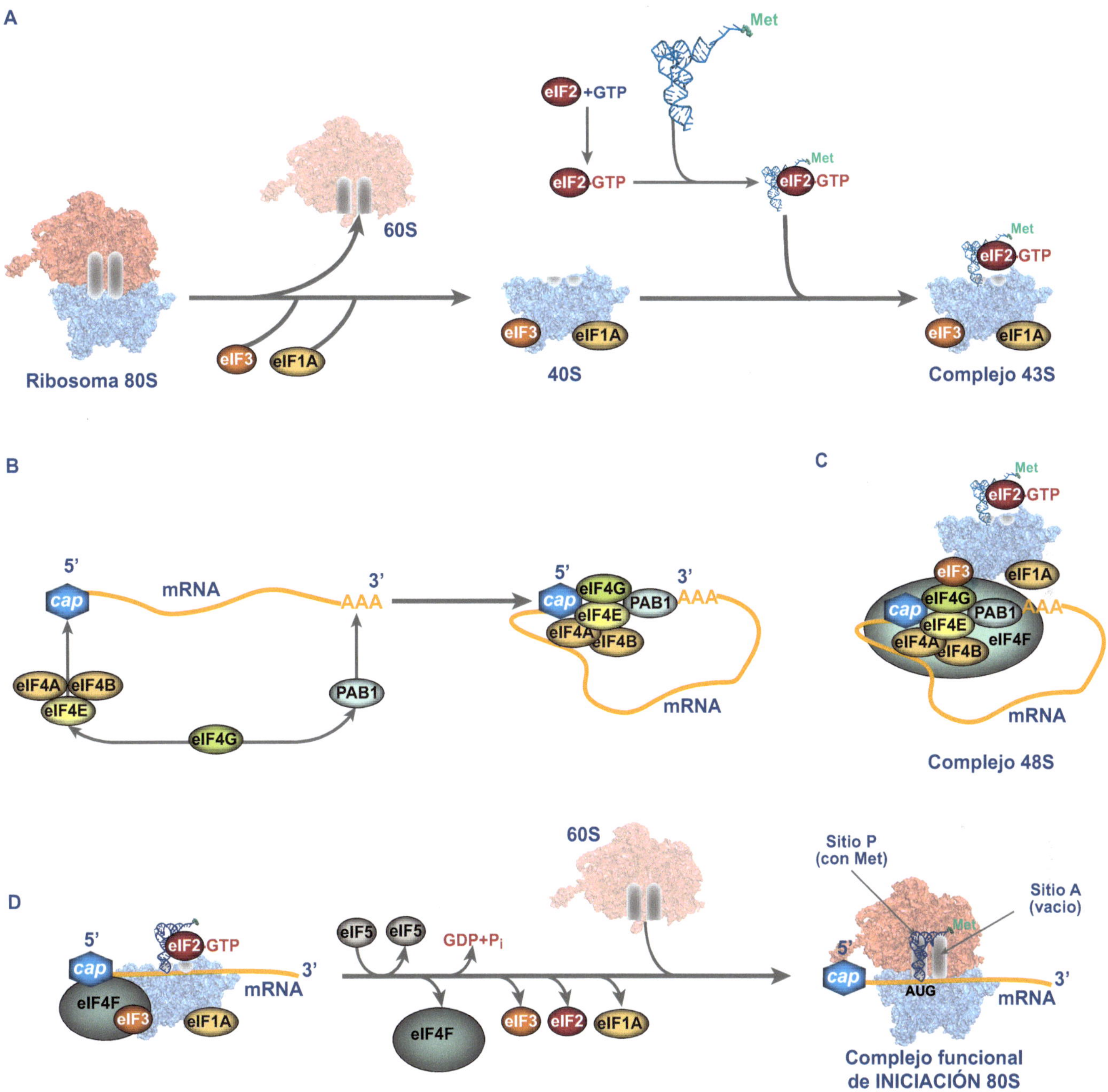

Fig. 25.5 Formación del complejo de iniciación en la síntesis de proteínas. A. Formación del complejo ternario met-tRNA-GTP-eIF2 y unión a la subunidad 40S con los factores eIF3 y eIF1A. **B.** Activación de la cadena de mRNA con el *cap* y cola de poliA, mediante reacción con los factores eIF4A, 4E, 4B y 4G, y PAB1 para la formación del complejo de preinicio. **C.** Complejo 48S, unido al complejo ternario Met-tRNA-eIF2-GTP, asociado a la subunidad 40S. **D.** Localización del triplete de inicio AUG y unión del Met-tRNA. Mediante el factor eIF5 se realiza la hidrólisis de GTP y la unión del complejo 48S a la subunidad 60S para formar el complejo definitivo y activo 80S.

El factor eIF4E en su forma fosforilada se une con gran afinidad al *cap* del mRNA y comienza así la iniciación de la síntesis proteica. La fosforilación de eIF-4E es estimulada por la insulina y factores de crecimiento mitogénicos, como el IGF-1 (*insulin-like growth factor 1*), el PDGF (*platelet-derived growth factor*), la interleucina-2 y la angiotensina II, y participa en dicho mecanismo un componente de la vía de las *MAP quinasa*.

Existe otro mecanismo de regulación de la actividad de eIF-4E a través de su unión a una serie de proteínas, como 4F-BP1, y su posterior inhibición. El complejo de unión eIF-4E-BP1 impide la interacción entre este y eIF-4G para formar eIF-4F, lo que conduce a la inhibición de la iniciación de la traducción. La fosforilación de BP-1 por la insulina y otros factores de crecimiento permite su disociación de eIF-4E, lo que explica el efecto inductor que tiene esta hormona sobre la etapa postranscripcional de la síntesis proteica en tejidos como el hígado, el músculo y el tejido adiposo.

Una vez unido el complejo de preinicio 43S con el *cap* de mRNA, se produce una reducción de la estructura secundaria próxima al extremo 5′, mediante la unión del factor eIF4B y de la acción de una *helicasa 4B* (fig. 25.5C). Una vez estabilizado el complejo, se inicia la búsqueda del codón de iniciación AUG en el mRNA, localizado cerca del extremo 5′, produciéndose la unión codón-anticodón mediante enlaces de hidrógeno entre bases complementarias.

En el extremo 3′ del mRNA existe la cola de poliA (véase cap. 24) que se combina con la proteína PAB1 y con eIE-4G de eIF-4F, unido al *cap* del extremo 5′. Esto estimula y contribuye a la unión de la subunidad 40S al extremo 5′ del mRNA, de forma sinérgica a la unión favorecida por el *cap* (fig. 25.5C), por ello cubierta y cola actúan sinérgicamente para la síntesis de proteínas.

El complejo 48S se combina con la subunidad 60S, formándose el complejo de iniciación 80S definitivo y activo (fig. 25.5D). Esta interacción utiliza la hidrólisis de GTP unido al eIF-2 por eIF-5, y se liberan los factores de iniciación unidos al complejo de 48S (estos factores se reciclan), y las subunidades 40S y 60S se unen formando el ribosoma 80S (fig. 25.5D).

25.4.2. Formación del enlace peptídico y elongación de la cadena polipeptídica

Como se muestra en la figura 25.6, en el complejo ribosómico 80S existen tres sitios de interacción con el aminoacil-tRNA entrante, el saliente y el sitio peptidil-tRNA unido a la cadena polipeptídica en crecimiento. Estos lugares se conocen como A, E y P, respectivamente, y están situados sobre tripletes cambiantes a medida que la maquinaria ribosómica se desplaza a lo largo de la cadena de mRNA en sentido 5′ → 3′.

La secuencia de la cadena polipeptídica en la etapa de elongación viene determinada por el orden de codones del mRNA. Este proceso comprende varios pasos cíclicos que requieren la acción de diferentes actividades enzimáticas, además de la presencia de factores de elongación (eEF).

Una vez situado el aminoacil-met-tRNA sobre el codón de iniciación AUG en el sitio P del ribosoma (complejo de iniciación funcional), se incorporan de forma progresiva el resto de los aminoacil-tRNA, situándose en el sitio A, según secuencia del mRNA. Para la unión del correspondiente aminoacil-tRNA al sitio A, es necesaria la participación del factor de elongación eEF1A, que forma un complejo ternario con GTP y el aminoacil-tRNA recién incorporado. La actividad GTPasa de la subunidad 60S del ribosoma produce la hidrólisis del GTP, proporcionando la energía necesaria para inducir un cambio conformacional en el ribosoma que aumenta así su afinidad de unión por el aminoacil-tRNA. Una vez situado correctamente en el sitio A se libera el complejo eEF1A-GDP y fosfato inorgánico (fig. 25.6).

El grupo carboxilo del met-tRNA o aminoacil-tRNA (dependiendo si es en el primero o en ciclos consecutivos de elongación) situado en el sitio P sufre un ataque nucleofílico por parte del grupo α-amino del aminoacil-tRNA entrante que acaba de situarse sobre el sitio A. La reacción es catalizada por una *peptidil tansferasa* que se localiza en la subunidad 60S del ribosoma (actividad ribozima del RNA). El resultado de esta reacción es la transferencia de la metionina del met-tRNA al aminoacil-tRNA en el sitio A, formándose así el primer dipeptidil-tRNA. El tRNA que estaba unido a la metionina queda libre sobre el sitio P y se prepara para su translocación hacia el sitio E o lugar de salida. El complejo ribosómico se desplaza avanzando a lo largo de la secuencia de la cadena del mRNA y cambiando la posición del peptidil-tRNA que pasa

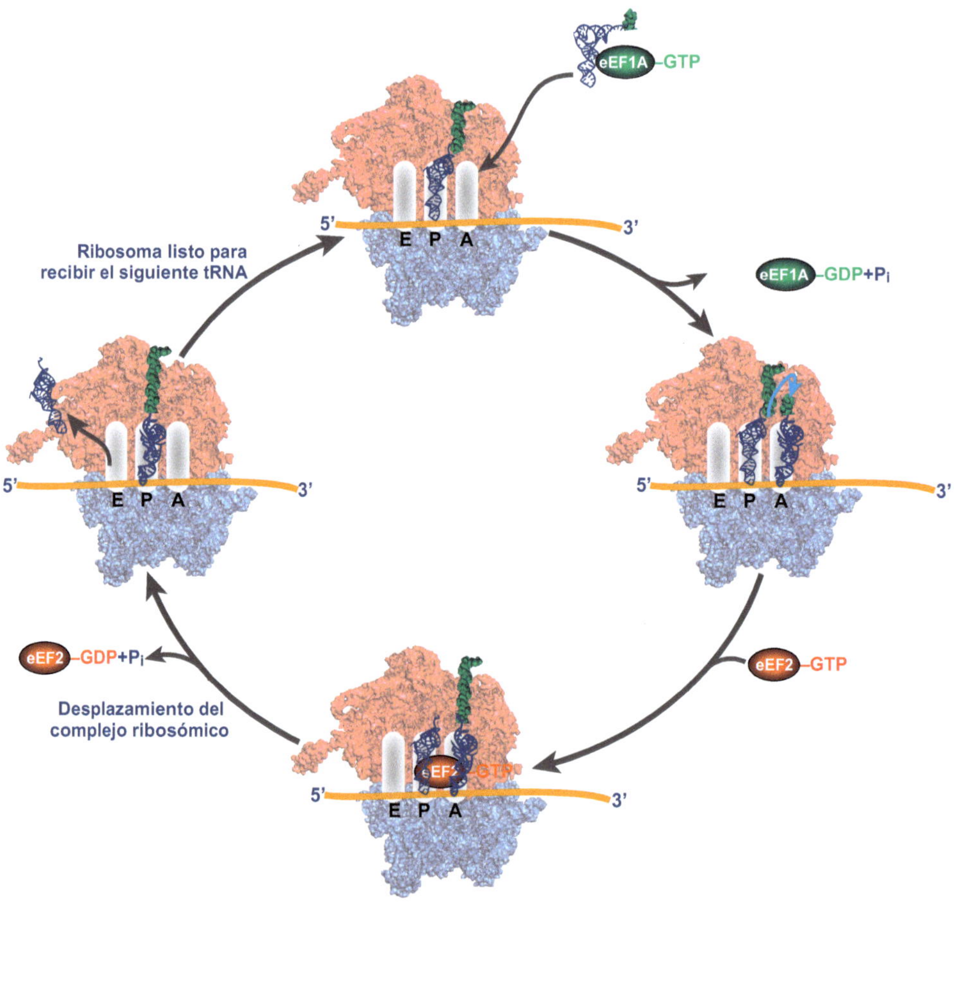

Fig. 25.6 Elongación de la cadena polipeptídica. Sobre el sitio P se sitúa la cadena proteica en crecimiento. El sitio A recibe al aminoacil-tRNA entrante con la ayuda del factor de elongación eEF1A y GTP. La cadena polipeptídica se enlaza con el aminoácido recién incorporado en el sitio A y el tRNA desacilado pasa al sitio E de salida. El factor de elongación eEF2 facilita el desplazamiento del peptidil-tRNA con el nuevo aminoácido del sitio A al sitio P. La hidrólisis de eEF2-GTP genera la energía necesaria para la traslación ribosómica de tres nucleótidos en sentido 3′ sobre la cadena de mRNA y dejándolos al descubierto para recibir al siguiente aminoacil-tRNA.

del sitio A al P, dejando a la vista otro nuevo codón para la recepción y la unión del siguiente aminoacil-tRNA, que será engarzado al extremo C-terminal de la cadena polipeptídica en crecimiento. En el desplazamiento del peptidil-tRNA al sitio P y la formación del enlace peptídico interviene el factor de elongación eEF2, previamente unido al GTP (eEF2-GTP), de modo que la hidrólisis del GTP para formar eEF2-GDP es la responsable del desplazamiento sobre la cadena de mRNA.

25.4.3. Terminación de la síntesis proteica

En el código genético existen tres codones de terminación o *stop* (fig. 25.2) que no reconocen ningún aminoacil-tRNA, no permitiendo la incorporación de ningún aminoácido. Estos codones son UAA, UAG y UGA (fig. 25.2). Cuando alguno de estos codones aparece sobre el sitio A del ribosoma 80S, el factor de liberación eRF1 se sitúa sobre el codón incorporándose al complejo el eRF3 unido previamente a GTP. A continuación se produce la hidrólisis del peptidil-tRNA y la liberación de la cadena polipeptídica recién sintetizada. La *peptidil transferasa* con actividad esterasa es la encargada de hidrolizar el enlace que une la cadena polipeptídica ya completada con el tRNA del lugar P. Es entonces cuando tiene lugar la disociación del ribosoma 80S en sus dos subunidades 60S y 40S, así como la liberación de la cadena de mRNA (fig. 25.7).

Una misma cadena de mRNA puede unirse a distintas unidades ribosómicas para su traducción simultánea. Los ribosomas van avanzando a lo largo de la secuencia de mRNA, uno detrás de otro, formando una cadena. El tamaño de los distintos complejos 80S asociados a una cadena de mRNA es considerable, por lo que debe existir y mantenerse una distancia aproximadamente de 100 nucleótidos entre ellos. Así, el conjunto de varios ribosomas unidos a una cadena de mRNA se denomina polirribosomas o polisoma (fig. 25.8). Los ribosomas activos pueden estar unidos a la membrana del retículo endoplásmico rugoso (RER), llamado así precisamente por el aspecto que estos le confieren cuando se observa al microscopio electrónico. Es aquí donde se sintetizan las proteínas lisosómicas. Por el contrario, las proteínas citosólicas, mitocondriales, nucleares y peroxisómicas se sintetizan en ribosomas libres.

25.5. PROCESAMIENTO POSTRADUCCIONAL DE LAS PROTEÍNAS

Los distintos tipos de proteínas sintetizadas como una larga cadena de aminoácidos (estructura primaria) deben ser modificadas en menor o mayor grado antes de adquirir su funcionabilidad biológica. Algunos polipéptidos recién sintetizados se pliegan adoptando una estructura final sin más modificación. Sin embargo, la mayor parte de las proteínas experimentan modificaciones notables en su estructura. Esto afecta a proteínas enzimáticas, hormonas peptídicas, moléculas transportadoras y extracelulares con función estructural.

Entre las modificaciones postraduccionales más frecuentes se encuentran las siguientes:

- **Eliminación en el extremo N-terminal de la metionina y los péptidos señal.** Este mecanismo se observa en aquellas proteínas que son sintetizadas y liberadas en forma de proteínas inactivas o preproteínas que adquieren su función biológica por proteólisis específica. Es frecuente encontrar este mecanismo de regulación en diversos tipos de enzimas conocidas como proenzimas o zimógenos.
- **Glucosilación.** La unión de residuos de carbohidratos a las cadenas polipeptídicas una vez traducidas constituye otra forma de modificación postraduccional, aunque este tipo de modificación no siempre se traduce en una ganancia de la función de la proteína.
- **Hidroxilación.** La incorporación de grupos hidroxilo (–OH) en la estructura de determinados aminoácidos es esencial para completar la maduración y la función de ciertas

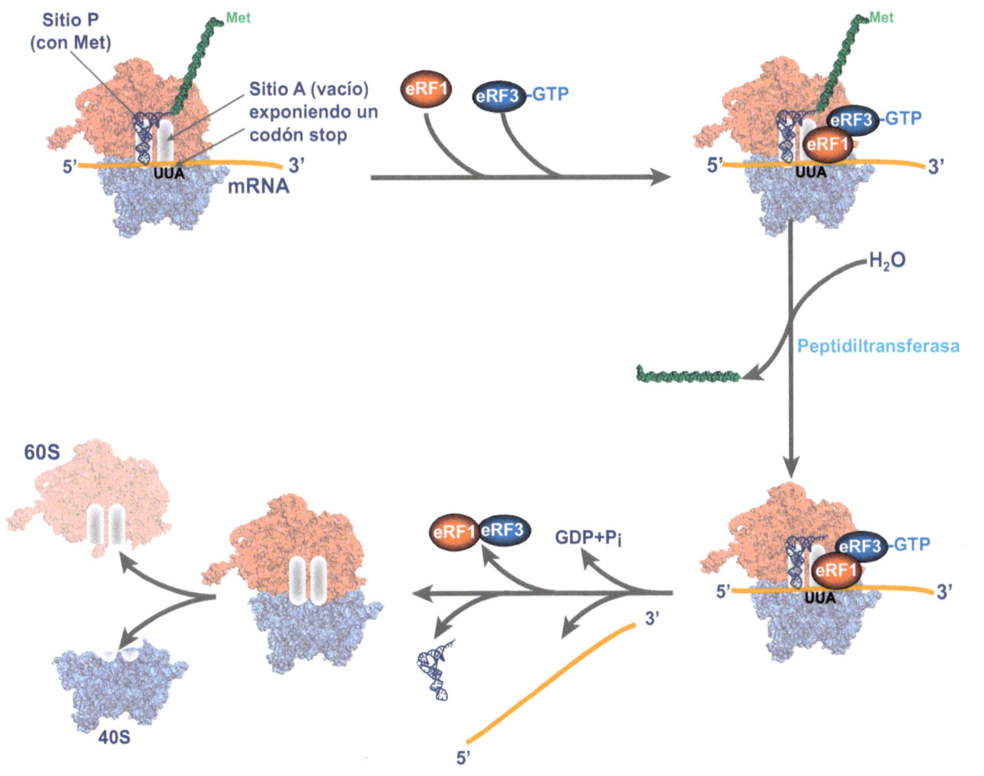

Fig. 25.7 **Proceso de terminación de la cadena polipeptídica.** Sobre los codones de terminación aparecidos en el sitio A se sitúan los factores de liberación eRF1 y eRF3 unido a GTP, que proporciona la energía para la reacción de hidrólisis de la liberación de tRNA y la cadena polipeptídica recién sintetizada.

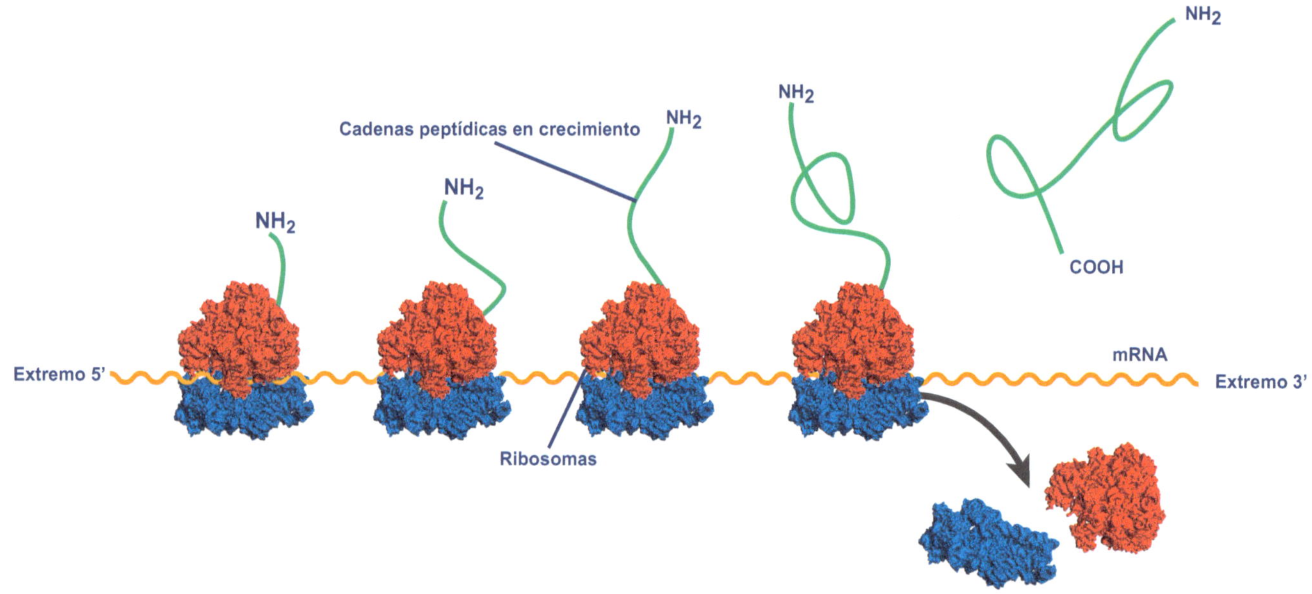

Fig. 25.8 Esquema de la estructura de un polirribosoma. Varios ribosomas se unen a la cadena del mRNA para traducir simultáneamente su mensaje genético.

proteínas. La hidroxilación de prolina a 4-hidroxiprolina o de lisina a hidroxilisina se lleva a cabo por hidroxilasas muy específicas localizadas en el RER que reconocen secuencias específicas de aminoácidos para llevar a cabo esta reacción. Este tipo de modificación adquiere especial importancia en las proteínas del tejido conjuntivo, tales como el colágeno y la elastina. La vitamina C (ácido ascórbico) es un mediador en este tipo de reacciones, por lo que su deficiencia, por ingesta insuficiente (escorbuto) es causa de fragilidad en los vasos sanguíneos y retraso en la cicatrización de las heridas, al fallar la síntesis correcta de las proteínas de sostén.

- **Fosforilación.** Los mecanismos de modificación por fosforilación son imprescindibles para la adecuada función y regulación de numerosas proteínas del metabolismo intermediario. En la transmisión de señales entre moléculas, las fosforilaciones de aminoácidos específicos desempeñan un papel muy importante para la activación de receptores e interacción proteína-proteína. De esta función se encargan varias proteinquinasas localizadas en distintos compartimentos celulares y que fosforilan normalmente Tyr, Ser o Thr.
- **Metilación.** Diversas enzimas del grupo de las metiltransferasas son las encargadas de incorporar grupos metilo en determinados aminoácidos. La metilación es una forma de marcaje de proteínas previamente dañadas para su degradación. Los aminoácidos frecuentemente metilados son el aspartato, la lisina y la histidina.
- **Acilación.** La acilación de péptidos y proteínas representa un mecanismo destinado a su ubicación en determinados compartimentos celulares. La acilación consiste en establecer enlaces amida entre un ácido graso, normalmente al ácido mirístico (14:0), en cuyo caso se llama miristilación, y un residuo de glicina en el extremo aminoterminal de la cadena polipeptídica. Este tipo de modificación lipídica se asocia a la activación de proteínas G, ya que incrementan la afinidad de la subunidad alfa de la proteína G por las subunidades beta y gamma unidas a la membrana celular. Otra modalidad de este tipo de modificaciones es la prenilación.
- **Enlaces disulfuro.** Se establecen enlaces disulfuro entre residuos de cisteínas más o menos alejadas a lo largo de la estructura primaria de una proteína, y desempeñan una función importante en la estabilidad de su estructura terciaria. Los enlaces disulfuro se producen de forma espontánea en el lumen del retículo endoplásmico liso (REL). Las proteínas con este tipo de enlaces suelen localizarse en las membranas celulares o ser segregadas al especio extracelular, donde el ambiente es más oxidante. En el interior de la célula, debido a la presencia de agentes reductores y antioxidantes, tales como el glutatión reducido o la tiorredoxina, el mantenimiento de los enlaces disulfuro se encuentra dificultado.
- ***Splicing*.** Es un mecanismo por el se corta de forma precisa una secuencia peptídica dentro de una proteína, separando dicho fragmento intermedio, con la posterior unión entre los extremos N-terminal y C-terminal de los fragmentos colindantes.

En el direccionamiento de las proteínas hacia el destino final donde ejercen su función biológica intervienen diversos mecanismos moleculares que, a decir verdad, son a día de hoy poco conocidos. Quizá el más explorado haya sido el papel del péptido señal que dirige el camino de aquellas proteínas que forman parte de las membranas celulares y de orgánulos, o bien de aquellas que se sintetizan para ser exportadas. Un péptido señal es una cadena de aminoácidos unida a las proteínas en la fase de elongación y que de esta forma facilita el ensamblaje de esta proteína en una estructura membranosa determinada. La partícula de reconocimiento señal (PRS) es un complejo formado por seis proteínas y una fracción pequeña de RNA. Esta estructura permite la unión del ribosoma al RER a través de una proteína de atraque o proteína receptora de PRS. Con ello se consigue la unión del ribosoma al complejo denominado traslocón en la membrana del RER. Cuando finaliza la traducción de la proteína, el péptido señal es eliminado por una peptidasa del RER.

Las proteínas, en su estado de estructura primaria, pueden adoptar la configuración tridimensional o plegada bajo determinadas condiciones favorables. Este plegamiento, así como la direccionalidad de las proteínas, está regulado por un grupo de proteínas colaboradoras que reciben el nombre de chaperonas.

Estas moléculas guardan mucha relación con las proteínas de choque térmico (*heat shock proteins*, Hsp) y están presentes en todos los organismos (v. cap. 2). Las chaperonas se han aislado de distintos orgánulos intracelulares, como las mitocondrias, los cloroplastos o el retículo endoplásmico, y la homología entre ellas es bastante alta. Las familias de chaperonas más destacadas son las Hsp70 y las Hsp60, cuya actuación en el proceso de plegamiento proteico es secuencial. Las chaperonas promueven el plegamiento de las proteínas nacientes y además dirigen el replegamiento de la proteína parcialmente desnaturalizada por situaciones o maniobras agresivas. Si el replegamiento ya es imposible, las chaperonas promueven la degradación de la proteína afectada.

25.6. FACTORES REGULADORES DE LA TRADUCCIÓN

Como es de esperar, los mecanismos que controlan la traducción genética en los seres eucariotas son bastante más complejos que en los procariotas. En las células eucariotas, no obstante, quedan muchos aspectos por resolver, aunque existe consenso sobre una serie de factores bastante bien establecidos y aceptados.

Uno de los puntos de control de la traducción reside en el hecho de ser un mecanismo compartimentado y de la necesidad de la translocación del mRNA, desde el núcleo hacia el citoplasma. De hecho, el transporte desde el núcleo y la estabilidad del mRNA en el citoplasma son aspectos de gran importancia. Este fenómeno es selectivo para aquellas moléculas de mRNA que son finalmente traducidas a proteínas y excluye a las secuencias intrónicas de la molécula.

No todos los mRNA producidos en el interior del núcleo son exportados hacia el citoplasma. El proceso está controlado y también es costoso desde el punto de vista energético, y requiere la presencia de una caperuza en 5′ y una cola Poli A en 3′ en el mRNA. En el control de la traducción intervienen proteínas represoras que bloquean este mecanismo al unirse a regiones específicas del mRNA, generalmente próximas a la región 5′ y que se conocen como elementos de respuesta a un determinado factor. Un ejemplo muy representativo es el que se da cuando aumenta la concentración de hierro en el hepatocito y se produce la liberación de la proteína que reprime la traducción del mRNA de la ferritina. Al liberarse esta proteína inhibidora se activa la síntesis de ferritina encargada de unirse al metal evitando así su acúmulo intratisular y la generación de lesiones por acúmulo de radicales libres hidroxilo (–OH) inductores del estrés oxidativo. Otras situaciones estresantes o agudas, como los golpes de calor, las infecciones víricas o la ausencia de factores de crecimiento activan la fosforilación del factor eIF-2, y como consecuencia, disminuye la traducción de determinadas proteínas mientras otras se ven estimuladas.

RESUMEN

1. **El código genético guarda una información de extraordinario valor biológico, cifrada en la secuencia nucleotídica del DNA como dogma universal de los seres vivos.**
2. **En el proceso de la transmisión genética, el mensaje codificado en el DNA se transforma en un transcrito de mRNA como paso previo de la traducción de un lenguaje en clave de nucleótidos a una secuencia de aminoácidos que conforman una cadena polipeptídica.**
3. **En el proceso de iniciación, elongación y terminación de la síntesis de proteínas intervienen numerosos factores proteicos y coenzimáticos, y tiene lugar el consumo de energía en forma de ATP.**
4. **Durante la traducción, el mRNA es procesado por las subunidades ribosómicas para la lectura de la secuencia de codones que definen el orden de llegada de los distintos aminoacil-tRNA al lugar diseñado para el establecimiento del enlace peptídico.**
5. **Una vez finalizada la síntesis de una proteína, su estructura primaria experimenta diversas modificaciones postraduccionales que definirán su destino y función biológica.**

Bibliografía

Aitken CE, Lorsch JR. A mechanistic overview of translation in eukaryotes. Nat Struct Mol Biol. 2012;19:568-78.

Crick FH, Barnett L, Brenner S, Watts-Tobin RJ. General nature of the genetic code for proteins. Nature. 1961;192:1227-32.

Harding JJ, Crabbe MJC, editors. Post-Translational modification of proteins. Boca Raton: CRC Press; 1992.

Hinnebusch AG. Molecular mechanism of scanning and start codon selection in eukaryotes. Microbiol Mol Biol Rev. 2011;75:434-67.

Jackson RJ, Hellen CU, Pestova TV. Termination and post-termination events in eukaryotic translation. Adv Protein Chem Biol. 2012;86:45-93.

Jenni S, Ban N. The chemistry of protein synthesis and voyage through the ribosomal tunnel. Curr Opin Struct Biol. 2003;13:112-219.

Klaholz BP. Molecular recognition and catalysis in translation termination complexes. Trends Biochem Sci. 2011;36:282-92.

Koonin EV, Novozhilov AS. Origin and evolution of the genetic code; the universal enigma. IUBMB Life. 2009;61:99-111.

Lorsch JR, Dever TE. Molecular view of 43S complex formation and start sit selection in eukaryotic translation initiation. J Biol Chem. 2010;285:2123-7.

Zahler HS, Green R. Fidelity at the molecular level: lessons from protein synthesis. Cell. 2009;136(4):746-62.

Capítulo 26

Regulación de la expresión génica. Procesos epigenéticos

Sonia Clapés Hernández y Francisco Dasí Fernández

OBJETIVOS DE APRENDIZAJE

- **Entender la importancia de la regulación de la expresión génica en la homeostasis celular.**
- **Comprender los procesos básicos de la regulación de la expresión génica en organismos procariotas. Estructura de los operones lactosa y triptófano, y control de la transcripción por atenuación.**
- **Conocer los mecanismos de regulación más importantes en la expresión génica en organismos eucariotas.**

26.1. INTRODUCCIÓN

Cuando se habla de ácidos nucleicos y proteínas surgen varias preguntas: ¿Cómo conoce un gen en qué momento tiene que expresarse? ¿Cómo se producen los procesos de transcripción y traducción? ¿Qué hace que, por ejemplo, un hepatocito produzca proteínas diferentes a las que produce una célula epitelial de la epidermis? Las respuestas a todas estas cuestiones constituyen lo que se conoce como estudio de la expresión génica. En todos los organismos vivos, desde la bacteria unicelular más simple hasta el hombre, la regulación de la expresión génica es un proceso complejo en el que intervienen numerosos factores, y es un mecanismo fundamental, imprescindible para la diferenciación celular, la homeostasis y la adaptación celular a los diversos cambios medioambientales.

Durante los últimos años se ha producido un gran avance en el conocimiento de los mecanismos moleculares implicados en el control de la regulación de la expresión génica. Cada uno de los pasos implicados en el proceso está sujeto a una regulación dinámica dentro de la célula. Estos procesos incluyen desde cambios estructurales en la cromatina, lo que permite que un gen determinado sea accesible a los factores de transcripción, hasta la transcripción del DNA en RNA, los mecanismos de maduración del RNA, las modificaciones postranscripcionales en el mRNA, la traducción del mRNA en proteína, y las modificaciones postraduccionales de las proteínas que las convierten en proteínas maduras y totalmente funcionales.

Este capítulo se centra en el estudio de los mecanismos de control de la regulación de la expresión génica en células procariotas y eucariotas. Aunque algunos de los mecanismos de control son comunes a ambos tipos celulares, las células eucariotas, debido a su mayor complejidad cromosómica, tienen mecanismos de control que no existen en las células procariotas (tabla 26.1).

26.2. REGULACIÓN DE LA EXPRESIÓN GÉNICA EN PROCARIOTAS

A mediados de la década de 1960, François Jacob y Jacques Monod expusieron el primer modelo de regulación genética en células procariotas, el modelo del operón, el cual ganó rápidamente una amplia aceptación. En el año 1965 les concedieron el premio Nobel por su teoría del operón lac y su papel en la regulación de la expresión genética en *Escherichia coli*, que hasta nuestros días asombra por la claridad y simplicidad de sus argumentos.

En organismos procariotas, la regulación de la expresión génica se lleva a cabo principalmente a nivel de transcripción, mayoritariamente en la iniciación o finalización prematura de la misma.

En las bacterias, gran parte de los genes que codifican por proteínas implicadas en el mismo proceso o vía metabólica se encuentran agrupados en el cromosoma a lo largo de elementos reguladores que actúan en *cis* y determinan la transcripción de dichos genes (v. cap. 24). El producto de la transcripción es un único mRNA, policistrónico (contiene información procedente de más de un gen), y la regulación de la expresión de estos genes está totalmente coordinada. A este conjunto de genes se lo denomina operón.

Los operones requieren un promotor para regular la transcripción de varios genes, los cuales se transcriben en un mRNA policistrónico. Un ejemplo de ello son los operones lactosa (*lac*) y triptófano (*trp*), que serán descritos en este capítulo.

La regulación en procariotas puede ser por control positivo, por control negativo y por atenuación, aunque existen otros tipos de regulación que no serán desarrollados aquí, por salirse de la finalidad de este libro.

Algunas de las moléculas que participan en la regulación, ya sea de naturaleza proteica o secuencias específicas de bases dentro del DNA del operón, se relacionan en el cuadro 26.1.

26.2.1. El operón lactosa (lac)

El operón *lac* controla tres genes implicados en el metabolismo de la lactosa en *E. coli*. Los tres genes se transcriben en un único mRNA policistrónico, y codifica tres enzimas: la *β-galactosidasa*

Tabla 26.1 Diferencias entre la regulación de la expresión génica en organismos procariotas y eucariotas

	Procariotas	**Eucariotas**
Estructura del genoma	Sencilla, generalmente circular. Presencia de plásmidos	Genoma agrupado en cromosomas; los nucleosomas limitan la accesibilidad al DNA
Tamaño del genoma	Relativamente pequeño	Relativamente grande
Localización de la transcripción y de la traducción	Acoplada; no hay separación entre núcleo y citoplasma	Transcripción: nuclear Traducción: citoplasma
Agrupaciones génicas	Operones; en los que los genes con funciones similares se agrupan	Los operones no existen en eucariotas; cada gen tiene su propio promotor y zonas reguladoras
Estado basal de transcripción	Activado	Desactivado
Estructura del DNA	Superenrollada con algunas proteínas asociadas	Superenrollada. DNA asociado a histonas para formar nucleosomas y cromatina

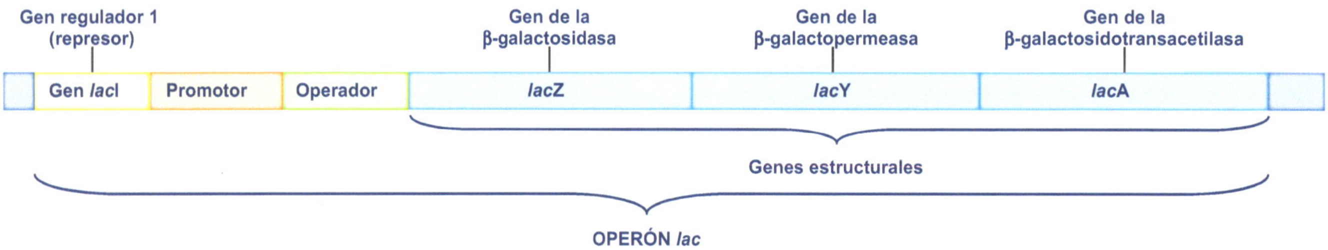

Fig. 26.1 **Esquema del operón *lac*.** Los tres genes estructurales, *lac*Z, *lac*Y y *lac*A codifican por cada una de las tres enzimas implicadas en el metabolismo de la lactosa, y se transcriben a un único mRNA policistrónico. Formando parte del operón se encuentran dos regiones que contienen la secuencia del promotor y el operador. El gen regulador 1, *lac*I (represor), se encuentra en la región *upstream* del operón *lac*, y entre su posición y el gen *lac*Z se encuentran las regiones del promotor y el operador donde se ubica el sitio de unión de la proteína CAP. Esta proteína, también llamada CRP, contiene un gen regulador que se encuentra 1,5 Mb distante del operón *lac*.

Cuadro 26.1 Operón y elementos integrantes

Operón: Es un conjunto de genes adyacentes que son regulados de forma coordinada y presentan funciones afines; se transcriben en una molécula de mRNA policistrónica.
Operador: Secuencia corta de DNA que es reconocida por las proteínas reguladoras (represoras).
Promotor: Secuencia de 40 bp localizados en el extremo 5′ del sitio de inicio de la transcripción.
Represores: Son factores de transcripción de naturaleza proteica que interfieren en la unión o el acceso de la *RNA polimerasa* al DNA.
Activadores: Son moléculas que se enlazan a sitios adyacentes al promotor, provocando que aumente la interacción con la *RNA polimerasa*.
Inductor: Moléculas que se unen al represor provocándole un cambio conformacional que lo inactiva.

(Gen *lacZ*), la *β-galactosidasa permeasa* (Gen *lacY*) y la *β-galactosidasa transacetilasa* (Gen *lacA*). En la figura 26.1 se representa un esquema de este operón.

La *β-galactosidasa* es la enzima responsable de la degradación de la lactosa, que hidroliza el enlace β-galactósido, dando lugar a glucosa y galactosa. En presencia de una alta concentración de glucosa y ausencia de lactosa en el medio donde se encuentra la bacteria, la enzima no se expresa. En estas condiciones, el represor, una proteína tetramérica codificada por el gen *lacI*, se une al operador con una afinidad muy alta (Kd = 10^{-13} M). La acción de la polRNA depende de su unión específica con el DNA, pero cuando el represor está unido, esta unión se ve afectada, incrementándose la energía cinética requerida para que la polRNA pueda comenzar la transcripción. Por tanto, en estas condiciones la transcripción está siendo sometida a control negativo (fig. 26.2A).

Por otro lado, si en el medio existe lactosa y glucosa, la transcripción no está reprimida, pues el represor se encuentra unido a la lactosa y queda imposibilitado para unirse al operador; sin embargo, la polRNA es capaz de transcribir muy pocas moléculas de mRNA, por lo que la célula sigue obteniendo energía de la glucosa y no metaboliza lactosa (fig. 26.2B).

Sin embargo, en ausencia de glucosa y presencia de galactosa, el operon *lac* se expresa plenamente. Una pequeña parte de la lactosa se convierte en su isómero alolactosa, que es un inductor que al unirse al represor le induce un cambio de configuración, que impide así su unión al operador. En ausencia de glucosa, se forma suficiente cantidad de AMPc para que se una a la proteína CAP (*catabolite activator protein*) o CRP (*AMPc receptor protein*), y a su sitio de unión en el gen, formando un complejo con la polRNA, con elevada afinidad con la región promotora del DNA, por lo que se activa la transcripción sintetizándose las enzimas que permiten metabolizar la lactosa (fig. 26.2C).

26.2.2. El operón triptófano (trp)

El mecanismo de control más sofisticado de la expresión génica en organismos procariotas es el de los operones involucrados

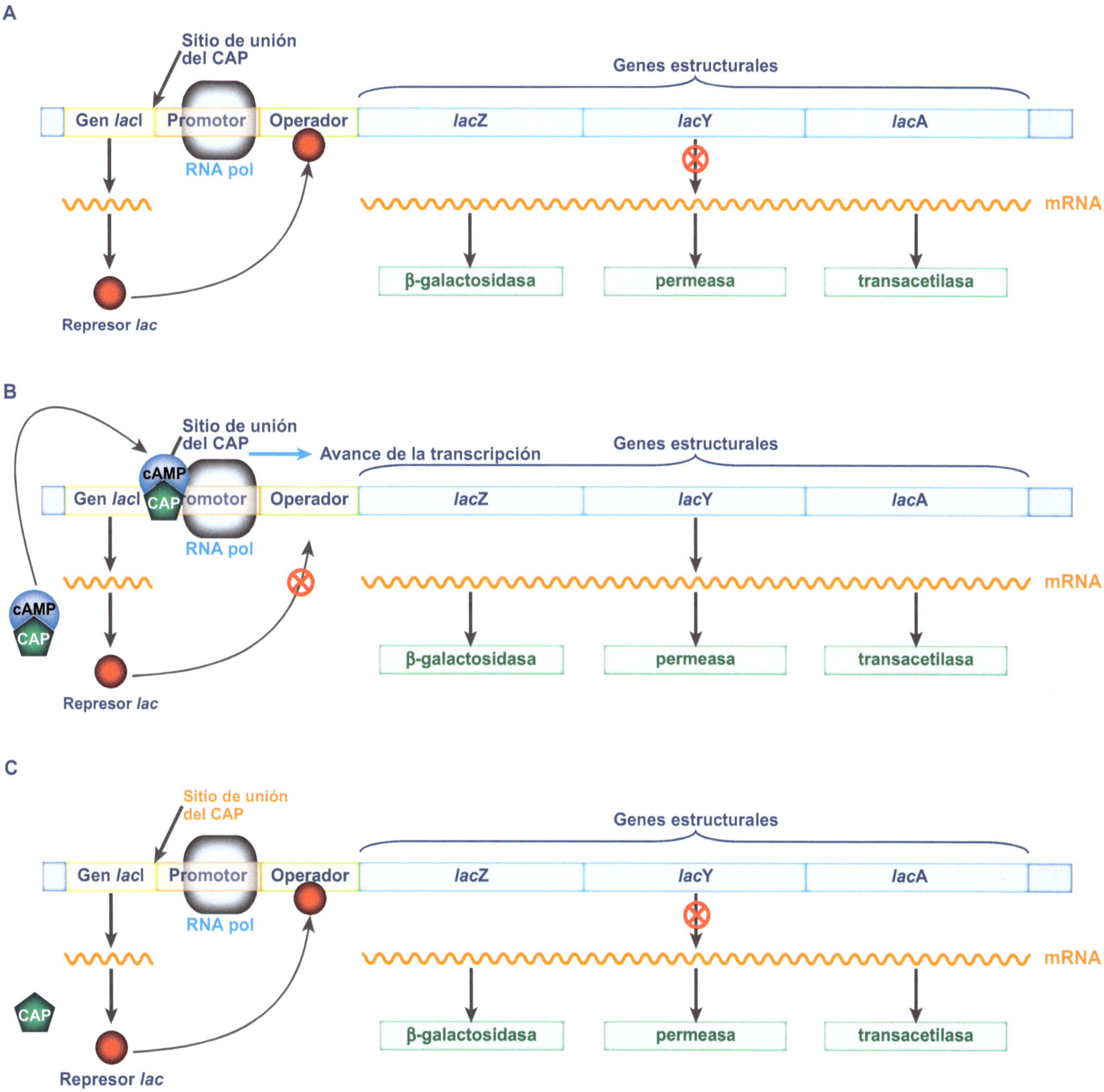

Fig. 26.2 Control positivo y negativo de la regulación en el operón *lac*. A. El represor *lac* solo se une al operador cuando la lactosa está ausente pero existe glucosa en el medio. La síntesis del operón está entonces reprimida. **B.** Si la concentración de glucosa cae en presencia de lactosa se incrementan los niveles de AMPc y la lactosa se une al represor produciendo un cambio conformacional que lo inhabilita para unirse al operador, entonces el operón *lac* está activo y se sintetizan las cadenas polipeptídicas de las enzimas que degradan la lactosa. **C.** Si en el medio están presentes lactosa y glucosa, el mRNA del operón *lac* no se expresa, aunque no está reprimida la síntesis. Lo que ocurre es que los niveles de AMPc son bajos y no se regula positivamente la transcripción.

en la biosíntesis de aminoácidos. En las vías biosintéticas, la regulación se lleva a cabo por represión enzimática, que es una regulación negativa, pero existe un segundo mecanismo, que es el de atenuación de la expresión génica. Un ejemplo de ello es el operón *trp* que controla la síntesis de triptófano en procariotas.

El triptófano es uno de los aminoácidos menos frecuentes en la estructura de las proteínas, quizá por el coste energético que representa su síntesis para las células.

El operón *trp* contiene cinco genes (fig. 26.3) que codifican por cinco proteínas necesarias para la síntesis del aminoácido, y está sometido a control tanto positivo como negativo, al igual que el operón *lac*. En su control negativo actúa el propio triptófano, el cual se une a la proteína represora, facilitando así la unión del represor al operador. Pero esta represión mediada por el triptófano no es única. El operón *trp* también puede ser regulado mediante un mecanismo denominado atenuación. Con la atenuación, la transcripción se inicia pero no llega a ser completada.

Además, contiene un gen *trp*L, situado *upstream* del gen *trp*E, que codifica por un péptido conocido como guía o líder,

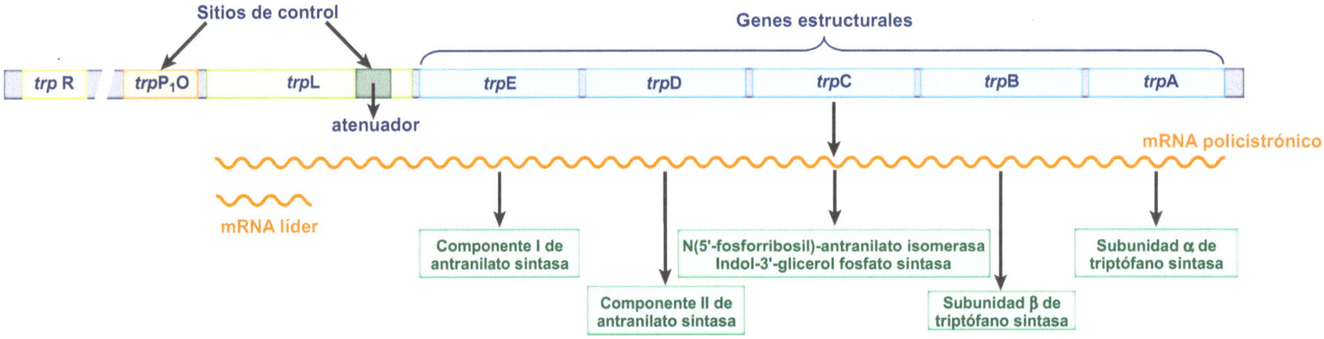

Fig. 26.3 Estructura del operón trp. El operón *trp* codifica seis cadenas polipeptídicas, cinco de ellas conforman tres enzimas implicadas en la síntesis del triptófano. Los genes *trp*E y *trp*D codifican dos cadenas de la enzima *antranilato sintetasa* y los genes *trp*B y *trp*A las subunidades β y α, respectivamente, de la enzima *triptófano sintetasa*. El producto del gen *trp*C, por su parte, es una enzima que cataliza dos reacciones consecutivas de la síntesis del aminoácido. La sexta cadena polipeptídica corresponde a la proteína líder que participa en el control por atenuación.

la cual desempeña un papel muy activo en regulación por atenuación, además de las regiones del operador (*trp*O) y del gen del represor (*trp*R) (fig. 26.3).

Los genes del operón *trp* están bajo el control del represor *trp*, una proteína homodimérica con 107 aminoácidos que son el producto del gen *trp*R, el cual tiene un operón independiente y se sintetiza en forma inactiva. En presencia de triptófano, dos moléculas del aminoácido se unen al represor, el cual reconoce al operador *trp*O y la síntesis de triptófano se reprime, por lo que el propio aminoácido actúa como un correpresor. Ésta es una diferencia importante con respecto al operón *lac*, donde el represor se traduce a partir del mismo mRNA policistrónico, que contiene además la información para la síntesis de las enzimas que degradan la lactosa.

Este sistema de regulación es complementado por atenuación, un complejo mecanismo independiente que permite ajustar la velocidad del proceso global una vez iniciada la transcripción, mediante la presencia de triptófano, que puede provocar su brusca interrupción antes de que se transcriban los genes del operón. En el proceso interviene el gen *trp*L, que da lugar al péptido líder (14 aminoácidos). Cuando escasea el triptófano se sintetiza el mRNA policistrónico completo (incluye el péptido líder), pero cuando aumenta la concentración del aminoácido se transcribe exclusivamente el segmento correspondiente al extremo 5' de la secuencia líder. Esto es debido a la existencia de cuatro secuencias especiales dentro del mRNA del péptido líder. Las secuencias 2, 3 y 4 son ricas en C + G, y por tanto con capacidad de formar horquillas tanto por apareamiento entre las regiones 2-3 como entre las regiones 3-4, que son mutuamente excluyentes (fig. 26.4A y B). A la región 4 le sigue una secuencia rica en U, de modo que cuando se forma la horquilla 3-4 (fig. 26.4B), que va seguida de la región rica en uracilos (región atenuadora), supone un obstáculo importante para la polRNA, un sitio de terminación independiente de *rho* que lleva al desensamblaje de la maquinaria de transcripción antes de la transcripción de los genes estructurales del operón. Si por el contrario, se forma la horquilla 2-3 (fig. 26.4A), queda impedida la formación del bucle atenuador y la transcripción prosigue hasta el final.

La formación de uno u otro tipo de horquilla (atenuación o transcripción completa) depende de la disponibilidad de triptófano debido a la especial secuencia en la región 1, que presenta dos codones consecutivos para Trp (esto es muy poco habitual en bacterias, cuyas proteínas no contienen más de un

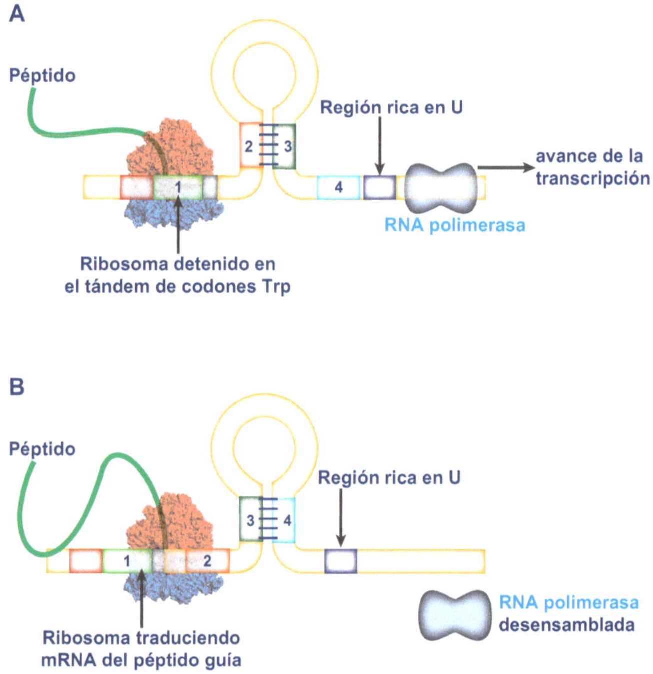

Fig. 26.4 Control por atenuación en el operón *trp*. A. Si no hay triptófano, el ribosoma se detiene en los dos codones Trp del segmento 1. Así se forma la horquilla correspondiente a los segmentos 2-3 y la enzima polRNA continúa la transcripción de todo el operón. **B.** Si la concentración del aminoácido triptófano en el medio celular es alto, la presencia del ribosoma sobre el segmento 2 permitirá la formación de la horquilla entre los segmentos 3-4, estructura esencial para la terminación de la transcripción.

1% de este aminoácido). Para comprender bien el fenómeno hay que recordar que, en procariotas, inmediatamente después de la iniciación de la transcripción, el transcrito de mRNA se une al ribosoma y comienza la traducción.

En presencia de Trp hay abundancia de Trp-tRNA, y en estas condiciones la traducción del péptido líder es fácil: transcripción y traducción tienen un avance simultáneo y el ribosoma supera rápidamente la región 1 y pasa a la 2 (antes de que la polRNA haya terminado de transcribir la región 3). En consecuencia, 2 y 3 no se pueden aparear, por lo que 3 queda libre para formar el bucle con 4 y producir la horquilla atenuadora que detiene prematuramente la transcripción.

Por el contrario, cuando son bajos los niveles de Trp (y por tanto de Trp-tRNA), el ribosoma no puede traducir los dos Trp en tándem y se detiene en la región 1, mientras que la polRNA continúa su avance: la presencia de las regiones 2 y 3 libres determina su apareamiento, lo que impide que la región 3 pueda formar la horquilla atenuadora y por lo tanto la transcripción sigue su curso normal.

26.3. REGULACIÓN DE LA EXPRESIÓN GÉNICA EN EUCARIOTAS

Todas las células de un organismo superior tienen el mismo DNA; sin embargo, poseen diferentes tipos celulares que desempeñan funciones distintas. ¿Qué hace que, por ejemplo, un hepatocito sea diferente en morfología y funcionalidad a una célula de la epidermis? La contestación a esta pregunta reside en la expresión génica diferencial entre los diferentes tipos celulares. Dicho de otra forma, la combinación de genes que se encuentran activados o inhibidos dicta la función de cada tipo celular.

En las células eucariotas, la regulación de la expresión génica se realiza a través de diversos mecanismos (cuadro 26.2). A continuación se desarrollan los tres más importantes y mejor conocidos.

26.3.1. Regulación de la expresión génica por remodelación de la estructura de la cromatina

En eucariotas, a diferencia de lo que ocurre en procariotas, el estado basal de la expresión génica es inactivo, en lugar de activo. Esto se debe a la existencia de la cromatina, el complejo formado por el DNA y proteínas histonas, que se encuentran en el núcleo celular (v. cap. 22). Cuando la cromatina se encuentra fuertemente empaquetada (heterocromatina) impide el acceso de los factores de transcripción al DNA, inhibiendo la expresión génica. La relajación de la cromatina en zonas transcripcionalmente activas (eucromatina) produce el efecto contrario, permitiendo la expresión de los genes que se encuentran en esas zonas. Esta relajación se lleva a cabo mediante la acción de proteínas activadoras que modifican la estructura de la cromatina. El proceso de activación implica la reordenación de la cromatina y la apertura de las regiones del DNA que se van a transcribir, en un proceso en el que participan los factores de transcripción junto con las histonas y otros cofactores (fig. 26.5).

Las histonas son proteínas evolutivamente muy conservadas entre las diferentes especies, por lo que cualquier modificación en ellas puede tener importantes efectos en la expresión génica. En este sentido, se ha acuñado recientemente el término *código de histonas* para referirse al conjunto de modificaciones postraduccionales que se producen en las histonas y que modifican la organización local de la cromatina, y por tanto, el patrón de expresión génica en un tipo celular determinado. Entre estas modificaciones se encuentran la acetilación, la metilación, la ubiquitinación y la fosforilación (fig. 26.6). La *acetilación* de las histonas se produce a través de unas enzimas denominadas *histonas acetil transferasas* (HAT), y ello provoca la apertura de la estructura de la cromatina, aumentando la accesibilidad de diversos factores de transcripción al DNA. Por otra parte, la desacetilación de las histonas catalizada por las enzimas denominadas *histonas desacetilasas (HDAC)* produce la inhibición de la expresión génica, ya que, en este caso, la cromatina se encuentra más compactada, lo que impide el acceso de los factores de transcripción en esas zonas. En un proceso coordinado, las proteínas que se unen al DNA metilado forman complejos con proteínas implicadas en la desacetilación de las histonas. Por lo tanto, cuando el DNA está metilado, las histonas en esa zona se encuentran desacetiladas, lo que da lugar a una

Cuadro 26.2 Resumen de los mecanismos de regulación de la expresión génica en organismos eucariotas

Mecanismos de regulación de la expresión génica en eucariotas

- Estructura de la cromatina
- Control epigenético
- Iniciación de la transcripción
- Procesado del mRNA
- Transporte del RNA
- Estabilidad del transcrito
- Iniciación de la traducción
- RNA pequeños
- Modificaciones postraduccionales
- Transporte de proteínas
- Control de la estabilidad de las proteínas

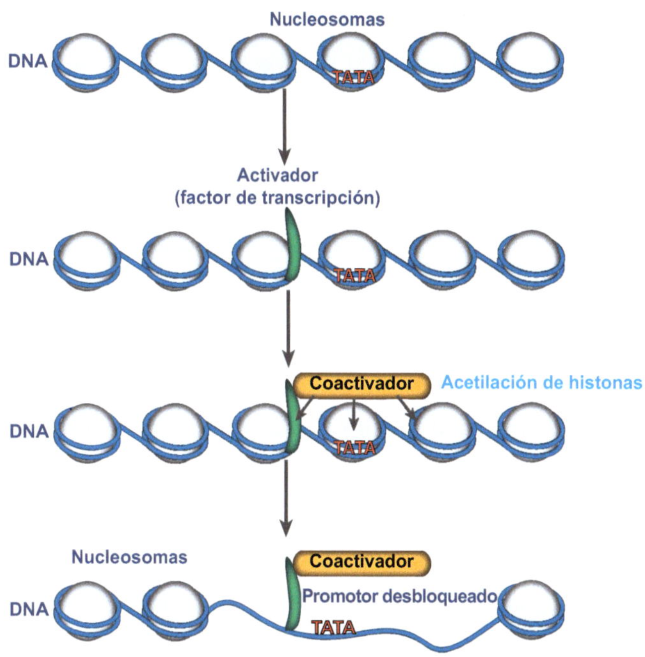

Fig. 26.5 **Regulación de la expresión génica por remodelación de la estructura de la cromatina. A.** Cromatina empaquetada (heterocromatina). Expresión génica silenciada. **B.** Se produce la unión de un factor de transcripción a su sitio de unión específico en el DNA. **C.** La unión de un coactivador con actividad histona acetiltransferasa acetila las colas de las histonas. **D.** Se produce la modificación de la estructura de la cromatina (eucromatina) y la apertura de la zonas que se van a transcribir.

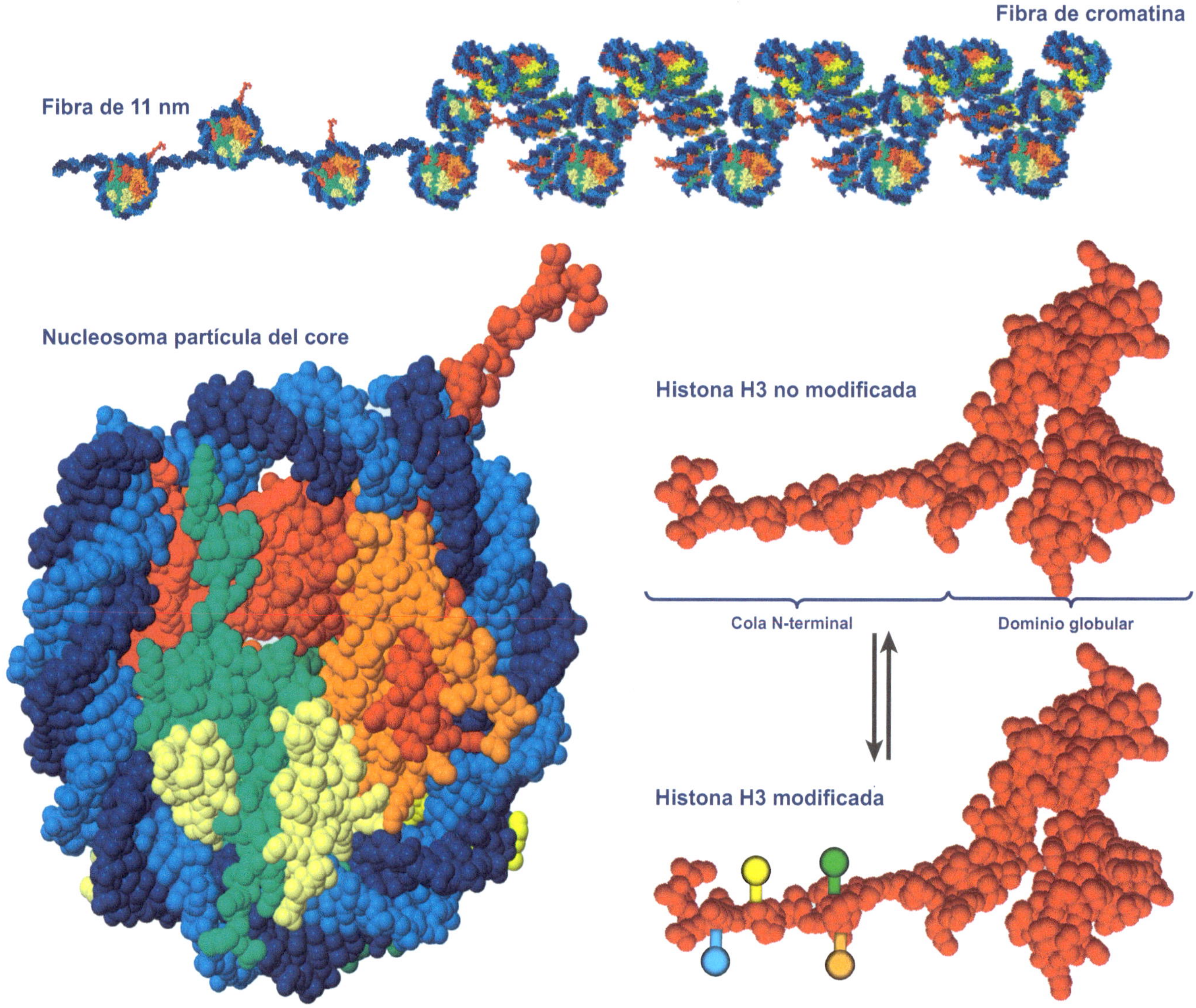

Fig. 26.6 **Organización general de la cromatina y modificaciones postraduccionales de las histonas.** El extremo N terminal de la histona H3 (rojo) representa un dominio altamente conservado que pueda estar expuesto o extenderse hacia el exterior de la fibra de cromatina. Se conocen varias modificaciones que afectan al extremo N terminal de la H3, como la acetilación (círculo verde), la fosforilación (círculo naranja), la metilación (círculo amarillo) y otras modificaciones (círculo azul).

mayor compactación de la cromatina y al silenciamiento génico. Por el contrario, en zonas en las que el DNA no se encuentra metilado, las histonas se encuentran acetiladas, lo que produce una relajación de la cromatina y un aumento en la expresión génica.

Otra modificación que afecta a la estructura de la cromatina es la *metilación* de las histonas. En este caso no se ha establecido una correlación directa entre la metilación de las histonas y un efecto específico en la transcripción. No obstante, existen varios casos en los que se ha observado sistemáticamente dicha correlación. Por ejemplo, la metilación de la arginina en la posición 4 de la histona H4, así como la metilación de las lisinas 4 y 79 de la histona H3, producen una estructura de la cromatina abierta y por lo tanto, conducen a la activación transcripcional. De la misma manera, la metilación de las lisinas 9 y 27 de la histona H3 se asocia con genes transcripcionalmente inactivos.

Las histonas también pueden modificarse mediante la adición de una proteína denominada *ubiquitina*. Únicamente se encuentran ubiquitinadas las histonas H2A y H2B. La ubiquitinación de la histona H2A se encuentra asociada con la represión de la transcripción, mientras que la ubiquitinación de la histona H2B produce un aumento de la transcripción, a través de un mecanismo que promueve la metilación de las Lys 4 y 79 de la histona H3, lo que se asocia con una estructura abierta de la cromatina.

Por último, la *fosforilación* de histonas se produce principalmente como respuesta a señales externas. Las histonas fosforiladas se encuentran localizadas en aquellos genes que, como consecuencia de estas señales externas, activan su expresión. Un ejemplo que ilustra la importancia de la fosforilación de histonas en el control de la expresión génica es el síndrome de Coffin-Lowry. Esta enfermedad es una forma rara de retraso mental ligado al cromosoma X, que se produce como resultado de defectos en el gen *RSK2,* el cual codifica la enzima que fosforila a las histonas.

Uno de los mecanismos que parecen estar coordinados con las modificaciones de la histonas es la *metilación del DNA*, especialmente con las modificaciones que conducen al silenciamiento de la expresión génica (fig. 26.7). El 98% de las citosinas metiladas del DNA humano se encuentran en el dinucleótido CG (islas CpG), lo que no quiere decir que todas las islas CpG tienen las C metiladas. Este estado de metilación se transmite de células madre a células hijas por la acción de las *DNA metiltransferasas*, conservándose de esta forma el patrón de metilación específico de cada tipo celular. Las islas CpG se encuentran mayoritariamente localizadas en las regiones reguladoras del gen. En general, cuando las CpG de las zonas reguladoras de un gen se encuentran metiladas, el gen se encuentra silenciado, es decir, no se expresa. Por el contrario, cuando las zonas reguladoras no se encuentran metiladas, el gen es transcripcionalmente activo. Existen numerosos ejemplos de inhibición de la expresión génica por hipermetilación, como la inactivación del cromosoma X (*genomic imprinting*) o el silenciamiento de genes supresores tumorales en diversos cánceres humanos.

Por último, un tercer mecanismo implicado en la reordenación de la estructura de la cromatina es el desplazamiento de los nucleosomas y la consiguiente apertura de la cromatina. En este caso, las enzimas implicadas en la remodelación de la cromatina utilizan la energía del ATP para regular el movimiento de los nucleosomas. Estas enzimas se agrupan en cinco familias, de las que SWI/SNF e ISWI son las mejor estudiadas. El desplazamiento de los nucleosomas deja accesible determinadas zonas reguladoras del gen, lo que permite que los factores de transcripción se unan a una zona específica del gen denominada promotor. Ello facilita la unión de la polRNA al promotor y el inicio de la transcripción.

Todos estos cambios descritos se denominan epigenéticos, ya que no alteran la secuencia de bases del DNA, sino que actúan *por encima* de él. Las células eucariotas han desarrollado mecanismos para copiar esta información epigenética, de tal forma que tras la división celular, las células hijas tienen la misma información epigenética que las células progenitoras a partir de las que se originaron, y por lo tanto, la misma información reguladora. De hecho, existen numerosas evidencias de que los cambios epigenéticos están implicados en la patogenia de muchas enfermedades humanas.

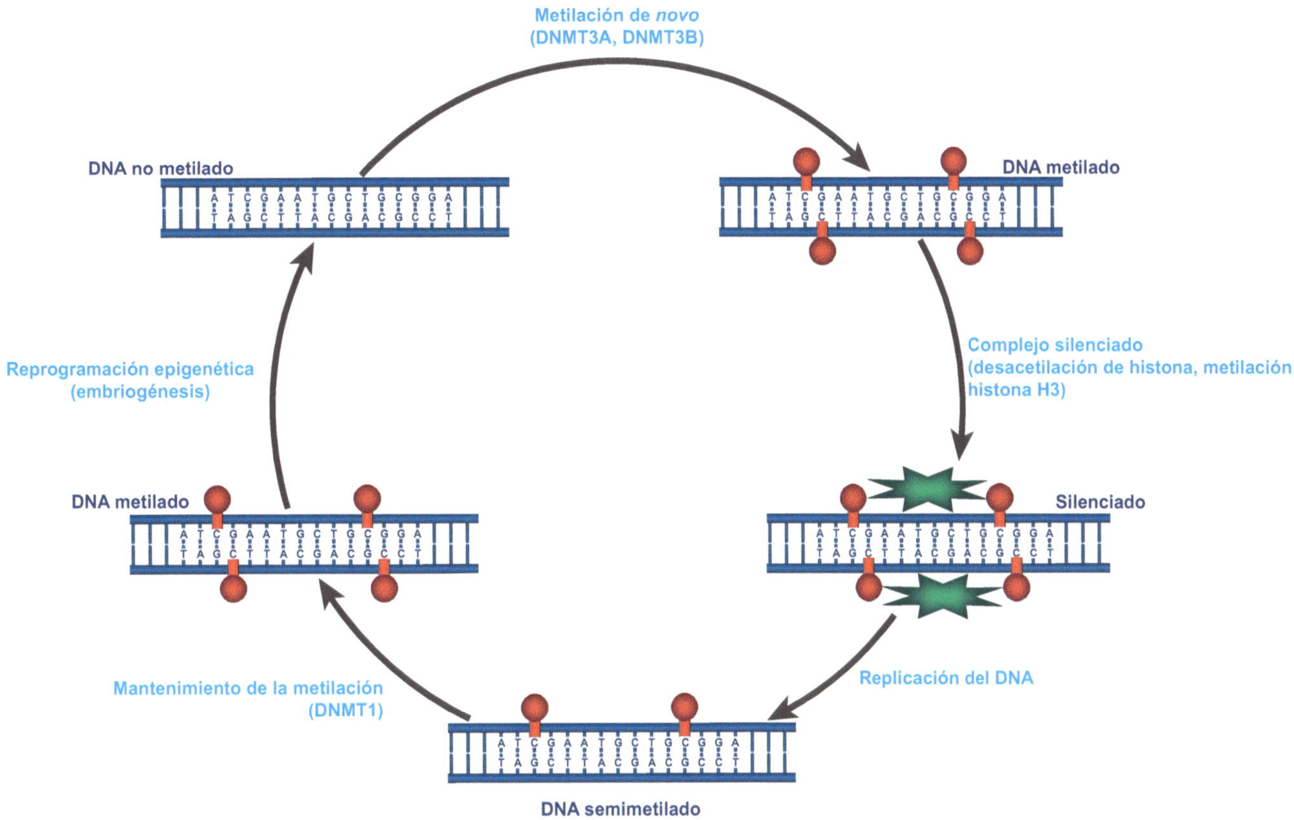

Fig. 26.7 Metilación del DNA y silenciamiento génico. En la embriogénesis temprana, el DNA no está metilado (parte superior izquierda). Tras la implantación comienza la metilación *de novo* (círculos rojos), mediada principalmente por la DNA *(citosina-5-)-metiltransferasa -3Alpha* (DNMT3A) y *-3Beta* (DNMT3B) (arriba). Cuando la metilación afecta a las islas CpG, se desencadena una cascada de silenciamiento (ilustrada por las estrellas verdes en la figura), mediante la cual la histona H3K9 es secuencialmente desacetilada y a continuación metilada, lo que da lugar a la unión de la proteína de heterocromatina 1 (HP1), resultando en cromatina cerrada (inferior derecha), e inhibición de la expresión génica. Tras la replicación, el DNA recién sintetizado (en verde) no posee las marcas de metilación presentes en la cadena madre. Sin embargo, la DNMT1 añade grupos metilo al DNA recién sintetizado, lo que resulta en una réplica fiel de los patrones de metilación (abajo a la izquierda), a la vez que se mantiene el silenciamiento génico.

26.3.2. Regulación de la expresión génica en el inicio de la transcripción

Como se ha descrito anteriormente, para que un gen se exprese, la zona cercana a dicho gen tiene que estar desenrollada. Éste es un proceso complejo que requiere la coordinación de varios de los mecanismos de regulación de la expresión génica, tales como las modificaciones de las histonas, la unión de los factores de transcripción y otras actividades de remodelación de la cromatina. Estas zonas de DNA desenrollado son accesibles a unas proteínas específicas denominadas factores de transcripción, que se unen a secuencias específicas del DNA (v. cap. 24), localizadas en/y alrededor del promotor de cada gen, de forma que determinan cuándo y a qué nivel se transcribe un determinado gen. Como se representa en la figura 26.8, las regiones reguladoras de un gen son de tres tipos: el promotor basal, al cual se une la *RNA polimerasa II*; las regiones proximal y distal al promotor, que son zonas que contienen secuencias de DNA específicas para los factores de transcripción; y los *enhancers* y silenciadores, que son secuencias cuya función es activar o inhibir la expresión génica, respectivamente, y que se encuentran generalmente localizadas a grandes distancias del sitio de inicio de la transcripción.

La transcripción de la información genética contenida en el DNA de las células eucariotas requiere la acción de tres tipos diferentes de RNA polimerasas: la *RNA polimerasa I*, *RNA polimerasa II* y *RNA polimerasa III*. La *RNA polimerasa I* transcribe los genes que codifican para los RNA ribosómicos. Por su parte, la *RNA polimerasa II* transcribe todos los genes que codifican para los mRNA y, que por tanto, van a dar lugar a proteínas, así como para un grupo de genes que codifican para RNA de pequeño tamaño (snRNA), los cuales están implicados en el proceso de maduración del mRNA. La *RNA polimerasa III* transcribe los genes que codifican para los RNA de transferencia y RNA pequeños que desempeñan funciones estructurales en la célula.

Los factores de transcripción, que pueden actuar como activadores o como represores de la expresión génica, poseen un dominio específico de unión al DNA, que reconoce una secuencia de 6-10 pares de bases en el DNA, y de un dominio efector. Para un factor de transcripción activador, el dominio efector recluta a la RNA *polimerasa II* para comenzar la transcripción de los genes correspondientes. Los factores de transcripción se unen a los promotores situados en el extremo 5' de los genes eucariotas, y también a las regiones *enhancer*, que pueden estar orientadas *down* o *upstream* o incluso en los intrones del gen. El proceso se inicia al unirse el factor de transcripción activador a su secuencia reguladora en el DNA. A continuación, se une el complejo remodelador de la cromatina y la *histona acetiltransferasa*, lo que produce la acetilación de las histonas en el extremo N terminal y la apertura de la cromatina, que ahora es accesible al factor general de transcripción TFIID. El complejo mediador facilita la formación del complejo de iniciación por la *RNA polimerasa II* y diversos factores de transcripción. Tras la fosforilación de la *RNA polimerasa II* se inicia la transcripción (fig. 26.9).

26.3.3. Regulación de la expresión génica por microRNA

En los últimos años ha surgido un nuevo modelo de regulación génica, a través de los RNA pequeños no codificantes, denominados micro-RNA (miRNA). Los miRNA son una clase de RNA reguladores de la expresión génica con una gran importancia en numerosos procesos biológicos. Este control se realiza a nivel de la traducción del mRNA, de la estabilidad del mRNA o a través de cambios en la estructura de la cromatina. Los miRNA maduros son unas secuencias cortas (19-24 nucleótidos) monocatenarias de RNA que son procesados a partir de transcritos largos de pre-miRNA. Se caracterizan por ser reguladores postranscripcionales de la expresión génica, inhibiendo la traducción a proteína mediante su unión a la región 3'UTR (3'-*untranslated region*) de los mRNA diana. Si la complementariedad del miRNA y el RNA es total o muy alta provoca la degradación del mRNA, mientras que si no es total o es insuficiente, da lugar a la inhibición de la transcripción. Recientemente, se ha descrito que los miRNA pueden actuar también indirectamente modificando la metilación global o sobre los factores de transcripción.

26.3.4. *Imprinting* genómico

Otro de los procesos implicados en la regulación de genes eucariotas es el *imprinting* genómico. Este proceso implica el silenciamiento permanente de uno de los dos alelos de un gen. Este proceso afecta a una minoría de genes, entre los que se encuentran varios genes reguladores de la proliferación celular. En algunos genes es la copia materna la que siempre está silenciada, mientras que en otros es la copia paterna. Se trata de proceso epigenético que produce modificaciones en los patrones de metilación y en las histonas con el fin de regular la expresión génica sin alterar la secuencia génica. Estas marcas epigenéticas se producen en las células de la línea germinal y se mantienen en las células somáticas a lo largo de toda la vida del organismo.

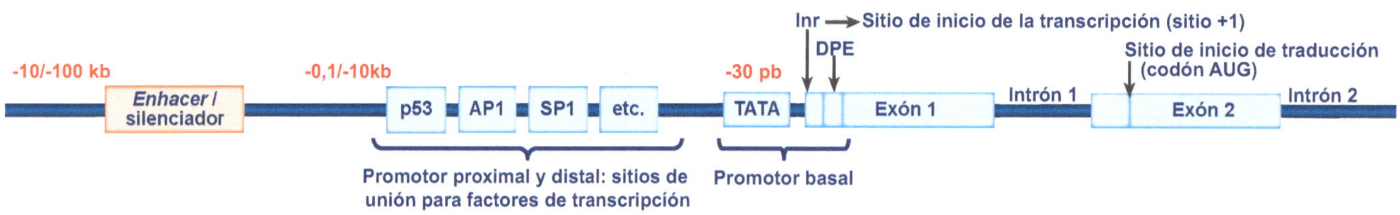

Fig. 26.8 Esquema de las regiones reguladoras de un gen eucariota. En la figura se observan el promotor, el sitio de inicio de la transcripción, las zonas del promotor distal y proximal, que contienen secuencias de unión para diversos factores de transcripción y las secuencias *enhancers* y silenciadoras que pueden situarse a miles de pares de bases de distancia del punto de iniciación de la transcripción.

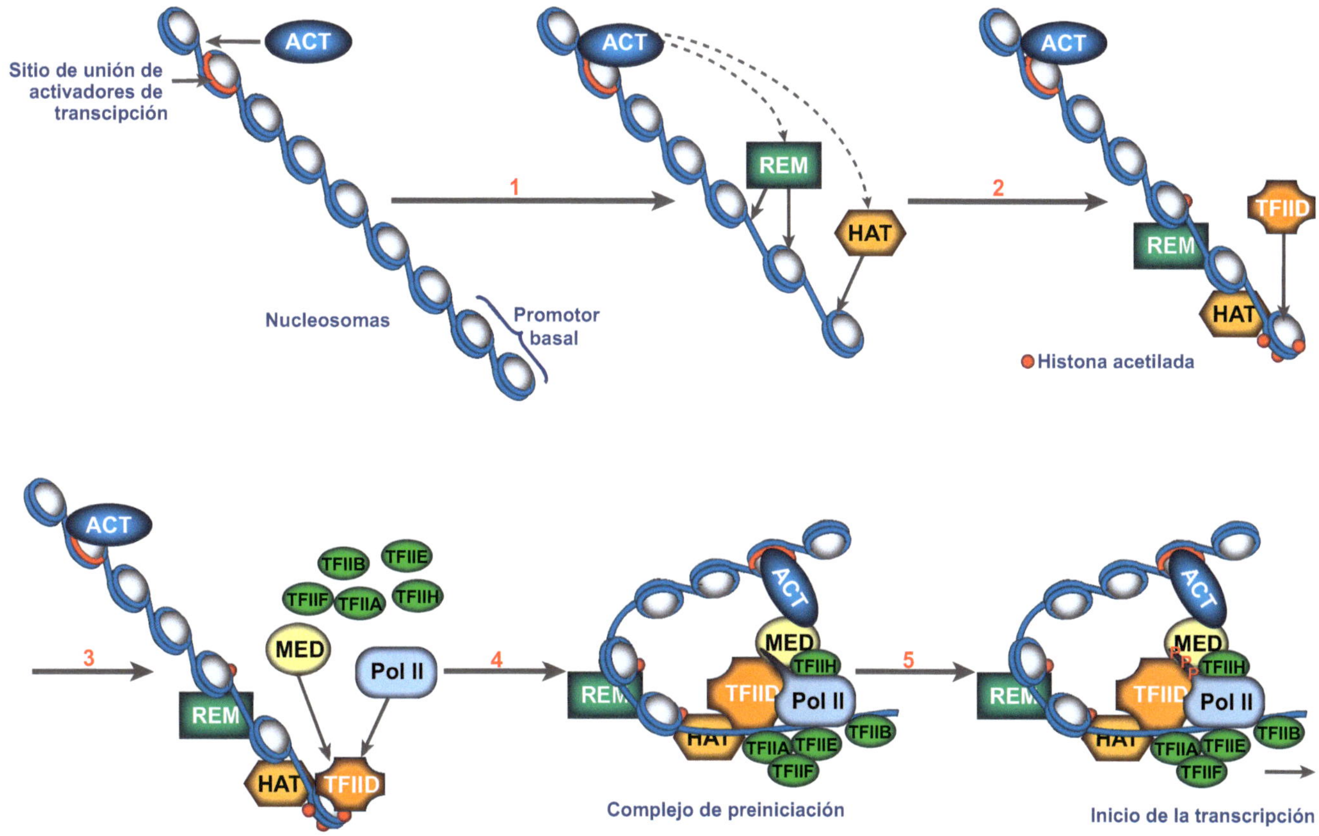

Fig. 26.9 Proceso de activación de la transcripción génica. El proceso se inicia al unirse el factor de transcripción activador a su secuencia regulatoria en el DNA (1). Tras esto se produce la unión del complejo remodelador de la cromatina y de la histona acetiltransferasa (2), lo que produce la acetilación de las histonas en el extremo N terminal y la apertura de la cromatina, que ahora es accesible al factor general de transcripción TFIID (3). El complejo mediador facilita la formación del complejo de iniciación por la *RNA polimerasa II* y diversos factores de transcripción (4). Tras la fosforilación de la *RNA polimerasa II*, se inicia la transcripción (5). ACT: factor de transcripción activador; HAT: histona acetiltransferasas; MED: complejo mediador; REM: complejo remodelador de la cromatina; TFIID: factor de transcripción IID; Pol II: polRNA II.

RESUMEN

1. **El operón *lac* está sometido a dos controles: control negativo, por mediación de la proteína represora *lac* y control positivo, el cual es ejercido por una proteína activadora conocida como CPR (o CAP). Ambas formas de control no son excluyentes entre sí.**
2. **El operón *trp* está sometido a control por represión y por atenuación. Dependiendo de la estructura secundaria adoptada por el mRNA del péptido líder se forma o no una señal de terminación.**
3. **El hecho de que las células procariotas carezcan de núcleos, condiciona que los ribosomas tengan acceso de forma inmediata al RNA transcrito, lo cual es esencial en el mecanismo de la atenuación.**
4. **La cromatina no es únicamente un elemento estructural, sino que desempeña un papel importante en la regulación de la expresión génica en eucariotas.**
5. **Los factores de transcripción desempeñan un papel determinante en la regulación de la expresión génica en eucariotas en el proceso de inicio de la transcripción.**
6. **La regulación de la expresión génica por los micro-RNA es un fenómeno extendido en muchos organismos, incluyendo el ser humano.**

Bibliografía

Campbell MJ, Turner BM. Altered histone modifications in cancer. Adv Exp Med Biol. 2013;754:81-107.

Emerson JJ, Wen-Hsiung L. The genetic basis of evolutionary change in gene expression levels. Phil Trans R Soc B. 2010;365:2581-90.

Fabbri M, Calore F, Paone A, Galli R, Calin GA. Epigenetic regulation of miRNAs in cancer. Adv Exp Med Biol. 2013;754:137-48.

Grzmil M, Hemmings BA. Translation regulation as a therapeutic target in cancer. Cancer Res. 2012;72:3891-900.

Jacob F, Monod J. Genetic regulatory mechanisms in the synthesis of proteins. J Mol Biol. 1961;3:318-56.

Perez-Rueda E, Martinez-Nuñez MA. The repertoire of DNA-binding transcription factors in prokaryotes: functional and evolutionary lessons. Sci Prog. 2012;95:315-29.

Spitz F, Furlong EE. Transcription factors: from enhancer binding to developmental control. Nat Rev Genet. 2012;13:613-26.

Zentner GE, Scacheri PC. The chromatin fingerprint of gene enhancer elements. J Biol Chem. 2012;287:30888-96.

Capítulo 27

Tecnología del DNA recombinante

Miriam Fanjul-Fernández, Carlos López-Otín y José María Pérez Freije

OBJETIVOS DE APRENDIZAJE

- **Conocer las herramientas y las técnicas más relevantes utilizadas para la obtención de moléculas de DNA recombinante.**
- **Comprender los fundamentos y aplicaciones de la amplificación de DNA mediante la reacción en cadena de la polimerasa (PCR).**
- **Comprender los distintos métodos de secuenciación de DNA, incluyendo las nuevas técnicas de alto rendimiento.**
- **Entender algunas de las aplicaciones de la tecnología del DNA recombinante orientadas al estudio de genes o a la producción de proteínas.**
- **Adquirir una visión global de la utilidad de la tecnología del DNA recombinante, especialmente en el campo de la biomedicina.**

27.1. INTRODUCCIÓN

El término DNA recombinante (rDNA) hace referencia a la creación de nuevas combinaciones de segmentos o de moléculas de DNA que no están juntas de manera natural. Aunque el proceso natural de la recombinación produce DNA recombinante, este término se reserva a las moléculas de DNA producidas por la unión de segmentos que provienen de diferentes fuentes biológicas. La tecnología del rDNA utiliza técnicas que provienen de la bioquímica de los ácidos nucleicos unidas a metodologías genéticas desarrolladas originalmente para la investigación de virus y bacterias. La utilización del rDNA es una excelente herramienta para la generación y el aislamiento de nuevas moléculas de DNA que posean características ventajosas y para la obtención de poblaciones puras de secuencias específicas de DNA a partir de una población de secuencias mezcladas. Los procedimientos básicos de esta tecnología incluyen las siguientes etapas:

- Los fragmentos de DNA se generan utilizando *endonucleasas de restricción*, que reconocen y cortan las moléculas de DNA en regiones específicas.
- Los fragmentos generados por digestión con enzimas de restricción se unen a otras moléculas de DNA que sirven de vectores. Los vectores pueden replicarse autónomamente en una célula huésped y facilitan la manipulación de la molécula de rDNA recién creada.
- La molécula de rDNA, formada por un vector que lleva un segmento de DNA insertado, se transfiere a una célula huésped. Dentro de esta célula, la molécula de rDNA se replica, produciendo múltiples copias idénticas conocidas como clones.
- Al dividirse las células huésped, las células descendientes heredan el rDNA, creándose una población de células idénticas, todas las cuales portan la secuencia clonada.
- Los segmentos de DNA clonados pueden recuperarse de las células huésped, purificarse y analizarse.
- Potencialmente, el DNA clonado puede transcribirse, su mRNA puede traducirse, y el producto génico puede aislarse, examinarse y utilizarse para distintas aplicaciones.

En este capítulo se abordan los aspectos fundamentales de la tecnología del rDNA incluyendo la *clonación* de DNA, su *amplificación mediante la reacción en cadena de la polimerasa (PCR)* y su *secuenciación*. Finalmente, se discuten algunas de las aplicaciones más importantes de esta tecnología.

27.2. CLONACIÓN DEL DNA

La clonación del DNA es un proceso mediante el cual se consigue un gran número de copias idénticas de una región de un DNA a través de la construcción de una molécula recombinante que, portando dicho fragmento, sea capaz de autorreplicarse *in vivo* utilizando la maquinaria de replicación de una célula huésped. Para llevar a cabo el proceso se necesitan tres elementos básicos: un fragmento de DNA aislado y purificado denominado **inserto**, una molécula de DNA denominada **vector** capaz de integrar el fragmento de interés, y unas **células huésped** o anfitrionas con capacidad de replicar el rDNA. El proceso de clonación se divide en cinco etapas (fig. 27.1):

1. Preparación del inserto o fragmento de DNA que se quiere clonar.
2. Preparación del vector que albergará el inserto.
3. Obtención del rDNA mediante unión del vector con el inserto.
4. Replicación de las moléculas de rDNA en células huésped.
5. Selección de células portadoras y análisis del rDNA.

27.2.1. Preparación del inserto

Se denomina inserto al fragmento de DNA que se quiere clonar. El objetivo principal de este primer paso es la obtención de un fragmento de DNA cuyos extremos 3′ y 5′ posean las características adecuadas para formar un enlace fosfodiéster (igual que en la síntesis de DNA *in vivo*, un extremo 3′–OH libre y un extremo 5′ con un grupo fosfato) con otra molécula de DNA adyacente, el vector (fig. 27.2).

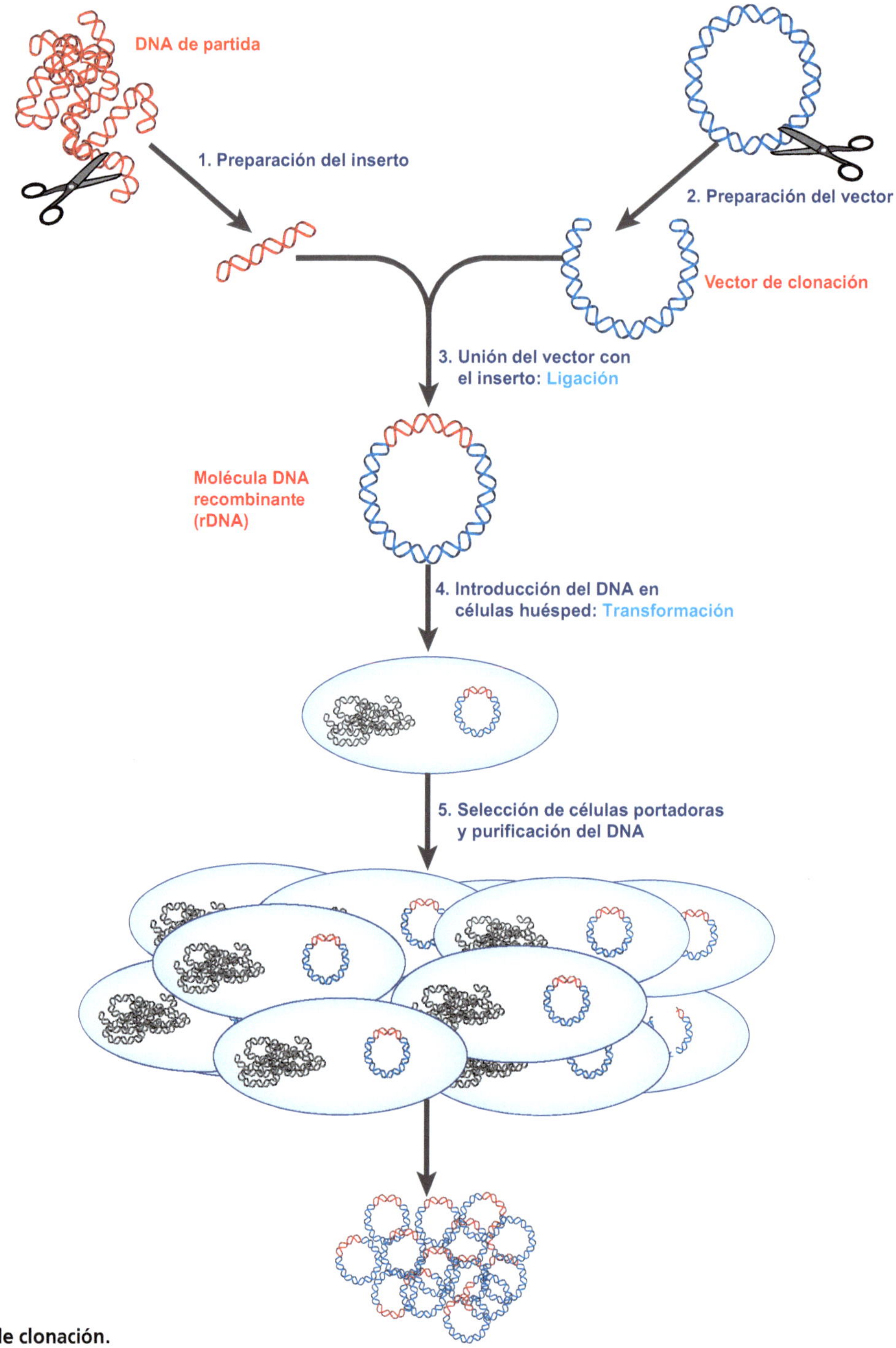

Fig. 27.1 **Esquema general del proceso de clonación.**

Los insertos pueden provenir de distintas fuentes de DNA. Entre los más comunes se encuentran los fragmentos del DNA genómico obtenidos tras la digestión por enzimas de restricción, los insertos de DNA complementario (cDNA) procedente de un mRNA, y los insertos específicos de DNA (por ejemplo, un exón concreto de un gen) obtenidos mediante la técnica de PCR. Sea cual sea la fuente de la que procede el inserto, el objetivo de esta fase es conseguir que los extremos de la molécula de DNA estén preparados para unirse con otro fragmento de DNA. Existen dos métodos principales para conseguirlo:

- Utilizar enzimas de restricción que cortan el DNA dejando libres un extremo 3′-OH y un 5′-P, dispuestos para poder formar un enlace fosfodiéster.
- Utilizar una quinasa capaz de añadir un grupo fosfato a los extremos 5′-OH de una molécula de DNA.

27.2.1.1. Digestión enzimática mediante endonucleasas de restricción

Los microbiólogos W. Arber, D. Nathans y H. Smith obtuvieron el Premio Nobel de Medicina en 1978 por el descubrimiento de las *endonucleasas de restricción*, hallazgo que fue el punto de partida que impulsó, a partir de la década de 1970, la tecnología del rDNA. Estas enzimas son herramientas imprescindibles en un laboratorio de biología molecular, ya que gracias a ellas se pueden obtener fácilmente fragmentos de DNA de

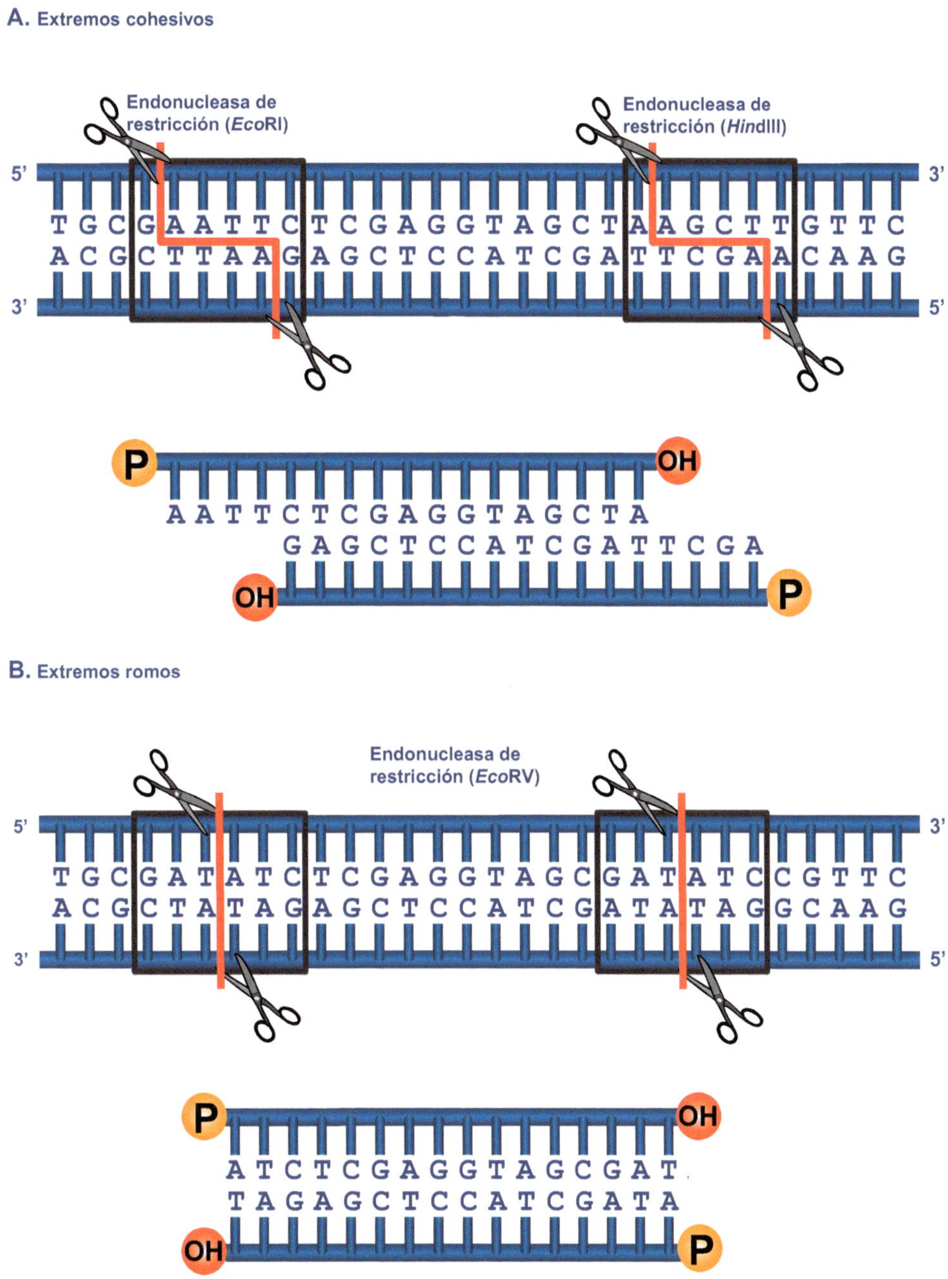

Fig. 27.2 **Preparación del inserto mediante endonucleasas de restricción. A**. Endonucleasas que generan extremos cohesivos. **B**. Endonucleasas que generan extremos romos.

distintos orígenes y utilizarlos para formar rDNA. Las enzimas de restricción son proteínas bacterianas capaces de cortar el DNA en fragmentos concretos reconociendo secuencias específicas de cuatro a doce pares de bases, denominadas sitios de restricción. Estas enzimas catalizan la hidrólisis del enlace fosfodiéster entre dos nucleótidos dejando en cada extremo de la cadena un 3′–OH y un 5′–P. Las endonucleasas, a diferencia de las exonucleasas que digieren los ácidos nucleicos a partir de un extremo, actúan hidrolizando enlaces internos de la cadena de DNA sin afectar a los nucleótidos terminales.

Las enzimas de restricción se clasifican en dos subgrupos:

- Endonucleasas de restricción que generan **extremos cohesivos**: hidrolizan las dos cadenas de DNA de forma escalonada, produciendo una cola monocatenaria a cada lado del sitio de corte. Estas colas de DNA de hasta cinco nucleótidos de longitud son complementarias a las de los demás fragmentos generados con la misma enzima de restricción.
- Endonucleasas de restricción que generan **extremos romos**: hidrolizan las dos cadenas de DNA a la misma altura, de modo que todos los nucleótidos de los extremos del fragmento quedan apareados. La unión de estos extremos romos es más desfavorable que la de los cohesivos, pues carecen de la hibridación de bases complementarias que los mantengan unidos. No obstante, tienen la ventaja de que todos los extremos romos son compatibles entre sí, con independencia de la enzima de restricción que se haya empleado.

27.2.1.2. *Utilización de quinasas*

En ocasiones, ambos extremos de la cadena de DNA presentan un –OH libre; es decir, el extremo 5′ no posee el grupo fosfato necesario para formar un enlace fosfodiéster, como ocurre por ejemplo en las moléculas de DNA que proceden de la PCR. En estos casos, es necesaria la adición de una molécula de fosfato a los extremos 5′ del DNA para que sean capaces de unirse con otro nucleótido. Esta reacción es catalizada por la *polinucleótido quinasa*, enzima que utiliza ATP como donador del fosfato.

27.2.2. Preparación del vector

El objetivo de esta segunda fase de la clonación es la apertura del vector, de forma que pueda integrar el inserto de DNA y transportarlo así al interior de una célula huésped donde se replicará de manera autónoma; es decir, independientemente de la replicación del genoma de la misma. Muchos vectores sencillos tienen como única utilidad la clonación de fragmentos de DNA en un único tipo de organismo, generalmente bacterias. Además, existen vectores más especializados, que permiten introducir DNA en células de otras especies (levaduras, plantas, animales) o que están diseñados para dirigir la producción de proteínas codificadas por el fragmento de DNA clonado. Existen varios tipos de vectores atendiendo a la molécula a partir de la cual se preparan:

- **Plásmidos:** moléculas de DNA circulares de doble hebra, de tamaño pequeño (2-5 kb) que se replican con independencia del cromosoma del huésped. En ellos se pueden clonar insertos de hasta 10 kb. En general, los plásmidos poseen tres elementos esenciales para su función (fig. 27.3):
  - Un **origen de replicación** (ORI) que sirve de punto de inicio para que las enzimas de la célula huésped comiencen a replicar la molécula de DNA.
  - Un **gen de resistencia** a antibióticos que codifique una enzima inactivadora de un fármaco concreto. Este gen permite seleccionar las células que portan el DNA de interés, ya que, a diferencia de aquellas que no hayan integrado la molécula de rDNA, pueden sobrevivir en un medio donde esté presente el antibiótico en cuestión.
  - Una región con varias **dianas únicas para enzimas de restricción**. Es en esta región por donde se puede abrir el vector e insertar la molécula de DNA que queremos clonar.
- **Bacteriófagos:** virus que se introducen en células para replicar su genoma. Cada tipo de virus infecta a células específicas, y dependiendo del tamaño del genoma del virus, admite insertos más o menos grandes, pero en general mayores que los que se pueden insertar en plásmidos. El bacteriófago λ (lambda) es el más utilizado como vector de clonación, gracias a que alrededor de un tercio del genoma del fago no es esencial y puede ser reemplazado por el DNA de interés, permitiendo la clonación de fragmentos de DNA de hasta 23 kb.
- **Cósmidos:** son plásmidos que contienen las secuencias necesarias para ser empaquetados en partículas virales como si fuesen genomas de bacteriófagos. Estas secuencias, denominadas sitios "cos" proceden de los extremos del genoma del fago λ. Así, los cósmidos reúnen ventajas de los plásmidos (versatilidad, facilidad de manejo) y de los fagos (eficacia de infección, posibilidad de clonar fragmentos grandes). Los cósmidos son útiles para poder clonar insertos de gran tamaño (hasta 45 kb), reduciendo el número de clones que se requieren, por ejemplo, en la preparación de librerías genómicas de organismos superiores.
- **Cromosomas artificiales:** vectores diseñados artificialmente para poder integrar insertos de gran tamaño. Existen cromosomas artificiales bacterianos (BAC, *Bacterial Artificial Chromosome*) que admiten hasta 300 kb y cromosomas artificiales de levaduras (YAC, *Yeast Artificial Chromosome*), que debido a que contienen un centrómero, dos telómeros y un origen de replicación, son capaces de clonar hasta 1 Mb (1 millón de pares de bases) en células eucariotas como las levaduras.

A continuación se utiliza de ejemplo el plásmido como vector de clonación, por ser el más utilizado en los laboratorios de biología molecular.

Disponiendo de un policonector o sitio de clonación múltiple (MCS, *Multiple Cloning Site*) en el vector y una secuencia conocida de DNA del inserto, se diseña la estrategia de clonación dependiendo de las dianas de restricción que ambos posean (fig. 27.4). Así, se pueden seleccionar las endonucleasas de restricción adecuadas para llevar a cabo:

- **Clonación dirigida:** utilizando dos enzimas de restricción diferentes (por ejemplo, *Eco*RI y *Hin*dIII) que generen extremos cohesivos para cortar tanto el vector como el inserto, se consigue proporcionarles una polaridad definida a cada uno

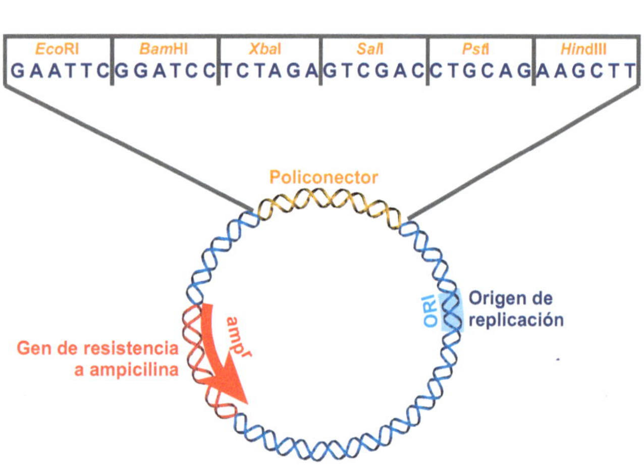

Fig. 27.3 **Características básicas de un plásmido.**

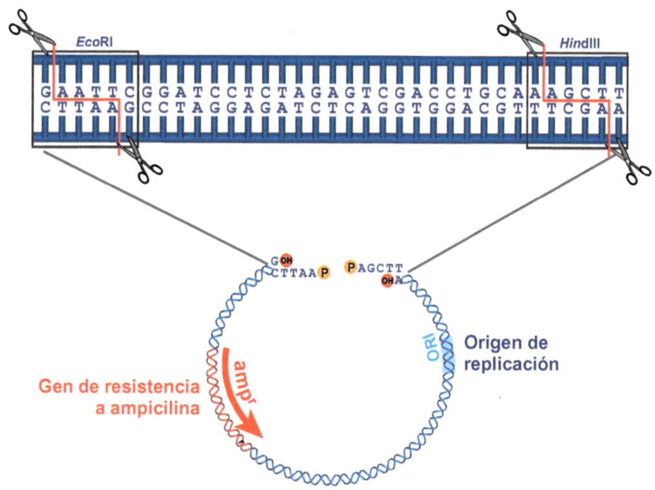

Fig. 27.4 **Preparación del vector.**

de ellos que guíe la unión de los extremos de los fragmentos de DNA en un sentido concreto.

- **Clonación no dirigida:** por contraposición a la anterior, existen ocasiones en las que no se dispone de dos dianas de restricción adecuadas para cortar vector e inserto, por lo que sólo se puede utilizar una. En este caso, los extremos del vector pueden unirse entre sí sin incorporar inserto, por lo que la clonación es menos eficaz. Para evitar la recircularización del vector, una vez cortado con la endonucleasa se puede tratar con una enzima que elimine el grupo fosfato de sus extremos, de modo que la unión entre ellos resulte imposible.

27.2.3. Obtención del DNA recombinante: ligación

La ligación consiste en la unión covalente, *in vitro*, del inserto de DNA al vector cortado (fig. 27.5). Para llevar a cabo esta reacción se utiliza una *DNA ligasa*, que cataliza la formación de un enlace fosfodiéster entre el –OH en 3′ y el –P en 5′, utilizando para ello ATP. El rendimiento de esta reacción depende del tipo de extremos que hayan resultado al preparar el inserto y el vector. Así, si son cohesivos, el apareamiento de las bases complementarias facilita la asociación de ambos extremos, que posteriormente son sellados por la ligasa mediante un enlace covalente. Si por el contrario se trata de extremos romos, estos no podrán asociarse; no obstante, la ligasa los une aunque con menor eficacia.

27.2.4. Introducción del DNA recombinante en las células adecuadas

Una vez obtenida la molécula recombinante, ésta debe ser introducida en una célula huésped para que sea replicada (fig. 27.6). Este proceso de introducción de DNA exógeno en una célula procariota se denomina **transformación**, mientras que si se utilizan células eucariotas se denomina **transfección**. Generalmente se utilizan determinadas cepas de *Escherichia coli* por ser seguras y fáciles de cultivar y manipular, y por existir un conocimiento muy completo acerca de su genética. Para introducir DNA en el interior de la célula es necesario abrir poros en su membrana plasmática, ya que ésta normalmente no es permeable a fragmentos grandes de DNA. Existen diversos métodos (tabla 27.1) que consiguen alterar transitoriamente la permeabilidad celular, permitiendo la incorporación de las moléculas del DNA plasmídico al interior, en donde se replicarán autónomamente gracias al origen de replicación presente en el vector.

Las bacterias incubadas con la mezcla de ligación se siembran sobre una placa de medio sólido con antibiótico. Las bacterias que no hayan incorporado ningún plásmido serán sensibles al antibiótico y no crecerán, mientras que aquellas que sí lo hayan incorporado se multiplicarán formando colonias. Cada una de estas colonias bacterianas se originará a partir de una única célula transformada y, por lo tanto, estará formada por bacterias genéticamente idénticas que poseerán el mismo DNA recombinante. Cada colonia es un clon.

27.2.5. Selección y análisis de clones positivos

Posteriormente, cada colonia puede ser propagada a mayor escala, permitiendo la obtención de millones de copias del DNA plasmídico portador del inserto de interés, el cual ha de purificarse en pasos posteriores. No obstante, hay que tener presente que en el proceso de ligación se obtiene una mezcla muy heterogénea de moléculas. Así, algunas colonias procederán de bacterias que hayan captado el rDNA de interés; sin embargo, muchas otras derivarán de bacterias transformadas

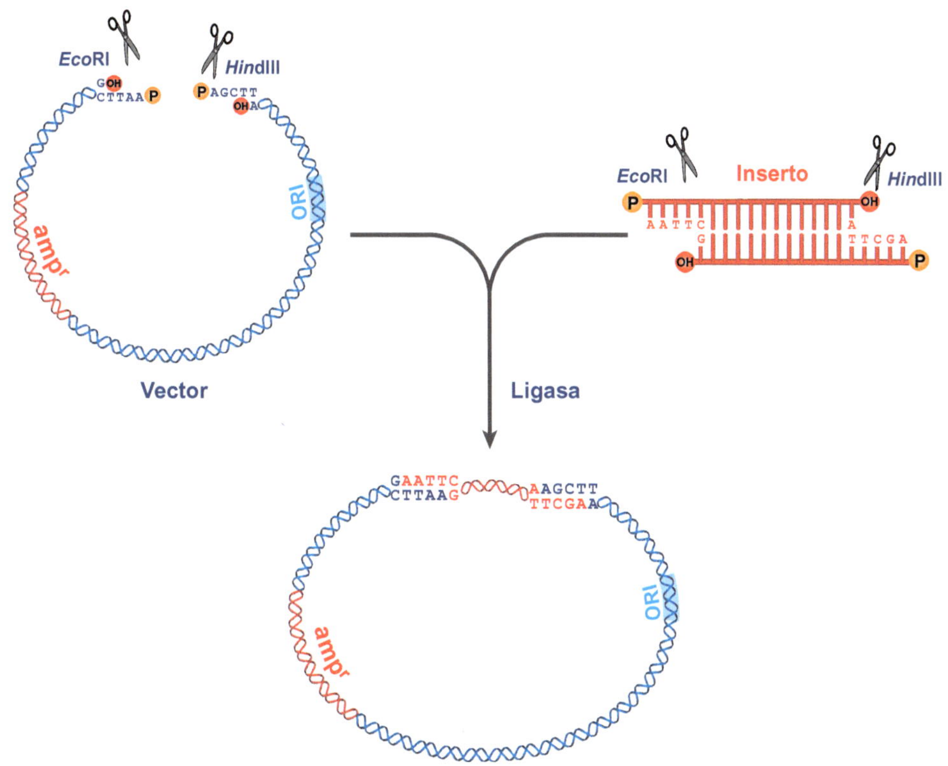

Fig. 27.5 Esquema general de la ligación. En este caso, el proceso de clonación es dirigido, ya que tanto el vector como el inserto fueron tratados con dos enzimas de restricción, gracias a las cuales los fragmentos de DNA sólo pueden unirse en la orientación correcta.

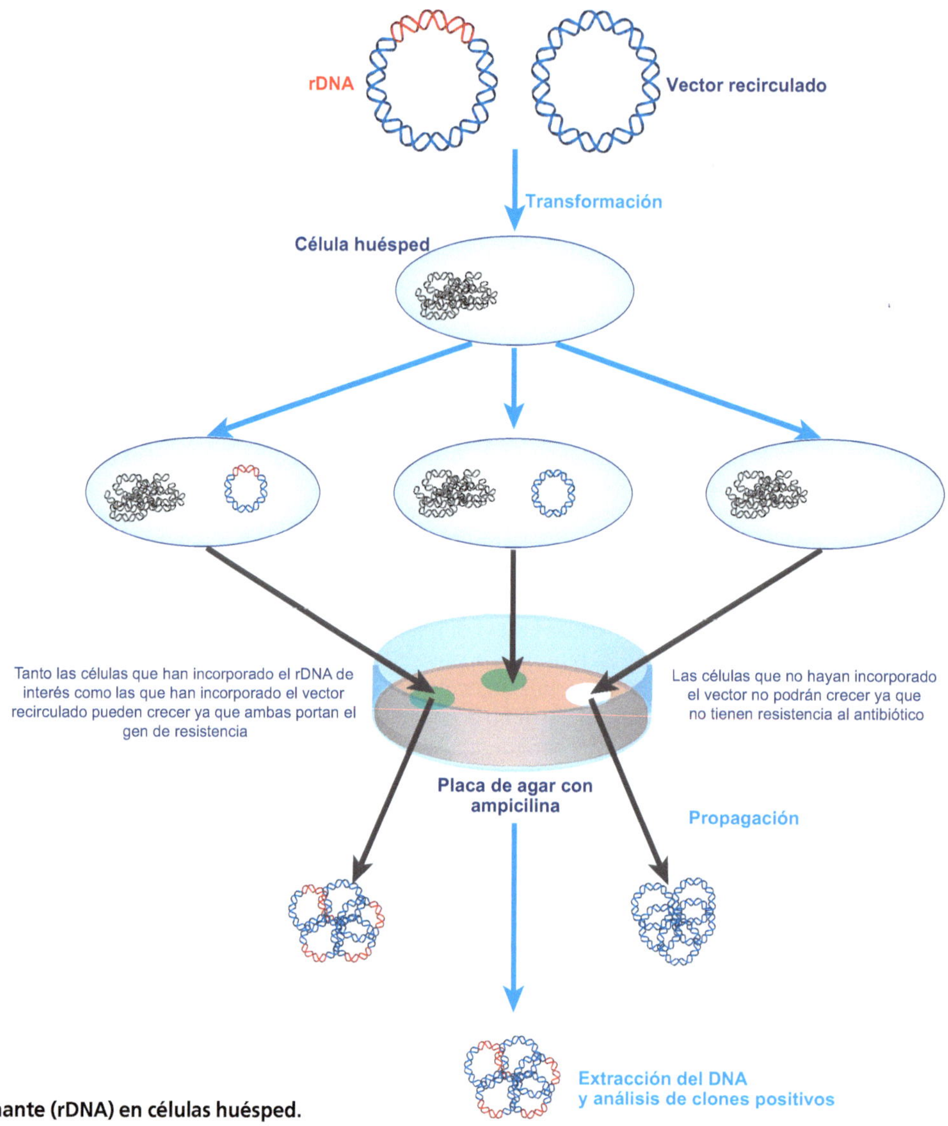

Fig. 27.6 **Introducción del DNA recombinante (rDNA) en células huésped.**

Tabla 27.1 Métodos de introducción de DNA en células

Método	Tipo de método	Agentes empleados	Células huésped
Transformación	Químico	Cationes divalentes (Ca^{2+}, Mg^{2+})	Bacterias
Electroporación	Físico	Descargas eléctricas	Bacterias, levaduras, células animales
Transfección	Químico	Polímeros (DEAE-dextrano, polietilenimina); Liposomas	Células animales
Transducción	Biológico	Vectores virales	Bacterias, células animales
Biobalística	Físico	Microproyectiles	Células vegetales
Microinyección	Físico	Inyección directa con micropipetas	Células animales, oocitos, cigotos

con productos de ligación no deseados, tales como moléculas de vector sin inserto, con el inserto en la orientación incorrecta o con varias copias del inserto unidas entre sí. En estas circunstancias es necesario diferenciar del resto de las colonias bacterianas portadoras del rDNA de interés.

En la situación más simple, es suficiente con propagar las bacterias de cada colonia en medio líquido, aislar el DNA plasmídico y analizarlo mediante digestión con enzimas de restricción. El análisis del patrón de fragmentos obtenidos nos revelan qué colonias son las que contienen el vector con el inserto en la orientación deseada. La caracterización de las moléculas recombinantes puede completarse a través de la determinación de su secuencia de nucleótidos, tal y como se discutirá más adelante. En situaciones más complejas, puede ser necesario recurrir a diversos métodos que faciliten la identificación de las colonias portadoras del DNA de interés. Entre estos métodos se encuentran:

- **Métodos de hibridación**, basados en la detección de una secuencia del inserto de interés mediante hibridación con una sonda marcada.
- **Métodos inmunohistoquímicos**, basados en la utilización de anticuerpos para detectar la proteína codificada por el gen clonado.
- **Métodos genéticos**, cuando el inserto se clona en medio de un gen presente en el vector y que codifica alguna enzima cuya actividad es fácilmente detectable. Cuando el inserto está integrado, se interrumpe ese gen y desaparece la actividad de la enzima correspondiente. Por ejemplo, algunos vectores contienen el gen de la *β-galactosidasa*, enzima que transforma el sustrato incoloro X-gal en un producto azul. Así, las bacterias portadoras del vector vacío tendrán *β-galactosidasa* y darán lugar a colonias azules, mientras que en las bacterias con plásmido con el inserto, el gen estará interrumpido y, por lo tanto, darán lugar a colonias blancas.

27.3. AMPLIFICACIÓN *IN VITRO* DEL DNA: REACCIÓN EN CADENA DE LA POLIMERASA

La PCR (*Polymerase Chain Reaction*), al igual que la clonación, permite la producción de gran cantidad de moléculas idénticas de un fragmento concreto de DNA, aunque en este caso sin intervención de célula alguna (fig. 27.7). El único requisito para llevar a cabo una reacción de PCR es conocer la secuencia de nucleótidos que flanquea la región que se quiere amplificar, la cual puede obtenerse fácilmente de las múltiples bases de datos de secuencias que ya existen. Así, se pueden obtener grandes cantidades de cada molécula de interés en cuestión de horas, en comparación con los días que se tarda utilizando técnicas de clonación. Por ello, la PCR ha desbancado a la clonación como técnica para conseguir grandes cantidades de DNA, de modo que la mayoría de las aplicaciones de la clonación están relacionadas con la generación de vectores que permiten el análisis funcional de genes.

27.3.1. Componentes del sistema

Para llevar a cabo una reacción de PCR se precisan en la mezcla de reacción los siguientes componentes o reactivos:

- **DNA polimerasa:** una enzima capaz de copiar moléculas de DNA. Las características de las DNA polimerasas determinan la temperatura a la que se desarrolla la fase de amplificación, así como su procesividad (el número de nucleótidos capaces de incorporar antes de desprenderse del molde) y su fidelidad (o tasa de error). Una característica esencial de las polimerasas utilizadas en la PCR es la termorresistencia, o capacidad de soportar altas temperaturas (hasta los 95 °C) sin desnaturalizarse. La más utilizada es la *Taq polimerasa*, aislada de *Thermus aquaticus*, una bacteria que vive en las proximidades de manantiales de agua caliente y que fue descubierta en un géiser del Parque Nacional de Yellowstone.
- **DNA molde:** una fuente de DNA a partir de la cual se amplificará el fragmento de interés. En este sentido, la PCR es una técnica muy flexible, que permite amplificar fragmentos de DNA desde una muestra de DNA purificada hasta una muestra de DNA genómico procedente de un homogeneizado de tejido sin purificar.
- **Oligonucleótidos o cebadores:** dos fragmentos sintéticos de DNA de cadena sencilla, de unos 18 a 30 nucleótidos, cuyas secuencias son complementarias, respectivamente, a los dos extremos 3′ de la región diana que se quiere amplificar, uno en cada cadena. La función de estos oligonucleótidos es proporcionar un extremo 3′-OH libre en donde la DNA polimerasa pueda añadir el primer nucleótido, a partir del cual copiará la cadena de DNA. Por esta razón también se conocen como cebadores. Además, definen la región a amplificar, determinando la longitud del fragmento que se forma.

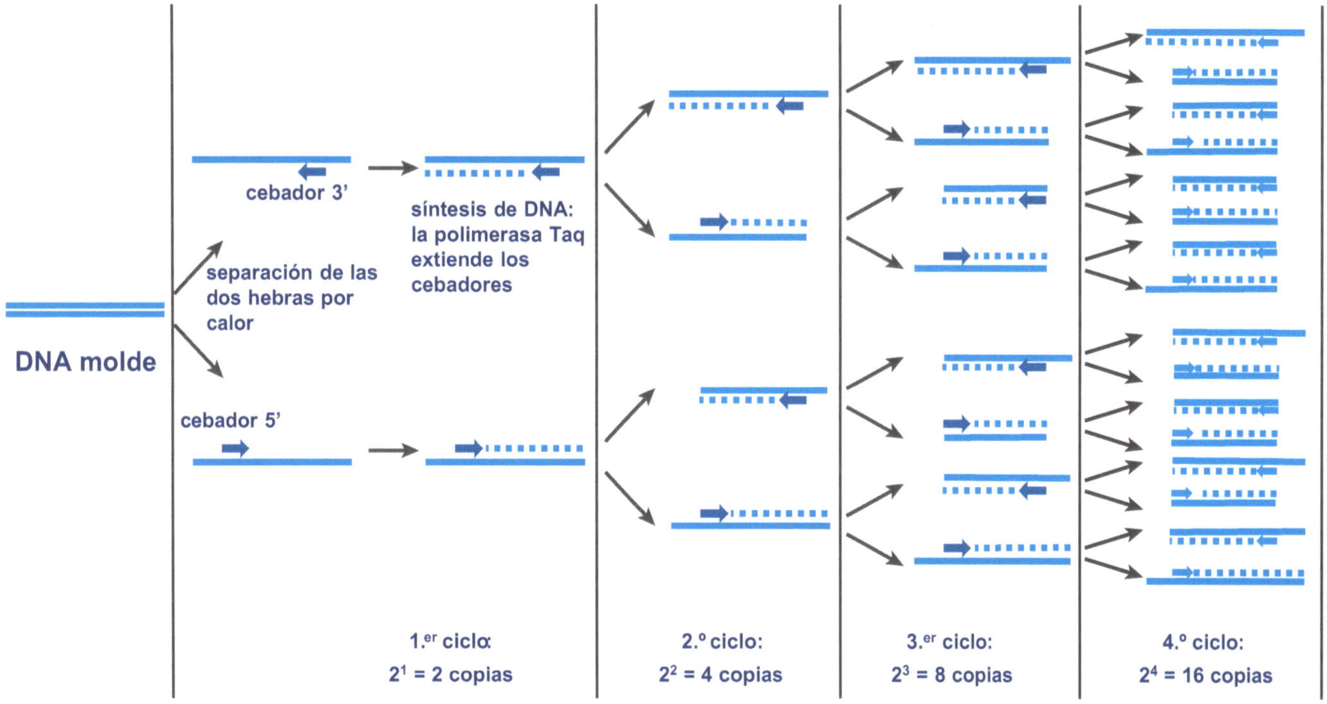

Fig. 27.7 **Reacción en cadena de la polimerasa (PCR).**

- **Desoxirribonucleósidos trifosfato (dNTP):** los cuatro nucleótidos que se necesitan para sintetizar cualquier molécula de DNA (dATP, dGTP, dCTP, dTTP).
- **Tampón de reacción:** mezcla de sales e iones capaz de amortiguar el pH para que este siempre sea óptimo para la actividad de la DNA polimerasa, y que incluye los cofactores necesarios para que pueda desarrollar su actividad.

27.3.2. Principios generales del método de PCR

La reacción de PCR se puede desarrollar gracias a las siguientes propiedades intrínsecas del DNA y de la DNA polimerasa:

- **Desnaturalización** reversible del DNA controlada por la temperatura, dando lugar a hebras simples.
- **Complementariedad** de las bases que permite la hibridación de secuencias complementarias de DNA.
- **Extensión** de la hebra sencilla por una DNA polimerasa a partir del extremo 3′-OH libre que proporciona el oligonucleótido. También se conoce como elongación o polimerización.

Estas tres propiedades definen las tres etapas fundamentales de la PCR, que se repiten cíclicamente, y que son:

- **Etapa 1: desnaturalización,** por calentamiento durante 15 segundos a una temperatura de 95 °C para conseguir la separación de la cadena doble de DNA en hebras simples.
- **Etapa 2: hibridación.** Enfriamiento que permite la asociación de los oligonucleótidos con sus regiones complementarias en los extremos de la secuencia a amplificar. La temperatura de hibridación o anillamiento se calcula a partir del número de purinas y pirimidinas de los oligonucleótidos, y por lo general oscila entre 50 y 65 °C.
- **Etapa 3: extensión.** Es la etapa de amplificación propiamente dicha, en la que la DNA polimerasa extiende los cebadores empleando como molde las hebras originales. La replicación transcurre en dirección 5′ → 3′a partir del extremo 3′-OH de cada cebador, utilizando como sustrato los cuatro dNTP. La temperatura de esta etapa es característica de cada DNA polimerasa empleada (72 °C para la Taq), y el tiempo se calcula a razón de 1 min por cada 1.000 pares de bases de secuencia que se quiere amplificar.

Cada ciclo de PCR comprende las tres etapas anteriores. Estos ciclos se repiten sucesivamente de 20 a 40 veces, consiguiendo billones de copias de DNA idénticas al cabo de entre 1 y 3 horas. Es importante tener en cuenta que cada cadena de DNA que se sintetiza sirve como molde para el siguiente ciclo de PCR, por lo que la concentración de DNA se incrementa exponencialmente (el número de copias se multiplica por 2^n, donde n es el número de ciclos). Puesto que cada etapa está controlada por la temperatura, se utilizan aparatos llamados termocicladores que, a través del cambio de la misma, crean las distintas etapas. El desarrollo de estos aparatos, junto con el descubrimiento de las DNA polimerasas termorresistentes, permitió la automatización de la PCR.

27.3.3. Variantes del método de PCR: RT-PCR

Entre las distintas variantes de PCR que se usan a menudo en un laboratorio de biología molecular, la RT-PCR o reacción en cadena de la polimerasa con transcripción inversa es una de las más utilizadas. La RT-PCR se desarrolla en dos etapas:

1. La RT o retrotranscripción, donde, a partir de una molécula de RNA, una transcriptasa inversa sintetiza DNA complementario (cDNA) al molde de RNA. Así, por cada molécula de RNA, se obtiene una molécula de cDNA que sirve de molde para la siguiente etapa.
2. La PCR, durante la que el cDNA es utilizado como molde para la amplificación del fragmento de interés utilizando oligonucleótidos específicos según el mecanismo de una PCR normal.

Puesto que cada molécula de cDNA representa una molécula de RNA original que se encontraba en la muestra a estudiar, esta técnica permite analizar con precisión el nivel de expresión de un gen en un determinado tejido o célula.

27.3.4. Aplicaciones de la PCR

Las aplicaciones de la PCR son múltiples y parecen estar sólo limitadas por la imaginación de los científicos. Entre ellas podemos destacar, además de la amplificación de fragmentos de DNA como una rápida alternativa a la clonación, el análisis de expresión de genes por RT-PCR y la modificación de fragmentos de DNA mediante mutagénesis dirigida, técnicas ampliamente utilizadas en los laboratorios de biología molecular. No obstante, las aplicaciones de la PCR rápidamente han colonizado el campo de la biomedicina con aplicaciones tales como la detección sensible de microorganismos en enfermedades infecciosas, la identificación de mutaciones en enfermedades hereditarias, y la determinación de las huellas dactilares genéticas, utilizadas para comparar si dos muestras de DNA pertenecen al mismo individuo (investigaciones forenses) o si existe parentesco entre ellas (por ejemplo, pruebas de paternidad). Además, mediante PCR también se pueden amplificar genes de organismos ya extinguidos o de antiguos restos humanos y reconstruir así árboles filogenéticos que aporten mayor conocimiento en el estudio de la evolución.

27.4. SECUENCIACIÓN DEL DNA

El desarrollo de procedimientos para determinar el orden en el que se disponen los miles o millones de nucleótidos que conforman la cadena polinucleotídica del DNA en un organismo ha representado un avance fundamental en nuestro afán de conocer las claves moleculares de la vida. Los primeros métodos de secuenciación del DNA fueron diseñados en la década de 1970 por W. Gilbert (método químico) y F. Sanger (método enzimático), si bien fue este último procedimiento el que acabó por imponerse por su gran eficacia. Durante más de 30 años, el método de Sanger se ha utilizado universalmente para cualquier proyecto que implicara la secuenciación del DNA. Sin embargo, la introducción de una colección de técnicas muy innovadoras y de extraordinaria potencia ha permitido recientemente enormes avances en la secuenciación de ácidos nucleicos, incluyendo la secuenciación en unas pocas horas de los 3.000 millones de pares de bases que conforman el genoma humano.

27.4.1. Método enzimático de secuenciación del DNA

El método enzimático dependía inicialmente de la utilización de nucleótidos marcados radiactivamente, pero las modificaciones posteriores basadas en el uso de análogos marcados con compuestos fluorescentes han permitido su automatización y han resultado claves para la secuenciación de los primeros genomas completos de distintos organismos (fig. 27.8).

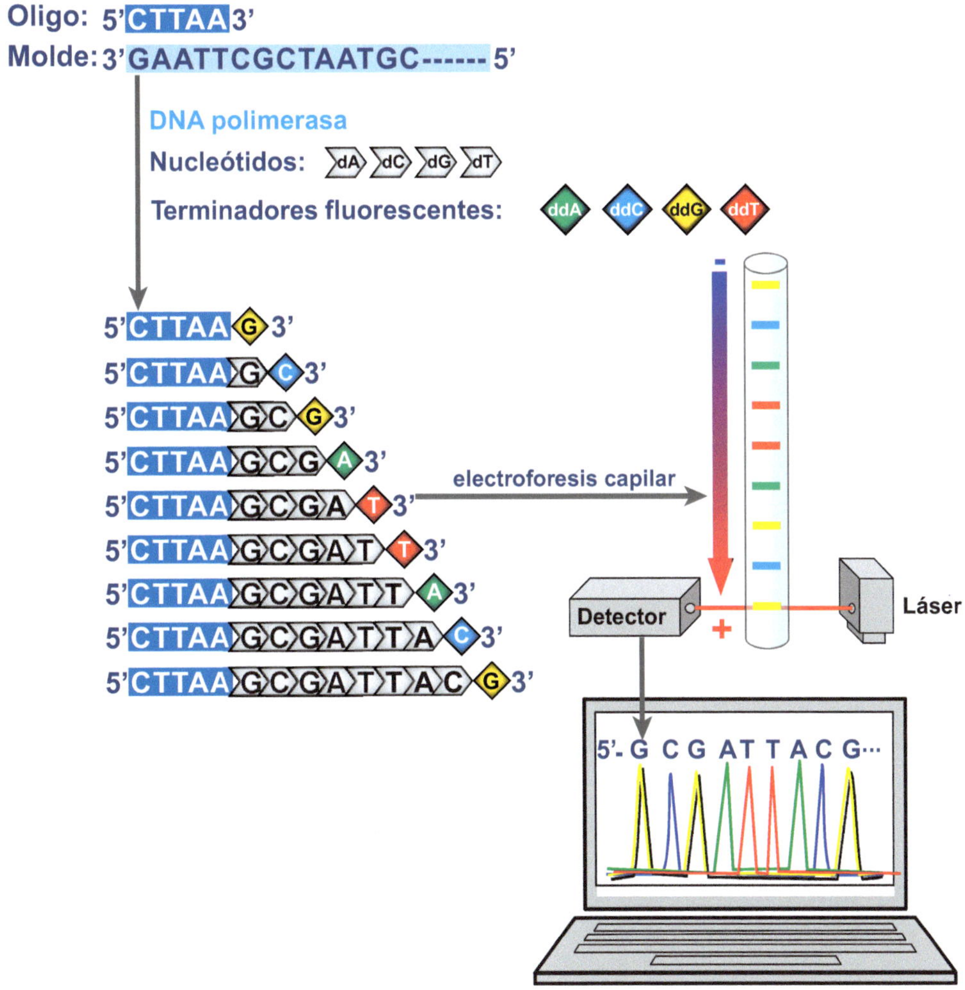

Fig. 27.8 **Secuenciación enzimática de DNA (método de Sanger).**

27.4.1.1. Componentes del sistema

Para llevar a cabo una reacción de secuenciación se precisan en la mezcla de reacción los siguientes componentes o reactivos:

- El **DNA molde**, generado a través de la clonación del fragmento de DNA que deseamos secuenciar en un vector apropiado o mediante amplificación por PCR. Además, se necesita que esté en estado de cadena simple.
- Una **DNA polimerasa**, que replique DNA usando como molde el fragmento de cadena simple que queremos secuenciar.
- Un **oligonucleótido** o **cebador**. Un fragmento de DNA de cadena sencilla, de unos 18 a 30 nucleótidos, complementario a la secuencia del extremo 3′ del fragmento que se quiere amplificar, proporcionando un extremo 3′–OH libre necesario para que la DNA polimerasa comience a añadir nucleótidos. A diferencia de lo que ocurre en la PCR, en este caso sólo se necesita un oligonucleótido.
- **Desoxirribonucleósidos trifosfato** o *dNTP*: dATP, dGTP, dCTP, dTTP.
- **Nucleótidos didesoxi** (ddATP, ddTTP, ddCTP y ddGTP). Son nucleótidos modificados que carecen del grupo hidroxilo de la posición 3' de la desoxirribosa. Estos nucleótidos pueden incorporarse a la cadena de DNA naciente, pero no permiten la unión a ellos de ningún otro nucleótido por el extremo 3'. Por tanto, una vez incorporado un nucleótido didesoxi, se termina la síntesis de la cadena de DNA. Cada uno de ellos lleva acoplada una molécula fluorescente de distinto color, que permite diferenciarlos entre sí.

27.4.1.2. Principio del método

El método enzimático de secuenciación del DNA se puede dividir en dos etapas:

- **Etapa 1: síntesis de DNA.** A partir del DNA de cadena sencilla que se quiere secuenciar, la DNA polimerasa comienza a unir nucleótidos al extremo 3′–OH del cebador. En el tubo de reacción, los ddNTP están a una concentración menor que los dNTP, por lo que lo más frecuente es que se unan los nucleótidos correctos. No obstante, de vez en cuando y al azar, la DNA polimerasa incorpora el ddNTP correspondiente, por lo que la replicación de DNA de esa cadena termina. Esto se produce en cada una de las miles de copias del DNA que se desea secuenciar, por lo que al final se consigue obtener un conjunto de fragmentos de DNA de longitud variable cuyo último nucleótido (que en todos los fragmentos es el ddNTP correspondiente marcado fluorescentemente) representa cada posición del fragmento original.
- **Etapa 2: separación de los fragmentos y análisis.** La mezcla obtenida de fragmentos de longitud variable se somete a electroforesis capilar de alta resolución, capaz de separar fragmentos de DNA aunque su longitud sólo difiera en un nucleótido. Los fragmentos de DNA son así ordenados por tamaño, de forma que los más pequeños migran más rápidamente y comienzan a pasar por el detector de fluorescencia. Así, el primer producto que se puede detectar corresponde al cebador con un ddNTP añadido, de manera que

su fluorescencia permite conocer el nucleótido correspondiente a esa posición en la secuencia. El segundo producto corresponde al cebador con dos nucleótidos añadidos, uno normal en la primera posición y un ddNTP en la segunda, y así sucesivamente (fig. 27.8). Mediante este método es posible obtener lecturas de unos 700-900 nucleótidos de longitud, pues la resolución del sistema de electroforesis disminuye para fragmentos mayores, por lo que resulta imposible diferenciar por tamaño un nucleótido del siguiente.

27.4.2. Técnicas de secuenciación de DNA de alto rendimiento

Aunque el método enzimático (Sanger) automatizado es el utilizado casi universalmente cuando se necesita determinar la secuencia de DNA de un fragmento concreto o de una región limitada del genoma, su aplicación al estudio de genomas completos o de regiones extensas de los mismos resulta extremadamente costosa y laboriosa. Por esta razón, a lo largo de los últimos años se han desarrollado otras tecnologías que permiten abordar estas tareas de forma eficiente. Estos nuevos métodos de secuenciación de DNA conocidos como ultrasecuenciación, secuenciación de alto rendimiento o *next generation sequencing* son capaces de generar cientos de miles de reacciones de secuencias en paralelo, gracias a la inmovilización de las reacciones en una superficie sólida de tamaño muy pequeño (nanotecnología). De esta forma, la cantidad de reactivos necesarios se minimiza al máximo, abaratándose el coste por base leída. En la actualidad existen tres tecnologías de secuenciación de segunda generación ampliamente utilizadas (fig. 27.9):

- **Pirosecuenciación.** Una de las primeras aproximaciones a la secuenciación de DNA de alto rendimiento se basa en la fragmentación al azar del DNA a secuenciar y su inmovilización sobre esferas diminutas (nanoesferas), en condiciones en las que sobre cada nanoesfera se inmoviliza un único fragmento de DNA. Las nanoesferas con el DNA unido son sometidas a *PCR en emulsión* con aceite, de forma que cada nanoesfera queda atrapada en una gota. Por lo tanto, el producto de PCR de cada gota contiene miles de copias de un fragmento de DNA diferente, como resultado de la amplificación del fragmento inmovilizado sobre la nanoesfera. En el secuenciador automático se disponen las nanoesferas en diminutos pocillos individuales y se someten a pirosecuenciación, en la que la síntesis de DNA está acoplada a una reacción quimioluminiscente. La adición de uno de los cuatro dNTP inicia el proceso, en el que la DNA polimerasa incorpora el nucleótido si es el correspondiente a esa posición. Si hay incorporación, se libera pirofosfato (PPi), que es convertido en ATP por la *ATP-sulfurilasa*. El ATP formado permite la producción de luz por la enzima *luciferasa*, en cantidades proporcionales a la cantidad de nucleótido incorporado. La luz emitida es detectada por una cámara, permitiendo

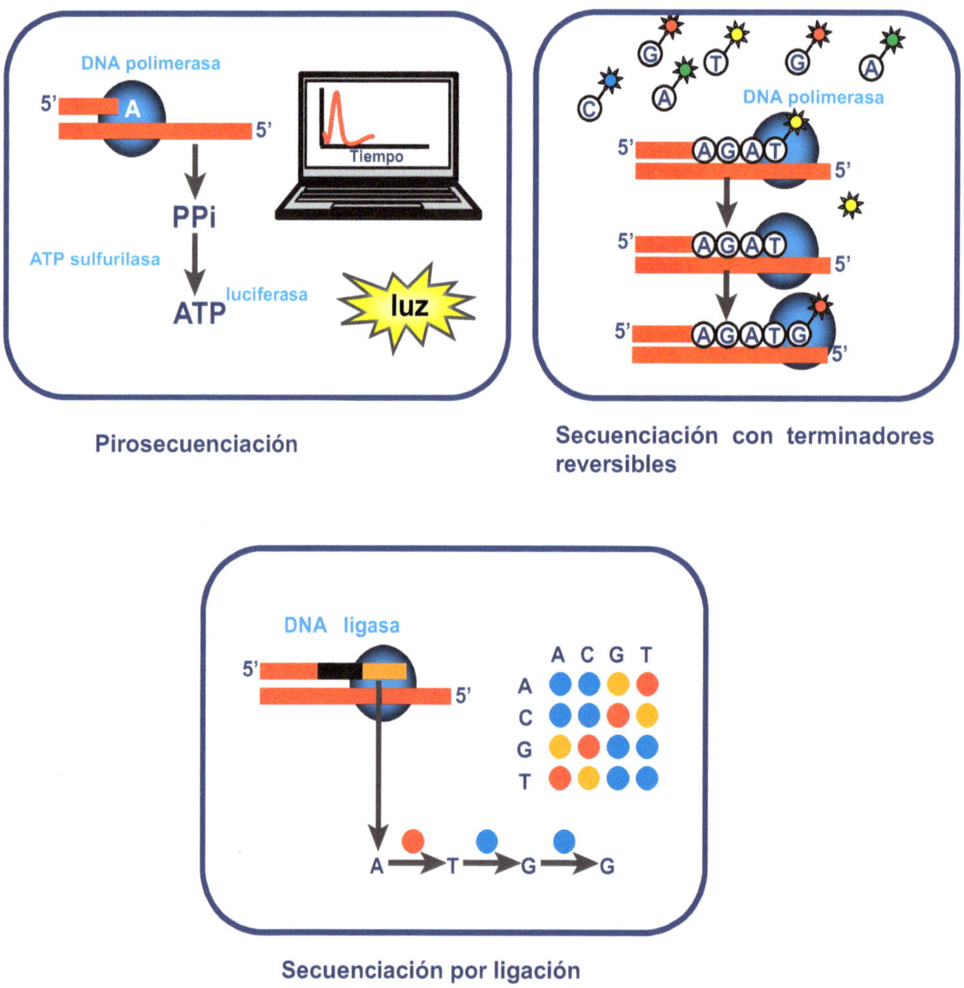

Fig. 27.9 **Nuevas tecnologías de secuenciación.**

calcular el número de nucleótidos incorporados. El proceso se repite para cada uno de los tres dNTP restantes y el ciclo se repite cientos de veces, generando lecturas de cientos de bases. En un solo experimento se pueden secuenciar alrededor de unas 400.000 nanoesferas, pudiendo llegar a secuenciar en unas horas más de un millón de nucleótidos.

- **Ultrasecuenciación con terminadores fluorescentes reversibles.** En este método, desarrollado por la empresa Solexa (actualmente Illumina), la reacción de PCR se produce sobre una superficie sólida donde cada molécula de DNA independiente da lugar a un grupo *(cluster)* de moléculas de DNA idénticas juntas. Posteriormente, la secuenciación se lleva a cabo mediante síntesis de DNA con nucleótidos marcados con fluorocromo, de los que sólo se puede incorporar uno de cada vez. En este caso, a diferencia de la secuenciación por el método enzimático, la molécula de fluorocromo es liberada tras la incorporación del nucleótido a la cadena de DNA, generando por un lado la señal fluorescente correspondiente para la identificación del nucleótido incorporado, y permitiendo por otro la continuación de la síntesis de la cadena de DNA.
- **Ultrasecuenciación por ligación.** La tecnología de ultrasecuenciación conocida como *Solid* parte de un proceso de amplificación similar al descrito para el caso de la pirosecuenciación, a excepción del anclaje final de las nanoesferas a una superficie de cristal donde tiene lugar la secuenciación. El proceso de secuenciación es realmente innovador, basado en distintas rondas de hibridación y ligado con 16 dinucleótidos marcados con cuatro colores distintos. Empleando un código de colores, cada posición es evaluada dos veces, lo que disminuye notablemente la frecuencia de errores de secuencia.

Tras las mejoras en el rendimiento de la secuenciación obtenidas con estos métodos "de segunda generación", se está desarrollando actualmente una "tercera generación" de tecnologías de secuenciación que permiten secuenciar una sola hebra de DNA sin necesidad de amplificarla previamente. Estas tecnologías llevan al límite los avances de la nanotecnología y la microscopía de fluorescencia, utilizando volúmenes extremadamente pequeños (del orden de 10^{-21} litros), que contienen únicamente una molécula de DNA y otra de polimerasa. Esta tercera generación es llamada también *secuenciación en tiempo real* y permite obtener lecturas mucho más largas que los métodos anteriormente disponibles, lo que facilita enormemente su utilización para la secuenciación *de novo* de genomas. Otros métodos de secuenciación de muy reciente introducción y que prometen ser de gran interés son los denominados *ion torrent* y *nanopore sequencing*. Estos avances tecnológicos permitirán aumentar drásticamente la rapidez y reducir el coste de la secuenciación, propiciando el desarrollo de "la genómica personal" a través de la secuenciación del genoma de cualquier persona en condiciones que permitan su aplicación práctica.

27.5. APLICACIONES DE LA TECNOLOGÍA DEL DNA RECOMBINANTE

27.5.1. Producción de proteínas de interés biomédico o biotecnológico

Las técnicas de clonación tienen como objetivo principal la amplificación y purificación de moléculas de DNA para su identificación o su estudio. Sin embargo, en otros casos, el objetivo final de la clonación de DNA en vectores es su expresión en sistemas celulares para obtener grandes cantidades de su producto final, la proteína. En este caso, los fragmentos de DNA son secuencias de cDNA o genes enteros y los vectores utilizados son vectores de expresión.

Los vectores de expresión son plásmidos modificados que contienen regiones que permiten, en la célula anfitriona, la transcripción del fragmento de DNA a RNA y, posteriormente, su traducción a proteína. Típicamente, un vector de expresión posee un promotor en el extremo 5′ de la región de clonación (donde se inserta el gen o cDNA) de manera que el inserto queda bajo el control de este promotor. Generalmente, se trata de promotores bien caracterizados y más eficaces que el propio promotor del gen. Algunos de ellos son inducibles, de forma que se activan bajo condiciones experimentales controlables, como la adición de un nutriente, regulando su expresión según el interés del experimentador. Dependiendo de si la célula anfitriona es una célula bacteriana o una célula eucariota, estos vectores de expresión pueden incorporar otros elementos, tales como sitios de unión al ribosoma o una secuencia de terminación de la transcripción en bacterias o señales de poliadenilación en eucariotas.

Entre las distintas aplicaciones de los vectores de expresión tanto en biología molecular como en medicina se pueden citar la producción de proteínas como la insulina o la hormona de crecimiento, así como numerosos anticuerpos monoclonales para el tratamiento de la artritis o el cáncer.

27.5.2. Silenciamiento de genes

De la misma manera que con los vectores de expresión se puede conseguir que una célula exprese un gen nuevo o sobreexprese un gen ya existente, mediante el RNA de interferencia (RNAi) se puede reducir la expresión de un gen. El silenciamiento por RNA es un mecanismo altamente conservado en la naturaleza en el que moléculas de RNA de doble cadena (dsRNA) regulan la expresión de genes. Concretamente, estos pequeños RNA (*small interfering RNA*, o siRNA) son cadenas de 21 a 25 nucleótidos en forma de dúplex, donde 19 nucleótidos se encuentran formando RNA de doble cadena, mientras que dos nucleótidos de los extremos permanecen desemparejados. La secuencia de los RNA de interferencia es altamente específica para hibridar con la secuencia de nucleótidos de un RNA mensajero diana, induciendo su degradación e interfiriendo así en la expresión del gen (fig. 27.10).

El silenciamiento de genes en cultivos celulares se puede llevar a cabo empleando dos tipos de iRNA:

- **siRNA**: moléculas sintéticas de RNA de doble hebra, de aproximadamente 22 nucleótidos, con un grupo fosfato en el extremo 5′ y un –OH en el extremo 3′ y que se introducen directamente en el interior celular.
- **shRNA**: plásmidos o vectores virales que codifican el siRNA. Cuando estos vectores son introducidos en la célula, es la propia maquinaria celular la que sintetiza los siRNA funcionales utilizando la información del vector.

La especificidad y la robustez del efecto de iRNA sobre la expresión génica hacen de este mecanismo una valiosa herramienta para silenciar genes a nivel postranscripcional. En el laboratorio, el silenciamiento de genes es utilizado para estudiar la función de un gen en una ruta o proceso biológico concreto, de forma que al inhibir su producción se puede dilucidar cuál es su implicación evaluando los cambios que experimentan las células tratadas. Raras veces se produce una reducción completa de la expresión (efecto *knock-out*), y lo más frecuente es que se

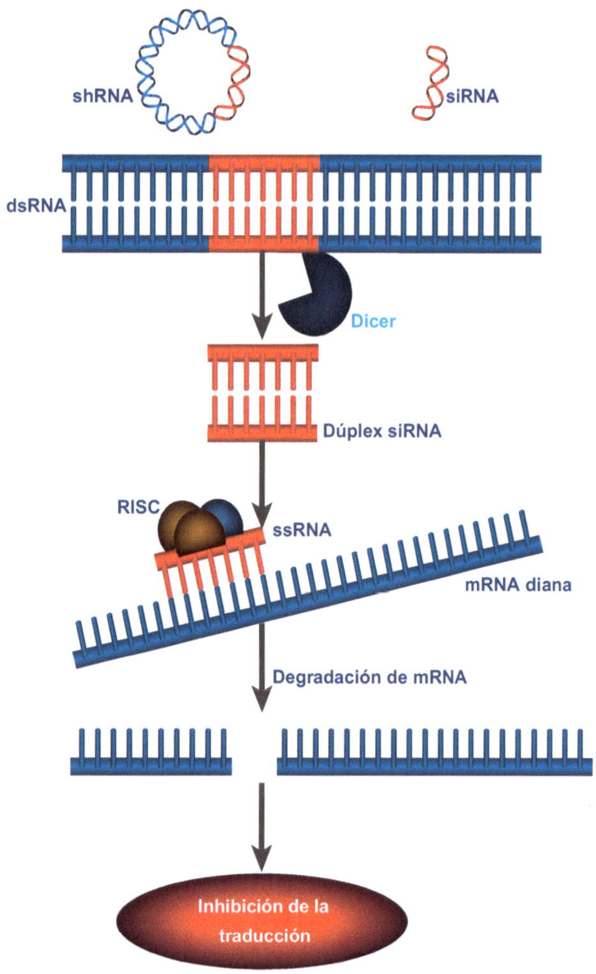

Fig. 27.10 **Silenciamiento de genes mediante RNA de interferencia.** El silenciamiento es llevado a cabo por moléculas pequeñas de RNA de doble cadena (siRNA) en el citoplasma celular. Estos siRNA pueden ser introducidos directamente en la célula, o bien ser codificados por un vector (shRNA). La transcripción de estos vectores genera moléculas largas de RNA de doble cadena (dsRNA), sobre los que actúa la ribonucleasa, *Dicer*, quien los convierte en siRNA. Los siRNA son reconocidos por un complejo proteico llamado RISC, que selecciona la hebra antisentido. Esta hebra antisentido dirige al complejo al RNA mensajero diana (mRNA), induciendo su degradación. De esta manera se impide la síntesis de la proteína correspondiente (silenciamiento del gen). dsRNA: RNA de cadena doble (*double strand RNA*); shRNA: RNA en horquilla pequeño (*small hairpin RNA*); siRNA: RNA de interferencia pequeño (*small interfering RNA*); ssRNA: RNA monocatenario (*single strand RNA*); RISC: complejo de inducción del silenciamiento de RNA (*RNA-Induced Silencing Complex*).

produzca una reducción significativa, aunque no absoluta, de los niveles de proteína (efecto *knock-down*). Por otro lado, el silenciamiento de genes también es una herramienta de gran utilidad en investigación biomédica al permitir bloquear la expresión de genes alterados o sobreexpresados en diferentes enfermedades.

27.5.3. Generación de animales modificados genéticamente

La biotecnología incluye cualquier técnica que utilice organismos vivos o parte de ellos para fabricar, modificar o mejorar productos químicos, microorganismos, plantas o animales con el objetivo de realizar actividades industriales y de servicio útiles para el hombre. En este sentido, la aplicación de metodologías de ingeniería genética tiene como finalidad la obtención de animales modificados genéticamente con características singulares que mejoren, complementen o perfeccionen las condiciones de los ancestros originales, denominados *wild-type* o silvestres, de los que parten las líneas transgénicas. Existen dos estrategias básicas para la producción de animales transgénicos:

- Estrategias que persiguen conseguir un organismo con una función nueva o adicional que no tenía su predecesor, denominados **organismos transgénicos**. Para obtenerlos, el DNA foráneo ha de ser introducido en la célula. Una vez en el interior celular, el DNA se integra en el genoma de la célula huésped mediante un mecanismo conocido como "recombinación no homóloga", insertándose al azar en una o más regiones diferentes del genoma. Esta modificación puede realizarse sobre cigotos que luego son transferidos a una madre portadora que ha sido preparada hormonalmente para recibir el embrión. Posteriormente, mediante cruces entre los descendientes puede obtenerse una progenie homocigota para el transgén.
- Aproximaciones que producen organismos que han perdido algunas de las funciones propias de sus parentales silvestres, denominados **organismos *knock-out***. En este caso, el gen de interés es sustituido por otro similar que ha sido alterado (no funcional). De la misma manera que para los organismos transgénicos, el gen modificado es introducido en células embrionarias. Una vez que el DNA ha alcanzado el interior de la célula, la propia maquinaria encargada del mantenimiento del genoma corta y pega este nuevo gen alterado en zonas homólogas del material genético de la célula mediante un mecanismo conocido como "recombinación homóloga". Estas células con un alelo alterado son introducidas en embriones tempranos que, tras ser implantados en hembras portadoras, dan como resultado animales "quiméricos", quienes poseen células modificadas y células no modificadas. Mediante cruzamientos puede investigarse si la mutación se ha incorporado a células germinales y también obtener animales con todas sus células modificadas, tanto heterocigotas (un solo alelo alterado) como homocigotas (ambos alelos alterados). Alterar un gen puede dar como resultado diferentes efectos en el organismo estudiado. En algunos casos, un animal deficiente en un determinado gen es incapaz de sobrevivir o de ser gestado correctamente. En otros casos, sólo se detecta la aparición de un fenotipo diferente. También puede ocurrir que la alteración genética introducida no produzca ningún cambio fenotípico aparente, debido a la compensación de la ausencia del gen por la acción de otros genes similares.

27.6. PRESENTE Y FUTURO DE LA TECNOLOGÍA DEL DNA RECOMBINANTE

La tecnología del DNA recombinante ha demostrado ya su extraordinaria utilidad en numerosos campos, especialmente en el ámbito de la biomedicina. Por ejemplo, en el pasado, la hormona del crecimiento humana para el tratamiento del enanismo hipofisario se extraía de hipófisis obtenidas en las autopsias, y estaba disponible sólo en cantidades limitadas, mientras que en la actualidad su producción en bacterias recombinantes garantiza una fuente ilimitada y segura de esta hormona.

La interleuquina-2 (una proteína que ayuda a regular la respuesta inmunitaria) y el factor VIII de la coagulación se han clonado con éxito, y sin duda en el futuro se producirán otros importantes péptidos y proteínas. Algunos avances resultan especialmente interesantes, como es el caso del empleo de maíz y soja transgénicos para producir anticuerpos monoclonales para uso terapéutico. Análogamente, es posible utilizar plantas desarrolladas mediante ingeniería genética para producir vacunas orales. Por otra parte, los ratones manipulados mediante ingeniería genética pueden producir anticuerpos monoclonales humanos y también se están desarrollando vacunas sintéticas mediante técnicas recombinantes, siguiendo el camino de la ya disponible para la hepatitis B.

Por otra parte, en la actualidad ya puede estudiarse con sondas y técnicas de hibridación el genoma de cualquier individuo para detectar la presencia de genes mutantes, incluso antes del nacimiento si se utilizan en conjunción con la amniocentesis. Asimismo, puede aplicarse un tipo de cirugía genética denominada terapia génica de células somáticas. Por ejemplo, se ha avanzado notablemente en estrategias basadas en extraer células de médula ósea de pacientes con ciertas enfermedades genéticas, cultivarlas y transformarlas con DNA clonado portador de una copia normal del gen o los genes defectuosos. Estas células pueden entonces volver a introducirse en el paciente y si se consigue la reexpresión del gen normal, la enfermedad puede llegar a curarse.

Estudios en otros ámbitos han demostrado que el ganado parece destinado a desempeñar un papel importante en la biotecnología de aplicaciones médicas mediante el uso de estrategias que en ocasiones han recibido el nombre de **ganadería molecular**. Así, los embriones de cerdo en los que se inyectan genes que codifican la hemoglobina humana se convierten en cerdos transgénicos que sintetizan hemoglobina. Del mismo modo, con técnicas relativamente similares a ésta, se han producido cabras transgénicas cuya leche contiene hasta 3 g/l de activador tisular del plasminógeno humano (tPA). El tPA disuelve los coágulos y se utiliza en el tratamiento de pacientes con cardiopatías.

Paralelamente, la ingeniería genética en animales de granja persigue obtener un mejor rendimiento de la producción animal, mejorando en el ganado transgénico la composición corporal, la calidad de la carne, la producción de leche, la calidad de la lana, e incrementando la proliferación y la resistencia a enfermedades. Así, se han desarrollado vacas que producen más leche, ovejas que producen más lana y peces con mayor tasa de crecimiento. En el mismo sentido, la aplicación de la biotecnología en zootecnia permite crear biosensores de la contaminación ambiental. Existen, por ejemplo, variantes génicas del pez cebra con elementos de respuesta a contaminantes del agua que inducen la expresión de luciferasa y generan luz. Así, podremos saber que el agua está contaminada cuando los peces se conviertan en fluorescentes.

En resumen, el progreso de esta rama de la ciencia está siendo vertiginoso. En pocos años, y gracias al desarrollo de la tecnología del DNA recombinante, el DNA se ha podido aislar, fragmentar y multiplicar de forma prácticamente ilimitada. Se han mezclado los DNA de distintos organismos, y con ellos se han producido proteínas de la clase y constitución deseadas. Muchas de estas proteínas ya se utilizan para tratar enfermedades como la diabetes, la artritis o diversos tipos de cáncer. Además, la tecnología del DNA recombinante, a través del Proyecto Genoma Humano y de todos los que han derivado de él, también nos ha proporcionado claves fundamentales de los procesos biológicos. No en vano es muy probable que en pocos años todos podamos conocer de manera rápida y asequible el orden preciso de los 3.000 millones de nucleótidos que configuran nuestro genoma y que nos hacen únicos y distintos.

Sin duda, en el futuro irán apareciendo nuevos retos científicos que requerirán el desarrollo de nuevas técnicas y aproximaciones metodológicas, pero tal como señaló el Profesor S. Ochoa en su discurso del Premio Nobel de Medicina en 1959: “es posible que el hombre nunca halle la clave de la naturaleza del sentido de la vida, pero podemos dirigir la vista adelante con confianza y antelación, hacia una mucha mejor comprensión de un gran número de sus misterios”.

RESUMEN

1. **Las enzimas de restricción cortan el DNA en secuencias de reconocimiento específicas. La *DNA ligasa* une fragmentos de DNA, permitiendo obtener moléculas de DNA recombinante.**
2. **Los vectores de clonación permiten introducir y propagar moléculas de DNA en células huésped, habitualmente bacterias *Escherichia coli*. Los vectores de clonación más utilizados son los plásmidos, moléculas de DNA circular capaces de replicarse en las células huésped.**
3. **La reacción en cadena de la polimerasa (PCR) sirve para amplificar de forma prácticamente ilimitada secuencias concretas de DNA. Para amplificar un fragmento de DNA mediante PCR se necesita una DNA polimerasa termorresistente, dos oligonucleótidos cebadores, desoxinucleósidos trifosfato (dNTP), una cantidad muy pequeña de DNA molde que contenga la secuencia a amplificar y un termociclador.**
4. **El método de Sanger de secuenciación de DNA ha permitido determinar la secuencia del genoma humano y de otras especies. Los nuevos métodos de secuenciación de alto rendimiento simplifican y aceleran extraordinariamente este proceso.**
5. **La tecnología del DNA recombinante ofrece numerosas posibilidades de aplicación biomédica y biotecnológica, tales como la modificación genética de animales y plantas o la producción de proteínas recombinantes que pueden ser utilizadas como fármacos o vacunas.**

Bibliografía

Alberts B, Johnson A, Lewis J, Raff M, Roberts K, Walter P. Biología Molecular de la Célula. 5ª ed. Barcelona: Ediciones Omega; 2010.

Ayudas al aprendizaje de bioquímica, biotecnología y biología molecular. BioROM; 2011. http://www.biorom.uma.es/indices/index.html

Herráez A. Texto ilustrado e interactivo de biología molecular e ingeniería genética: conceptos, técnicas y aplicaciones en ciencias de la salud. Barcelona: Elsevier España; 2012.

Metzker ML. Sequencing technologies - the next generation. Nat Rev Genet 2010;11:31-46.

Primrose SB, Twyman R. Principles of gene manipulation and genomics. 7ª ed.: Blackwell Science; 2006.

Samuels Y, Bardelli A, López-Otín C. The Cancer Genome. In: DeVita, Hellman, Rosenberg's, editors. Cancer: Principles & Practice of Oncology. 9th ed. Ed. Lippincott Williams & Wilkins; 2011.

Watson JD, Myers RM, Caudy AA, Witkowski JA, Freeman WH Recombinant DNA. Genes and Genomes - A Short Course. 3rd. ed. CHSL PRess; 2006.

Parte VIII

Procesos moleculares de la comunicación intracelular y extracelular

ÍNDICE DE CAPÍTULOS

Capítulo 28

Bioquímica de las hormonas: organización y diversidad

María del Pilar Ramos Álvarez

OBJETIVOS DE APRENDIZAJE

- **Entender los principales mecanismos de señalización endocrina.**
- **Describir la organización endocrina del organismo.**
- **Conocer los mecanismos de síntesis, transporte y acción de las principales hormonas del organismo.**
- **Describir las principales funciones de las hormonas.**
- **Comprender cómo alteraciones en la síntesis, secreción o acción de las hormonas pueden dar lugar a enfermedades endocrinas.**

28.1. INTRODUCCIÓN

Los organismos superiores están formados por millones de células que, en algunos casos, pueden estar a metros de distancia. Por tanto, para que el organismo funcione como un todo, se necesitan sistemas de coordinación e integración de los tejidos y órganos. Estas funciones las llevan a cabo el sistema nervioso y el endocrino.

El sistema endocrino consiste en un sistema de glándulas y otras estructuras que elaboran sustancias biológicamente activas (hormonas) que se liberan al torrente circulatorio o al medio intersticial y que modulan el metabolismo y otros procesos, tales como la función cardiovascular, el crecimiento, la reproducción o el desarrollo, entre otros. Existe además el denominado sistema exocrino, el cual consiste en un conjunto de glándulas y estructuras que elaboran secreciones que se liberan directamente al exterior, generalmente a través de un canal de secreción. En este grupo se incluyen las hormonas que participan en el proceso de la digestión.

Aunque el número de moléculas que se han descrito con actividad hormonal ha aumentado de forma exponencial en las últimas décadas, en el presente capítulo nos referiremos sólo a las características generales, al metabolismo y a las funciones de las principales hormonas endocrinas, y en el capítulo 29 se describen sus principales vías de transducción de señales.

28.2. HORMONAS: TIPOS, PRINCIPIOS Y REGULACIÓN DE LA ACCIÓN HORMONAL

La palabra *hormona* deriva del griego *hormaein*, que significa poner en movimiento. Aunque ya se habían aislado la adrenalina y la vasopresina, no fue hasta 1905 cuando se acuñó el término *hormona* por Ernest Starling, tras aislar la secretina. Clásicamente las hormonas endocrinas se han descrito como aquellas moléculas secretadas por una glándula a la sangre y que actúan en un órgano distante, pero actualmente este concepto se ha ampliado. Actualmente se considera que una hormona es una sustancia química producida por células endocrinas, que tiene un efecto regulador específico sobre la actividad de ciertas células de un órgano. De igual forma, el concepto de glándula se ha ampliado. Hay tejidos endocrinos que son exclusivamente glándulas, como el tiroides, mientras que otros poseen además otras funciones, como el sistema nervioso central, el hígado o el tejido adiposo. Por último, además de la exocrina, hoy día se considera que las hormonas pueden ejercer acciones endocrinas, paracrinas, autocrinas o yuxtacrinas. Cada una de ellas se representa en la figura 28.1.

28.2.1. Principales tipos de hormonas

Aunque existen numerosas moléculas con actividad hormonal, químicamente se pueden clasificar en cuatro grandes grupos: las hormonas peptídicas y proteicas, que incluyen desde tripéptidos, como la TRH (tiroliberina), hasta glucoproteínas de estructura compleja, como la TSH (tirotropina); las hormonas derivadas de la tirosina (hormonas tiroideas y catecolaminas); y dentro de las hormonas lipídicas, las hormonas esteroideas, que se sintetizan a partir del colesterol (glucocorticoides, mineralocorticoides, hormonas sexuales y la vitamina D) y los eicosanoides. Estos últimos no han sido considerados clásicamente como hormonas (v. caps. 12 y 14), aunque hoy en día se les atribuye también una función hormonal que llevan a cabo de forma autocrina o paracrina.

Dado que la secreción, el transporte y el mecanismo de acción de las hormonas son dependientes de sus propiedades químicas, en particular de su solubilidad en medio acuoso, cada uno de los grupos comparte características comunes, que se resumen en la tabla 28.1. Así, en la circulación, las hormonas

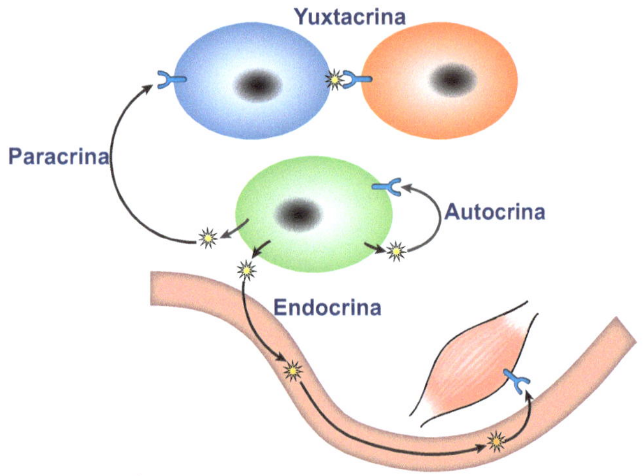

Fig. 28.1 Mecanismos de acción hormonal. Acción endocrina: la hormona es sintetizada por un órgano, tejido o célula que la libera a la circulación, a través de la cual viaja hasta su tejido diana, que puede estar ubicado en un punto alejado del organismo. Acción paracrina: la hormona es secretada por una célula al medio intersticial y actúa sobre una célula que se encuentra en la proximidad y que es diferente a la que la ha producido. Acción autocrina: una célula es a la vez productora y diana de la hormona (en este tipo se pueden incluir células vecinas del mismo tipo celular). Acción yuxtacrina: la hormona no es secretada, sino que es expuesta en la membrana celular para ser reconocida por otra célula.

con carácter hidrofóbico, como las esteroideas, se transportan unidas a proteínas. De esta manera se consigue aumentar su vida media y su biodisponibilidad, ya que de otra forma serían rápidamente eliminadas por el hígado o por el riñón. Por tanto, en la circulación, estas hormonas están presentes en su forma unida, que suele ser la mayoritaria, y en forma libre, que es la que tiene la actividad biológica. Por su parte, las hormonas peptídicas y las proteicas, como la insulina, suelen circular en forma libre sin necesidad de proteínas transportadoras. En relación con sus receptores, las hormonas peptídicas y las catecolaminas poseen receptores de membrana que transmiten su señal a través de segundos mensajeros intracelulares, mientras que otras como las hormonas tiroideas y las esteroideas poseen receptores intracelulares que actúan como factores de transcripción (v. cap. 29).

28.2.2. Regulación de la actividad hormonal

Las señales hormonales sólo son eficaces si sus niveles se mantienen en el rango adecuado de concentración y si una vez que se ha inducido su efecto existe un mecanismo capaz de apagar la señal. La inactivación de la señal hormonal tiene lugar a través de tres mecanismos principales, que incluyen el metabolismo de la hormona, la internalización de los receptores y la desensibilización de los receptores.

28.2.2.1. Metabolismo de las hormonas

El catabolismo de las hormonas puede tener lugar en la circulación, en el hígado o en el propio órgano diana de la hormona, conjuntamente con el receptor. La mayor parte de las hormonas polipeptídicas son degradadas por proteasas en los lisosomas de las células donde actúan, y los aminoácidos obtenidos son reutilizados para la síntesis de nuevas proteínas o bien eliminados (v. cap. 20). Algunas hormonas, como la oxitocina, la vasopresina, la insulina o la somatostatina contienen enlaces disulfuro en su estructura, por lo que en su catabolismo participan la *reductasa de enlaces disulfuro peptídicos dependiente de glutatión* y la *cisteína aminopeptidasa*, que permiten la liberación de una de las cisteínas que conforman el enlace.

Las hormonas esteroideas o las derivadas de aminoácidos, como las catecolaminas, tienen rutas específicas de degradación y posterior eliminación de los productos derivados del mismo (v. caps. 16 y 34, respectivamente).

28.2.2.2. Internalización de los receptores

En el caso de las hormonas que poseen receptores de membrana, muchos de los complejos hormona-receptor se internalizan por

Tabla 28.1 Características de las hormonas en función de su naturaleza química

	Peptídicas			Lipídicas	
		Derivados de aminoácidos			
	Péptidos y proteínas	Tiroideas	Catecolaminas	Eicosanoides	Esteroides
Precursor	mRNA-proteolisis de prohormona	Tirosina	Ácido araquidónico	Colesterol	
Secreción	Vesículas	Directa	Directa	Directa	
Circulación	Libre	Unida a proteínas	Libre	Libre*	Unida a proteínas
Vida media	Minutos	Horas-día	Pocos minutos	Pocos minutos*	Minutos-horas
Receptor	Membrana	Intracelular	Membrana	Membrana	Intracelular
Señalización	Segundos mensajeros	Regulación de la transcripción	Segundos mensajeros	Segundos mensajeros	Regulación de la transcripción
Efecto	Rápido, no duradero	Lento, duradero	Rápido, no duradero	Rápido (casi siempre autocrino o paracrino)	Lento, duradero
Catabolismo	Internalización y proteolisis	Desyodación	Oxidación y eliminación de los derivados	Oxidación intracelular	Conjugación y eliminación
Ejemplo	TSH, insulina	T_3 y T_4	Adrenalina	PGE2	Estriol, cortisol, vitamina D

*Los eicosanoides apenas se liberan a la circulación y tienen acción autocrina/paracrina. Su vida media suele ser inferior a un minuto.

endocitosis en los denominados *coated pits* o fosas recubiertas. Las regiones de la membrana que son ricas en receptores y fosas recubiertas se localizan mayoritariamente en las balsas lipídicas o *lipid rafts* (v. cap. 12). Estas zonas suelen ser ricas en clatrina (hasta un 70%), una proteína muy conservada en la naturaleza. La clatrina está formada por tres cadenas ligeras y tres pesadas que forman una estructura poliédrica que actúa de esqueleto de las vesículas. Una vesícula de unos 200 nm de diámetro puede contener hasta 1.000 moléculas de clatrina.

Tras la endocitosis, las vesículas recubiertas se fusionan entre ellas para formar los denominados receptosomas. Si los receptosomas se fusionan con lisosomas, los receptores se degradan conjuntamente con la hormona (fig. 28.2A). En otros casos, los receptores se pueden reciclar a través de su paso por el aparato de Golgi volviendo a la membrana plasmática (fig. 28.2B). La endocitosis de los receptores tras su unión a la hormona da lugar a lo que se conoce como *down-regulation*, o regulación a la baja, ya que disminuye el número de receptores disponibles y puede favorecer una disminución en la sensibilidad hormonal.

28.2.2.3. Desensibilización de los receptores

El tercer mecanismo de regulación de la actividad hormonal es el bloqueo o inactivación de la señalización en algún paso de la cascada de señalización (fig. 28.2C). Este mecanismo, que se conoce como desensibilización del receptor, no implica cambios en el número de receptores presentes en la membrana, sino que suele producirse por modificaciones en las proteínas que participan en la señalización.

28.3. COORDINACIÓN E INTEGRACIÓN DEL SISTEMA ENDOCRINO

Las diferentes hormonas no funcionan de forma aislada, sino que, dada la relevancia de muchas de ellas controlando procesos vitales, se requiere que haya una coordinación entre ellas. Existen distintos mecanismos que permiten asegurar esa coordinación, entre los que se pueden destacar:

- **Modulación** de distintas respuestas por una misma hormona para producir un único resultado final: la insulina activa la glucolisis e inhibe la gluconeogénesis con el fin de disminuir la glucemia.
- **Sinergismo** o coordinación de respuestas simultáneas de distintas hormonas. Por ejemplo el glucagón, los glucocorticoides o la hormona del crecimiento favorecen un aumento de la glucemia.
- **Antagonismo** o contrarregulación hormonal. La insulina activa y el glucagón inhibe la glucolisis, con lo que se consigue un control muy fino de la glucemia.

28.3.1. Ejes endocrinos y su regulación

Con el fin de mantener una correcta homeostasis hormonal, las hormonas se suelen integrar en los denominados ejes, que son las unidades funcionales del sistema endocrino, y agrupan no sólo a la glándula productora, sino también a todos los agentes reguladores de su síntesis y secreción. Estos ejes, que pueden incluir diferentes niveles, permiten que haya una correlación entre la magnitud del estímulo recibido y la cantidad de hormona liberada. En los animales superiores, una gran parte de los sistemas endocrinos se inician en el sistema nervioso central (SNC), y su activación o inhibición puede tener lugar a través de un mecanismo sensor de un estímulo químico o nervioso (fig. 28.3). Estos ejes son relativamente complejos y en ocasiones se encuentran interconectados. Las alteraciones en determinados elementos de estos ejes son el origen de ciertas enfermedades, algunas de las cuales tienen una alta prevalencia en la población. Para su diagnóstico y seguimiento, el eje debe considerarse como un todo, y no sus elementos de forma aislada.

Las hormonas son moléculas con elevada potencia, por lo que sus concentraciones circulantes suelen ser bajas, y tanto su síntesis como su secreción están sujetas a numerosos mecanismos de control, entre los que se incluyen:

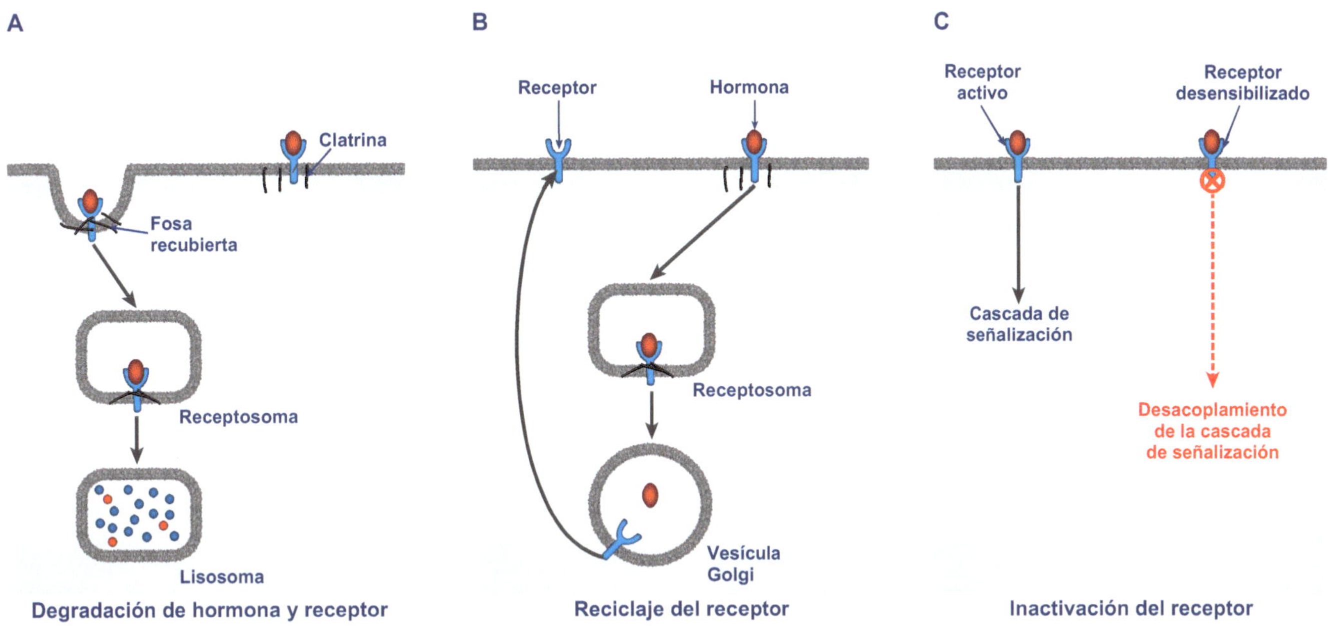

Fig. 28.2 Mecanismos de atenuación de la señal hormonal. A. Internalización y degradación de hormona y receptor. **B.** Internalización y reciclaje del receptor. **C.** Desensibilización del receptor, por bloqueo de la señal.

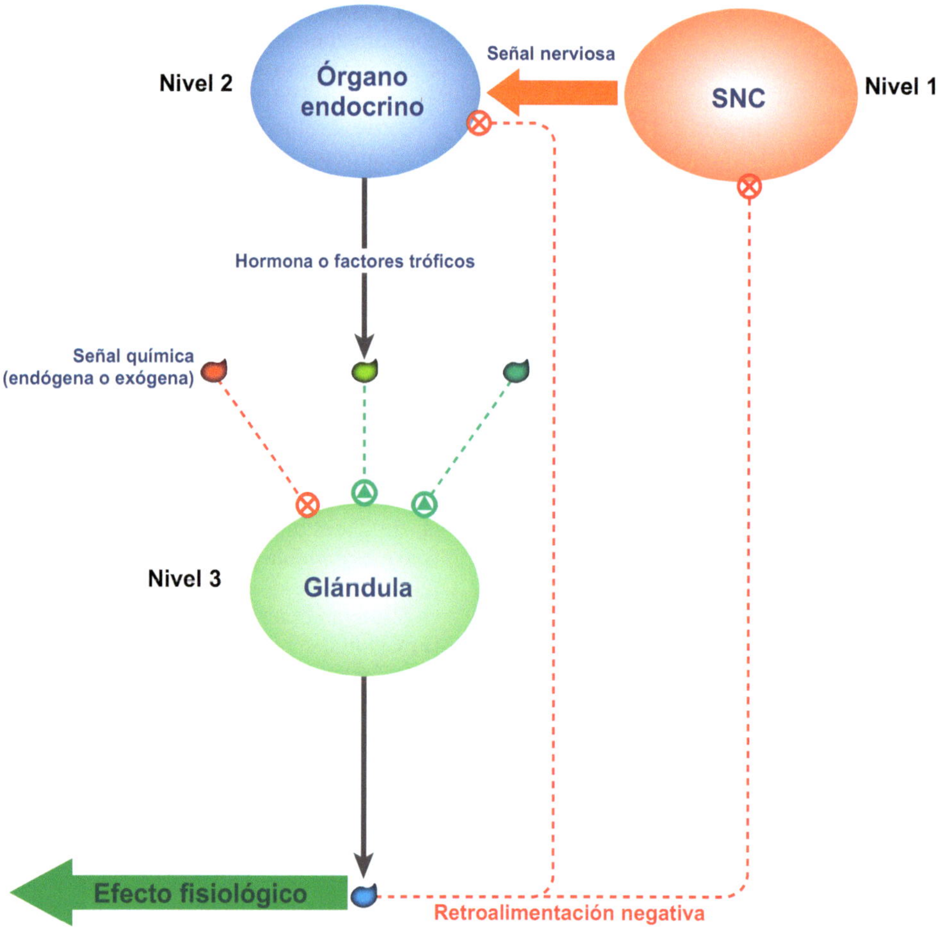

Fig. 28.3 **Esquema de la estructura de un eje endocrino.** El eje se puede modular a distintos niveles por señales nerviosas procedentes del sistema nervioso central (SNC) o químicas (endógenas, como una hormona o un metabolito; o exógenas, como un fármaco o un xenobiótico). Como ejemplo de eje, en el eje hipotálamo-hipófisis-tiroides, el nivel 1 sería el hipotálamo; el nivel 2 la hipófisis, y el nivel 3 la glándula del tiroides, y el efecto final del eje es la secreción de las hormonas tiroideas. Cuando éstas se elevan en la circulación inhiben por retroalimentación negativa a nivel hipotalámico la secreción de TRH y de la hipófisis la de TSH.

- La **liberación basal** de la hormona, que generalmente es muy baja.
- **Otras moléculas** que pueden activar o inhibir el eje. Generalmente, el efecto final secretor es el efecto neto de las señales estimuladoras e inhibidoras de la secreción.
- **Ritmos circadianos** controlados por el SNC, como ocurre con el cortisol, cuya secreción se modula por el sueño, siendo su concentración máxima a primera hora de la mañana.
- **Estrés**: en los ejes controlados por el SNC se produce una potente respuesta, bien activadora o bien inhibidora de la secreción, ante situaciones de estrés. Así por ejemplo, la ansiedad o el estrés inhiben la secreción de hormonas sexuales, mientras que activan la de cortisol.
- **Retroalimentación negativa**: el efecto provocado por una hormona actúa inhibiendo la secreción de aquellas hormonas y factores que estimularon su producción (fig. 28.3). A través de este mecanismo, que es uno de los más importantes de regulación de los ejes endocrinos, se consiguen amortiguar las fluctuaciones y se favorece la homeostasis del sistema, evitando elevaciones descompensadas de la hormona final del eje.
- **Inactivación y/o eliminación** de la hormona, a través de su metabolismo.

28.4. EJE REGULADOR HIPOTÁLAMO-HIPÓFISIS

La hipófisis, o pituitaria, es una glándula pequeña conectada directamente con el hipotálamo, que posee dos lóbulos, el anterior o adenohipófisis y el posterior o neurohipófisis, y una región intermedia (*pars intermedia*) entre ambos, que en el hombre no está definida anatómicamente. La neurohipófisis está formada mayoritariamente por los axones de neuronas que tienen el soma en el hipotálamo. De hecho, la oxitocina y la vasopresina son sintetizadas en el hipotálamo y transportadas hasta la neurohipófisis, desde donde son secretadas a la circulación. Por el contrario, la adenohipófisis, que representa aproximadamente el 80% de la hipófisis, no tiene una conexión anatómica directa con el cerebro, aunque es un órgano diana para diferentes hormonas y factores tróficos secretados por el hipotálamo a la circulación porta-hipofisaria. La adenohipófisis está formada por distintos tipos de células secretoras y produce diferentes hormonas, algunas de las cuales son a su vez hormonas tróficas de otras glándulas. Las principales hormonas de la adenohipófisis son la tirotropina o TSH; la corticotropina o ACTH; las gonadotropinas, folitropina o FSH y la lutropina o LH; la hormona del crecimiento o GH; y la prolactina. Dada la variedad de hormonas que conforman el eje hipotálamo hipofisario, desde la IUBBM (*International Union of Biochemistry and Molecular Biology*) se recomienda añadir los siguientes sufijos:

- Hormonas hipotalámicas estimuladoras: -liberina.
- Hormonas hipotalámicas inhibidoras: -statina.
- Hormonas adenohipofisarias: -tropina.

Los diferentes ejes hormonales modulados por el hipotálamo se resumen en la figura 28.4.

28.4.1. Hormonas de la neurohipófisis: vasopresina (ADH) y oxitocina

La oxitocina y la vasopresina (hormona antidiurética o ADH) son sintetizadas por neuronas del hipotálamo (del núcleo paraventricular y supraóptico, respectivamente) en forma de preprohormonas, ya que sus genes codifican más de un péptido (fig. 28.5A). La prohormona contiene un segmento denominado neurofisina, que se libera de la hormona durante su transporte axonal hasta la neurohipófisis, y que se secreta en proporciones equimolares con la hormona activa. La función fisiológica de las neurofisinas parece ser el transporte de las hormonas. Las formas activas de la oxitocina y la ADH son nonapéptidos cíclicos, que en el extremo C-terminal poseen el derivado amidado de la glicina (fig. 28.5B). La amidación del extremo C-terminal es frecuente en las hormonas peptídicas pequeñas.

La oxitocina se secreta en respuesta a la succión del pezón, estimulando la contracción de la mama durante la lactancia. Además, la oxitocina aumenta las contracciones uterinas durante el parto. En humanos no se conocen alteraciones asociadas con la hipersecreción o hiposecreción de esta hormona.

La función principal de la ADH es regular el metabolismo hídrico del organismo. Su órgano diana es el riñón, en donde, a través de un mecanismo que implica formación de AMPc y activación de *proteína quinasa A* (PKA, de *Protein Kinase A*) (v. cap. 29) estimula la reabsorción de agua en la porción final de la nefrona. En este proceso, en el que participan diferentes aquoporinas (APQ), se favorece la concentración de la orina. Además, la ADH induce vasoconstricción aumentando la presión arterial. La ADH se secreta en respuesta a la disminución en la presión o por un aumento en la osmolalidad de la sangre (detectadas por barorreceptores o por osmorreceptores hipotalámicos, respectivamente). Otros efectores de su secreción son el sueño o el estrés. Una producción aumentada de ADH se denomina síndrome de ADH inadecuada y cursa con oliguria y aumento del volumen sanguíneo. Su deficiencia se puede originar por una deficiente producción o por resistencia a la hormona y se denomina diabetes insípida, la cual cursa con polidipsia y poliuria.

28.4.2. Eje de la prolactina (PRL)

28.4.2.1. Factor inhibidor de la secreción de prolactina: dopamina

La prolactina (PRL), al contrario que el resto de las hormonas adenohipofisarias, se encuentra bajo un control predominantemente inhibitorio. El factor hipotalámico que inhibe su secreción es la dopamina producida por neuronas dopaminérgicas tuberoinfundibulares, a través de su unión a los receptores D2 que inhiben a la *adenilato ciclasa*. Algunos neuropéptidos que

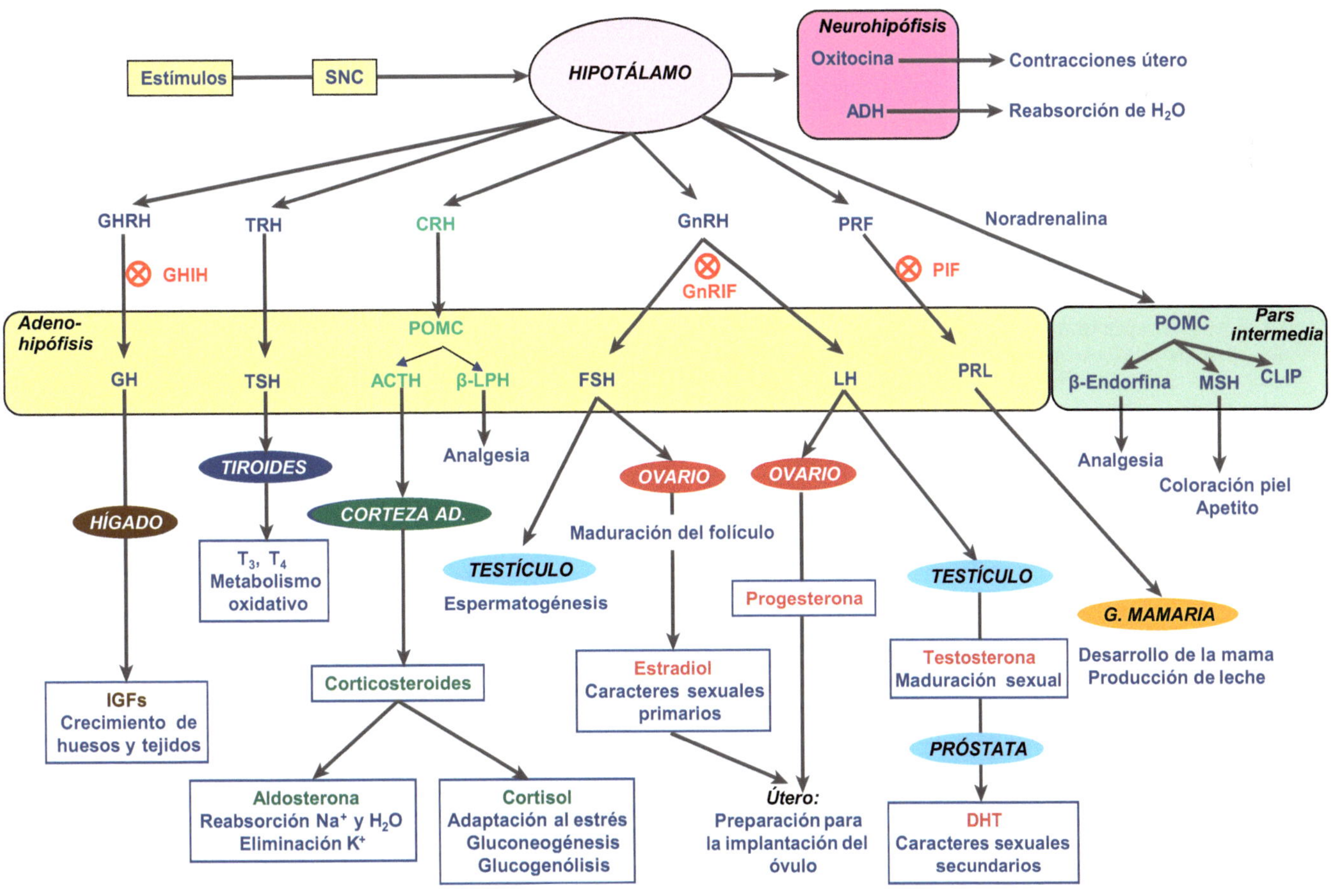

Fig. 28.4 **Ejes endocrinos modulados por hipotálamo-hipófisis.** Los nombres no abreviados de cada una de las hormonas se definen en el texto. SNC: sistema nervioso central; corteza AD: corteza adrenal; G. Mamaria: glándula mamaria.

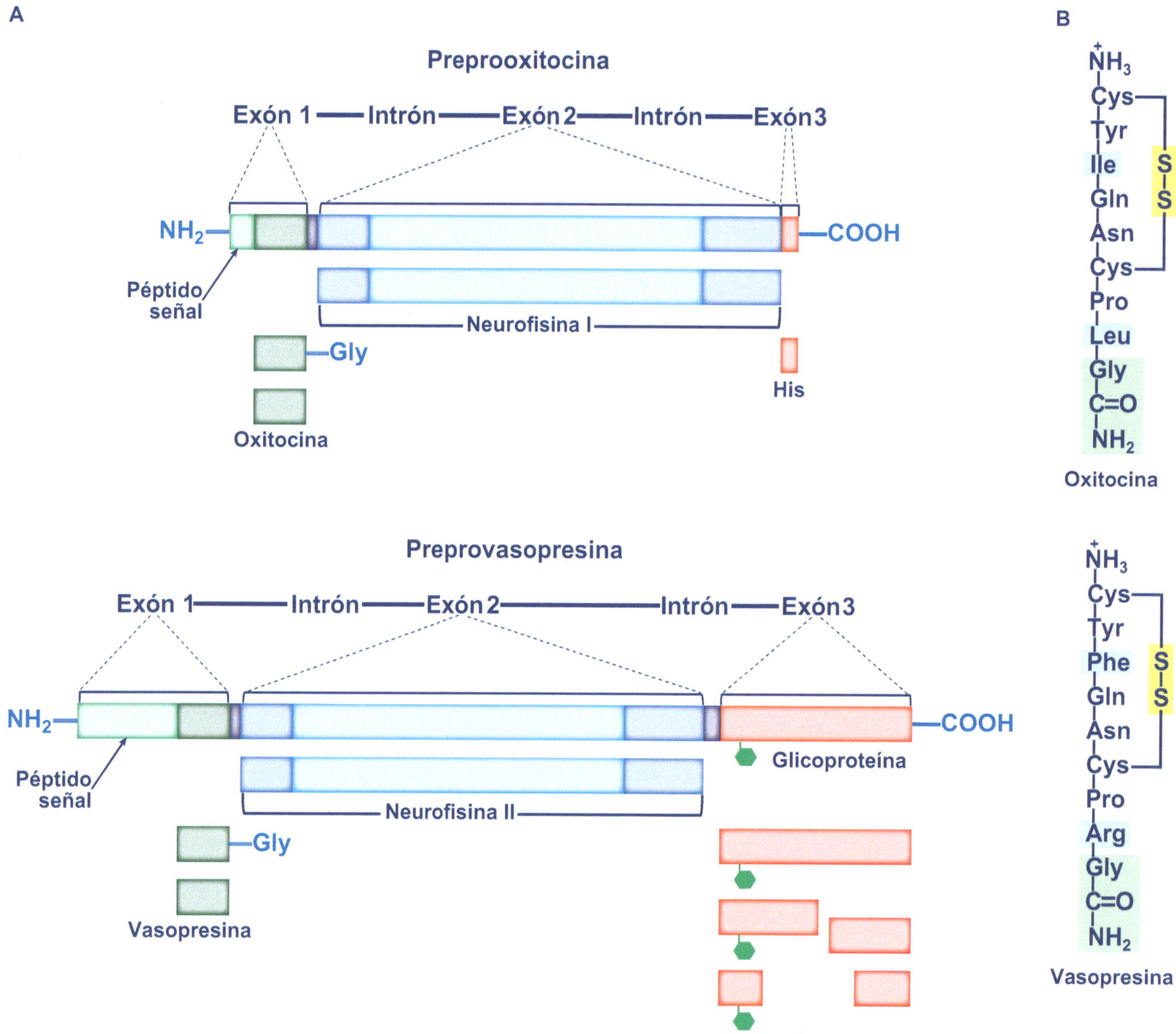

Fig. 28.5 **Hormonas de la neurohipófisis. A.** Estructura de la preprooxitocina, que incluye a la oxitocina (9 AA), a la neurofisina I (19 kDa) y a un péptido señal; y de la preprovasopresina, que incluye además de la vasopresina o ADH (9 AA), a la neurofisina II (21 kDa), a un péptido señal (19 AA), y una a glucoproteína de función desconocida (39 AA). Los genes de ambas preprohormonas tienen tres exones y dos intrones. **B.** La oxitocina (1.007 Da) y la vasopresina (1.040 Da) son péptidos de 9 AA que difieren sólo en dos residuos (azul). Ambas hormonas poseen un enlace disulfuro intracatenario (amarillo) y en el extremo C-terminal un derivado de la glicina, la glicinamida (verde).

estimulan a la *adenilato ciclasa* pueden inducir la secreción de PRL, como la TRH. Es por ello que ante una hiperprolactinemia se debe descartar un hipotiroidismo primario.

28.4.2.2. Prolactina

La PRL es una proteína de 22 kDa homóloga a la GH. Su principal función en humanos es estimular, antes del parto, la síntesis de las proteínas de la leche en la glándula mamaria. Además, en la mujer bloquea la acción de la FSH sobre la secreción de estradiol por el ovario. En otros animales, la PRL posee efectos también sobre el sistema inmunitario y hematológico. El receptor de PRL es integrante de la superfamilia de receptores de citoquinas que están asociados a tirosina quinasas citoplasmáticas de la familia JAK (*Janus Kinases*). El receptor de prolactina se asocia a la proteína JAK2. Existen tres isoformas de receptores de prolactina denominadas pequeña, intermedia y grande, que se coexpresan en forma variable en los tejidos diana de la hormona.

El exceso de PRL o hiperprolactinemia, si no se debe a un tratamiento con fármacos antidopaminérgicos, suele tener su origen en un adenoma hipofisario y acompañarse de hipogonadismo. No se conocen alteraciones en humanos por déficit de PRL.

28.4.3. Eje de la hormona del crecimiento

28.4.3.1. Hormonas hipotalámicas reguladoras de la secreción de la hormona del crecimiento

La GHRH (*Growth Hormone Releasing Hormone*) o somatoliberina es un péptido de 44 aminoácidos (AA) que se sintetiza en forma de prohormona de 108 AA, en los núcleos ventromedial y arcuado del hipotálamo. En las células somatotropas de la hipófisis estimula la síntesis y secreción de la hormona del crecimiento (GH, de *Growth Hormone*) a través de su unión a receptores que activan a la *adenilato ciclasa*.

La GHIH (*growth hormone inhibiting hormone*) o somatostatina se sintetiza también en forma de prohormona con 116 AA. A partir de ella se producen dos péptidos activos, uno de 14 AA y otro de 28 AA. La somatostatina posee receptores acoplados a proteínas G inhibidoras (G_i), que inhiben a la *adenilato ciclasa* y que, además de localizarse en el cerebro, también se encuentran en otros órganos, por lo que inhibe la secreción de diferentes hormonas. A nivel hipofisario, la somatostatina inhibe la secreción de GH y TSH, a nivel pancreático la de insulina y glucagón, y a nivel gástrico la de gastrina.

28.4.3.2. Hormona del crecimiento (GH)

La GH (*growth hormone*) o somatocrinina es una proteína de 217 AA (22 kDa), que se libera en respuesta al balance entre la somatoliberina y la somatostatina, por lo que tiene un control muy fino de liberación en el que también participan otras hormonas y metabolitos. Así, la glucosa inhibe y los aminoácidos activan la secreción de GH. Existe también un mecanismo de retroalimentación negativa por las somatomedinas (IGF). La secreción de GH es pulsátil (cada 3-4 horas) y es máxima durante los períodos de sueño. Aproximadamente el 70% de la GH circulante está unida a una proteína que se corresponde con el dominio extracelular de su receptor, el cual es similar al de la PRL y pertenece a la familia de los receptores de citoquinas (v. cap. 29).

La GH tiene numerosos efectos. Sus efectos directos en el tejido adiposo, músculo e hígado como hormona anabólica incluyen la regulación del metabolismo glucídico, proteico y lipídico (fig. 28.6). Entre otros, la GH estimula la lipolisis, la gluconeogénesis hepática y la síntesis de proteínas en el músculo; además, la GH induce un deterioro en la respuesta tisular a la insulina, todo lo cual favorece una menor utilización de glucosa por los tejidos periféricos. En cuanto a los efectos indirectos de la GH, se encuentran mediados por su acción hepática induciendo la síntesis y secreción de las somatomedinas.

28.4.3.3. Somatomedinas (IGF)

Los IGF I y II (*Insulin-like Growth Factor*), también conocidos como somatomedinas, son péptidos de 70 AA que posen una alta homología con la insulina, de ahí su nombre. Su síntesis y secreción es fundamentalmente hepática, y está bajo el control de la GH, aunque durante el desarrollo perinatal se secretan de forma independiente de GH. Los IGF, junto con la GH, estimulan el crecimiento de los huesos hasta la pubertad, y posteriormente favorecen las adaptaciones óseas que tienen lugar a lo largo de la vida adulta. En el músculo, su acción conjunta favorece el aumento de la masa muscular. Los IGF en sangre circulan unidos a unas globulinas denominadas IGFBP (*IGF Binding Protein*), de las que IGFBP-3 es la más abundante. El receptor de los IGF es un receptor con actividad tirosina quinasa muy similar al de la insulina. Aunque en condiciones normales no se suelen producir estimulaciones cruzadas de estas hormonas y sus receptores, esto sí puede ocurrir en situaciones patológicas, como ocurre en los estados de resistencia a la insulina.

El exceso de GH y de los IGF causa gigantismo en niños y acromegalia en adultos, mientras que su deficiencia origina enanismo en los niños.

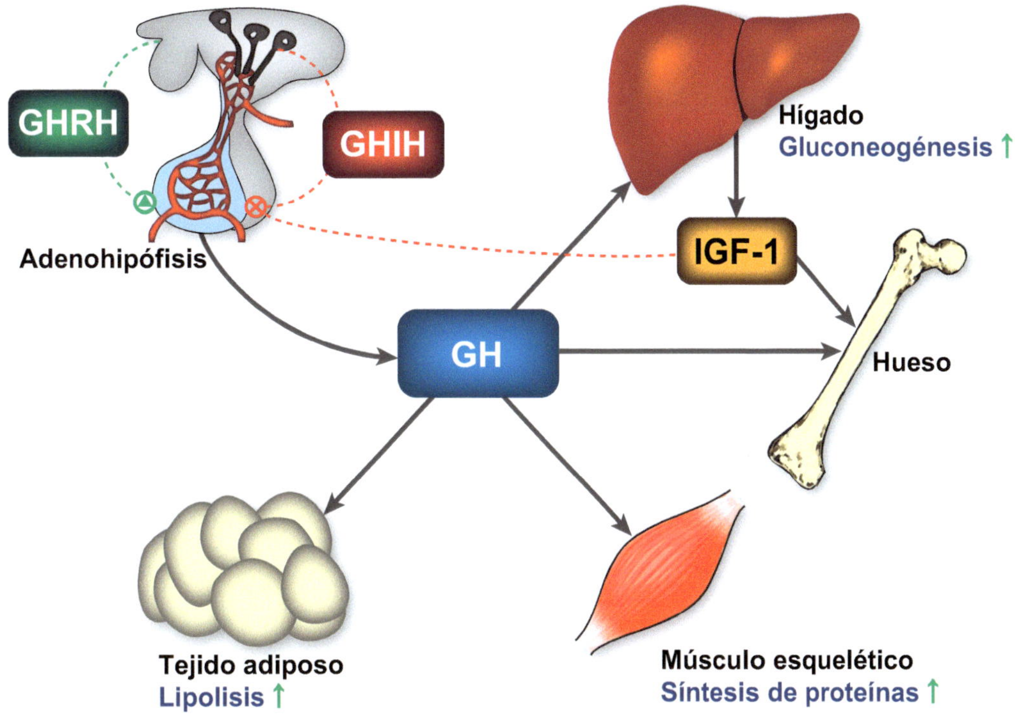

Fig. 28.6 Eje de la hormona del crecimiento (GH). La GH se libera en respuesta a balance entre la somatoliberina (GHRH) y la somatostatina (GHIH). Sus efectos directos en el tejido adiposo, el músculo y el hígado como hormona anabólica incluyen la regulación del metabolismo glucídico, proteico y lipídico. Además, estimula la síntesis y la secreción de IGF-1 por el hígado, el cual, junto con la GH, estimula el crecimiento de los huesos. El IGF-I, además, inhibe por retroalimentación negativa la secreción de GH por la hipófisis.

28.4.4. Eje hipotálamo-hipófisis-tiroides

28.4.4.1. Hormona estimulante de la secreción de tirotropina (TRH)

La TRH (*Thyrotropin Releasing Hormone*), o tiroliberina, es un tripéptido (pGlut-His-Pro) sintetizado en el hipotálamo en forma de preprohormona que contiene seis veces la secuencia de la TRH y ácido piroglutámico en uno de sus extremos (pGlu) (fig. 28.7A). Se secreta de forma pulsátil y se transporta a la hipófisis por la circulación portal. La unión a sus receptores, que están a acoplados a proteínas G que activan a la *fosfolipasa C*, estimula la síntesis y secreción de TSH.

28.4.4.2. Hormona estimuladora del tiroides (TSH)

La TSH (*Thyroid Stimulating Hormone*), o tirotropina, es una glucoproteína tetramérica constituida por dos subunidades:

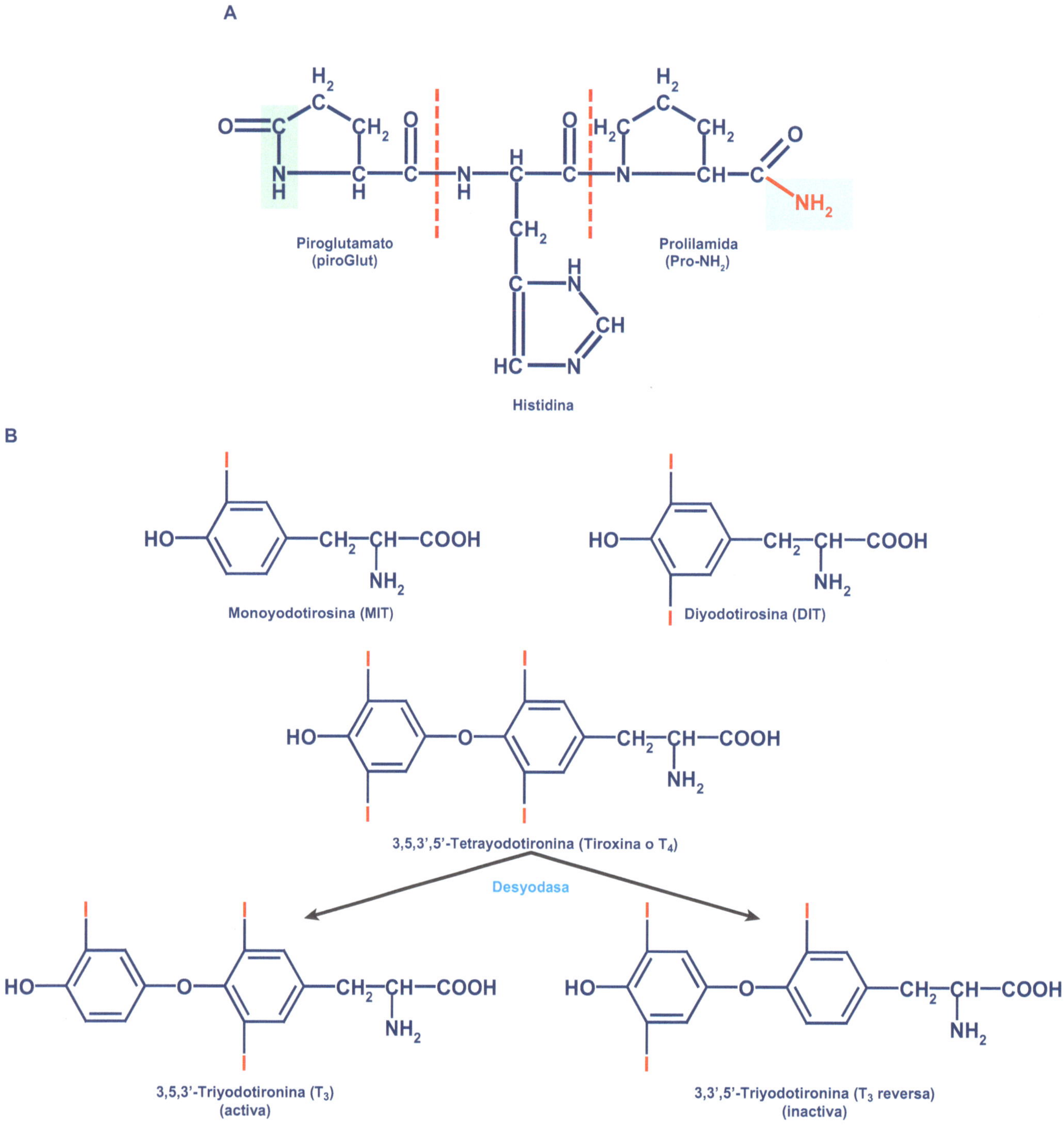

Fig. 28.7 **Hormonas del eje hipotálamo-hipófisis-tiroides. A.** La TRH es un tripéptido en el cual el ácido glutámico (Glu) del extremo N-terminal está en forma de ciclo o piroglutamato (piroGlut), mediante la formación de un enlace amida (en verde) entre el grupo carboxilo y el amino. En el extremo C-terminal del péptido la prolina está en forma de amida (Pro-NH_2 (azul). **B.** Estructura de los residuos de MIT (monoyodotirosina) y DIT (diyodotirosina) que dan lugar a las hormonas tiroideas, en los que el yodo se muestra en rojo. La T_3 se puede formar por desyodación de T_4 en la circulación o en los tejidos diana. En la reacción que cataliza una desyodasa se puede formar también T_3 reversa, que es inactiva.

la α (que es igual a la de las gonadotropinas) y la β (que es la posee especificidad hormonal), unidas por enlaces disulfuro. Cada subunidad está codificada por un gen que se localiza en un cromosoma diferente. La TSH contiene aproximadamente un 15% de carbohidratos, que son mezclas de azúcares no modificados, acetilados y sulfatados. Su vida media es aproximadamente de 1 hora.

El receptor de la TSH, localizado en el tiroides, es del grupo de los receptores acoplados a proteínas G que activan a la *adenilato ciclasa*, y consecuentemente a la *proteína quinasa A*, la cual controla prácticamente todos los pasos de la síntesis y secreción de las hormonas tiroideas. La síntesis de TSH se regula por retroalimentación negativa por las propias hormonas tiroideas, especialmente por la T3.

28.4.4.3. Las hormonas tiroideas

Las hormonas tiroideas, T_3 (3,3',5-triyodotirosina) y T_4 (3,3',5,5'-tetrayodotirosina o tiroxina) son hormonas muy pequeñas formadas por tironina yodada (fig. 28.7B). Su síntesis (fig. 28.8) tiene lugar sobre la tiroglobulina, una proteína dimérica (660 kDa) formada en más de un 75% por residuos de tirosina, que se secreta a la luz de los folículos donde es yodada.

El paso inicial y limitante de la síntesis de las hormonas tiroideas es la captación de yodo por el tiroides. Aunque más del 80% de la hormona secretada por el tiroides es T_4, la forma que posee más actividad biológica es la T_3. En sangre se transportan unidas a proteínas y tienen una vida media de 1 (T_3) y 7 días (T_4). La transformación de T_4 en T_3 por la eliminación de un yodo en posición 5´ la llevan a cabo desyodasas tanto en la circulación como en el tiroides o en los tejidos diana de las hormonas.

Las hormonas tiroideas poseen receptores nucleares (v. cap. 29) que regulan la transcripción de genes que participan en la diferenciación fetal y en el metabolismo oxidativo. Entre otros efectos, las hormonas tiroideas aumentan el metabolismo basal y la termogénesis.

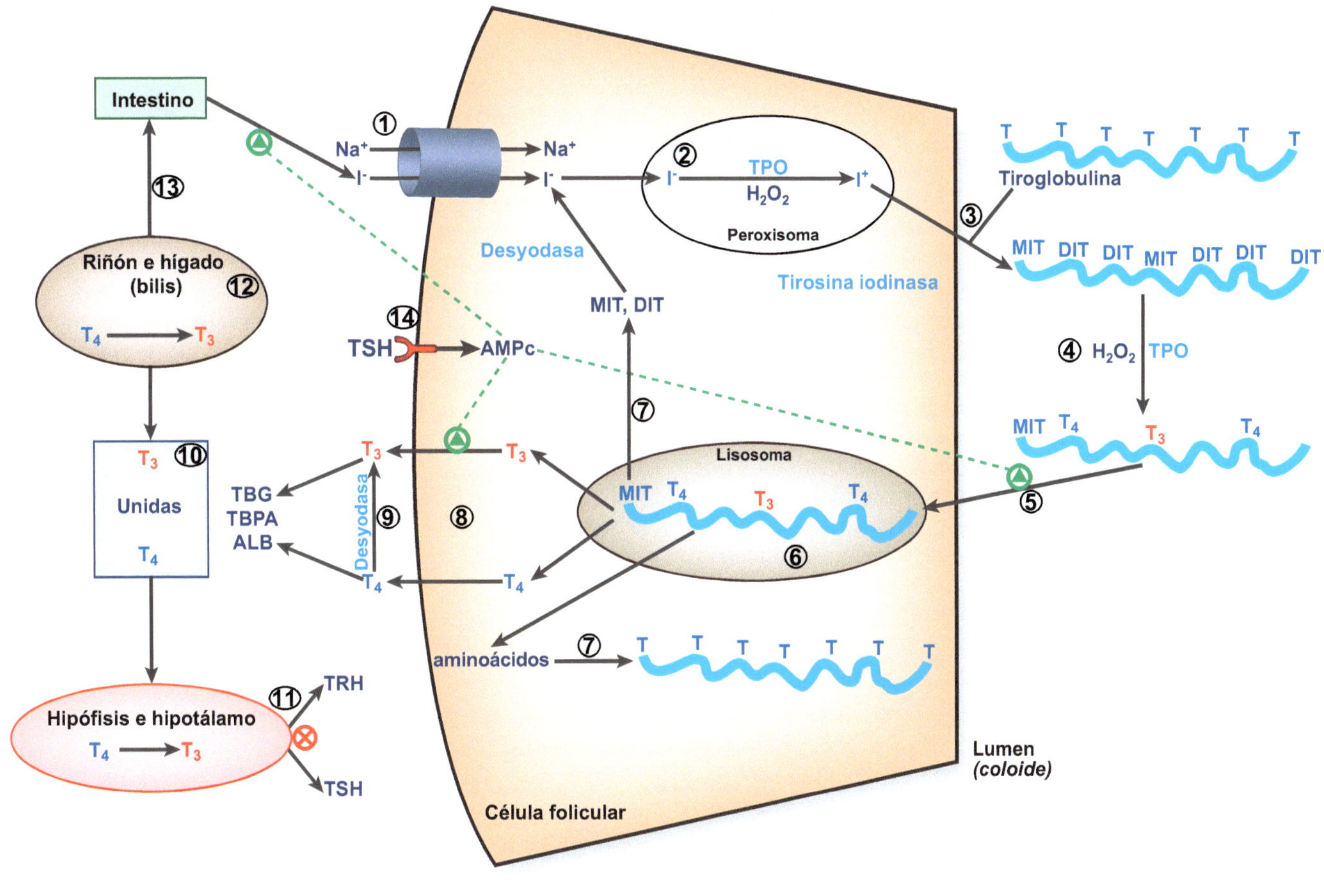

Fig. 28.8 Síntesis de las hormonas tiroideas. 1: La captación de yodo por las células de los folículos tiene lugar por un simporte con Na^+. **2**: El yodo que entra en el folículo en forma de yoduro se oxida en los peroxisomas en el lado luminal, por acción de la *peroxidasa del tiroides* (TPO). **3**: Incorporación del I^+ en las posiciones 3 y 5 del anillo aromático de los residuos tirosil de la tiroglobulina, formándose MIT (monoyodotirosina) y DIT (diyodotirosina). **4**: Unión de los residuos de MIT y DIT dando lugar a T_3 (MIT +DIT) y T_4 (DIT +DIT) que permanecen ancladas en la tiroglobulina. En esta forma se acumula la hormona tiroidea preformada en el lumen del folículo. **5**: Captación de la tiroglobulina yodada. **6**: Degradación lisosomal, liberándose T_3 y la T_4. **7**: El yodo en los residuos de MIT y DIT no utilizados se recicla, y la tiroglobulina se hidroliza, utilizándose los aminoácidos para la síntesis de proteínas en el retículo endoplásmico rugoso (RER). **8**: Secreción de T_3 y T_4. **9**: La mayor parte de la hormona secretada por el tiroides es en forma de T_4, y ésta, una vez en la sangre, se transforma en T_3 por una desyodasa (más del 85% de la T_3 se forma por desyodación de T_4 en la circulación o en los tejidos diana). **10**: En la circulación, las hormonas tiroideas son transportadas unidas a proteínas, quedando una pequeña fracción en forma de hormona libre (T_3 libre aproximadamente un 0,25% y T_4 libre un 0,025%). Las proteínas de unión son la glogulina enlazante de hormonas tiroideas (TGBP), la prealbúmina (TBPA) y la albúmina (ALB). **11**: La T_3 , que es la que posee mayor actividad biológica, inhibe por retroalimentación negativa el eje hipotálamo-hipófisis-tiroides. **12**: Las hormonas tiroideas se inactivan en el hígado y los riñones por desyodación. **13**: El yodo liberado puede ser recaptado por el tiroides y se reutiliza para la síntesis de nuevas hormonas. **14**: La unión de TSH a sus receptores induce un aumento del AMPc que estimula todos los pasos de la síntesis y secreción de T_3 y la T_4, incluyendo la captación de yodo.

28.4.5. Eje hipotálamo-hipófisis-adrenales

28.4.5.1. Hormona estimulante de la corticotropina (CRH)

La CRH (*corticotropin releasing hormone*), o corticoliberina, es un péptido de 41 AA secretado por el núcleo paraventricular del hipotálamo. Su acción en las células corticotropas de la adenohipófisis estimulando de la secreción de la ACTH está mediada por receptores acoplados a proteínas G que activan la *adenilato ciclasa*.

28.4.5.2. Hormona adrenocorticotropa (ACTH)

La ACTH (*Adrenocorticotropic Hormone*), o corticotropina, se sintetiza a partir de una prohormona, la proopiomelanocortina (POMC), de 267 AA (30 kDa). El gen de la POMC incluye además de la ACTH otras hormonas, como la β y γ- lipotropinas o LPH (*Lipotropic Hormone*), la α, β y γ-MSH (*Melanocyte Stimulating Hormone*), el CLIP (*Corticotropin-Like Intermediate Lobe Peptide*), la β-endorfina y las encefalinas. El gen incluye además un péptido señal. Las diferentes hormonas de la POMC se producen en diferentes tipos celulares de la hipófisis dependiendo de su contenido en proteasas (fig. 28.9). En la adenohipófisis, la CRH induce la proteolisis que da lugar a la ACTH y la β-LPH. El resto de las hormonas se sintetizan en la zona intermedia de la hipófisis, fundamentalmente bajo el control de la dopamina y la noradrenalina. La β-MSH se sintetiza en humanos, pero no en roedores. Los diferentes péptidos producidos a partir de la POMC poseen receptores de membrana que llevan a cabo su señalización a través de incrementos en el AMPc intracelular.

La ACTH tiene 39 AA, y la actividad biológica reside en los 24 últimos residuos del extremo N-terminal. Se secreta de forma pulsátil e inducida por el estrés. Una vez en la circulación se transporta en forma libre y tiene una vida media de 10 minutos. Sus efectos en la corteza adrenal están mediados por proteínas G y *adenilato ciclasa*, y son muy rápidos. De forma aguda, en minutos, induce la secreción del cortisol, fundamentalmente por activación de la *colesterol esterasa*, mientras que de forma crónica induce la expresión de los genes de las enzimas de la síntesis de los esteroides adrenales. Su secreción se inhibe por retroalimentación negativa por el cortisol, tanto a nivel hipofisario como hipotalámico, en donde disminuye la secreción de CRH.

28.4.5.3. Eje de los glucocorticoides: cortisol

Los glucocorticoides son hormonas esteroideas que se sintetizan en la zona fasciculada de la corteza adrenal a partir del colesterol, a través de una serie de reacciones de hidroxilación (v. cap. 16), en respuesta a la ACTH. En humanos, el principal glucocorticoide es el cortisol, mientras que en otras especies, como la rata, es la corticosterona.

La secreción de cortisol tiene un acusado ritmo circadiano, paralelo al de la ACTH, con máximos a primera hora de la mañana. Tras su secreción se transporta unido a proteínas (aproximadamente el 95%), en particular a la transcortina o CBG (*Cortisol Binding Globulin*), y tiene una vida media en sangre de 1-1,5 horas. El catabolismo hepático del cortisol se lleva a cabo por reducción y conjugación (v. cap. 16), y los productos de su metabolismo, así como parte de cortisol libre, se eliminan por la orina.

El cortisol tiene efectos en numerosos tejidos. A nivel metabólico, es una hormona con efectos hiperglucemiantes que participa en la homeostasis de la glucosa. Entre otros, induce la síntesis de enzimas clave de la gluconeogénesis hepática e inhibe la captación y utilización de glucosa por los tejidos periféricos. Además, el cortisol activa la lipolisis del tejido adiposo y el catabolismo proteico, y disminuye la captación y utilización de aminoácidos en el músculo, aportando así sustratos para la gluconeogénesis. Los glucocorticoides tienen también efectos moduladores del sistema inmunitario, ya que son potentes antiinflamatorios y antialérgicos que, entre otros efectos, inhiben la síntesis de leucotrienos (v. cap. 14) y actividad de granulocitos y macrófagos. En el riñón ejercen funciones como mineralocorticoides, favoreciendo la reabsorción de agua y Na^+. Por último, los glucocorticoides disminuyen la absorción intestinal de Ca^{2+}, antagonizando los efectos de la $1,25(OH)_2D_3$ o de la PTH, y favorecen la resorción ósea, por lo que su exceso puede provocar osteoporosis.

El exceso de cortisol se denomina síndrome de Cushing, y su deficiencia, que se suele presentar de forma conjunta con la de aldosterona, se conoce como enfermedad de Addison o deficiencia adrenal primaria. El déficit de alguna de las

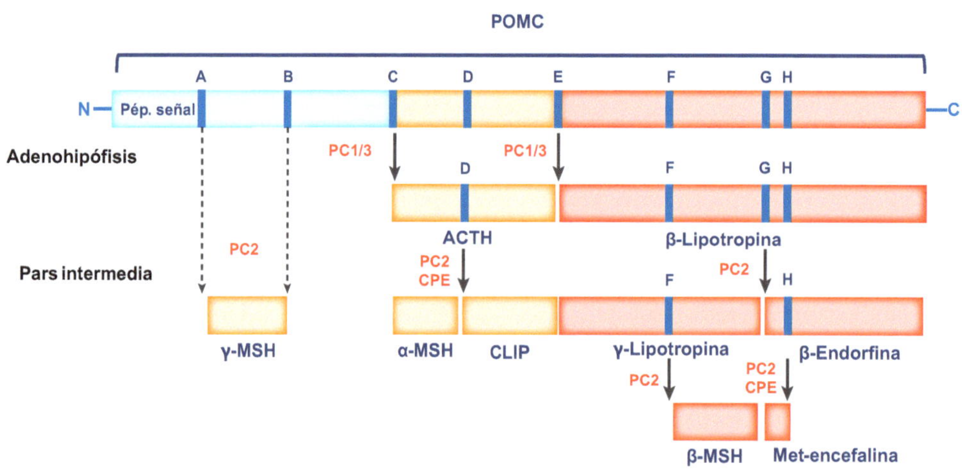

Fig. 28.9 **Síntesis de la ACTH y otras hormonas a partir de la proopiomelanocortina (POMC).** Las barras verticales azules representan los puntos de corte de las proteasas, que incluyen Lys-Arg, Lys-Lys o Arg-Lys, y que dan lugar a las diferentes hormonas. En la adenohipófisis se hidroliza la POMC en los puntos C y E, generándose ACTH y β-lipotropina; en la *pars* o zona intermedia se hidroliza en los puntos A, B, D, F,G y H. PC1/3 y PC2: *prohormona convertasas 1/3* y *2*; CPE: *carboxipeptidasa*.

enzimas de la síntesis del esteroides adrenales se conoce como hiperplasia suprarrenal congénita o síndrome adrenogenital. La más habitual es la de la enzima *21-α-hidroxilasa*. En este síndrome, debido a la ausencia de cortisol y de retroalimentación negativa sobre la secreción de ACTH, se produce un exceso de hidroxiprogesterona, que se utiliza para la síntesis de andrógenos adrenales, como la dehidroepiandrosterona.

28.4.6. Eje de los mineralocorticoides: aldosterona

La aldosterona es el principal mineralocorticoide y se sintetiza en la zona glomerulosa de la corteza adrenal a partir del colesterol, por una ruta muy similar a la de los glucocorticoides y que implica varias reacciones de hidroxilación en C11, C18, C21 y la oxidación del C18 a un aldehído. Esta zona de la corteza no puede sintetizar cortisol porque carece de la enzima *17α-hidroxilasa*, que cataliza la hidroxilación en C17 de los progestágenos previa a la síntesis de glucocorticoides.

Una vez secretada a la sangre, entre un 50 y un 70% de la aldosterona se transporta unida a proteínas, mayoritariamente la albúmina, y algo a la transcortina, y su vida media es de unos 20 minutos. Aunque el paso inicial de la síntesis de aldosterona (colesterol → pregnenolona) catalizado por la *colesterol 20,22-desmolasa* es activado por ACTH, la secreción de la hormona se encuentra modulada por el eje renina-angiotensina. El desencadenante inicial es la disminución de la presión sanguínea y/o del Na^+, que inducen la secreción de renina por el riñón (fig. 28.10). La aldosterona actúa sobre los túbulos proximales y distales aumentando la reabsorción de agua y Na^+ y la eliminación de K^+ o H^+. De esta forma se restablece el volumen y la osmolalidad (por el aumento de Na^+).

El exceso de aldosterona o hiperaldosteronismo cursa con hipertensión con hipopotasemia, siendo el hiperaldosteronismo primario más frecuente el denominado síndrome de Conn. Su deficiencia se suele presentar conjuntamente con la de cortisol en el síndrome de Addison.

28.4.7. Eje hipotálamo-hipófisis-gónadas

La secreción de los esteroides gonadales se regula a través de un eje que incluye a la GnRH (*Gonadotrophin Releasing Hormone*) hipotalámica y a las gonadotropinas, FSH (*Follicle-Stimulating Hormone*) y LH (*Luteinizing Hormone*) hipofisarias.

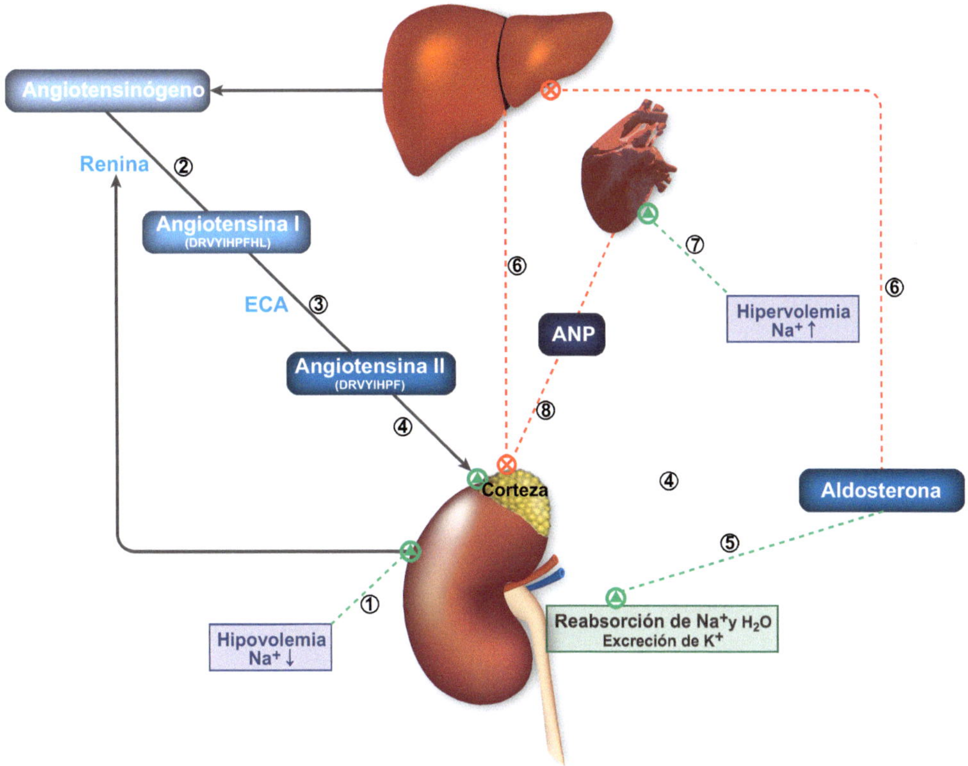

Fig. 28.10 **Regulación de la secreción de aldosterona. 1**: La disminución del volumen sanguíneo (menor presión arterial) o de la concentración del Na^+ (menor osmolalilad) son detectadas por los barorreceptores u osmorreceptores de la región yuxtaglomerular de la nefrona, induciendo la secreción de *renina* por la mácula densa. **2**: La renina cataliza la hidrólisis de un decapéptido del extremo N-terminal del angiotensinógeno, una globulina plasmática sintetizada por el hígado. Este decapéptido, cuya secuencia se muestra entre paréntesis, se conoce como angiotensina I, y es inactivo. **3**: Su activación a angiotensina II (octapéptido) la cataliza la *enzima convertidora de angiotensina* (ECA), una proteína presente en el pulmón. **4**: La angiotensina II se une a sus receptores (acoplados a proteínas G) localizados en las células de la zona glomerulosa y, a través de la vía de los inositoles fosfato, induce la síntesis y secreción de aldosterona. **5**: La aldosterona induce la reabsorción de agua y Na^+, y la eliminación de K^+ y/o H^+ en los túbulos renales, restableciendo el volumen sanguíneo y la presión arterial. **6**: La aldosterona se inactiva en el hígado por conjugación y reducción, y los productos de su metabolismo se eliminan por la orina. **7**: Un aumento de la presión arterial induce la secreción del péptido natriurético atrial (ANP) por el corazón. **8**: El ANP inhibe la secreción de aldosterona a través de la unión a sus receptores acoplados a guanilato ciclasa, con el consiguiente aumento de GMPc. Se indican los residuos de AA de los péptidos humanos (http://www.uniprot.org/).

28.4.7.1. Hormona estimulante de la secreción de gonadotropinas (GnRH)

La GnRH lleva a cabo sus efectos a través de unión a receptores acoplados a proteínas G, los cuales activan a la *fosfolipasa C*, activándose la ruta de los fosfatidilinositoles. Esta unión inicia una cascada de señalización que concluye con la secreción por las células gonadotropas de la hipófisis de FSH y LH, las cuales modulan la secreción de las hormonas sexuales por las gónadas.

28.4.7.2. Gonadotropinas: FSH y LH

Las gonadotropinas FSH y LH y hCG (*human chorionic gonadrotropin*) son hormonas glucoproteicas similares a la TSH (v. apartado 28.4.4.2). Las gonadotropinas poseen receptores acoplados a proteínas G y su mecanismo de acción implica la formación de AMPc y la activación de la PKA.

En el varón, la LH actúa sobre el testículo induciendo la síntesis y la secreción de testosterona, mientras que la FSH induce la espermatogénesis y la síntesis de una hormona glucoproteica denominada inhibina B, que inhibe la secreción de FSH por la hipófisis (fig. 28.11). La testosterona producida en respuesta a la LH regula la espermatogénesis, y en algunos tejidos diana como la próstata o la piel, se transforma en dihidrotestosterona, responsable de los caracteres sexuales secundarios.

En la mujer, la secreción de las gonadotropinas está sujeta a un ciclo de unos 28 días, denominado ciclo menstrual (descrito en detalle en la fig. 28.12A y B). En la fase folicular, la FSH estimula la maduración del folículo ovárico y la secreción por éste de estradiol. En la mitad del ciclo aumenta la secreción de LH que favorece la ovulación y la formación del cuerpo lúteo, el cual, en la fase luteinizante, produce progesterona. En esta fase, la progesterona y el estradiol favorecen el engrosamiento y la vascularización del endometrio uterino en preparación para la implantación. Si ésta no tiene lugar disminuyen drásticamente los niveles de estradiol y progesterona, lo cual induce la necrosis del endometrio, produciéndose la menstruación. Si, por el contrario, se produce la fecundación e implantación, la placenta pasa a ser el órgano productor de hCG y progesterona (fig. 28.12C) durante la gestación.

Las hormonas sexuales, progestrinas, andrógenos y estrógenos, son esteroides que se sintetizan a partir del colesterol (v. cap. 16).

28.5. HORMONA PARATIROIDEA, VITAMINA D Y CALCITONINA

28.5.1. Hormona paratiroidea (PTH)

La PTH es un polipéptido de 84 AA sintetizado en las células principales de las glándulas paratiroides como una prepo-PTH.

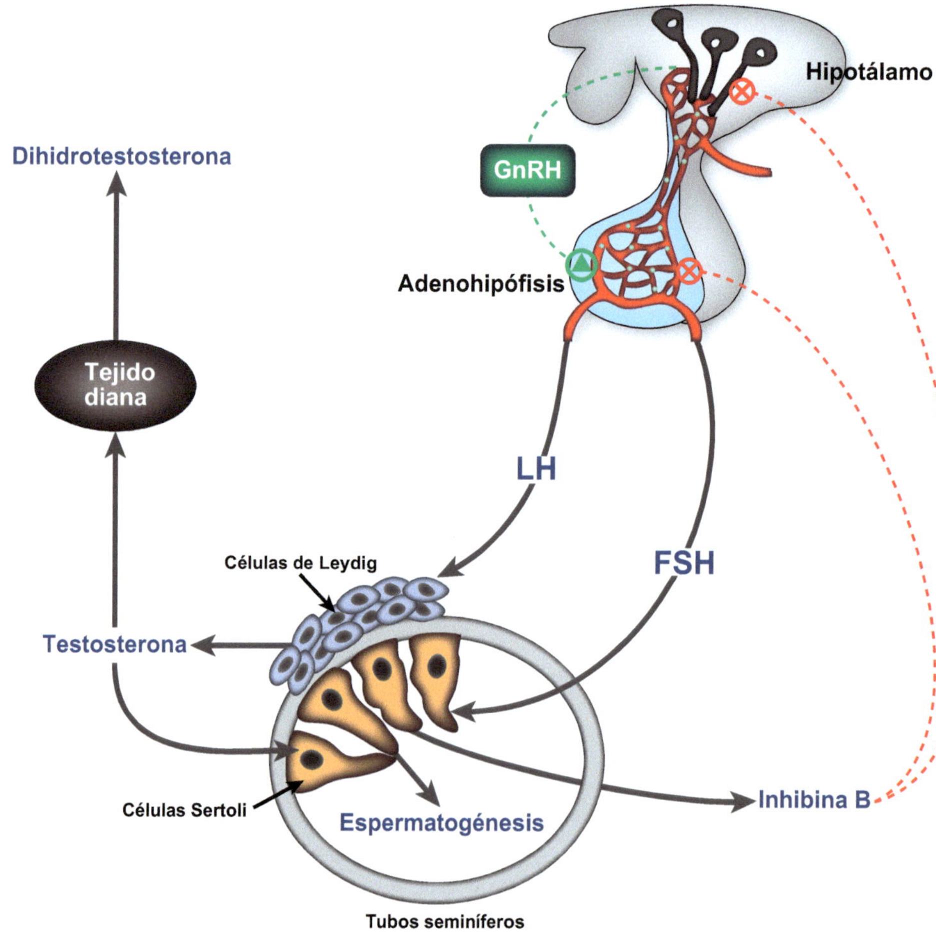

Fig. 28.11 **Eje hipotálamo hipófisis-gónadas en el varón.** En los testículos, la LH induce la síntesis y secreción de testosterona en las células de Leydig, y la FSH induce la espermatogénesis en las células de Sertoli. Estas células también sintetizan una hormona glucoproteica denominada inhibina B, que inhibe la secreción de FSH por la hipófisis. La testosterona producida en respuesta a la LH regula la espermatogénesis y, en algunos tejidos diana como la próstata o la piel, se transforma en dihidrotestosterona, responsable de los caracteres sexuales secundarios.

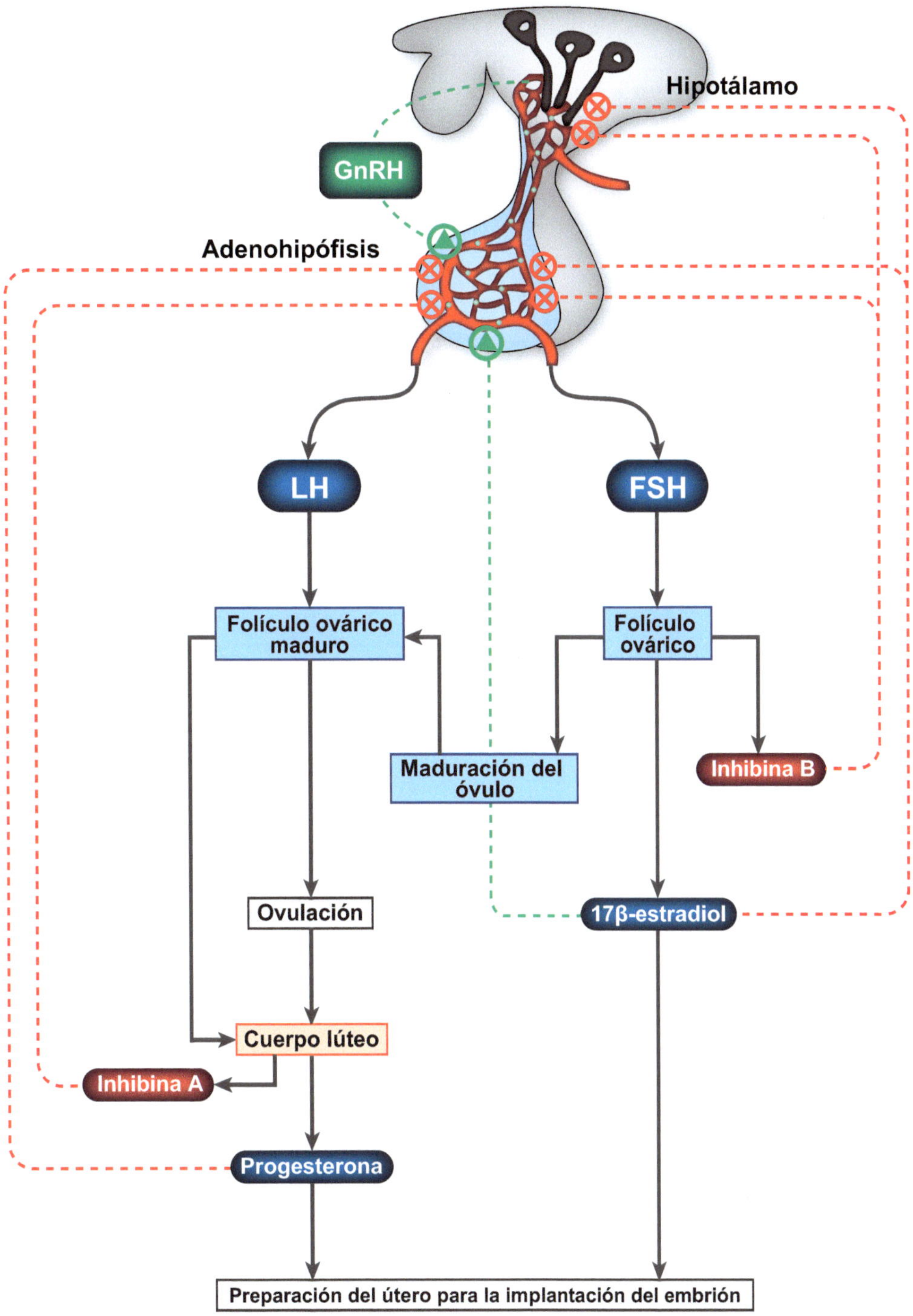

Fig. 28.12 Eje hipotálamo hipófisis-gónadas en la mujer. A. La GnRH en las células gonadotropas de la hipófisis estimula la secreción de FSH y LH. La FSH estimula la maduración del folículo ovárico y la secreción, por las células de la granulosa de éste, de estradiol e inhibina B, las cuales inhiben por retroalimentación negativa la secreción de GnRH por el hipotálamo, y la de FSH por la hipófisis. Por su parte, el estradiol induce de la secreción de LH, junto con la GnRH. La LH favorece la ovulación y la formación del cuerpo lúteo que produce progesterona e inhibina A. Estas hormonas, conjuntamente con el estradiol, inhiben la secreción de LH por la hipófisis.

Ésta se degrada mediante proteolisis a pro-PTH en el retículo endoplasmático, y a PTH en el aparato de Golgi y en las vesículas secretoras, secretándose ya como hormona activa. La vida media de la PTH en sangre es inferior a 5 minutos. La secreción de PTH no está bajo control hipofisario. La señal principal que estimula su secreción es una disminución de calcemia (calcio en sangre), que es detectada por los CaSR (*Calcium Sensor Receptors*). De forma opuesta, el exceso de Ca^{2+} extracelular inhibe la secreción de PTH. Además, el gen de la PTH se reprime por un elemento de respuesta a la 1,25-dihidroxi vitamina D (1,25$[OH]_2$ D).

El receptor de PTH se denomina receptor PTH/PTHrP, dado que también reconoce al péptido relacionado con la PTH (PTHrP). Este receptor se expresa en los osteoblastos y en los túbulos proximal y distal del riñón, y en diversos órganos en desarrollo, en los que realiza una importante función paracrina.

B

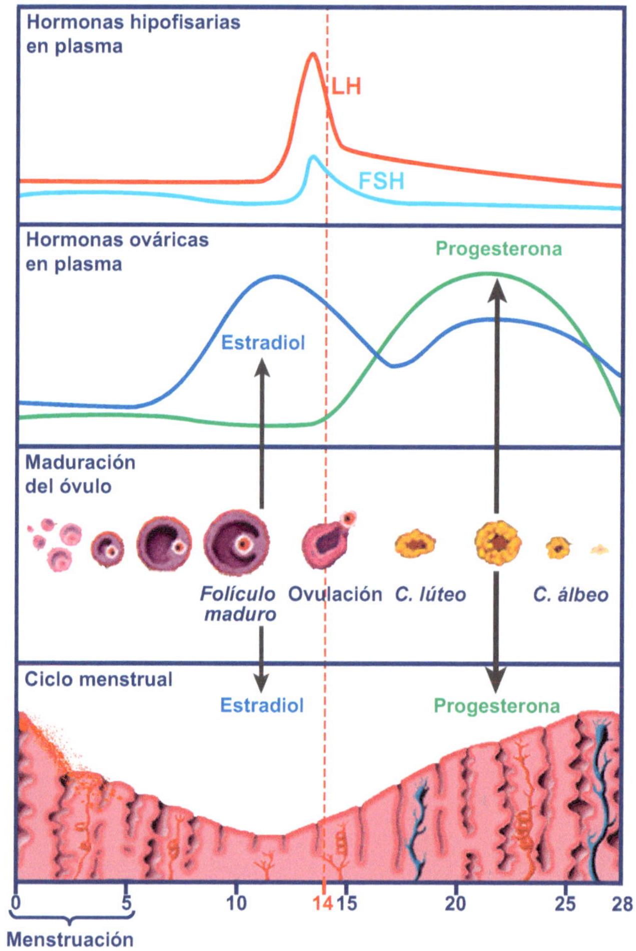

C

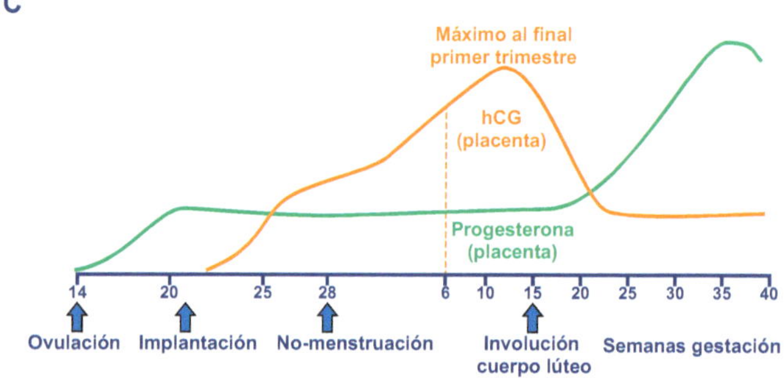

Fig. 28.12 ***(cont.)*** **B.** En la primera mitad del ciclo menstrual (fase folicular) la FSH estimula la maduración del folículo ovárico y la secreción de estradiol por éste. En la mitad del ciclo se produce un incremento en la secreción de LH que favorece la ovulación y la formación del folículo en cuerpo lúteo. En la segunda mitad del ciclo (fase luteinizante), el cuerpo lúteo produce progesterona. En esta fase, la progesterona y el estradiol favorecen el engrosamiento y la vascularización del endometrio uterino en preparación para la implantación. Si no tiene lugar la implantación, el cuerpo lúteo degenera a cuerpo álbeo que no produce hormonas, disminuyendo drásticamente los niveles de estradiol y progesterona. La ausencia de estimulación hormonal induce la necrosis del endometrio, produciéndose la menstruación. Al disminuir los niveles de progesterona y estradiol desaparece la retroalimentación negativa sobre la secreción de GnRH y FSH iniciándose de nuevo el ciclo. **C.** Si, por el contrario, tiene lugar la fertilización del óvulo, las células trofoblásticas producen hCG que ejerce las funciones de la LH, con lo que el cuerpo lúteo no degenera y continúa la producción de progesterona y estradiol. En la gestación, a medida que se desarrolla la placenta comienza la secreción por ésta de progesterona y estradiol, y disminuye la de hCG, con lo que finalmente el cuerpo lúteo degenera. Poco antes del parto, la neurohipófisis incrementa la secreción de oxitocina, la cual, junto con la $PGF_2\alpha$ procedente de los tejidos fetales, aumenta las contracciones uterinas.

La función principal de la PTH es el mantenimiento de la calcemia. En el riñón, la PTH estimula la reabsorción de Ca^{2+}, en la rama ascendente del asa de Henle y en el túbulo distal, e inhibe la reabsorción de Pi en el túbulo proximal. Además, la PTH aumenta la producción y activación de la 1,25-$(OH)_2$ D, la cual incrementa la absorción intestinal de calcio (fig. 28.13). Por otra parte, en el hueso, la PTH se une a receptores presentes en osteoblastos, lo cual aumenta el número de ligandos RANKL (*Receptor Activator of Nuclear Factor-Kappa-B Ligand*), los cuales promueven el desarrollo de los precursores de osteoclastos a osteoclastos maduros y funcionales. Como consecuencia de la reabsorción osteoclástica por la PTH, en el hiperparatiroidismo, el hueso comienza a estar menos mineralizado, dando lugar a osteoporosis.

La PTHrP (*Parathormone Related Protein*) es un péptido que posee diversas isoformas (de 139, 141 y 173 AA) originadas por *splicing* alternativo. Los 30 aminoácidos del extremo N-terminal de la PTHrP tienen una alta homología estructural con la PTH. Aunque la PTHrP no se regula por la calcemia, al compartir con la PTH receptores en el hueso y el riñón, posee funciones similares a ésta. La PTHrP tiene funciones paracrinas, regula la tasa de diferenciación del cartílago y aumenta el transporte de calcio placentario.

28.5.2. La vitamina D

La vitamina D (vitamina D_2 o ergocolecalciferol y vitamina D_3 o colecalciferol) es un esterol que se sintetiza en hongos a partir del ergosterol (D_2) o en animales a partir del 7-dehidrocolesterol (vitamina D_3), por acción de la luz solar (v. cap. 12). En el hígado, tanto la vitamina D_3 sintetizada en la piel como las vitaminas D_2

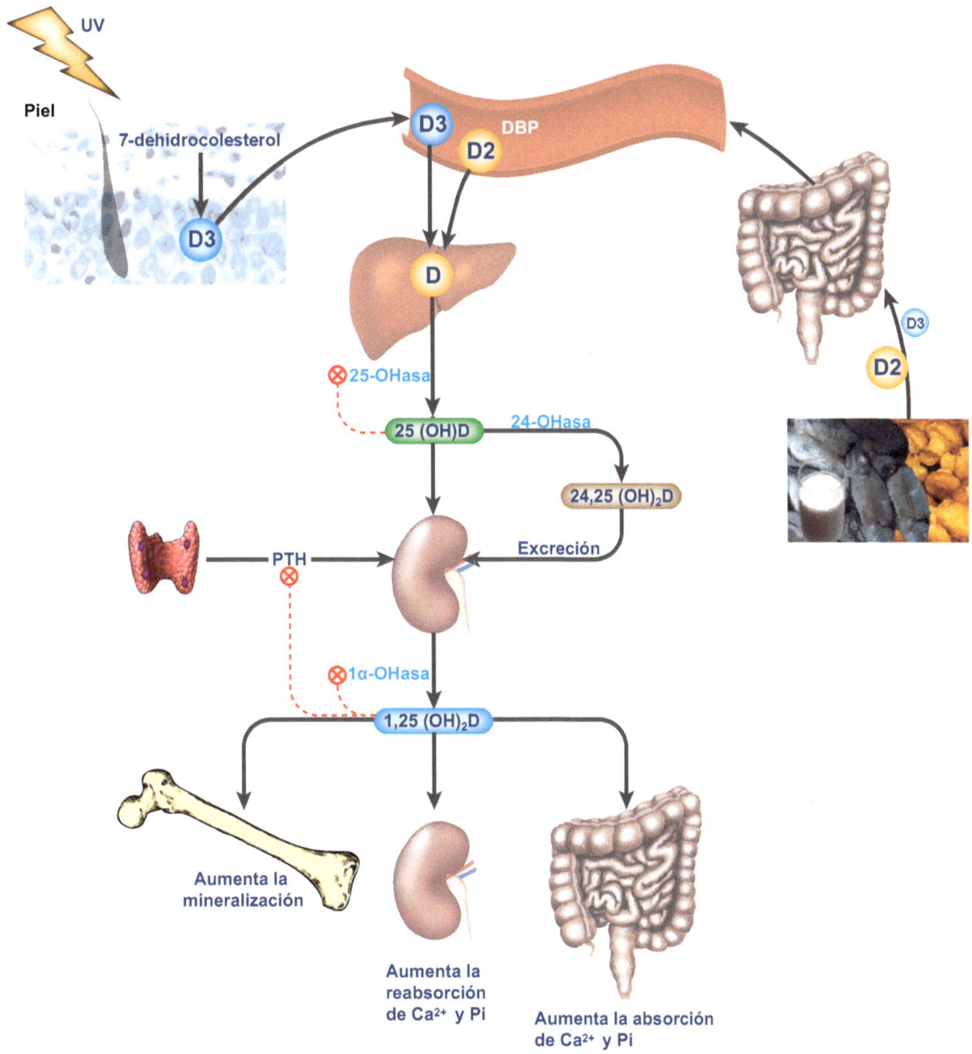

Fig. 28.13 **Hormonas que participan en la regulación de los niveles del calcio.** La vitamina D se sintetiza en hongos a partir del ergosterol (D_2) o en animales a partir del 7-dehidrocolesterol (D_3), por acción de la luz solar. Las vitaminas D_2 y D_3 de los alimentos son transportadas en los quilomicrones al hígado, donde conjuntamente con la vitamina D_3 de síntesis en la piel, se hidroxilan en C25, por acción de la *25-hidroxilasa*. El 25-hidroxicolecalciferol (25 (OH) D) es el derivado más abundante en el organismo, y en los túbulos proximales del riñón se hidroxila en C1 por la *1-α hidroxilasa*, dando lugar a la forma activa de la vitamina, la 1,25 $(OH)_2$ D. También en el riñón se puede hidroxilar en C24 por la *24-hidroxilasa*, formándose la 24,25$(OH)_2$ D, que es el metabolito inactivo que se elimina por la orina. La PTH activa a la *1-α hidroxilasa*, induciendo la activación de la vitamina. La 1,25$(OH)_2$ D, además de inducir un aumento en la reabsorción de Ca^{2+} y Pi en el intestino y el riñón, reprime la secreción de PTH por las glándulas paratiroideas. DBP: proteína fijadora de vitamina D.

y D_3 de los alimentos se hidroxilan en C25, y posteriormente en el riñón en C1, dando lugar a su forma activa, el 1,25-dihidroxicolecalciferol (1,25$(OH)_2$D) y a la forma inactiva y excretable el 24,25-dihidroxicolecalciferol (24,25$(OH)_2$D) (fig. 28.13). Las formas D_2 y D_3 tienen la misma potencia biológica. Dado que la vitamina D es muy hidrófoba, en la sangre se transporta unida a la proteína fijadora de vitamina D (DBP, *Vitamin D Binding Protein*), una glucoproteína sintetizada en el hígado.

La 1,25$(OH)_2$ D ejerce sus acciones principalmente mediante la unión al receptor nuclear para la vitamina D (VDR), un miembro de la familia de receptores hormonales nucleares (v. cap. 29), que actúa como factor de transcripción, aunque también puede estar presente en la membrana plasmática. Por lo tanto, la acción principal de la 1,25 $(OH)_2$ D es regular la expresión génica en sus tejidos diana, incluidos el intestino delgado, el hueso, los riñones y las glándulas paratiroides, en las que inhibe la síntesis de PTH. Así, en los osteoblastos, la 1,25$(OH)_2$ D induce la expresión de las proteínas de remodelación ósea como la osteocalcina y la osteopontina, así como el RANKL, el cual es una señal paracrina para la osteoclastogénesis. Por otra parte, regula la expresión de las calbindinas, que son proteínas de unión al calcio, o de distintos transportadores del catión. En conjunto, la 1,25$(OH)_2$ D induce la absorción intestinal de fosfato así como la reabsorción renal de calcio y fósforo, asegurando unas concentraciones sanguíneas adecuadas de estos iones para facilitar la mineralización ósea.

28.5.3. Calcitonina

La calcitonina o tirocalcitonina (CT) es un péptido de 32 AA producido por las células parafoliculares o células C del tiroides. El aumento de la calcemia estimula su secreción y la hipocalcemia la inhibe, gracias a la existencia de los CaSR en la membrana plasmática de las células parafoliculares. La calcitonina es un factor hipocalcemiante que inhibe la reabsorción ósea. El receptor de calcitonina en los osteoclastos está acoplado a proteínas Gs y Gq, por lo que activa tanto la vía de la PKA como la de los inositoles fosfato y PKC. Sus efectos sobre el hueso se describen en más detalle en el capítulo 30. Una de las funciones fisiológicas principales de la calcitonina es la inducción de la transcripción de la *1α-hidroxilasa* renal de la 25(OH) vitamina D. Actualmente no se conocen alteraciones bioquímicas por aumento o disminución de la calcitonina.

28.6. HORMONAS PANCREÁTICAS: INSULINA Y GLUCAGÓN

28.6.1. Insulina

La insulina es la principal hormona anabólica del organismo, ya que estimula la síntesis de carbohidratos, lípidos y proteínas. La insulina es una hormona peptídica constituida por dos péptidos: la cadena A y la cadena B, que se unen entre sí por enlaces disulfuro. Existe además un tercer enlace disulfuro intracatenario en la cadena A (fig. 28. 14).

La insulina se sintetiza por las células β de los islotes de Langerhans en forma de precursor, la pre-proinsulina (fig. 28.14). Este precursor incluye en su estructura un péptido señal, que participa en el tránsito de la insulina a través del retículo endoplasmático, el péptido C y la insulina. Los principales efectores de la secreción de insulina son la glucosa y los aminoácidos. También estimulan su secreción determinadas hormonas gastrointestinales, como el GPL-1 (*Glucagon Like Peptide*), o el GIP (*Glucose-dependent Insulinotropic Peptide*, al que se denominaba previamente *Gastric Inhibitor Polypeptide*).

La insulina ejerce sus efectos a través de un receptor con actividad tirosina quinasa, que está formado por dos subunidades α (sitios de unión a la hormona) y dos β (poseen la actividad tirosina quinasa). La cascada de señalización se inicia con la fosforilación del propio receptor y de unas proteínas denominadas IRS (*Insulin Receptor Substrate*), a partir de las cuales la señalización diverge por la vía de la PKB (*Protein Kinase B*), que modula mayoritariamente los efectos metabólicos de la hormona, o la vía de Ras y MAPK (*Mitogen Activated Protein Kinase*), que regulan los efectos mitogénicos de la hormona. La vía de señalización de los receptores

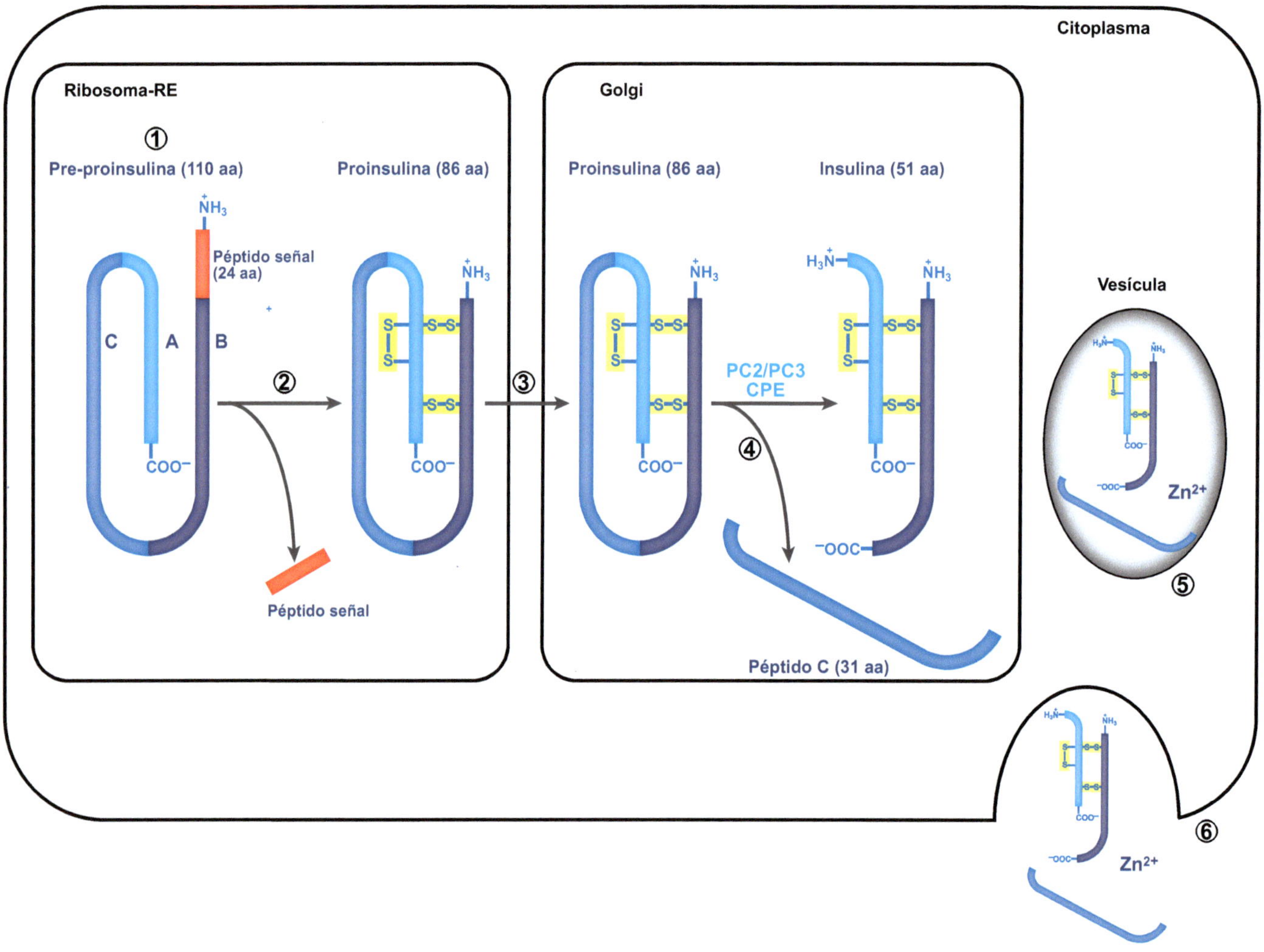

Fig. 28.14 Estructura y síntesis de la insulina. 1: La insulina se sintetiza en los ribosomas en forma de precursor, la pre-proinsulina, que incluye en su estructura un péptido señal que participa en el tránsito de la insulina a través del retículo endoplasmático (RE). **2**: En el REL se separa el péptido señal y se forman los enlaces disulfuro, dando lugar a la proinsulina. **3**: La proinsulina se transloca al aparato de Golgi. **4**: La acción catalítica de la *insulina convertasa* (PC2 o PC3) y la *carboxipeptidasa H* (CPE) da lugar a la insulina y al péptido C. **5**: Insulina y péptido C se almacenan en vesículas de secreción, que también contienen cinc. **6**: La insulina ya madura se libera junto con el péptido C. Se indican los residuos de AA de los péptidos humanos (http://www.uniprot.org/). El péptido C, a diferencia de la insulina, difiere de forma importante entre especies, y puede tener una longitud de 26-38 AA.

con actividad tirosinquinasa se describe con detalle en el capítulo 29.

La insulina regula la homeostasis de la glucosa de forma coordinada con las hormonas hiperglucemiantes, y por tanto antagónicas de la insulina, entre las que se encuentran el glucagón, el cortisol, las catecolaminas, la hormona del crecimiento y las hormonas tiroideas. Como se ha ido describiendo a lo largo de los capítulos del metabolismo de carbohidratos y lípidos, los efectos más importantes de la insulina en el metabolismo están orientados a una disminución de la glucemia, a través de una menor síntesis y una mayor utilización de la glucosa, y se resumen en la tabla 28.2.

Dado que es la principal hormona hipoglucemiante, su deficiencia conlleva alteraciones metabólicas muy graves, que siempre cursan con hiperglucemia. Esta enfermedad, conocida como diabetes mellitus, puede tener su origen en un déficit de producción pancreática de insulina (tipo 1) o en la falta de respuesta tisular a la hormona, fenómeno conocido como resistencia a la insulina (tipo 2).

28.6.2. Glucagón

El glucagón es una hormona peptídica de 29 AA, sintetizada por las células α de los islotes de Langerhans del páncreas. Se sintetiza en forma de pre-prohormona, que por proteolisis sucesivas da lugar al glucagón, el cual se almacena en vesículas de secreción. Su secreción se estimula por una disminución de la glucemia y se inhibe por la glucosa, la insulina y la somatostatina. Su vida media en sangre es de pocos minutos.

Su órgano diana es el hígado, en el que induce un aumento de la secreción de glucosa. Los efectos del glucagón en el metabolismo glucídico y lipídico, que se resumen en la tabla 28.3, se llevan a cabo a través de la unión a sus receptores que son del grupo de los receptores acoplados a proteínas G que activan a la *adenilato ciclasa*, induciendo un incremento intracelular del AMPc.

El proglucagón se sintetiza también en el intestino y en el cerebro, pero en estos órganos no se hidroliza dando lugar al glucagón, sino a dos péptidos denominados GPL-1 y GPL-2 (*Glucagon-Like Peptide*). El GPL-1 es una hormona orexigénica (aumenta la sensación de saciedad en el SNC) y estimula la secreción pancreática de insulina, mientras que GPL-2 favorece la motilidad intestinal.

28.7. HORMONAS DEL TEJIDO ADIPOSO: LEPTINA

La leptina es una proteína de 146 AA (16 kDa) sintetizada como prohormona principalmente por los adipocitos. La leptina es una hormona saciante, o anorexigénica (inhibidora del apetito);

Tabla 28.2 Principales efectos de la insulina sobre el metabolismo glucídico y lipídico

Tejido diana	Efecto metabólico	Proteína implicada
Hígado/músculo	Activación de la glucogenogénesis (síntesis de glucógeno)	Glucógeno sintasa (activación)
Hígado/músculo	Inhibición de la glucogenólisis (degradación del glucógeno)	Glucógeno fosforilasa (inhibición)
Tejido adiposo/músculo	Activación de la captación de glucosa	GLUT4 (reclutamiento en la membrana)
Hígado/músculo	Activación de la glucolisis	Fosfofructoquinasa-1 (activación)
Hígado/músculo	Activación de la descarboxilación oxidativa del piruvato	Piruvato deshidrogenasa (activación)
Hígado	Activación de la fosforilación de la glucosa	Glucoquinasa (activación de transcripción)
Hígado	Inhibición de la gluconeogénesis	PEPCK (inhibición transcripción)
Hígado/tejido adiposo	Activación de la lipogénesis	Acetil-CoA carboxilasa (activación)
Tejido adiposo	Inhibición de la lipolisis	Lipasa sensible a hormonas (HSL) (inhibición)
Tejido adiposo	Captación de ácidos grasos y glicerol desde lipoproteínas	Lipoproteína lipasa (LPL) (activación)

Tabla 28.3 Principales efectos del glucagón sobre el metabolismo glucídico y lipídico

Tejido diana	Efecto metabólico	Proteína implicada
Hígado	Activación de la glucogenólisis (degradación del glucógeno)	Glucógeno fosforilasa (activación)
Hígado	Inhibición de la glucogenogénesis (síntesis de glucógeno)	Glucógeno sintasa (inhibición)
Hígado	Inhibición de la glucolisis	Fosfofructoquinasa-1 (inhibición)
Hígado	Activación de la gluconeogénesis	Fructosa 2,6-bisfosfatasa (activación)
Hígado	Inhibición de la lipogénesis	Acetil-CoA carboxilasa (inhibición)
Hígado	Activación de la cetogénesis	Acetil-CoA carboxilasa (inhibición)
Tejido adiposo	Activación de la lipolisis	Lipasa sensible a hormonas (HSL) (activación)

de hecho su nombre deriva precisamente del griego *lepto*, que significa delgado.

Los niveles circulantes de leptina son directamente proporcionales a la masa del tejido adiposo. De esta manera, informan al hipotálamo del contenido de triacilgliceroles en el tejido adiposo, induciendo (si son bajos) o disminuyendo (si son altos) el apetito. Sin embargo, en determinadas situaciones se puede desarrollar resistencia a la leptina, de forma que a pesar de una gran masa adiposa, el apetito no se inhibe y se favorece el desarrollo de obesidad.

La leptina tiene una estructura terciaria similar a la de las citoquinas, y de hecho su receptor (OB-R) pertenece a la familia de los receptores de citoquinas (v. cap. 29), y su activación finalmente conduce a la inhibición de la AMPK (*AMP Activated Kinase*). Los receptores de leptina se localizan no sólo en el hipotálamo, sino también en otros tejidos. En el núcleo arqueado del hipotálamo, la leptina activa la síntesis de la α-MSH, un péptido anorexigénico, e inhibe la secreción y la acción de péptidos orexigénicos como el neuropéptido Y (NPY), todo lo cual tiene como efecto la inhibición del apetito. El balance de señales orexigénicas y anorexigénicas es lo que determina la activación o inhibición de la ingesta (fig. 28.15). Por otra parte, la leptina a nivel periférico regula diversas vías metabólicas implicadas en el balance energético y la acumulación de grasa del organismo. Así, entre otras, la leptina inhibe la lipogénesis y estimula la lipolisis del tejido adiposo e induce la expresión de la UCP-2, (*Uncoupling Protein-2*), proteína mitocondrial que al desacoplar la cadena transportadora de electrones con la fosforilación oxidativa favorece la pérdida de energía en forma de calor. Por otra parte, regula la actividad secretora de las células de los islotes pancreáticos, los niveles de GH y la osteogénesis, entre otros.

28.8 HORMONAS DE LA MÉDULA ADRENAL: CATECOLAMINAS

Las catecolaminas, adrenalina, noradrenalina y dopamina, son aminas biógenas derivadas de la tirosina. Su nombre deriva de que todas ellas poseen un grupo catecol (dihidroxifenilo). Las catecolaminas son tanto hormonas como neurotransmisores. Como neurotransmisores, son secretadas por neuronas adrenérgicas, noradrenérgicas y dopaminérgicas. La adrenalina (también denominada epinefrina) y la noradrenalina (norepinefrina)

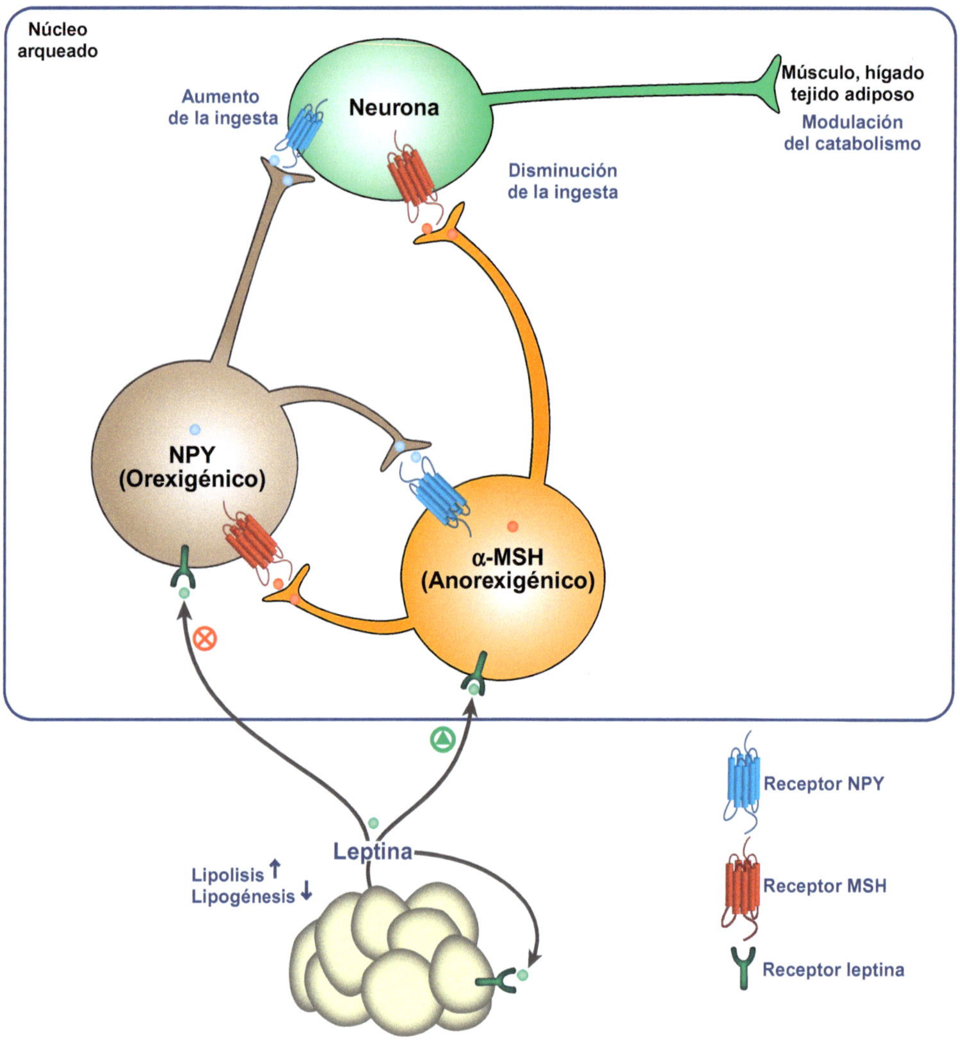

Fig. 28.15 Efectos de la leptina sobre el control del apetito y el metabolismo del tejido adiposo. La leptina, a través de sus receptores localizados en el núcleo arqueado del hipotálamo, activa la síntesis de la α-MSH, un péptido anorexigénico, e inhibe la secreción del neuropéptido Y (NPY), un péptido orexigénico. El balance de señales orexigénicas y anorexigénicas será lo que determine la activación o inhibición de la ingesta. Por otra parte, la leptina a nivel periférico regula diversas vías metabólicas implicadas en el balance energético y la acumulación de grasa del organismo. Así, entre otras, la leptina inhibe la lipogénesis y estimula la lipolisis del tejido adiposo.

se sintetizan también por la médula adrenal, en una proporción 4:1 (adrenalina:noradrenalina), ejercen funciones clave en la regulación del metabolismo y se las conoce como "hormonas de estrés". Su síntesis, que tiene lugar a través de las mismas reacciones en neuronas y médula adrenal, y su catabolismo, neuronal o hepático, se describe en detalle en el capítulo 34.

A nivel de la médula adrenal, la síntesis de adrenalina se estimula neuronalmente por acetilcolina y de forma paracrina por el cortisol, mientras que se inhibe por retroalimentación negativa por las propias hormonas. Tras su síntesis, las catecolaminas se almacenan en vesículas de secreción junto con ATP, cromogranina y otros péptidos. En sangre, las catecolaminas tienen una vida media extremadamente corta, de pocos minutos. La inactivación hepática de la adrenalina y de la noradrenalina por metilación y oxidación dan lugar al ácido vanililmandélico, que se elimina por la orina.

La adrenalina y la noradrenalina ejercen sus funciones hormonales a través de receptores acoplados a proteínas G, y entre ellas destacan el aumento de la frecuencia cardíaca y la tensión arterial, la activación de la lipolisis del tejido adiposo y el aumento de la glucemia (activan la glucogenólisis muscular y la gluconeogénesis hepática).

RESUMEN

1. **El sistema endocrino consiste en un conjunto de glándulas y otras estructuras que elaboran sustancias biológicamente activas (hormonas) que se liberan al sistema circulatorio o al medio intersticial y que modulan el metabolismo y otros procesos vitales.**
2. **Para mantener una correcta homeostasis, numerosas hormonas se integran en los ejes endocrinos, que agrupan no sólo a la glándula productora de la hormona, sino también a todos los agentes reguladores de su síntesis y secreción. Estos ejes son las unidades funcionales del sistema endocrino.**
3. **En los animales superiores, una gran parte de los sistemas endocrinos se inician en el sistema nervioso central (SNC) produciendo factores tróficos u hormonas que actúan sobre la hipófisis.**
4. **Algunos de los ejes endocrinos más relevantes son el ejes hipotálamo-hipófisis-tiroides, que participa en el mantenimiento del metabolismo energético; el eje hipotálamo-hipófisis-corteza adrenal, implicado en el balance hidroelectrolítico y la homeostasis glucídica; el eje hipotálamo-hipófisis-gónadas, responsable de la maduración sexual y la reproducción; el eje de la vasopresina, implicado en el balance hídrico o el de la hormona del crecimiento que participa en el control del crecimiento de los tejidos.**
5. **La hormona paratiroidea y la vitamina D modulan la homeostasis del calcio y el fósforo.**
6. **Las hormonas pancreáticas insulina y glucagón, junto con la leptina producida por el tejido adiposo, regulan el metabolismo de lípidos, carbohidratos y proteínas.**
7. **Las catecolaminas pueden actuar tanto como hormonas cuanto como neurotransmisores.**

Bibliografía

Edeling MA, Smith C, Owen D. Life of clathrin coat: insights from clathrin and AP structures. Nat Rev Mol Cell Biol 2006;7:32-44.

Harwood HJ Jr. The adipocyte as an endocrine organ in the regulation of metabolic homeostasis. Neuropharmacology 2012;63:57-75.

Kronenberg HM, Melmed S, Polonsky KS, Larsen PR. Williams Tratado de Endocrinología. 11ª ed. Barcelona: Elsevier; 2009.

Kumar R, Thomas CM, Yong QC, Chen W, Baker KM. The intracrine renin-angiotensin system. Clin Sci (Lond) 2012;123:273-84.

Rosen CJ, Adams JS, Bikle DD, Black DM, Demay MB, Manson JE, Murad MH, Kovacs CS. The nonskeletal effects of vitamin D: an Endocrine Society scientific statement. Endocr Rev 2012;33:456-92.

Roubos EW, Dahmen M, Kozicz T, Xu L. Leptin and the hypothalamo-pituitary-adrenal stress axis. Gen Comp Endocrinol 2012;177:28-36.

Wardlaw SL. Hypothalamic proopiomelanocortin processing and the regulation of energy balance. Eur J Pharmacol 2011;660:213-9.

Capítulo 29

Mecanismos de acción hormonal y vías de transducción de señales

María del Pilar Ramos Álvarez

OBJETIVOS DE APRENDIZAJE

- **Describir los principales tipos de receptores de hormonas.**
- **Describir los elementos que incluye una cascada de señalización.**
- **Entender cómo funcionan las principales vías de transducción de señales de los receptores de membrana.**
- **Comprender cómo los receptores nucleares regulan la expresión génica.**

29.1. INTRODUCCIÓN

El interior de las células se encuentra separado del exterior por una membrana lipídica, que actúa como barrera de permeabilidad, por lo que para que las señales externas (primer mensajero) se puedan traducir en una respuesta celular se requieren mecanismos que las transformen en una señal química intracelular (segundo mensajero) que sea transmitida para que finalmente se produzca una respuesta. Todo el conjunto, desde la recepción de la señal y su descodificación hasta la generación de una respuesta celular, es lo que se denomina cascada o vía de señalización o de transducción de señales.

En este capítulo se aborda, en primer lugar, cómo los receptores de membrana reciben y transmiten sus señales, y en segundo lugar, cómo los receptores nucleares regulan importantes procesos celulares a través de cambios en la expresión génica.

29.2. TIPOS DE RECEPTORES

Como se ha descrito en el capítulo 28, en función de la naturaleza química de la molécula señal (ligando) existen dos grupos de receptores: los intracelulares y los de membrana.

29.2.1. Receptores intracelulares

Algunas moléculas de señalización son hidrofóbicas, lo que les permite atravesar fácilmente la membrana plasmática, por lo que sus receptores se suelen localizar en el interior celular. A este grupo pertenecen los receptores de hormonas esteroideas, tiroideas y de la vitamina D. Los receptores intracelulares presentan gran homología entre ellos, y en su forma activa forman homodímeros o heterodímeros. En todos los casos, el complejo hormona-receptor, una vez en el núcleo, se une al DNA actuando como factor de transcripción. Al final del capítulo se describen las características de estos receptores.

29.2.2. Receptores de membrana

La mayoría de las moléculas de señalización, o bien son muy grandes o bien son hidrofílicas y no pueden atravesar la membrana, por lo que para transmitir la señal precisan receptores de membrana. Éstos son, en su mayoría, proteínas integrales que están acopladas a moléculas efectoras que producen segundos mensajeros.

Existen cinco grandes familias de receptores de membrana que incluyen a la mayoría de las vías de señalización. Los principales tipos son:

- Receptores ionotrópicos o canales dependientes de ligando.
- Receptores acoplados a proteínas G.
- Receptores con actividad enzimática.
- Receptores de citoquinas.
- Receptores de integrinas.

Las características generales de estos receptores se muestran en la tabla 29.1 y en este capítulo se describen sus aspectos más relevantes.

29.3. CASCADAS DE TRANSDUCCIÓN DE SEÑALES DE LOS RECEPTORES DE MEMBRANA: ORGANIZACIÓN Y COMPONENTES

El proceso por el cual se transmiten señales extracelulares desde la membrana plasmática a otros puntos intracelulares es lo que se conoce como cascadas de señalización o de transducción de señales. Una cascada de señalización incluye, por tanto, las siguientes fases: recepción de la señal, transducción y respuesta (fig. 29.1). En estas cascadas, además de los receptores, intervienen diferentes moléculas que incluyen: ligandos, efectores y segundos mensajeros, proteínas de transmisión de la señal o transductores (que son en su mayoría enzimas) y proteínas de andamiaje y anclaje.

Tabla 29.1 Características generales de los diferentes tipos de receptores de membrana

	Receptores ionotrópicos	Receptores acoplados a proteínas G	Receptores con actividad enzimática	Receptores de citoquinas	Receptores de integrinas
Tiempo de respuesta	Muy rápida (ms)	Rápida (de segundos a minutos)	Rápida (de minutos a horas)	Rápida (de minutos a horas)	Rápida (de minutos a horas)
Tipo de ligando	Moléculas orgánicas pequeñas,amino-ácidos, aminas o nucleótidos	Muy amplio (iones, aminas, péptidos, proteínas, nucleótidos, lípidos)	Péptidos y proteínas	Citoquinas y péptidos	Proteínas de la matriz con la secuencia RGD (Arg-Gly-Asp)
Afinidad de unión	Baja afinidad (K_D micro-milimolar)	Afinidad media (K_D nano-milimolar)	Alta afinidad (K_D nano-picomolar)	Muy alta afinidad (K_D pico- femto-molar)	Afinidad media-baja (K_D nano-micromolar)
Mecanismo	Cambio conformación → entrada ión → Vm/ aumento de Ca^{2+}	Activación de proteínas G	Activación de la actividad enzimática intrínseca	Activación de quinasas	Complejos de adhesión focal y activación de quinasas
Señalización	Sináptica	Endocrina, autocrina, paracrina, neuroendocrina	Endocrina, autocrina, paracrina, yuxtacrina	Autocrina, paracrina, endocrina	
Efector	Modulan canales dependientes de voltaje (Ca^{2+})/enzima	Enzimas (adenilato ciclasa, fosfodiesterasa) o canales	Enzima intrínseca: Tyr quinasa, guanilato ciclasa, Ser/Thr quinasa	Enzima extrínseca (Scr-K o JAK)	Enzima extrínseca (FAK)
Ejemplo	Neurotransmisores (glutamato; acetilcolina, serotonina)	Na^+; adrenalina; ADH; TSH; acetilcolina, PGE_2	Insulina, factor natriurético atrial, TGF	Citoquinas (IL-6), leptina, GH, prolactina	Fibronectina, fibrinógeno, factor de von Willebrand, ICAM y VCAM

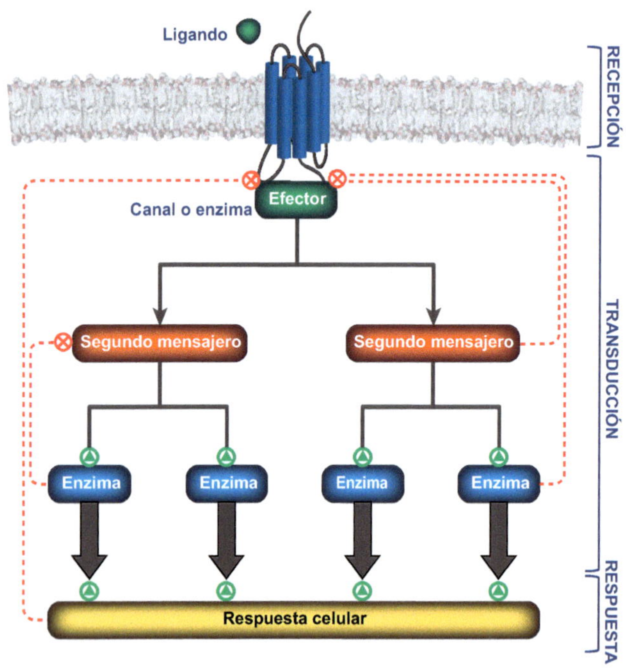

Fig. 29.1 **Esquema de la estructura de una vía de transducción de señales a partir de un receptor de membrana.** La unión del ligando al receptor conduce a la inducción de la cascada, que se inicia por la activación de un efector que genera un segundo mensajero. La producción de este segundo mensajero amplifica la señal y la transmite a las proteínas de señalización de la cascada, que generalmente son enzimas. A partir de estas enzimas, y generalmente a través de cascadas que incluyen fosforilación-defosforilación, se transmite la señal hasta los efectores finales que dan lugar a la respuesta celular.

29.3.1. Ligandos

El primer paso en la señalización es la unión del ligando al receptor. Existen dos tipos de ligandos, los agonistas, que son aquellas moléculas que activan la cascada de señalización, y los antagonistas, que son aquellas que la inhiben. Tanto unos como otros pueden ser moléculas naturales, como las hormonas, neurotransmisores o factores de crecimiento, o bien de síntesis química o biotecnológica, como los fármacos o xenobióticos. Algunos ligandos se pueden unir a varios tipos de receptores, como la acetilcolina que puede unirse al receptor nicotínico, que es un canal de iones, o al muscarínico, que está acoplado a proteínas G. En algunas ocasiones, incluso un mismo ligando puede ejercer efectos opuestos dependiendo del receptor al que se una, como la noradrenalina, que puede activar o inhibir la *proteína quinasa dependiente de AMPc* (PKA) en función del receptor adrenérgico al que se asocie.

29.3.2. Efectores y segundos mensajeros

La unión del ligando al receptor induce un cambio de conformación de éste, lo cual favorece que se una y se active el denominado efector, que puede ser un canal o una enzima y que es la molécula que inicia la señalización. En ocasiones el efector es el mismo del receptor.

Cuando el efector es un canal iónico se produce un cambio en el potencial de membrana, mientras que si es una enzima, se genera un segundo mensajero. Los segundos mensajeros son moléculas pequeñas (iones, nucleótidos cíclicos o lípidos de membrana) que transmiten y amplifican una señal o mensaje (de ahí su nombre) desde el receptor, al cambiar su concentración drásticamente en respuesta a esa señal. En la figura 29.2 se muestran los principales segundos mensajeros celulares.

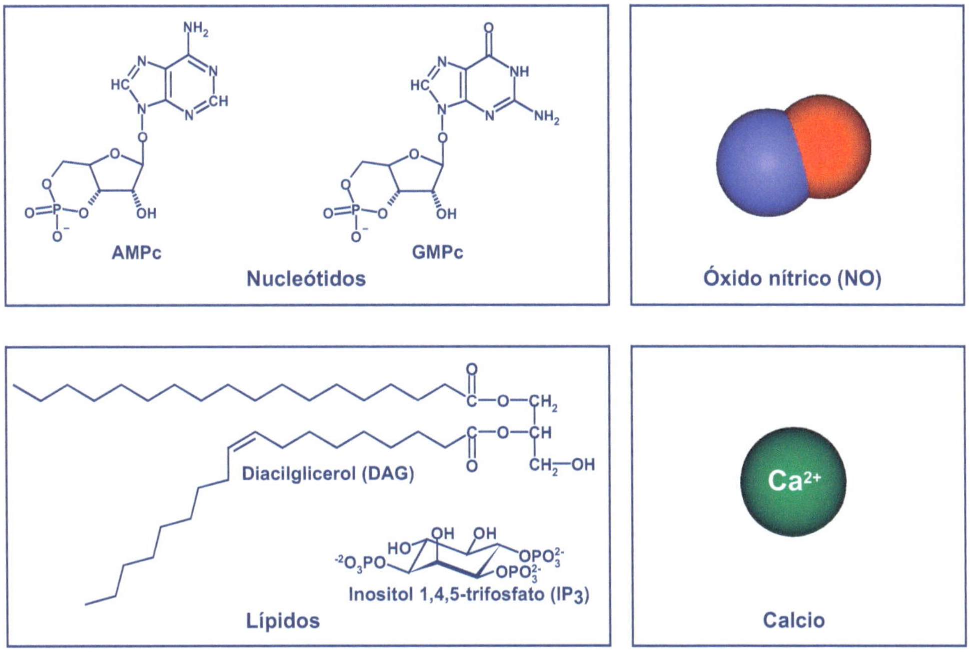

Fig. 29.2 Principales segundos mensajeros celulares.

Un receptor puede activar diferentes efectores, y un efector puede ser activado por distintos receptores, lo que condiciona que las proteínas implicadas en las cascadas de señalización pueden ser compartidas por varios receptores. Es lo que se denomina interrelación de las vías de señalización (v. apartado 29.9).

29.3.3. Proteínas de señalización o transductores

La mayor parte de las vías de señalización son cascadas de fosforilación que incluyen a proteína quinasas y fosfatasas. Las quinasas se suelen clasificar en función del aminoácido diana, como tirosina quinasas o serina/treonina quinasas. En algunos casos, la proteína fosforilada es a la vez otra quinasa, lo que genera una cascada de quinasas que amplifican la señal. Las fosfatasas, que también suelen presentar especificidad por el aminoácido fosforilado, al desfosforilar a determinados elementos de la vía bloquean la cascada de señalización. Dicho bloqueo puede ser tanto fisiológico como patológico.

Otro grupo de proteínas de señalización son las proteínas G, descubiertas en la década de 1970 por A.G. Gilman y M. Rodbell (Premio Nobel en Fisiología o Medicina en 1994). Las proteínas G conforman una gran familia de proteínas con actividad GTPasa que incluye a algunas monoméricas, denominadas proteínas G pequeñas, y a otras que son trímeros. Estas últimas son las que se acoplan a los denominados receptores acoplados a proteínas G o GPCR (*G Protein Coupled Receptors*), de ahí su nombre (v. apartado 29.5). Las proteínas G poseen un sitio de unión a nucleótidos de guanina, y se encuentran inactivas cuando está unido el GDP y activas si es el GTP. Las proteínas G poseen además actividad GTPasa intrínseca, lo cual permite la transición de la forma activa a la inactiva.

29.3.4. Proteínas de andamiaje y anclaje y dominios de reconocimiento

Para que las vías de señalización transcurran adecuadamente se requiere de todo un sistema de andamiaje y acoplamiento que permite que las moléculas interaccionen y se organicen siguiendo la secuencia adecuada. Esto implica que las proteínas de señalización deben poseer en su estructura determinados dominios o residuos que permitan su reconocimiento y unión a otras proteínas de la vía.

29.3.4.1. Dominios de reconocimiento y de unión

En las últimas décadas, el descubrimiento de dominios o módulos de interacción entre proteínas ha permitido entender los detalles de los mecanismos moleculares que gobiernan la transducción de señales desde la superficie de la célula hasta su interior. Estos dominios están implicados en la localización subcelular, actividad funcional e intercomunicación entre las distintas proteínas señalizadoras. Entre los dominios de reconocimiento más importantes se encuentran los siguientes:

- **Dominio SH2** (*Scr-Homology type 2*). Reconoce residuos de fosfotirosina (PY) y tiene una secuencia muy conservada de unos 100 aminoácidos.
- **Dominio SH3** (*Scr-Homology type 3*). Reconoce dominios ricos en prolina, o dominios PPP (9-10 residuos de Pro).
- **Dominio PTB** (*Phosphotyrosine Binding Domain*). Reconoce dominios NPXpY (Asn-Pro-X-pTyr) cercanos al extremo N-terminal.
- **Dominio PH** (*Pleckstrin Homology*). Reconoce y se une a ciertos fosfoinositoles de membrana.
- **Dominio SOCS**. Formado por unos 40 aminoácidos de reconocimiento para ubiquitinación. Se localiza en el extremo C-terminal de la proteína. Su nombre deriva de su descubrimiento en proteínas de la familia SOCS (*Suppressor Of Cytokine Signaling*).
- **Dominio WD40**. Motivo de unos 40 aminoácidos terminado en triptófano-aspártico (WD) que suele aparecer repetido más de cuatro veces formando estructuras en forma de hélice. Es uno de los abundantes en las proteínas de señalización y regulación de la transcripción en eucariotas, incluyendo algunas proteínas de andamiaje o *scaffold*.

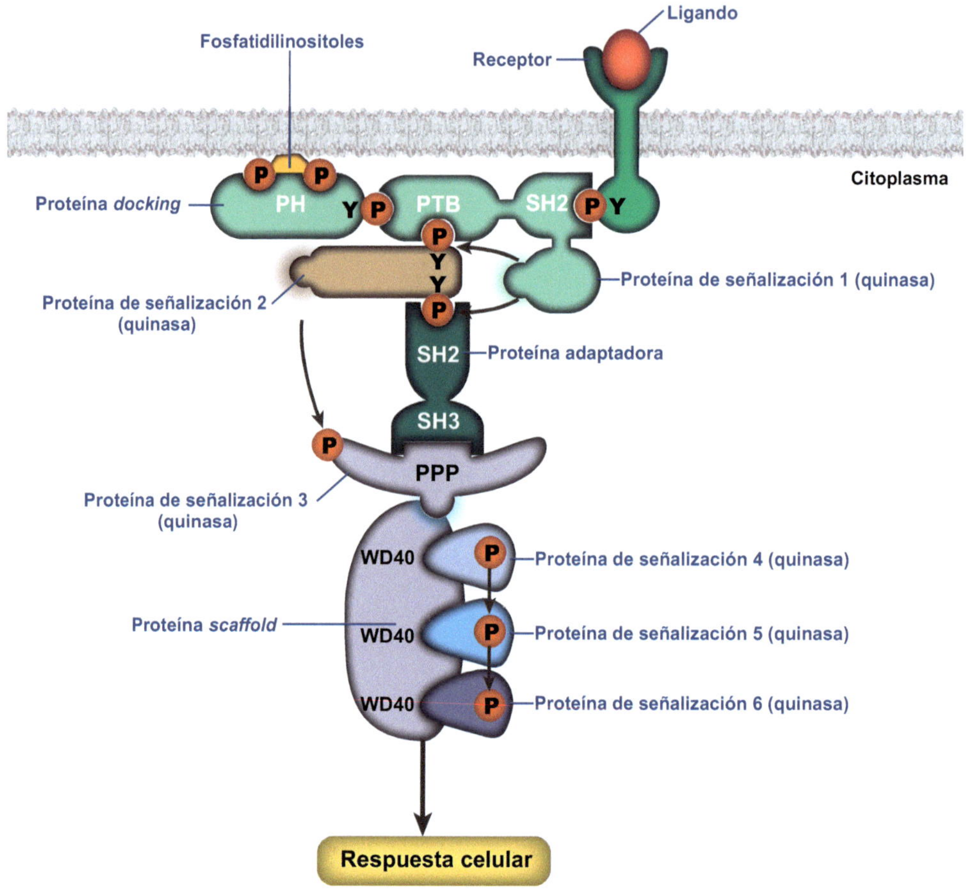

Fig. 29.3 Tipos de proteínas de andamiaje y dominios de reconocimiento. El esquema muestra cómo las diferentes proteínas de señalización de una vía se pueden organizar gracias a la presencia de dominios de reconocimiento y a diferentes proteínas de andamiaje. Los dominios PTB y SH2 reconocen residuos de fosfotirosina (PY) y los SH3 a los dominios ricos en prolina (PPP). Los dominios WD40 son habituales en las proteínas *scaffold* (de anclaje). En el ejemplo se ha representado una vía de señalización en la que se transmite la señal a través de la fosforilación secuencial de diferentes quinasas.

29.3.4.2. Proteínas de andamiaje y anclaje

Existe toda una variedad de proteínas intracelulares que permiten la unión y correcta localización de los elementos de la cascada de señalización. Los tres grupos más importantes son los siguientes (fig. 29.3):

- **Proteínas de acoplamiento/anclaje** (*docking/anchoring proteins*). Anclan las proteínas a su lugar de acción, generalmente en la membrana, cerca de los receptores, a través de dominios PH. En este grupo se encuentran las AKAP (*A Kinase Anchoring Proteins*), que sitúan a la PKA en la membrana, en el núcleo o en el citoesqueleto.
- **Proteínas adaptadoras** (*adaptor proteins*). Son de tamaño pequeño y suelen tener dos dominios de reconocimiento, de los cuales normalmente uno es el SH2.
- **Proteínas de andamiaje** (*scaffold proteins*). Son proteínas grandes, multivalentes y que presentan más de dos o tres dominios de reconocimiento (varios son WD40), lo cual permite que varias proteínas se coloquen en la secuencia adecuada para llevar a cabo la señalización.

29.4. RECEPTORES IONOTRÓPICOS

Estos receptores son a la vez canales de iones, por lo que actúan como receptores y efectores y se los denomina también canales dependientes de ligando. Estos receptores participan en la transducción de señales de células sensibles a impulsos eléctricos, que requieren una respuesta extremadamente rápida (milisegundos) y sus ligandos son mayoritariamente neurotransmisores. Los canales de iones dependientes de voltaje no son estrictamente receptores, por lo que no se tratarán en este capítulo.

Los canales iónicos son proteínas transmembrana formadas por cuatro, cinco o seis dominios, que pueden ser iguales o distintos, y están formados a su vez por varias α-hélices (fig. 29.4A). Los dominios se disponen de forma concéntrica alrededor de un poro lleno de agua, que en situación de reposo está cerrado (fig. 29.4B). La unión del ligando al receptor induce un cambio de conformación que abre el canal permitiendo la entrada de un ión a favor de su gradiente químico y/o electroquímico (fig. 29.4C). La mayor parte de los canales se encuentran cerrados (más del 99%) y sólo se abren esporádicamente durante milisegundos.

Los canales se clasifican en función del ión para el que son permeables. Los más importantes son los de los cationes Na^+, K^+, y Ca^{2+} y del anión Cl^-. El Mg^{2+} utiliza los canales de otros cationes. El paso de los iones cambia la polaridad, lo que supone un cambio del potencial de membrana. Así, cuando el canal permite el paso del Na^+ se producirá la despolarización de la membrana, lo que genera la transmisión del impulso nervioso. Este tipo de receptores son específicos para los neurotransmisores excitadores como el glutamato, la serotonina, el ATP o la acetilcolina. Si por el contrario, al abrirse pasa el Cl^-, se producirá la hiperpolarización de la membrana, lo cual bloquea la transmisión nerviosa (v. cap. 34). Estos últimos son los receptores para los neurotransmisores inhibidores, como el GABA (*Gamma Aminobutiric Acid*) o la glicina. La entrada del Ca^{2+} no genera un cambio de potencial, sino un cambio en la concentración de este segundo mensajero, produciendo por tanto una respuesta química y no eléctrica; son los denominados canales de Ca^{2+} dependientes de ligando.

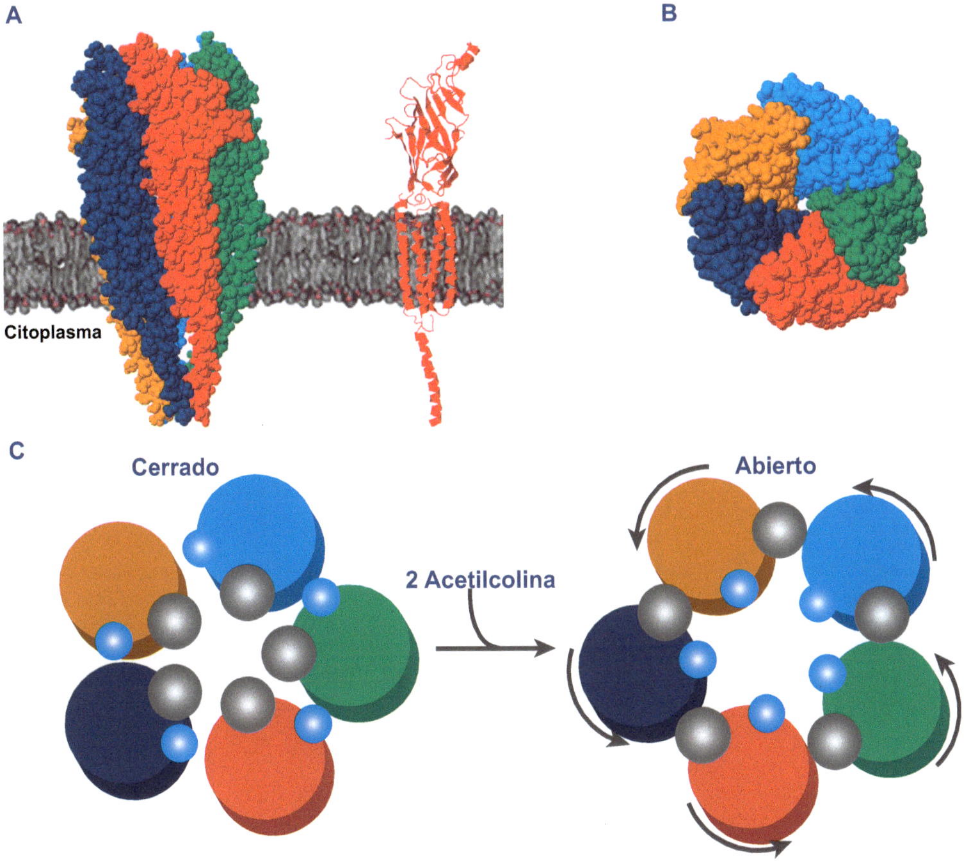

Fig. 29.4 Estructura del receptor nicotínico de acetilcolina, un receptor ionotrópico. A. El receptor está formado por cinco subunidades que se disponen de forma concéntrica en la membrana dejando un canal en su interior. Cada una de las subunidades está formada por cuatro dominios transmembrana con α-hélices. **B.** Cuando el canal está cerrado, determinados residuos de leucina (Leu), representado en gris, un aminoácido hidrofóbico, se encuentran orientados hacia el interior, impidiendo la entrada del agua. También se orientan al interior algunas cargas negativas que impiden la entrada de aniones. Cuando el ligando se une al receptor se produce un cambio de conformación que implica el giro de las subunidades. Esto favorece que se desplacen las Leu dejando el canal abierto.

29.5. RECEPTORES ACOPLADOS A PROTEÍNAS G (GPCR)

Los receptores acoplados a proteínas G o GPCR (*G Protein Coupled Receptor*) conforman un amplio grupo de receptores. Se conocen más de 100 genes que codifican por estos receptores, los cuales poseen además una amplia variedad de ligandos que incluye desde moléculas muy pequeñas, como aminoácidos, hasta proteínas grandes (tabla 29.1). Los GPCR regulan numerosas funciones, como la visión, el olfato, la contracción cardíaca o el metabolismo, entre otras, y son los receptores de aproximadamente la mitad de los medicamentos. Precisamente por su relevancia fisiológica/farmacológica Lefkowitz and Kobilka recibieron el premio Nobel en química en 2012 por sus estudios sobre el funcionamiento y la estructura de los GPCR.

A pesar de la enorme diversidad de ligandos, los GPCR presentan cierta homología estructural. Son proteínas monoméricas con siete dominios transmembrana en α-hélice, tres bucles extracelulares y tres intracelulares, y es en estos últimos donde se localiza el sitio de unión a la proteína G (fig. 29.5). En el extremo C-terminal (intracelular) existen residuos de Ser y Thr susceptibles de fosforilación para la terminación de la señal. Cada receptor puede unir un gran número de moléculas del ligando (10-100), por lo que la señal ya se amplifica desde el inicio de la cascada.

Las proteínas G que se acoplan a este tipo de receptores son heterodiméricas. Poseen tres tipos de subunidades, α, β y γ. La subunidad α es la de mayor tamaño (36-49 kDa), posee el sitio de unión a los nucleótidos de guanina y la actividad GTPasa. Se conocen más de 20 Gα que se agrupan en subfamilias en función del efector al que se acoplen (tabla 29.2) y el segundo mensajero producido (en el presente capítulo se describirán en detalle las que poseen como efectores a la *adenilato ciclasa* o a la *fosfolipasa* C). Las subunidades β (35 kDa) y γ (10 kDa) son necesarias para la unión de la subunidad Gα al receptor y como dímero βγ pueden regular a algunas proteínas efectoras directamente.

En reposo, la proteína G contiene GDP, y tras la unión del ligando al receptor se produce un cambio de conformación y se intercambia GDP por GTP, se activa la proteína G y se disocia la subunidad α, que así puede activar a su efector correspondiente. Finalmente, la actividad GTPasa intrínseca hidroliza el GTP hasta que vuelven a quedar inactivas. El ciclo de los GPCR se describe con detalle en la figura 29.5.

Hay dos familias de quinasas, la PKA y la *quinasa* de *receptores β-adrenérgicos* (ARK, *Adrenergic Receptor Kinase*), que pueden fosforilar a los receptores inhibiendo su señalización al fijarse a ellos la proteína bloqueadora arrestina. La ARK es más específica y sólo fosforila al receptor cuando se encuentra ocupado, mientras que la PKA puede hacerlo también cuando está desocupado.

La subunidad α de algunas de las proteínas G acopladas a receptores poseen en su estructura residuos de Arg o Cys que pueden ser ADP-ribosilados alterando la funcionalidad de la proteína G. Así, por ejemplo, la toxina del cólera (*Vibrio cholerae*), al bloquear en el intestino la actividad GTPasa mantiene la *adenilato ciclasa* permanentemente activada, lo cual genera un incremento del AMPc. Este aumento de AMPc altera la reabsorción de agua y Cl^- produciendo una diarrea grave. En el caso de la toxina *pertussis* responsable de la tos ferina (*Bordetella pertussis*), la ribosilación de la proteína G impide su unión con el receptor.

29.5.1. Vía de la adenilato ciclasa

Numerosas respuestas del organismo se modulan a través del aumento intracelular de AMPc, uno de los segundos mensajeros

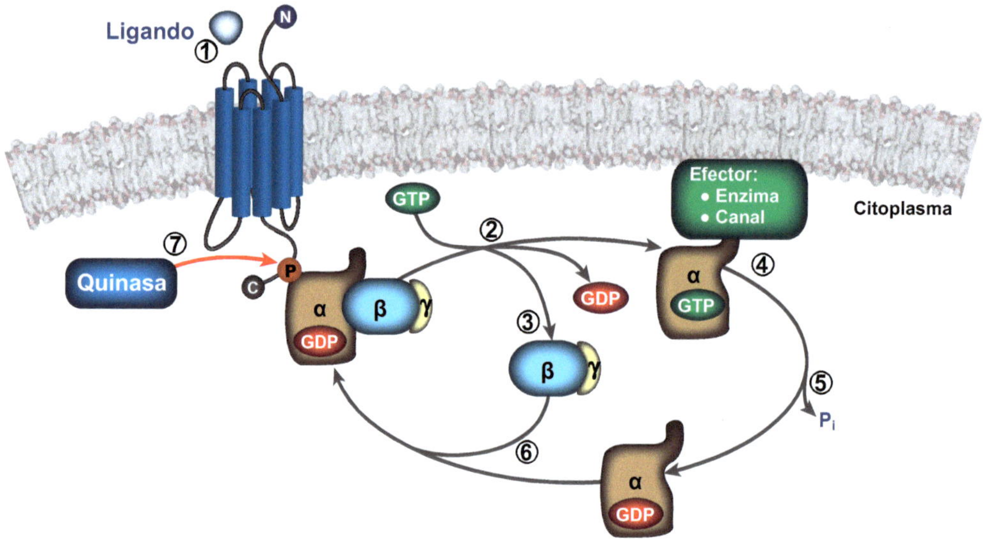

Fig. 29.5 Ciclo de las proteínas G asociadas a receptores (GPCR). En el estado basal, la proteína G contiene GDP en el sitio de unión a nucleótidos de guanina. En esta conformación, la subunidad α tiene una alta afinidad por β y γ. **1**: La unión de la hormona al receptor induce su unión a la subunidad Gα de la proteína G. **2**: Esta unión provoca un cambio de conformación, liberándose el GDP (por un orden de magnitud) y uniéndose GTP, que es abundante en el citoplasma. **3**: La unión del GTP induce la disociación de las subunidades β-γ. **4**: La subunidad α libre puede interactuar con sus efectores activándolos (p.e. *adenilato ciclasa*). **5**: La actividad GTPasa intrínseca de la subunidad α hidroliza el GTP a GDP y Pi. **6**: La subunidad α con GDP es inactiva y posee alta afinidad por β-γ, por lo que se desplaza y vuelve a unirse a ellas, reiniciando el ciclo. **7**: Los ligandos pueden ser degradados y los receptores pueden sufrir desensibilización a través de fosforilación catalizada por quinasas.

más importantes. De hecho, la señalización intracelular se puso de manifiesto por primera vez en 1958 cuando E. Sutherland descubrió que el AMPc era el segundo mensajero de la acción de la adrenalina (a la que consideraba el primer mensajero). Por estos estudios sobre el descubrimiento del mecanismo de acción de las hormonas recibió el Premio Nobel en 1971.

La síntesis del AMPc la cataliza la *adenilato ciclasa*, que utiliza ATP y genera PPi. A su vez, la degradación del AMPc la catalizan la fosfodiesterasas (PDE2, PDE3, PDE4, PDE7, PDE8: específicas de AMPc y PDE1, PDE10 y PDE11: de AMPc y GMPc). El balance de la síntesis y degradación de este segundo mensajero da lugar a la transmisión o bloqueo de la señal. La *adenilato ciclasa* es una proteína integral con 12 dominios transmembrana, que presenta dos dominios catalíticos localizados en la zona intracelular de la proteína. Se conocen diversas isoformas (codificadas por al menos seis genes) que presentan

Tabla 29.2 Clasificación de las proteínas G en función de los efectores de Gα, o de la homología de secuencia

Proteína Gα	Ligando	Efector	Segundo mensajero
En función de los efectores			
Gαs	Aminas β-adrenérgicas, glucagón, PTH	Adenilato ciclasa (estimulación)	↑ AMPc
Gαi	Acetilcolina (muscarínico), aminas α_2-adrenérgicas	Adenilato ciclasa (inhibición); Canales de iones	↓ AMPc;
Gαq	Acetilcolina, aminas α_1-adrenérgicas	Fosfolipasa C	↑ IP_3, DAG y Ca^{2+}
Gαt	Fotones (rodopsina)	Fosfosdiesterasa de GMPc (PDE6)	↓ GMPc
Gα olf	Odorantes	Adenilato ciclasa (estimulación)	↑ AMPc
En función de la homología de secuencia			
Clase A	Semejantes a rodopsina	Receptor muscarínico de acetilcolina, receptores adrenérgicos	
Clase B	Familia de secretina	Receptor de calcitonina, receptor de glucagón y de GLP, receptor de PTH	
Clase C	Receptor metabotrópico de glutamato	Receptor de GABA	
Clase F	Frizzled (vía Wnt) y Smoothened (vía hedgehog)	Receptor de Wnt	

Los receptores de clase D (receptores fúngicos implicados en la determinación sexual) y E (receptores de AMPc-*Dictyostelium*) no se expresan en mamíferos.

diferente distribución tisular y que pueden ser reguladas de forma diferente por proteínas de señalización. Así, mientras que todas las isoformas son activadas por las proteínas Gα s, las Gαi sólo inhiben algunos subtipos de *adenilato ciclasa.*

El AMPc continúa la cascada de señalización activando a la PKA (*cAMP Protein Kinase*) (fig. 29.6). Esta quinasa es un tetrámero compuesto por dos subunidades α (catalíticas) y dos β (reguladoras). La forma tetramérica de la enzima es inactiva, mientras que las subunidades α libres son activas. La unión del AMPc a las subunidades reguladoras induce la disociación de la PKA, quedando libres las subunidades α y activándose por tanto la quinasa. Numerosas proteínas celulares son dianas de la PKA. Algunas son enzimas del metabolismo de la glucosa y de los lípidos (v. caps. 9, 10 y 17), otras son quinasas que participan en cascadas de fosforilación, o bien son canales o transportadores de iones. Además, la PKA activa puede entrar en el núcleo, donde regula la transcripción de numerosos genes a través de la fosforilación del factor de transcripción CREB (*cAMP Sensitive Regulatory Binding Factor*).

29.5.2. Vía de los inositoles fosfato

Existen fosfolipasas que hidrolizan fosfolípidos de la membrana celular dando lugar a diversos productos que pueden actuar como segundos mensajeros. Entre las más relevantes se encuentran la *fosfolipasa C*, que hidroliza fosfolípidos de inositol, y la *fosfolipasa D*, que actúa preferentemente sobre los de colina o etanolamina.

Los GPCR que activan la vía de los inositoles fosfato poseen una subunidad α de tipo q (Gα q), que al unir GTP activa a la isoforma β de la *fosfolipasa C*. Esta enzima hidroliza al fosfatidilinositol 4,5-bisfosfato (PIP_2) generando dos segundos mensajeros, el diacilglicerol (DAG) y el inositol-trisfosfato (IP_3). Como se muestra en la figura 29.7, el IP_3 induce un rápido aumento de la concentración citoplasmática del Ca^{2+}. Este catión actúa como segundo mensajero, ya que no sólo su concentración cambia bruscamente en respuesta a una señal exterior, sino que además puede unirse a proteínas, como la calmodulina, e inducir cambios conformacionales en éstas. El papel del DAG como segundo mensajero incluye la activación de la PKC, la cual necesita también Ca^{2+} para interaccionar con este fosfolípido y activarse. El Ca^{2+} regula, entre otros procesos, la contracción muscular o el metabolismo del glucógeno (v. cap. 10).

La vía de los fosfatidilinositoles también se puede activar a partir de otros tipos de receptores, como los receptores con actividad tirosina quinasa que pueden activar a la isoforma γ de la *fosfolipasa C* (v. apartado 29.6.1).

29.6. RECEPTORES CON ACTIVIDAD ENZIMÁTICA

A este grupo pertenecen los receptores de numerosas hormonas y factores de crecimiento. Sus características generales se muestran en la tabla 29.1. En general, estos receptores son proteínas transmembrana que regulan el metabolismo, la división y la diferenciación celular y la apoptosis, tanto mediante acciones a corto plazo (modulación de la actividad enzimática) como a largo plazo (modulación de la expresión génica).

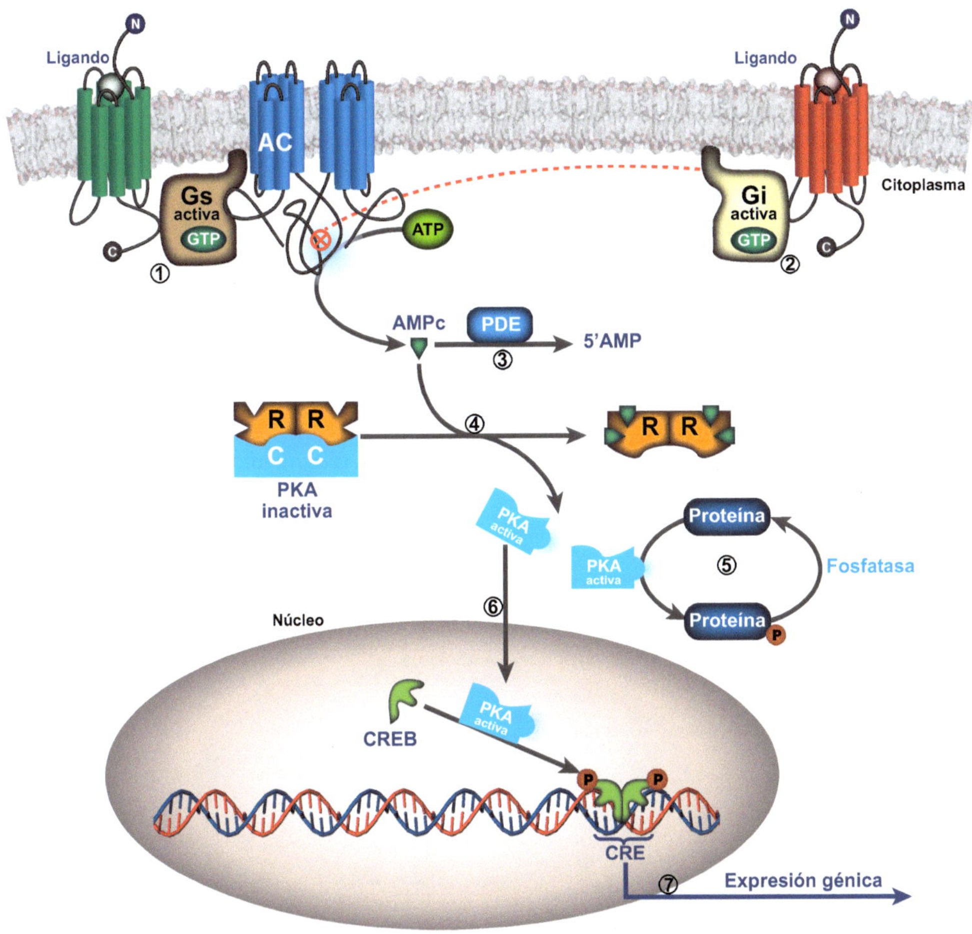

Fig. 29.6 Señalización a través de la adenilato ciclasa. 1: La unión del ligando al receptor acoplado a proteína Gαs activa a la *adenilato ciclasa* (AC), produciéndose AMPc y pirofosfato (PPi) a partir del ATP. **2**: Si la unión tiene lugar a través de un receptor acoplado a proteína Gαi se inhibirá la AC. **3**: Los niveles de AMPc se pueden modular por su transformación a 5'AMP en una reacción catalizada por una *fosfodiesterasa de AMPc* (PDE). **4**: El AMPc se une a la subunidad reguladora de la *proteína quinasa A* (PKA), la cual se disocia de la subunidad catalítica que queda así activada. **5**: PKA fosforila proteínas diana en el citosol. **6**: PKA se puede translocar al núcleo, donde fosforila al factor de transcripción CREB (*cAMP Response Element-Binding*). **7**: p-CREB dimeriza y se une la secuencia CRE (*cAMP Response Element*) en el DNA induciendo la transcripción de sus genes diana. En condiciones de reposo, y dependiendo del tipo celular, la concentración de AMPc intracelular es del orden de 10^{-6} M, y tras la estimulación hormonal, dicha concentración puede incrementarse de 2 a 100 veces.

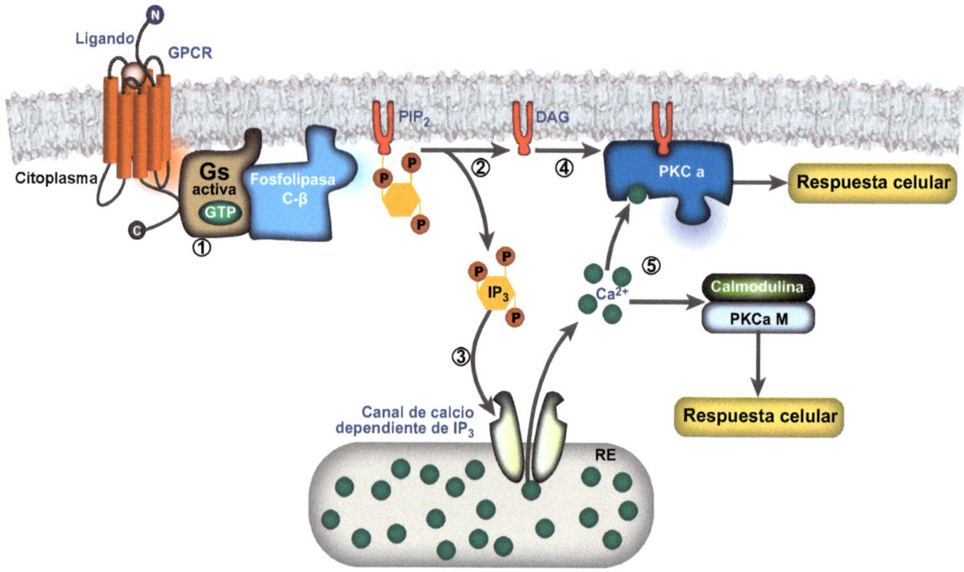

Fig. 29.7 Señalización a través de los inositoles fosfato. 1: La unión del ligando al receptor acoplado a proteína Gαq activa a la isoforma β de la *fosfolipasa C*. **2**: La fosfolipasa cataliza la hidrólisis del fosfatidil inositol 4,5-bisfosfato (PIP_2) a inositol trisfosfato (IP_3) y diacilglicerol (DAG). **3**: Por su carácter polar, el IP_3 se transloca al interior celular y se une a canales de Ca^{2+} de la membrana del retículo endoplásmico (RE), lo que permite un aumento de la concentración del catión en el citoplasma de unas diez veces. **4**: El DAG, que permanece anclado a la membrana, es reconocido por la *proteína quinasa C* (PKC). **5**: El Ca^{2+} activa a diversas proteína quinasas, como la PKC o la *proteína quinasa dependiente de Ca^{2+} y calmodulina* (PKCaM), que modulan diferentes respuestas celulares.

A continuación se describen en detalle aquellos receptores con mayor distribución celular, y que incluyen a los receptores con actividad tirosina o serina/treonina quinasa y a los que poseen actividad guanilato ciclasa.

29.6.1. Receptores con actividad tirosina quinasa (RTK)

En la actualidad se conocen unos 60 receptores tirosina quinasa (RTK, *Tyrosine Kinase Receptor*) agrupados en 20 familias distintas; todos ellos poseen un dominio extracelular con capacidad de unión al ligando, un dominio transmembrana y un dominio citosólico con actividad tirosina quinasa. La mayor parte de los receptores RTK son monómeros, aunque existen algunas excepciones de gran relevancia fisiológica, como el receptor de insulina, que es un dímero.

La unión del ligando al receptor induce su dimerización con otro receptor, activándose así la quinasa intrínseca. La autofosforilación del receptor facilita el reconocimiento de los residuos de fosfotirosina (PY) por proteínas adaptadoras o de anclaje con dominios SH2 o PTB, lo cual a su vez permite su fosforilación (fig. 29.8). Estas proteínas fosforiladas suelen actuar como efectores o proteínas acopladoras que permiten que se amplifique la señal.

Una de las vías de amplificación mejor caracterizada a partir de los RTK es la de la PI_3K (*fosfatidilinositol 3-quinasa*). Esta enzima cataliza la fosforilación de fosfatidilinositoles de membrana, que se acoplan a la activación de diferentes quinasas como la PKB o PKD (fig. 29.9). Los efectos metabólicos de la insulina se transducen fundamentalmente a través de esta cascada de señalización.

La otra cascada que puede activarse a partir de los RTK es a través de proteínas G monoméricas, como Ras. Ras, producto del oncogén Ras, es crítica para la activación de la proliferación celular, como se demuestra por el hecho de que aproximadamente el 30% de los cánceres humanos presentan mutaciones en los genes que la codifican. La activación de Ras es el inicio de la cascada de las MAPK (*Mitogen Activated Protein Kinases*), que son proteínas con actividad quinasa que catalizan la fosforilación de proteínas implicadas en la mitosis y diferenciación celular (fig. 29.10).

Como se ha descrito anteriormente, los RTK también pueden señalizar por la ruta de los fosfatidilinositoles mediante la activación de la isoforma γ de la *fosfolipasa C* (fig. 29.7).

29.6.2. Receptores con actividad serina/treonina quinasa (RS/TK)

Esta familia de receptores con actividad serina/treonina quinasa (RS/TK, *Receptor Serine/Threonine Kinase*) comprende más de 30 polipéptidos, entre los que se encuentran los del TGF-α y β (*Tumor Growth Factor*). Al igual que los RTK, estos receptores modulan procesos de desarrollo, crecimiento y proliferación celular.

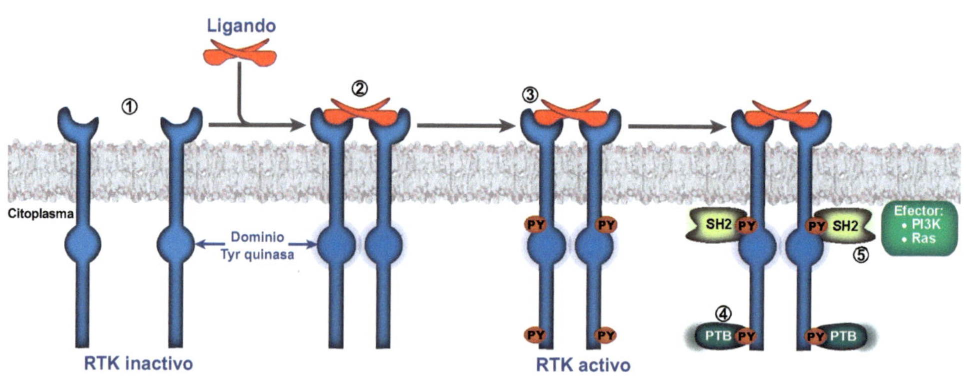

Fig. 29.8 Activación de los receptores con actividad tirosina quinasa (RTK). 1: Cuando el ligando no está unido al receptor, éste se encuentra en forma de monómeros. **2**: La unión del ligando al receptor induce su dimerización y la activación de la quinasa. **3**: El receptor se autofosforila en determinados residuos de tirosina (PY). **4**: Los residuos PY en el receptor son reconocidos por proteínas adaptadoras con dominios PTB o SH2. **5**: Las proteínas adaptadoras se acoplan a distintas proteínas efectoras que amplificarán la señal, como se muestra en las figuras 29.9 y 29.10.

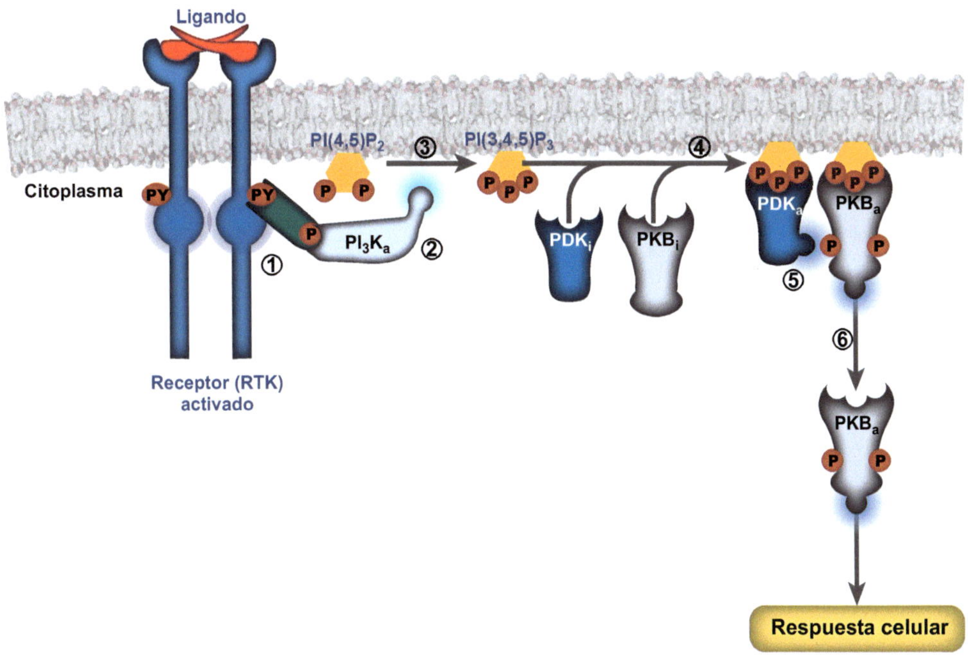

Fig. 29.9 **Señalización de los receptores RTK a través de PI_3K. 1**: El receptor autofosforilado es reconocido por proteínas adaptadoras, lo que permite que sean fosforiladas en residuos de tirosina (PY). **2**: La *fosfatidilinositol 3-quinasa* (PI_3K) posee dominios PTB y PH, a través de los cuales se une a las proteínas adaptadoras. **3**: PI_3K fosforila a fosfoinositoles de membrana formando fosfatidilinositol 3,4,5-trisfosfato (PIP_3). **4**: El PIP_3 es reconocido por las *proteínas quinasas B y D* (PKB y PDK) a través de sus dominios PH, lo que acerca a ambas enzimas a la membrana. **5**: La PDK activada (PDK_a) fosforila a PKB, activándose esta segunda quinasa. **6**: La PKB_a se disocia de la membrana y se transloca al interior celular donde fosforilará a sus proteínas diana.

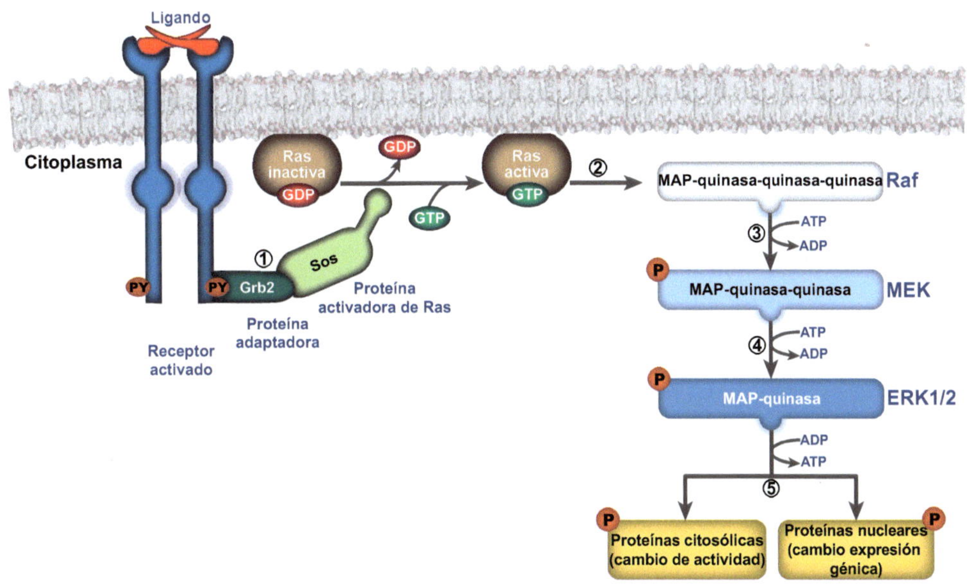

Fig. 29.10 **Señalización de los receptores RTK a través de Ras-MAPK. 1**: El receptor autofosforilado es reconocido por Grb2 (*Growth Factor Receptor-Bound Protein 2*), una proteína adaptadora que se une a Sos (*Son of Sevenless*), el cual es un factor intercambiador de nucleótidos de guanina que actúa como proteína activadora de Ras (*Rat sarcoma*). **2**: La activación de Ras, una proteína G monomérica, induce la cascada de fosforilación de las MAPK quinasas (*Mitogen Activated Protein Kinases*) al reclutar a Raf (*Rapidly Accelerated Fibrosarcoma*), una serina-treonina quinasa. **3**: Raf, en su forma activa, fosforila a MEK (*MAK/ERK*), una quinasa dual. **4**: MEK fosforila en Tyr y Thr a las proteínas ERK1/2 (*Extracelular Signal Regulated Kinase 1 and 2*), las cuales modulan la actividad de factores de transcripción o de proteínas citosólicas o de membrana, incluyendo receptores o enzimas.

En ausencia de ligando, los RS/TK son dímeros formados por dos subunidades, denominadas receptor de tipo I y receptor de tipo II. La unión del ligando favorece la formación de un tetrámero $(I-II)_2$ y su autofosforilación, lo que pone en marcha la cascada de señalización. En esta cascada participan las proteínas SMAD (*Mothers Against Decapentaplegic Homolog*). Estas proteínas, que consisten en dos regiones globulares unidas por una zona de unión, se encuentran muy conservadas evolutivamente y se conocen al menos tres subtipos. Las R-SMAD o reguladas por receptor (SMAD1-3, SMAD5 y SMAD8), las Co-SMAD o colaboradoras (SMAD4), y las i-SMAD o inhibidoras (SMAD 6 y 7), que son responsables de la terminación de la señal. La señalización de estos receptores se muestra en detalle en la figura 29.11.

29.6.3. Receptores con actividad guanilato ciclasa

Los receptores con actividad *guanilato ciclasa* catalizan la síntesis del GMPc, un segundo mensajero clave para la contracción muscular, la visión y la vasodilatación. Los niveles intracelulares de este segundo mensajero son el resultado del balance entre su síntesis, a través de las guanilato ciclasas, y su degradación a través de las fosfodiesterasas (PDE5, PDE6 y PDE9: específicas de GMPc, o PDE1, PDE10 y PDE11: de GMPc y AMPc).

Existen dos familias de guanilato ciclasas. La de las que se encuentran ancladas a la membrana como actividad intrínseca de receptores y que se han denominado guanilato ciclasas particuladas (como el receptor del factor natriurético

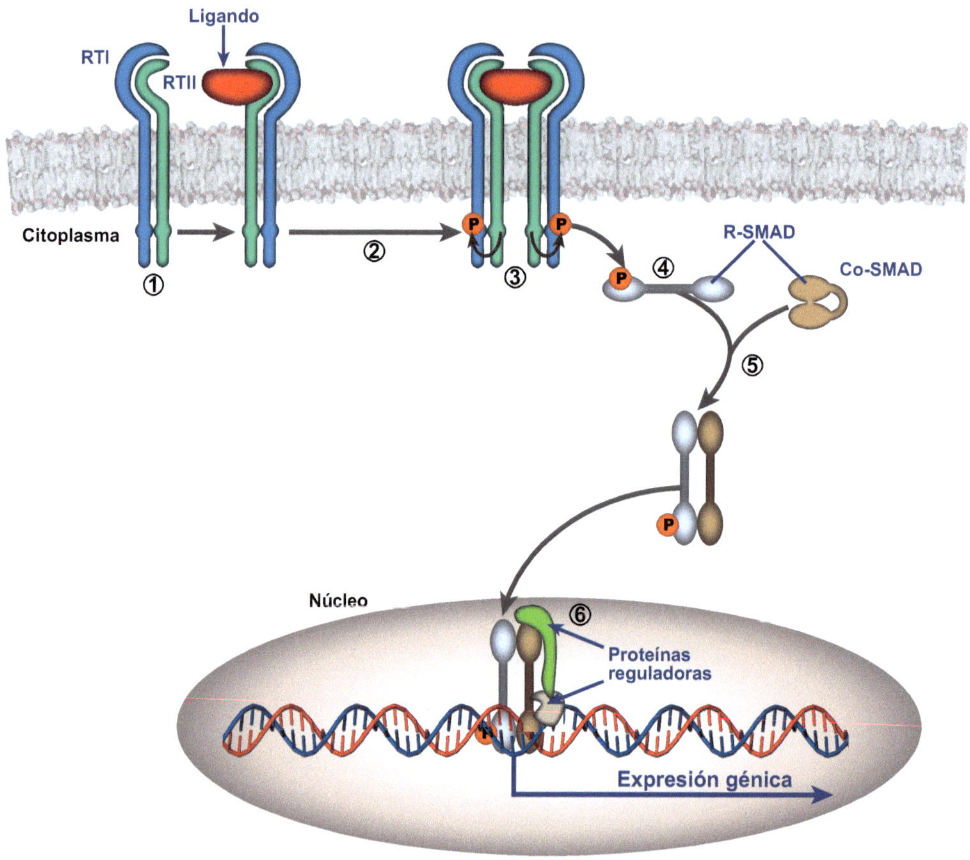

Fig. 29.11 **Señalización a través de los receptores con actividad serina/treonina quinasa (RS/TK).** **1**: En ausencia de ligando, el receptor está formado por un dímero I-II. El RTI posee un dominio GS (rico en glicina y cisteína), y la actividad Ser/Thr quinasa del receptor. El RTII posee una actividad quinasa constitutivamente activada. **2**: La unión del ligando favorece la formación de un tetrámero $(I\text{-}II)_2$. **3**: El receptor tipo II fosforila al I en el dominio GS, con lo que se activa y recluta a proteínas SMAD (*Homolog of MAD y SMA proteins; MAD- Drosophila protein, Mothers against Decapentaplegic and SMA- Caenorhabditis elegans protein SMA- from gene Sma, for small body size*). **4**: Las proteínas R-SMAD son fosforiladas en el extremo C-terminal por el receptor tipo I que posee la actividad S/TK, activándose. **5**: Las R-SMAD activas se separan del receptor, forman heterodímeros con Co-SMAD y se translocan al núcleo. **6**: En el núcleo, bien directamente o indirectamente mediante su unión a proteínas correguladoras y otros factores de transcripción, como AP-1, modulan la transcripción de sus genes diana.

atrial, ANP), o las que se encuentran en el interior celular, que se han denominado guanilato ciclasas solubles, que se activan por óxido nítrico (NO) (fig. 29.12).

El GMPc formado a partir de la guanilato ciclasa activa a la PKG (*cGMP Activated Protein Kinase*), que ejerce sus acciones en muchos tejidos modulando los efectos del Ca^{2+} (inhibición). La PKG es un dímero constituido por una subunidad catalítica y una subunidad reguladora. La unión del GMPc a la subunidad reguladora activa a la catalítica, lo que permite que ésta lleve a cabo la fosforilación de sus sustratos. A diferencia de la PKA,

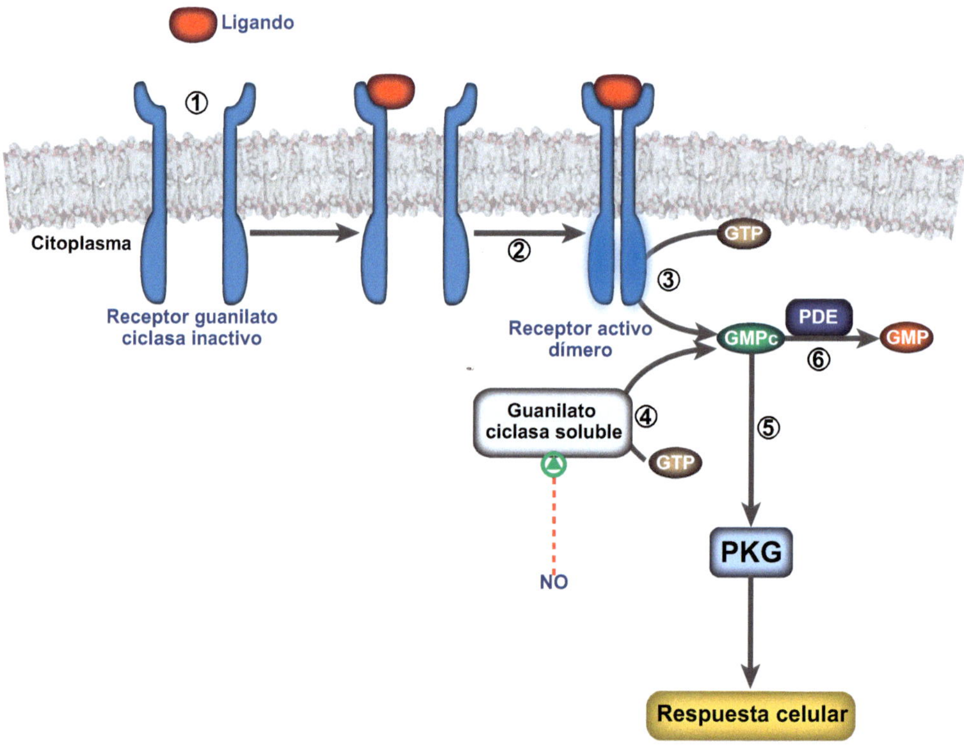

Fig. 29.12 **Señalización a través de los receptores con actividad guanilato ciclasa y GMPc.** **1**: Cuando el ligando no está unido al receptor, éste se encuentra en forma de monómeros. **2**: La unión del ligando al receptor induce su dimerización y la activación de la ciclasa. **3**: La *guanilato ciclasa* cataliza la formación de GMPc a partir de GTP. **4**: El GMPc se puede formar también por la *guanilato ciclasa* soluble, enzima que se activa por óxido nítrico (NO). **5**: El GMPc activa a la *proteína quinasa dependiente de GMPc* (PKG), la cual fosforila a distintas proteínas intracelulares. **6**: La señalización se modula por la activación de otra enzima, una *fosfodiesterasa de GMPc* (cGMP-PDE) como PDE6, que transforma el GMPc en GMP.

la unión del GMPc no induce la disociación de las subunidades de PKG.

29.7. RECEPTORES DE CITOQUINAS

Las citoquinas son una familia amplia de péptidos o reguladores autocrinos o paracrinos de los procesos de crecimiento y diferenciación. Al igual que los factores de crecimiento, las citoquinas poseen receptores a los que se unen con gran afinidad disparando una cascada de fosforilación que finalmente conduce a cambios en la expresión génica. Aunque se describieron como receptores de citoquinas, y de ahí el nombre de esta familia, en este grupo también se incluyen los receptores de otras proteínas, como la hormona del crecimiento, la prolactina o la eritropoyetina. Las características generales de estos receptores se muestran en la tabla 29.1.

Los receptores de citoquinas, ya en ausencia del ligando, son dímeros formados por dos o más subunidades diferentes, de las que cada una es una proteína transmembrana. Poseen el sitio de unión al ligando en el extremo N-terminal (extracelular), y en el extremo C-terminal (intracelular) poseen diferentes dominios de reconocimiento. A diferencia de los RTK, los receptores de citoquinas no poseen actividad catalítica intrínseca.

La unión del ligando requiere generalmente la unión de, al menos, dos receptores (forman complejos hetero-oligoméricos). Esta unión induce un cambio de conformación que les permite ser reconocidos por otras proteínas que actúan como efectores de la señal. Aunque existen diferentes familias de proteínas que pueden ser activadas por este tipo de receptores, una de las más importantes es la de las denominadas *non-receptor tyrosine kinases*, a las que pertenecen las Scr-quinasas o la JAK (*Janus Kinase*). Estas proteínas (120-140 kDa) están muy conservadas, y en mamíferos se conocen al menos cuatro isoformas, las JAK1, JAK2, JAK3 y TYK2. Las JAK se pueden encontrar unidas a la membrana o a los receptores, pero sólo se activan cuando el ligando se une al receptor. Su activación induce tanto su autofosforilación como la del al receptor, lo que permite que sea reconocido por proteínas con dominios SH2, como las STAT (*Signal Transducers Transducers and Activators of Transcription*) (fig. 29.13). En mamíferos se conocen siete isoformas de siete genes distintos, denominadas STAT1-4, STAT5A y 5B y STAT6. Una vez que las STAT son fosforiladas, homodimerizan y translocan al núcleo, donde regulan la expresión génica. Alternativamente, los receptores de citoquinas pueden activar la vía de las MAPK (fig. 29.10). La terminación de la señalización a través de estos receptores se puede llevar a cabo por distintos mecanismos (fig. 29.13).

29.8. RECEPTORES INTRACELULARES O NUCLEARES

Existen hormonas y otras moléculas que por su carácter liposoluble pueden atravesar la membrana celular y, por tanto, ejercen su acción sobre receptores intracelulares, también conocidos como receptores nucleares. Los receptores nucleares modulan el desarrollo, la diferenciación y la homeostasis celular al actuar como factores de transcripción o a través de la regulación de la actividad de otras vías de transducción de señales. En general, la respuesta de estos receptores es una de las más lentas debido a que su efecto incluye la modulación de la transcripción génica.

En las últimas décadas se han identificado más de 300 secuencias en el DNA de receptores nucleares, utilizando una nomenclatura compleja. Por ello, desde la NC-IUPHAR (*Inter-*

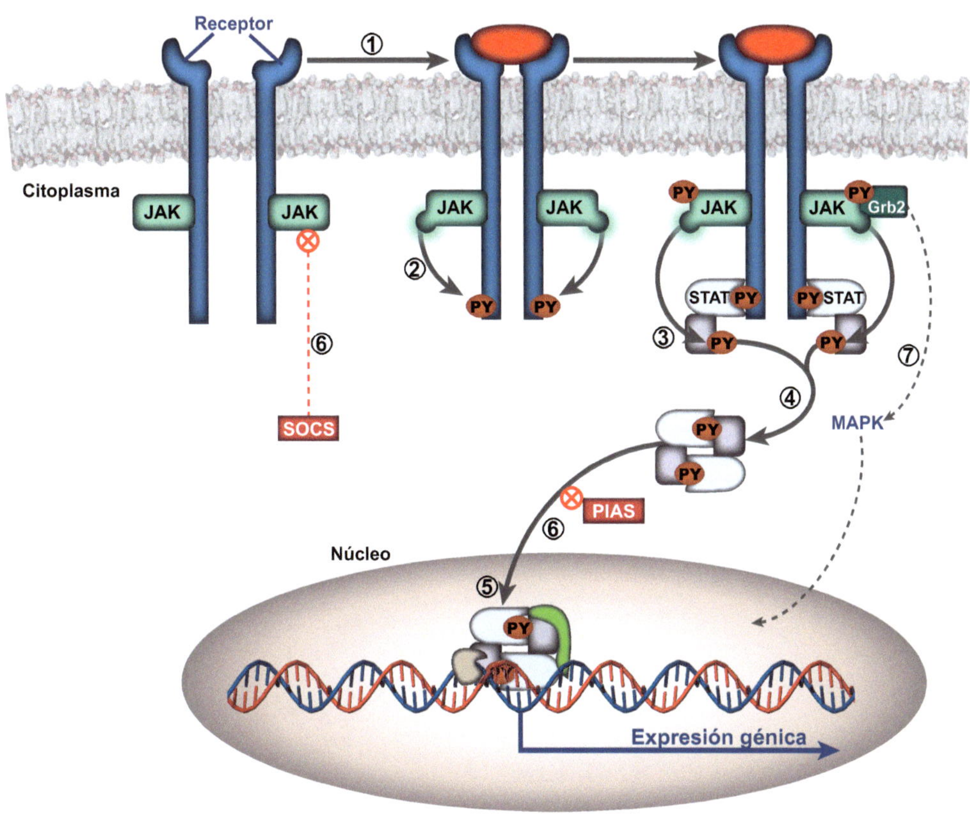

Fig. 29.13 Señalización a través de JAK-STAT. 1: La unión del ligando a un heterodímero de receptores induce un cambio conformacional, lo que activa a la quinasa JAK (*Janus Activated Kinase*). **2**: JAK se autofosforila y fosforila al receptor en residuos de Tyr (PY). **3**: Las proteínas STAT (*Signal Transducers and Activators of Transcription*) se unen a JAK a través de sus dominios SH2, lo que permite que sean a su vez fosforiladas en Tyr por la quinasa. **4**: La aparición de residuos PY en STAT induce su dimerización, con lo que se separan de JAK. **5**: La dimerización de STAT expone la secuencia NLS (*Nuclear Localization Sequence*), que dirige a STAT al núcleo, donde regula la expresión génica. **6**: La terminación/inhibición de la señal puede tener lugar a varios niveles, o bien a través de SOCS (*Supresor of Cytokine Signalling*), que impide la unión de JAK al receptor, bien por fosfatasas que defosforilan al receptor o a JAK, o bien por las proteínas PIAS (*Protein Inhibitor of Activated STAT*), que inhiben directamente a STAT. **7**: Alternativamente, la autofosforilación de JAK permite su unión a la proteína adaptadora Grb2 activando la vía de las MAPK (v. fig. 29.10).

national Union of Basic and Clinical Pharmacology Committee on Receptor Nomenclature and Drug Classification) se ha establecido una clasificación filogenética que tiene en cuenta su estructura y función. En la actualidad esta clasificación incluye siete subfamilias y 49 miembros. Dado que se sale de la finalidad de este libro el describir todos ellos, nos referiremos únicamente a los mejor caracterizados. Así, la superfamilia de los receptores nucleares incluye a los receptores de hormonas esteroideas, tiroideas, retinoides y vitamina D (cuadro 29.1). Esta superfamilia de receptores nucleares incluye también a los denominados receptores huérfanos, sin ligando conocido cuando se descubrieron. En los últimos años, varios de estos receptores han sido "adoptados", al haberse identificado sus ligandos. Entre estos ligandos se encuentran derivados del colesterol, ciertos ácidos grasos, los ácidos biliares, leucotrienos o derivados de las prostaglandinas.

Cuadro 29.1 Principales tipos de receptores nucleares

- Receptores de esteroides:
  - Receptor de andrógenos
  - Receptor de estrógenos
  - Receptor de progestágenos
  - Receptor de glucocorticoides
  - Receptor de mineralocorticoides
- Receptor de hormonas tiroideas
- Receptor de vitamina D
- Receptor de ácido retinoico
- Receptores huérfanos *adoptados:*
  - RXR (receptor X de retinoides)
  - PPAR (receptor activado por proliferadores peroxisomales)
  - LXR (receptores hepáticos X)
  - HNF-4 (factor hepático nuclear-4)
  - FXR (receptor de farnesilo X)
- Otros receptores huérfanos:
  - LRH-1 (receptor hepático homólogo 1)
  - SF1 (factor esteroidogénico 1)
  - DAX1
  - GCNF (receptor nuclear de células germinales)
  - Receptor testicular
  - TLX *(Tailless-like receptor)*

29.8.1. Estructura

Los receptores nucleares presentan una estructura modular y contienen los siguientes dominios, denominados con letras de la A a la F (fig. 29.14):

- **Dominio regulador N-terminal** (A/B): contiene la función de activación 1 (AF-1), una secuencia responsable de la activación transcripcional independiente del ligando. La activación transcripcional de AF-1 suele ser muy débil, pero presenta un efecto sinérgico con AF-2 (dominio LBD) que da lugar a una regulación de la expresión génica mucho más fuerte. El dominio A/B es muy variable a nivel de secuencia entre los distintos receptores nucleares.
- **Dominio de unión al DNA** *(DBD-DNA Binding Domain)* (C): dominio muy conservado con una secuencia que contiene dos dedos de cinc (*zinc fingers*), en los que cada cinc se une a cuatro cisteínas generando una doble α-hélice que se une específicamente a una secuencia del DNA denominada elemento de respuesta a hormonas (HRE-*hormone response element*). Este dominio contribuye también a la dimerización del receptor.
- **Región bisagra** (D): conecta los dominios DBD y LBD y posee una gran flexibilidad. Tiene un papel importante en el tráfico y la distribución subcelular.
- **Dominio de unión al ligando** (*LBD, Ligand Binding Domain*) (E): presenta una estructura muy conservada con cinco α-hélices que se denomina como *motivo en sándwich*. Presenta secuencias de localización nuclear y, junto con el dominio DBD, contribuye a la dimerización del receptor. En este dominio también se incluyen secuencias AF-2, que intervienen en la activación transcripcional dependiente del ligando. En este dominio se unen los correguladores.
- **Dominio C-terminal** (F): muestra variabilidad entre los distintos receptores.

29.8.2. Mecanismo de acción

Los receptores nucleares se unen al DNA en forma de dímeros, y se pueden clasificar en base a su patrón de dimerización y su mecanismo de acción, como de tipo I o II. Entre los receptores de tipo I, que forman homodímeros, se incluyen miembros de

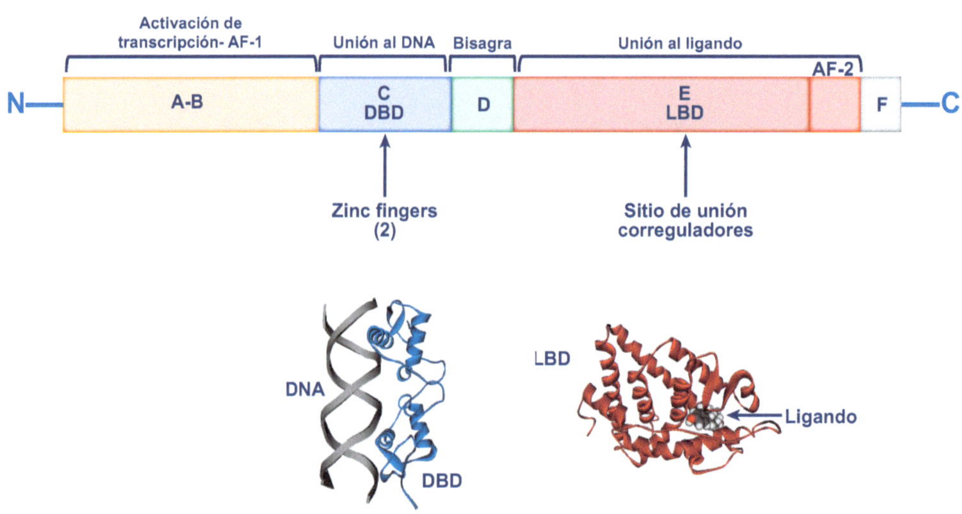

Fig. 29.14 Estructura de los receptores nucleares. Los receptores nucleares están formados por cinco dominios o zonas. Los dominios DBD (azul) y LDB (rojo), que están muy conservados, son esenciales para la función del receptor. Se muestra la estructura de un dímero del dominio DBD cuando está unido al DNA y de un monómero del LDB. AF: función de activación de la transcripción; DBD: dominio de unión al DNA; LBD: dominio de unión al ligando.

la subfamilia de receptores de hormonas esteroideas, y en los de tipo II, que suelen formar heterodímeros, se encuentran el receptor de ácido retinoico, el receptor X de retinoides (RXR), el receptor de vitamina D y el receptor de las hormonas tiroideas. En el caso de los receptores heterodiméricos, la pareja promiscua para todos ellos es generalmente el RXR. Algunos receptores huérfanos se unen al DNA como monómeros.

En ausencia del ligando, los de tipo I se suelen localizar en el citoplasma, secuestrados en complejos que incluyen a diversas proteínas, como algunas de las proteínas de choque térmico (o HSP, de *Heat Shock Protein*), como la HSP70 o la HSP90 (fig. 29.15). Por el contrario, los receptores de tipo II generalmente no interaccionan con HSP y se encuentran en el interior del núcleo independientemente de si su correspondiente ligando está o no unido. Esta diferente distribución subcelular puede variar en función del tipo y de la condición celular.

De forma general, la unión del ligando produce un cambio en la conformación del receptor que inicia la cascada de transducción de la señal (fig. 29.15) que finalmente dará lugar a la activación o represión de la expresión génica, tras su unión a los HRE (*Hormone Response Element*). Estos HRE son secuencias cortas formadas por palíndromes, palíndromes invertidos o repeticiones directas de las secuencia consenso AGGTCA o AGGACA espaciadas por un número variable de nucleótidos (de uno a cinco). Este espacio es necesario para la unión del dímero al elemento de respuesta. La mayoría de los HRE se encuentran alejados del sitio de inicio de transcripción, lo que implica la formación de un bucle en el DNA que los acerque al promotor génico.

Los efectos de los receptores nucleares están mediados por proteínas adicionales, los correguladores transcripcionales, que en función de que activen o repriman la transcripción de los genes diana se denominan coactivadores y correpresores. Las funciones de estos correguladores incluyen mecanismos de remodelación de la cromatina del promotor (permitiendo una mayor o menor accesibilidad de la maquinaria transcripcional a los genes diana) o la estabilización de la unión de otras proteínas correguladoras. Así, entre los coactivadores se encuentran complejos remodeladores de la cromatina dependientes de ATP y complejos con actividad *histona acetiltransferasa*, que debilita la asociación de las histonas al DNA causando la descompactación de la cromatina y permitiendo la unión de la maquinaria basal de transcripción, y de los complejos que causan el reclutamiento de la *RNA polimerasa* II. Un coactivador con actividad acetiltransferasa es el SRC (*Steroid Receptor Coactivator*). Otros coactivadores poseen actividad *ubiquitina ligasa*, que activan la transcripción mediante la degradación proteolítica de los correpresores. Por su parte, los correpresores suelen tener actividad *histona deacetilasa*, que incrementa la afinidad de las histonas por el DNA, causando la compactación de la cromatina y reprimiendo la transcripción. En ausencia de ligando, algunos receptores nucleares de tipo II pueden actuar como represores transcripcionales, debido a su asociación con proteínas correpresoras, que se liberan tras la unión del ligando a los receptores (fig. 29.15).

Además, tanto los receptores como los coactivadores y correpresores pueden sufrir modificaciones postraduccionales por otras proteínas de señalización (fosforilación, acetilación,

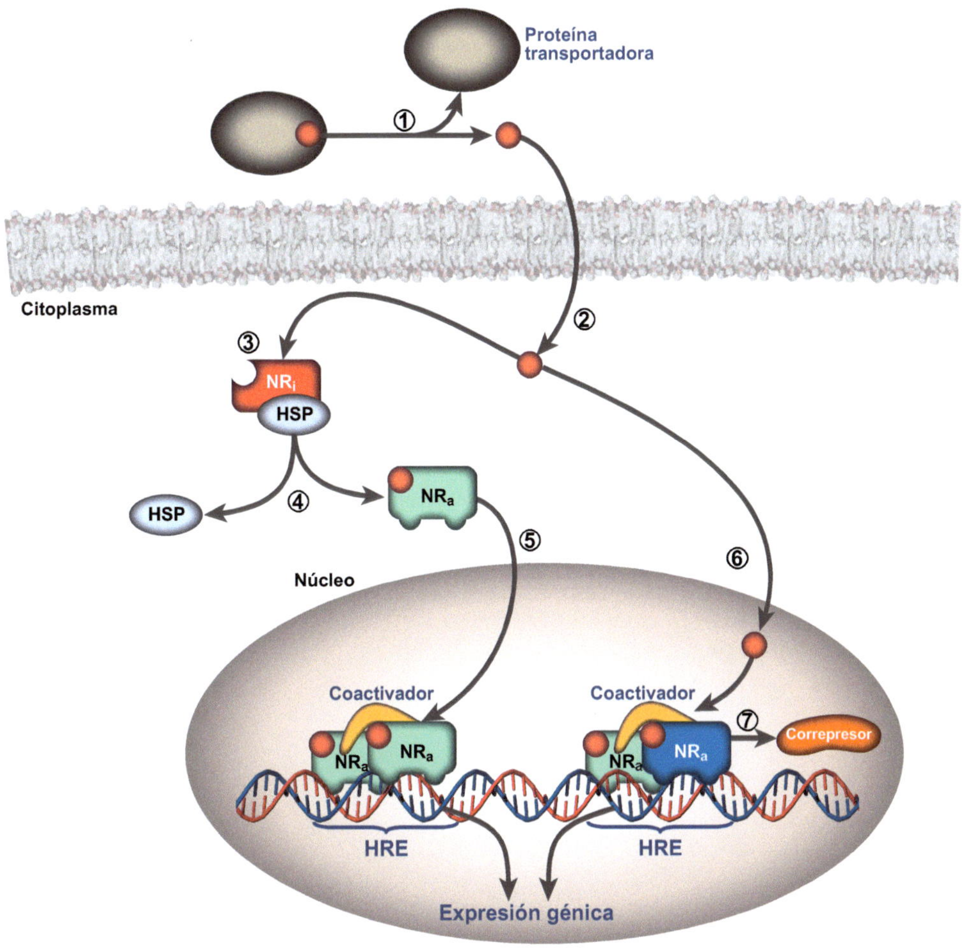

Fig. 29.15 Mecanismos de acción de los receptores nucleares. 1: La hormona (ligando) se separa de su proteína transportadora en el espacio extracelular **2**: La hormona atraviesa la membrana entrando al citoplasma **3**: En ausencia de ligando, el receptor inactivo se localiza en el citoplasma (receptor nuclear de clase I, NRI) formando un complejo con proteínas de choque térmico (HSP), lo cual evita su unión al DNA. **4**: La unión del ligando produce la disociación de las HSP del NR, lo cual induce un cambio de conformación que permitirá su posterior dimerización e interacción con el DNA, al aparecer los *zinc fingers* (dedos de cinc). **5**: El complejo hormona-NR se transloca al núcleo donde se une a distintos coactivadores y a una secuencia específica del DNA denominada elemento de respuesta a hormonas (HRE), regulando así la transcripción de los genes diana. **6**: Los ligandos de los receptores nucleares tipo II (NR II) entran directamente al núcleo, ya que estos receptores se localizan en el núcleo como heterodímeros y, generalmente, unidos a proteínas correpresoras. **7**: La unión del ligando produce la disociación del correpresor permitiendo el reclutamiento secuencial de diferentes complejos de coactivadores que reclutan a su vez proteínas adicionales como la *RNA polimerasa*.

ubiquitinación, sumoilización, etc.) que afectan a su actividad, niveles o localización subcelular, modulándose así la expresión génica dependiente del receptor.

Los receptores nucleares también pueden reprimir la expresión génica de forma dependiente de ligando. En algunos casos esta represión requiere la unión del receptor a un HRE negativo (nHRE), aunque estos elementos aún no son bien conocidos. Además, los receptores nucleares pueden también modular la expresión de genes que no contienen HRE a través de la interferencia con la actividad de otros factores de transcripción y otras vías de señalización. Así, por ejemplo, los receptores nucleares pueden interactuar con NF-kB (*Nuclear Factor-Kappa B*), o AP-1 (*Activator Protein*-1) entre otros.

Por último, además de los efectos sobre la transcripción, los ligandos de estos receptores también pueden causar efectos rápidos denominados no genómicos, mediados por receptores de membrana y la síntesis de segundos mensajeros. Así, por ejemplo, los andrógenos pueden activar la producción de AMPc y a la PKA a través del complejo con la globulina enlazante de hormonas sexuales, (SHBG, *Sex Hormone Binding Globulin*) y su receptor. También pueden elevar la concentración intracelular del Ca^{2+} a través de un GPCR acoplado a un canal de calcio dependiente de ligando, o algunos interaccionan con quinasas, como la c-Src, que activan la vía de las MAPK.

29.9. INTERRELACIÓN ENTRE LAS CASCADAS DE SEÑALIZACIÓN

Dependiendo del grado de diferenciación y especialización, las células pueden estar programadas para responder a numerosas moléculas de señalización. Además, como se ha comentado anteriormente, las cascadas de señalización pueden estar interconectadas, al ser activadas o inhibidas por señales provenientes de diferentes tipos de receptores. En general, esta interrelación o *cross-talk* permite un control más fino de los procesos celulares, ya que la respuesta celular estará modulada por distintas vías y en determinadas ocasiones el fallo en una de ellas podría ser compensado por otra. Aunque en los últimos años se ha avanzado en el conocimiento de las vías de señalización y sus posibles interconexiones, aún quedan muchas cuestiones abiertas sobre su funcionalidad *in vivo*, así como su posible implicación en el desarrollo de algunas enfermedades humanas.

RESUMEN

1. **El proceso por el cual se transmiten señales extracelulares desde la membrana plasmática al interior celular se conoce como cascada de señalización o de transducción de señales. Estas cascadas de señalización incluyen la recepción de la señal, su transducción y respuesta, y en ellas participan diferentes moléculas que incluyen a los receptores, ligandos, efectores y segundos mensajeros, proteínas de transmisión de la señal y proteínas de andamiaje o de anclaje.**
2. **Los receptores acoplados a proteínas G son uno de los grupos de receptores que poseen mayor variedad de ligandos, entre los que se encuentran numerosos fármacos. Estos receptores, a través de la producción de segundos mensajeros como el AMPc, el GMPc, el IP_3, el DAG o el Ca^{2+}, modulan procesos muy variados, como el metabolismo, los sentidos de la vista o el olfato, o la contracción cardíaca.**
3. **Los factores de crecimiento, las citoquinas y algunas hormonas modulan el metabolismo, el crecimiento o la diferenciación celular mediante su interacción con receptores con actividad enzimática intrínseca (*tirosina quinasa, serina/treonina quinasa o guanilato quinasa*) o extrínseca (receptores de citoquinas). A través de estos receptores se activan cascadas de fosforilación que conducen a la activación de enzimas o regulación de la expresión génica.**
4. **Pequeñas moléculas lipofílicas, como las hormonas esteroideas y tiroideas, las formas activas de la vitamina A (retinoides) y vitamina D, o ciertos metabolitos, desempeñan un papel fundamental en procesos como el crecimiento, la reproducción, el metabolismo o la morfogénesis. Las acciones de estas moléculas están mediadas por su interacción con receptores nucleares que actúan como factores de transcripción dependientes de ligando para activar o reprimir un gran número de genes diana.**

Bibliografía

Buday L, Tompa P. Functional classification of scaffold proteins and related molecules. FEBS J. 2010;277:4348-55.

Conti M. Phosphodiesterases and Cyclic Nucleotide Signaling in Endocrine Cells. Mol Endocrinol 2000;14:1317-27.

Germain P, Staels B, Dacquet C, Spedding M, Laudet V. Overview of Nomenclature of Nuclear Receptors. Pharmacol Rev. 2006;58:685-704.

Gronemeyer H, Gustafsson JA, Laudet V. Principles for modulation of the nuclear receptor superfamiliy. Nat Rev Drug Discov. 2004;3:950-64.

Lemmon MA, Schlessinger J. Cell signaling by receptor tyrosine kinases. Cell. 2010;141:1117-34.

Massagué J, Seoane J, Wotton D. Smad transcription factors. Genes Dev. 2005;19:2783-810.

Nuclear Receptors, IUPHAR;1; database (IUPHAR-DB), http://www.iuphar-db.org/DATABASE/ReceptorFamiliesForward?type=NHR.

Pierce KL, Premont RT, Lefkowitz RJ. Seven-transmembrane receptors. Nature Reviews Molecular Cell Biology. 2002;3:639-50.

Pin J-P, Neubig R, Bouvier M, Devi L, Filizola M, Javitch JA, et al. IUBCP (*International Union of Basic and Clinical Pharmacology*). LXVII. Recommendations for the Recognition and Nomenclature of G Protein-Coupled Receptor Heteromultimers. Pharmacol Rev. 2007;59:5-13.

Toker A. Phosphoinositides and signal transduction. Cell Mol Life Sci. 2002;59:761-79.

Yamaoka K, Saharinen P, Pesu M, Holt VETIII, Silvennoinen O, O'Shea JJ. The Janus kinases (Jaks). Genome Biol. 2004;5:253.

Parte IX

Bioquímica de procesos fisiológicos

ÍNDICE DE CAPÍTULOS

Capítulo 30

Metabolismo mineral

Eduardo Arilla Ferreiro

OBJETIVOS DE APRENDIZAJE

- **Conocer los principales minerales, elementos traza y ultratraza del organismo.**
- **Conocer las fuentes y los requerimientos de los principales minerales.**
- **Entender los procesos de absorción y distribución de los principales minerales en el organismo.**
- **Comprender las principales funciones de dichos minerales.**
- **Conocer sus mecanismos de excreción.**
- **Entender los sistemas de regulación del metabolismo de los minerales más relevantes en nuestro organismo.**
- **Comprender los aspectos principales del metabolismo óseo (se incluye, como adenda al tema en la web de este capítulo).**

30.1. INTRODUCCIÓN

Los elementos minerales presentes en el organismo se pueden clasificar como elementos minerales principales, elementos traza u oligoelementos y elementos ultratraza. Los minerales principales constituyen del 60 al 80% de todo el material inorgánico del cuerpo, y son el calcio (Ca^{2+}), el fósforo (P), el magnesio (Mg^{2+}), el sodio (Na^{+}), el cloro (Cl^{-}), el potasio (K^{+}), el azufre y el litio. Los elementos traza u oligoelementos están presentes en cantidades de $\mu g/g$ o menos, y son el hierro, el cobalto, el cobre, el cromo, el flúor, el manganeso, el molibdeno, el silicio y el cinc. Se ha sugerido que los elementos ultratraza (arsénico, boro, níquel, silicio y vanadio) son esenciales para los humanos, aunque su importancia nutricional no ha sido claramente establecida. Un exponente principal del metabolismo mineral del organismo es el metabolismo óseo, el cual se describe como material complementario en la web de este capítulo.

30.2. CALCIO

30.2.1. Fuentes y requerimientos del calcio

La mayoría de los elementos minerales se aportan a través de cualquier dieta mixta. La leche y los productos lácteos constituyen la principal fuente de calcio. La mayoría de los vegetales son ricos en calcio, pero la presencia en ellos de determinados compuestos (ácidos fítico y oxálico) hace que se formen sales cálcicas insolubles que impiden su absorción. También un exceso de magnesio en la dieta disminuye la absorción del calcio. Las aguas ricas en calcio (aguas duras) constituyen un importante aporte de este mineral. Los requerimientos diarios de calcio se estiman entre 1.000 y 1.500 mg, dependiendo de la edad y otros factores, tales como embarazo, lactancia, etc.

30.2.2. Absorción intestinal del calcio

El mecanismo más importante para la absorción de Ca^{2+} en el intestino es por transporte activo. Tres pasos están implicados en este proceso: absorción de Ca^{2+} desde la luz intestinal, transporte transcelular, y salida de Ca^{2+}a través de la membrana basolateral. La entrada de Ca^{2+} al enterocito está favorecida por el gradiente de concentración entre la luz intestinal (10^{-3} M) y el citosol (10^{-7} M) y el gradiente eléctrico presente a ambos lados de la membrana. En este paso participan las proteínas TRPV5 *(Transient Receptor Potential Channel, Vanilloid-5)* y TRPV6 *(Transient Receptor Potential Channel, Vanilloid-6)*, miembros de la familia de proteínas de canales de potencial de receptor transitorio (TRP) (fig. 30.1). En el intestino, la más importante es la TRPV6, mientras que en los túbulos renales es la TRPV5. Estas proteínas son canales de Ca^{2+} con afinidad mayor por el Ca^{2+} que por el Mg^{2+}. Una vez que el Ca^{2+} alcanza el compartimento intracelular, la difusión citosólica está facilitada por las proteínas, calbindina 28K (CB_{28K}) y calbindina 9K (CB_{9K}). Estas proteínas unen Ca^{2+}, y de este modo mantienen una concentración de Ca^{2+} baja a nivel del citoplasma, que permite conservar su gradiente favorable entre la luz intestinal y el enterocito.

Por último, en la superficie basolateral, la salida de Ca^{2+} está facilitada tanto por una ATPasa transportadora de Ca^{2+} dependiente de ATP (PMCA1b, *Plasma Membrane Ca^{2+}-Transporting ATPase1*) como por un intercambiador de Na^{+}/Ca^{2+} (NCX1, *Na^{+}/Ca^{2+} Exchanger Protein*) (fig. 30.1). El primero de éstos es el más importante en el intestino, y el segundo en el riñón. En el intestino delgado hay receptores de vitamina D, la cual aumenta la absorción de Ca^{2+} al aumentar la expresión de los canales TRPV, de las calbindinas y de PMCA1b.

El transporte paracelular ocurre a través de uniones estrechas entre las células y está facilitado por varias proteínas, entre las que se incluyen las claudinas. La más importante es la claudina 16, también conocida como paracelina 1.

La absorción de calcio también puede ser modulada por otros factores. Por ejemplo, se puede reducir en presencia de grandes cantidades de agentes fijadores de Ca^{2+}, tales como fitato u oxalato. Los bifosfonatos también unen Ca^{2+} en el intestino, por lo que si se ingieren con propósitos terapéuticos, se deben tomar fuera de las comidas. Por otra parte, una alta ingestión

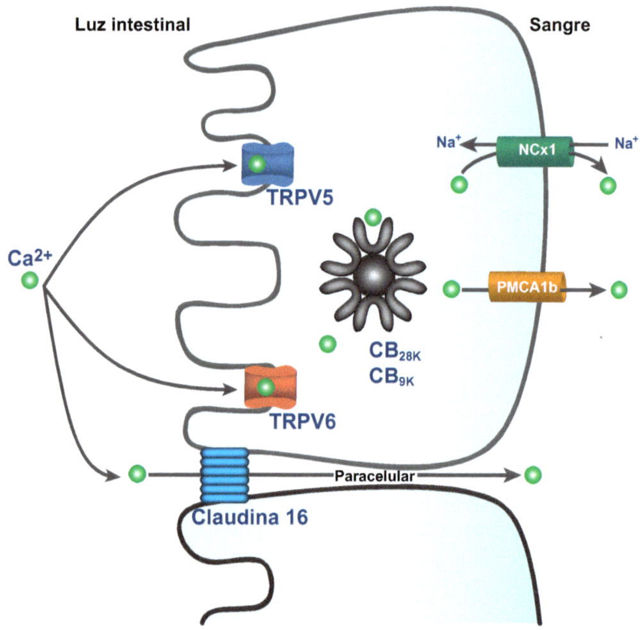

Fig. 30.1 **Mecanismo de absorción intestinal de iones Ca^{2+}.** En el proceso están implicados tres pasos: 1) absorción inicial de Ca^{2+} desde la luz intestinal; 2) transporte transcelular; y 3) salida de Ca^{2+} a través de la membrana basolateral. Las proteínas TRPV5 *(Transient Receptor Potential channel, Vanilloid-5)* y TRPV6 *(Transient Receptor Potential channel, Vanilloid-6)* facilitan el desplazamiento del Ca^{2+} desde la luz del tubo digestivo al enterocito. Una vez que el Ca^{2+} alcanza el compartimento intracelular, la difusión citosólica a través de la célula está facilitada por dos proteínas adicionales, la calbindina 28K (CB_{28K}) y la calbindina 9K (CB_{9K}). En la superficie basolateral, la salida de Ca^{2+} está facilitada tanto por una ATPasa transportadora de Ca^{2+} dependiente de ATP (PMCA1b, *Plasma Membrane Ca^{2+}-transportingATPase 1*) como por un intercambiador de Na^+/Ca^{2+} (NCX1, *Na^+/Ca^{2+} exchanger protein*). Véanse otros detalles en el texto.

de Ca^{2+} ayuda a proteger de los efectos de una deficiencia de vitamina D, presumiblemente por aumentar su absorción pasiva.

30.2.3. Distribución del calcio en el organismo

Tras el Na^+ y el K^+, el Ca^{2+} es el tercer catión más abundante en el líquido extracelular (LEC) y es el principal catión divalente. Un adulto sano (de 70 kg) contiene de 1,0 a 1,25 kg de Ca^{2+}, de los cuales un 95-99% está almacenado en los huesos como cristales de hidroxiapatita, y el 1% restante se encuentra en tejidos no óseos. La concentración de Ca^{2+} en el plasma y tejidos no óseos depende en gran parte de su intercambio con el localizado en el hueso. Alrededor de unos 500 mg salen del hueso diariamente hacia el LEC y una cantidad similar se incorpora al hueso desde ellos. El Ca^{2+} se moviliza desde el hueso mediante la reabsorción ósea realizada continuamente por los osteoclastos. Este proceso se lleva a cabo mediante el flujo óseo que baña la red de canalículos que existen entre las lagunas ocupadas por los osteocitos y que, a través de la barrera que constituyen las células de revestimiento u osteocitos limitantes, se pone en comunicación con el LEC.

Del total de calcio en suero, la mitad está en forma iónica (Ca^{2+}) o difusible a través de las membranas celulares. De la otra mitad, la mayor parte circula unida a proteínas (un 35% con albúmina, un 4% con globulinas y un 1% con otras proteínas plasmáticas) y un 10% está unido a bicarbonato, citrato, fosfato, lactato y a otros aniones no proteicos. El calcio ionizado es la forma fisiológicamente activa. La unión del Ca^{2+} con las proteínas plasmáticas se debe a fuerzas electrostáticas y, por lo tanto, está influida por el pH de la sangre.

El gradiente de concentración de Ca^{2+} entre el espacio extracelular y el intracelular, junto con la diferencia de potencial presente en la membrana, hace que la concentración de Ca^{2+} intracelular pueda aumentar rápidamente por la apertura transitoria de los canales de Ca^{2+} presentes en la membrana plasmática. La entrada de Ca^{2+} desde el espacio extracelular a las células se lleva a cabo a través de tres grupos de canales (fig. 30.2):

- **Canales de Ca^{2+} regulados por voltaje**, de los cuales se conocen varios subtipos basándose en su dependencia del voltaje y sensibilidad a toxinas.
- **Canales de Ca^{2+} regulados por ligando (receptores ionotrópicos)**, como aquellos que se activan por neurotransmisores (v. caps. 29 y 34).
- **Canales de Ca^{2+} regulados por depósitos de Ca^{2+} o canales capacitativos**, que están controlados por el estado de llenado de los depósitos de Ca^{2+} celular.

A su vez, dado que la concentración de Ca^{2+} celular permanece constante, una cantidad equivalente a la importada al interior debe ser continuamente exportada. Así, en la membrana plasmática hay una bomba Ca^{2+}ATPasa (PMCA) de alta afinidad y un intercambiador de Na^+/Ca^{2+} (NCX) de menor afinidad.

De todas formas, la mayor parte del Ca^{2+} requerido por las células no es importado desde el medio extracelular, sino liberado de los depósitos intracelulares, de los cuales la mayoría de las células eucariotas contienen al menos tres: el retículo endoplásmico (o sarcoplásmico), la mitocondria y el aparato de Golgi (fig. 30.2). Estos depósitos acumulan Ca^{2+} utilizando sistemas que requieren energía y lo liberan a través de transportadores acoplados o por canales regulados por ligando.

30.2.4. Funciones del calcio

Una vez que el calcio entra en el citosol, bien desde el exterior celular o bien por liberación desde organelos intracelulares, se une de modo reversible a proteínas fijadoras de calcio que, a su vez, modulan la acción de otras proteínas o enzimas. Entre las proteínas fijadoras de calcio se encuentra la troponina C en el músculo o la calmodulina en muchas otras células. El complejo calmodulina-Ca^{2+} interviene en la regulación de diversos procesos celulares afectados por el Ca^{2+} (v. cap. 29).

Entre las funciones del calcio a nivel celular cabe destacar su papel en el crecimiento y división celular, la contracción muscular, la estabilización, la excitabilidad y la permeabilidad de la membrana plasmática, la expresión génica, la neurotransmisión, la regulación enzimática, la secreción y la acción endocrina y exocrina de hormonas, así como en el transporte de iones a través de la membrana. Por último, el calcio extracelular es fundamental en la mineralización ósea y dentaria, en la coagulación de la sangre (es cofactor de los factores de coagulación VII, IX y X) y en el reconocimiento y adhesión celular.

30.2.5. Excreción del calcio

El Ca^{2+} se reabsorbe a lo largo de la nefrona a través de un mecanismo similar al del intestino. En el túbulo proximal se reabsorbe el 70% del Ca^{2+} filtrado, otro 20% en el asa de Henle (sobre todo a nivel de la rama gruesa ascendente), alrededor del 9% en el túbulo distal y menos del 1% en el conducto colector. Con la orina se excreta en torno al 1% (200 mg), lo que es igual

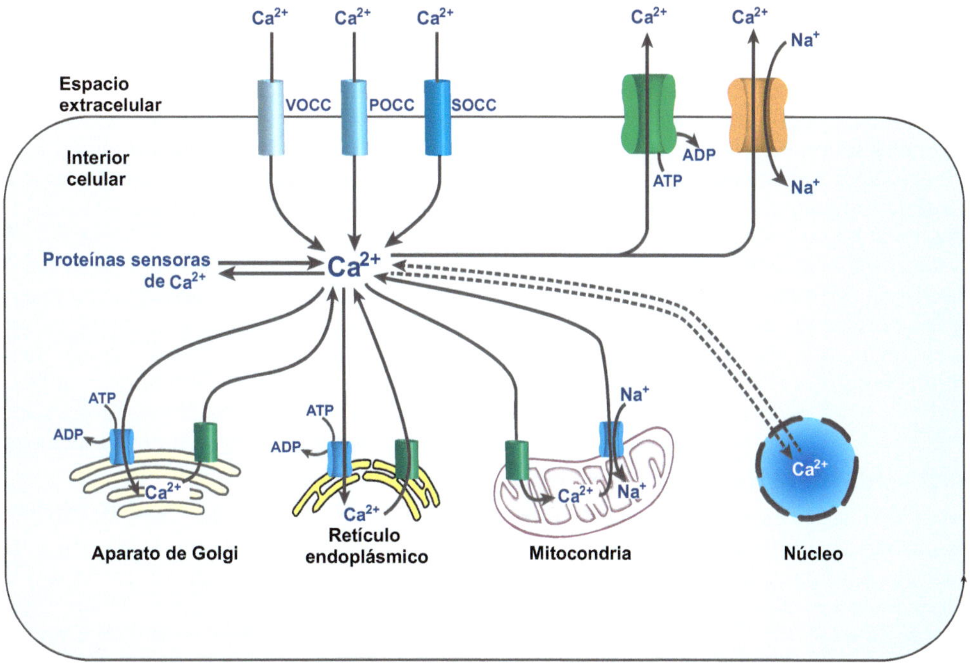

Fig. 30.2 Esquema de la entrada y salida del Ca^{2+} del espacio extracelular a las células. Para su entrada utiliza tres grupos de canales: 1) Canales de Ca^{2+} regulados por voltaje; 2) Canales de Ca^{2+} regulados por ligandos; y 3) Canales de Ca^{2+} regulados por depósitos de Ca^{2+} dentro de la célula o canales capacitativos. Para su salida, en la membrana plasmática hay una bomba Ca^{2+}ATPasa, dependiente de ATP, y un intercambiador de Na^+/Ca^{2+} (NCX) de menor afinidad. Sin embargo, la mayor parte del Ca^{2+} requerido por las células es liberado de los depósitos intracelulares, de los que hay al menos tres: el retículo endoplásmico, la mitocondria y el aparato de Golgi. POCC: canales de calcio dependientes de potencial (*Potential-Operated Calcium Channels*); VOCC: canales de calcio dependientes de voltaje (*Voltaje-Operated Calcium Channels*); SOCC: canales de calcio dependientes de su reserva (*Store-Operated Calcium Channels*).

a la cantidad neta absorbida diariamente en el tubo digestivo. La mayor parte de calcio eliminado por heces corresponde a calcio no absorbido (300-600 mg/día) y el resto a calcio excretado en la luz intestinal. Finalmente, a través del sudor se pierden entre 20 y 350 mg de calcio diarios.

La regulación del metabolismo del calcio se revisa más adelante, junto con la del fósforo.

30.3. FÓSFORO

30.3.1. Fuentes de fósforo

El fósforo se encuentra normalmente en los tejidos animales y vegetales solamente en forma de radicales fosfato, pero nunca como fosfito, fósforo elemental u otra forma. Los términos fósforo y fosfato se usan a menudo indistintamente, pero el término fosfato (Pi) indica realmente la forma inorgánica libremente disponible. Las principales fuentes de fósforo son la leche, productos lácteos, huevos, pescados y carnes. Entre los vegetales, son ricos en dicho elemento las habas, las zanahorias, el trigo, los guisantes, las patatas y los plátanos. La ingesta diaria recomendada de fósforo es de 800 mg/día.

30.3.2. Absorción de fósforo

En condiciones normales se alcanza una absorción de un 80 a un 90% del fósforo ingerido. La *fosfatasa alcalina* del intestino degrada los ésteres fosfato de la dieta. El fósforo se absorbe en el intestino delgado, predominantemente en el yeyuno, por procesos transcelulares y paracelulares, y el primer proceso está mediado por cotransportadores sodio-fosfato tipo IIb (NaPi-IIb). Se trata de un proceso activo dirigido por el gradiente electroquímico del Na^+, pues el fosfato cargado negativamente no tiende a entrar en las células dada la carga negativa presente en la cara interna de la membrana celular. El fosfato sale del enterocito a través de su membrana basolateral por un mecanismo pasivo, a favor de su gradiente eléctrico y de concentración. La vía paracelular para la absorción de fósforo en el intestino es dependiente de la concentración de fósforo presente en la luz intestinal. Cualquiera que sea el proceso, transcelular o paracelular, el Pi entra en el espacio del LEC y en la circulación sanguínea y de aquí a los tejidos. Una dieta baja en fósforo y vitamina D son los dos reguladores positivos más importantes de la isoforma intestinal NaPi-IIb.

30.3.3. Distribución del fósforo en el organismo

El Pi es el anión intracelular más abundante. En el varón adulto, el total de fósforo es aproximadamente de 12 g/kg, la mayoría del cual (del 80 al 90%) está presente en el hueso en forma de hidroxiapatita. De un 14 a un 15% se encuentra en el líquido intracelular (LIC) y menos del 1% en el LEC. La concentración de fosfatos en los compartimentos intracelulares es alta. No obstante, a diferencia del Ca^{2+}, la concentración citosólica de fosfato (1×10^{-4} M) apenas se diferencia de la de los LEC (2×10^{-4} M). El Pi intracelular se encuentra principalmente formando parte de fosfoproteínas, fosfolípidos y fosfoazúcares, más que como ortofosfato libre. El fosfato plasmático se presenta en un 65% en forma iónica, sobre todo como $H_2PO_4^-$ libre y ultrafiltrable, un 25% combinado con cationes, como Na^+, Ca^{2+} y Mg^{2+} y un 10% unido a proteínas. El transporte de Pi a través de las membranas se realiza por mecanismos de transporte activo dependientes de Na^+.

30.3.4. Funciones del fosfato

Alrededor del 80% del fosfato corporal está combinado con calcio como hidroxiapatita en el esqueleto. El fosfato remanente está presente en muchos compuestos orgánicos, como ésteres fosfato, y anhídrido, como ácidos nucleicos, nucleótidos (particularmente ATP), fosfolípidos de membrana y metabolitos azúcar-fosfato. El fosfato inorgánico es un sustrato en la fosforilación oxidativa, en la degradación del glucógeno, en la formación del 2,3-bisfosfoglicerato que facilita la liberación de O_2 de la hemoglobina (cap. 33) y en la conversión de nucleótidos a base libre y fosfoazúcar. El fosfato es necesario en casi todos los procesos enzimáticos y en la regulación de muchas proteínas, y el tampón fosfato es el principal amortiguador intracelular y urinario.

30.3.5. Excreción del fosfato

En plasma, el Pi no unido a las proteínas plasmáticas se filtra a través de los capilares glomerulares del riñón. En el filtrado glomerular, el Pi aparece en forma de HPO_4^{2-} y $H_2PO_4^-$ en una proporción 4:1. Casi el 70% del Pi filtrado se reabsorbe en el túbulo contorneado proximal y el 15% lo hace en el túbulo recto proximal. Los riñones mantienen constante el equilibrio total de Pi en el organismo a través de la excreción de una cantidad de Pi en la orina igual a la cantidad de Pi que se absorbe a través del tracto gastrointestinal. Así, la excreción renal de Pi es el principal mecanismo por el cual el organismo regula su equilibrio. En las heces se excreta una mínima cantidad de fosfato, que representa más al fosfato no absorbido que al secretado al tracto gastrointestinal.

30.3.6. Regulación renal de la reabsorción de fosfato

En mamíferos, incluyendo humanos, la concentración plasmática de Pi está determinada por su captación intestinal, su excreción a través de las heces, su liberación desde el hueso y tejidos blandos y su excreción renal. Este último mecanismo es el de mayor importancia para mantener la concentración de Pi extracelular razonablemente constante y, por lo tanto, necesita estar estrechamente controlado.

30.3.7. Regulación del calcio y fósforo plasmáticos

Existen varios factores circulantes implicados en el mantenimiento de los niveles normales de calcio y fósforo en plasma. De entre ellos cabe destacar a la vitamina D y la parathormona (PTH), aunque hay también otras hormonas que los modulan, como la calcitonina, glucocorticoides, insulina, estrógenos, hormona del crecimiento y hormona tiroidea, los cuales se han tratado en el capítulo 28.

30.4. MAGNESIO

30.4.1. Fuentes y requerimiento del magnesio

El Mg^{2+} se encuentra fundamentalmente en cereales de grano entero, nueces, legumbres, carne, marisco, derivados del cacao y en la leche (4 y 12 mg de Mg^{2+}/100 ml en la leche humana y en la de vaca, respectivamente). Los requerimientos diarios de Mg^{2+} son de 350 mg para el varón y 300 mg para la mujer. Durante la gestación y la lactancia, para mantener un balance positivo de Mg^{2+}, el requerimiento es de 450 mg.

30.4.2. Absorción de magnesio

Hay una relación inversa entre la absorción de Mg^{2+} y su contenido en la dieta, alcanzando un 65% del total ingerido si el contenido está bajo y sólo un 10% si es alto. La absorción de Mg^{2+} ocurre en el intestino delgado por mecanismos muy similares a los del Ca^{2+} y cantidades pequeñas también se absorben en el colon. Dos proteínas, TRPM6 y TRPM7 (*Transient Receptor Potential of Cationic Channels-6 and -7*), relacionadas con las correspondientes proteínas implicadas en la absorción de Ca^{2+}, están presentes en las células intestinales y en los túbulos renales y participan en la absorción del magnesio. También el magnesio se absorbe por vía paracelular dirigida por su gradiente electroquímico (fig. 30.3), más notorio cuando es alto el contenido de Mg^{2+} en los alimentos. El Ca^{2+} afecta a la absorción de Mg^{2+}, quizá compitiendo con su sitio de captación.

30.4.3. Distribución del magnesio

El contenido normal de Mg^{2+} corporal en un adulto de 70 kg está alrededor de 25 g, de los cuales dos tercios están en el hueso y un tercio en los tejidos blandos. El Mg^{2+} corporal total depende principalmente de la absorción gastrointestinal y de la excreción renal. En el hueso, el Mg^{2+} no es una parte integral de la estructura de la hidroxiapatita, sino que está localizado en la superficie del cristal.

El Mg^{2+} extracelular representa sólo el 1% del total del Mg^{2+}corporal. La concentración normal de Mg^{2+} plasmático está entre 0,7 y 1 mmol/l, de los cuales entre un 20 y un 25% está unido a proteínas. La porción no unida a proteínas, la ionizada, es la fracción de Mg^{2+} biológicamente activa. La concentración intracelular de Mg^{2+} es alrededor de 10 mmol/l, principalmente unido a orgánulos, mientras que la concentración intracelular de Mg^{2+} libre es de 0,025-0,5 mmol.

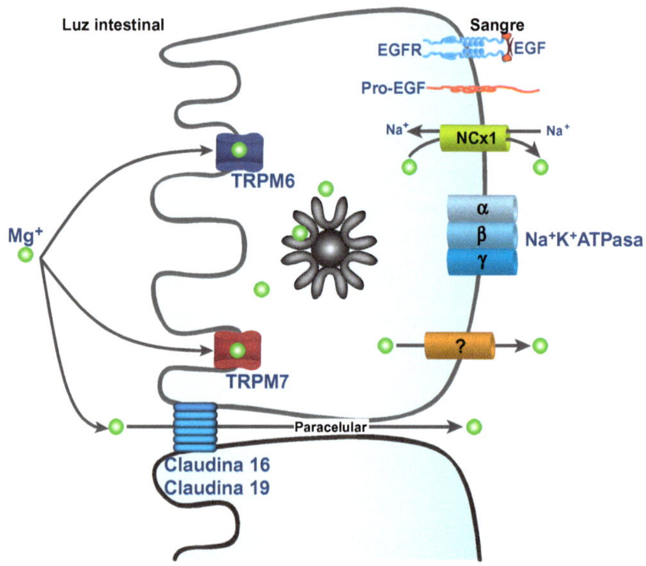

Fig. 30.3 **Esquema de la absorción del magnesio en el intestino delgado.** En este proceso participan las proteínas, TRPM6 y TRPM7 (*Transient Receptor Potential of cationic channels-6 and -7*). El magnesio también se absorbe por vía paracelular dirigida por su gradiente electroquímico. EGF: factor de crecimiento epidérmico (*epidermal growth factor*); NCx1: intercambiador de sodio/calcio (*Na⁺/Ca²⁺ exchanger*); pro-EGF: precursor de EGF (*Epidermal Growth Factor Precursor*); ?: desconocido.

30.4.4. Funciones del magnesio

El Mg^{2+} es crucial para la función de enzimas importantes, incluyendo aquellas de transferencia de grupos fosfato. Además, el Mg^{2+} participa en la síntesis de proteínas, la síntesis y la estabilidad de ácidos nucleicos y excitabilidad neuromuscular. A través de su papel sobre otros sistemas de transporte de iones, el Mg^{2+} afecta a la conducción del impulso nervioso, la contracción muscular y el ritmo cardíaco normal. El Mg^{2+} es necesario para la síntesis de ATP en la mitocondria y forma un complejo con el ATP (MgATP). La señalización celular requiere del complejo Mg^{2+}ATP para la fosforilación de proteínas y la síntesis del AMPc, implicada en muchos procesos bioquímicos (v. cap. 29).

30.4.5. Excreción y regulación del magnesio

El riñón es el principal órgano responsable para mantener la concentración plasmática de Mg^{2+} dentro de unos límites normales. La mayoría del magnesio sérico que se filtra en el glomérulo se reabsorbe, y sólo alrededor del 3-5% se excreta en la orina. La excreción urinaria de Mg^{2+} varía con su concentración plasmática. La reabsorción tubular del Mg^{2+} ocurre principalmente por reabsorción pasiva en el asa de Henle junto con el Ca^{2+}, y su reabsorción activa tiene lugar en el túbulo contorneado distal, que es donde está situada la proteína TRPM6.

30.5. SODIO

30.5.1. Fuentes de sodio

El Na^+ se ingiere normalmente con los alimentos como sal común (NaCl) y, por lo tanto, está sujeto a grandes fluctuaciones. Muchos de los alimentos y bebidas preparadas comercialmente contienen cantidades considerables de Na^+. Una fuente, a menudo olvidada, de Na^+ es el bicarbonato sódico. Los requerimientos de Na^+ equivalen a las pérdidas y son de 80-100 mEq/día.

30.5.2. Absorción del NaCl en el intestino

30.5.2.1. Intestino delgado

En las células epiteliales, la *Na^+/K^+-ATPasa* está localizada exclusivamente en la membrana plasmática contraluminal y consume 1 mol de ATP acoplado al bombeo hacia el exterior de 3 moles de Na^+ y el bombeo simultáneo hacia el interior de 2 moles de K^+. La *Na^+/K^+-ATPasa* mantiene en el citosol niveles bajos de Na^+ y elevados de K^+. Así, los enterocitos, como el resto de las células intactas, mantienen un importante gradiente electroquímico de Na^+ a través de la membrana plasmática gracias a la acción de la *Na^+/K^+-ATPasa,* con lo que el Na^+ tiende a entrar a favor de su gradiente electroquímico. En la absorción de Na^+ en el intestino delgado participan también otros transportadores localizados en la membrana del borde en cepillo de las células epiteliales, como se describe en la figura 30.4A.

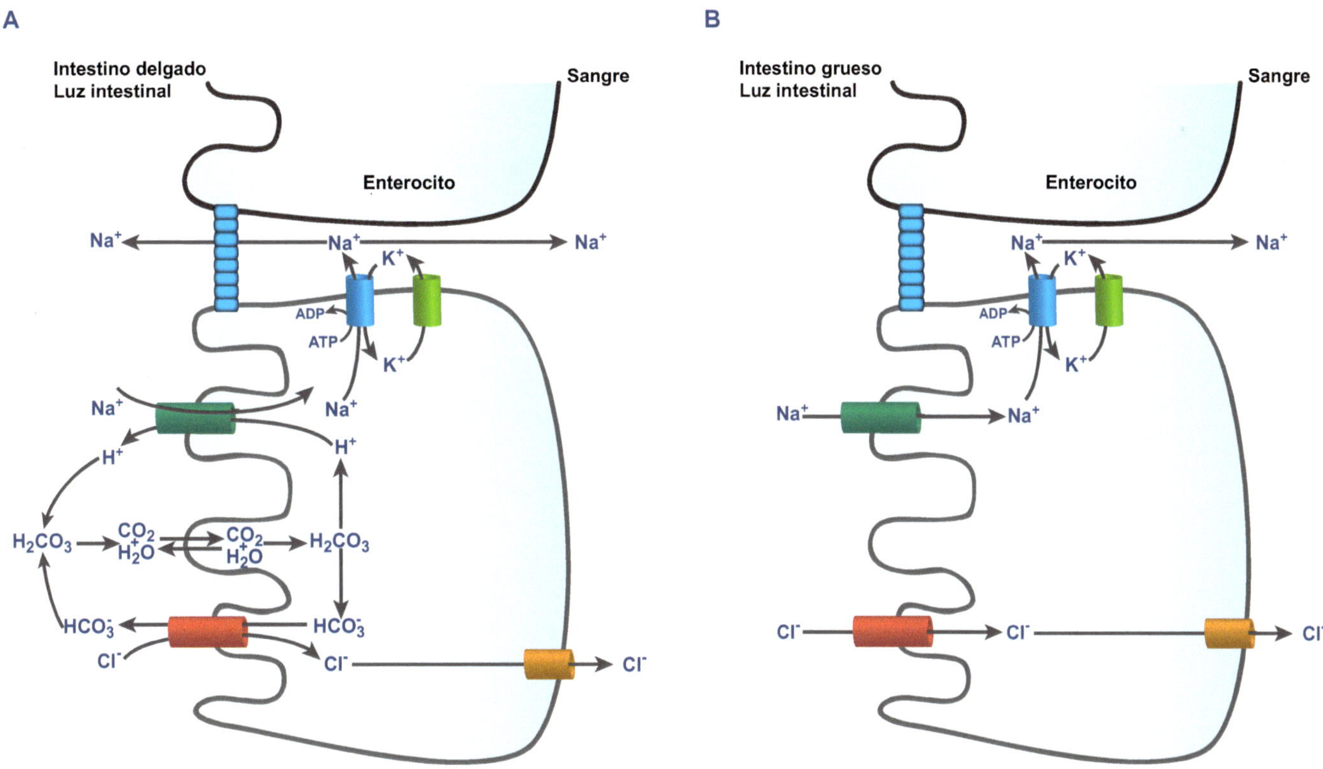

Fig. 30.4 Esquema de la absorción de sodio en el intestino. A. En el intestino delgado, los enterocitos mantienen el gradiente electroquímico de Na^+ a través de la membrana plasmática gracias a la acción de la *Na^+/K^+-ATPasa*. Los enterocitos del intestino delgado poseen en la membrana del borde en cepillo el intercambiador Na^+/H^+ (NHE, *Na^+/H^+ exchanger,* NH3 es el isotipo predominante en el intestino), que cataliza un intercambio Na^+/H^+ eléctricamente neutro, pues libera un H^+ e introduce un ión Na^+ (utiliza la energía del gradiente de Na^+ para bombear H^+ fuera de las células). El intercambiador Na^+/H^+ origina a su vez un gradiente de H^+ que favorece la absorción de Cl^- a través de un intercambiador Cl^-/HCO_3^- localizado en la membrana plasmática luminal. El intercambio Cl^-/HCO_3^- es independiente de Na^+ y sirve para recuperar Cl^- de las heces y secretar HCO_3^- para neutralizar la secreción normal de H^+. **B.** En el intestino grueso, los enterocitos poseen un canal luminal de Na^+ (canal epitelial de Na^+, E NaC), que permite una entrada no acoplada de Na^+ a favor de su gradiente electroquímico.

30.5.2.2. Intestino grueso

Las células epiteliales del tramo inferior del intestino grueso poseen un canal luminal de Na^+ (canal epitelial de Na^+, E NaC) que permite una entrada no acoplada de Na^+ a favor de su gradiente electroquímico (fig. 30.4B).

El intestino delgado absorbe la mayor parte del NaCl de la dieta y de las secreciones de las glándulas exocrinas después de cada comida, mientras que el intestino grueso participa en la regulación fina de la retención de NaCl, según el equilibrio global de electrolitos del organismo.

30.5.3. Secreción del NaCl en el intestino

Las células epiteliales de la mayor parte del tracto gastrointestinal poseen la capacidad de secreción de líquido y electrolitos. Los iones secretados más importantes son el Na^+ y el Cl^-. Hay un movimiento de NaCl desde el lado capilar a la luz intestinal. El modelo de secreción epitelial de NaCl tiene lugar mediante el acoplamiento eléctrico de la secreción de Cl^- a través de la membrana plasmática luminal y los movimientos de Na^+ siguiendo la vía paracelular que se muestra en la figura 30.4. La secreción de Cl^- depende de la captación acoplada de iones Cl^- con Na^+ y K^+ a través de un cotransportador específico ($Na^+/K^+/2Cl^-$) situado en la membrana plasmática contraluminal y a través de canales de Cl^- específicos situados en la membrana luminal.

30.5.4. Distribución de Na^+ en el organismo

El Na^+ es el catión más abundante del organismo. El Na^+ total del varón normal es en promedio de unos 60 mEq/kg de peso corporal. De este Na^+, alrededor del 50% se halla en el LEC, el 40-45% en los huesos y el 10% o menos es intracelular. Los iones Na^+ son los cationes más abundantes del LEC, y representan el 90% de los cationes extracelulares. La concentración normal de Na^+ en el plasma es de 136-148 mEq/L.

La entrada de Na^+ en la célula es posible gracias al gradiente electroquímico de Na^+ a través de la membrana plasmática, ya que la concentración de Na^+ extracelular es de alrededor de 140 mM y la intracelular de 4 a 16 mM. La entrada de Na^+ en una célula está mediada por diversos canales y transportadores (fig. 30.5). Por otra parte, el Na^+ sale de la célula a través de la *Na^+/K^+-ATPasa*, la cual permite mantener el gradiente electroquímico de Na^+.

30.5.5. Funciones del Na^+

El Na^+ es el principal catión del LEC e interviene, entre otros, en las siguientes funciones:

- **Equilibrio ácido-base.** Cada vez que se secreta un H^+ al filtrado tubular se reabsorbe un ión Na^+. La reabsorción de Na^+ también se acopla a la recuperación de bicarbonato.
- **Excitabilidad celular.** La energía acumulada en el gradiente de Na^+ transmembrana proporciona la base de la despolarización de los tejidos excitables y la propagación de los potenciales de acción en neuronas y músculos.
- **Flujos de solutos transmembrana.** Muchas células utilizan el gradiente electroquímico de Na^+ para acoplar a su transporte un flujo de solutos transmembrana energéticamente desfavorable (transporte activo secundario), como por ejemplo el de glucosa y aminoácidos.
- **Presión osmótica y volumen extracelular.** El Na^+ es el principal determinante de la presión osmótica del medio extracelular. Como este medio y el intracelular están en

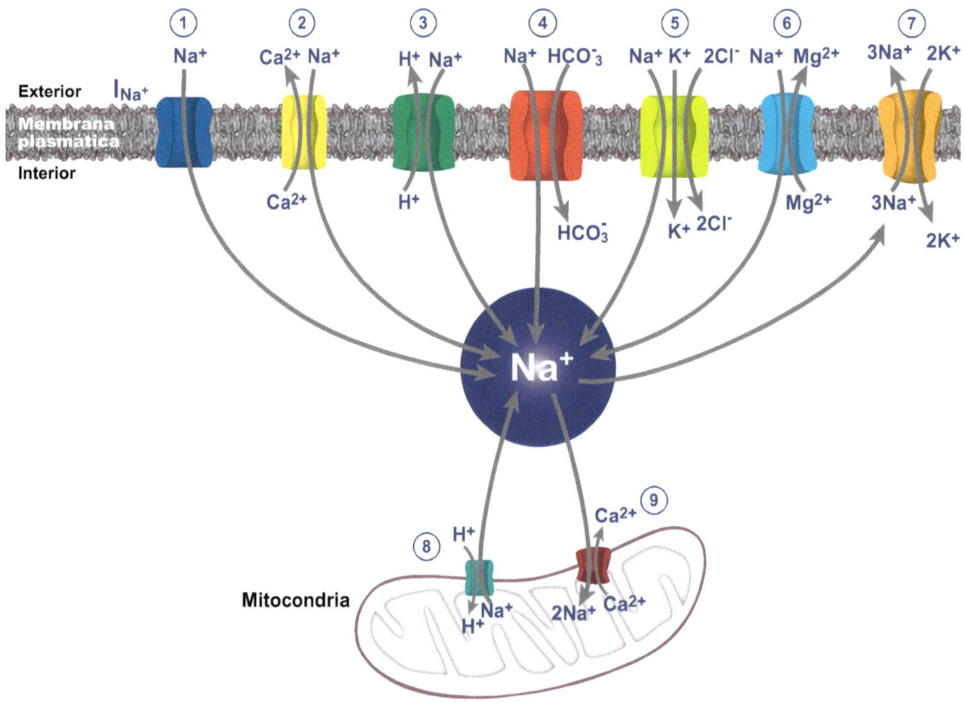

Fig. 30.5 Proteínas implicadas en el balance de la concentración intracelular del Na^+. El Na^+ puede entrar en una célula a través de las siguientes moléculas: **1**: canal de Na^+ (I_{Na} +); **2**: intercambiador de Na^+/Ca^{2+} (NCX, intercambia $3Na^+$: $1Ca^{2+}$); **3**: intercambiador Na^+/H^+ (NHE, intercambia $1Na^+$: $1H^+$); **4**: cotransportador Na^+/HCO_3^- (NBC; cotransporta $1Na^+$: $1HCO_3^-$); **5**: cotransportador $Na^+/K^+/2Cl^-$ (NKCC, cotransporta $1Na^+$: $1K^+$: $2Cl^-$) y **6**: antiportador Na^+/Mg^{2+} (NaMgXI, intercambia $2Na^+$: $1Mg^{2+}$). **7**: La entrada de Na^+ tiene lugar gracias a la existencia del gradiente electroquímico de Na^+ generado por la *Na^+/K^+ ATPasa* (intercambia $3Na^+$: $2K^+$). La salida de Na^+ de la mitocondria está acoplada a la entrada de H^+ en dicho orgánulo (**8**) y la entrada de Na^+ en la mitocondria está acoplada a la salida de Ca^{2+} de la misma (**9**).

equilibrio osmótico, también el Na^+ lo es de la osmolaridad del medio intracelular, por lo que los cambios en su concentración comúnmente determinan los desplazamientos de agua entre el LIC y el LEC.

30.5.6. Excreción de sodio

La cantidad de Na^+ que se elimina con la orina depende de la cantidad ingerida, y puede llegar desde menos de 100 mg a varios gramos diarios. El Na^{2+} excretado es la diferencia entre el Na^+ filtrado (23.800 mEq/día) y el reabsorbido (99,5% del filtrado). La mayor parte se reabsorbe en el túbulo proximal (66%), un 25% en el asa de Henle, un 5% en el túbulo distal y un 3% en el túbulo colector. En condiciones normales, lo excretado es menos del 1% de lo filtrado. La pérdida de Na^+ a través del sudor es muy variable. Contiene alrededor de 20 a 50 mEq/l de Na^+, y se pueden alcanzar pérdidas de 350 mEq/día tras ejercicio intenso, calor ambiental y fiebre alta.

30.5.7. Regulación del metabolismo del Na^+: balance de Na^+

El mantenimiento constante de la osmolaridad extracelular y de la concentración de Na^+ depende de un balance preciso entre la ingestión y la excreción de Na^+ y agua. La regulación de la excreción de estas sustancias tiene lugar principalmente en el riñón, y en ella participan la hormona antidiurética y el sistema renina-angiotensina aldosterona (v. cap. 28).

30.6. CLORO

30.6.1. Fuentes y requerimiento del cloro

El cloro se presenta casi completamente en forma de cloruro de sodio (NaCl) y, por lo tanto, el aporte de cloruro es satisfactorio mientras el aporte de sodio sea adecuado. No obstante, hay pequeñas cantidades de KCl y $CaCl_2$ en la dieta. Los requerimientos diarios en el adulto son de 1,7 a 5,1 g.

30.6.2. Absorción y distribución del cloro en el organismo

El cloro se absorbe en la parte superior del intestino delgado de forma pasiva, secundaria a la absorción de sodio. El cloro total en un adulto es de alrededor de 80 g, de los cuales el 87,5% se halla en el LEC, por lo que es el principal anión del compartimento extracelular.

El cloro tiene transportadores y canales tanto en la membrana plasmática como en membranas intracelulares, los cuales controlan su trasiego al espacio intracelular, al extracelular y a través de las propias membranas intracelulares.

30.6.3. Funciones del cloro

- El Cl^- es el anión más abundante del LEC y, junto con el Na^+, mantiene la osmolaridad extracelular e indirectamente contribuye a mantener la volemia.
- Del manejo renal del Cl^- y de su relación con las concentraciones plasmáticas de bicarbonato se infiere su importancia como parte de los mecanismos reguladores del pH extracelular. Asimismo, a medida que aumentan los iones HCO_3^- en los eritrocitos, muchos de ellos atraviesan la membrana celular hacia el plasma, y un número equivalente de iones Cl^- pasan del plasma a los eritrocitos. El desplazamiento de HCO_3^- de los eritrocitos al plasma, y a la inversa, es de gran importancia por reducir al mínimo los cambios del pH en el plasma durante el transporte de CO_2.
- Formación del jugo gástrico. Las células parietales de la mucosa gástrica forman HCl, intercambiando el H^+ por el Na^+ y el Cl^- por el HCO_3^-. De esta forma, cuando la secreción del jugo gástrico está muy estimulada, el pH del plasma aumenta ligeramente.
- Los cloruros de sodio y potasio presentes en el plasma sanguíneo mantienen las globulinas en solución física y regulan el grado de hidratación de las proteínas plasmáticas, factor importante para conservar la viscosidad de la sangre.
- Los canales de cloruro activados por Ca^{2+} intervienen en la fototransducción, transducción olfatoria y del gusto, regulación de la excitabilidad cardíaca y contracción del músculo liso.

30.6.4. Excreción de cloro

El cloro se excreta principalmente como NaCl, fundamentalmente por vía renal. Aproximadamente el 2% se elimina en las heces y del 4 al 5% a través del sudor.

30.6.5. Regulación de la concentración del cloro

Los niveles de cloro en sangre dependen de su relación con varios factores, pero no tiene control hormonal directo. Así, si la concentración de HCO_3^- en plasma aumenta, la cloremia debe disminuir, y viceversa. Si a nivel intestinal se elimina cloro, por ejemplo por vómito persistente, el HCO_3^- se reabsorbe, pasa a la sangre y aumentan sus niveles.

A nivel renal, en los túbulos distales de la nefrona, el manejo del cloro depende del equilibrio acidobásico. Así, si se estimula la excreción de H^+ por vía renal, una mayor fracción de sodio se reabsorberá intercambiada con los H^+ excretados, disminuyendo la fracción de cloro que se reabsorbería con el sodio y ocasionando una pérdida de cloruro por la orina.

30.7. POTASIO

30.7.1. Fuentes y requerimientos del potasio

El K^+ está presente en los alimentos, tanto de origen animal como vegetal. La carne y la leche son fuentes adecuadas de K^+. Asimismo, la mayoría de las frutas, los tomates y los vegetales de hoja verde son fuentes excepcionales de K^+.

30.7.2. Absorción y distribución del potasio

La ingestión diaria de K^+ varía entre 50 y 150 mmol. La mayor parte del K^+ que se ingiere se absorbe en el intestino delgado.

El K^+ total en un adulto de 70 kg es de 4.000 mEq (160 g). La mayor parte del K^+ del organismo (tres cuartas partes del total) se encuentra localizado en el tejido muscular. El 98% del potasio se halla en el LIC, gracias a la *Na^+/K^+-ATPasa* de la membrana celular, que intercambia el K^+ por el Na^+, en la proporción 2/3, y el 2% restante en el LEC.

30.7.3. Funciones del potasio

El K^+ es fundamental para determinadas funciones de la célula, entre las que se incluyen la regulación del volumen y pH celulares, síntesis de DNA y proteínas, crecimiento, potencial de reposo de membrana y actividad neuromuscular y cardíaca.

30.7.4. Excreción del potasio

El K^+ se filtra en el glomérulo, se reabsorbe junto con el Na^+ y el agua en el túbulo proximal y con el Na^+ y el Cl^- en la rama gruesa ascendente del asa de Henle, y luego se secreta en la porción final de los túbulos distales y en los túbulos colectores para eliminarse a través de la orina.

30.7.5. Regulación del balance de potasio

Es necesario un control preciso de la concentración de K^+ en el LEC, ya que muchas funciones celulares son sensibles incluso a cambios pequeños de la concentración de K^+. Existen varios mecanismos de control:

- **Regulación de la distribución del K^+ entre los compartimentos intracelulares y extracelulares.** Tras una comida rica en K^+, el aumento de su concentración en el plasma tras su absorción en el tracto gastrointestinal estimula la secreción de adrenalina desde la médula suprarrenal, la liberación de aldosterona desde la corteza suprarrenal y la secreción de insulina por el páncreas. Un descenso en la concentración de K^+ en plasma inhibe la liberación de estas hormonas. La adrenalina (receptores β_2 adrenérgicos), la aldosterona y la insulina favorecen la captación de K^+ al interior de las células del músculo esquelético, el hígado, el hueso y los eritrocitos a través de la estimulación de la bomba *Na^+, K^+-ATPasa*, el cotransportador Na^+- K^+-$2Cl^-$ y el cotransportador Na^+-Cl^-, por lo que son reguladores de la potasemia.
- **Regulación de la excreción renal de K^+.** El K^+ se elimina del organismo principalmente por el riñón. A diferencia de otros electrolitos, la regulación de la eliminación de K^+ depende de su secreción a la sangre de los capilares peritubulares por las células principales de los túbulos distal y colector, y no de la reabsorción desde el filtrado tubular hacia la sangre. La concentración de K^+ plasmática y la aldosterona son los principales reguladores fisiológicos de la secreción tubular de K^+.

30.8. AZUFRE

30.8.1. Fuentes y requerimientos del azufre

El azufre se encuentra en los huevos, el queso, la leche, la carne, las nueces y las leguminosas, donde se presenta principalmente como azufre orgánico en forma de aminoácidos (metionina y cisteína), de vitaminas (tiamina y biotina) y de coenzima A; y como azufre inorgánico en forma de sulfato de sodio, de potasio y de magnesio. Su requerimiento es de alrededor de 1,28 g/día.

30.8.2. Absorción y distribución del azufre

El azufre se absorbe fundamentalmente en forma de los aminoácidos cistina, cisteína y metionina, ya que los iones sulfato son mal absorbidos en el intestino. El azufre se encuentra en todas las células del organismo. En la sangre y los tejidos hay pequeñas cantidades de sulfatos inorgánicos de sodio y de potasio, pero forma parte de un gran número de compuestos orgánicos, como las proteínas que contienen cistina, cisteína y metionina.

30.8.3. Metabolismo, funciones y excreción del azufre

El azufre que llega al hígado experimenta las siguientes modificaciones:

- La mayor parte del azufre orgánico se oxida en el hígado a sulfato inorgánico (SO_4^{2-}) que llega a la circulación general y es excretado por la orina.
- De la fracción de azufre orgánico que no se oxida, una parte se utiliza para formar sustancias sulfuradas (insulina, hormonas adenohipofisiarias y otras proteínas). La pequeña fracción restante es excretada por la orina en forma de azufre neutro.
- Parte del sulfato inorgánico se combina en el hígado con diversas sustancias fenólicas producidas en el intestino, principalmente por descomposición bacteriana de los aminoácidos o que llegan al organismo como tales, formándose sulfatos etéreos que se excretan por la orina.
- El sulfato, probablemente en su forma activa, es incorporado en algunos glucosaminoglucanos ácidos, tales como el condroitín sulfato, el queratán sulfato y la heparina. El exceso de azufre es eliminado en la orina, en gran parte en forma de sulfatos.

30.9. LITIO

30.9.1. Fuentes y funciones del litio

El litio está presente en la leche, en las plantas y en el tejido muscular de los animales. Está presente en la sangre en un concentración de 0,006 μg/ml, y se encuentra en todos los tejidos y líquidos del organismo, aunque en concentraciones muy bajas.

Aunque el modo de acción del litio se desconoce todavía, se sabe que realiza las siguientes funciones:

- Inhibe la liberación de las hormonas tiroideas.
- Inhibe la respuesta de la adenilato ciclasa a la vasopresina.
- Puede sustituir al K^+ como activador de la *Na^+-K^+-ATPasa* aunque en este caso la actividad de la enzima es menor.
- Acelera la producción de neutrófilos.

30.10. HIERRO

Es un elemento que, por su baja concentración, forma parte del grupo de elementos traza del organismo. Sin embargo, desempeña funciones importantes, por lo que puede considerarse esencial.

30.10.1. Fuentes y requerimientos del hierro

En los alimentos hay hierro hemo (10%) y hierro no hemo (iónico 90%). El hierro hemo se encuentra principalmente en carnes, aves y pescados. Los cereales, las frutas, las legumbres, las nueces, el pan y las verduras contienen sobre todo hierro no hemo. Aproximadamente, de un 20 a un 30% del hierro hemo es absorbible, en tanto que sólo un 3% del hierro no hemo es absorbido.

30.10.2. Absorción de hierro de la dieta

Casi todo el hierro de la dieta se absorbe en el duodeno a través de los siguientes mecanismos, que se representan esquemáticamente en la figura 30.6:

- **Captación del hierro no hemo.** El hierro no hemo de la dieta existe primariamente en forma oxidada (Fe^{3+}), que tiene que ser reducido a Fe^{2+} por una enzima *ferrireductasa* o *reductasa férrica*. A continuación, el Fe^{2+} se transporta a través de la membrana del enterocito por un transportador dependiente de energía denominado transportador de metal divalente 1 (DMT-1, *Divalent Metal Transporter-1*), por

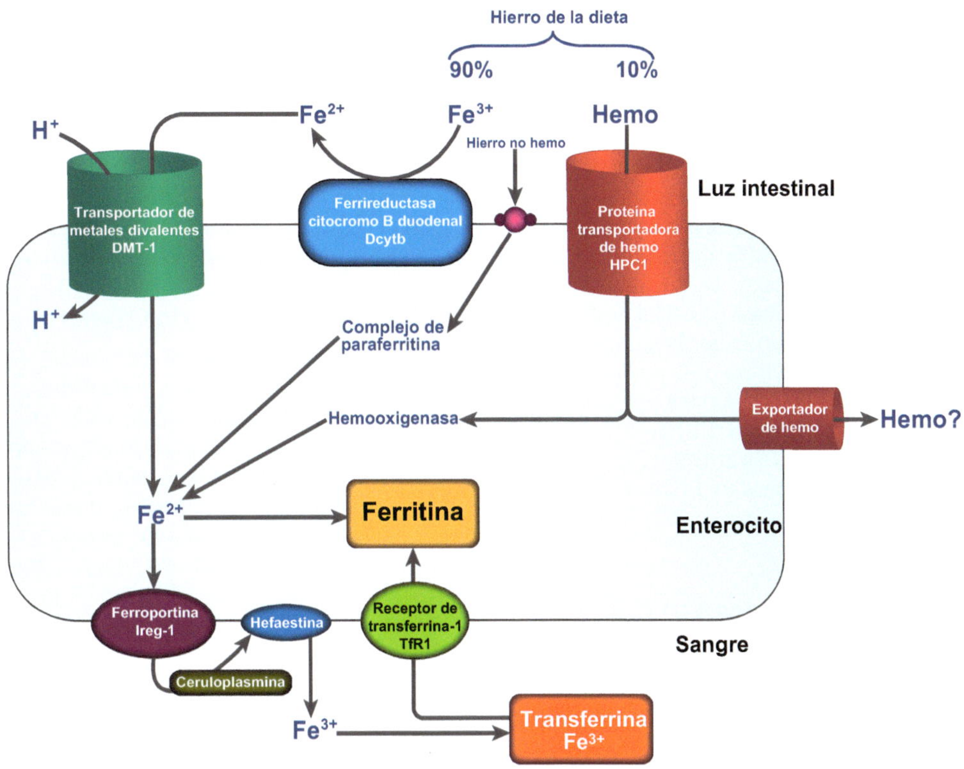

Fig. 30.6 Esquema de la absorción intestinal del hierro. El hierro que no es hemo de la dieta se encuentra en su mayor parte en forma oxidada (Fe^{3+}), y es reducido a Fe^{2+} por una *ferrireductasa* o *reductasa férrica*, que es el citocromo b duodenal (Dcytb). El Fe^{2+} ya se transporta a través de la membrana del enterocito por un transportador dependiente de energía denominado transportador de metales divalentes-1 (DMT-1, *Divalent Metal Transporter-1*). El hierro no hemo de la dieta también puede ser captado por un complejo de membrana denominado paraferritina. El hierro hemo es transportado en los enterocitos por una proteína portadora de hemo (HPC1). El Fe^{2+} se exporta del enterocito a la sangre a través de la membrana basal por el transportador ferroportina-1, y a continuación es oxidado por la *hefaestina* presente también en la membrana basal o por la *ceruloplasmina* del plasma, incorporándose en forma Fe^{3+} a la proteína plasmática transferrina. La transferrina tiene receptores específicos (Tfr1) en la membrana basal del enterocito. El hemo se metaboliza por la *hemooxigenasa* y el hierro liberado se exporta a la sangre. A su vez, el hierro se almacena en el enterocito en forma de ferritina.

transportar también otros iones metálicos divalentes (Cd^{2+}, Co^{2+}, Cu^{2+}, Mn^{2+}, Ni^{2+}, Pb^{2+} y Zn^{2+}).

- **Captación de hierro hemo.** El hierro hemo es probablemente transportado en los enterocitos por una proteína portadora de hemo (HCP1), que es una proteína de membrana receptor de hemo. Se encuentra en el intestino proximal, donde la absorción de hemo es mayor. Una vez unido el hemo a la HCP1, el complejo se internaliza por un proceso de endocitosis mediada por receptor, y es finalmente exportado a la circulación.
- **Captación de hierro mediada por paraferritina.** Aunque el Fe^{2+} se transporta más eficientemente por el DMT1, el Fe^{2+} y el Fe^{3+} también pueden entrar en el enterocito por otras vías. Un complejo de membrana denominado paraferritina, que contiene β-integrina, mobilferrina (un homólogo de calreticulina) y *flavina monooxigenasa* participa en la captación de hierro mediada por mucina en la luz intestinal. Después de su internación, la flavina monooxigenasa dependiente de NADPH+H^+ asociada a dicho complejo reduce el Fe^{3+} a Fe^{2+}.
- **Exportación del hierro.** El hierro ferroso se exporta del enterocito a la sangre a través de la membrana basal por el transportador ferroportina 1. Dicho hierro es oxidado por una proteína que contiene cobre oxidado, la hefaestina, incorporándose como Fe^{3+} a la transferrina plasmática.

Tras su absorción en el duodeno, el hierro entra al organismo por la vena porta, a través de la cual llega al hígado. Ahí es utilizado para las funciones hepáticas y se almacena una parte. El principal flujo de hierro desde el hígado es a la médula ósea, donde se incorpora a las células precursoras eritroides, que lo utilizan en la eritropoyesis para formar la hemoglobina que portan los eritrocitos circulantes durante unos 120 días.

30.10.3. Transporte de hierro

El hierro liberado por los tejidos a la sangre se une a la transferrina (o siderofilina) y es transportado a sus lugares de uso y almacenamiento. La transferrina tiene dos sitios de unión, a cada uno de los cuales se une un átomo de hierro. Así, se pueden encontrar tres formas de transferrina en el plasma: apo-transferrina, que no tiene hierro, transferrina monoférrica y transferrina diférrica.

De todas formas, la mayor parte del hierro en la sangre no está unido a la transferrina, sino que se encuentra dentro de la hemoglobina de los eritrocitos, de donde sólo se puede reutilizar cuando los eritrocitos senescentes son destruidos.

30.10.4. Almacenamiento y liberación de hierro

30.10.4.1. Células que almacenan y liberan hierro

- **Macrófagos.** Los macrófagos del sistema reticuloendotelial fagocitan los eritrocitos senescentes. Dentro de las vesículas fagocíticas, el hemo se metaboliza por la *hemooxigenasa* y el hierro liberado se exporta al citoplasma a través de la acción de la proteína-1 de resistencia natural asociada a macrófagos, que es una proteína transportadora similar al DMT-1. El hierro liberado del hemo por los macrófagos y devuelto a la circulación sanguínea puede ser reutilizado fundamentalmente por la médula eritroide. Este reciclaje de hierro es crítico, dado que la cantidad de hierro que entra al organismo a través de la dieta es habitualmente insuficiente para los requerimientos eritroides.

- **Hepatocitos.** El hígado es otro órgano principal de depósito de hierro. El hierro es almacenado en los hepatocitos fundamentalmente en forma de ferritina o hemosiderina. La captación del hierro unido a la transferrina por el hígado, desde el plasma, está mediado por el TfR1 (*Classical Transferrin Receptor)* y el TfR2 (*Second Transferrin Receptor*).
- **Cardiomiocitos.** En ellos, el exceso de hierro puede producir estrés oxidativo y alteraciones de la función miocárdica.

30.10.4.2. Proteínas que almacenan hierro

- **Ferritina.** Las células pueden almacenar y detoxificar el exceso de hierro intracelular en el citosol dentro de la ferritina, una proteína que consta de dos subunidades, una pesada (H) y otra ligera (L), codificadas por genes distintos. La ferritina se ensambla dejando una cavidad para almacenar hasta 4.500 iones de Fe^{3+}. El hierro almacenado dentro de la ferritina se considera biodisponible. La función de almacenar hierro de la ferritina es crucial para la salud. En la sangre circula fundamentalmente una isoforma glucosilada secretada de L-ferritina que contiene bajas cantidades de hierro, lo que indica que no desempeña un papel esencial en el almacén o el tráfico de hierro, pero se utiliza como un marcador clínico del almacén de hierro corporal.
- **Hemosiderina.** También se pueden detectar depósitos de hierro intracelular dentro de la hemosiderina, una estructura que consiste en productos de degradación de la ferritina y agrupaciones de óxido de hierro.

30.10.4.3. Proteínas que intervienen en la salida de hierro de las células

El hierro puede salir de la célula como tal o en forma de hemo o de ferritina. El hierro se exporta a través de la proteína ferroportina-1 y el hemo a través de los exportadores FLVCR y Abcg2 (*ATP-binding cassette sub-family G member 2*). En el momento actual no se conoce el exportador de ferritina.

- **Ferroportina 1 (FPN).** También conocida como IREG1 (*Iron Regulated-transporter-1*) o MTP1 (*Metal Transporter Protein-1*) es una proteína que exporta hierro en forma ferrosa a través de la membrana plasmática al medio extracelular. Dado que la transferrina circulante transporta hierro férrico, se requiere su oxidación previa. La exportación de hierro a través de la FPN requiere la acción de una oxidasa de hierro, y esta función la puede realizar la *ceruloplasmina*, bien circulante o bien anclada a la membrana a través de glucosilfosfatidilinositol. Se ha propuesto un modelo mediante el cual el hierro ferroso unido a la ferroportina sería oxidado por la ceruloplasmina y de este modo liberado al medio extracelular.
- **Oxidasas que exportan hierro.** Parece ser que múltiples oxidasas de hierro actúan sobre el mismo tejido para facilitar la liberación del hierro. Estas oxidasas son la *ceruloplasmina* circulante, la *ceruloplasmina* anclada a la membrana celular mediante glucosilfosfatidilinositol y la hefaestina. De hecho, dado que la *ceruloplasmina* se requiere para la salida de hierro de las células, humanos con mutaciones en el gen de la *ceruloplasmina* tienen niveles reducidos de hierro plasmático y sobrecarga de hierro en los tejidos.

30.10.5. Funciones del hierro

La importancia fundamental del hierro en el organismo reside en su capacidad para fijar, transportar, almacenar y ceder oxígeno, de ahí su intervención clave en los procesos de la respiración celular y, en particular, como componente de la hemoglobina y mioglobina. A su vez, participa también en el metabolismo aerobio como componente de los citocromos, citocromo c oxidasa y proteínas ferrosulfuradas de la cadena respiratoria. El hierro también está presente en las siguientes hemoproteínas: citocromo P450, *catalasa*, *peroxidasa*, *triptófano pirrolasa*, *homogentísico oxidasa* y *flavoproteína xantina oxidasa*. Por último, el hierro es un cofactor esencial de enzimas como la *aconitasa*, la *ribonucleótido reductasa* y la *mieloperoxidasa*.

30.10.6. Excreción del hierro

La eficiencia de la utilización de hierro endógeno es de tal orden que en estado normal se pierden muy pequeñas cantidades, en promedio entre 0,5 y 1,5 mg/día en el varón y de 1,0 a 3,0 mg/día en la mujer (pérdida menstrual). Se excretan pequeñas cantidades por el sudor (0,05 o 1,0 mg), se pierde una pequeña cantidad a través del pelo, y el resto se pierde por las heces (de 0,3 a 0,75 mg). El hierro fecal proviene de células mucosas descamadas, bilis y pequeñas cantidades de hemoglobina en pérdidas sanguíneas gastrointestinales.

30.11. OTROS ELEMENTOS TRAZA Y ULTRATRAZA

En las tablas e30.1 y e30.2 de la web de este capítulo se resumen esquemáticamente las características del resto de elementos traza y ultratraza del organismo.

RESUMEN

1. **El contenido de electrolitos del líquido intracelular difiere considerablemente del contenido del líquido extracelular.**
2. **Los componentes inorgánicos más abundantes del organismo son el calcio, el fósforo, el magnesio, el sodio, el cloro, el potasio, el azufre y el litio.**
3. **Los elementos traza u oligoelementos (hierro, cobalto, cobre, cromo, flúor, manganeso, molibdeno, silicio y cinc) se encuentran en concentraciones muy bajas en los tejidos, pero son esenciales para muchos procesos vitales.**
4. **El hierro es un componente traza fundamental en el organismo, que interviene en los procesos fisicoquímicos de la respiración celular, y es un componente esencial de la hemoglobina, la mioglobina, los citocromos y otras hemoproteínas.**

Bibliografía

Allgrove J. Physiology of calcium, phosphate and magnesium. Endocr Dev 2009;16:8-31.

Bergwitz C, Juppner H. Phosphate sensing. Adv Chronic Kidney Dis 2011;18:132-44.

Camozzi V, Vescini F, Luisetto G, Moro L. Bone organic matrix components: their roles in skeletal physiology. J Endocrinol Invest 2010;33(7 Suppl):3-15.

Clausen T. Hormonal and pharmacological modification of plasma potassium homeostasis. Fundam Clin Pharmacol 2010;24:595-605.

Dunn LL, Suryo Rahmanto Y, Richardson DR. Iron uptake and metabolism in the new millennium. Trends Cell Biol 2007;17:93-100.

Duran C, Thompson CH, Xiao Q, Hartzell HC. Chloride channels: often enigmatic, rarely predictable. Annu Rev Physiol 2010;72:95-121.

Muñoz M, Villar I, García-Erce JA. An update on iron physiology. World J Gastroenterol 2009;15:4617-26.

Peacock M. Calcium metabolism in health and disease. Clin J Am Soc Nephrol 2010;5(Suppl 1):S23-30.

Weisinger JR, Bellorin-Font E. Magnesium and phosphorus. Lancet 1998;352:391-6.

Wuthier RE, Lipscomb GF. Matrix vesicles: structure, composition, formation and function in calcification. Front Biosci 2011;17:2812-902.

Capítulo 31

Componentes macromoleculares de la matriz extracelular

María del Pilar Ramos Álvarez

OBJETIVOS DE APRENDIZAJE

- **Conocer la estructura y la función de la matriz extracelular.**
- **Reconocer los principales componentes moleculares de la matriz extracelular y las láminas basales.**
- **Comprender cómo la estructura primaria de las proteínas fibrosas de la matriz determina su estructura tridimensional y su función.**
- **Reconocer el papel de los proteoglucanos como componentes de la matriz extracelular.**
- **Describir los principales tipos de metaloproteinasas, su estructura y función en la regulación del crecimiento y la diferenciación tisular.**

31.1. INTRODUCCIÓN

La matriz extracelular (ECM, *Extracelular Matrix*) es una red de macromoléculas localizadas en el espacio extracelular, que son secretadas por las células conectivas, como fibroblastos, osteoblastos y condrocitos. Los principales componentes de la ECM son el colágeno, la elastina y otras glucoproteínas estructurales, algunas proteínas de adhesión y una matriz mineral. Además, la ECM posee proteoglucanos que, por su capacidad de retener grandes volúmenes de agua, forman un gel donde se encuentran embebidas las proteínas. Todos estos componentes se encuentran interconectados y en íntimo contacto con las células, a las que transmiten las señales extracelulares de tensión y compresión de los tejidos.

Para que sea posible la regeneración tisular se requiere una familia de proteasas extracelulares denominadas metaloproteinasas de la ECM (MMP, *Matrix Metaloproteinases*), cuya misión es degradar las proteínas integrantes de la ECM.

La distribución, composición y organización de la ECM varía de unos tejidos a otros y determina sus funciones que, además de la clásica de armazón estructural y soporte, incluyen otras muchas. Así, la interacción de la ECM con las células desencadena cascadas de señalización que promueven la diferenciación, proliferación, migración y movilización celular.

En el presente capítulo se describen la estructura y la función de los principales componentes macromoleculares de la matriz extracelular.

31.2. LA LÁMINA BASAL

La lámina basal es una forma especializada de la matriz extracelular presente en todas las monocapas celulares. Esta lámina es un complejo altamente estructurado de proteínas que, al microscopio, se observa alrededor de las células como una sustancia amorfa de unos 50-100 nm de espesor. La lámina basal se organiza en delgadas capas y actúa como interfase entre las células de los tejidos epiteliales (como los enterocitos del intestino), musculares y nerviosos, con el tejido conjuntivo adyacente. En otras localizaciones, como los alvéolos pulmonares o en los glomérulos renales, la lámina basal se sitúa separando dos tipos diferentes de células, actuando como un filtro altamente selectivo. Además, la lámina basal es responsable del soporte de los tejidos, y modula la entrada de células al estroma intersticial.

La lámina basal, junto con las fibras de colágeno que la rodean, es lo que se denomina membrana basal, aunque ambos términos se utilizan frecuentemente de forma indistinta.

Los componentes de las láminas basales se sintetizan por las células que descansan sobre ellas, por lo que cada membrana basal es diferente, aunque todas ellas poseen cuatro componentes principales, que son:

- **Colágeno IV**, que forma una red bidimensional.
- **Laminina**, una proteína glucosilada que forma fibras.
- **Nidógeno** o entactina, que actúa como proteína de unión.
- **Perlecán**, un proteoglucano con heparán sulfato.

Además, la lámina basal puede contener otras 50 proteínas que incluyen, entre otros, al colágeno XV y XVIII.

Todas estas moléculas se unen entre sí formando una red bidimensional por las asociaciones no covalentes de los dominios de unión de las proteínas que la forman. Algunas de estas proteínas se unen también a las células a través de sus dominios de reconocimiento de receptores celulares, generando un puente de unión entre la membrana plasmática, el citoesqueleto y la matriz extracelular. Un grupo de receptores que llevan a cabo esta unión son los denominados receptores de integrinas o integrinas. Además de las integrinas, otras moléculas pueden participar en la unión de las moléculas de la membrana basal a la célula, como es el caso del distroglucano, un proteoglucano que se sintetiza específicamente en el músculo.

Por tanto, la unión de las células a sus membranas basales viene determinada por las proteínas que sintetiza y secreta al exterior, así como por las integrinas y otros receptores que expresa en su membrana plasmática.

31.3. COLÁGENO

El colágeno es la proteína más abundante en vertebrados (en mamíferos representa alrededor del 25% del contenido total de proteínas), ya que es el componente principal de los tejidos conectivos. Su distribución tisular es variable; así, en algunos tejidos, como el pulmón, es de un 10%, mientras que en otros como la córnea o la piel supera el 60%.

31.3.1. Estructura y composición

El colágeno es una proteína cuya unidad estructural está formada por tres cadenas polipeptídicas que pueden ser iguales (como en el tipo II y III) o distintas (en la mayoría de los tipos, como el IV o el V). Hasta la fecha se han identificado más de 40 genes que codifican para las cadenas polipeptídicas que conforman los más de 25 tipos diferentes de colágeno conocidos.

Cada una de las cadenas individuales tiene una longitud variable de hasta 1.000 aminoácidos, y posee una composición característica, en la que cerca del 30% es glicina (Gly) y entre un 15 y un 30% es prolina (Pro) e hidroxiprolina (HyPro). La HyPro, un aminoácido que aparece únicamente en el colágeno, se sintetiza a partir de la Pro por la acción de la *prolina hidroxilasa* y suele presentar el grupo –OH en el C4, aunque en ocasiones puede aparecer en C3. También se presentan, aunque en cantidades muy inferiores, lisina e hidroxilisina, que son críticas para el empaquetamiento y la glucosilación del colágeno. Aunque existen diferencias en la estructura primaria entre las cadenas del colágeno, en general presentan una secuencia repetitiva de Gly-X-Y, en la que X suele ser Pro e Y HyPro. Precisamente, el alto contenido en Pro e HyPro impide la formación de α-hélices, y da lugar a lo que se conoce como hélices de poliprolina tipo II.

Cada una de las tres hélices que conforman el colágeno es levógira, tiene tres aminoácidos por vuelta, no posee enlaces de hidrógeno intracatenarios y es más extendida que la α-hélice. Las tres hélices se enrollan una sobre otra dando lugar a una estructura superhelicoidal dextrógira, conocida como superhélice. Las superhélices se estabilizan por enlaces de hidrógeno intercatenarios entre las Gly que aparecen cada tres residuos (fig. 31.1). Las cadenas laterales de los aminoácidos X e Y se orientan hacia el exterior de la superhélice, por lo que pueden establecerse interacciones con otras proteínas. Algunos tipos de colágeno presentan la superhélice a lo largo de toda su longitud, mientras que otros tipos presentan regiones globulares en las que no se forma la superhélice.

31.3.2. Tipos de colágeno

La secuencia diferente de cada una de las cadenas, el tipo de cadena que conforma la superhélice y su grado de glucosilación determinan los diferentes tipos de colágeno, que en general se pueden clasificar como formadores o no de fibrillas.

31.3.2.1. Colágenos fibrilares

Los colágenos fibrilares son el I, II, III, V, XI, XXIV y el XXVII, que es el grupo más amplio. El tipo I es el más abundante y se encuentra ampliamente distribuido. Estos tipos de colágeno fibrilar, además de la función estructural, actúan como ligandos de algunos receptores, como las integrinas, modulando ciertas funciones celulares, así como la remodelación de la ECM.

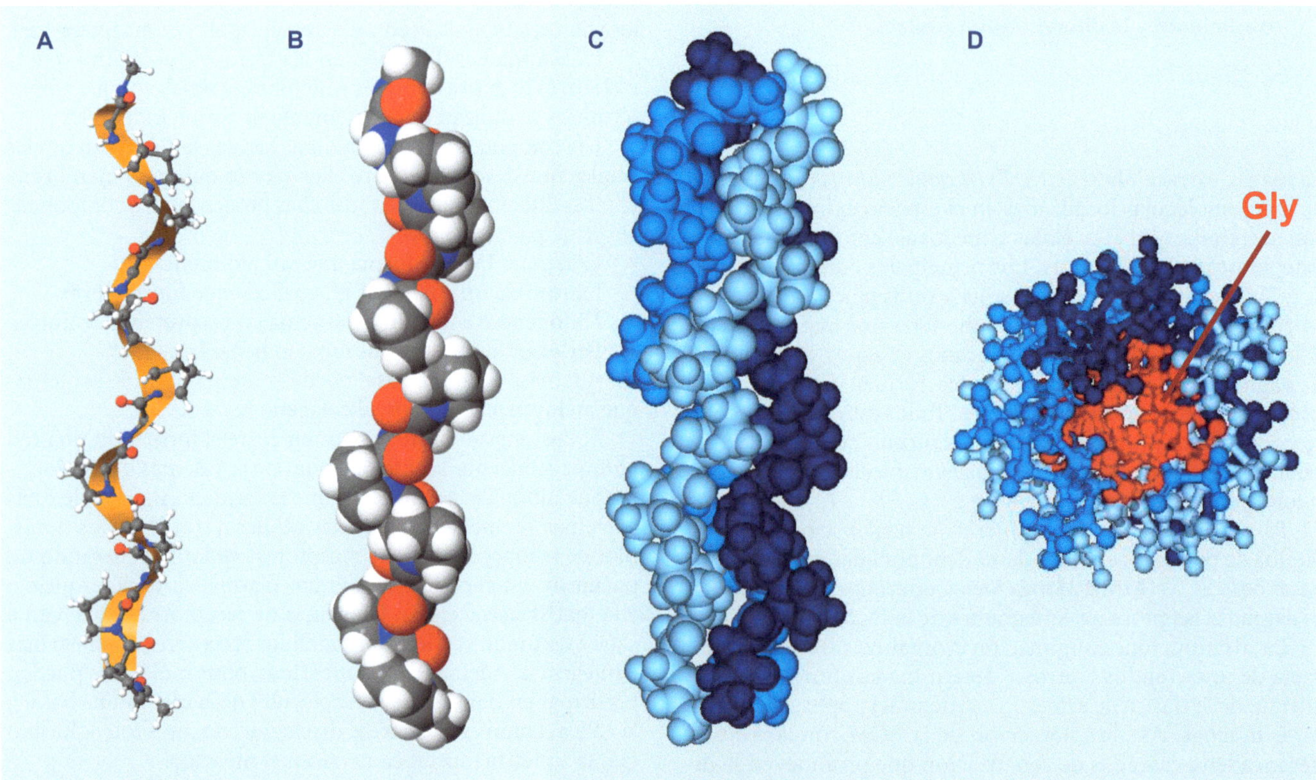

Fig. 31.1 **Estructura de la hélice de colágeno. A.** Representaciones de esferas y varillas. **B.** Representación espacial de una cadena de colágeno con giro levógiro. **C.** Modelo espacial compacto de la triple hélice de colágeno. Cada una de las hebras se muestra en un color diferente. **D.** Sección transversal de la triple hélice. Cada tres residuos contiene una Glyc (rojo) porque no queda espacio suficiente en el interior de la hélice para otros residuos más voluminosos.

Estos tipos de colágeno poseen la estructura superhelicoidal en prácticamente la totalidad de la molécula. Así, por ejemplo, en el tipo I, el 60% de los aminoácidos forman parte de las secuencias Gly-Pro-Y y Gly-X-HyPro, lo que da lugar a que prácticamente la totalidad de la molécula sea una superhélice y sólo presente estructuras no helicoidales en los extremos N y C-terminales (que se denominan telepéptidos). Cada una de estas superhélices es lo que se denomina protómero o tropocolágeno.

Los protómeros de colágeno se agrupan en fibras que pueden contener más de un tipo de colágeno (por ejemplo, las fibrillas de colágeno de la piel son mezclas del tipo I y III). En las fibrillas de colágeno, las superhélices se agrupan de forma escalonada, de forma que cada una se encuentra desplazada un cuarto de su longitud respecto a la anterior (fig. 31.2). Esta disposición le confiere el aspecto de bandas que se observan en las fibras de colágeno de los tejidos conectivos. Las fibrillas se estabilizan por entrecruzamientos intercatenarios derivados de los residuos de lisina (Lys), como se muestra más adelante (fig. 31.3).

31.3.2.2. Colágenos no fibrilares

En este grupo se engloban aquellos tipos de colágeno que contienen segmentos de superhélices con otros no helicoidales, e incluye a los:

- **Colágenos formadores de redes (IV, VIII y X):** forman parte de las membranas basales. El colágeno de tipo IV es el principal componente de las membranas basales, en donde se ensambla formando estructuras en forma de redes laminares flexibles (v. más adelante). El protómero de colágeno de tipo IV posee dominios con las secuencias Gly-X-Pro y Glyc-HyPro-Y que forman superhélices que se alternan con dominios globulares. Estas interrupciones en la superhélice bloquean la asociación de dos protómeros de forma paralela, como ocurre en el tipo I, lo que les obliga a adoptar otro tipo de empaquetamiento.
- **Colágenos tipo FACIT (*Fibril Associated Collagens with Interrupted Triple helices*) (IX, XII, XIV, XIX y XXI):** se asocian con colágenos fibrilares aunque ellos mismos no forman fibras.
- **Proteínas transmembrana (XIII y XVII):** participan en la adhesión celular a la ECM.
- **Formadores de endostatina (XV y XVIII):** se fraccionan en su extremo C-terminal dando lugar a endostatina, un inhibidor de la angiogénesis.
- **Multiplexina (VI):** posee numerosos dominios no helicoidales, por lo que forma filamentos arrosariados.

Estos tipos de colágeno no fibrilar se pueden asociar con los fibrilares o entre ellos, formando estructuras en forma de malla (fig. 31.4).

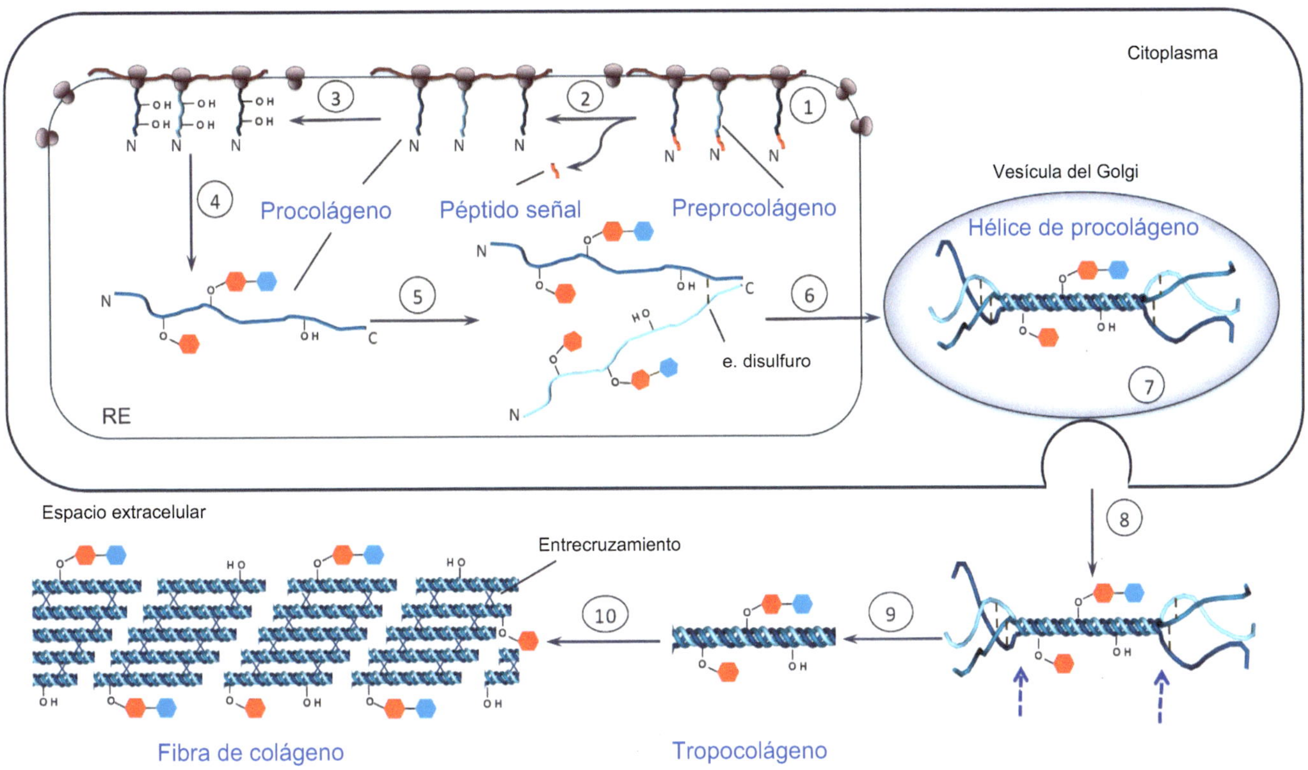

Fig. 31.2 Síntesis y ensamblaje del colágeno. 1: El preprocolágeno es sintetizado en el retículo endoplásmico rugoso (RER) con una secuencia hidrofóbica en el extremo N-terminal (péptido señal) que dirige la cadena. **2**: Se elimina el péptido señal produciéndose procolágeno. **3**: Las *prolil* y *lisil hidroxilasas* modifican residuos de Pro y Lys de la cadena. **4**: Glucosilación del procolágeno por la adición de galactosa (Gal, rojo) a la HyLys por una *galactosil transferasa*, o de glucosa (Glu, azul) a la Gal por una *glucosil transferasa*. **5**: Formación de enlaces disulfuro intercatenarios en los C-terminales por una *disulfuro isomerasa*. Estos enlaces disulfuro facilitan la asociación de las cadenas y su plegamiento como hélice. **6**: El procolágeno se transporta al Golgi. **7**: Empaquetamiento del procolágeno. **8**: Secreción por exocitosis al espacio extracelular. **9**: Eliminación de los extremos N y C-terminales no helicoidales que da lugar al tropocolágeno. **10**: Formación de residuos de alisina y ensamblaje del tropocolágeno en fibrillas insolubles a través de los entrecruzamientos intermoleculares derivados de los aldehídos (v. fig. 31.3).

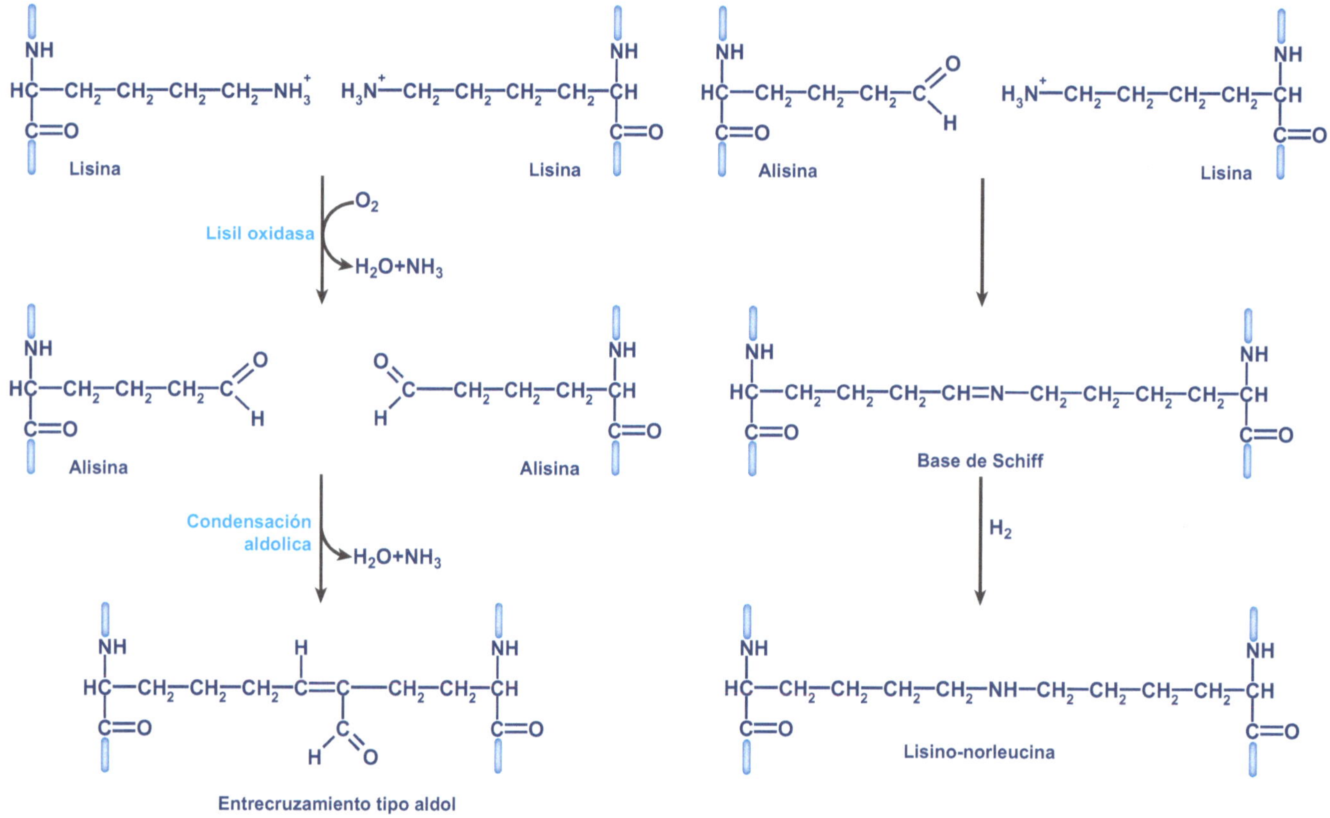

Fig. 31.3 **Formación de los entrecruzamientos en el colágeno a partir de la lisina.** En la parte izquierda de la figura se muestra cómo en la reacción de la *lisil oxidasa*, dos residuos de lisina presentes en el colágeno (azul) se convierten en alisina, en la que el grupo ε-amino se ha oxidado a un aldehído. La condensación aldólica de dos residuos de alisina da lugar a un entrecruzamiento de tipo aldol. Alternativamente (parte derecha de la figura), un residuo de lisina se puede condensar con uno de alisina para formar una base de Schiff, que finalmente da lugar al entrecruzamiento estable denominado lisino-norleucina, que también se puede formar en la elastina. Los entrecruzamientos suelen tener lugar cerca de los extremos N o C-terminal.

31.3.3. Síntesis y empaquetamiento del colágeno

Tras ser sintetizado en el RER, el polipéptido de colágeno naciente (protocolágeno) es modificado, tanto en el RER como en el aparato de Golgi. Allí, tres cadenas de procolágeno se asocian para formar la superhélice, antes de ser secretado al espacio extracelular, donde da lugar al protómero de colágeno, o tropocolágeno, que posteriormente formará las fibrillas (fig. 31.2) o las redes de colágeno (fig. 31.4). Entre las modificaciones que sufre el protocolágeno se incluyen:

- **Hidroxilación** de residuos de Lys y Pro por hidroxilasas que requieren vitamina C como cofactor (de ahí que la deficiencia de esta vitamina, conocida como escorbuto, se asocie con fragilidad de vasos sanguíneos, mala cicatrización y lesiones cutáneas).
- **Glucosilación** por carboxil transferasas específicas de residuos de HyLys, o de los grupos amina de la asparagina presentes en regiones no helicoidales del procolágeno. Por esta razón, el colágeno no fribilar posee, en general, un mayor grado de glucosilación que el fibrilar.

El empaquetamiento del colágeno se produce por la formación de entrecruzamientos entre las distintas cadenas. Para que éstos se formen se requiere la desaminación oxidativa del grupo amino lateral de algunos residuos de Lys e HyLys. Esta reacción, catalizada por la *lisil oxidasa*, da lugar a los derivados aldehídicos reactivos denominados alisina e hidroxialinisa. Los grupos aldehídos pueden reaccionar entre ellos por condensación aldólica generando los entrecruzamientos (fig. 31.3). Alternativamente, los aldehídos pueden reaccionar con los grupos amino de Lys e HyLys generando una base de Schiff (imina), que se reduce dando lugar a un entrecruzamiento estable.

31.4. ELASTINA

Algunos tipos de tejido conjuntivo, como los vasos, ligamentos o pulmones, requieren una gran flexibilidad, por lo que su ECM contiene una gran cantidad de fibras elásticas. La proteína predominante en este tipo de fibras es la elastina, aunque también contiene otras glucoproteínas ácidas como la fibrilina. Se conoce un solo gen para la elastina, que da lugar a una única proteína. Al igual que el colágeno, la elastina es rica en Gly y Pro, pero contiene poca HyPro, no posee HyLys y no está glucosilada. Además, cada siete residuos hay una Val, lo que confiere a la elastina una mayor hidrofobicidad que la del colágeno. A diferencia de este último, la elastina no posee una estructura secundaria regular (fig. 31.5A). La estructura básica de la elastina, o tropoelastina, consta de dominios hidrofílicos (ricos en Lys) e hidrofóbicos (ricos en Val) alternados. Los residuos de Lys participan en los entrecruzamientos intermoleculares (fig. 31.5B) y los de Val en interacciones débiles que proporcionan la elasticidad a la molécula. Debido a estas características, la elastina tiene una estructura muy entrecruzada, insoluble y amorfa.

31.4.1. Síntesis de la elastina

La elastina se sintetiza en el RER en forma de monómero denominado tropoelastina. La proteoelastina sufre pocas modificaciones

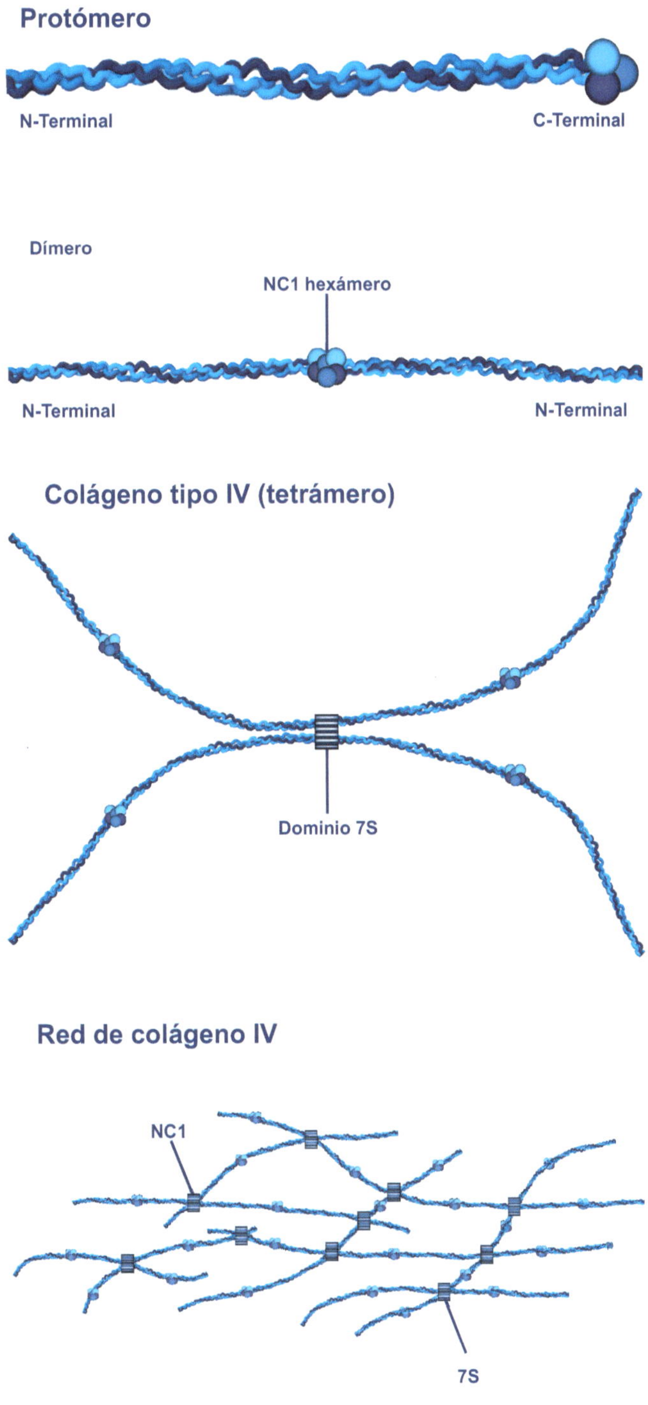

Fig. 31.4 **Niveles estructurales del colágeno IV.** En el protómero de colágeno tipo IV se alternan zonas de hélice con zonas globulares. El dominio globular en el extremo C-terminal se conoce como NC1 *(Non-Collagenous 1)*, y está precedido por una región en superhélice denominada TH, una zona bisagra y una superhélice pequeña en el N-terminal denominada 7S. Los dímeros se forman por la unión de dos protómeros por sus extremos NC1, y los tetrámeros por la interacción de dos dímeros por los dominios 7S. Estas interacciones en 7S conforman los nodos de la red de colágeno, que forma las membranas basales.

postraduccionales, con la excepción de alguna hidroxilación en Pro, y se secreta como monómero al espacio extracelular. Durante su ensamblaje para formar las fibras de elastina, la *lisil oxidasa* transforma las Lys de los extremos de las secuencias -Lys-Ala-Ala-Lys- o -Lys-Ala-Ala-Ala-Lys- en residuos de alisina. De forma similar a lo que ocurre en el colágeno, el grupo aldehído de una alisina se condensa con otras dos alisinas y con una Lys, dando lugar a un heterociclo denominado desmosina (fig. 31.5B). Debido a estos entrecruzamientos la elastina se puede estirar en dos dimensiones (fig. 31.5A).

31.5. FIBRILINA

La fibrilina es una glucoproteína que es esencial para la formación de fibras elásticas en el tejido conectivo. La fibrilina es secretada en la matriz extracelular por los fibroblastos, y se

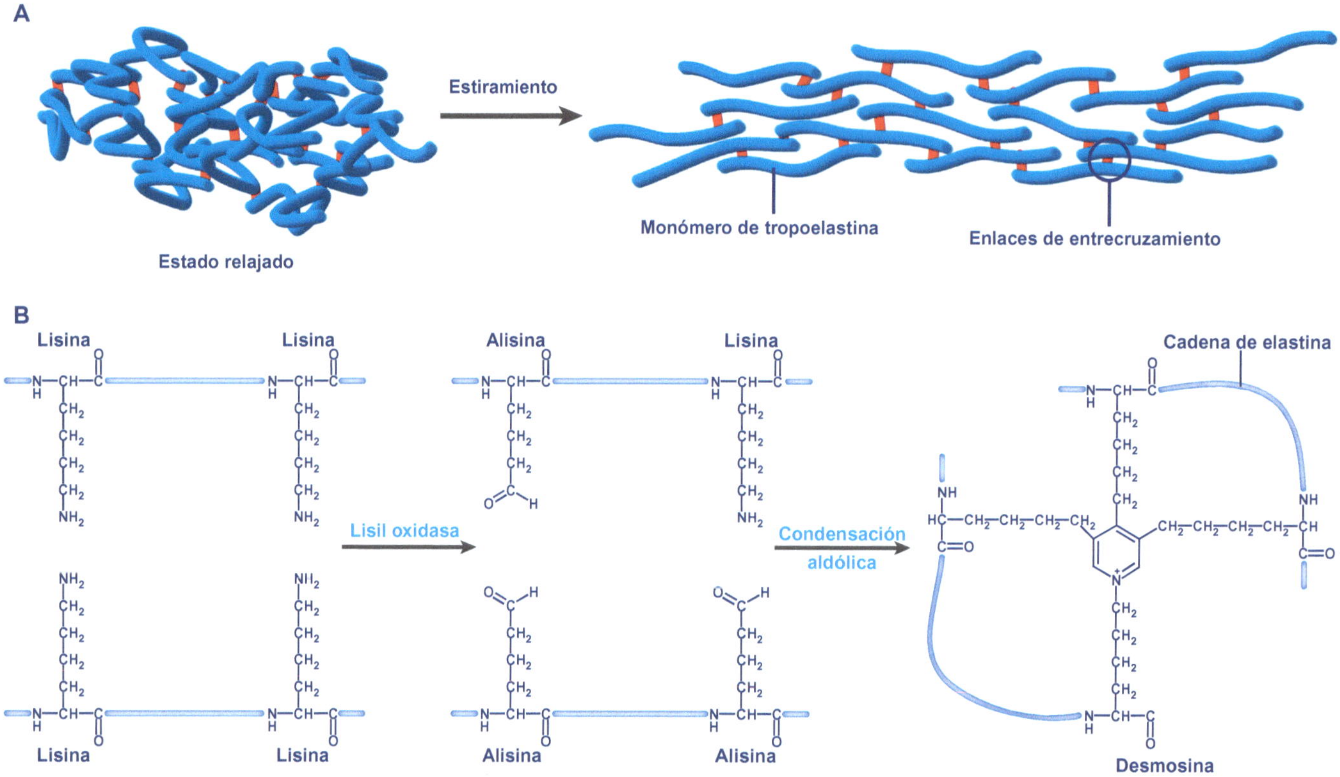

Fig. 31.5 **Estructura de la elastina. A.** La alternancia de zonas hidrofóbicas e hidrofílicas en la elastina determina su estructura que no muestra ningún patrón de ordenamiento, por lo que se dice que presenta estructura secundaria la azar. Esta estructura le confiere su capacidad de resistencia al estiramiento. **B.** Formación de los entrecruzamientos covalentes de desmosina a partir de la unión de la lisina y la alisina en la elastina. En la reacción de la *lisil oxidasa*, tres residuos de lisina presentes en la elastina (cadena azul) se convierten en alisina (aldehído). Posteriormente se condensan los tres residuos de alisina con una lisina para dar lugar al entrecruzamiento de desmosina.

incorpora a las microfibrillas insolubles, que parecen proporcionar sujeción para la deposición de la elastina.

31.5.1. Tipos de fibrilina

Hasta la fecha se han descrito cuatro formas de fibrilina. La fibrilina 1 (aislada en 1986) es un componente importante de las microfibrillas que forman una envoltura que rodea la elastina amorfa. En humanos, el gen FBN1 se localiza en el cromosoma 15, y sus mutaciones causan una enfermedad conocida como el síndrome de Marfan. En la actualidad, se han descubierto más de 600 mutaciones diferentes.

La fibrilina 2 (aislada en 1994) se cree que participa en el comienzo de la elastogénesis y sus mutaciones se han relacionado con el síndrome de Beal. Más recientemente, se ha descrito la fibrilina 3, que se encuentra principalmente en el cerebro. La fibrilina 4 se ha descubierto recientemente en el pez cebra, y tiene una secuencia similar a la fibrilina 2.

31.6. PROTEOGLUCANOS

Los proteoglucanos son estructuras formadas por carbohidratos y proteínas unidos por enlaces covalentes, en los cuales la fracción glucídica (denominada glucosaminoglucano o glicosaminoglicano, GAG) representa la mayor parte de la molécula (v. cap. 8). Estos carbohidratos son los componentes formadores del gel de la ECM, en el que se encuentran inmersas las proteínas. Este gel proporciona, además, soporte mecánico, flexibilidad y elasticidad a la matriz, permitiendo que se produzca compresión y reexpansión.

31.6.1. Composición

La parte glucídica de los proteoglucanos, que puede representar el 95% del peso seco de la molécula, está constituida por oligosacáridos lineales que presentan una unidad disacárida repetida (40-100 repeticiones). Esta unidad está formada por un aminoazúcar (N-acetilglucosamina o N-acetilgalactosamina) y un ácido urónico (ácido glucurónico o ácido urónico) (fig. 31.6), que aportan cargas negativas, por lo que los proteoglucanos son polianiónicos. Muchos proteoglucanos se encuentran sulfatados, lo que aumenta aún más su polaridad. Debido a la gran cantidad de cargas negativas que poseen, los proteoglucanos se pueden unir a cationes y formar enlaces de hidrógeno con el agua, dando lugar a un gel hidratado. Por otra parte, al ser polianiones de gran tamaño, sus cargas negativas se repelen entre sí, por lo que ocupan un gran espacio y actúan como barrera de filtración.

31.6.2. Tipos y estructura

Actualmente se conocen más de 30 tipos diferentes de proteoglucanos, la mayoría de los cuales se localizan en la ECM, aunque algunos pueden estar presentes en otras localizaciones, como la membrana plasmática. Los proteoglucanos se diferencian en la secuencia y en la longitud de la cadena de aminoácidos (desde 100 hasta 4.000 aminoácidos) así como en el número y en el tipo de moléculas de GAG que tienen unidos.

En función del tamaño y la estructura general, los proteoglucanos se clasifican como:

- **Pequeños**, con una o dos cadenas de GAG unidas a una proteína de tipo globular. Un ejemplo es la decorina, que

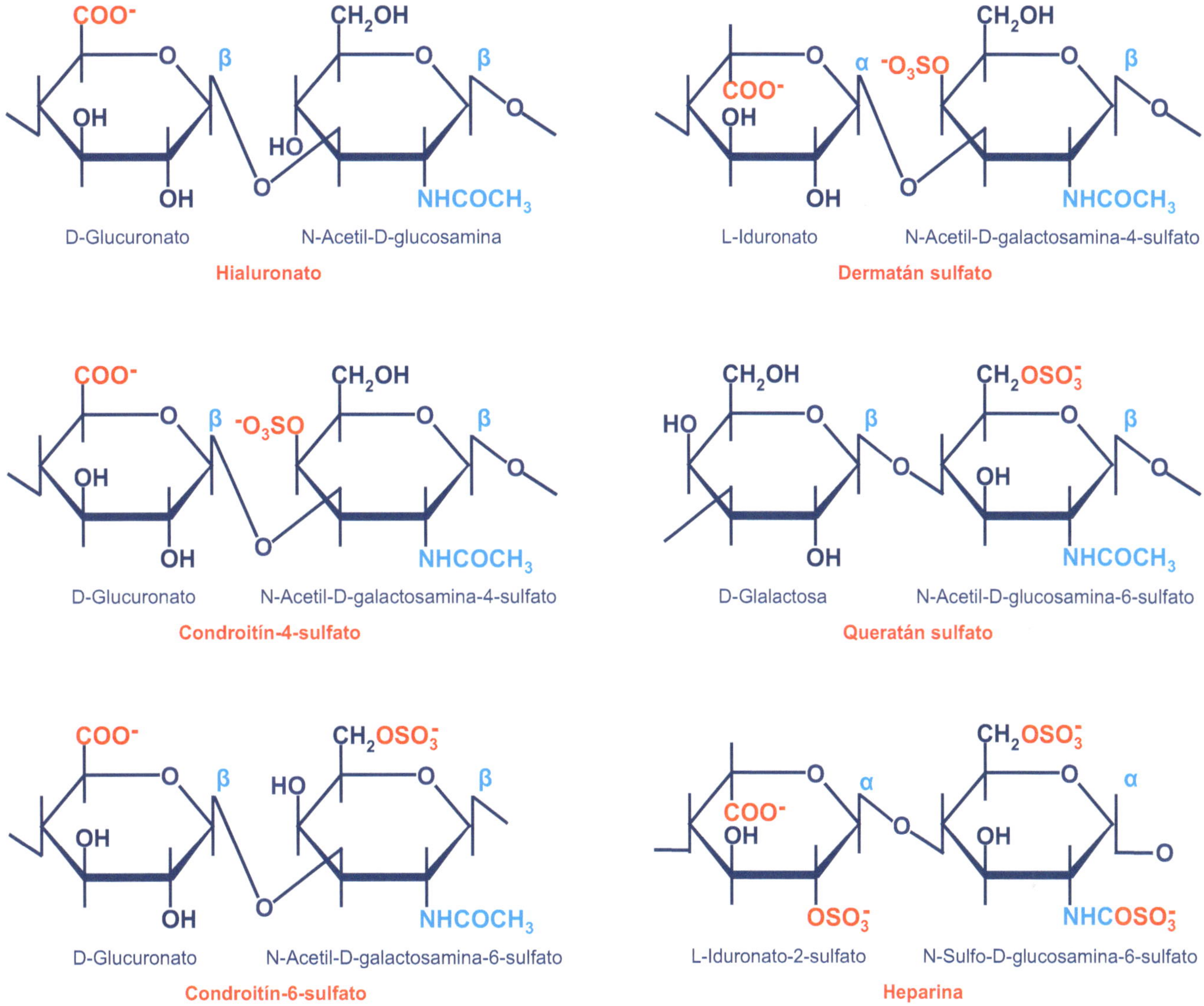

Fig. 31.6 Estructura de los principales glucosaminoglucanos (GAG) que forman parte de los proteoglucanos de la matriz extracelular.

posee sólo una molécula de GAG, o el sindecán, que se encuentra unido a la membrana celular (fig. 31.7B).

- **Grandes**, con 10-20 cadenas de GAG unidos a una proteína de tipo fibroso con un dominio globular en el extremo. La serglicina, que se acumula en vesículas de secreción (fig. 31.7A), o el versicán, uno de los componentes mayoritarios de la ECM, pertenecen a este grupo (fig. 31.7C).
- **Muy grandes**, con numerosas (100 o más) cadenas de GAG unidas a una proteína de tipo fibroso con uno o dos dominios globulares en uno de sus extremos. Un ejemplo es el agrecán, que posee más de 100 GAG.

Existe además la posibilidad de que se organicen en agregados moleculares aún de mayor tamaño (de hasta 2.000 kDa), ya que los proteoglucanos pueden asociarse por uno de los extremos de la proteína central al ácido hialurónico, a través de proteínas globulares de unión (fig. 31.7C).

Además de por su tamaño y composición, los proteoglucanos se pueden clasificar también en función de su distribución, homología o función. En la tabla 31.1 se muestra una clasificación de los principales tipos de proteoglucanos conocidos.

31.6.3. Funciones

Las funciones de los proteoglucanos, que incluyen entre otras la de hidratación, resistencia a presiones mecánicas (esencial en los cartílagos y en las articulaciones), o lubrificación, dependen de las moléculas de GAG que los forman. Debido al gran número de cargas negativas que presentan se pueden unir a ellos gran cantidad de moléculas de agua. Así, se forma un gel hidratado que rellena los huecos entre los componentes proteicos de la ECM. Dependiendo de su composición, esa estructura en gel puede adoptar la consistencia de un gel relativamente fluido, como es el caso de los tejidos conjuntivos laxos, o de un gel prácticamente sólido como en el caso del cartílago hialino.

Algunos proteoglucanos funcionan ofreciendo una amplia superficie de anclaje de las células a la ECM que las rodea, bien por su acción directa, ya que algunos son moléculas integrales de la membrana plasmática, bien por formar uniones con fosfolípidos de la membrana o bien al ser reconocidos por proteínas de adhesión y otros receptores presentes en las membranas plasmáticas, como las integrinas, iniciando cascadas de señalización. Otros, como los sindecanos, actúan ellos mismos como receptores que colaboran con otros componentes integrales de las

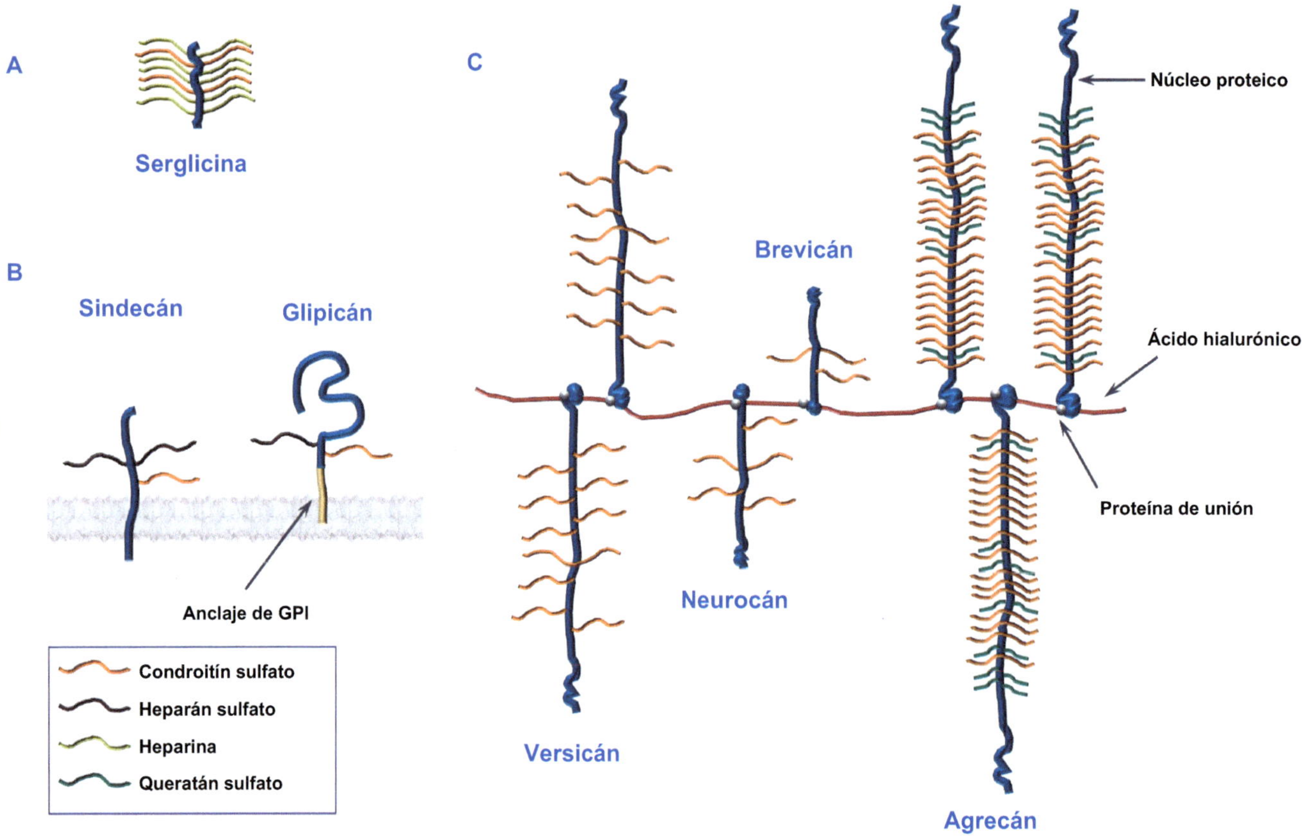

Fig. 31.7 Principales proteoglucanos de la matriz extracelular. Los proteoglucanos son complejos de carbohidratos y proteínas, que pueden localizarse en diferentes zonas de la matriz extracelular. **A.** La serglicina se localiza mayoritariamente en el interior celular, en vesículas de secreción. **B.** El sindecán y el glipicán son dos proteoglucanos de membrana. **C.** Los proteoglucanos modulares, como el versicán, neurocán, brevicán o agrecán, se pueden unir por su extremo N-terminal al ácido hialurónico dando lugar a agregados de gran tamaño. Estos complejos tienen aspecto de cepillo limpiatubos, en el que el eje central es la molécula del ácido hialurónico.

Tabla 31.1 Principales tipos de proteoglucanos en función de su localización y composición

		Composición		
Localización	**Nombre**	**GAG (n°)**	**Proteína *(kDa)**	**Función principal**
ECM				
Proteoglucanos pequeños ricos en leucina (SLRP)	Decorina	DS/CS (1)	40	Unión a proteínas de la ECM y regulación del ciclo celular
Modulares: unidos a ácido hialurónico	Agrecán	CS (100), KS (30)	225-250	Constituyente estructural de la ECM
	Versicán	CS/DS (10-30)	250-350	Componente mayoritario de la ECM, adhesión celular, migración, proliferación, angiogénesis
	Brevicán	CS (1-3)	70-100	Diferenciación del sistema nervioso en el desarrollo posnatal
	Neurocán	CS (3-7)	145	Adhesión neuronal
Membrana basal	Perlecán	HS/CS (1-3)	120	Actúa como correceptor del FGF2
Membrana	Glipicán	HS/CS (1-3)	60	Receptor, anclado con GPI; desarrollo
	Sindecán	HS (1-2), CS (1-3)	33	Receptor. Adhesión, migración y proliferación celular
Intracelular: vesículas de secreción	Serglicina	Heparina/CS (10-15)	17-19	Modula la secreción de mediadores de inflamación

*Masa molecular aproximada de la proteína.
GAG: glucosaminoglucano; CS: condroitín sulfato; DS: dermatán sulfato; KS: queratán sulfato; HS: heparán sulfato; GPI: glicerofosfatidilinositol;
SLRP: proteoglucanos pequeños ricos en leucina, de *Small Leucine-Rich Proteoglycan*; FGF2: factor de crecimiento de fibroblastos 2, de *Fibroblast Growth Factor 2*.

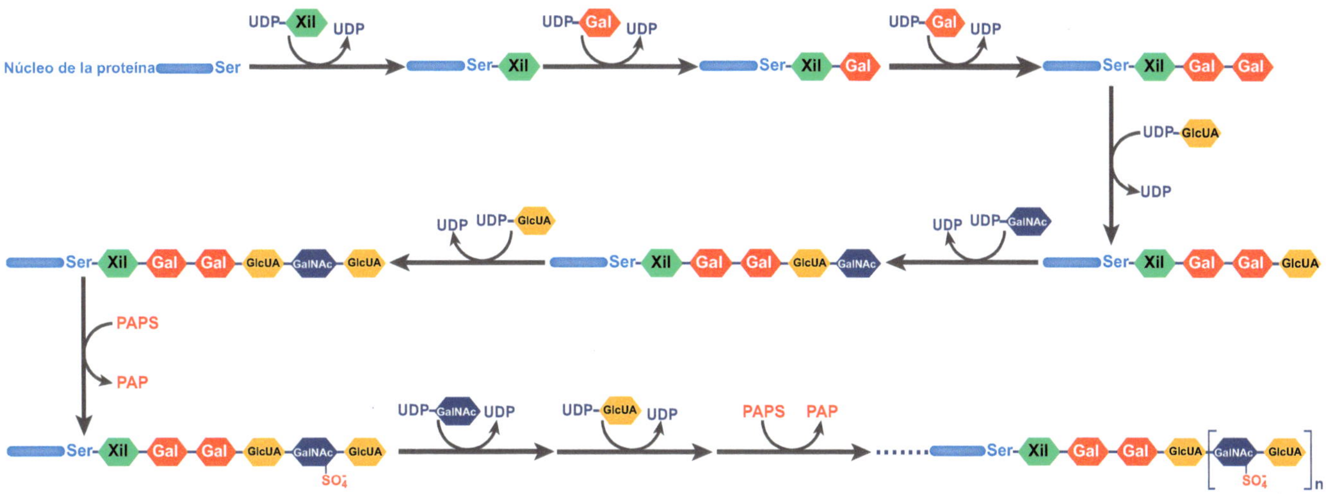

Fig. 31.8 **Síntesis de un proteoglucano que contiene condroitín-sulfato.** Los carbohidratos se van uniendo a las proteínas de uno en uno en forma de UDP-azúcares. La síntesis comienza con la unión de una xilosa (Xil, verde) a un residuo de serina (Ser) de la proteína, por la acción de una *xilosa transferasa*. A continuación se añaden dos galactosas (Gal, rojo) por una *galactosa transferasa*. Tras este trisacárido de enlace se van adicionando el disacárido que forma el GAG, que en el condroitín sulfato es ácido glucurónico (GlcUA, amarillo) y N-acetil galactosamina (GalNac, azul). Estos monosacáridos se van añadiendo por la acción alternativa de una *glucuronil transferasa*, una N-acetilgalactosamina transferasa, y una sulfotransferasa que utilizando PAPS (fosfoadenosina fosfosulfato) va adicionando los grupos sulfato a los residuos de N-acetil galactosamina.

membranas plasmáticas. Finalmente, ciertos proteoglucanos también se unen y regulan las actividades de otros tipos de proteínas de secreción, como enzimas proteolíticas y sus inhibidores.

31.6.4. Síntesis y degradación

La biosíntesis de los proteoglucanos incluye la de los GAG que los forman y la de su núcleo proteico. Una vez que el núcleo proteico se encuentra en la luz del retículo endoplásmico se llevan a cabo las primeras glucosilaciones. Posteriormente, la síntesis de los GAG tiene lugar en el aparato de Golgi, y es una de las rutas biosintéticas de carbohidratos más complejas, que requiere de toda una serie de glucosiltransferasas, epimerasas y sulfotransferasas. La síntesis de una molécula de proteoglucano de condroitín sulfato se muestra en la figura 31.8.

El catabolismo de los proteoglucanos tiene lugar en los lisosomas, por la acción de proteasas, glucosidasas y, en el caso de los sulfatados, sulfatasas. Las endoglucosidasas rompen las cadenas polisacáridas en oligosacáridos más pequeños y, posteriormente, exoglucosidasas específicas de cada tipo de enlace eliminan de uno en uno los residuos de monosacáridos, comenzando por un extremo no reductor. El déficit de una de las glucosidasas impide la degradación del proteoglucano, lo cual conduce a su acumulación intracelular y al aumento del tamaño del tejido. Las enfermedades por acumulación tisular de proteoglucanos se denominan mucopolisacaridosis y en humanos se han descrito más de 12 tipos diferentes.

31.7. PROTEÍNAS ADHESIVAS

Las proteínas adhesivas son el nexo de unión de las integrinas y otras moléculas de la membrana con los componentes de la ECM. En general, son proteínas de gran tamaño con numerosos dominios que permiten su unión a distintas moléculas.

31.7.1. Lamininas

Las lamininas son glucoproteínas heterodiméricas (400-900 kDa) formadas por tres cadenas (α, β y γ) de unos 1.500 aminoácidos cada una, que forman parte de la membrana basal de los tejidos. Las 16 isoformas de lamininas descritas hasta la fecha están formadas por la combinación de las proteínas codificadas por los cinco genes de la subunidad α, cuatro de la β y tres de la γ. Las diferentes isoformas presentan distinta localización tisular y su expresión se encuentra regulada durante el desarrollo.

Las tres cadenas que forman la laminina se asocian a través de enlaces disulfuro formando una estructura en forma de cruz, con tres brazos cortos y uno largo (fig. 31.9). El autoensamblaje a través de los brazos cortos para formar polímeros es reversible y requiere Ca^{2+}. Al igual que la fibronectina, cada una de las cadenas posee dominios específicos capaces de interaccionar con receptores celulares como las integrinas, a través de secuencias RGD (Arg-Gly-Asp), o con otros ligandos extracelulares de la ECM, como el colágeno.

31.7.2. Fibronectina

La fibronectina es una de las principales proteínas del organismo y la principal proteína de adhesión de la ECM. Es una glucoproteína formada por dos subunidades similares de 230 kDa cada una, unidas mediante enlaces disulfuro por sus extremos C-terminal. La fibronectina posee aproximadamente un 5% de carbohidratos, aunque ese porcentaje varía entre las diferentes isoformas de la proteína. Entre sus principales funciones están la remodelación de los tejidos durante la embriogénesis y su participación en el proceso de cicatrización de las lesiones vasculares tras la formación del coágulo de fibrina.

31.7.2.1. Tipos y estructura de la fibronectina

La fibronectina se localiza en la mayoría de los espacios extracelulares de los tejidos en forma insoluble formando multímeros de alto peso molecular. Además, se encuentra en el plasma y en fluidos biológicos como el líquido amniótico, espinal o articular, en forma de dímero soluble. La forma insoluble, de la que se conocen más de 20 isoformas generadas por *splicing* alternativo, es un componente de las estructuras fibrilares extracelulares y

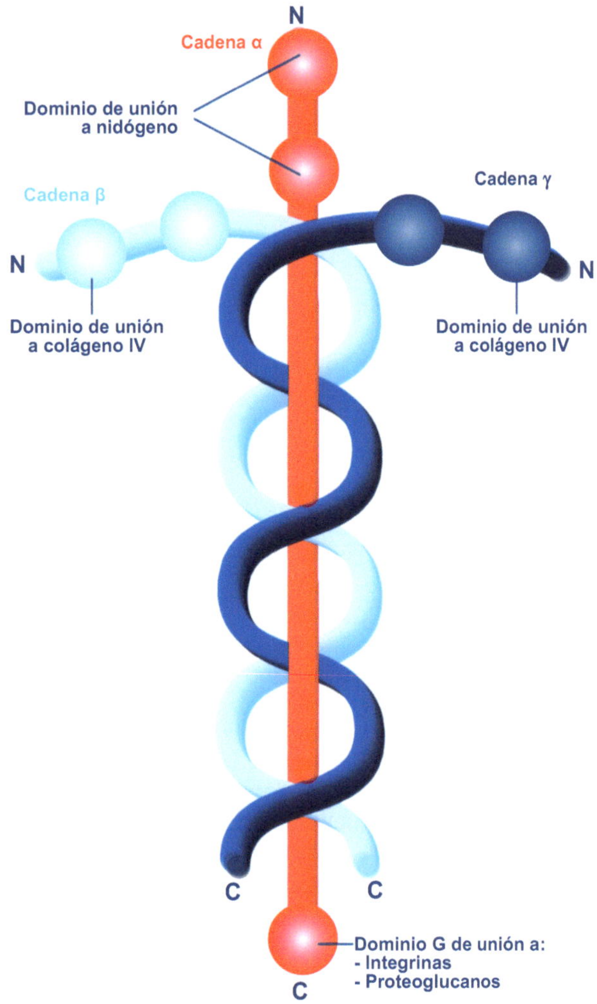

Fig. 31.9 Estructura de la laminina. La laminina está formada por tres subunidades que se asocian formando una estructura en forma de cruz, en la que algunos dominios están implicados en la unión a otros componentes de la membrana basal.

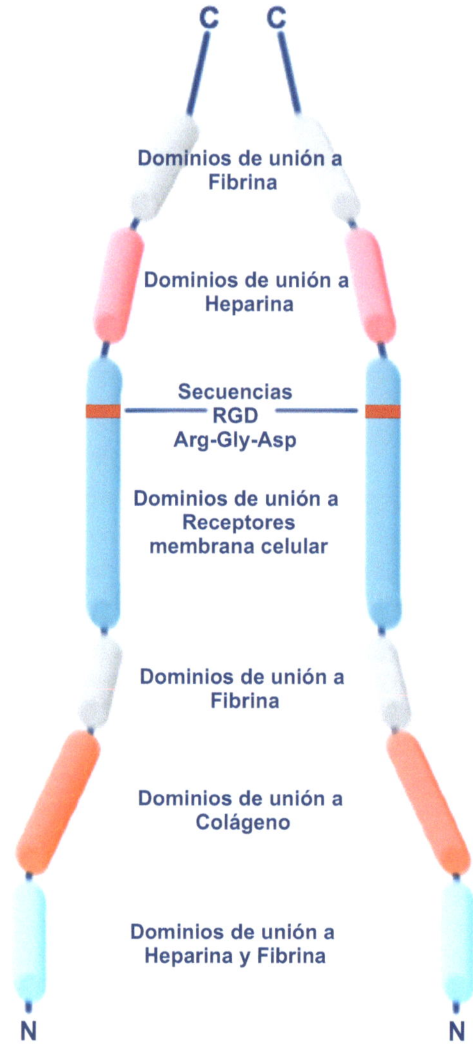

Fig. 31.10 Estructura de la fibronectina. Cada subunidad de la fibronectina tiene varios dominios globulares, algunos de los cuales están implicados en la unión a células o a componentes de la ECM, incluyendo heparina, fibrina, colágeno, DNA. RGD (Arg-Gly-Asp): secuencias de unión a integrinas.

de las membranas basales de todos los tejidos, con la posible excepción del sistema nervioso. Aunque diversos tipos de células tienen la capacidad de sintetizar y secretar fibronectina, la mayor parte de la forma circulante proviene de los hepatocitos, mientras que la principal fuente de la forma tisular, la sintetizan los fibroblastos y las células endoteliales.

Los monómeros de fibronectina poseen una organización modular que se pliega dando lugar a una estructura arrosariada (fig. 31.10) con dominios funcionales que le dotan de capacidad de interactuar con una amplia variedad de macromoléculas de la ECM, como el colágeno, la fibrina, la heparina y diversos proteoglucanos. Además, la fibronectina tiene la capacidad de asociarse con una gran variedad de células, ya que contiene en el dominio III las secuencias de reconocimiento por las integrinas (RDG).

31.7.2.2. Síntesis y ensamblaje

La fibronectina recién sintetizada no se une directamente a las fibrillas preformadas en la ECM. Su ensamblaje está mediado por células y ocurre de una manera secuencial. En primer lugar, la forma soluble (dímero) se une a las integrinas de la membrana celular a través de una interacción con la región N-terminal de la molécula de fibronectina. A continuación, la fibronectina dimérica forma multímeros que se estabilizan por enlaces disulfuro intermoleculares, tras lo cual se libera del receptor quedando depositada, como fibronectina insoluble, en la membrana basal.

31.7.3. Nidógenos

Los nidógenos, o entactinas, son glucoproteínas pequeñas presentes en las membranas basales de prácticamente todos los tejidos. En el hombre se han identificado dos, el nidógeno-1 (150 kDa) y el nidógeno-2 (200 kDa), que estructuralmente son muy similares. Las dos proteínas poseen aproximadamente un 10% de carbohidratos y una estructura tridimensional similar, a pesar de que sólo tienen un 46% de homología en su secuencia aminoacídica. El núcleo proteico consiste en una estructura con tres dominios globulares separados por dos regiones flexibles en forma de varilla (fig. 31.11).

Los nidógenos pueden interaccionar con diferentes moléculas y receptores de la ECM, por las que presentan una alta afinidad, como la laminina y el colágeno IV, por lo que son

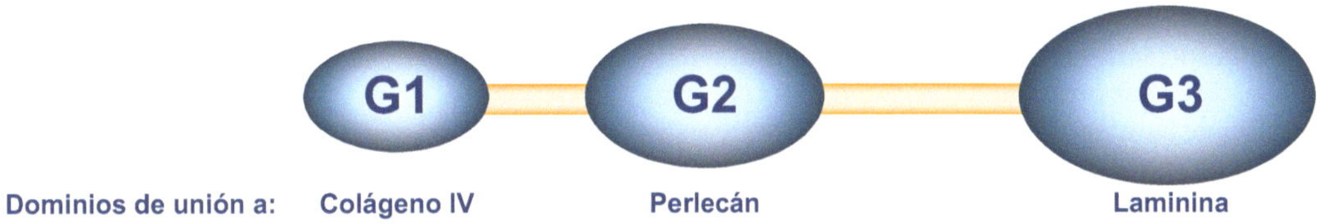

Fig. 31.11 **Estructura de un nidógeno.** Los nidógenos presentan en su estructura tres dominios globulares, implicados en el reconocimiento de otras moléculas de la membrana basal.

consideradas proteínas de unión que estabilizan y mantienen la estructura de la membrana basal (fig. 31.12).

31.8. INTEGRINAS

Las integrinas son una familia de proteínas que se unen a péptidos que contienen la secuencia de tres aminoácidos: arginina, glicina, ácido aspártico (RGD), y actúan como receptores que ponen en comunicación la ECM con el interior celular, regulando la adhesión, la migración, la división y los movimientos celulares.

Las integrinas son dímeros formados por una subunidad α y una β (fig. 31.12). Cada una de estas subunidades posee un gran dominio extracelular con el sitio de unión al ligando, un dominio transmembra, con una sola hélice y una pequeña cola citoplasmática. La subunidad β posee varias Cys y varios enlaces disulfuro intracatenarios, mientras que la α tiene varios sitios de unión a cationes divalentes como Ca^{2+}. Se han identificado al menos 24 integrinas diferentes en humanos formadas por la combinación de las 18 subunidades α y 8 β conocidas.

Los ligandos de las integrinas incluyen aquellos que poseen la secuencia RDG, como la laminina, la fibronectina o el colágeno IV. Además de esta secuencia, que fue la primera caracterizada, algunas integrinas reconocen a otras secuencias presentes en colágeno, laminina y en otros componentes de la ECM, como proteoglucanos de heparán sulfato. Además de fijar las células a la matriz, las integrinas sirven como zona de anclaje para el citoesqueleto. Una de las zonas de unión célula-matriz son los denominados complejos de adhesión focal, en los que se produce la interacción de la integrina con el citoesqueleto. Estos complejos incluyen, además de las integrinas, a otras proteínas como la tirosina quinasa FAK (*Focal Adhesion Kinase*), proteínas de unión a la actina, como talina, paxilina, vinculina, tensina o actinina. Además, en estos complejos se localizan otras moléculas de señalización, como las proteínas adaptadoras Shc, quinasas como Scr o PI_3K, o GTPasas como Rho o Rac.

La unión de las integrinas a sus ligandos extracelulares induce un cambio de conformación en su estructura que altera la asociación con las proteínas intracelulares a las que se encuentran unidas, por el extremo C-terminal de la subunidad β. Así, tras la unión de la integrina a sus ligandos se puede producir la autofosforilación de FAK, lo cual genera sitios de unión para proteínas que poseen dominios SH2 (v. cap. 29), como PI_3K y el complejo Grb2-Sos. La inducción de ambas quinasas da lugar a la activación de la vía de las MAPK (v. cap. 29). De esta manera, la activación de las integrinas acopla la adhesión celular a cambios en la expresión génica similares a los inducidos por los factores de crecimiento. Por otra parte, la unión de las integrinas puede conducir a la activación de las proteínas de la subfamilia Rho (Rho, Rac y Cdc42), que pertenecen a la familia de proteínas G pequeñas (v. cap. 29). Estas proteínas sirven como reguladores universales del citoesqueleto de actina, acoplando las señales de la ECM a variaciones en el movimiento y forma de la célula.

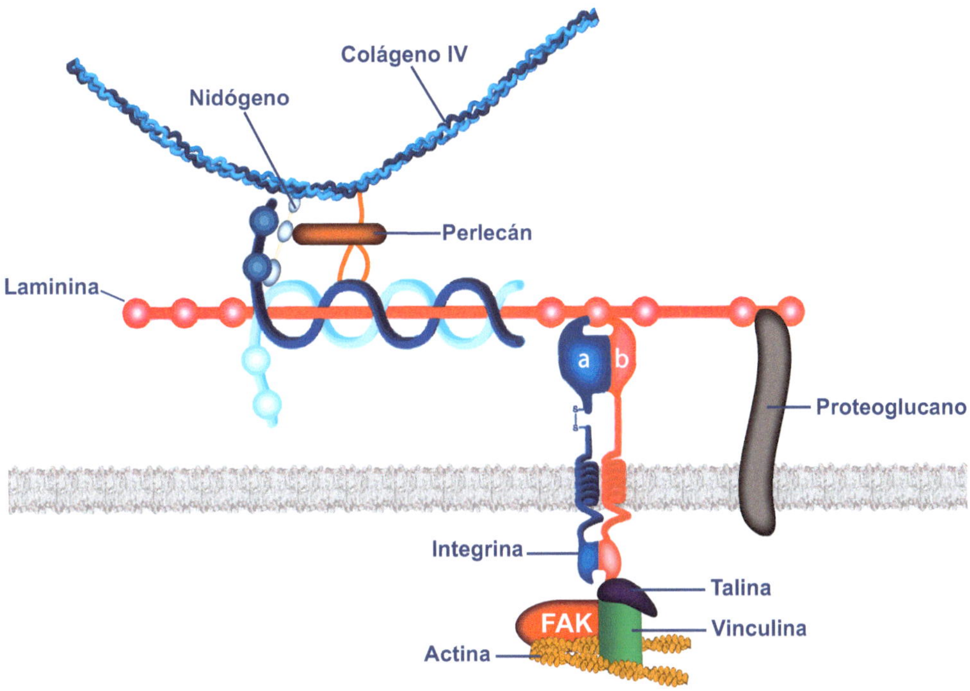

Fig. 31.12 **Estructura y ensamblaje de los principales componentes de la membrana basal.**

Por otra parte, la unión de determinadas moléculas, como la talina, a la cola intracitoplasmática de la integrina, puede alterar su afinidad por las proteínas de la ECM, y son críticas para la activación de la integrina.

31.9. DEGRADACIÓN DE LA MATRIZ EXTRACELULAR: METALOPROTEINASAS

Las metaloproteinasas de la matriz (MMP) son endopeptidasas neutras dependientes de cinc que degradan las proteínas de la matriz extracelular, y que también pueden degradar moléculas de la superficie celular y otras proteínas pericelulares. Desde que en 1960 se descubrió la primera MMP, una colagenasa, se han ido caracterizando otras, y actualmente constituyen una familia que incluye en vertebrados más de 25 tipos, 23 de los cuales se expresan en humanos. Aunque poseen una gran similitud estructural, cada una de ellas está codificada por un gen diferente. Aunque todas la MMP difieren en su estructura y especificidad de sustrato, su acción combinada es capaz de degradar la práctica totalidad de los componentes macromoleculares de la ECM.

31.9.1. Tipos y estructura

Las diferentes MMP se clasificaron inicialmente en función de la especificidad del sustrato como colagenasas, gelatinasas, estromelisinas y matrilisinas (tabla 31.2), pero actualmente la clasificación se ha ampliado teniendo en cuenta también su función y su estructura.

La estructura básica de las MMP presenta varios dominios: un péptido señal, que dirige la secreción al exterior de la célula; un propéptido o prodominio que mantiene a la enzima latente o inactiva hasta que se elimina por proteolisis; y un dominio catalítico en el extremo C-terminal en el que se une el cinc. Sobre esta estructura básica, denominada dominio mínimo, aparecen diversas variantes; un dominio tipo hemopexina que media la especificidad del sustrato y las interacciones con inhibidores endógenos o, en el caso de las MMP asociadas covalentemente a la membrana plasmática (MT-MMP, *Membrane Type MMP*), un dominio transmembrana sencillo o un dominio pequeño en el C-terminal citoplasmático con una zona hidrofóbica con glucosilfosfatidilinositol (GPI), que actúa como zona de anclaje a la membrana. En la tabla 31.2 se muestra, para cada MMP, el tipo de estructura y dominios que presenta.

El dominio catalítico posee los bolsillos de unión a los que se unen los sustratos. La actividad colagenolítica requiere la unión y orientación de la fibrilla de colágeno, el desenrollamiento local de su estructura de triple hélice y la rotura secuencial de la cadena, ya que la hendidura catalítica es demasiado estrecha para acomodarse a la triple hélice completa. Las MMP-2 y MMP9 (gelatinasas), se distinguen por la inserción de tres repeticiones ricas en cisteína en el dominio catalítico. Estos insertos se parecen a las repeticiones de unión al colágeno tipo II de la fibronectina y se requieren para la unión y degradación del colágeno y la elastina. Este dominio catalítico está conectado al dominio hemopexina por una bisagra o región de unión H, que es variable en longitud y composición entre las diferentes MMP y modula también la especificidad por el sustrato.

Las MMP secretadas suelen localizarse cerca de la membrana celular al unirse a las integrinas, u otros receptores como CD44, a proteoglucanos de heparán sulfato o al colágeno tipo IV.

31.9.2. Regulación de la actividad de las MMP

La actividad proteolítica de las MMP se regula fundamentalmente a tres niveles: transcripción, activación de la proenzima e inactivación, aunque también están implicados otros mecanismos, como la estabilidad del mRNA, o la compartimentación y secreción de la MMP, entre otros. Todos estos mecanismos operan coordinadamente para asegurar que la expresión y actividad de las MMP se circunscriban a aquellos sitios y condiciones en los que es necesaria su actividad. Cuando se producen alteraciones en estos mecanismos, como ocurre en los tumores malignos, la actividad proteolítica incontrolada favorece los procesos de la invasión y la metástasis que acompañan al cáncer.

31.9.2.1. Regulación de la transcripción de las MMP

Las MMP se expresan poco en los tejidos normales, pero se sintetizan y activan rápidamente en situaciones que requieren la remodelación tisular. Entre otros, la IL-1 (*Interleukin-1*), el TNF-α (*tumor necrosis factor* α), el PDFG (*Platelet-Derived Growth Factor*) o el EMMPRIN (*Extracellular Matrix Metalloproteinase Inducer*) poseen un efecto estimulador de la transcripción de las MMP.

31.9.2.2. Activación de las MMP

Las MMP se sintetizan como zimógenos inactivos en estado latente (pro-MMP). En este estado, el prodominio posee un residuo de Cys crítico al cual se une el átomo de cinc. Esta unión enmascara el sitio activo, ya que evita la hidratación del Zn^{2+} necesaria para la actividad proteolítica de la enzima, con lo cual se mantiene inactiva. Se requiere la eliminación de ese propéptido para que se active la proteasa.

La activación de las pro-MMP se lleva a cabo a través de una cascada proteolítica que requiere, en primer lugar, la escisión del plasminógeno para crear plasmina, que es el activador fisiológico principal de las MMP. La *plasmina* se puede generar a partir del plasminógeno por acción del activador tisular del plasminógeno (tPA) unido a la fibrina o por la *uroquinasa activadora del plasminógeno* (uPA) unida a un receptor de la membrana celular. Varios tipos de células, como las musculares lisas, las endoteliales y las implicadas en la remodelación de los tejidos, especialmente los macrófagos, expresan uPA y sus receptores. Una vez que se inicia la cascada, algunas MMP activas pueden a su vez activar a otras.

31.9.2.3. Inhibición de las MMP

La actividad de las MMP se bloquea por inhibidores generales presentes en plasma y fluidos tisulares, como la α_2-macroglobulina, o por inhibidores más específicos, los TIMP (*Tissue Inhibitors of MetalloProteinases*). Se han identificado cuatro TIMP en mamíferos, los cuales pueden estar anclados en la ECM o bien pueden ser secretados al espacio extracelular. A pesar de su similitud estructural, los TIMP poseen diferencias en términos de la especificidad del sustrato. Los TIMP se unen a las MMP de manera no covalente e irreversible en complejos estequiométricos 1:1.

Tabla 31.2 **Principales metaloproteinasas (MMP) humanas**

Subtipo	Nombre común	Estructura	Sustratos principales
Colagenasas-secretadas			
MMP-1	Colagenasa-1, de fibroblastos	B	Colágeno I, II, III, VII y X
MMP-8	Colagenasa-2, de neutrófilos	B	Colágeno I, II, III
MMP-13	Colagenasa-3	B	Colágeno I
Gelatinasas-secretadas			
MMP-2	Gelatinasa A	C	Gelatina I, colágeno IV, V, VII, X
MMP-9	Gelatinasa B	C	Gelatina I y V, colágeno IV, V; fibronectina
Estromelisinas-secretadas			
MMP-3	Estromelisina-1	B	Fibronectina; laminina; gelatina I, III, IV V; colágeno III, IV, IX y X; pro-MMP-1; proteoglucanos
MMP-10	Estromelisina-2	B	Fibronectina; gelatina I, III, IV, V; colágenos III, IV y V; pro-MMP-1 y pro-MMP-8
MMP-11	Estromelisina-3	D	Desconocido
MMP-19	RASI 1 (estromelisina-4)	B	Agrecán; colágeno IV, laminina, nidógeno, fibronectina, gelatina I
Matrilisinas-secretadas			
MMP-7	Matrilisina 1	A	Gelatina I, III, IV,V; fibronectina, laminina; pro-MMP-1 y pro-MMP-8
MMP-26	Matrilisina 2 (Endometasa)	A	Colágeno IV, fibronectina, fibrinógeno; caseína; gelatina I, II; actina; pro-MMP-9
MMP de membrana			
MMP-14	MT1-MMP	E	pro-MMP-2; agrecán
MMP-15	MT2-MMP	E	MMP-2, gelatina
MMP-16	MT3-MMP	E	Colágeno III; fibronectina; pro-MMP-2
MMP-24	MT5-MMP	E	pro-MMP-2; fibronectina
MMP-17	MT4-MMP	F	Fibrina
MMP-25	MT6-MMP	F	pro-MMP-2
Otras MMP			
MMP-12	Metaloelastasa de macrófagos	B	Elastina
MMP-20	Enamelisina (esmalte dental)	B	Amelogenina, agrecán
MMP21		D	α_1-antitripsina
MMP-23 (Ay B)	Femalisina (membrana RE)	G	Regulación de canales de K^+
MMP-27	(homóloga MMP-10)	B	Fibronectina; laminina; gelatina; colágeno
MMP-28	Epilisina	D	Caseína

Tipo de estructura:
A: dominios mínimos (prodominio; dominio catalítico).
B: dominios mínimos con dominio de hemopexina.
C: dominios mínimos con dominio de hemopexina e inserto de fibronectina.
D: dominios mínimos con dominio de hemopexina y sitio de activación por furina.
E: dominios mínimos transmembrana y sitio de activación por furina.
F: dominios mínimos con dominio de hemopexina y ligadas a GPI (glucosilfosfatidilinositol), y sitio de activación por furina.
G: dominios mínimos transmembrana, dominio rico en Cys/Pro, dominio tipo Ig.

RESUMEN

1. **El colágeno, principal componente de los tejidos conectivos, es una proteína formada por tres cadenas que poseen una secuencia repetitiva de Gly-X-Y, en donde X suele ser Pro e Y hidroxi-Pro. Las tres cadenas forman una hélice dextrógira denominada tropocolágeno, que puede formar fibras (colágeno fibrilar) o redes (colágeno no fibrilar).**
2. **En la elastina se alternan dominios hidrofílicos ricos en Lys con otros hidrofóbicos ricos en Val, que le proporcionan gran elasticidad a la molécula.**
3. **Los proteoglucanos son estructuras formadas por carbohidratos (glucosaminoglucanos) y proteínas que forman el gel en el que se encuentran las moléculas de la ECM. Debido a que son polianiones se encuentran fuertemente hidratados, por lo que proporcionan hidratación, y soporte mecánico y elástico a los tejidos.**
4. **La lámina basal, una forma especializada de la matriz extracelular presente en todas las monocapas celulares, está formada por colágeno IV; laminina, una proteína glucosilada que forma fibras; nidógeno que actúa como proteína de unión y perlecán, un proteoglucano con heparán sulfato.**
5. **Las integrinas son receptores que se unen a péptidos que contienen la secuencia (RGD). Además de fijar las células a la matriz, las integrinas sirven como zona de anclaje para el citoesqueleto actuando como receptores que ponen en comunicación la ECM con el interior celular, regulando la adhesión, la migración, la división y los movimientos celulares.**
6. **Las metaloproteinasas (MMP) son endopeptidasas neutras dependientes de cinc que degradan las proteínas de la matriz extracelular y que se sintetizan como zimógenos inactivos (pro-MMP) que requieren proteolisis para su activación.**

Bibliografía

Folgueras AR, Pendás AM, Sánchez LM, López-Otín C. Matrix metalloproteinases in cancer: from new functions to improved inhibition strategies. Int J Dev Biol 2004;48:411-24.

Gordon MK, Hahn RA. Collagens Cell Tissue Res. 2010;339:247-57.

Iozzo RV. Basement membrane proteoglycans: from cellar to ceiling. Nat Rev Mol Cell Biol. 2005;6:646-56.

Iyer RP, Patterson NL, Fields GB, Lindsey ML. The history of matrix metalloproteinases: milestones, myths, and misperceptions. Am J Physiol Heart Circ Physiol. 2012;303:H919-30.

LeBleu VS, MacDonald B, Raghu Kalluri R. Structure and Function of Basement Membranes. Exp Biol Med. 2007;232:1121-9.

Schaefer L, Schaefer RM. Proteoglycans: from structural compounds to signaling molecules. Cell Tissue Res. 2010;339:237-46.

Shattil SJ, Kim C, Ginsberg MH. The final steps of integrin activation: the end game. Nat Rev Mol Cell Biol. 2010;11:288-300.

Tzu J, Marinkovich MP. Bridging structure with function: structural, regulatory, and developmental role of laminins. Int J Biochem Cell Biol. 2008;40:199-214.

Wehrle-Haller B. Structure and function of focal adhesions. Curr Opin Cell Biol. 2012;24:116-24.

Yamauchi M, Sricholpech M. Lysine post-translational modifications of collagen. Essays Biochem. 2012;52:113-33.

Capítulo 32

Bioquímica de la coagulación

Fernando Escrivá Pons

OBJETIVOS DE APRENDIZAJE

- **Entender el conjunto de mecanismos destinados a evitar la salida de sangre consecuente a la lesión de un vaso (hemostasia).**
- **Comprender el papel de las plaquetas en la hemostasia.**
- **Comprender la intervención de la fibrina en la composición del coágulo.**
- **Entender el proceso de coagulación de la sangre fuera del organismo cuando establece contactos con materiales que presentan cargas negativas en su superficie.**

32.1 INTRODUCCIÓN

La sangre es un elemento vital para las células de los tejidos, porque deben recibir ininterrumpidamente el oxígeno, sustratos y elementos defensivos que se encuentran en ella. Por eso, la pérdida de sangre como consecuencia de la ruptura de los vasos por donde circula es una condición potencialmente grave; la gravedad depende de la velocidad de salida y del volumen extravasado. Para minimizar ambos, la sangre tiene la extraordinaria capacidad de experimentar una condensación localizada y formar un tapón sobre la herida; en ello consiste la coagulación. Con este fin se forma una red macromolecular, tridimensional e insoluble que atrapa los elementos de la sangre: la fibrina, parte esencial del coágulo.

El precursor inmediato de la fibrina es el fibrinógeno, que se encuentra disuelto en la sangre. Su conversión en fibrina es catalizada por la *trombina*, que es una proteasa cuya formación ocurre al final de una serie de reacciones que son consecutivas y se influyen mutuamente; constituyen la cascada de la coagulación. Ésta se pone en marcha cuando el endotelio vascular se rasga y la región subendotelial queda expuesta a la sangre. Las plaquetas circulan en la zona periférica de los vasos e interactúan rápidamente con dicha región, produciéndose en ellas el fenómeno denominado activación. Ésta implica que las plaquetas proporcionen factores que intervienen en la cascada de la coagulación, así como superficies membranosas cargadas negativamente.

Las superficies electronegativas son cruciales para la coagulación, porque permiten que algunos factores proteicos y el Ca^{2+} que intervienen en el proceso sean reclutados sobre ellas e interaccionen entre sí y con sus componentes fosfolipídicos. Dichas superficies electronegativas actúan como una especie de plataformas que aproximan a los distintos factores y colaboran en su transformación a conformaciones activas.

32.2. HEMOSTASIA PRIMARIA Y SECUNDARIA

Cuando se lesiona un vaso sanguíneo, una pequeña fracción de la sangre pasa a estado semisólido y tapona la zona herida; el resto permanece en estado líquido, fluyendo a través del sistema circulatorio. Esta facultad de la sangre de experimentar una condensación localizada (coagulación) y formar una especie de gel (coágulo) para detener la hemorragia se denomina *hemostasia* y es esencial para la supervivencia. El acontecimiento clave de la coagulación es la conversión del fibrinógeno, proteína disuelta en el plasma, en una red tridimensional e insoluble de fibrina que atrapa en ella a los componentes de la sangre. En la hemostasia, las plaquetas y la cascada proteolítica intervienen simultáneamente y de manera coordinada. Ambos factores son cruciales para que se produzcan los dos hechos que constituyen la base de la coagulación: primero, la formación de un tapón plaquetario en la zona lesionada, lo que se denomina hemostasia primaria; después, la formación del coágulo, o hemostasia secundaria.

Si los mecanismos que conducen a la coagulación de la sangre se activan inapropiadamente, de manera patológica, se generan coágulos innecesarios, llamados *trombos*; éstos ocluyen total o parcialmente los vasos y dificultan o impiden la circulación de la sangre. Para evitar esa grave situación, llamada trombosis, existen mecanismos que disminuyen la coagulabilidad de la sangre. En esos mecanismos desempeñan un papel decisivo las células endoteliales, las cuales recubren la parte interior de los vasos. En este capítulo se describen las funciones que realizan estas células para evitar la formación espontánea de trombos.

32.3. EL ENDOTELIO VASCULAR

En la estructura de las arterias y venas se distinguen tres capas. De fuera hacia dentro son: adventicia, media e íntima. La primera está compuesta esencialmente de tejido conjuntivo. La media contiene fibras musculares lisas que se contraen rápidamente tras la ruptura del vaso; así disminuye su diámetro y se reduce el volumen de sangre que escapa por la herida. La capa íntima es la más importante en relación con la hemostasia. Consta de un endotelio y una región subendotelial. El endotelio es su parte más interna y se trata de una capa de células que establecen contacto directo con la sangre. No es sólo una barrera protectora pasiva sino un verdadero órgano que ejerce funciones esenciales en la hemostasia: la membrana luminal de las células endoteliales contiene muchas proteínas y la función de algunas de ellas es evitar la coagulación de la sangre. En la membrana opuesta o abluminal también se encuentran múltiples proteínas cuyos extensos dominios extracelulares permiten la fijación de estas células a la región subendotelial. En ella se encuentra una fina capa de matriz extracelular, la membrana basal, que es la verdadera plataforma de anclaje. Está compuesta por macromoléculas, entre las que destacan mucopolisacáridos y proteínas. Cuando el endotelio se rasga, la sangre entra en contacto con la región subendotelial y entonces las plaquetas se unen a algunas de esas proteínas, sobre todo al colágeno. Las células endoteliales ejercen acciones que tienden a evitar la aparición espontánea de trombos; por eso, el endotelio es una superficie trombo-resistente. Por el contrario, la región subendotelial tiene componentes que activan la hemostasia, es decir, es una región trombogénica. De ahí que el acontecimiento clave para que la hemostasia se desencadene sea la ruptura del endotelio y la consecuente exposición de esa región a la sangre. Los mecanismos que dotan de trombo-resistencia a las células endoteliales son los siguientes:

1. Sintetizan óxido nítrico (NO) gracias a la *NO-sintasa endotelial* (eNOS); este gas difunde a las plaquetas, donde disminuye el nivel de Ca^{2+} citosólico. Este catión tiene un papel decisivo en la activación de las plaquetas, proceso imprescindible para la hemostasia.
2. Producen prostaglandina I2 (prostaciclina) a partir del ácido araquidónico, la cual eleva el AMPc de las plaquetas. Para que éstas puedan activarse se requiere que el nivel de AMPc se mantenga bajo y por ello la prostaciclina es un inhibidor de la activación plaquetaria.
3. Las plaquetas activadas segregan ATP y ADP. Estos nucleótidos actúan autocrina y paracrinamente para amplificar la activación. La membrana de las células endoteliales contiene una ectonucleotidasa que los hidroliza y, por lo tanto, se opone a ese efecto amplificador.
4. Las células endoteliales producen TFPI (*Tissue Factor Pathway Inhibitor*), un factor que inhibe la fase inicial de la coagulación y de ese modo regula a la baja su intensidad.
5. También producen el activador tisular del plasminógeno, proteína que cataliza la formación de *plasmina*, que es una enzima fibrinolítica. Por lo tanto, el endotelio, además de evitar la coagulación, desempeña un papel clave para que se degraden los coágulos.

32.4. LAS PLAQUETAS

Las plaquetas han aparecido relativamente tarde en la evolución y sólo se encuentran en los mamíferos. Sus precursores, los megacariocitos, residen en la médula ósea y proceden de células progenitoras mediante una diferenciación regulada por la trombopoyetina (fig. 32.1). Son células gigantes provistas de varios núcleos, porque su DNA se replica sin que se produzca división celular (endomitosis). Contienen un citoplasma extenso y granulado. Durante la diferenciación, su citoesqueleto y membrana se reorganizan; ésta se invagina extensamente, dividiendo el citoplasma en múltiples zonas que serán las verdaderas precursoras de las plaquetas. El mecanismo, denominado trombopoyesis, aún no se conoce con detalle. Las plaquetas son muy abundantes en la sangre (150.000-400.000 por mm^3). Su vida media es de 6-12 días, y son destruidas por los macrófagos del sistema reticuloendotelial. Son los elementos formes más pequeños de la sangre (2-5 μm de diámetro). Tienen un aspecto discoidal irregular y la superficie lisa, aunque cuando se activan se vuelve rugosa y proyecta unos salientes espinosos. Las plaquetas no son propiamente células ya que carecen de núcleo y, sin embargo, contienen el mRNA producido por los megacariocitos, así como la maquinaria requerida para la síntesis de proteínas. En estado basal, esta síntesis es muy reducida, pero se intensifica rápidamente cuando se activan.

En las plaquetas hay dos elementos particularmente importantes para sus funciones: los receptores de membrana y los gránulos citoplasmáticos. Los primeros son glucoproteínas de varias clases: integrinas, ricas en leucina, acopladas a proteínas G, inmunoglobulinas, lectinas, etc. Los gránulos, rodeados de una membrana simple, son de dos tipos: α y δ (o densos). Están repletos de sustancias que se vierten al exterior cuando la plaqueta se activa y ejercen una amplia gama de efectos autocrinos y paracrinos que potencian la activación de la propia plaqueta e inducen la de las plaquetas vecinas.

32.5. ACTIVACIÓN DE LAS PLAQUETAS

Mientras la pared vascular permanece íntegra, las plaquetas circulan en un estado basal o quiescente. Pero si el vaso se lesiona y la sangre accede a la región subendotelial, las plaquetas se adhieren al colágeno y eso induce su activación. Ello significa que experimentan una serie de cambios que conducen a la formación del tapón hemostático primario y a la coagulación. Estos cambios resultan de múltiples procesos. El orden en que suceden es difícil de determinar, ya que la mayoría son sinérgicos y se potencian mutuamente, y además, las condiciones del flujo sanguíneo pueden alterar su secuencia. Resulta práctico, sin embargo, estudiarlos según la pauta que se describe a continuación.

32.5.1. Cambio de forma

Cuando las plaquetas establecen contactos con el colágeno se estimula una serie de señales intracelulares (que se describen más adelante) que reorganizan su citoesqueleto; como consecuencia se contraen, se vuelven más esféricas y emiten unas prolongaciones (filopodios) que les dan una forma estrellada (fig. 32.2).

32.5.2. Activación de los receptores de adhesión al colágeno

Las plaquetas se adhieren a varios componentes de la matriz subendotelial: FvW (factor de von Willebrand), laminina, fibronectina y sobre todo al colágeno, ya que tienen en su membrana muchas proteínas capaces de interaccionar con éste. Esas proteínas se designan con las siglas GP por su carácter glucoproteico. A veces se las ha denominado receptores del colágeno, pero la verdadera función de la mayoría de ellas no está bien definida; de hecho, se considera que sólo tres actúan propiamente como receptores del colágeno: GPVI, GPIa/IIa y GPIb/IX/V. Las dos primeras se unen a esa proteína directamente, mientras que la última lo hace a través del FvW (fig. 32.2). Las características de estos tres receptores se describen a continuación.

32.5.2.1. Receptor GPVI

Es una cadena polipeptídica larga muy glucosilada. Su estructura se describe en detalle en la figura 32.3. Este receptor forma

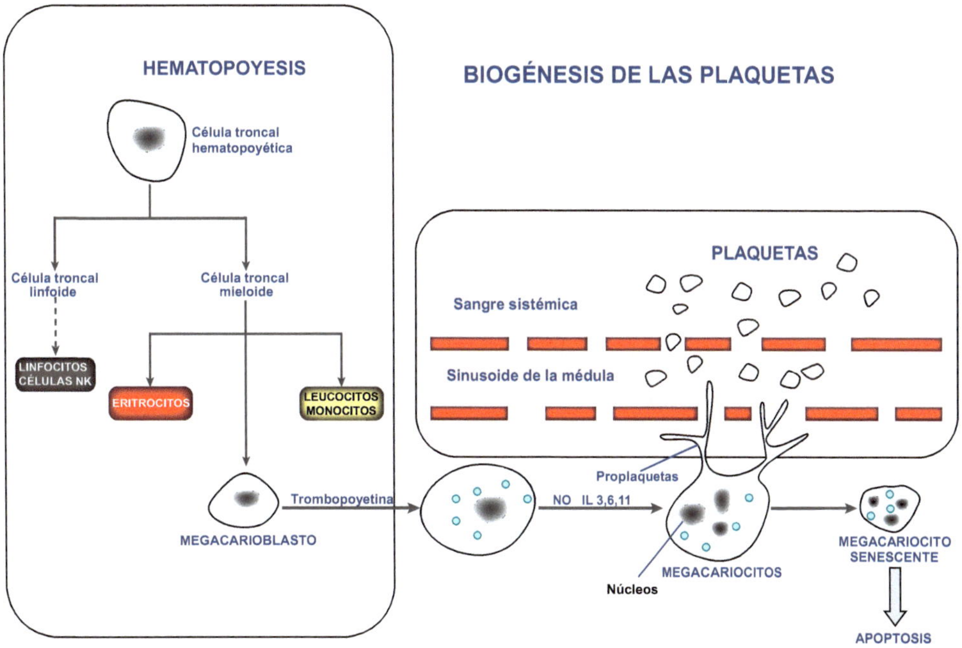

Fig. 32.1 Biogénesis de las plaquetas. A partir del nacimiento, la hematopoyesis (generación de los elementos formes de la sangre) tiene lugar en la médula ósea. Las plaquetas proceden de los megacariocitos que, a su vez, derivan de las células troncales mieloides. Los megacariocitos contienen muchos núcleos, debido a que su DNA experimenta ciclos de replicación que no van seguidos de divisiones celulares. En su citoplasma se desarrollan unas membranas de demarcación que lo dividen en regiones, las precursoras de las plaquetas. El citoplasma también se extiende emitiendo unas finas prolongaciones ramificadas denominadas proplaquetas, que se introducen en los sinusoides de la médula. Éstos son una especie de capilares anchos desde los que las células sanguíneas producidas en la médula se vierten a la circulación sistémica. Las plaquetas se forman a partir de esas prolongaciones, por fragmentación de sus extremos. Dado que prácticamente todo el citoplasma se desprende en forma de plaquetas, lo que queda del megacariocito es una forma celular más pequeña, denominada megacariocito senescente, que experimenta apoptosis. Aproximadamente, cada megacariocito produce entre 5.000 y 10.000 plaquetas.

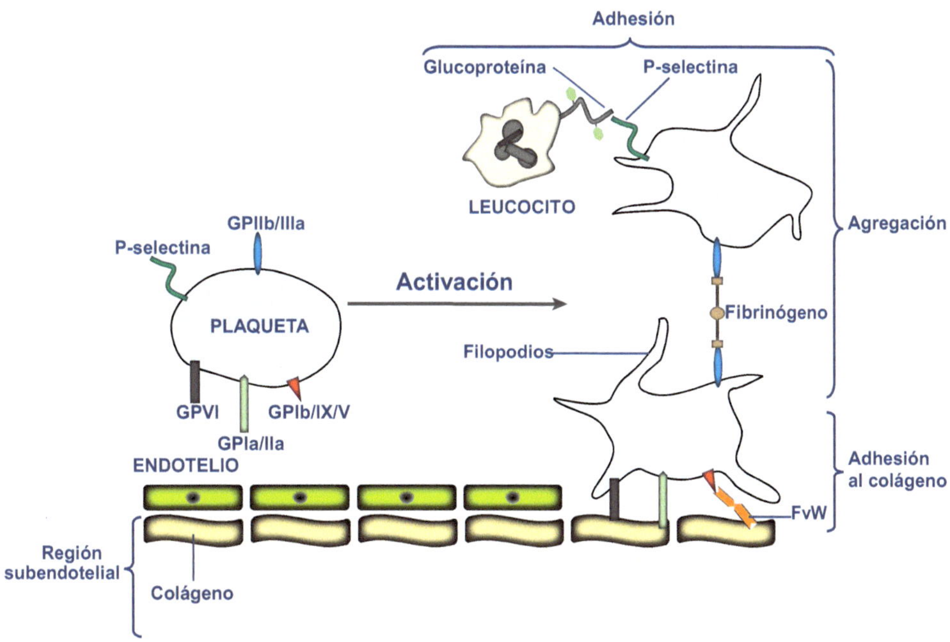

Fig. 32.2 Adhesión de las plaquetas al colágeno y agregación. Se representa una plaqueta con los principales receptores que intervienen en la adhesión al colágeno y agregación. Cuando se produce la ruptura de la capa endotelial, la sangre accede a la región subendotelial y las plaquetas experimentan una activación, ilustrada en la figura mediante el cambio de su forma. Entonces se adhieren al colágeno situado en esa región, de dos maneras: directamente –mediante los receptores GPVI y GPIa/IIa– e indirectamente –mediante el receptor GPIb/IX/V ligado al FVW, que actúa como puente–. En la agregación intervienen principalmente el receptor GPIIb/IIIa y el fibrinógeno. Por otra parte, la P-selectina –situada en la membrana de las plaquetas– tiene una elevada afinidad por los restos glucídicos presentes en las glucoproteínas de la superficie de los leucocitos, lo que permite la fijación de estos glóbulos blancos a los agregados plaquetarios.

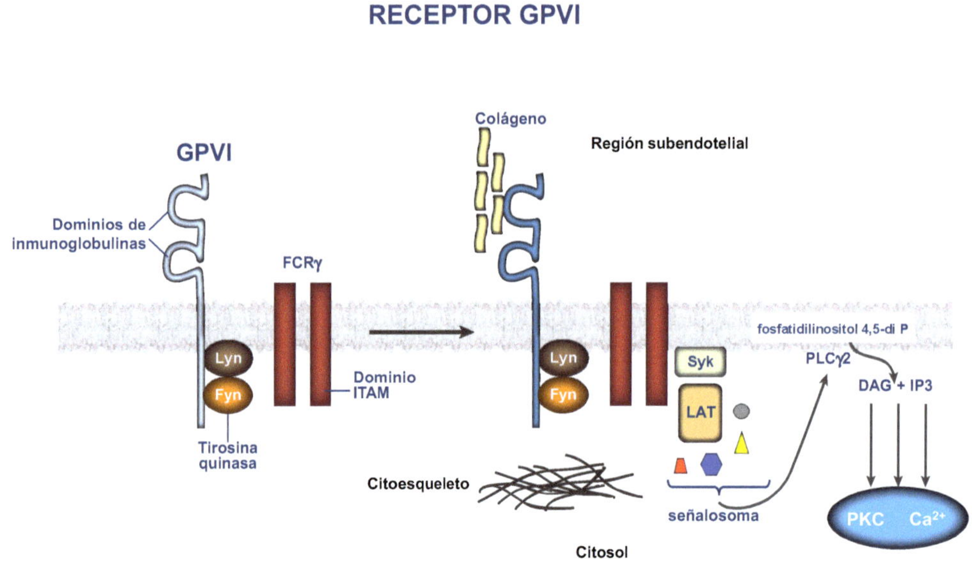

Fig. 32.3 **Receptor GPVI.** Este receptor de adhesión al colágeno está constituido por una cadena polipeptídica transmembrana en cuya región extracelular posee dos dominios de inmunoglobulinas; en uno de ellos se encuentra el sitio de interacción con el colágeno. La cadena está constitutivamente unida en su cola citosólica a dos tirosinquinasas: Lyn y Fyn. El receptor forma un complejo con la proteína FCRγ, que es un dímero de la cadena γ que forma parte de ciertos receptores de anticuerpos. Dicha cadena posee un dominio llamado ITAM (*Immunoreceptor Tyrosine-Based Activation Motif*), susceptible de fosforilación por las tirosina quinasas. Ésta se produce cuando el receptor se une al colágeno; entonces, varias proteínas adaptadoras y efectoras son reclutadas y asociadas a su región citosólica. Con ello se forma un *señalosoma*, macrocomplejo proteico que actúa como maquinaria inductora de señales intracelulares. El resultado más importante es la liberación de DAG e IP3, que inducen incrementos de la actividad de la PKC y de la concentración de Ca^{2+}. Ambos contribuyen a la activación de la plaqueta: inducen un cambio de su forma, la exocitosis de los gránulos, etc.

un complejo con otras proteínas. En la región transmembrana se une a la proteína FcR-γ y en la región citosólica está asociado a dos *tirosina quinasas*, Lyn y Fyn. Todo ello es necesario para que el receptor induzca una serie de procesos intracelulares que se describen a continuación.

Cuando el colágeno se une a GPVI, se acumulan varios de estos receptores en zonas de la membrana ricas en colesterol; las proteínas Lyn y Fyn interaccionan con FcR-γ y fosforilan un dominio de esta, que entonces se asocia a otra tirosina quinasa, Syk. Esta se autofosforila y recluta a la proteína adaptadora LAT (*Linker for Activation of T cells*), a la que se acoplan varias proteínas más. El resultado es que se forma un complejo transductor (señalosoma) que pone en marcha vías de señales, produciéndose una serie de efectos. Los más destacables son la estimulación de la *PI3-quinasa* (PI3k) y de la *fosfolipasa Cγ2* (PL Cγ2). Esta última hidroliza el fosfatidilinositol 4, 5-bisfosfato de la membrana, produciéndose dos mensajeros, el diacil-glicerol (DAG) y el inositol 1, 4, 5-trifosfato (IP3), lo que conduce a la activación de la *proteína quinasa C* (PKC) y a un aumento del Ca^{2+} citosólico, respectivamente. Ello tiene dos consecuencias importantes: la reorganización del citoesqueleto y la exocitosis granular. Entre los agonistas que liberan las plaquetas destaca el ADP porque induce la activación del otro receptor directo, GPIa/IIa. Por otra parte la activación de GPVI también conduce a la estimulación de un receptor que está implicado en la agregación plaquetaria, el GPIIb/IIIa (v. apartado 32.4.3). En resumen, el receptor GPVI inicia la adhesión de las plaquetas al colágeno y, además, pone en marcha vías de señales que provocan la exocitosis de sus gránulos y la activación de otros receptores, los de adhesión y de agregación.

32.5.2.2. Receptor GPIa/IIa

Es un receptor relativamente poco abundante, de la familia de las integrinas y, como todas ellas, está formado por dos cadenas transmembrana: Ia (o α_2) y IIa (o β_1), unidas no covalentemente. Ambas poseen regiones exteriores largas, con un dominio globular, y colas citoplasmáticas cortas (fig. 32.4A). Su función es unirse al colágeno de tipo I. Este receptor presenta múltiples conformaciones con distinta afinidad por ese ligando. El ADP que liberan las plaquetas, como se ha visto anteriormente, promueve señales intracelulares que, a través de las colas citosólicas, inducen un cambio de las regiones exteriores; así, éstas adquieren una conformación más extendida que presenta mayor afinidad por el colágeno. Estos incrementos de afinidad en la región extracelular de un receptor inducidos por cambios que experimenta su región citoplasmática se conocen como activaciones de dentro hacia fuera (*inside-outside*). Por otra parte, la unión de GPIa/IIa al colágeno induce un incremento del Ca^{2+} citosólico que refuerza el promovido por el receptor GPVI, y de esta manera, el GpIa/IIa también actúa como un potenciador de la agregación de las plaquetas.

32.5.2.3. Factor de von Willebrand (FvW) y receptor GPIb/IX/V

El receptor GPIb/IX/V fija las plaquetas al colágeno indirectamente, a través del FvW como intermediario, y por ello se describen en primer lugar las características de este factor, esquematizadas en la figura 32.5. El FvW es una glucoproteína polimérica de gran tamaño. Las células endoteliales y los megacariocitos sintetizan una molécula precursora, que se glucosila en el retículo endoplásmico, donde también se dimeriza, por una asociación cola-con-cola. Después, los dímeros son transferidos al aparato de Golgi, en donde se polimerizan linealmente por medio de enlaces disulfuro. Pueden llegar a ensamblarse hasta cien dímeros de FvW, fabricándose multímeros gigantes de pesos moleculares superiores a 10×10^6 Da (fig. 32.5). En las células endoteliales, esos multímeros se empaquetan densa y ordenadamente y los segregan por la membrana luminal a la

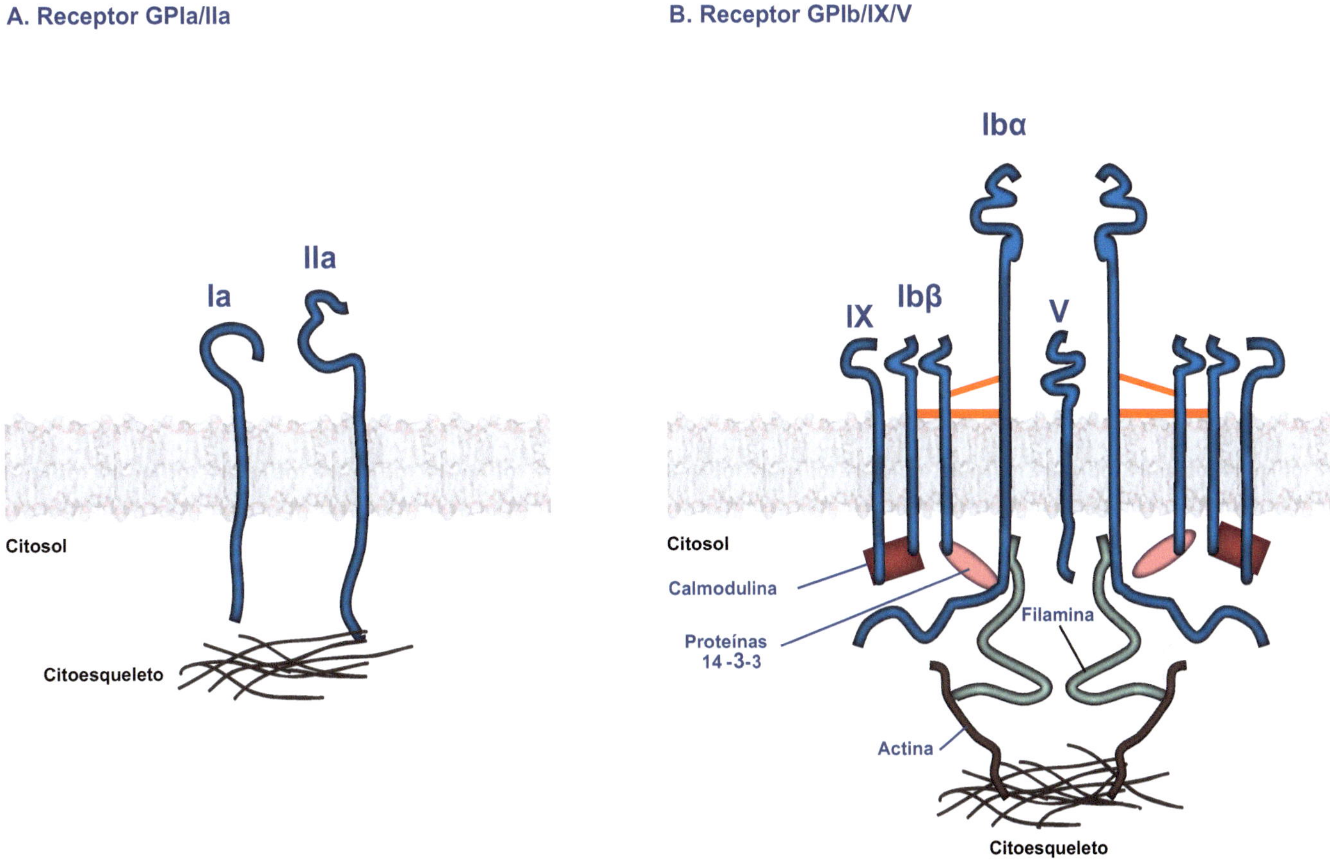

Fig. 32.4 **Receptores GPIa/IIa y GPIb/IX/V. A.** El receptor GPIa/IIa pertenece a la superfamilia de las integrinas, proteínas heterodiméricas transmembrana que mediatizan la adhesión de las células a diversos ligandos presentes en la matriz extracelular o en la membrana de otras células. **B.** El receptor GPIb/IX/V posee una estructura muy compleja, integrada por nueve subunidades. Es un receptor de adhesión al colágeno, al cual no se une directamente sino a través del FvW. Las colas citoplasmáticas de las subunidades establecen contactos con proteínas que interaccionan con el citoesqueleto (filamina) o son transductoras de señales.

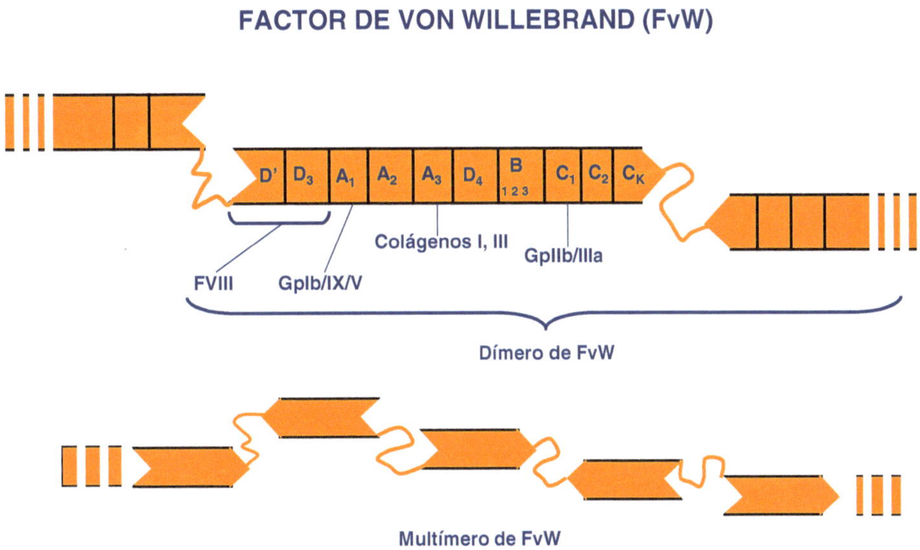

Fig. 32.5 **Factor de von Willebrand (FvW).** El FvW es una enorme proteína multimérica sintetizada por las células endoteliales y los megacariocitos. En las primeras, esta gran molécula se almacena en forma tubular en los cuerpos de Weibel-Palade, de manera muy ordenada; en las plaquetas se encuentra en los gránulos α. El gran tamaño y la complejidad del FvW determinan la presencia en su estructura de múltiples dominios con capacidad de unión a una diversidad de proteínas: colágeno, FVIII de la coagulación, receptor de adhesión GPIb/IX/V, receptor de agregación GPIIb/IIIa, etc; de ahí la multifuncionalidad de este factor. La exposición del FvW subendotelial a la tensión hemodinámica presente en los vasos sanguíneos induce cambios en su estructura, con la consecuente apertura de algunos de los dominios a sus ligandos.

sangre y por la basal al subendotelio, en donde permanecen asociados al colágeno. En las plaquetas, el FvW se almacena en los gránulos α y cuando, debido a una lesión, la sangre se pone en contacto con el colágeno subendotelial, tanto el FvW segregado por las plaquetas como el FvW circulante procedente de las células endoteliales se asocian al colágeno. La estructura del FvW contiene una decena de dominios muy repetidos, con sitios de unión a diversas proteínas: colágeno, receptores plaquetarios GPIb/IX/V y GPIIb/IIIa y otras, como el FVIII de la coagulación.

La estructura del receptor GPIb/IX/V es muy compleja, como se observa en la figura 32.4B: resulta de la asociación de cuatro tipos de subunidades transmembranosas muy glucosiladas: GPIbα, GPIbβ, GPIX y GPV, con una estequiometría 2:4:2:1. Todas ellas pertenecen a una superfamilia de proteínas ricas en leucina. La subunidad Ibα es la mayor; en su parte extracelular tiene un dominio globular con una región aniónica por la que se une al FvW anclado al colágeno, a través del dominio A_1 de este factor que está cargado positivamente (figs. 32.4B y 32.5). En el FvW que circula libre por la sangre, el dominio A_1 está oculto por los adyacentes (D', D_3 y A_2), pero cuando el FvW se ancla al colágeno experimenta un cambio de conformación y el dominio A_1 queda expuesto hacia el exterior, resultando ya accesible al receptor GPIb/IX/V. La cola citosólica de la subunidad Ibα de este receptor está asociada a la actina del citosqueleto a través de la filamina. Esta subunidad está asociada a las subunidades Ibβ por enlaces disulfuro. La cadena IX también se asocia a la Ibβ, pero no covalentemente; la GPV se une a la Ibα del mismo modo. A diferencia de otros receptores, el GPIb/IX/V no requiere un cambio conformacional para ser operativo, ya que lo está de modo permanente, pero sólo cuando las plaquetas se activan ejerce las dos siguientes funciones: adhiere las plaquetas al colágeno y activa señales intracelulares. La descripción de estas funciones se efectúa en la web de este capítulo.

32.5.3. Formación de agregados plaquetarios

El receptor implicado en la agregación plaquetaria es GPIIb/IIIa (llamado también $\alpha_{IIb}\beta_3$) es una integrina. Esta integrina es la más abundante en la superficie de las plaquetas, las cuales contienen una reserva de la misma en sus gránulos α. Consta de dos subunidades, IIb (o α) y IIIa (o β) (fig. 32.6). La primera está compuesta por dos cadenas desiguales unidas por un enlace disulfuro, mientras que la subunidad IIIa es monocatenaria y posee enlaces disulfuro intracatenarios. Cuando las plaquetas se activan, aumenta el número de estos receptores en la membrana, transferidos desde el reservorio granular. Además, se vuelven funcionales. En efecto, en estado basal, las cadenas IIb y IIIa están unidas no covalentemente por sus regiones citosólicas y en esa condición, la afinidad del receptor por sus ligandos es muy baja, lo cual es esencial para que las plaquetas no experimenten una agregación espontánea innecesaria (para que no se formen trombos). Cuando las plaquetas se activan, se produce la fosforilación de una serie de tirosinas en las regiones intracelulares de ambas cadenas, con lo que se rompen sus uniones y se separan. Ese movimiento intracelular se traslada a las regiones extracelulares del receptor, que también se modifican aumentando extraordinariamente su afinidad por los ligandos (fig. 32.6). Se trata de una activación *inside-outside*, como la que se ha descrito anteriormente para el receptor GPIa/IIa. Esos cambios intracelulares son inducidos por dos acontecimientos, la activación de los receptores de adhesión y la acción de algunos agonistas liberados por la exocitosis de los gránulos, particularmente el ADP.

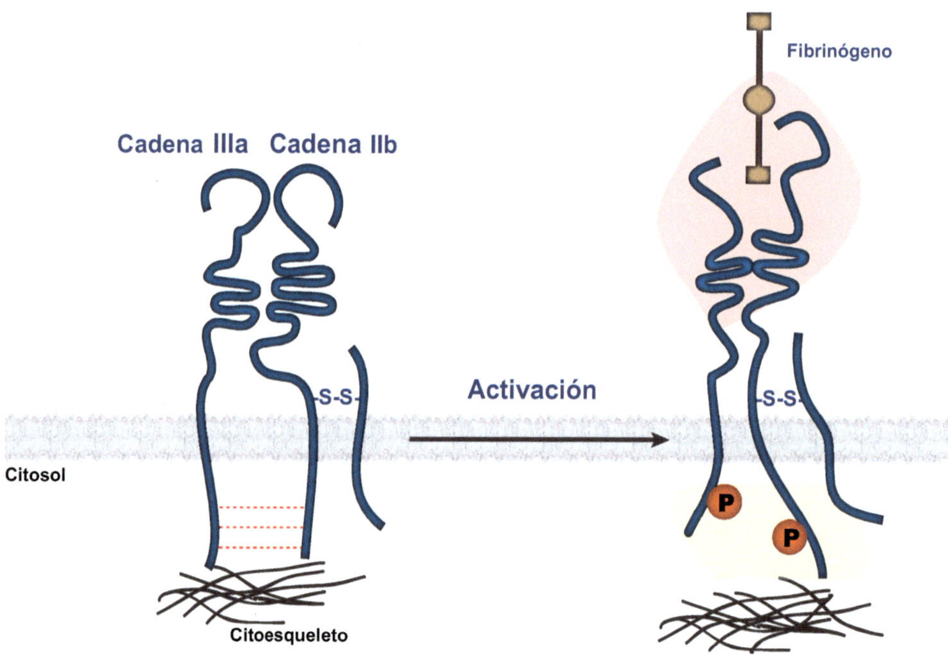

Fig. 32.6 Receptor GPIIb/IIIa. El receptor GPIIb/IIIa pertenece a la superfamilia de las integrinas. Es la proteína más abundante en la superficie de las plaquetas, ya que supone el 15% de la totalidad; además, las plaquetas contienen una reserva intracelular del receptor. En condiciones basales, la proteína GPIIb/IIIa presenta baja afinidad por sus ligandos, que son principalmente el fibrinógeno y el FvW. Cuando las plaquetas se activan, se fosforilan algunas tirosinas de las regiones intracelulares de las cadenas del receptor y ello conduce a la asociación de una serie de proteínas en sus dominios (no representada en la figura) y a un cambio de conformación que se traslada a las regiones extracelulares; así, éstas adquieren un estado de máxima afinidad por los ligandos. Este tipo de activación es conocido como *inside-outside*. En la figura se muestra la asociación del receptor con el fibrinógeno, un hecho crucial para la agregación de las plaquetas.

El ligando más importante de este receptor de agregación es el fibrinógeno (fig. 32.6), que es una proteína que se encuentra en la sangre. Una molécula de fibrinógeno se une al receptor GPIIb/IIIa, y una vez inmovilizada en la membrana de la plaqueta, se asocia por su otro extremo al mismo receptor de una plaqueta próxima, con lo cual ambas quedan conectadas por ese puente molecular; al entrecruzarse muchas plaquetas se produce la agregación. Dado que el número de receptores es elevado, se forman agregados muy grandes. El receptor GPIIb/IIIa también presenta afinidad por el FvW solubilizado (a través de su dominio C_1; fig. 32.5), así como por otras proteínas, como la fibronectina, vitronectina, trombospondina, etc., de modo que todas ellas participan en la agregación. Por otra parte, hay una proteína que permite la adhesión de los leucocitos a los agregados plaquetarios, la P-selectina, presente en la membrana de los gránulos α. Cuando las plaquetas se activan y estos gránulos se fusionan con la membrana plasmática para su exocitosis, la P-selectina queda incorporada en esa membrana. Esta proteína posee un dominio que presenta gran afinidad por los glúcidos. Dado que los leucocitos disponen de diversas proteínas glucosiladas en su membrana, a través de éstas la P-selectina adhiere los leucocitos a las plaquetas (fig. 32.2).

32.5.4. Activación de los receptores de agonistas

Las plaquetas, además de los receptores de adhesión al colágeno y de agregación, expresan en su membrana otros receptores para una serie de agonistas segregados por sus orgánulos cuando están activadas. La mayoría de las señales inducidas por estos amplifican su activación, autocrina y paracrinamente. Hay que destacar que el efecto más importante de estos mediadores es un notable incremento del Ca^{2+} citosólico, catión que tiene un papel crítico en la activación de las plaquetas. Estos receptores de agonistas se pueden dividir en cuatro grupos: receptores de nucleótidos, de trombina, de tromboxano y otros. Su descripción se realiza en la web de este capítulo.

32.5.5. Formación de superficies procoagulantes

Antes de ser estimuladas, las plaquetas no inducen la coagulación, pero cuando se activan, su membrana experimenta una serie de procesos que las convierten en una superficie con propiedades procoagulantes; además, las plaquetas desprenden unas micropartículas cuya superficie mantiene esas mismas propiedades. Todo ello ocurre como sigue:

1. **Desplazamiento de la fosfatidilserina (PS).** La distribución de los fosfolípidos entre las dos caras de la membrana es asimétrica; los aminofosfolípidos aniónicos, como la PS y fosfatidiletanolamina, están en la cara citosólica, mientras que la fosfatidil-colina y esfingomielina se encuentran en la externa. Cuando se activan las plaquetas, esa distribución se altera porque el Ca^{2+} citosólico provoca una inhibición de la *flipasa* y un estímulo de la *flopasa* y la *escramblasa* (fig. 32.7). La PS se desplaza a la cara exterior, produciéndose un aumento de las cargas negativas en la superficie plaquetaria, lo que permite que sobre ella se reúnan varios factores de la coagulación cargados positivamente: FV, FVII, FIX, FX

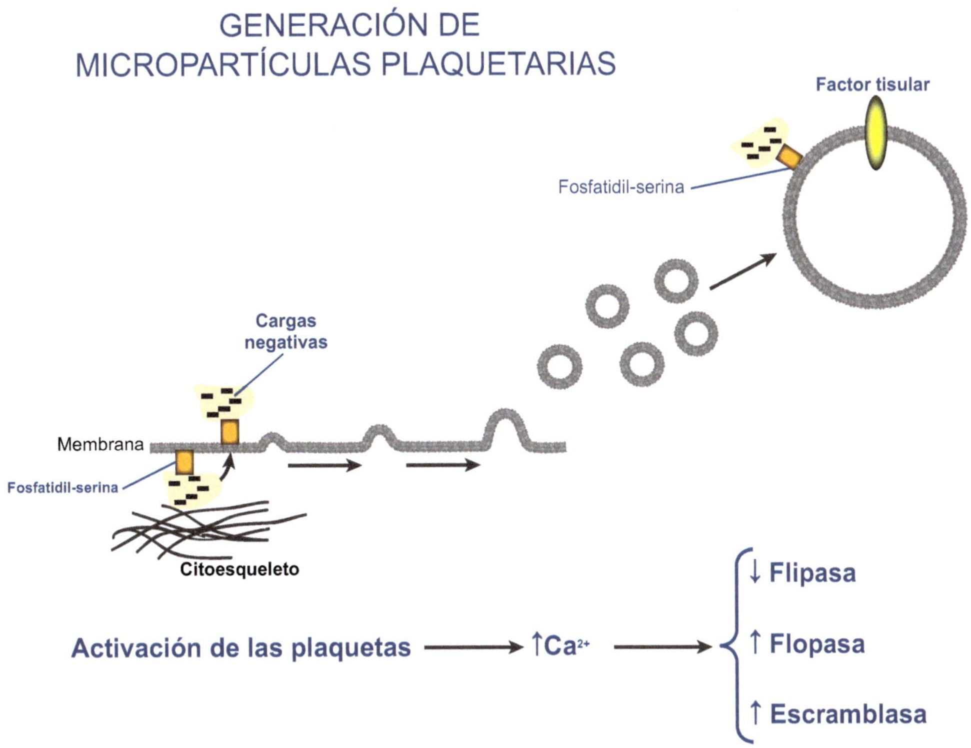

Fig. 32.7 Generación de micropartículas plaquetarias (MP). La activación de las plaquetas conlleva profundos cambios en el citoesqueleto situado en la cara interna de la membrana (citoesqueleto cortical) así como en la propia membrana, cuyo principal inductor es el incremento del Ca^{2+} citosólico. **1:** Se debilita la adhesión del citoesqueleto cortical a la membrana. **2:** La fosfatidil-serina se desplaza desde la cara membranosa interna a la externa, debido a modificaciones en la actividad de las enzimas reguladoras del movimiento de los lípidos membranosos. **3:** Aumentan las cargas negativas en la superficie de la membrana, aportadas por la fosfatidil-serina. **4:** Se incrementa localmente la curvatura de la membrana hasta que se desprenden de ella unos pequeños fragmentos, las micropartículas o ectosomas, las cuales son importantes para la coagulación, y su deficiencia causa hemorragias.

y protrombina. Como se verá en siguientes apartados, esta unión a la membrana es imprescindible para la coagulación.

2. **Generación de micropartículas.** Otra consecuencia del incremento del Ca^{2+} citosólico es la disociación de los componentes del citoesqueleto submembranoso, debido a que ese catión induce un potente estímulo sobre dos proteínas, la calpaína, que es una proteasa, y la gelsolina, proteína estructural unida a la actina y capaz de inducir su fragmentación. Esto afecta a la membrana de la plaqueta: en ciertas regiones se despega del citoesqueleto y aparecen sobre ella unas protrusiones de las que se desprenden pequeños fragmentos llamados micropartículas (MP), que se van diseminando por la sangre (fig. 32.7). Las MP contienen la mayoría de los fosfolípidos y proteínas de la membrana plaquetaria, así como algunos componentes del citosol, y podrían considerarse una versión en pequeño de las propias plaquetas. Además de las plaquetas, otras células también desprenden MP. Las MP tienen una vida media relativamente corta, y al final son captadas por los macrófagos, que reconocen la PS de su superficie, las recogen y las dirigen al bazo para su destrucción.
3. **Incorporación del factor tisular (FT) a la membrana.** El FT (FIII) es una proteína decisiva para que se inicie la cascada de la coagulación, debido a su elevada afinidad por el factor VII, cuya actividad incrementa enormemente. El FT se encuentra en la sangre en tres formas: una fracción está presente en la membrana de las plaquetas, otra en la membrana de las MP (principalmente en las procedentes de las plaquetas) (fig. 32.7) y otra se encuentra como FT disuelto, circulando libremente. Cuando el FT se incorpora a las membranas tras su síntesis, lo hace bajo una conformación cuya actividad funcional es casi nula, llamada forma encriptada. Cuando la cara membranosa externa se vuelve aniónica por su enriquecimiento en PS se favorece un cambio conformacional del FT y su consiguiente activación.

32.6. LOS FACTORES DE LA COAGULACIÓN

A excepción del FT, los factores de la coagulación se sintetizan en el hígado. Cada factor tiene su propio nombre, indicado en la tabla 32.1 junto con otras características, pero suelen designarse mediante números romanos que señalan el orden en que se descubrieron. Se les añade la letra "a" cuando se trata de la forma activa. El FVI no existe, ya que es propiamente la forma activada del FV. Los únicos factores designados por su nombre son la precalicreína (PK), la calicreína y el quininógeno de alto

Tabla 32.1 Factores de la coagulación

Factor	Denominaciones	Peso molecular (KDa)	Concentración (mg/100 ml)	Vida media	Función de la forma activa
I	Fibrinógeno	340	250-500	4-6 días	Precursor de la fibrina
II	Protrombina	72	10	3-4 días	Precursor de la trombina
III	Factor tisular (FT), tromboplastina tisular	37			Iniciación de la coagulación con el FVII, integrante de la *tenasa extrínseca*
IV	Ca^{2+}	40 Da	4-5		Activación de las plaquetas
V	Proacelerina, globulina aceleradora, acelerador de la protrombina, factor lábil	330	1	1-2 días	Cofactor del FX
VII	Proconvertina, cotromboplastina, factor estable	50	0,05	4-6 horas	Iniciación de la coagulación con el FIII, integrante de la *tenasa extrínseca*
VIII	Factor antihemofílico A, tromboplastinógeno	330	0,1-0,2	10-16 horas	Integrante de la *tenasa intrínseca*
IX	Factor antihemofílico B, factor de Christmas, componente de la tromboplastina plasmática (PTC)	55	0,3	18-24 horas	Activación del FX, integrante de la *tenasa intrínseca*
X	Protrombinasa, factor de Stuart-Prower	59	1	1-2 días	Integrante de la *protrombinasa*
XI	Precursor de la tromboplastina plasmática (PTA), factor de Rosenthal, factor antihemofílico C	160	0,5	1-2 días	Activador del FIX
XII	Factor de Hageman, factor de contacto	760	3	2-3 días	Participa en el sistema de contacto
XIII	Estabilizador de la fibrina, protransglutaminasa	320	1-2	3-7 horas	Entrecruzamientos de la fibrina

peso molecular (HMWK, *High Molecular Weight Kininogen*). De acuerdo con su función se dividen en proenzimas y procofactores.

32.6.1. Proenzimas

Son los factores FII, FVII, FIX, FX, FXI y FXII. Se trata de zimógenos que circulan en la sangre bajo una forma inactiva, que se estimula mediante separación proteolítica de fragmentos peptídicos. Los factores FII, FVII, FIX y FX poseen una región N-terminal homóloga que contiene 10-12 restos de Glu, los cuales experimentan una carboxilación que los convierte en γ-carboxil-Glu, denominado Gla. Estos derivados tienen carga negativa, lo que permite que fijen iones Ca^{2+}; así, sobre ciertos dominios de estos factores se forman racimos de cationes que actúan como un ancla para fijarlos sobre membranas aniónicas, lo cual es imprescindible para que sean funcionales. En el proceso de carboxilación intervienen una γ-carboxilasa presente en el retículo endoplásmico y aparato de Golgi del hepatocito y la vitamina K en forma reducida. El mecanismo se resume en la figura 32.8.

32.6.2. Procofactores

Son FT, FV, FVIII, precalicreína y HMWK. Los cofactores carecen de restos de Gla, pero poseen regiones capaces de interaccionar con los fosfolípidos de las membranas y por ello también se anclan a éstas.

32.7. LA COAGULACIÓN

32.7.1. Visión global del proceso

Las reacciones de la coagulación se inician en la zona en donde se produce una lesión vascular que activa a las plaquetas y conducen a la síntesis de la *trombina*, la cual es una proteasa que desempeña papeles decisivos en la coagulación: cataliza la producción de fibrina, componente esencial del coágulo, y activa muchos de los procesos que desembocan en su propia síntesis. La síntesis de trombina tiene lugar mediante ruptura proteolítica de la protrombina (FII) por acción de la *protrombinasa*. Se trata de un complejo enzimático formado sobre membranas cargadas negativamente aportadas por las plaquetas, MP y otras células presentes en la sangre (monocitos), vasos (endotelio) y tejidos que quedan al descubierto en el punto de la lesión. Éste es un aspecto relevante, ya que casi todas las reacciones de la coagulación ocurren sobre ese tipo de superficies que actúan como plataformas para que los factores, cofactores y sustratos que intervienen se aproximen y formen complejos multimoleculares. Todas estas proteínas tienen una forma alargada, lo cual facilita su asociación a la membrana con la participación de Ca^{2+} y fosfolípidos. Al fijarse sobre la membrana experimentan cambios conformacionales que multiplican enormemente su capacidad de reacción.

32.7.2. Reacciones de la coagulación

En la figura 32.9 se presentan las reacciones que conducen a la síntesis de la trombina así como sus influencias mutuas, que se señalan en la figura mediante números. La complejidad del esquema ilustra el hecho de que la coagulación es el resultado de múltiples procesos íntimamente conectados, que experimentan retroalimentaciones positivas; no constituye una simple cascada lineal de reacciones.

La coagulación comienza cuando la sangre entra en contacto con membranas polianiónicas que contienen factor tisular (FT), una de las dos proteínas esenciales en la etapa de iniciación; la otra es la proenzima FVII que circula disuelta en la sangre. La región exterior del FT contiene sitios con gran afinidad por esa proenzima; así, ambas proteínas interaccionan y forman el complejo FT-FVII sobre la membrana (1 en la fig. 32.9). En la sangre también existe, espontáneamente, una pequeña fracción de FVIIa que permite que se formen complejos FT-FVIIa sobre la membrana (2), en los cuales esa actividad está muy incrementada. Gracias a ello, esos complejos actúan de manera autocatalítica sobre los complejos FT-FVII y los convierten en nuevos FT-FVIIa (3). El complejo FT-FVIIa, que está situado sobre membranas, se denomina *tenasa extrínseca*, debido a que su sustrato es el factor FX (diez, *ten*) (4) y a que antes se creía que el componente FT sólo estaba fuera de la sangre. La *tenasa*

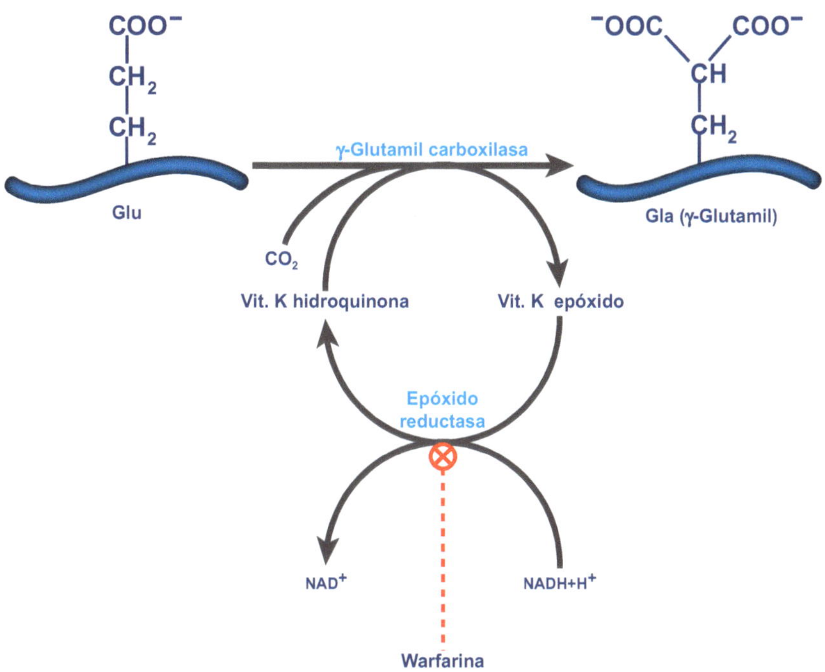

Fig. 32.8 Proceso de carboxilación del ácido glutámico (Glu) en la región N-terminal de los factores de coagulación FII, FVII, FIX y FX. Durante la γ-carboxilación la vitamina K se oxida; para que la reacción se repita debe volver a reducirse y ese proceso es inhibido por la warfarina. Por lo tanto, este compuesto impide que los factores sean funcionales, siendo éste el mecanismo de actuación de los fármacos anticoagulantes de uso más frecuente.

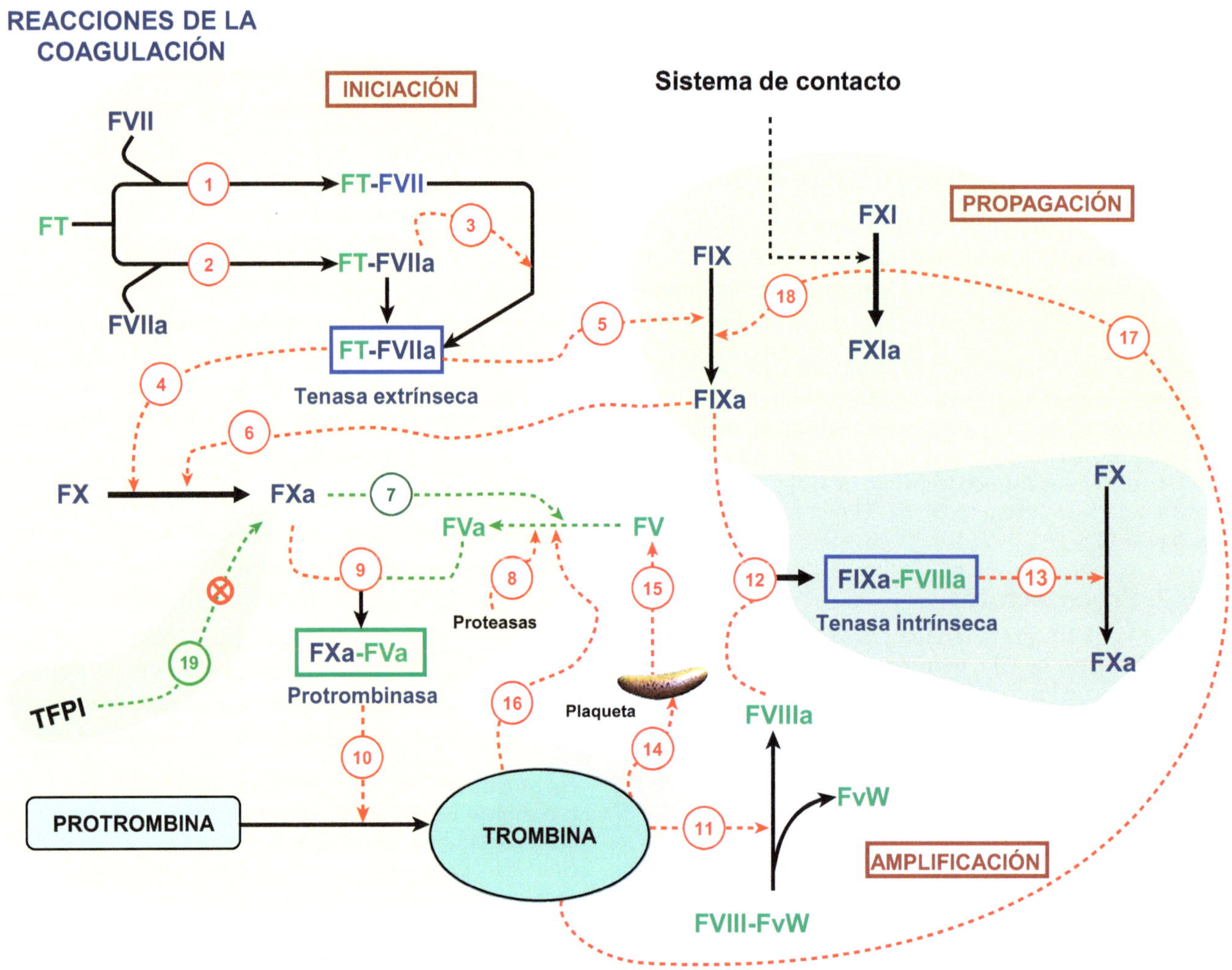

Fig. 32.9 Reacciones de la coagulación. La coagulación es el resultado de múltiples y complejos procesos que conducen a la síntesis de la fibrina a partir del fibrinógeno. Ello ocurre al final de una serie de activaciones de zimógenos que se van convirtiendo en proteasas activas. En esa secuencia de activaciones pueden distinguirse tres etapas: iniciación, amplificación y propagación, aunque no están perfectamente delimitadas porque algunas de sus reacciones son comunes y, además, se potencian mutuamente. En la figura se presentan esas reacciones de manera esquemática, así como las influencias recíprocas. En el texto se describen con más detalle.

extrínseca cataliza la conversión de FX en FXa, pero, además convierte el FIX en FIXa (5). El propio FIXa también es capaz de catalizar la formación de FXa (6). El resultado de estas reacciones es la producción de una pequeña cantidad de FXa. Éste induce la activación del FV (7) que es su propio cofactor, proceso que también catalizan ciertas proteasas no implicadas directamente en la coagulación (8). El FVa resultante se asocia con el FXa sobre las membranas, formándose el complejo FXa-FVa (9) denominado *protrombinasa*. Su sustrato, la protrombina, también está anclado a las membranas, lo que facilita que este complejo catalice su hidrólisis, produciéndose trombina (10). La formación de la *tenasa extrínseca* y de la *protrombinasa* sobre las membranas así como sus actividades catalíticas están representadas con más detalle en la figura 32.10.

La cantidad de trombina formada en estas reacciones es pequeña, insuficiente para que llegue a construirse un coágulo. Sin embargo, tiene un papel decisivo para que el proceso se amplifique debido a que la *trombina* ejerce varios potentes efectos:

1. **Activa al cofactor FVIII**; éste viaja por la sangre formando un complejo con el FvW (fig. 32.5); la trombina cataliza la liberación del FVIIIa (11 en la fig. 32.9), que se une al FIXa (línea 12) para formar el complejo FIXa-FVIIIa sobre la membrana, denominado *tenasa intrínseca* (estas reacciones se designaban como vía intrínseca). La *tenasa intrínseca* cataliza eficazmente la transformación del FX en FXa (13 en la fig. 32.9 y la fig. 32.10). Por ello, cuando aparece ese complejo se producen cantidades mayores de FXa que permiten la formación de más protrombinasa y así el proceso entra en la etapa de amplificación.
2. **Es un potente activador de las plaquetas** (14 en la fig. 32.9), estimulando la liberación de FV (15). Éste es activado por el FXa (7), ciertas proteasas (8) y por la propia trombina (16). Con ello se forman cantidades adicionales de protrombinasa (9 en la fig. 32.9 y fig. 32.10), amplificándose todavía más la producción de trombina.
3. **Actúa sobre el FXI y lo transforma en FXIa** (17 en la fig. 32.9). Su sustrato principal es el FIX y lo convierte en FIXa (18). Esto constituye otro efecto de retroalimentación positiva, ya que conduce a la aparición de nuevas moléculas de FXa (6) y a la formación de más complejos de protrombinasa (9).

Por otra parte, nuevas plaquetas acceden al punto de la lesión. Además de activarse, captan en su superficie moléculas

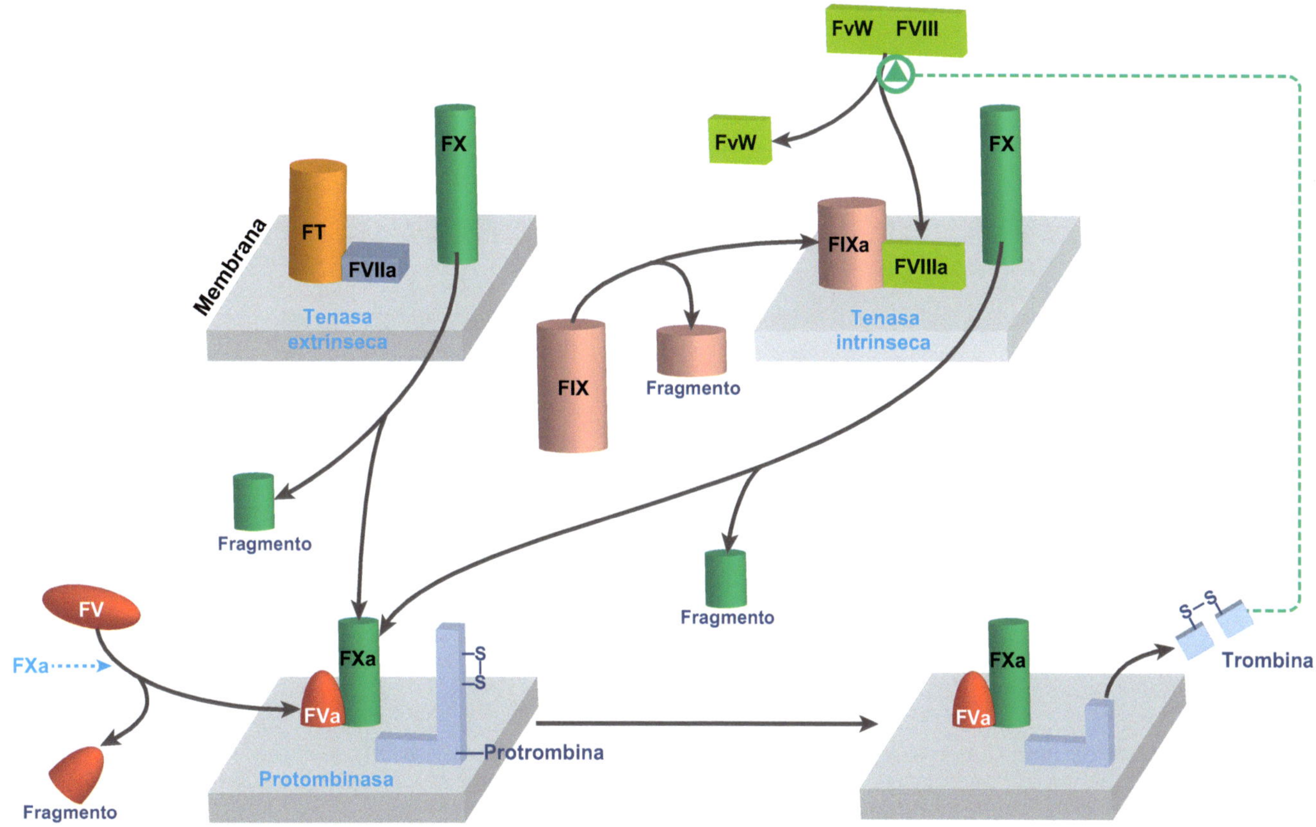

Fig. 32.10 **Complejos de las *tenasas* y la *protrombinasa*.** Durante la fase de iniciación de la coagulación, el FVII de la sangre –así como una pequeña proporción de FVIIa– se unen al FT integrado en las membranas (de plaquetas, micropartículas, etc.), que posee una región exterior con mucha afinidad por ambas. Estas interacciones proteína-proteína conducen a la formación del complejo FT-FVIIa, denominado *tenasa extrínseca*, que cataliza la activación de FX, es decir, la producción de la proteasa FXa. El FXa cataliza la activación de su procofactor FV; cuando se forma FVa, ambos se asocian sobre la membrana formando el complejo FXa-FVa, que constituye la *protrombinasa*. Ésta cataliza la ruptura de la protrombina (también asociada a la membrana) y se produce una pequeña cantidad de trombina. La *trombina* induce la ruptura del complejo FVIII-FvW y la consecuente liberación del FVIIIa. Por otra parte, la *tenasa extrínseca* también cataliza la activación del FIX a FIXa. Estos dos factores activados se unen sobre la membrana y constituyen el complejo FIXa-FVIIIa, denominado *tenasa intrínseca*. Su actividad catalítica conduce a la producción de más FXa a partir del FX y, por consiguiente, a la formación de cantidades mayores de *protrombinasa*, lo que constituye la fase de amplificación. De este modo aumenta la síntesis de trombina hasta unos niveles que permiten la generación de fibrina en cantidad suficiente para que se forme el coágulo.

de FIXa, ya que este factor es capaz de desplazarse libremente por la sangre desde las superficies en donde se forma (el FX no puede hacerlo, como se verá). Todo esto conduce a la formación de más complejos de *tenasa intrínseca* y, a continuación, de *protrombinasa*. Con ello la *trombina* se sintetiza en proporciones mucho mayores, que ya son capaces de convertir más fibrinógeno en fibrina. Ésta es la etapa de propagación.

La etapa de iniciación es la más breve de todos los procesos que se han descrito anteriormente. Constituye una especie de arranque o ignición de la coagulación y solamente dura el tiempo necesario para que se sinteticen pequeñas cantidades de trombina. Una vez lanzado ese impulso, se pone en marcha el mecanismo que produce cantidades mucho mayores que conducen, finalmente, a la formación del coágulo. Hay una proteína responsable de que la etapa de iniciación sea tan breve: el TFPI (*Tissue Factor Pathway Inhibitor*), procedente de las células endoteliales y presente en la sangre a muy baja concentración. El TFPI inactiva las moléculas de FXa que pudieran disociarse de la protrombinasa y pasar a la sangre (19 de la fig. 32.9); por ello, el único FXa funcional es el que se encuentra sobre las membranas. Esto constituye una diferencia con relación al FIXa, que como se ha indicado, puede moverse libremente por la sangre. Además, el TFPI también inhibe a la protrombinasa (efecto que no está representado en la fig. 32.9).

32.7.3. El sistema de contacto

La coagulación puede ser inducida por un mecanismo distinto al anterior, el denominado sistema de contacto, integrado por tres proteínas: dos zimógenos, el FXII y la precalicreína (PK), así como el HMWK, que actúa como cofactor y como sustrato. Algunos autores también incluyen al FXI en este sistema. Todas estas proteínas se encuentran en la sangre y algunas, además, están asociadas a la membrana de las células endoteliales, plaquetas y otras; la asociación puede ser directa y también mediada por el HMWK, formando puentes de unión.

El hecho clave para la activación de este sistema, como se ilustra en la figura 32.11, es el establecimiento de contactos entre el FXII y membranas electronegativas, lo cual produce un cambio de conformación que deja expuesto su sitio catalítico. Entonces se autoactiva por ruptura proteolítica y se convierte en α-FXIIa. Éste cataliza la conversión de la PK en calicreína, serinproteasa capaz de catalizar la formación de nuevas moléculas de α-FXIIa; así, por retroalimentación positiva, se amplifican las síntesis de ambas. Al margen de estos procesos, la PK también puede activarse por medio de una *serina proteasa*

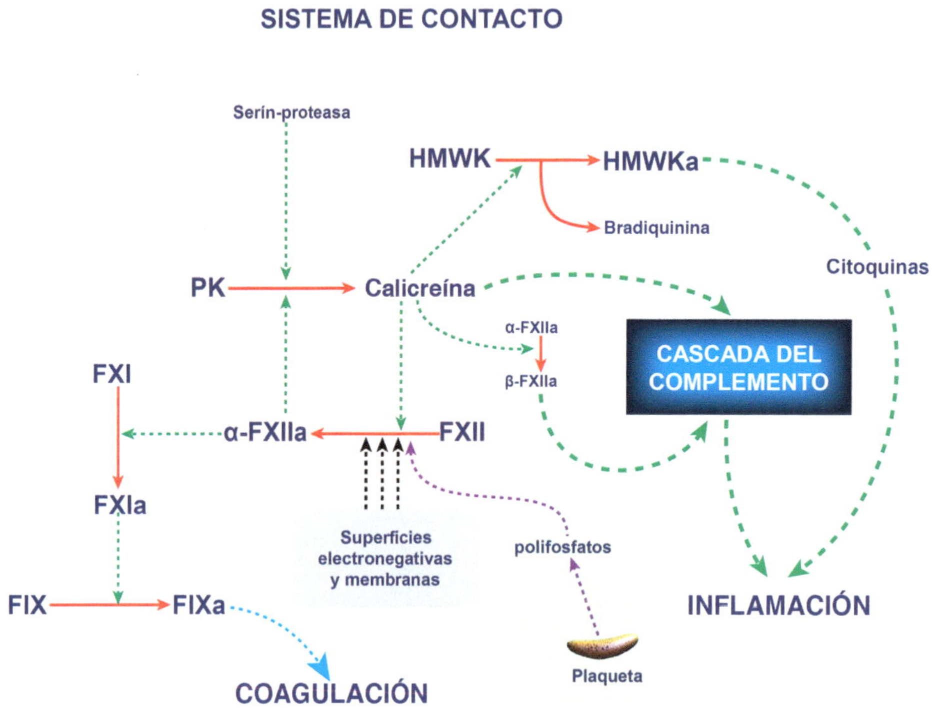

Fig. 32.11 El sistema de contacto. Cuando la sangre entra en contacto con superficies electronegativas fuera del organismo (vidrio, etc.), se produce su coagulación. En este proceso están implicadas tres proteínas que constituyen el llamado *sistema de contacto*: FXII, precalicreína (PK) y quininógeno de alto peso molecular (HMWK); el papel de este último es facilitar la fijación de las otras proteínas a las superficies o transportarlas. Este sistema se desencadena cuando el FXII es activado a α-FXIIa, lo que ocurre al establecer contactos con esas superficies. El α-FXIIa cataliza la conversión de la PK en calicreína que, a su vez, induce la activación del FXII, originándose un bucle de amplificación. El α-FXIIa, promoviendo la activación del FXI, induce la formación de FIXa, factor que participa en la composición del complejo de la *tenasa intríseca*; así, con la aparición del α-FXIIa se inducen, de hecho, las reacciones que determinan la síntesis de la trombina y la consecuente coagulación. Los polifosfatos liberados por las plaquetas activadas pueden estimular la conversión de FXII en α-FXIIa; ello indica que el sistema de contacto también desempeña un papel en la coagulación *in vivo*. La calicreína y el β-FXIIa, cuya formación cataliza a partir del α-FXIIa, estimulan la cascada del complemento. Algunos de los componentes de esta cascada provocan efectos inflamatorios, lo que puede explicar por qué los cuadros de inflamación a veces están asociados a procesos de trombosis.

presente en la membrana y en la matriz de las células endoteliales. El sustrato del α-FXIIa es el FXI, que circula en la sangre unido al HMWK, igual que la PK (ambos están relacionados genéticamente) y también está anclado a superficies membranosas; esto último facilita que el α-FXIIa lo convierta en FXIa. La calicreína puede catalizar la hidrólisis de α-FXIIa para dar un fragmento más pequeño, el β-FXIIa, que ya no actúa sobre el FXI. Además, la calicreína cataliza la proteolisis del HMWK, como se verá más adelante. Por último, el FXIa cataliza la transformación del FIX en FIXa. A partir de ahí se desencadenan las reacciones que desembocan en la coagulación, representadas esquemáticamente en la figura 32.9.

En consecuencia, el FIXa puede formarse a partir de dos vías: el sistema de contacto (fig. 32.11) y los mecanismos representados en la figura 32.9, que son independientes de ese sistema.

32.8. FORMACIÓN DEL COÁGULO

El coágulo se forma como consecuencia de la polimerización del fibrinógeno para constituir la red tridimensional de fibrina y la posterior compactación de ésta.

32.8.1. Estructura del fibrinógeno

El componente esencial del coágulo, la fibrina, es una red filamentosa en estado de pseudogel, resultante de la polimerización del fibrinógeno. Esta glucoproteína de gran tamaño, producida por el hígado, está disuelta en la sangre; además, las plaquetas tienen una reserva en sus gránulos α. Se trata de una molécula simétrica, formada por dos subunidades idénticas, cada una integrada por tres cadenas peptídicas designadas Aα, Bβ y γ (las letras A y B se refieren a los péptidos que se separan de las dos primeras cadenas por la acción de la trombina), como se describe en detalle en la figura 32.12.

32.8.2. Síntesis de la fibrina

En primer lugar, la trombina se une al dominio central del fibrinógeno y cataliza la hidrólisis de la región N-terminal de las cadenas Aα, separándose el fibrinopéptido A; así aparecen unos extremos nuevos en el dominio E denominados *Ea*. A partir de aquí, la polimerización se produce de manera espontánea: esos extremos se unen a unos sitios específicos situados en el dominio D de otra molécula, denominados *Da*. Así, ambas se asocian y forman un dímero en el cual las dos están alineadas pero desplazadas, solapándose la mitad de cada una. Por ello, el dímero es más largo y más ancho que las moléculas originales (fig. 32.12). Esta primera interacción *Ea–Da* es decisiva para que progrese la polimerización. En una segunda fase, más lenta, la trombina cataliza la ruptura de la cadena Bβ en su región N-terminal, separándose el fibrinopéptido B y apareciendo otros extremos nuevos, E*b*. Éstos se unen a sitios específicos del dominio D, denominados *Db*, de la otra molécula. Con ello aumenta la unión entre ambas y se forma el primer dímero o protofibrilla (fig. 32.12). Estos procesos se repiten y se van incorporando nuevas moléculas de fibrina, formándose las primeras

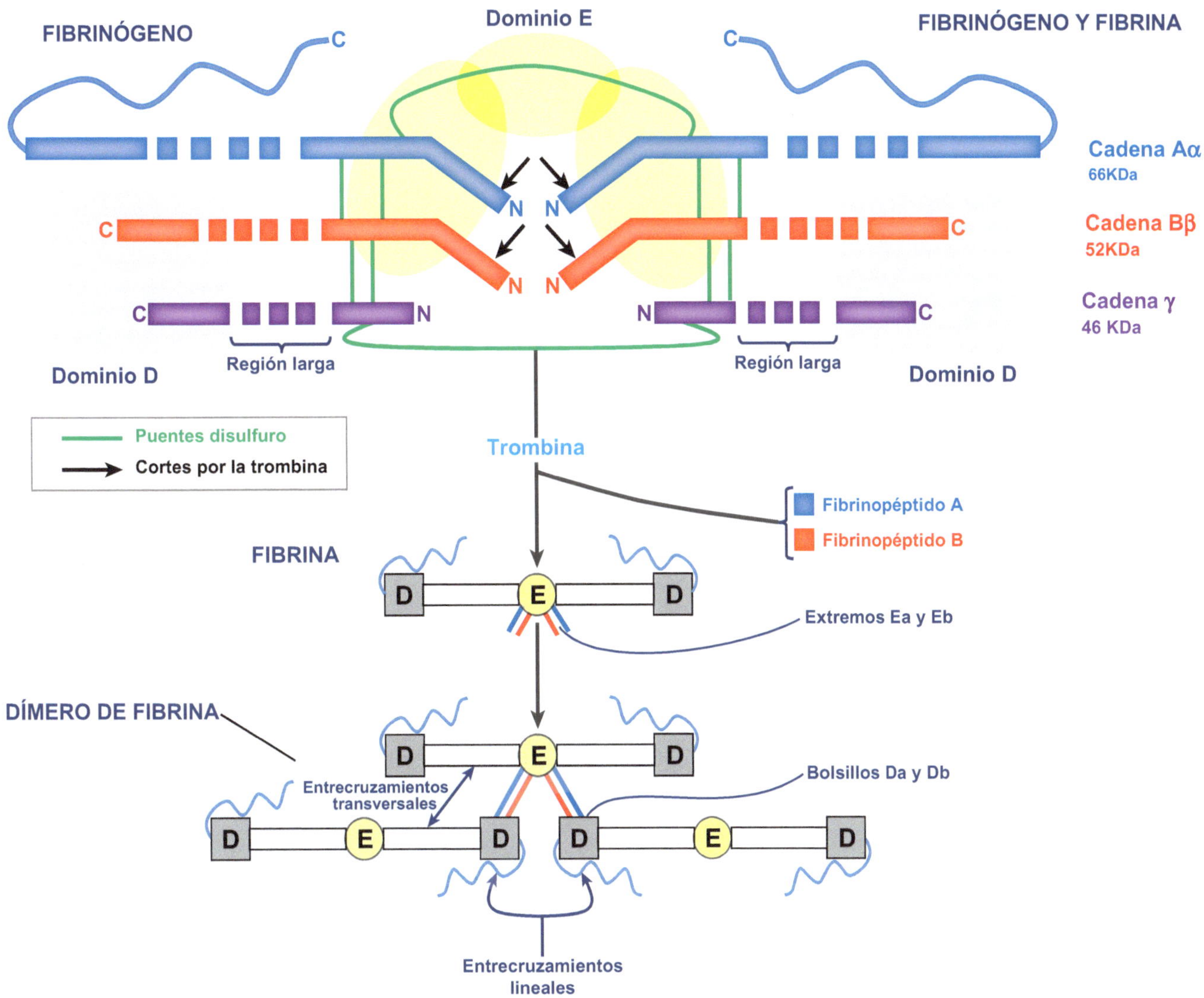

Fig. 32.12 **Estructuras del fibrinógeno y la fibrina.** La molécula de fibrinógeno está formada por dos subunidades, cada una de ellas integrada por tres cadenas, Aα, Bβ y γ, codificadas por genes distintos. Las dos subunidades están conectadas mediante 29 enlaces disulfuro por los extremos N de las cadenas, que se sitúan en la parte central del dímero (en la figura sólo se representan algunos). La molécula resultante tiene forma de varilla con tres zonas nodulares, cada una de las cuales se corresponde con un dominio. Los de los extremos son idénticos: dominios D (distales); el otro se sitúa en el centro: dominio E. La trombina actúa sobre el dominio central y separa los fibrinopéptidos A y B de las cadenas Aα y Bβ, respectivamente, originando la fibrina. Ésta se polimeriza mediante el siguiente mecanismo: los nuevos extremos generados en el dominio central de una molécula de fibrina se asocian a los sitios (*bolsillos*) Da y Db de los dominios extremos de otras moléculas; la repetición de este proceso origina un polímero de estructura fibrosa. Finalmente, el FXIII activado cataliza la formación de enlaces cruzados, lineales y transversales, entre restos de Gln y Lys de las fibras, lo que convierte al polímero en una estructura más compacta.

fibrillas. Éstas se alargan en las dos direcciones, se enroscan unas con otras y se convierten en fibras. Cada cierto tramo, las nuevas moléculas de fibrina se agregan con orientación lateral, creando puntos de ramificación. Finalmente se forma una red tridimensional gruesa, base estructural del coágulo.

32.8.3. Compactación de la fibrina y formación del coágulo

Para que la red de fibrina sea más compacta y estable deben formarse enlaces covalentes cruzados, proceso catalizado por el FXIII. Este zimógeno tetramérico está formado por dos subunidades o cadenas A y dos B (fig. 32.13). El tetrámero se une al fibrinógeno por sus cadenas γ y se desplaza por la sangre como complejo. En la etapa final de la coagulación, la *trombina* en presencia de Ca^{2+} cataliza la ruptura de un enlace en las cadenas A, separando unos fragmentos peptídicos, lo que debilita su afinidad por las cadenas B, que se disocian. Entonces, las cadenas A experimentan un reordenamiento y se convierten en la especie activa, el FXIIIa, que permanece unido al fibrinógeno y a la fibrina (fig. 32.13). Este factor es una *transglutaminasa* que cataliza la formación de enlaces cruzados de tipo amida entre muchos restos de Gln y Lys de las cadenas de fibrina (fig. 32.14).

Así se forman tres tipos de asociación: entre las cadenas γ, entre las cadenas α y también entre α y γ (las cadenas β no experimentan esta modificación). Estos enlaces unen los extremos de los monómeros que están alineados y entrecruzan aquéllos situados en líneas diferentes (fig. 32.12). El número total de enlaces depende de la cantidad y actividad del FXIIIa. Cuando la malla de fibrina ya es bastante compacta atrapa eficazmente a las plaquetas, los glóbulos rojos, los glóbulos blancos y a una porción de suero con sus componentes disueltos: esa mezcla

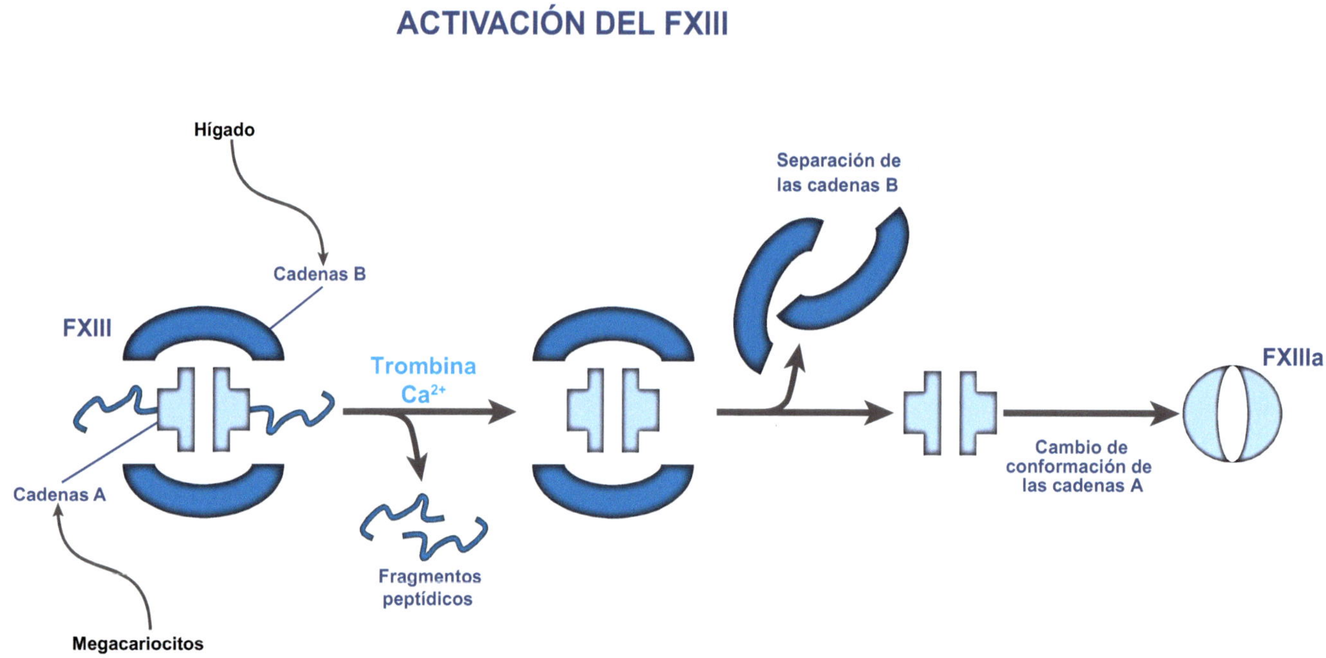

Fig. 32.13 Activación del FXIII. El FXIII, que se desplaza por la sangre unido al fibrinógeno, tiene estructura heterotetramérica formada por dos subunidades (cadenas) A y dos B, unidas no covalentemente. Las dos subunidades A son sintetizadas por los megacariocitos y son las precursoras de la forma activa. Las dos subunidades B proceden del hígado y actúan como proteínas de transporte e inhibición. La *trombina*, en presencia de Ca^{2+}, cataliza la ruptura hidrolítica de un enlace peptídico entre Arg-37 y Lys-38 de las cadenas A, liberando dos fragmentos peptídicos. Este cambio reduce la afinidad entre ambos tipos de cadenas, separándose las B. Entonces las cadenas A experimentan un cambio de conformación que las convierte en el dímero FXIIIa activo.

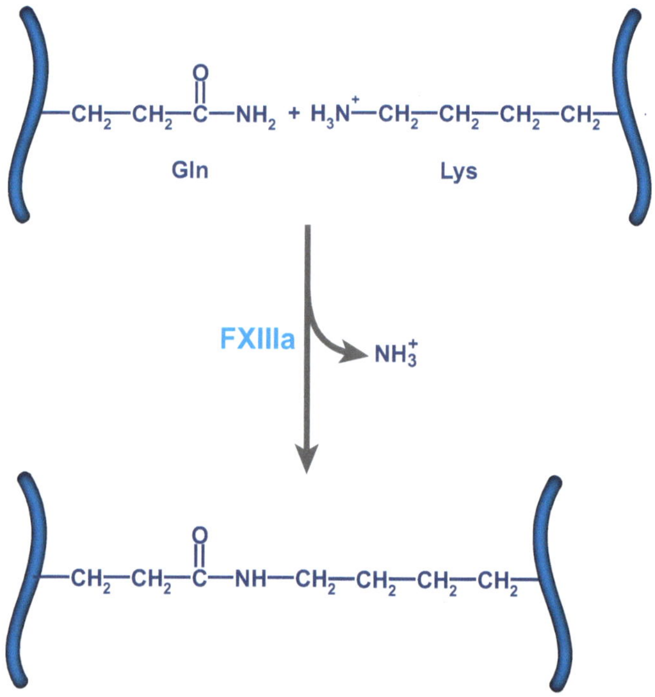

Fig. 32.14 Reacción del factor FXIIIa catalizando la formación de enlaces cruzados entre varios restos de glutamina (Gln) y lisina (Lys) de las cadenas de fibrina.

constituye el coágulo. La fibrina tiene sitios de unión para otras proteínas, como la fibronectina, lo que permite la fijación del coágulo al colágeno, que queda expuesto en los bordes del vaso lesionado, taponando eficazmente la herida.

Una vez formada, la fibrina activa su propia degradación o fibrinólisis, proceso catalizado por la plasmina; la acción de la fibrina a este respecto consiste en favorecer la formación de plasmina a partir del plasminógeno. El FXIII también es un regulador esencial de este proceso degradativo, pero ralentizándolo, ya que disminuye su intensidad. Para ello, el FXIII facilita la fijación sobre la fibrina de una proteína inhibidora de la plasmina, catalizando la formación de enlaces cruzados entre ambas (igual que los establece en la propia fibrina).

Cuando la actividad del FXIIIa es demasiado alta, se produce un exceso de enlaces entrecruzados en la fibrina, lo que dificulta su degradación y conduce a una persistencia exagerada del coágulo (o trombo). Para evitarlo existen mecanismos de regulación de la actividad de FXIIIa, pero todavía son poco conocidos.

RESUMEN

1. La ruptura de la barrera endotelial de un vaso induce la coagulación local de la sangre para minimizar su pérdida.
2. Las plaquetas son las protagonistas esenciales del proceso. Dado que circulan próximas a las células endoteliales, detectan rápidamente la ruptura de la barrera y establecen contacto con la región subyacente. Entonces se adhieren a varios de sus componentes a través de múltiples receptores de membrana.
3. Ello conduce a la activación de las plaquetas: se producen diversas señales intracelulares que provocan un incremento del Ca^{2+} citosólico y la consecuente exocitosis de varios agonistas almacenados en sus gránulos. Éstos, de manera autocrina y paracrina, intensifican la activación.
4. Una importante consecuencia de la activación es que las plaquetas se cargan negativamente en su superficie y liberan micropartículas igualmente cargadas. De este modo se convierten en plataformas capaces de fijar diversos factores de la coagulación, previamente solubilizados en la sangre. Ello implica su conversión en complejos enzimáticos activos. El resultado final es la síntesis de trombina, que cataliza la formación de fibrina.
5. La fibrina constituye una red insoluble, que atrapa y detiene a los restantes elementos de la sangre, para formar un coágulo que tapona la herida del vaso y detiene la salida de la sangre.

Bibliografía

Angiolillo DJ, Uemo M, Goto S. Basic principles of platelet biology and clinical implications. Circ J. 2010;74:597-607.

Broos K, Feys HB, de Meyer SF, Vanhoorelbeke K, Deckmyn H. Platelets at work in primary hemostasis. Blood Rev. 2011;25:155-67.

Freyssinet JM, Toti F. Formation of procoagulant microparticles and properties. Thromb Res. 2010;125:S46-48.

Löwenberg EC, Meijers JMC, Levi M. Platelet-vessel wall interaction in health and disease. Neth J Med. 2010;68:242-51.

Nuyttens BP, Thijs T, Deckmyn H, Broos K. Platelet adhesion to collagen. Thromb Res. 2011;127:S26-9.

Páramo JA, Panizo E, Pegenaute C, Lecumberri R. Coagulación 2009: una visión moderna de la hemostasia. Rev Med Univ Navarra. 2009;53:19-23.

Reininger AJ. Function of von Willebrand factor in haemostasis and thrombosis. Haemophilia. 2008;14:11-26.

Renné T. The procoagulant and proinflammatory plasma contact system. Semin Immunopathol. 2012;34:31-41.

Siljander PRM. Platelet-derived microparticles – an update perspective. Thromb Res. 2011;127:S30-S33.

Tanaka KA, Key NS, Levy JH. Hemostasis and thrombin regulation. Anesth Analg. 2009;108:1433-46.

Transporte y almacenamiento de oxígeno: hemoglobina y mioglobina

Marta Viana Arribas

OBJETIVOS DE APRENDIZAJE

- **Entender las semejanzas y diferencias en la estructura y función de dos hemoproteínas: la mioglobina y la hemoglobina, cuyo ligando común es el oxígeno.**
- **Comprender el mecanismo de unión al oxígeno de la mioglobina y de la hemoglobina, marcando sus diferencias.**
- **Entender el proceso de cooperación en la hemoglobina, así como los efectos de sus ligandos alostéricos.**
- **Reconocer los diferentes tipos de hemoglobinas minoritarias.**
- **Conocer la patología asociada a alteraciones estructurales de la hemoglobina.**

33.1. INTRODUCCIÓN

Las proteínas globulares, como ya se comentó en el capítulo 22, son generalmente activas, presentan diferentes niveles de complejidad y poseen sitio de unión a un ligando con geometría y características químicas complementarias. Estas proteínas ejercen su función mediante la unión a un determinado ligando a través de enlaces no covalentes, formando un complejo proteína-ligando. Dependiendo del tipo de unión del complejo proteína-ligando, la función de la proteína y el destino de los ligandos es muy variable.

El presente capítulo se centra en el estudio de la relación estructura-función de dos proteínas globulares, concretamente dos hemoproteínas, como son la mioglobina y la hemoglobina. Ambas proteínas, a pesar de poseer cierta similitud estructural y unirse a un ligando común, el oxígeno, presentan distinta localización y función fisiológica global.

La importancia de ambas proteínas radica en la necesidad de la disponibilidad de oxígeno para la obtención de energía en los diferentes organismos. Por ello se requiere un aporte de oxígeno continuo y adecuado, que permita tanto el almacenamiento para su uso posterior como su distribución hasta todas las células. Los organismos superiores resuelven esta situación captando el oxígeno en los pulmones (o branquias), bombeándolo en la sangre arterial hasta los diferentes tejidos, y retornando otros gases que podrían resultar tóxicos (dióxido de carbono) a través de la circulación venosa (fig. 33.1). Las proteínas transportadoras, como la hemoglobina, permiten el adecuado aporte de oxígeno y la retirada del dióxido del carbono, sin la necesidad de bombear grandes cantidades de sangre, como sería necesario, debido a la baja solubilidad de estos gases.

Por otro lado, algunos tejidos, como el músculo, utilizan proteínas especializadas en el almacenamiento de oxígeno, como la mioglobina, ya que necesitan tener su propia reserva de este gas cuando su demanda es muy elevada.

33.2. ESTRUCTURA Y FUNCIÓN DE LA MIOGLOBINA

33.2.1. Estructura de la mioglobina

La mioglobina es una proteína globular localizada preferentemente en el músculo, cuya estructura fue la primera determinada mediante difracción de rayos X en 1959. Es una proteína conjugada formada por una parte proteica (apomioglobina) y una parte no proteica, grupo hemo b, unido covalentemente (grupo prostético) a la cadena polipeptídica (fig. 33.2A y B).

La apomioglobina está formada por una única cadena polipeptídica que contiene 153 aminoácidos, tras las modificaciones postraduccionales. Presenta un 75% de estructura secundaria en α-hélice, organizada en ocho segmentos que se nombran desde A a H (fig. 33.2C). Dichos segmentos están separados por cinco regiones de transición donde se disponen los aminoácidos desestabilizadores de la estructura en α-hélice (AB, CD, EF, FG y GH). También existen dos segmentos no helicoidales en los extremos N-terminal (NA) y C-terminal (HC) (fig. 33.2C).

El grupo prostético es el grupo hemo b, que se encuentra colocado en un bolsillo hidrofóbico de la apomioglobina (fig. 33.2A) definido por los segmentos helicoidales E y F. El hemo b está formado por una parte orgánica, que consiste en un anillo tetrapirrólico plano derivado de la porfirina, concretamente la protoporfirina IX, y un átomo de hierro en estado reducido (Fe^{2+}) unido mediante cuatro enlaces de coordinación a los N de los anillos pirrólicos de la protoporfirina IX (fig. 33.3A). El átomo de Fe^{2+}, dado su carácter hexavalente, dispone de otras dos posibilidades para formar enlaces de coordinación, perpendiculares a los cuatro que definen el plano del anillo tetrapirrólico. El quinto enlace de coordinación sirve para unir el hemo a la apomioglobina y se forma con un N de la cadena lateral de una His, denominada His proximal o F8 (residuo número 93 y número 8 del segmento F de la cadena polipeptídica, utilizando una nomenclatura especial para la mioglobina y la hemoglobina) (fig. 33.3B). En la desoximioglobina, el sexto enlace de coordinación queda sin unión a ligando, mientras que en la oximioglobina se une el oxígeno de forma reversible (fig. 33.3B), que a su vez se une a la cadena polipeptídica a través de la cadena lateral de la His distal o E7 (residuo número 64 y en posición 7 del segmento E) (fig. 33.4).

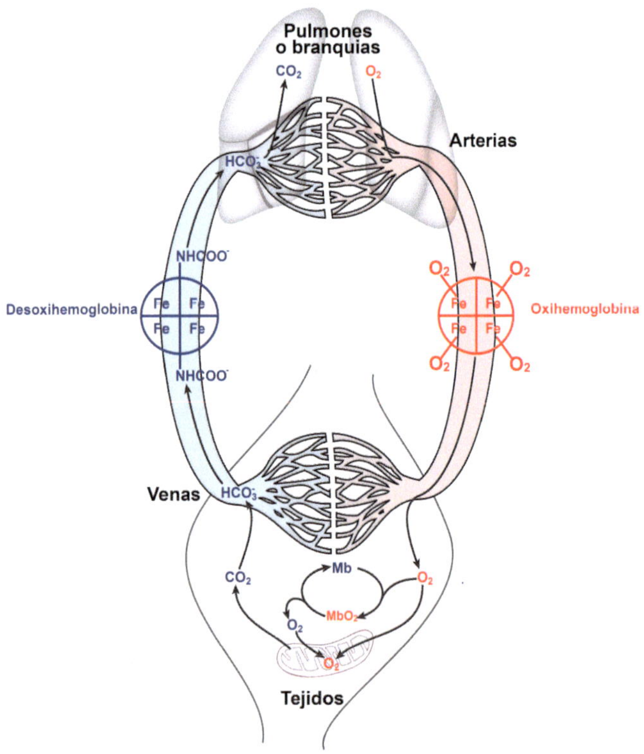

Fig. 33.1 Transporte del oxígeno por la oxihemoglobina en sangre arterial, desde los pulmones hasta los tejidos, y de dióxido de carbono por la desoxihemoglobina en sangre venosa, desde los tejidos hasta los pulmones. La mioglobina capta el oxígeno de la hemoglobina para suministrárselo al músculo cuando éste lo requiera.

En condiciones normales, el contacto directo del oxígeno con el Fe^{2+} lo oxidaría a su estado Fe^{3+}, y como el grupo hemo por sí solo no es capaz de evitarlo, resulta de vital importancia su localización en el bolsillo hidrofóbico (fig. 33.2A). Ello permite no sólo un fácil acceso del oxígeno, sino que también minimiza la posibilidad de oxidación del Fe^{2+} para formar metamioglobina (o metahemoglobina en su caso), que es una forma no funcional de la proteína en la cual no puede unirse el ligando.

33.2.2. Función de la mioglobina y unión al oxígeno

La función clásica de la mioglobina es la de almacenamiento de oxígeno en el músculo, aunque en la actualidad su papel fisiológico se asocia además a la difusión de oxígeno en dicho tejido en condiciones de gran esfuerzo, ya que aumenta la solubilidad efectiva del oxígeno en las células musculares actuando como un reservorio molecular y la velocidad de difusión de dicho gas. La mioglobina acepta el oxígeno procedente de la hemoglobina de la sangre arterial, y en condiciones de grandes necesidades de oxígeno se lo cede a las mitocondrias musculares (fig. 33.1).

Para entender la función de la mioglobina se debe estudiar cuantitativamente la forma de unión del oxígeno a la proteína. Este estudio se lleva a cabo mediante la curva de saturación (θ), que representa la fracción de saturación de la mioglobina frente a la concentración de oxígeno, representada por la presión parcial de oxígeno libre (pO_2) en el medio. La fracción de saturación se define como el cociente entre el número de sitios de unión al oxígeno que se encuentran ocupados ($[MbO_2]$) y el número de sitios de unión posibles en la proteína (libres $[Mb]$, más ocupados $[MbO_2]$.

$$\theta = \frac{[MbO_2]}{[Mb]+[MbO_2]}$$

El perfil de la curva de saturación es hiperbólico (fig. 33.5), y se explica por el equilibrio de la reacción:

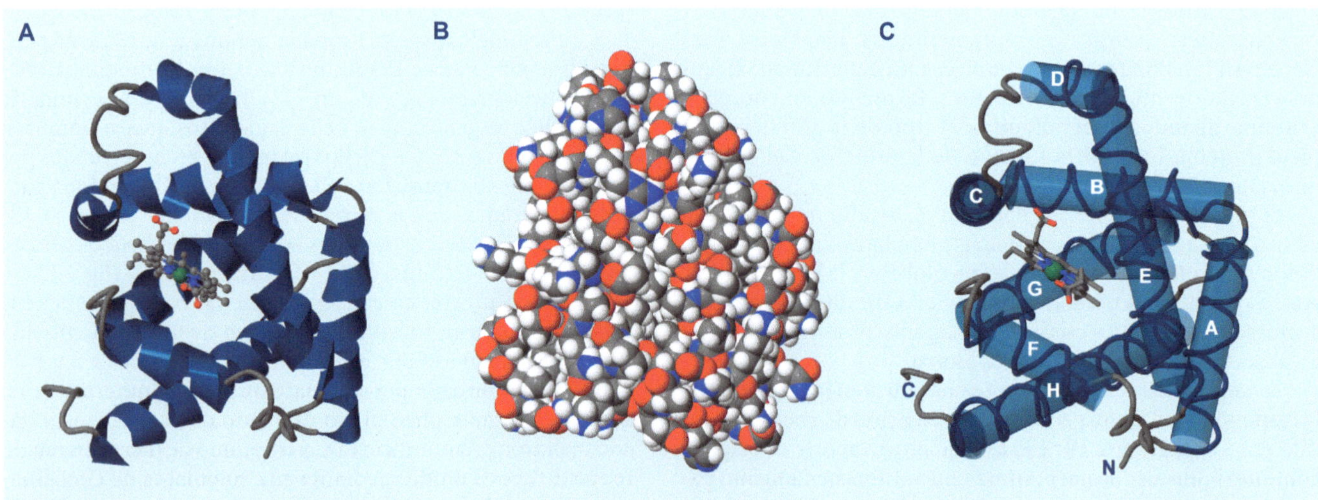

Fig. 33.2 Estructura de la mioglobina. A. Estructura de la apomioglobina con el 75% en α-hélice, y el grupo hemo b colocado en el bolsillo hidrofóbico. **B**. Representación tridimensional de la mioglobina. **C.** Segmentos en α-hélice, de la A a la H, de la mioglobina, indicando también los extremos N y C-terminal.

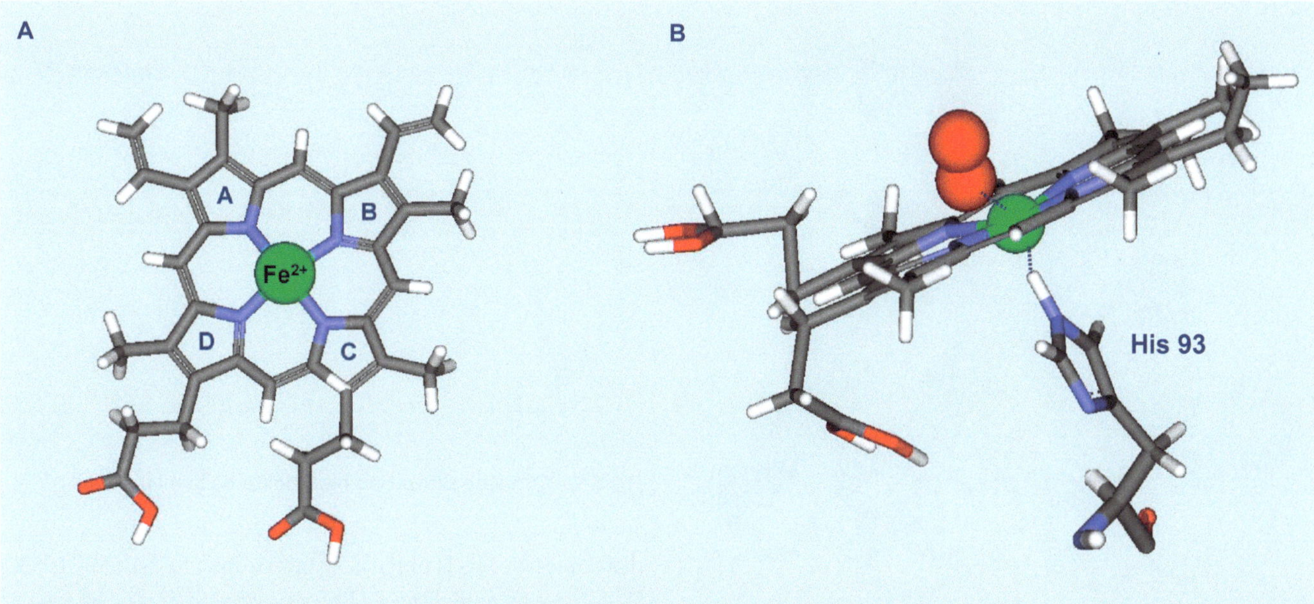

Fig. 33.3 **A.** Estructura del grupo hemo b, donde se observan los cuatro anillos pirrólicos, que forman la protoporfirina IX, unidos por enlaces de coordinación al Fe^{2+} central. **B.** Vista horizontal del grupo hemo b, con la molécula de oxígeno unida mediante el sexto enlace de coordinación, perpendicular al plano del hemo, el cual, a su vez, está unido por el quinto enlace de coordinación a la His 93 (His proximal) de la cadena polipeptídica.

$$Mb + O_2 \rightleftharpoons MbO_2$$

cuya constante de disociación es K:

$$K = \frac{[Mb]\cdot[O_2]}{[MbO_2]}$$

y donde $[MbO_2]$ representa la concentración de mioglobina unida al oxígeno y [Mb] la concentración de mioglobina sin unir al oxígeno.

Si sobre esta ecuación se despeja:

$$[MbO_2] = \frac{[Mb]\cdot[O_2]}{K}$$

Y sustituimos en la ecuación de θ, se puede expresar la fracción de saturación como:

$$\theta = \frac{[MbO_2]}{[Mb]+[MbO_2]} = \frac{\frac{[Mb]\cdot[O_2]}{K}}{[Mb]+\frac{[Mb]\cdot[O_2]}{K}} = \frac{[O_2]}{K+[O_2]}$$

A su vez, puesto que el oxígeno es un gas, se expresa en función de su presión parcial (pO_2):

$$\theta = \frac{[O_2]}{K+[O_2]} = \frac{pO_2}{K+pO_2}$$

Esta ecuación describe una hipérbola y, como se puede ver en la figura 33.5, a bajas pO_2 se une muy poco O_2 a la mioglobina (θ tiene valores muy bajos). Según aumenta la pO_2, se une cada vez más O_2 a la mioglobina, llegando a que todos los sitios de unión a O_2 están ocupados por dicho ligando. Se dice que la mioglobina está saturada con O_2.

Cuando la presión parcial de oxígeno alcanza el mismo valor que la constante de disociación (pO_2 = K), la fracción de saturación tiene el valor de 0,5.

$$\theta = \frac{pO_2}{pO_2 + pO_2} = \frac{pO_2}{2\,pO_2} = 0{,}5$$

Entonces se puede definir K como la pO_2 en la cual la mitad de los sitios de unión de la mioglobina se encuentran unidos a oxígeno, o lo que es lo mismo, la pO_2 en la que la mioglobina se encuentra al 50% de saturación. A este valor de K se le denomina p_{50} y es un valor inversamente proporcional a la afinidad de la proteína por el ligando, ya que un valor elevado significa que se necesitan mayores concentraciones del ligando para alcanzar el mismo porcentaje de unión (en el caso de la mioglobina alcanza un valor de 2,8 mmHg).

Así pues, la ecuación queda:

$$\theta = \frac{pO_2}{p_{50} + pO_2}$$

Esta elevada afinidad de la mioglobina por el oxígeno se corresponde con su función almacenadora. Ello permite a la mioglobina unirse con gran afinidad al oxígeno, aunque su concentración sea muy baja, y liberarlo con mucha dificultad sólo cuando la presión parcial de oxígeno es muy baja, como consecuencia de una elevada actividad metabólica en el músculo.

33.3. ESTRUCTURA Y FUNCIÓN DE LA HEMOGLOBINA

33.3.1. Estructura de la hemoglobina

La hemoglobina es una proteína globular oligomérica, concretamente tetramérica, con estructura cuaternaria, localizada en el interior de los eritrocitos, en los que es la responsable de su color. Existen diferentes tipos de hemoglobina dependiendo del tipo de cadenas que la forman, y la hemoglobina A (HbA) es la más abundante en el adulto. La HbA es una proteína conjugada formada por cuatro cadenas polipeptídicas, dos cadenas α y dos β, unidas por enlaces no covalentes ($\alpha_2\beta_2$)

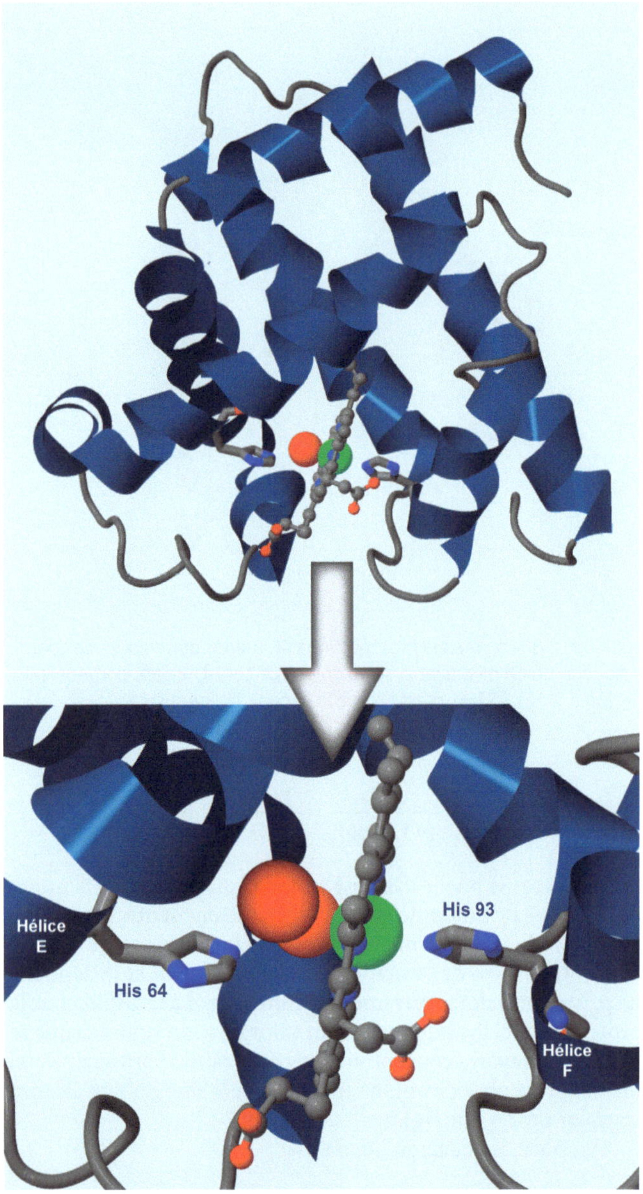

Fig. 33.4 **Bolsillo hidrofóbico de la globina donde se localiza el grupo hemo unido a la apomioglobina por la His 93, o His proximal, y al oxígeno por la His 64 (His distal).**

(apohemoglobina) y una parte no proteica, o grupo prostético, unido covalentemente, que al igual que en la mioglobina, es el grupo hemo b (fig. 33.6A y B). Ambos tipos de cadenas, α y β, son muy similares estructuralmente, así como lo son con la cadena de apomioglobina, y presentan también un 75% de estructura secundaria en α-hélice, aunque con una secuencia y número de aminoácidos diferentes (las cadenas α tienen 141 aminoácidos organizados en siete segmentos helicoidales, y las cadenas β presentan 146 aminoácidos organizados como la apomioglobina en ocho segmentos, nombrados de la A a la H; y segmentos no helicoidales entre los de α-hélice, así como en los extremos N y C terminales). Al igual que la mioglobina, cada subunidad presenta una estructura terciaria, con un bolsillo hidrófobo donde se une el grupo hemo b (con la misma estructura ya descrita para la mioglobina) a través de la His proximal presente en la apohemoglobina (His 88 en las cadenas α e His 93 en las cadenas β), existiendo también la His

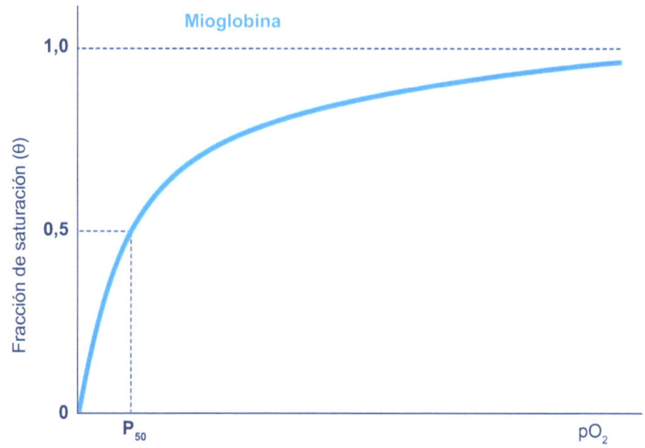

Fig. 33.5 **Curva de saturación hiperbólica de la mioglobina.**

distal que favorece la unión al ligando y dificulta la unión del CO (His 59 en las cadenas α e His 64 en las cadenas β). La estructura cuaternaria está formada por dos dímeros idénticos $\alpha_1\beta_1$ y $\alpha_2\beta_2$ (fig. 33.6A y B), con diferentes tipos de interacciones entre ellos, como se mencionará más adelante.

33.3.2. Función de la hemoglobina

La principal función de la hemoglobina es el transporte de oxígeno desde los pulmones (o branquias) al resto de los tejidos del organismo. La unión del oxígeno al grupo hemo se lleva a cabo de forma similar a la de la mioglobina, si bien la hemoglobina, dada su estructura más compleja, presenta una forma de unión más compleja.

33.4. UNIÓN DEL OXÍGENO A LA HEMOGLOBINA: COOPERATIVIDAD Y EFECTOS ALOSTÉRICOS

Para que una proteína transportadora resulte útil, debe captar oxígeno de una manera muy eficaz en los pulmones, donde la presión parcial es aproximadamente de 100 mmHg, para posteriormente cederlo a los tejidos, donde la presión parcial puede oscilar en torno a los 20-40 mmHg. Para que esto sea posible, la curva de saturación no puede ser hiperbólica, como es el caso de la mioglobina, ya que sería muy poco eficaz, tanto para la captación como para la cesión; por ello las proteínas transportadoras de oxígeno, como la hemoglobina, presentan una curva de saturación sigmoidea (fig. 33.7).

33.4.1. Cooperatividad de la hemoglobina. Interacciones homotrópicas

Cuando en el medio existen presiones parciales de oxígeno bajas, la hemoglobina se une al oxígeno muy débilmente, mientras que la afinidad va aumentando a medida que se va uniendo más oxígeno. Este comportamiento se explica por la unión cooperativa que existe entre las subunidades de la hemoglobina, que si bien la unión de la primera molécula de oxígeno es compleja, permite un aumento de la afinidad de unión de sucesivas moléculas de oxígeno. Este fenómeno de cooperatividad no se produce en la mioglobina, ya que consta de una única subunidad que solo es capaz de unir una molécula de oxígeno, y

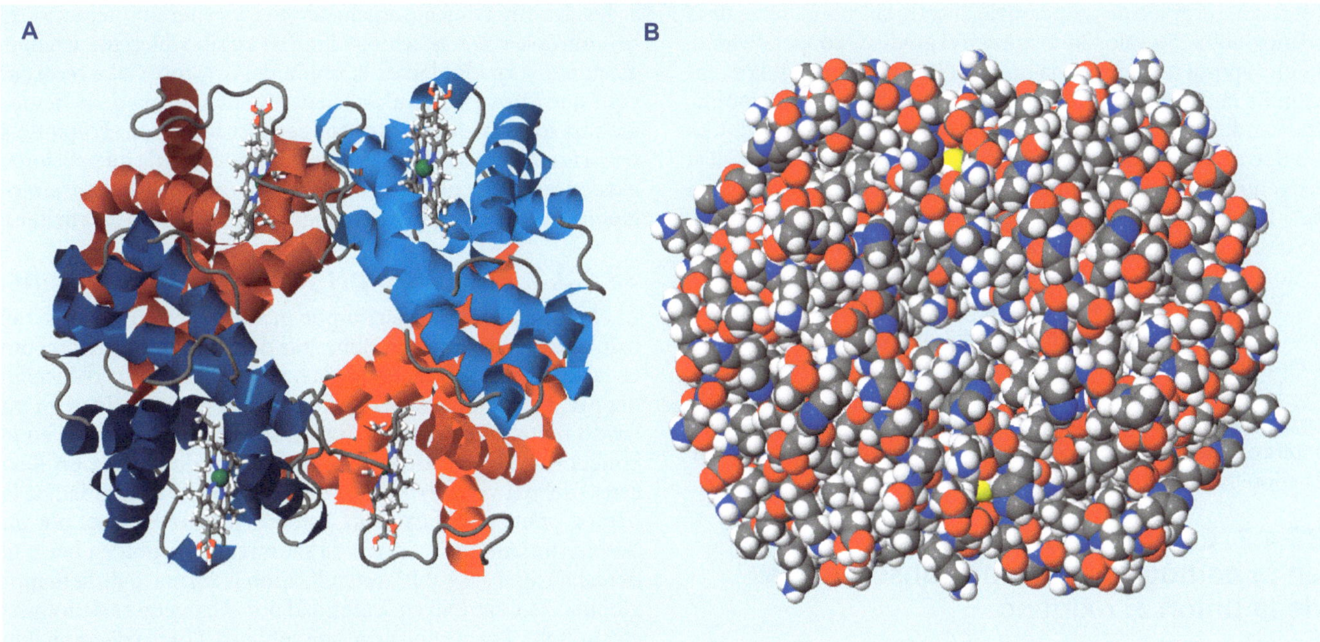

Fig. 33.6 **Estructura de la hemoglobina. A.** Estructura de las cuatro cadenas polipeptídicas de apohemoglobina ($\alpha_2\beta_2$) con el 75% en α-hélice, y el grupo hemo b colocado en el bolsillo hidrofóbico. **B.** Representación tridimensional de la hemoglobina.

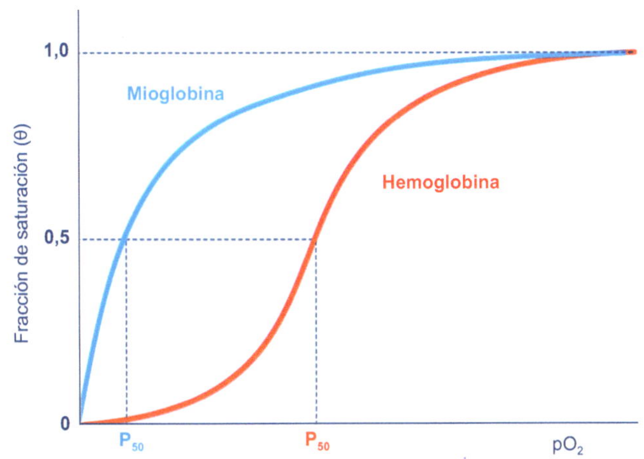

Fig. 33.7 **Curva de saturación sigmoidea de la hemoglobina comparada con la hiperbólica de la mioglobina.**

no existe comunicación entre diferentes mioglobinas, como sí ocurre entre las cuatro subunidades de la hemoglobina, capaces de unir hasta cuatro oxígenos.

La diferencia funcional entre las dos proteínas de unión a oxígeno, como son la mioglobina y la hemoglobina, radica en esta cooperatividad de unión que presenta la hemoglobina, que hace que sea un buen transportador, a diferencia de la mioglobina que ejerce la función de almacenamiento.

La cooperatividad entre los sitios de unión al ligando en la hemoglobina se representa como una curva sigmoidea, donde a presiones parciales bajas de oxígeno la pendiente de la curva es muy suave. En estas condiciones compiten todas las subunidades por la unión a las pocas moléculas de oxígeno existentes, pero una vez unida la primera molécula de oxígeno y según va aumentando la cantidad de oxígeno en el medio (pO_2), la afinidad por los otros sitios de unión aumenta, lo que explica el aumento de la pendiente en la región central de la curva sigmoidea hasta llegar a la meseta, donde todos los sitios de unión de la hemoglobina se encuentran ocupados (fig. 33.7).

En 1910, A. Hill formuló la ecuación que describe la unión del oxígeno a la hemoglobina, y que es una curva sigmoidea, según el siguiente equilibrio de reacción:

$$Hb + nO_2 \rightleftharpoons Hb(O_2)_n$$

Siendo la constante de disociación:

$$K = \frac{[Hb]\cdot[O_2]^n}{[Hb(O_2)_n]}$$

De donde se despeja:

$$[Hb(O_2)_n] = \frac{[Hb]\cdot[O_2]^n}{K}$$

Y se sustituye en la ecuación de la fracción de saturación:

$$\theta = \frac{[Hb(O_2)_n]}{[Hb]+[Hb(O_2)_n]} = \frac{\frac{[Hb]\cdot[O_2]^n}{K}}{[Hb]+\frac{[Hb]\cdot[O_2]^n}{K}} = \frac{[O_2]^n}{K+[O_2]^n}$$

$$= \frac{(pO_2)^n}{K+(pO_2)^n}$$

Con lo cual, la ecuación queda así:

$$\theta = \frac{(pO_2)^n}{(P_{50})^n + (pO_2)^n}$$

Esta ecuación se conoce como ecuación de Hill, y describe el grado de saturación de la hemoglobina en función de la pO_2, y donde n es el denominado coeficiente de Hill, que representa el grado de cooperatividad entre las subunidades de la hemoglobina. Su valor aumenta con el grado de cooperatividad, lo que aporta una idea de la unión al ligando. Si n = 1, la ecuación de Hill describe una hipérbola, como la de la mioglobina, indicando que la unión al oxígeno es no cooperativa. Si n < 1, es un tipo de unión con cooperatividad negativa, ya que la unión al oxígeno disminuye la afinidad por el mismo. Por el contrario, si n > 1, la reacción de unión presenta una cooperatividad positiva, ya que la unión del oxígeno aumenta la afinidad en posteriores uniones de, en este caso la hemoglobina, por el oxígeno.

Este mecanismo permite una mayor liberación de O_2 a los tejidos que si la hemoglobina tuviera una curva de saturación hiperbólica, aún con su misma afinidad (p_{50} = 26 mmHg).

En la hemoglobina, los sitios de unión para el oxígeno no son independientes sino que interactúan entre sí produciendo interacciones que se denominan homotrópicas y son la base de la cooperatividad.

33.4.2. Cambios estructurales en la hemoglobina como consecuencias de la unión al oxígeno

La unión cooperativa descrita en el apartado anterior se asocia a cambios estructurales que se producen en la molécula de hemoglobina como consecuencia de la unión de la primera molécula de oxígeno, la cual facilita la unión de las restantes.

Como se ha comentado en el apartado 33.3.1, la hemoglobina presenta una estructura cuaternaria formada por dos dímeros idénticos $\alpha_1\beta_1$ y $\alpha_2\beta_2$ (fig. 33.6). Las subunidades dentro de cada dímero se unen por interacciones no covalentes, principalmente hidrofóbicas (también iónicas y enlaces de hidrógeno). Sin embargo, las interacciones entre los dos dímeros son puentes salinos más débiles, que permiten el movimiento de uno respecto de otro, por lo que ambos dímeros pueden adoptar diferentes posiciones relativas en la molécula de desoxihemoglobina con respecto a la de oxihemoglobina (fig. 33.8A). En presencia de oxígeno, el dímero $\alpha_1\beta_1$, gira 15° sobre el otro, produciendo un cambio en las interacciones entre $\alpha_1\beta_2$ y $\alpha_2\beta_1$, por ruptura de algunos puentes salinos, disminuyendo sus posibilidades de interacción. La conformación de la hemoglobina oxigenada u oxihemoglobina se denomina forma R (relajado), mientras que la de la desoxihemoglobina es la forma T (tenso).

La hemoglobina en los pulmones se satura muy rápidamente con oxígeno, pasando a la forma R, mientras que en los tejidos, cuando la hemoglobina cede el oxígeno, pasa a la forma T (fig. 33.8A).

Como puede observarse en la figura 33.8B, la unión del oxígeno produce un desplazamiento del hemo, que implica un desplazamiento de la His F8, lo cual provoca un cambio conformacional, para lo que algunas de las interacciones entre las cadenas polipeptídicas llegan a romperse (fig. 33.8C).

33.4.3. Efectos alostéricos. Interacciones heterotrópicas

Como se describe en el capítulo 4, los efectos alostéricos suponen que la unión de un ligando en un sitio concreto de la proteína oligomérica afecta a la unión de otro ligando en otro sitio, por lo que son necesarias variaciones en las interacciones entre las subunidades de la proteína oligomérica. La capacidad de la hemoglobina de unir de forma reversible el oxígeno se puede ver modificada además de por la presión parcial de oxígeno, por el pH del medio, la presión parcial de dióxido de carbono (pCO_2), y otros ligandos como el 2,3-bisfosfoglicerato. A todos ellos se les denomina efectores alostéricos, y generan interacciones heterotrópicas con la hemoglobina en un sitio diferente al hemo, afectando a la afinidad de la unión del oxígeno. Cabe recordar aquí que estos efectos alostéricos en la molécula de la hemoglobina son semejantes a los que se describieron en el capítulo 4 para las enzimas alostéricas. De hecho, este tipo de interacciones alostéricas se descubrieron inicialmente para el caso de la hemoglobina, y posteriormente el modelo se extrapoló a las enzimas.

33.4.3.1. Efecto del pH y del CO_2: efecto Bohr

El efecto Bohr fue descrito por primera vez en 1904 por el fisiólogo danés Christian Bohr, y se define como el incremento en la liberación del oxígeno de la hemoglobina tras la reducción del pH. Puesto que el CO_2 producido en gran cantidad en un tejido metabólicamente activo contribuye al aumento en la concentración protones [H^+] en sangre, da lugar a un descenso del pH y, por tanto, a la disminución de la afinidad de la hemoglobina por el oxígeno. Este efecto se representa por un desplazamiento de la curva de saturación sigmoidea hacia la derecha (fig. 33.9A y B), estabilizando la forma T de la hemoglobina. Este cambio en la afinidad por el oxígeno se denomina efecto Bohr. Por el contrario, una subida del pH, o disminución en la cantidad de CO_2 en el medio, incrementa la afinidad de la hemoglobina por el oxígeno, desplazando la curva sigmoidea hacia la izquierda, con la consecuente estabilización de la forma R, lo que se conoce como efecto Haldane.

Tanto la concentración de H^+ como de CO_2 es mayor en los capilares de tejidos metabólicamente activos que en los pulmones, donde el CO_2 se elimina por el aire exhalado. Cuando la pO_2 es baja, el CO_2 producido en los tejidos es transformado en la sangre en ácido carbónico, por la *anhidrasa carbónica*. Dicho ácido se disocia espontáneamente liberando un protón (H^+). Este protón contribuye a la reducción de pH, y se une a la hemoglobina, favoreciendo la liberación de oxígeno (estabiliza la forma T) y el transporte de CO_2. Por otro lado, en los pulmones, donde la pO_2 es muy alta, el oxígeno se une a la hemoglobina estabilizando la forma R, liberando así protones, que se combinan con el bicarbonato para formar CO_2 (fig. 33.10).

Este efecto se produce por los grupos ionizables, como es el caso de las cadenas laterales de His de la hemoglobina, que presentan mayores valores de pKa en la desoxihemoglobina que en la oxihemoglobina. De esta forma, un aumento en la concentración de H^+ produce una protonación de estos grupos (que queda con carga), permitiéndoles así formar puentes salinos que estabilizan la forma desoxihemoglobina (forma T) y disminuyendo la afinidad por el oxígeno.

Sin embargo, no todo el CO_2 producido en los tejidos se transporta en forma de bicarbonato; una parte se transporta en forma de carbamato unido a los grupos N-terminal de las cadenas polipeptídicas de la hemoglobina, estabilizando la forma T, y disminuyendo la afinidad por el oxígeno.

$$\text{Hb}-\text{NH}_2+\text{CO}_2 \rightleftharpoons \text{Hb}-\text{NH}-\text{COO}^- + \text{H}^+$$

33.4.3.2. Efecto del 2,3-bisfosfoglicerato (2,3-BPG)

El 2,3-BPG (fig. 33.11A) es el fosfato orgánico más abundante en los eritrocitos, sintetizado a partir de un intermediario de la vía glucolítica (v. cap. 9), y un importante regulador de la unión del oxígeno a la hemoglobina.

El 2,3-BPG se une a la desoxihemoglobina, estabilizando la forma T, en un bolsillo formado por las dos cadenas β

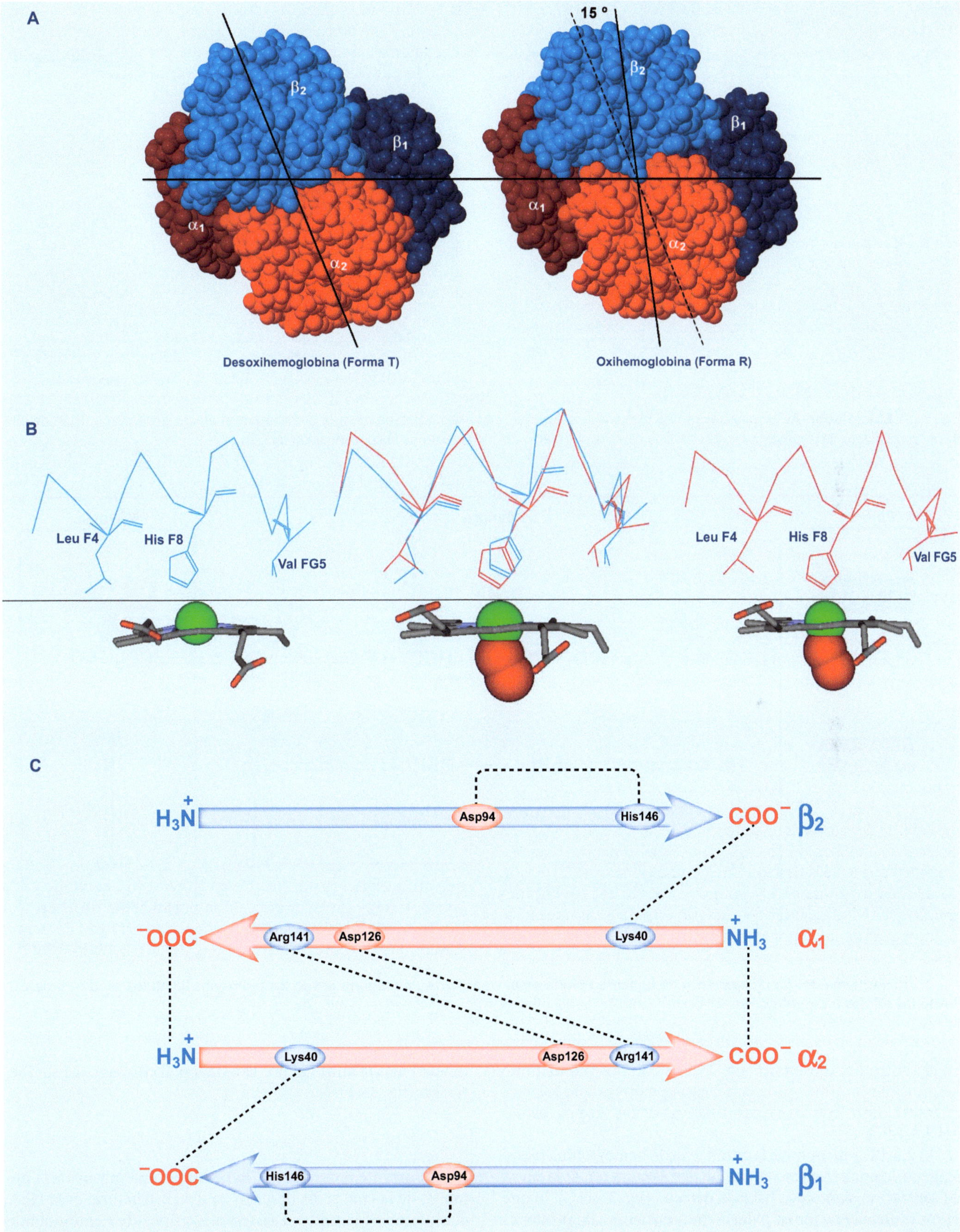

Fig. 33.8 **A.** Cambio conformacional de la hemoglobina durante la oxigenación. Desplazamiento de dímeros al pasar de la forma T a la R. **B.** Mecanismo de transición de la forma T a la R, provocado por la unión al oxígeno. La línea azul representa la cadena polipeptídica de la desoxihemoglobina, y la roja la de la oxihemoglobina. **C.** Detalle de algunas de las interacciones que se rompen en la transición de la forma T a la R.

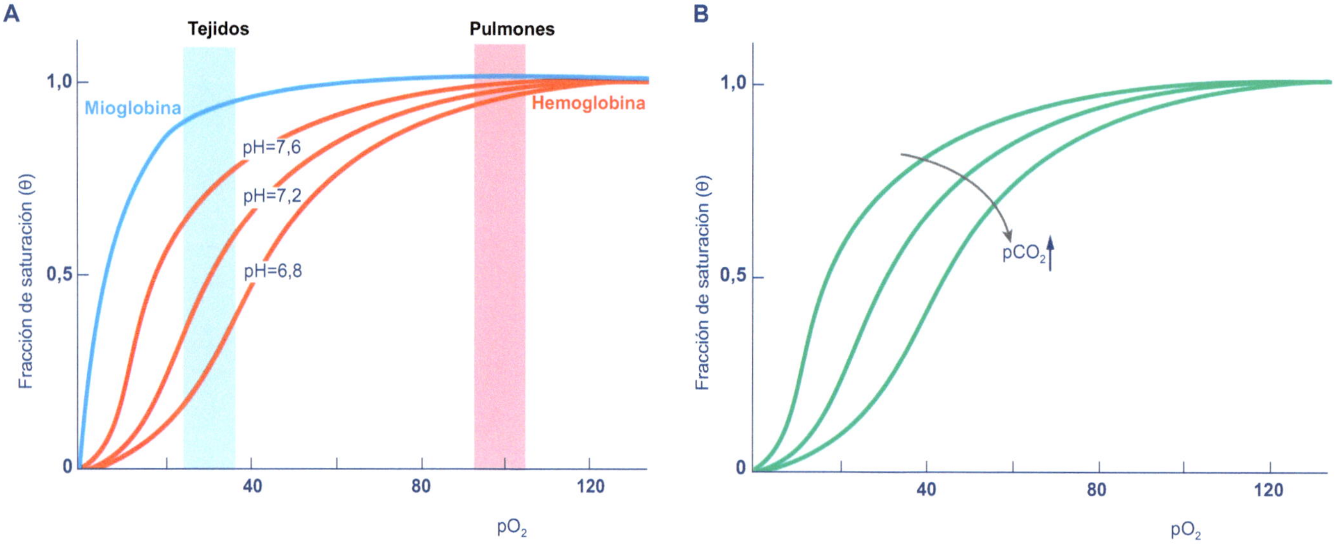

Fig. 33.9 Efecto Bohr. A. Desplazamiento de la curva de saturación de la hemoglobina hacia la derecha por el efecto de la disminución del pH. **B.** Desplazamiento de la curva sigmoidea hacia la derecha por efecto del incremento de la concentración de CO_2.

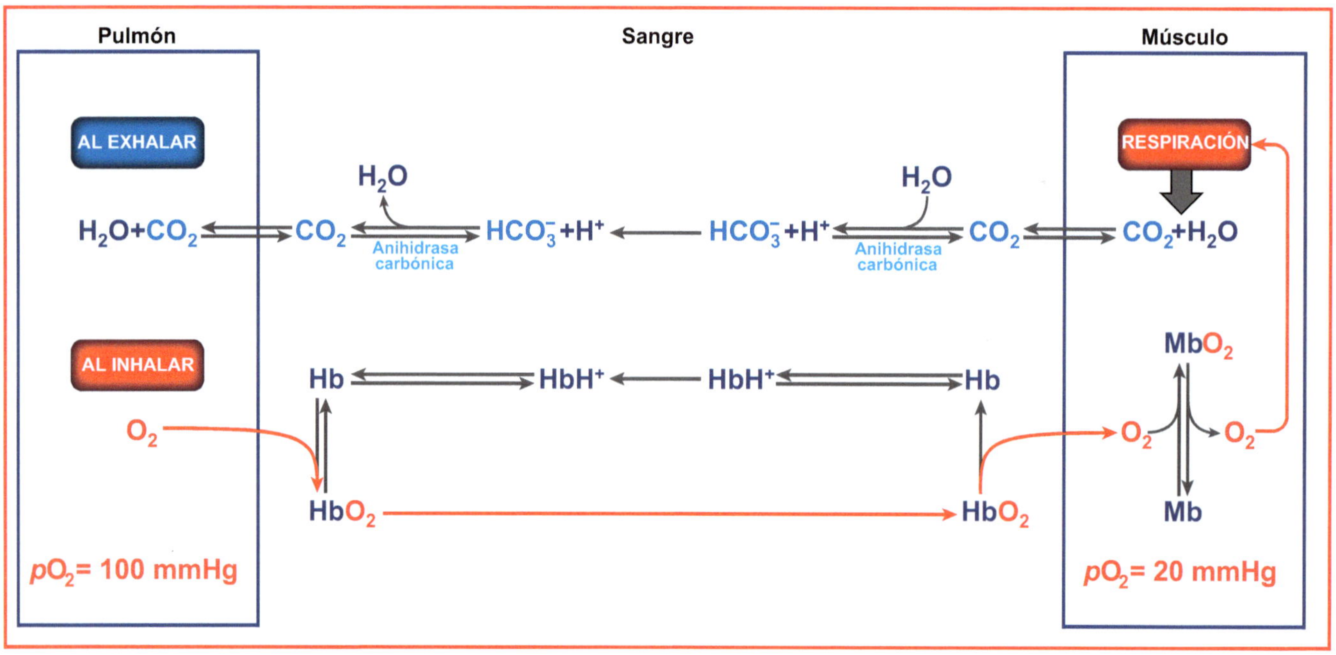

Fig. 33.10 Esquema del funcionamiento de la hemoglobina en el transporte de oxígeno desde los pulmones hasta los tejidos, y de CO_2 desde los tejidos a los pulmones. Almacenamiento del oxígeno captado por el músculo en la mioglobina.

en el centro del tetrámero (fig. 33.11B). El bolsillo dispone de múltiples aminoácidos con cargas positivas que forman puentes salinos con las cargas negativas de los grupos fosfato del 2,3-BPG.

El 2,3-BPG disminuye la afinidad de la hemoglobina por el oxígeno, lo que se representa por un desplazamiento de la curva de saturación sigmoidea hacia la derecha (fig. 33.11C), lo que permite una liberación de oxígeno muy eficiente a las presiones parciales de los tejidos periféricos.

La concentración del 2,3-BPG aumenta en los eritrocitos en respuesta a una situación de hipoxia, como la que se presenta en la enfermedad pulmonar obstructiva crónica (EPOC), o en elevadas altitudes. Esto hace que disminuya incluso más la afinidad por el oxígeno, facilitando así su liberación (fig. 33.11C).

33.5. HEMOGLOBINAS MINORITARIAS

Es importante recordar que la hemoglobina mayoritaria humana, de la cual se ha descrito aquí su estructura, es la HbA, aunque no es la única. Existen otros tipos de hemoglobinas minoritarias; todas ellas son proteínas tetraméricas, si bien la composición de las cadenas polipeptídicas es diferente (tabla 33.1). La hemoglobina fetal (HbF) se sintetiza durante la etapa fetal, mientras que otras como la HbA_2, se sintetizan en el adulto, aunque en menor concentración que la HbA. La

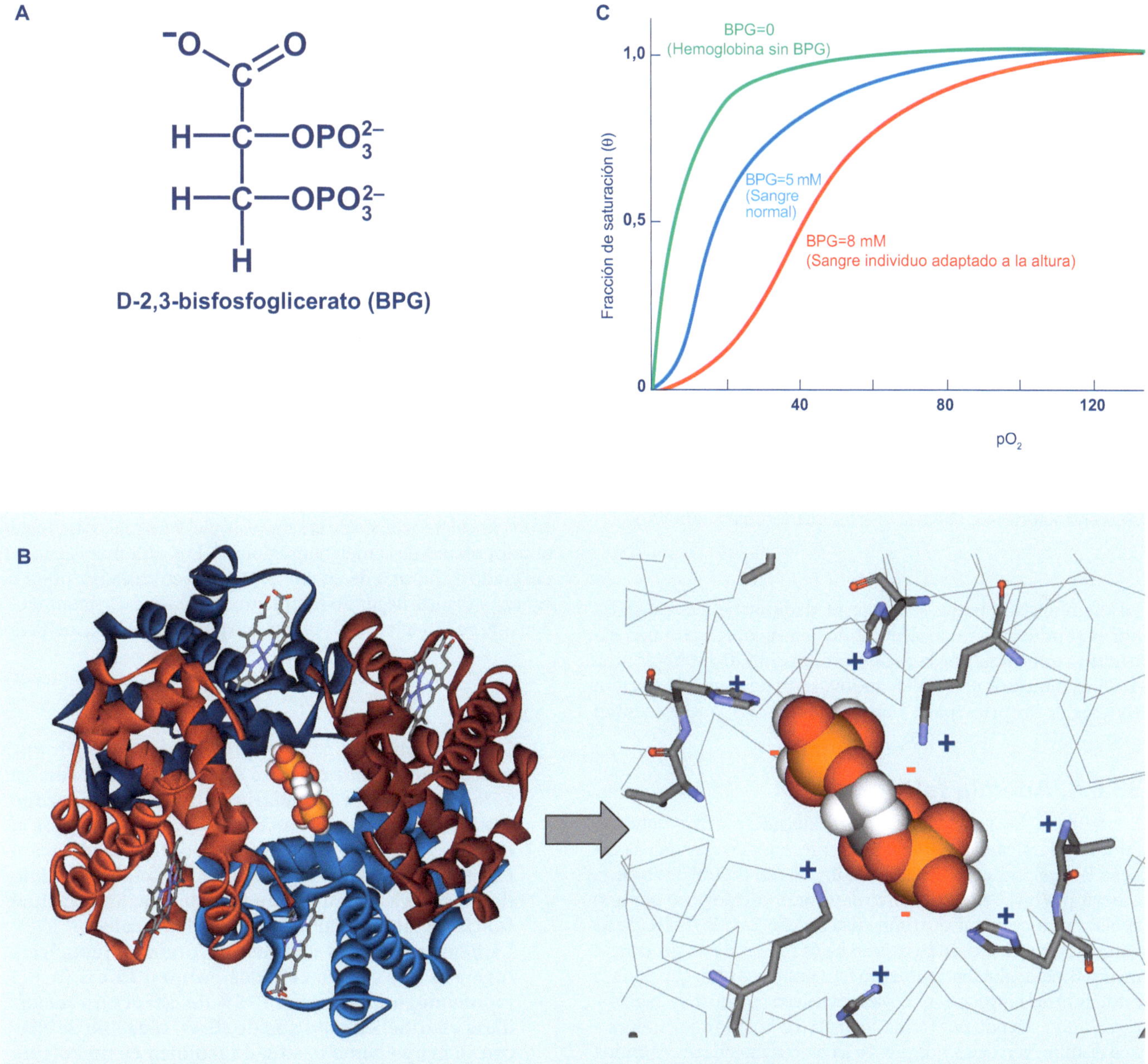

Fig. 33.11 **A.** Estructura del 2,3-bisfosfoglicerato (2,3-BPG). **B.** Unión del 2,3-BPG a la desoxihemoglobina, en la cavidad central, que queda entre las cuatro subunidades. Detalle de las interacciones iónicas entre las cargas negativas del 2,3-BPG y las positivas de las cadenas polipeptídicas. **C.** Desplazamiento de la curva de saturación de la hemoglobina por diferentes concentraciones de 2,3-BPG.

Tabla 33.1 Tipos de hemoglobinas que aparecen en el humano adulto

Tipo de hemoglobina	Cadenas que la componen	Porcentaje de la hemoglobina total
HbA	$\alpha_2\beta_2$	90%
HbF	$\alpha_2\gamma_2$	<2%
HbA_2	$\alpha_2\delta_2$	2-5%
HbA_{1c}	$\alpha_2\beta_2$-glucosa	3-9%

HbA también se puede presentar en una forma modificada que consiste en una unión covalente de una hexosa, como por ejemplo la HbA_{1c}, que es el derivado glucosilado de la hemoglobina.

33.5.1. Hemoglobina fetal (HbF)

La HbF está compuesta por un tetrámero formado por dos cadenas α, idénticas a las de la HbA, y dos cadenas γ.

Durante el primer mes de gestación, la hemoglobina del embrión está formada por dos cadenas ζ, similares a las cadenas α, y por dos cadenas ε, similares a las β ($\zeta_2\varepsilon_2$), que son sintetizadas en el saco vitelino. A partir de la quinta semana de gestación, el lugar de síntesis de las cadenas se traslada al hígado y a la médula ósea, de modo que su primer producto de síntesis es la HbF. Esta HbF es la hemoglobina mayoritaria en el feto (60%). Al final de la vida fetal, alrededor del octavo mes de gestación, la médula ósea comienza a sintetizar la HbA, reduciéndose el contenido de HbF, que en el adulto es inferior al 2%.

En condiciones fisiológicas, la HbF presenta mayor afinidad por el oxígeno que la HbA, ya que su unión al 2,3-BPG es muy débil. Ello se debe a que las cadenas γ presentan menor número de cargas positivas que las cadenas β, por lo que se une peor el 2,3-BPG. Esta mayor afinidad de HbF por el oxígeno facilita la transferencia del mismo desde la circulación materna a los eritrocitos fetales, a través de la placenta.

33.5.2. Hemoglobina A_2 (HbA_2)

Es un tipo de hemoglobina que aparece justo antes del nacimiento y luego permanece de forma minoritaria en el adulto (2-5%); está compuesta por dos cadenas α y dos δ ($\alpha_2\delta_2$).

33.5.3. Hemoglobina A_{1c} (HbA_{1c})

En condiciones fisiológicas, la HbA sufre glucosilaciones no enzimáticas, pero de una manera muy lenta y dependiente de la concentración de glucosa en sangre. La HbA_{1c} es la forma más abundante de la hemoglobina glucosilada. La glucosa se une principalmente al grupo amino de las valinas N-terminales de las cadena β. En pacientes diabéticos con bajo control metabólico, los niveles de HbA_{1c} se ven aumentados debido a las elevadas concentraciones de glucosa con las que están en contacto.

33.6. HEMOGLOBINOPATÍAS

Las hemoglobinopatías son enfermedades genéticas causadas por la producción de moléculas de hemoglobina con una estructura anormal, por la escasa producción de hemoglobina normal, o incluso por ambos motivos. A continuación se citan algunas de las principales hemoglobinopatías, que presentan importantes consecuencias clínicas.

33.6.1. Anemia falciforme

Es una alteración genética de la sangre, causada por una mutación puntual de transmisión homocigótica recesiva en el gen de la cadena β, que produce el cambio de un Glu en posición seis de la cadena, por una Val. Este cambio de un aminoácido polar por uno apolar produce una protrusión en la cadena β de la molécula de hemoglobina. Así, cuando existen bajos niveles de oxígeno en el medio, la hemoglobina polimeriza formando una fibra que altera la estructura del eritrocito, los cuales se vuelven mucho más frágiles y rígidos, adquiriendo una forma anómala (de hoz), lo que conduce a una disminución de su vida media. La cadena mutada se denomina β^S, y la hemoglobina que la contiene HbS ($\alpha_2\beta^S_2$). A edades tempranas no se manifiesta la sintomatología, hasta que suficiente HbF va siendo sustituida por la HbS y comienzan a aparecer crisis de dolor intenso, hiperbilirrubinemia, mayor susceptibilidad de infecciones, etc. El tratamiento de esta patología es una adecuada hidratación, analgésicos, antibióticos (si hay infecciones), y transfusiones si hay un elevado riesgo de oclusión de los vasos.

33.6.2. Talasemias

Es una enfermedad hereditaria en la que se produce una síntesis anómala de alguna de las cadenas de la hemoglobina. Normalmente, las cadenas α y β se sintetizan de forma coordinada para ensamblarse y formar así la HbA. En la talasemia se produce una síntesis anómala de alguna de estas cadenas, bien por deleción o bien por sustitución de uno o varios nucleótidos. Dado que la alteración puede estar en las cadenas α o β, las talasemias pueden ser: α-talasemias o β-talasemias.

33.6.2.1. β-talasemias

En las β-talasemias, la síntesis de las cadenas β se encuentra reducida o no se produce como resultado de una mutación puntual, mientras que la síntesis de las cadenas α es normal. Las cadenas α no pueden así formar el tetrámero, por lo que precipitan provocando la muerte prematura de la célula, a pesar de que se produce una compensación por el aumento en las HbF y HbA_2.

33.6.2.2. α-talasemias

En las α-talasemias son las cadenas α las que están ausentes o con una síntesis muy baja como resultado de deleciones de nucleótidos. Este déficit se compensa con la síntesis de tetrámeros con cuatro cadenas β o γ en el feto. Esta patología afecta al adulto y también al feto que presenta moléculas de hemoglobina de elevada afinidad por el oxígeno, lo que incrementa la transferencia de oxígeno de la madre al feto.

33.6.3. Metahemoglobinemias

La metahemoglobina se forma por oxidación, debido a diversas causas, del átomo de hierro del grupo hemo que forma parte la hemoglobina, el cual pasa de estado ferroso (Fe^{2+}) a férrico (Fe^{3+}). Esta enfermedad se caracteriza por una coloración marrón chocolate azulada de la sangre, la piel y las mucosas, debido al color oscuro de la metahemoglobina. Los síntomas dependen del grado de hipoxia de los tejidos, e incluyen ansiedad, dolor de cabeza y disnea, llegando raramente a la muerte. El tratamiento consiste en reducir el Fe^{3+}, utilizando para ello azul de metileno.

RESUMEN

1. **La mioglobina es una hemoproteína formada por una única cadena polipeptídica (apomioglobina, con un 75% de estructura secundaria en α-hélice) y un grupo hemo b, situado en un bolsillo hidrofóbico. Su unión al oxígeno se realiza a través de un enlace de coordinación con el hierro del grupo hemo, con alta afinidad, siguiendo una curva de saturación hiperbólica. Su principal función es almacenar oxígeno en el músculo.**
2. **La hemoglobina es una hemoproteína oligomérica formada por cuatro cadenas polipeptídicas ($\alpha_2\beta_2$) (apohemoglobina, con un 75% de estructura secundaria en α-hélice cada una de ellas), cada una de ellas con su grupo hemo b, situado también en un bolsillo hidrofóbico. Su unión al oxígeno se realiza a través de un enlace de coordinación con el hierro del grupo hemo, siguiendo una curva de saturación sigmoidea. Su principal función es transportar oxígeno en la sangre hasta todos los tejidos.**
3. **La unión del oxígeno a la hemoglobina es cooperativa, lo que significa que la unión de la primera molécula favorece la unión de las siguientes, produciendo un cambio conformacional, de la forma T (desoxihemoglobina) a la forma R (oxihemoglobina). La afinidad de la hemoglobina por el oxígeno se puede ver modulada por efectores alostéricos, como el pH, el CO_2, y la presencia de fosfatos como el 2,3-BPG.**
4. **La principal hemoglobina en el adulto es la HbA, mientras que existen otras minoritarias, como son la HbF, la HbA_2 y la HbA_{1c}.**
5. **La alteración tanto en la estructura como en la síntesis de las cadenas que componen la hemoglobina puede llevar al desarrollo de patologías como la anemia falciforme, las α y β talasemias, y la metahemoglobinemia, entre otras.**

Bibliografía

Bellelli A. Hemoglobin and cooperativity: Experiments and theories. Curr Protein Pept Sci. 2010;11:2-36.

Bellelli A, Brunori M. Hemoglobin allostery: variations on the theme. Biochim Biophys Acta. 2011;1807:1262-72.

Berenbrink M. Evolution of vertebrate haemoglobins: Histidine side chains, specific buffer value and Bohr effect. Respir Physiol Neurobiol. 2006;154:165-84.

Birukou I, Schweers RL, Olson JS. Distal histidine stabilizes bound O_2 and acts as a gate for ligand entry in both subunits of adult human hemoglobin. J Biol Chem. 2010;285:8840-54.

González Hernández A. Principios de Bioquímica clínica y Patología molecular. 1ª ed. Barcelona: Elsevier; 2010.

Gross G, Wittenberg BA, Jue T. Myoglobin's old and new clothes: from molecular structure to function in living cells. J Exp Biol. 2010;213:2713-25.

Safo MK, Ahmed MH, Ghatge MS, Boyiri T. Hemoglobin-ligand binding: understanding Hb function and allostery on atomic level. Biochim Biophys Acta. 2011;1814:797-809.

Capítulo 34

Bioquímica del sistema nervioso y bases moleculares de la transmisión sináptica

Manuel Ros Pérez y Teresa Fernández Agulló

OBJETIVOS DE APRENDIZAJE

- **Describir los tipos celulares del sistema nervioso y sus funciones, así como las características de la barrera hematoencefálica.**
- **Entender las características metabólicas del sistema nervioso.**
- **Comprender la fases de la transmisión sináptica y las propiedades que debe cumplir un neurotransmisor.**
- **Describir la síntesis y la degradación de los principales neurotransmisores.**
- **Describir los tipos de receptores de los neurotransmisores y su mecanismo de acción.**

34.1 INTRODUCCIÓN

El sistema nervioso central (SNC) recibe información tanto del medio externo (sonidos, imágenes, frío, calor, etc.) como del medio interno (glucosa, oxígeno, temperatura, etc.) de forma simultánea, procesa dicha información y elabora las respuestas (motoras, metabólicas, de conducta, etc.) necesarias para el mantenimiento del organismo. Se podría decir que el SNC funciona como un ordenador que gobierna una maquinaria tan compleja como el cuerpo humano y su relación con el medio externo.

En este capítulo se repasan distintos aspectos bioquímicos característicos del sistema nervioso, así como sus requerimientos energéticos, la síntesis de neurotransmisores, el proceso de la neurotransmisión o la importancia del metabolismo lipídico. Por otro lado, no se pueden pasar por alto las distintas células que conforman el sistema nervioso (fig. 34.1), por lo que, en este capítulo también se van a revisar las principales células que forman parte del sistema nervioso y algunos aspectos importantes de su interrelación desde el punto de vista metabólico.

34.2 TIPOS CELULARES EN EL SISTEMA NERVIOSO

El sistema nervioso está formado por neuronas, que son las células encargadas de transmitir información mediante señales eléctricas, y las células de la glía. Las células de la glía comprenden los oligodendrocitos y células de Schwann, que forman el recubrimiento de mielina de los axones, los astrocitos que sirven de soporte a las neuronas, las células de la microglía, que son responsables de la respuesta inmunológica en el sistema nervioso, y los ependimocitos que recubren las cavidades del sistema nervioso, los ventrículos cerebrales y el canal medular (fig. 34.1).

34.2.1. Neuronas

Las neuronas, además de ser las células excitables del sistema nervioso, se caracterizan por su morfología, su gran longitud (hasta 1m) y por su alto grado de conectividad con otras neuronas. Debido a su longitud, poseen mecanismos específicos de transporte desde el soma (donde se localiza el núcleo celular) hasta el terminal axónico (donde se produce la comunicación con otras células) que corresponde con el transporte anterógrado. Existe otro mecanismo de transporte en sentido contrario, del terminal axónico hacia el soma (transporte retrógrado) con una velocidad de transporte diferente al anterógrado (tabla 34.1). Estos mecanismos de transporte utilizan proteínas motoras que movilizan los diferentes sustratos por los microtúbulos, como la quinesina para el transporte anterógrado y la dineína para el retrógrado. Además, para poder generar las señales eléctricas de comunicación (potenciales de acción), las neuronas deben mantener un gradiente iónico a ambos lados de la membrana plasmática (que da lugar al potencial de membrana) mediante transporte activo, y ser capaces de transmitir esa señal a lo largo de todo el axón de manera eficaz.

34.2.2. Astrocitos

La función de soporte de las células gliales no comprende sólo el soporte físico, sino también funcional. En este sentido, los astrocitos (fig. 34.1) se encargan de crear un ambiente estable para que las neuronas puedan mantener su potencial de membrana. Para ello, los astrocitos retiran del espacio extracelular el exceso de metabolitos que podrían ser perjudiciales para las neuronas, y tamponan las concentraciones excesivas de K^+ que interferirían con el potencial de reposo. Según la activación neuronal, los astrocitos liberan sustancias vasoactivas, como prostanoides, ajustando el flujo sanguíneo cerebral con las demandas energéticas locales. También son capaces de responder al exceso

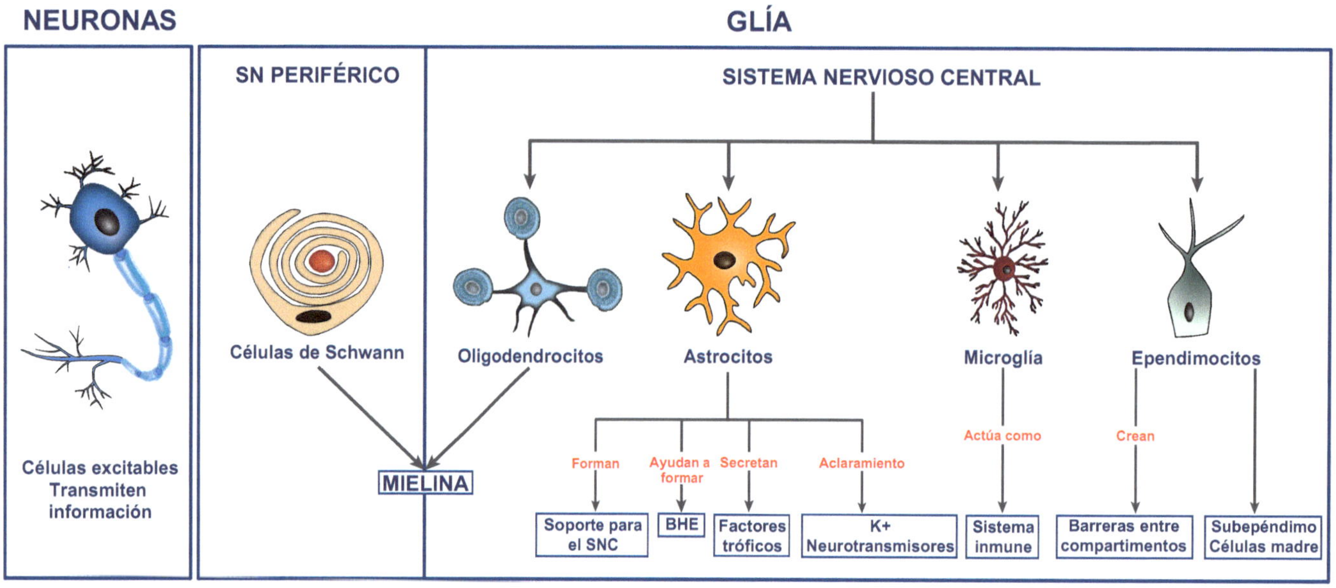

Fig. 34.1 Tipos celulares del sistema nervioso. BHE: barrera hematoencefálica.

Tabla 34.1 Velocidades de transporte axonal

Transporte	Velocidad (mm/día)	Estructuras y moléculas transportadas
Rápido		
Anterógrado	200-400	Vesículas pequeñas con neurotransmisores Proteínas de membrana, lípidos
Retrógrado	200-300	Vesículas lisosomales con enzimas
Mitocondrial	50-100	Mitocondrias
Lento		
Componente lento *a*	2-8	Microfilamentos, enzimas, complejos de clatrina
Componente lento *b*	0,2-1	Microtúbulos, neurofilamentos

de glutamato aumentando el consumo de glucosa y liberando ácido láctico que sirve de soporte a las demandas energéticas de las neuronas. Otras funciones homeostáticas de los astrocitos son su participación en el mantenimiento de concentraciones adecuadas en el espacio extracelular de agua, iones, pH y neurotransmisores como el glutamato, liberación de factores tróficos que aumentan la supervivencia neuronal, defensa contra el estrés oxidativo, almacenamiento de energía en forma de glucógeno, reparación tisular, modulación de la actividad sináptica mediante la liberación de cofactores y neurotransmisores (denominados gliotransmisores) o incluso en la formación y remodelamiento de las sinapsis. Además, tienen un papel activo en la transmisión sináptica y en la formación de la barrera hematoencefálica, que son claves en el acoplamiento neurovascular y neurometabólico.

34.2.3. Oligodendrocitos y células de Schwann

Estas células rodean a los axones con una vaina de mielina que funciona como aislante evitando los cortocircuitos entre las neuronas y permite una mayor velocidad de conducción de los potenciales de acción. Los oligodendrocitos se localizan en el SNC y pueden rodear varios axones, mientras que las células de Schwann, que se localizan en el sistema nervioso periférico, rodean un único axón pero múltiples veces (fig. 34.1).

34.2.4. Ependimocitos

Son las células que tapizan las cavidades cerebrales y el canal central medular. Se caracterizan por tener en su superficie apical cilios que con su movimiento desplazan el líquido cefalorraquídeo (LCR) permitiendo su circulación a lo largo del SNC (fig. 34.1). El LCR se forma por paso selectivo de sustancias desde los vasos, que forman los plexos coroideos localizados en los ventrículos laterales, hasta el espacio extracelular donde se localizan los ependimocitos (fig. 34.2). Estas células poseen mecanismos de transporte específicos que determinan la composición del LCR, que no se corresponde con la del plasma, a diferencia de lo que ocurre en otros espacios extracelulares del organismo. Esta barrera al paso de sustancias desde la sangre hasta el LCR se denomina barrera hemática-cefalorraquídea (fig. 34.2).

En algunas zonas del cerebro subependimarias es donde se localizan las células pluripotenciales, con capacidad de diferenciarse en células de la glía o en neuronas, que actualmente son el punto de mira de posibles estrategias terapéuticas en alteraciones del SNC.

34.3. BARRERA HEMATOENCEFÁLICA

La barrera hematoencefálica es una estructura dinámica que existe entre la sangre y el sistema nervioso y que regula el paso de nutrientes, proteínas, otras sustancias químicas y microorganismos entre la sangre y el parénquima cerebral, y sirve de protección ante la entrada de agentes extraños y potencialmente perjudiciales para el sistema nervioso (fig. 34.3). Los constituyentes anatómicos son las células endoteliales, los pericitos y la lámina o membrana basal, que junto con los astrocitos, las neuronas y posiblemente otras células gliales, forman lo que actualmente de denomina la unidad neurovascular. Las células de la unidad neurovascular se tienen que adaptar a las variaciones del medio mediante cambios que mantengan la homeostasis bioenergética y metabólica y que promuevan la supervivencia celular. De

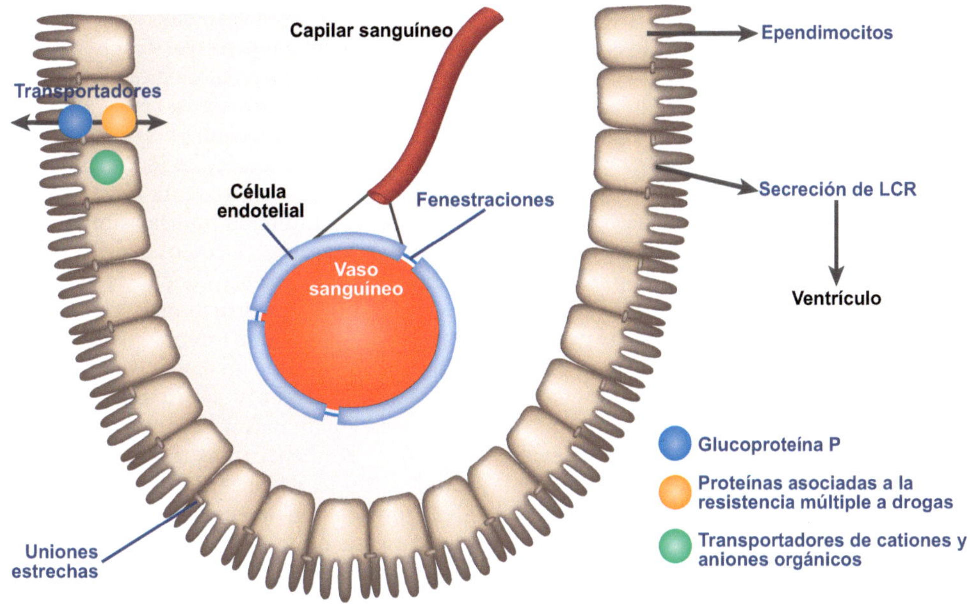

Fig. 34.2 Formación del líquido cefaloraquídeo (LCR). El LCR se forma por el paso selectivo de moléculas desde los vasos sanguíneos hasta el espacio ventricular, gracias a la presencia de transportadores específicos en los ependimocitos que tapizan las cavidades cerebrales y el canal central medular.

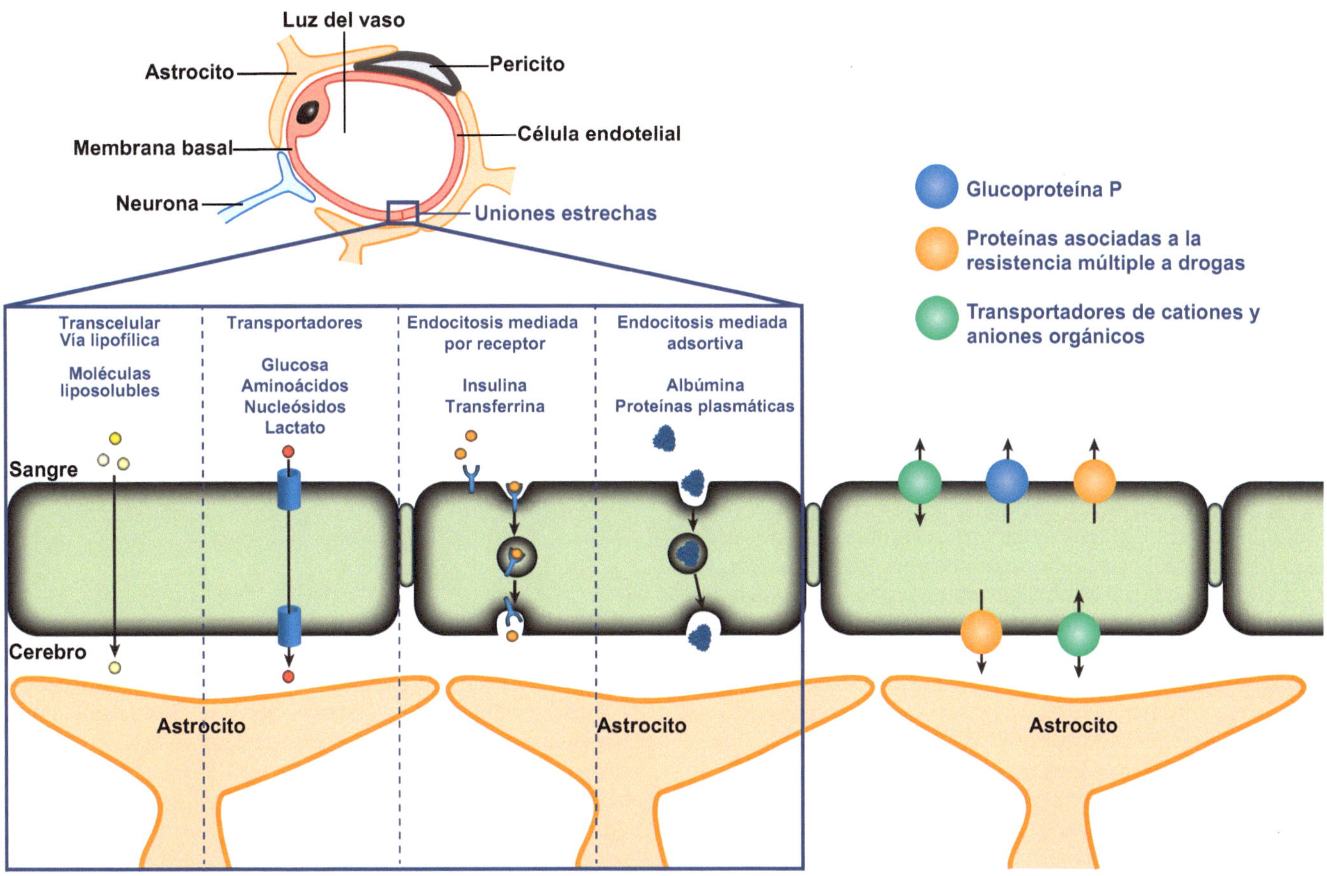

Fig. 34.3 Paso de sustancias a través de la barrera hematoencefálica. El paso de moléculas hidrofílicas a través del endotelio que forma parte de la barrera hematoencefálica se lleva a cabo por transcitosis, a través de receptores específicos. Aproximadamente el 90% de este endotelio está rodeado por prolongaciones de astrocitos que actúan también como barrera física. Por debajo de los astrocitos, la lámina basal dificulta el paso de sustancias iónicas y polares. Las moléculas hidrófobas, que pueden atravesar la barrera por difusión, son bombeadas de nuevo a la sangre por diferentes transportadores. Entre éstos se encuentran las glucoproteínas P y miembros de la familia de transportadores tipo ABC de resistencia múltiple a sustancias que utilizan ATP, o los transportadores de cationes y aniones orgánicos a favor de gradiente de concentración.

hecho, la alteración de la regulación de unidad neurovascular se ha asociado a patologías del sistema nervioso, por lo que podría ser una diana en la intervención terapéutica.

El endotelio especializado está unido entre sí por uniones estrechas que impiden el paso de moléculas entre las células, por lo que el paso queda limitado a los mecanismos de transcitosis. Además, rodeando los capilares se localizan prolongaciones de los astrocitos que además de funcionar como barrera física liberan factores que mantienen las uniones estrechas entre las células endoteliales. La lámina basal que se localiza por debajo de los astrocitos proporciona, gracias a su composición (v. cap. 31), otro mecanismo de protección dificultando el paso de sustancias iónicas y polares. Otro tipo celular que forma parte de la barrera hematoencefálica son los pericitos, los cuales intervienen en la regulación de la barrera hematoencefálica mediante la liberación paracrina de factores de crecimiento como la angiotensina I, TGF-β (*Transforming Growth Factor β*), VEGF (*Vascular Endotelial Growth Factor*) o bFGF (*basic Fibroblast Growth Factor*). La relación de pericitos en los capilares del sistema nervioso es muy superior a la de otros tejidos, lo que sugiere que desempeñan un papel muy importante en el mantenimiento funcional de la barrera hematoencefálica.

Las moléculas hidrófobas que penetran por difusión en el interior de las células endoteliales desde la sangre son bombeadas de nuevo a la sangre por diferentes transportadores (fig. 34.3).

34.4. PECULIARIDADES METABÓLICAS DEL SISTEMA NERVIOSO

El SNC tiene unas necesidades energéticas y metabólicas que obviamente son una prioridad, ya que cuando no se alcanzan esos requerimientos el organismo no funciona. En este sentido cabe señalar que, aunque el cerebro apenas supone el 2% del peso del organismo y es sólo una parte del SNC, en reposo consume cerca del 20% del oxígeno y el 60% de la glucosa, lo que equivale a unos 120 g de glucosa diarios. Esta elevada demanda energética se deriva de la necesidad de sintetizar ATP para mantener los potenciales de membrana necesarios para la génesis y la propagación de los potenciales de acción, y en definitiva el mantenimiento de los flujos de información en forma de impulsos nerviosos. Además de la cantidad de energía, hay que señalar otras exigencias del cerebro, como son el tipo de combustible y la forma de utilizarlo. Salvo en situaciones de ayuno prolongado, en las que también puede consumir cuerpos cetónicos, el cerebro sólo consume glucosa y de forma aerobia. Al carecer de cantidades significativas de sustratos energéticos de reserva tales como glucógeno o triacilgliceroles, el cerebro requiere un aporte exógeno y continuo de glucosa y oxígeno. Si los niveles de glucemia descienden por debajo de 30-40 mg/dl, se afecta la función cerebral y hay pérdida de consciencia. Cualquier fallo en el suministro tanto de glucosa como de oxígeno, como ocurre en una parada cardiorrespiratoria o en un accidente cerebrovascular, puede causar en muy poco tiempo muerte neuronal y, en consecuencia, daños cerebrales irreversibles.

Además, el sistema nervioso tiene otras peculiaridades metabólicas de interés, derivadas de su estructura y función, como son la síntesis de los neurotransmisores o de lípidos que forman parte de las membranas en general y de algunas tan características como la mielina que rodea los axones. Aunque el SNC puede captar ácidos grasos esenciales como el linoleico y el α-linolénico, la barrera hematoencefálica impide el paso de ácidos grasos no esenciales. Esto exige que el cerebro tenga que sintetizarlos continuamente, además de sintetizar fosfolípidos, esfingolípidos, plasmalógenos y colesterol que son imprescindibles para las membranas y las funciones neurológicas. Esta necesidad no sólo afecta a las neuronas, sino a todas las células del sistema nervioso.

Las células de Schwann y los oligodendrocitos son las células responsables de la mielinización. La mielina es una estructura que consiste en una envoltura formada por muchas capas de membrana. Su función podría asimilarse a la del aislamiento plástico de los cables eléctricos que evitan la conducción en sentido radial y favorecen la conducción en el sentido longitudinal del axón. Aunque la estructura básica de la mielina es una bicapa lipídica similar a la membrana plasmática, su composición es distinta, presentando un mayor contenido de lípidos en general, de los que los cerebrósidos llegan a ser del orden del 15%. Además, presenta un mayor porcentaje de ácidos grasos de cadena larga que permiten un mayor empaquetamiento de la estructura a través de interacciones hidrofóbicas. La composición proteica de la mielina también presenta diferencias respecto a otras estructuras de membrana. Su participación porcentual es más baja, próxima al 30%, pero presenta proteínas características de la misma, como la familia de las proteínas básicas de la mielina (MBP) y la proteína proteolípido (PLP) en el SNC, o la proteína Po en el sistema nervioso periférico. Las MBP y PLP constituyen del orden del 75% de la totalidad de las proteínas de la mielina en el SNC y la proteína Po el 50% en el sistema nervioso periférico. Estas proteínas tienen un papel muy importante para mantener la estructura de la mielina mediante interacciones entre ellas, y entre ellas y la bicapa lipídica. La importancia de la mielinización se pone de manifiesto en el caso de las enfermedades desmielinizantes como la esclerosis múltiple, que cursa con alteraciones neurológicas, y en la que la desmielinización tiene al parecer un origen autoinmune. La pérdida de mielina hace que la conducción de los potenciales de acción sea más lenta, lo que genera una pérdida de la coordinación motora.

La importancia del metabolismo de lípidos en el SNC también se pone de manifiesto en enfermedades como el síndrome de Zellweger, un trastorno autosómico recesivo en el que, al existir un déficit de peroxisomas, además de estar impedida la degradación de ácidos grasos de cadena larga, también hay un déficit en la síntesis de plasmalógenos, lo que ocasiona daños cerebrales. En la enfermedad de Tay-Sachs, un defecto en la β-N-acetilgalactosaminasa o β-hexosaminidasa (v. cap. 15) provoca el acúmulo de gangliósidos que no se degradan en los lisosomas, de modo que las neuronas se hinchan y causan retraso psicomotor y ceguera.

34.5. TRANSMISIÓN SINÁPTICA

El hecho de que la información nerviosa se transmite en forma de impulsos eléctricos hizo que durante mucho tiempo se pensara que la información que pasa de una neurona a otra fuera de naturaleza eléctrica. A finales del siglo XIX se postuló la existencia de la naturaleza química de la transmisión sináptica y fue definitivamente demostrada por el fisiólogo austriaco Otto Loewi en 1921 en un clásico, elegante y sencillo experimento, en el cual se describió el primer neurotransmisor, la acetilcolina, al cual se denominó *vagustoff* (fig. e34-1).

Actualmente se considera que existen dos formas de transmisión sináptica: una química y otra eléctrica. En las sinapsis químicas existe un espacio denominado hendidura sináptica que separa físicamente a las dos neuronas (presináptica y postsináptica) (fig. 34.4A), mientras que en las sinapsis eléctricas las neuronas están en íntimo contacto (fig. 34.4B).

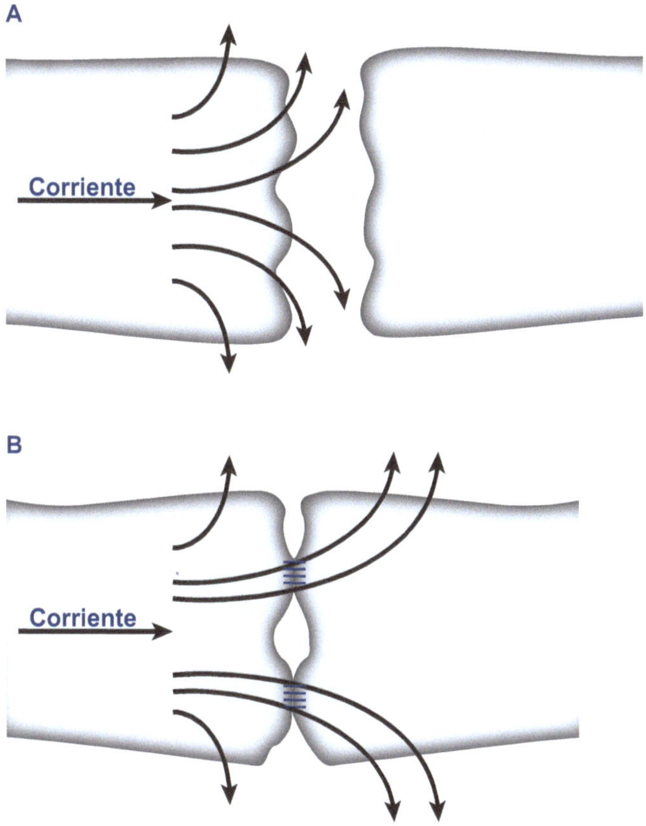

Fig. 34.4 **Tipos de sinapsis. A.** Sinapsis química. **B.** Sinapsis eléctrica.

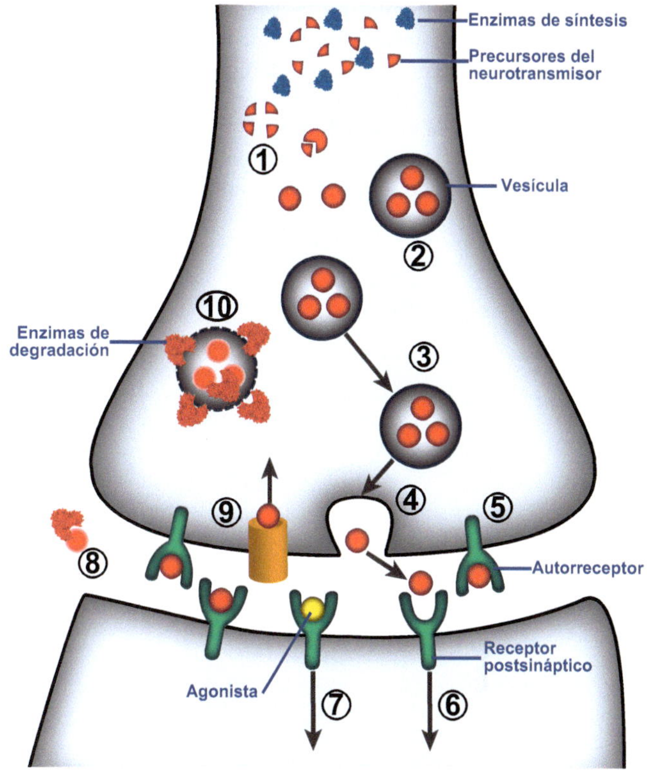

Fig. 34.5 **Síntesis y liberación de neurotransmisores. 1**: Síntesis del neurotransmisor a partir de sus precursores. **2**: Almacenamiento en vesículas. **3**: Tráfico de la vesícula a la membrana. **4**: Liberación del neurotransmisor por exocitosis a la hendidura sináptica por la llegada de potenciales de acción. **5**: Unión del neurotransmisor a receptores en la membrana presináptica. **6**: Unión del neurotransmisor a receptores en la membrana postsináptica. **7**: Respuesta postsináptica, que se puede mimetizar mediante la administración exógena del neurotransmisor o de un agonista. **8**: Eliminación del neurotransmisor de la hendidura por mecanismos enzimáticos. **9**: Eliminación del neurotransmisor de la hendidura por recaptación. **10**: Degradación del neurotransmisor por enzimas específicas.

La sinapsis eléctrica se produce en unas regiones de contacto especializadas denominadas uniones comunicantes o canales intercelulares comunicantes. Estas zonas están formadas por unas estructuras proteicas complejas en forma de canal que conducen el flujo de corriente iónica entre las neuronas. Cada canal está formado por un par de hemicanales que entran en contacto con el espacio que separa las dos membranas celulares, de manera que se forma un puente continuo entre los dos citoplasmas. Cada hemicanal (conexón) está formado por seis subunidades proteicas idénticas, las conexinas, cada una de las cuales reconoce a los dominios extracelulares de la conexina yuxtapuesta que forma el otro conexón. Estos canales funcionan como poros en contacto y su apertura está modulada por numerosos factores. La mayoría de ellos se cierran en respuesta a concentraciones elevadas de Ca^{2+} o a una disminución del pH, de manera que sería un mecanismo protector frente a las células lesionadas. También existen canales sensibles a voltaje o modulados por neurotransmisores. El mecanismo por el cual se produce el cierre o la apertura de estos canales es semejante al del diafragma de una cámara fotográfica.

En las sinapsis químicas no existe ninguna continuidad estructural entre las neuronas, y además la hendidura sináptica, que es la zona de separación entre la neurona presináptica y postsináptica, suele ser algo más ancha que el espacio intercelular no sináptico adyacente. La transmisión química depende de la liberación de una sustancia química o neurotransmisor, que se une a unos receptores específicos de la membrana de la neurona postsináptica (fig. 34.5).

En la sinapsis eléctrica, al haber continuidad entre los dos citoplasmas, la transmisión de la información por corriente iónica puede ser bidireccional y además no existe retraso sináptico. Por el contrario, en la sinapsis química, la transmisión es unidireccional y, debido a que el neurotransmisor tiene que atravesar un espacio extracelular hasta alcanzar sus receptores específicos, se produce un retraso sináptico. Funcionalmente esto implica que la información que se transmite en las sinapsis eléctricas es mucho más rápida que la que ocurre en las sinapsis químicas.

34.6. SINAPSIS Y NEUROTRANSMISIÓN: SÍNTESIS, TRANSPORTE, ALMACENAMIENTO, LIBERACIÓN E INACTIVACIÓN

Aunque la descripción de los diferentes neurotransmisores se detalla más adelante, en general, se puede decir que los neurotransmisores que son moléculas pequeñas se sintetizan a partir de precursores y son transportados mediante transporte axonal anterógrado hasta el terminal sináptico junto con las enzimas responsables de su síntesis y degradación. Por tanto, en el terminal sináptico se encuentran todos los componentes necesarios para el reciclaje del neurotransmisor una vez que ha sido liberado (fig. 34.5). Las moléculas grandes o peptídicas son sintetizadas igual que cualquier otra proteína de la célula. Se sintetizan como prepropéptidos en el retículo endoplásmico rugoso, y por acción de peptidasas se transforman en propéptidos. Éstos son empaquetados en vesículas junto con la enzima convertidora responsable de transformarlos en péptidos activos y son transportados mediante transporte axonal anterógrado hasta el terminal.

La liberación del neurotransmisor a la hendidura sináptica es un proceso altamente regulado que depende de la concentración intracelular de Ca^{2+}. Cuando el potencial de acción llega al terminal axónico provoca la apertura de canales de Ca^{2+} dependientes de voltaje, por lo que aumenta bruscamente el contenido de Ca^{2+} intracelular, poniéndose así en marcha el mecanismo de exocitosis (fig. 34.5).

Una vez que se libera el contenido de las vesículas a la hendidura sináptica, éstas son recicladas para rellenarse de nuevo de neurotransmisor, o se fusionan con endosomas y regresan hacia el soma celular (fig. 34.6). El transporte axonal de las

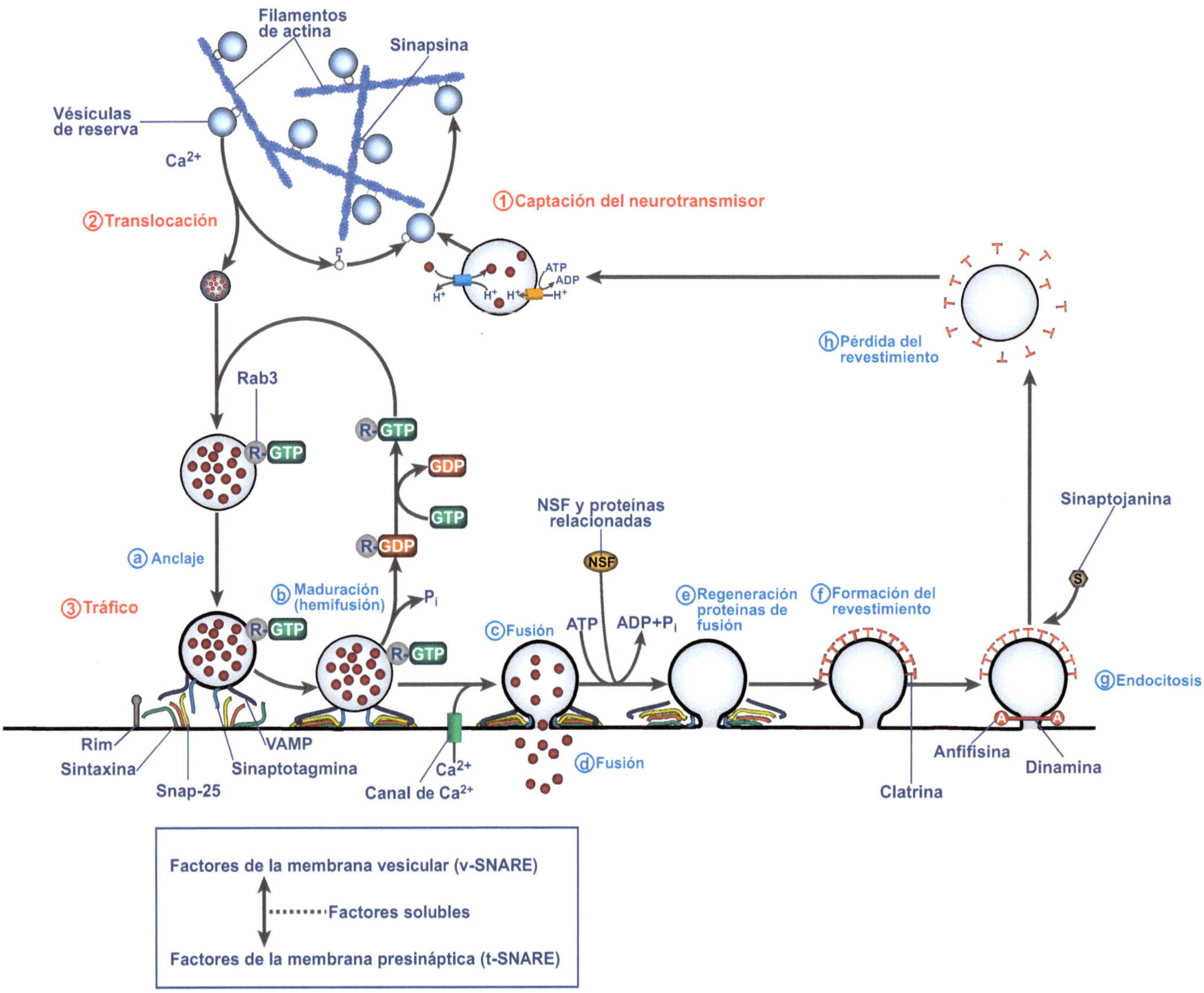

Fig. 34.6 **Ciclo de las vesículas sinápticas. 1**: Tras sintetizarse, los neurotransmisores son captados por vesículas, a través de transportadores específicos localizados en la membrana de estos orgánulos, gracias a un gradiente de pH establecido por una bomba de protones dependiente de ATP. **2**: Debido a la despolarización se abren canales de Ca^{2+} sensibles a voltaje, aumentando el Ca^{2+} en el terminal sináptico. El Ca^{2+} activa a una quinasa dependiente de calmodulina que fosforila, con gasto de ATP, a la sinapsina, una proteína que ancla la vesícula sináptica a los filamentos de actina del citoesqueleto. La fosforilación de sinapsina permite que la vesícula se libere de su unión a los filamentos de actina. Esta liberación es reversible y en ella interviene la fosfatasa *calcineurina*. **3**: Una vez que la vesícula se ha liberado, está en condiciones de continuar su tráfico hacia la membrana presináptica. **a:** En un primer estadio se produce el anclaje de la vesícula a la membrana presináptica, proceso en el que participan las proteínas Rab y el complejo sintaxina-SNAP25 con VAMP. El anclaje de la vesícula se produce en zonas de membrana próximas a la localización de canales de Ca^{2+} dependientes de voltaje. **b:** Reorganización, no bien conocida, de las moléculas integrantes de las membranas que se ha denominado habilitación y sin la cual ni se produce el poro de fusión ni la liberación del neurotransmisor. **c:** Formación del poro de fusión. En este proceso interviene la sinaptotagmina como molécula sensora de Ca^{2+}. **d:** Una vez formado el complejo de fusión se libera el neurotransmisor. **e:** El complejo formado por SNAP-25-sintaxina y VAMP es muy estable, y para que se produzca un reciclado eficaz de la vesícula es necesario que se desensamblen estas proteínas, para lo cual intervienen los factores solubles NSF y SNAP, que se unen al complejo a expensas de la hidrólisis de ATP. **f:** Para el reciclaje de la vesícula se recubre de clatrina. **g:** A continuación, por medio de la dinamina, una GTPasa, se produce un estrangulamiento de esa zona de la membrana separándose de ella la vesícula, proceso en el que participa una fosfoinosítido fosfatasa, la *sinaptojanina*. **h:** La vesícula pierde su revestimiento de clatrina. Aunque está establecido que cuando se estimula un terminal sináptico se libera todo el contenido de la vesícula, en algunas ocasiones esto no ocurre. Se ha descrito un mecanismo denominado "besar y correr" mediante el cual la vesícula liberaría parte del contenido de neurotransmisor a través de un pequeño poro, sin fusionarse completamente con la membrana. Este mecanismo tiene la ventaja de que el reciclado de la vesícula es mucho más rápido, ya que no necesita recubrirse de clatrina para su internalización. El papel fisiológico de este nuevo mecanismo no está bien definido.

vesículas se realiza a través de los microtúbulos mediante proteínas motoras. En el terminal sináptico hay vesículas alejadas de la membrana plasmática (vesículas de reserva), vesículas que están en contacto con una zona concreta de la membrana o zona activa (vesículas ancladas) y otras vesículas situadas entre ambas (vesículas en tránsito). Por tanto, como se representa y describe en detalle en la figura 34.6, las vesículas sinápticas siguen una serie de pasos que se pueden dividir en:

- **Captación del neurotransmisor** por la vesícula, gracias a un gradiente de pH y con gasto de ATP.
- **Translocación** hacia la membrana presináptica dependiente de Ca^{2+}-calmodulina.
- **Tráfico de la vesícula**. En un primer estadio se produce el anclaje de la vesícula a la membrana presináptica en zonas de membrana próximas a la localización de canales de calcio dependientes de voltaje. Una vez formado el complejo de fusión se libera el neurotransmisor, y posteriormente se produce el reciclaje de la vesícula, para lo cual se recubre de moléculas de clatrina. En la liberación de neurotransmisores participan diferentes moléculas localizadas en las membranas celulares, de algunas de las cuales la función es aún poco conocida. En general se puede decir que hay una serie de factores o moléculas de la membrana vesicular denominados v-SNARE (*soluble NSF- N-Ethylmaleimide Sensitive Fusion Proteins-Attachment Protein*) que interaccionan con los factores denominados t-SNARE localizados en la zona activa y con la intervención de otros factores solubles que se encuentran libres en el citoplasma del botón sináptico (fig. 34.6). Entre los factores vesiculares (v-SNARE) mejor estudiados se encuentran la sinaptofisina, sinaptobrevina o VAMP, sinaptotagmina y las proteínas Rab, que son GTPasas, y parecen estar implicadas en el movimiento de las vesículas en el interior de la célula y también en el desplazamiento en el interior del terminal sináptico. Entre los factores de la membrana presináptica (t-SNARE) se encuentran la sintaxina y la SNAP-25. Los factores solubles mejor estudiados son el NSF o proteína de fusión sensible a N-etilmaleimida y la proteína de unión a NSF que se denomina casualmente SNAP, aunque no está relacionada con SNAP-25.

La importancia fisiológica de estas proteínas queda reflejada en que son las dianas moleculares de algunas toxinas que interfieren con la liberación de neurotransmisores. En concreto, la sinaptobrevina o VAMP es la diana de la toxina tetánica. La SNAP-25 y la sintaxina son las dianas de diferentes serotipos de la toxina botulínica (fig. 34.7).

Una vez que el neurotransmisor se libera en la hendidura sináptica, además de actuar sobre receptores específicos en la membrana postsináptica, puede actuar sobre receptores presinápticos o autorreceptores modulando así su propia liberación. Además, los neurotransmisores pueden ser recaptados a través de transportadores localizados bien en el propio terminal sináptico o en las células gliales que se localizan alrededor de las sinapsis. Por último, el neurotransmisor puede ser degradado por enzimas específicas localizadas en la hendidura sináptica o bien difundir por el espacio extracelular (fig. 34.5).

Los neurotransmisores actúan sobre receptores que son fundamentalmente de dos tipos: receptores inotrópicos, que son canales iónicos, o receptores metabotrópicos que utilizan mecanismos de transducción que implican la activación de cascadas de señalización celular (v. cap. 29). Los primeros, al abrirse o cerrarse, varían el potencial de membrana. Los segundos generan segundos mensajeros, como el AMPc, en el interior celular que pueden regular la actividad de distintas

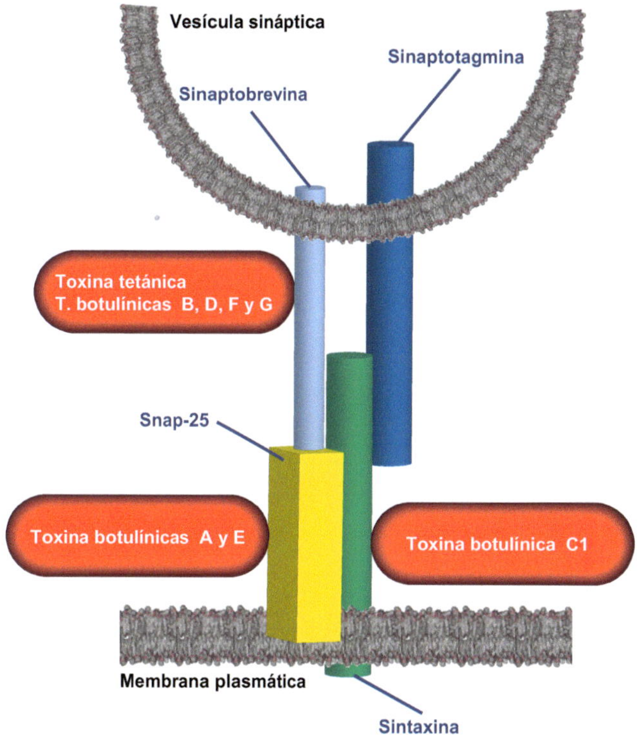

Fig. 34.7 Proteínas implicadas en el anclaje de las vesículas sinápticas con la membrana, y su inhibición por toxinas. La sinaptobrevina (VAMP), la sintaxina y SNAP-25 son capaces de formar una unidad funcional mínima que media la fusión de las dos membranas. Algunas de estas proteínas son diana de neurotoxinas que bloquean la liberación de neurotransmisores.

proteínas e incluso canales (v. cap. 29). Un neurotransmisor puede tener más de un receptor con el que puede interactuar, lo que genera una mayor variedad de respuestas. Los receptores, en general reciben el mismo nombre de sus agonistas naturales. No obstante, el continuo descubrimiento de nuevos receptores, incluso para el mismo agonista natural, ha hecho imprescindible una clasificación y nomenclatura de los mismos. La IUPHAR (*International Union of Basic and Clinical Pharmacology*; http://www.iuphar-db.org/; Database of Receptors and Ion Channels), es el organismo internacional que se encarga de su clasificación y nomenclatura.

Como se muestra en la figura 34.8, es posible actuar farmacológicamente favoreciendo (efecto agonista) o interfiriendo (efecto antagonista) en la respuesta de los neurotransmisores, desde su síntesis hasta su unión a receptores específicos.

34.7. NEUROTRANSMISORES

Clásicamente, como se muestra en la figura 34.6, un neurotransmisor es una molécula que se sintetiza, se transporta y almacena en vesículas en el terminal presináptico. Tras el estímulo correspondiente, es decir, tras la llegada de un potencial de acción, el neurotransmisor se libera a la hendidura sináptica y actúa sobre un receptor en la neurona postsináptica, produciendo en ésta una respuesta. Actualmente este concepto se ha ampliado, ya que existen moléculas que actúan como mensajeros en el sistema nervioso pero no encajan en este perfil clásico de neurotransmisor. Tal es el caso del óxido nítrico (NO), que es un gas que difunde desde la neurona donde se origina a otra sobre la que actúa, pero sin liberarse a la sinapsis desde vesículas.

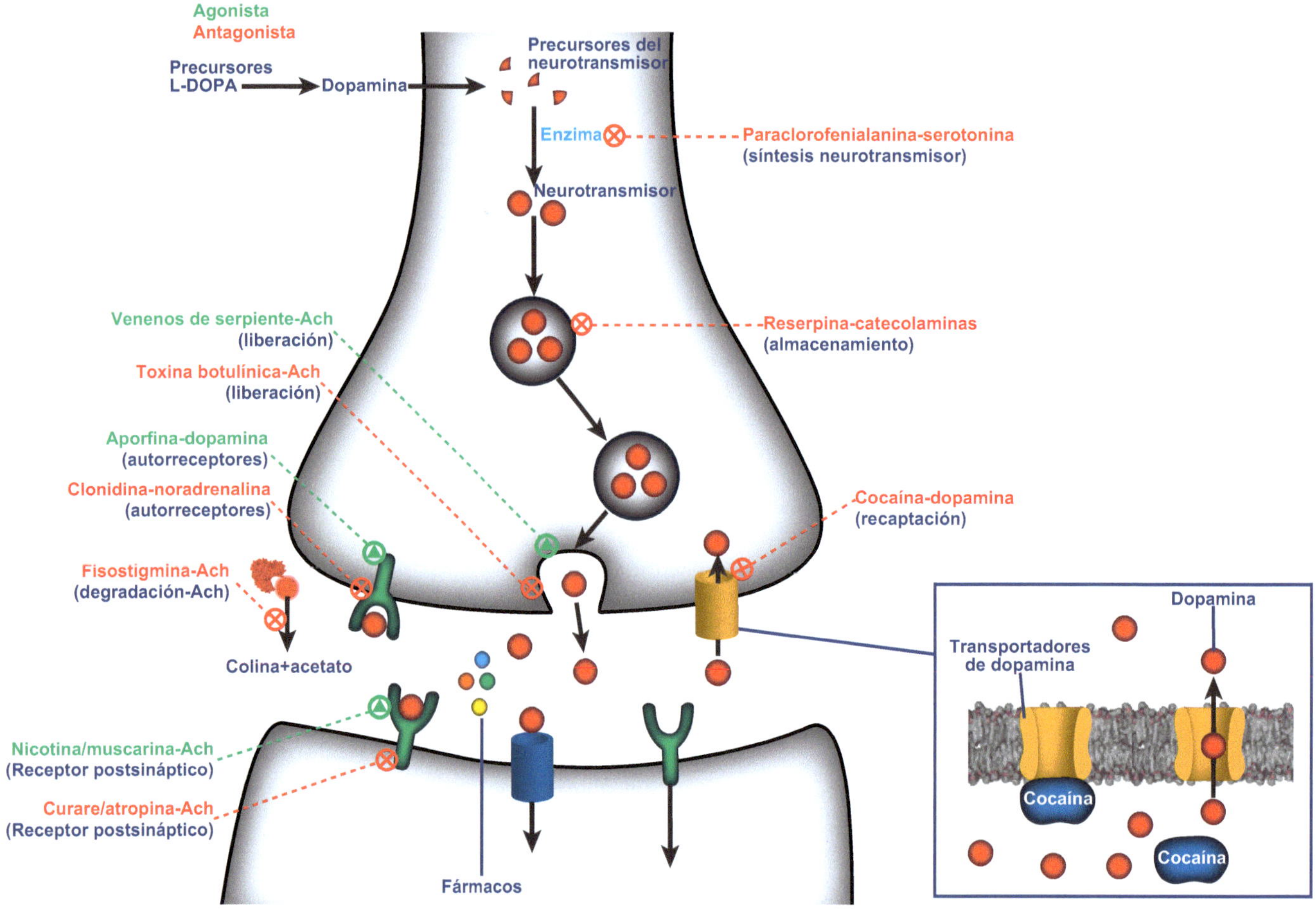

Fig. 34.8 Mecanismos de acción farmacológica en la neurotransmisión. Efectos de diversos agonistas y antagonistas en las distintas fases de la transmisión sináptica.

Otras moléculas que no han encajado inicialmente en el concepto de neurotransmisor han sido algunos neuropéptidos, a los que se ha catalogado como neuromoduladores. De acuerdo con el principio de Dale, en un terminal presináptico de una neurona se libera un mismo tipo de neurotransmisor. En este sentido, se habla de neuronas gabaérgicas, glutaminérgicas, colinérgicas, dopaminérgicas, etc., dependiendo del neurotransmisor que liberen. Hoy en día está demostrado que muchos neuropéptidos funcionan como neurotransmisores clásicos que se liberan en la sinapsis y que generan potenciales estimulatorios o inhibitorios en las neuronas postsinápticas a través de receptores específicos. No obstante, algunos neuropéptidos podrían modular la transmisión sináptica de otros neurotransmisores y de ahí también el nombre de neuromoduladores.

Las células de la glía tienen un papel activo en la neurotransmisión, ya que poseen receptores y transportadores para los neurotransmisores. Además de facilitar los precursores a las neuronas para que sinteticen los neurotransmisores, los astrocitos también pueden sintetizar moléculas que actúan como neurotransmisores, neuromoduladores e incluso liberar cofactores que pueden modular la respuesta de los receptores postsinápticos.

34.7.1. Clasificación

Los neurotransmisores se clasifican utilizando más de un criterio. Atendiendo a la naturaleza de la respuesta que generan, los neurotransmisores se pueden clasificar como excitatorios o inhibitorios, según que induzcan la génesis de potenciales estimulatorios (despolarización) o inhibitorios (hiperpolarización) en la membrana postsináptica. En general, mientras que en las despolarizaciones los neurotransmisores abren canales que permiten la entrada de cationes y/o la salida de aniones, en las hiperpolarizaciones, los neurotransmisores abren canales que permiten la entrada de aniones y/o la salida de cationes (v. cap. 29). Una neurona puede recibir estímulos tanto de naturaleza excitatoria como inhibitoria de forma simultánea o secuencial. La suma espacial y/o temporal de los potenciales excitatorios e inhibitorios generados determinará si la membrana alcanza una despolarización suficiente, o potencial umbral excitatorio, para que se genere el potencial de acción. Una vez generado el potencial de acción, éste se propaga hasta el terminal sináptico para que se produzca la liberación de neurotransmisor y, finalmente, provocar una respuesta en otra neurona. El hecho de que existan neurotransmisores con capacidad tanto para excitar como para inhibir neuronas, dependiendo del receptor que éstas expresen, hace que este criterio no tenga un valor absoluto. Quizás habría que quedarse con la idea de que excitatorio e inhibitorio son calificativos aplicables a los neurotransmisores pero en un contexto determinado que incluya al receptor utilizado.

Otro criterio clásico de clasificación de neurotransmisores consiste en dividir a los neurotransmisores de acuerdo a su naturaleza química. Esta clasificación deja en solitario a neurotransmisores como la acetilcolina y es frecuente ver clasificaciones de neurotransmisores en las que se mezclan los criterios de naturaleza química con otros de naturaleza farmacológica que atienden a la mayor o menor afinidad de ciertos agonistas o antagonistas para desplazar al neurotransmisor en su unión al receptor. Éste puede ser el caso de la categoría de los opiáceos, que pese a tener naturaleza peptídica, han adoptado ese nombre porque su acción ha sido mimetizada por derivados del opio, que se hace extensible también a sus receptores, de los que son agonistas. Otro ejemplo similar es el de los cannabinoides, neurotransmisores que desde el punto de vista químico son derivados lipídicos, pero cuya acción es mimetizada por el principio activo de la marihuana, que funciona como agonista de su receptor, al que también se aplica la misma nomenclatura. En el caso de los neuropéptidos, la diversidad de tamaño y funciones han generado subclasificaciones que además de incluir criterios farmacológicos, también incluyen criterios funcionales, como puede ser el caso de los denominados péptidos gastrointestinales. En ocasiones, una primera clasificación de neurotransmisores los distingue en función de su peso molecular. Por último, otro criterio de clasificación de los neurotransmisores es el que hace referencia a la rapidez de la respuesta, dividiéndolos en los de acción rápida y los de acción lenta. Los primeros suelen ser moléculas pequeñas que actúan a través de receptores de tipo ionotrópicos mientras que los segundos, bien moléculas de tamaño pequeño o grande, lo hacen a través de receptores de tipo metabotrópico. La clasificación del cuadro 34.1, que combina criterios químicos, farmacológicos y funcionales pretende dar una visión global de los principales grupos de neurotransmisores.

Cuadro 34.1 Clasificación de los principales neurotransmisores, en función de su naturaleza química o del efecto farmacológico o funcional

Naturaleza química

- Éster
  - Acetilcolina
- Aminas
  - Noradrenalina
  - Adrenalina
  - Dopamina
  - Serotonina
  - Histamina
- Aminoácidos
  - Glutamato
  - GABA
  - Glicina
  - Aspartato
- Purinas
  - Adenosina
  - ATP
- Gases
  - Óxido nítrico (NO)
  - Monóxido de carbono (CO)
- Péptidos

Efecto farmacológico o funcional

Péptidos

- Opioides
  - Encefalinas
  - Endorfinas
- Factores liberadores hipotalámicos
  - Tiroliberina (TRH)
  - Somatoliberina (GHRH)
  - Gonadoliberina (GnRH)
- Péptidos cerebrointestinales
  - Sustancia P
  - Colecistoquinina (CCK)
  - Polipéptido intestinal vasoactivo (VIP)
- Péptidos hipofisarios
  - Vasopresina
  - Oxitocina
  - Corticotropina (ACTH)
  - α-melanotropina (α-MSH)

Lípidos

- Cannabinoides

34.7.2. Principales neurotransmisores

Un aspecto importante a la hora de contemplar la síntesis y la función de neurotransmisores es el papel precursor de los aminoácidos. Los aminoácidos, además de ser los pilares para la síntesis de péptidos y proteínas, también son precursores metabólicos de varios neurotransmisores, como serotonina o adrenalina. Es más, determinados aminoácidos, como el glutamato o la glicina, también funcionan como neurotransmisores.

Otro aspecto importante, especialmente en el caso de la síntesis de algunos neurotransmisores, como glutamato o GABA, consiste en la necesaria colaboración entre distintos tipos de células para su síntesis. Esto, como veremos a continuación, se deriva de la expresión diferencial de las enzimas que participan en la síntesis de estos neurotransmisores en los diferentes tipos celulares.

34.7.2.1. Acetilcolina

La acetilcolina se sintetiza por la acción de la *colina-acetiltransferasa* que incorpora el grupo acetilo del acetil-CoA a la colina (fig. 34.9) captada del medio mediante transporte activo. La acetilcolina liberada a la sinapsis puede unirse a dos tipos de receptores que, de acuerdo a un criterio farmacológico, se dividen en nicotínicos (se activan por nicotina que actúa como agonista) y muscarínicos (se bloquean por muscarina, sustancia presente en algunos hongos). El exceso de acetilcolina en la sinapsis es inactivado por la *acetilcolinesterasa*.

Los receptores muscarínicos consisten en un único péptido con siete dominios transmembrana acoplado a proteínas G que, a su vez, regulan la apertura de canales de K^+. Dependiendo del órgano diana, los canales se abren provocando hiperpolarización, como en el caso de la inervación autónoma del corazón, que disminuye la frecuencia cardíaca, o se cierran provocando despolarización, como en el caso de la inervación de la musculatura lisa del estómago, donde promueven su contracción.

El receptor nicotínico consiste en un canal constituido por cinco subunidades polipeptídicas, y la unión de la acetilcolina regula la apertura del mismo permitiendo la entrada de Na^+ y la salida de K^+. El predominio de la entrada de Na^+ sobre la salida de K^+, debido al mayor gradiente electroquímico del Na^+, tiene un efecto despolarizante. La acetilcolina se libera, entre otros, en las sinapsis que forman las neuronas motoras con la musculatura esquelética, lo que explica la acción de algunos tóxicos. Por ejemplo, el curare, un veneno extraído de un árbol, que era empleado por tribus sudamericanas para impregnar sus dardos y producir la parálisis de sus presas de caza, bloquea la unión de la acetilcolina a los receptores nicotínicos. La inhibición de la degradación de la acetilcolina puede ser útil en el caso de algunas enfermedades, como la

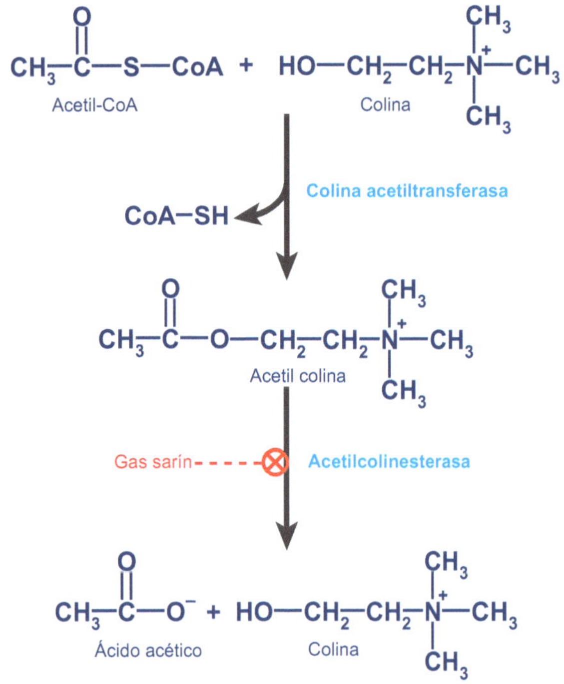

Fig. 34.9 Síntesis y degradación de acetilcolina. En la figura se indica cómo el gas sarín, también conocido como gas nervioso, al inhibir a la *acetilcolinesterasa*, evita la degradación del neurotransmisor, lo que prolonga su acción en la unión neuromuscular provocando una parálisis espástica que conduce a la muerte.

miastenia gravis, en la que hay una disminución de los receptores de acetilcolina en el músculo.

La acetilcolina es el neurotransmisor utilizado por la mayoría de los nervios parasimpáticos que inervan los distintos órganos. En el SNC, la acetilcolina también se utiliza por un gran número de neuronas denominadas colinérgicas. Precisamente, la pérdida de este tipo de neuronas se asocia con la enfermedad de Alzheimer, y uno de los tratamientos más habituales es la utilización de inhibidores de la *acetilcolinesterasa*, como tacrina, donepezilo, rivastigmina o galantamina, para intentar potenciar la neurotransmisión colinérgica.

34.7.2.2. Aminas biógenas

Las aminas o monoaminas forman un grupo de neurotransmisores que incluye a las catecolaminas (dopamina, adrenalina y noradrenalina), la serotonina y la histamina, y cuya síntesis utiliza aminoácidos como precursores.

El primer paso y limitante en la síntesis de catecolaminas (fig. 34.10A) consiste en la transformación de la tirosina en dihidroxifenil alanina (L-Dopa) por la acción de la *tirosina hidroxilasa*, que utiliza tetrahidrobiopterina como cofactor convirtiéndose en dihidrobiopterina, cuyo reciclaje, a su vez, requiere el concurso de la *dihidrobiopterina reductasa.* La L-Dopa se convierte en dopamina por la acción de la *descarboxilasa de aminoácidos aromáticos*, que utiliza fosfato de piridoxal (vitamina B_6) como cofactor. En las neuronas noradrenérgicas, la expresión de la *dopamina β-hidroxilasa* permite la transformación de la dopamina en un paso que utiliza ascorbato como reductor. Finalmente, la adrenalina se sintetiza a partir de la noradrenalina por la acción de la *feniletanolamina N-metiltransferasa*, que utiliza S-adenosil metionina como donador del grupo metilo, lo que explica la necesidad de vitamina B_{12} y folato para su síntesis (fig. 34.10). La síntesis de adrenalina tiene lugar únicamente en la médula suprarrenal y algunas neuronas.

La inactivación de las catecolaminas se produce por recaptación presináptica y por degradación enzimática, que puede ocurrir tanto en las terminales presinápticas como en células de glía o células endoteliales. La degradación enzimática de las catecolaminas (fig. 34.11), al igual que la de la serotonina (fig. 34.12A), puede empezar por la desaminación oxidativa del carbono que tiene el grupo amino, reacción catalizada por la *monoaminooxidasa* (MAO) o por metilación de un grupo hidroxilo en meta respecto a la cadena de carbonos del grupo catecol, catalizada por la *catecol-O-metiltransferasa* (COMT). Existen dos isoformas de la MAO: la MAO-A, que desamina preferentemente a la adrenalina y a la serotonina; y la MAO-B, que desamina varias feniletanolaminas. Como se aprecia en la figura 34.11, la degradación de cualquier catecolamina puede comenzar indistintamente por cada una de las dos reacciones, dando lugar a diversos productos de degradación. En cualquier caso, para la dopamina, el producto final es el ácido homovanílico (HVA), y en el caso de adrenalina y noradrenalina es el ácido vanililmandélico (VMA). Estos compuestos tienen importancia clínica, ya que un aumento del VMA en el LCR o la orina es un marcador diagnóstico del feocromocitoma, un tumor de la médula suprarrenal. Por otro lado, los niveles de HVA en LCR, indicadores de la degradación de dopamina, disminuyen en enfermos de Parkinson.

La síntesis de serotonina utiliza el triptófano como precursor, el cual es hidroxilado a 5-hidroxitriptófano por la *triptófano hidroxilasa*, una enzima muy similar a la *tirosina hidroxilasa.* La descarboxilación del 5-hidroxitriptófano por la acción de la *descarboxilasa de aminoácidos aromáticos* produce serotonina (fig. 34.10B). La degradación de la serotonina transcurre exclusivamente a través de la acción de la MAO-A, dando como producto final el ácido 5-hidroxiindol acético (fig. 34.12A).

La histamina se sintetiza por la acción de la *histidina descarboxilasa*, que utiliza fosfato de piridoxal como cofactor (fig. 34.10C). La histamina liberada a la sinapsis puede ser capturada por la glía, que expresa un transportador de histamina. Su degradación se produce por metilación y posterior oxidación por la MAO-B para dar ácido metil imidazol acético (fig. 34.12B). La histamina actúa en el cerebro como neurotransmisor excitatorio, pero también funciona como molécula mensajera en otros tejidos periféricos. Por ejemplo, su liberación por los mastocitos media los efectos de la respuesta alérgica causando vasodilatación y broncoconstricción. Los antihistamínicos que atraviesan la barrera hematoencefálica, al bloquear la acción del neurotransmisor son los responsables de la somnolencia que provocan estos fármacos.

34.7.2.3. Aminoácidos

Este grupo de neurotransmisores es el más numeroso del SNC y en él se incluyen glutamato, glicina y GABA. Aunque el resto son aminoácidos no esenciales de los denominados proteinogénicos, las síntesis de glutamato y GABA en las neuronas glutamaérgicas y gabaérgicas respectivamente, plantea un problema de compartimentación intercelular. Como se puede apreciar en la figura 34.13, ambos tipos de neuronas utilizan glutamina para la síntesis de glutamato y GABA, pero la glutamina proviene de las células de la glía, dado que expresan la *glutamina sintetasa*. El papel de la glía no se limita a la síntesis de glutamina, sino que también participa en la recaptación de ambos neurotransmisores que se reciclan en estas células.

El glutamato es el neurotransmisor excitatorio más abundante del SNC y se encuentra en prácticamente la mitad de las

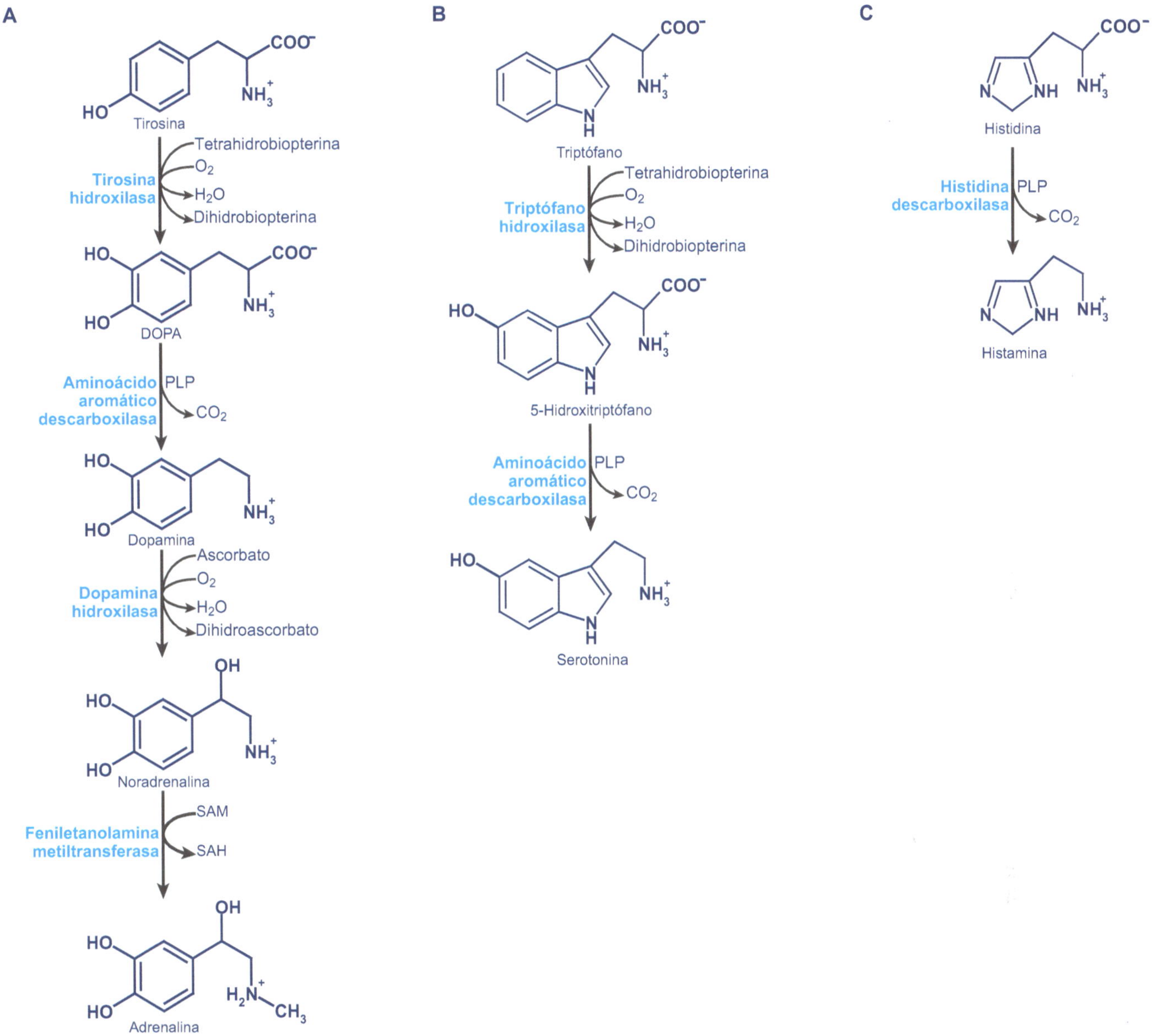

Fig. 34.10 Síntesis de aminas biógenas. A. Catecolaminas. **B.** Serotonina. **C.** Histamina.

neuronas. El glutamato se puede unir a dos grandes familias de receptores de glutamato: inotrópicos y metabotrópicos. Los receptores inotrópicos de glutamato se dividen, a su vez, de acuerdo a un criterio farmacológico, en receptores de tipo NMDA (n-metil D-aspartato), AMPA (ácido α amino 3-hidroxi 5-metil 4-isoxazolpropiónico) y Kainato, por ser estos compuestos los agonistas farmacológicos que los activan de forma preferente en cada caso. En general, el glutamato actúa sobre los canales de los receptores inotrópicos abriendo canales de Na^+ y Ca^{2+}, provocando la despolarización de la neurona postsináptica. La estimulación de receptores de glutamato está implicada en el aumento del Ca^{2+} intracelular que conduce a la muerte celular en situaciones de isquemia que producen daños cerebrales irreversibles. Los receptores metabotrópicos de glutamato son proteínas con siete dominios transmembrana acoplados a proteínas G (v. cap.29). Existen al menos ocho que se pueden clasificar de acuerdo a la secuencia, farmacología y al efector que modulan. Así, los receptores mGluR1 y mGluR5 (tipo I), activan la fosfolipasa C; los mGluR2, mGluR3 (tipo II), y los mGluR4, mGluR6, mGluR7 y mGluR8 (tipo III) inhiben la adenilato ciclasa; además, el mGluR6 se encuentra acoplado a la activación de la fosfodiesterasa de GMPc. Todos estos receptores parecen mediar acciones lentas de glutamato, tales como la potenciación a largo plazo (LTP) de la sinapsis, y por consiguiente pueden desempeñar un papel importante en los fenómenos de plasticidad, aprendizaje y memoria.

El GABA (ácido γ-aminobutírico) se sintetiza en las neuronas a partir de la glutamina, que tras transformarse en glutamato lo hace a GABA por la acción de la *glutamato descarboxilasa* (fig. 34.13). El GABA liberado en la sinapsis puede actuar a través de receptores inotrópicos (GABARA), abriendo canales de Cl^- e hiperpolarizando la membrana postsináptica, y por lo tanto, con un carácter inhibitorio, o a través de receptores metabotrópicos (GABARB, C). Estos receptores pertenecen al grupo de los acoplados a proteínas G (v. cap. 29), que a través de sus efectores inhibe la entrada de Ca^{2+} a nivel presinápico, lo que en definitiva produce inhibición de la liberación de neurotransmisores en ese terminal. El GABA está presente en

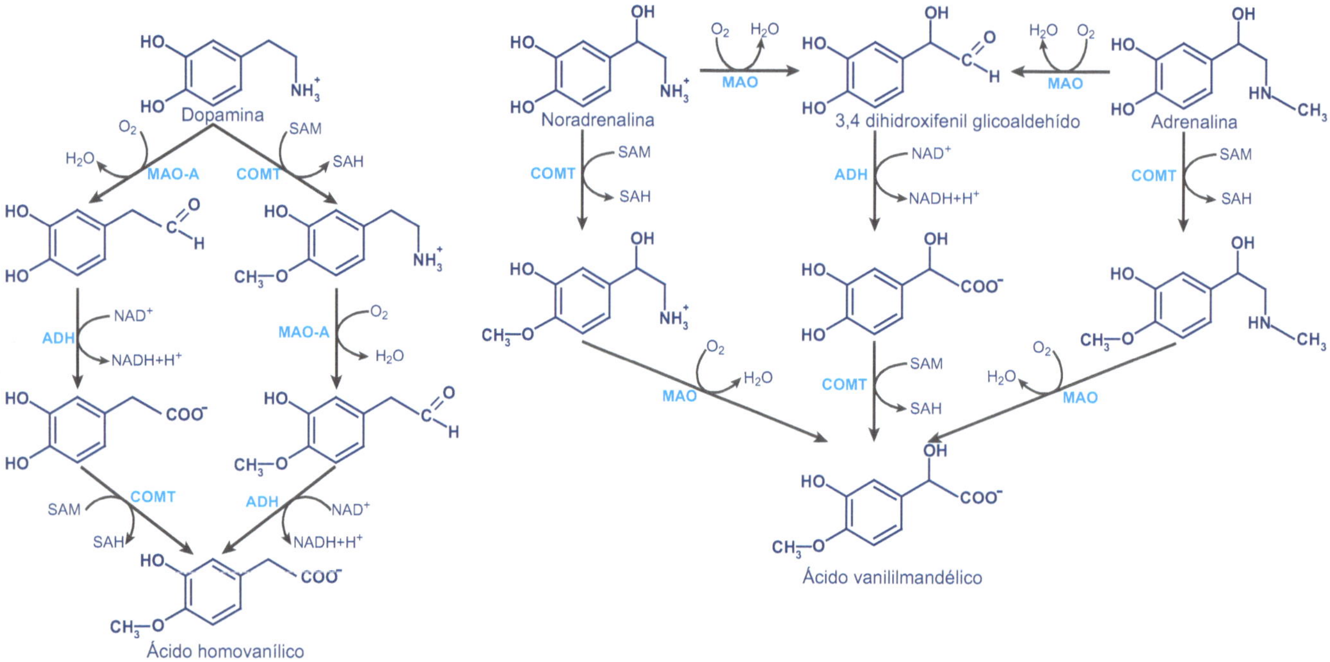

Fig. 34.11 **Vías de degradación enzimática de catecolaminas.** AlDH: *aldehído deshidrogenasa*; COMT: *catecol O-metiltransferasa*; HVA: ácido homovanilíco; MAO: *monoaminooxidasa*; SAH: S-adenosil homocisteína; SAM: S-adenosil metionina; VMA: ácido vanililmandélico.

gran parte del encéfalo y presenta su mayor abundancia en el cerebelo, donde se localiza en las células de Purkinje. El GABA se degrada a succinato por la acción de la GABA glutamato transaminasa, que lo transforma en semialdehído succínico, el cual, por la *semialdehído succínico deshidrogenasa*, se transforma en succinato (fig. 34.13).

La glicina, otro aminoácido neurotransmisor, se sintetiza por la acción de la *serina hidroximetiltransferasa*, una enzima mitocondrial que transforma la serina en glicina. Este neurotransmisor regula la apertura de canales de Cl^- constituidos por cinco subunidades polipeptídicas, lo que provoca la hiperpolarización de la membrana y, por lo tanto, tiene un carácter inhibitorio. La glicina inhibe la descarga de las motoneuronas en la médula espinal. La importancia de las acciones inhibidoras de la glicina se pone de manifiesto por los efectos de la estricnina, un potente veneno que actúa como antagonista de glicina, provocando la muerte al producir una parálisis espástica.

34.7.2.4. Derivados purínicos

La adenosina, el ATP y el ADP también reúnen las características clásicas de los neurotransmisores. La adenosina actúa a través de los receptores de tipo P1 que están acoplados a proteínas G. El subtipo A1 inhibe a la adenilato ciclasa, mientras que los A2a y A2b la estimulan. El ATP y el ADP se unen a receptores de tipo P2. Esta familia de receptores es muy amplia y a su vez se ha subdividido en P2X, que son canales iónicos y en P2Y, que son receptores de siete dominios transmembrana acoplados a proteínas G. Cada una de estas subfamilias a su vez se subdivide atendiendo a criterios estructurales basados en la secuencia y a criterios farmacológicos.

34.7.2.5. Neuropéptidos

Esta familia de neurotransmisores, heterogénea en cuanto a su tamaño y función, es bastante amplia, ya que se ha descrito la existencia de casi un centenar. Algunos de estos neuropéptidos, como la colecistoquinina, también se encuentran fuera del SNC, donde pueden funcionar como hormonas secretadas por el aparato digestivo o determinadas glándulas. Atendiendo a sus funciones, estructura o farmacología, algunos neuropéptidos se han podido agrupar en familias, llegando a establecerse hasta subclasificaciones dentro de las mismas (cuadro 34.1). Un ejemplo de clasificación con criterios farmacológicos lo constituye la familia de los opiáceos. Aunque el uso del opio como analgésico se conoce desde hace mucho tiempo, no fue hasta la década de 1970, al descubrirse los receptores de estos agonistas, cuando se pensó que probablemente existirían ligandos naturales endógenos para este tipo de receptores, para los cuales también se conocía un antagonista que era capaz de bloquear la acción analgésica de la morfina, la naloxona. Hoy en día se han identificado hasta tres subgrupos de opiáceos; endorfinas, encefalinas y dinorfinas. En líneas generales, los opiáceos tienen carácter inhibitorio, bien produciendo hiperpolarización o inhibiendo la liberación de neurotransmisores. Los neurotransmisores opiáceos participan en mecanismos de defensa frente al dolor, pero también participan en mecanismos implicados en las sensaciones de recompensa y alucinaciones, lo que explica su abuso y los efectos de drogadicción.

Otra gran familia de neuropéptidos es la de los péptidos gastrointestinales. En este caso, el criterio de clasificación hace referencia a que se pueden originar en glándulas y células del aparato digestivo y controlan la función gastrointestinal y la ingesta. Algunos ejemplos son la colecistoquinina, un potente anorexigénico que estimula el nervio vago actuando en regiones del núcleo del tracto solitario tras la ingesta, o la grelina producida por el estómago y que actúa como orexigénico en el SNC. Esta última también se produce en el encéfalo.

Los neuropéptidos se originan a partir de un péptido precursor, que además de un péptido señal en el N-terminal que determina su paso por el retículo endoplásmico y su procesamiento proteolítico, pueden contener la secuencia de más de un neurotransmisor, como el caso de la pro-opiomelanocortina

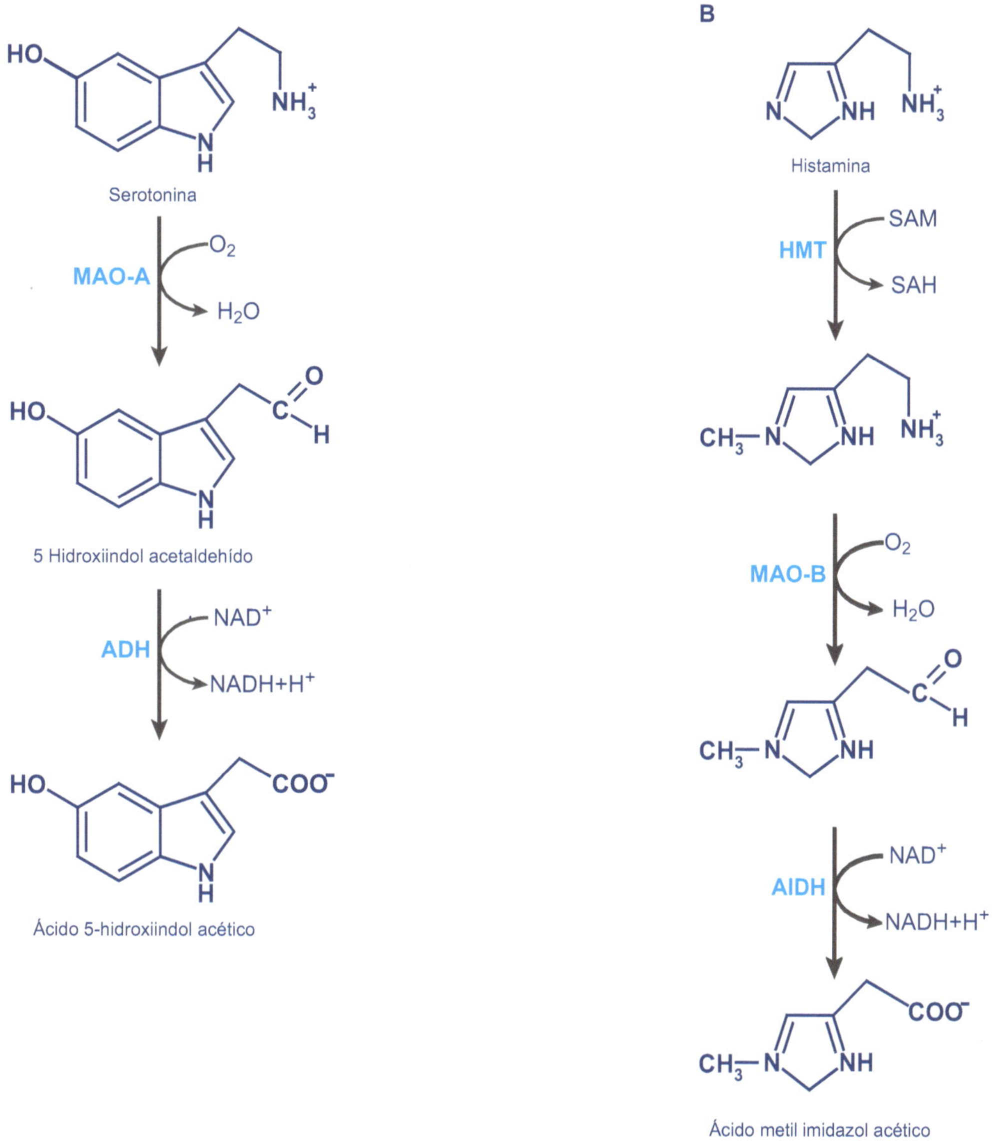

Fig. 34.12 Vías de degradación de la serotonina (A) y la histamina (B). AlDH: *aldehído deshidrogenasa*; HMT: *hidroximetiltransferasa*; MAO: *monoaminoxidasa*; SAH: S-adenosil homocisteína; SAM: S-adenosilmetionina.

(POMC) (v. cap. 28, fig. 28.9). Dado que las secuencias de los neurotransmisores que proceden de un mismo péptido, como en el caso de la POMC, se solapan, el procesamiento para dar uno u otro depende de la expresión específica de las proteasas en los distintos tipos de neuronas. En ocasiones, también existe más de una posibilidad de procesamiento enzimático para producir variantes de un mismo neurotransmisor. Por ejemplo, la pre-procolecistoquinina puede dar lugar a variantes de distinto tamaño según el lugar de ruptura. En cuanto a su eliminación de la sinapsis, aunque todavía no están descritos los mecanismos para todos los neuropéptidos, se ha comprobado en algunos casos su degradación proteolítica.

34.7.2.6. Cannabinoides

Los neurotransmisores cannabinoides, también denominados endocannabinoides, poseen su denominación como consecuencia de un criterio farmacológico. De forma similar a la de los opiáceos, se conocían ya las acciones de su agonista exógeno, el principio activo del cannabis, el Δ^9-tetrahidrocannabinol y sus receptores cuando se descubrieron los endocannabinoides. Químicamente los neurotransmisores cannabinoides, son N-aciletanolamidas, por lo tanto, se les puede considerar derivados lipídicos. Los endocannabinoides se sintetizan en la neurona postsináptica, y se difunden y actúan en la neurona presináptica, donde inhiben la liberación de neurotransmisores presinápticos. Por ello, a estos neurotransmisores también se los denomina neurotransmisores retrógrados. La anandamida (araquidonil-etanolamina) ha sido uno de los primeros miembros de esta familia que ha sido caracterizado. Estos compuestos se unen a receptores que reciben la misma denominación genérica, cannabinoides, de los que al menos existen dos tipos; CB1 y CB2. Ambos son receptores que inhiben a la adenilato ciclasa a través de proteínas Gi y actúan sobre canales de Ca^{2+} y de K^+ dependientes de voltaje. La distribución de estos receptores no es exclusiva del sistema nervioso. Los receptores de tipo CB1 se encuentran en el SNC en los ganglios basales, en el sistema límbico y en el cerebelo, y también se han localizado en el sistema inmunitario, el reproductivo y el digestivo. Los CB2, que también señalizan a través de MAPK

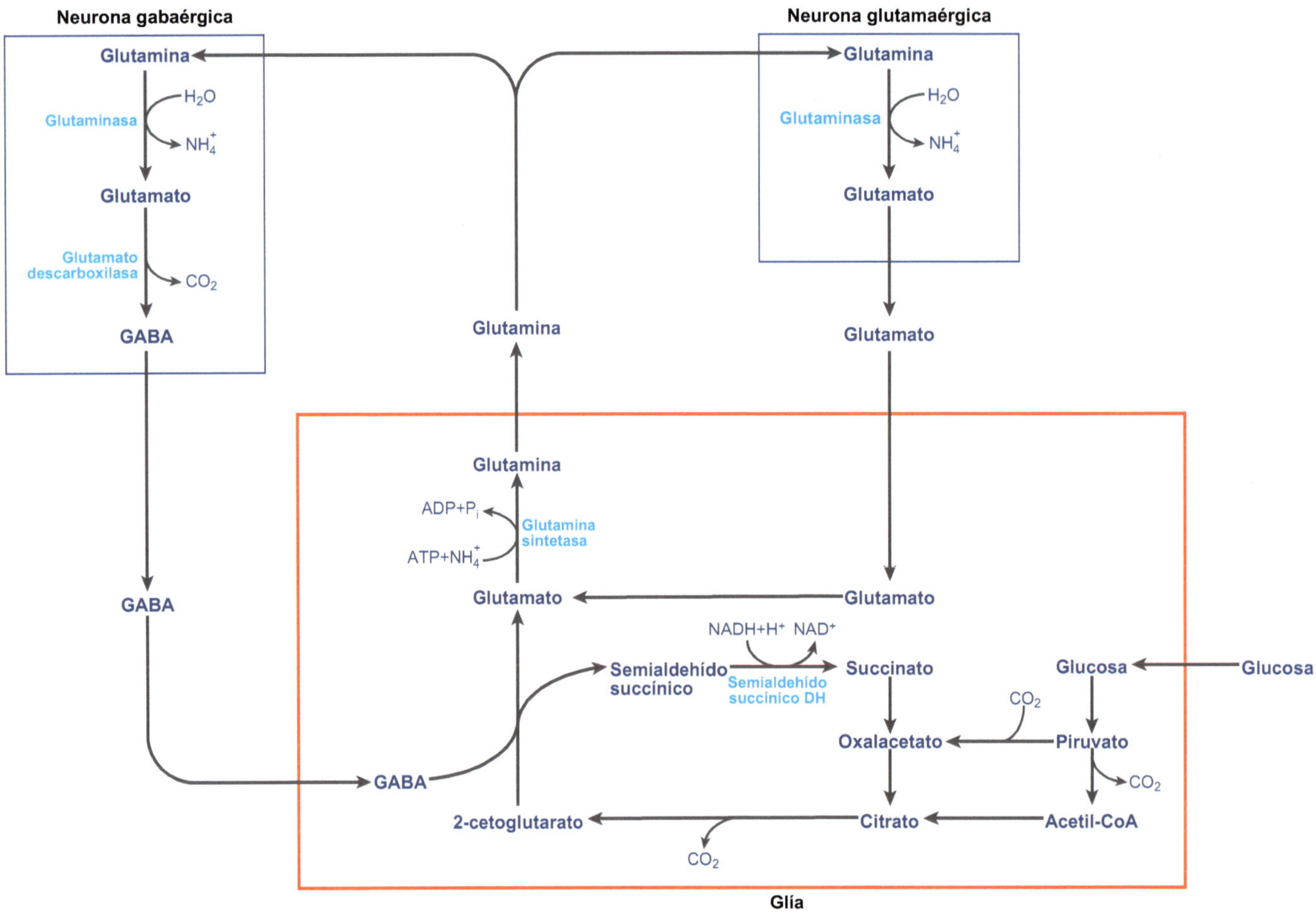

Fig. 34.13 **Cooperación entre neuronas y células de la glía en la síntesis y el reciclaje de neurotransmisores aminoacídicos.**

(v. cap.29), están menos extendidos que los CB1 en el SNC, pero también se encuentran en el pulmón, el bazo y los testículos. Los efectos euforizantes, analgésicos, antiinflamatorios y anticonvulsivantes de estos neurotransmisores les ha llevado a su uso terapéutico para paliar síntomas asociados al cáncer o la esclerosis múltiple, así como para combatir los vómitos causados por la quimioterapia. El hecho de que los cannabinoides tengan un efecto orexigénico también ha sido un adyuvante en el tratamiento de estas situaciones y ha abierto las posibilidades de su uso terapéutico.

34.7.2.7. Gases

El óxido nítrico (NO) se origina en las células al transformarse la L-arginina en citrulina por la acción de la *óxido nítrico sintasa* (NOS). La reacción consume NADPH+H^+ y O_2, y requiere FMN, FAD y tetrabiopterina como cofactores. Existen varias isoformas de esta enzima. Dos de ellas se expresan de forma constitutiva en las células, la eNOS (NOS3), descrita inicialmente en el endotelio y la nNOS (NOS1), que se expresa en neuronas. La tercera es la isoforma inducible, iNOS (NOS2). Otras formas minoritarias son las mitocondriales, c-mtNOS e i-mtNOS. La activación de la eNOS está mediada por Ca^{2+}-calmodulina. En el endotelio, la acetilcolina, actuando a través de receptores muscarínicos acoplados a la proteína Gq, activan la *fosfolipasa C* y la vía Ca^{2+}/calmodulina, llevando así a la activación de NOS. El NO que se difunde desde el endotelio hasta la musculatura lisa provoca su relajación activando a la *guanilato ciclasa*, que genera GMPc como segundo mensajero (v. cap. 29). La iNOS aumenta su expresión en determinadas circunstancias, como los procesos inflamatorios. Esta isoforma no necesita Ca^{2+} para su activación, y por ello se pueden producir estados de hipotensión en procesos inflamatorios como la septicemia. En el sistema nervioso hay un gran número de neuronas que expresan nNOS, siendo las zonas como el bulbo olfatorio, las células granulares del cerebelo o algunas neuronas corticales las que presentan una mayor expresión de la enzima. Algunas neuronas que inervan el aparato digestivo o el pene también producen NO a través de la isoforma constitutiva. La consideración del NO como neurotransmisor plantea varias peculiaridades que lo alejan de un neurotransmisor clásico; es un gas y se difunde pudiendo actuar en todas las células vecinas, no se empaqueta en vesículas secretoras y no tiene un receptor de membrana postsináptico. No obstante, es un claro segundo mensajero y se inactiva degradándose debido a su inestabilidad química.

El monóxido de carbono (CO) es también un gas que puede actuar como neurotransmisor en el sistema nervioso. El CO, que se produce por la acción de una oxigenasa que cataliza la transformación del grupo hemo en biliverdina, se ha encontrado, entre otras, en neuronas del epitelio olfativo, donde podría regular la sensibilidad olfativa. De forma similar al NO, el CO activa a la *guanilato ciclasa*, generando cGMP.

El ácido sulfhídrico (SH_2) también ha sido recientemente postulado como un posible gas con actividad transmisora al menos en vasos. En mamíferos, el SH_2 se genera a partir de la cisteína por la acción de las enzimas *cistationa β-sintasa* y *cistatoína γ-liasa*.

RESUMEN

1. El sistema nervioso está formado por neuronas, que transmiten la información mediante señales eléctricas, y las células de la glía, que comprenden los oligodendrocitos y células de Schwann, los astrocitos, las células de la microglía y los ependimocitos.
2. El SNC tiene elevada demanda energética que se deriva de la necesidad de sintetizar ATP para mantener los potenciales de membrana y permitir la propagación de los potenciales de acción. Salvo en situaciones de ayuno prolongado, en las que también puede consumir cuerpos cetónicos, el cerebro sólo consume glucosa y de forma aerobia, por lo que requiere un aporte exógeno y continuo de glucosa y oxígeno. Aunque el SNC puede captar ácidos grasos, la barrera hematoencefálica impide el paso masivo de ácidos grasos no esenciales y otros lípidos, por lo que el cerebro tiene que sintetizar continuamente, ácidos grasos, fosfolípidos, esfingolípidos, plasmalógenos y colesterol que son imprescindibles para las membranas y las funciones neurológicas.
3. Existen dos formas de transmisión sináptica: una química y otra eléctrica. En las sinapsis químicas existe un espacio denominado hendidura sináptica que separa físicamente las dos neuronas (presináptica y postsináptica) y la que se liberan los neurotransmisores, mientras que en las sinapsis eléctricas las neuronas están en íntimo contacto.
4. La liberación del neurotransmisor a la hendidura sináptica es un proceso altamente regulado que depende de la concentración intracelular de Ca^{2+}. Una vez que el neurotransmisor se libera en la hendidura sináptica, es reconocido por receptores específicos en la membrana postsináptica o presinápticos modulando en este último caso su propia liberación.
5. Los neurotransmisores actúan sobre receptores que son fundamentalmente de dos tipos: receptores inotrópicos, que son canales iónicos, o receptores metabotrópicos que utilizan mecanismos de transducción que implican la activación de cascadas de señalización celular.
6. Los neurotransmisores son un grupo muy heterogéneo de moléculas, que incluye aminas, aminoácidos, péptidos, lípidos y gases.

Bibliografía

Armulik A, Genove G, Betsholtz C. Pericytes: Developmental, Physiological, and Pathological Perspectives, Problems, and Promises. Dev Cell. 2011;21:193-215.

Beaulieu JM, Gainetdinov RR. The physiology, signaling, and pharmacology of dopamine receptors. Pharmacol Rev. 2011;63:182-217.

Bélanger M, Allaman I, Magistretti PJ. Brain energy metabolism: focus on astrocyte-neuron metabolic cooperation. Cell Metab. 2011;14:724-38.

Chua JJE, Kindler S, Boyken J, Jahn R. The architecture of an excitatory synapse. J Cell Sci. 2010;123:819-23.

Jena BP. Role of SNAREs in Membrane Fusion. Adv Exp Med Biol. 2011;713:13-32.

Lerma J. Cómo se comunican las neuronas. Catarata (Asociación los libros de la Catarata): 2010.

Nicoletti F, Bockaert J, Collingridge GL, Conn PJ, Ferraguti F, Schoepp DD, et al. Metabotropic glutamate receptors: from the workbench to the bedside. Neuropharmacology. 2011;60:1017-41.

Niswender CM, Conn PJ. Metabotropic glutamate receptors: physiology, pharmacology, and disease. Annu Rev Pharmacol Toxicol. 2010;50:295-322.

Vrljic M, Strop P, Ernst JA, Sutton RB, Chu S, Brunger AT. Molecular mechanism of the synaptotagmin–SNARE interaction in Ca2 + -triggered vesicle fusion. Nat Struct Mol Biol. 2010;17:325-31.

Yi CX, Habegger KM, Chowen JA, Stern J, Tschöp MH. A role for astrocytes in the central control of metabolism. Neuroendocrinology. 2011;93:143-9.

Capítulo 35

Bases moleculares del ciclo de división celular en organismos eucariotas

María Sacristán Martín, María Dolores Vázquez Novelle y Andrés Avelino Bueno Núñez

OBJETIVOS DE APRENDIZAJE

- **Entender los mecanismos moleculares por los cuales las células eucariotas se dividen.**
- **Comprender la trascendencia biológica de los controles de vigilancia o comprobación del ciclo celular.**
- **Describir los mecanismos moleculares que regulan el ciclo de división celular e identificar sus fases, así como las posibles alteraciones en la progresión por las diferentes fases del ciclo.**
- **Entender el mecanismo de la regulación de la mitosis.**
- **Comprender la importancia de la estricta regulación del ciclo celular, así como las consecuencias que las alteraciones en estos mecanismos de control tienen en el desarrollo de las células tumorales.**

35.1. INTRODUCCIÓN

El modo en el que las células crecen y se dividen se ha estudiado intensamente desde mediados del siglo XIX, cuando la célula se reconoció como la unidad básica de los seres vivos. En concreto, en 1838, M. Schleiden propone la teoría celular a partir de sus trabajos en plantas. Un año después, en 1839, T. Schwann extiende las conclusiones de dicha teoría al reino animal afirmando que todos los organismos vivos están formados por unidades llamadas células. La teoría celular se completa en 1858, cuando R. Virchow concluye que toda célula nueva se forma a partir de la división de una célula preexistente. Según esta teoría, la división celular ha sido, y es, un proceso esencial que permite la obtención de nuevos individuos unicelulares, y está implicada en el desarrollo de individuos pluricelulares adultos y en el mantenimiento de su *statu quo* por medio del reemplazo de células perdidas por desgaste, deterioro o muerte celular programada.

El ciclo celular se puede definir como el conjunto ordenado de procesos moleculares que permiten el crecimiento de una célula y su división en dos células hijas, procesos que deben estar perfectamente coordinados. En particular, la condición esencial para que el ciclo celular tenga éxito es que la célula madre transmita adecuadamente su información genética a las dos células hijas. Para ello, el genoma ha de ser replicado fidedignamente y una sola vez en cada ciclo; además, las cromátidas hermanas obtenidas (las dos copias de un cromosoma que se encuentran unidas a través de una región denominada centrómero) deben ser segregadas a cada una de las nuevas células, hecho que requiere cambios drásticos en la condensación del DNA y en la organización del citoesqueleto. Finalmente, el ciclo celular también ha de asegurar la transmisión de cada uno de los orgánulos de la célula madre a las células hijas.

Entender el control del ciclo celular ha sido posible gracias a la confluencia del análisis genético realizado en levaduras (organismos unicelulares) y del análisis bioquímico en sistemas embrionarios animales (organismos pluricelulares). La concurrencia de ambas estrategias nos permite tener, hoy en día, un grado alto de entendimiento de la regulación del ciclo celular y de su conservación evolutiva. El estudio de dicha regulación se ha expandido notablemente con la incorporación de otros modelos, como son las células de mamífero en cultivo o la generación de ratones que carecen de genes reguladores del ciclo de división celular.

35.2. PERSPECTIVA GENERAL DEL CICLO DE DIVISIÓN CELULAR

La proliferación celular se basa en la coordinación de los procesos de crecimiento y de división, de modo que para generar dos células a partir de una célula original esta última ha de duplicar todos sus componentes subcelulares y segregarlos en dos partes iguales. Duplicación, segregación y división han de estar coordinados para que ocurran en este preciso orden. El conjunto ordenado de estos procesos constituye lo que se conoce como ciclo de división celular. En células con núcleo o eucariotas, dicha coordinación no es igualmente crítica para todos los componentes celulares, ya que para algunos de ellos, en caso de duplicación incompleta o segregación desigual, la célula hereda la capacidad de sintetizarlos de nuevo, como es el caso de los ribosomas o las mitocondrias. Sin embargo, éste no es el caso del DNA: si la célula se divide antes de que finalice completa y fidedignamente la replicación del genoma, sufrirá graves alteraciones.

En el ciclo celular en eucariotas se pueden distinguir cuatro fases, S, M, G1 y G2, de las cuales las principales son la fase S y la M, que se encuentran definidas por los dos procesos más importantes durante la división celular. Así, el ciclo en eucariotas se caracteriza por alternar períodos de replicación del DNA (fase S, o de síntesis) y de segregación de cromosomas (fase M o mitosis, que a su vez comprende la mitosis o división nuclear y la citoquinesis o división celular propiamente dicha). Las fases S y M están precedidas por las denominadas G1 y G2 (*Gap*, intervalo), respectivamente (fig. 35.1). Durante estos dos períodos, la célula crece y además comprueba que los procesos ocurridos en la fase anterior se han producido adecuadamente, en cuyo caso ocurre la transición a la siguiente fase del ciclo, de ahí la importancia de las transiciones G1/S y G2/M. En ocasiones, al conjunto de las fases G1, S y G2 se le denomina interfase. Así pues, todas las fases están coordinadas de tal manera que el resultado son dos células hijas potencialmente capaces de iniciar la división celular si su programa molecular y las condiciones externas así se lo permiten. En los últimos 25 años se ha demostrado con detalle que el mecanismo básico que controla el ciclo de división celular en eucariotas está conservado evolutivamente, manteniéndose significativamente inalterado desde los sistemas más simples, como las levaduras, hasta los más complejos como el ser humano. En todos ellos, la progresión por las diferentes fases del ciclo celular depende de la activación de una o más serina/treonina quinasas específicas (denominadas genéricamente CDK, *Cyclin-Dependent Kinases*), cuya actividad y especificidad dependen de su asociación a determinadas proteínas denominadas ciclinas.

35.2.1. Modificaciones del ciclo celular básico

Aunque el ciclo celular presenta las características descritas, existen variaciones intrínsecas en este modelo básico que dependen del tipo celular o del organismo, variaciones que afectan principalmente a la duración o a la alternancia de las fases. De este modo, la duración del ciclo de división es variable en función de las circunstancias y/o de las condiciones del medio en que se encuentren las células. En este sentido, cabe destacar que mientras la división celular es casi inmediata en los primeros estadios de desarrollo embrionario, el ciclo celular de levaduras dura varias horas y el de muchas células somáticas de mamíferos incluso más de 24 horas. Además, la duración relativa de las distintas fases del ciclo también puede variar; así, la fase G1 es mucho más larga que G2 en la levadura de gemación *Saccharomyces cerevisiae*, justo al contrario de lo que ocurre en la levadura de fisión *Schizosaccharomyces pombe*.

Respecto a la mitosis, ésta puede ser abierta (durante la cual el núcleo aparentemente desaparece, como ocurre en células de mamíferos) o cerrada (el núcleo no desaparece como ocurre en las levaduras), en función de si durante esta fase se produce la vesicularización de las membranas nucleares o no, respectivamente.

Por último, también existen tipos celulares en los que ocurre un proceso denominado endorreduplicación, que consiste en dos fases S consecutivas, sin que se produzca la división celular entre ellas (como ocurre, por ejemplo, en algunas células de las glándulas salivales de la mosca del vinagre); y otros tipos celulares en los que, por el contrario, tiene lugar la meiosis en lugar de la mitosis, produciéndose dos divisiones celulares consecutivas tras una única fase S (como ocurre en las gónadas para generar los gametos).

35.3. REGULACIÓN DEL CICLO CELULAR

35.3.1. Quinasas dependientes de ciclinas (CDK)

En células eucariotas, el control de la progresión por las distintas fases del ciclo celular se fundamenta en la actividad de las proteínas denominadas CDK o quinasas dependientes de ciclinas, que son una familia muy conservada evolutivamente en los organismos eucariotas, que poseen actividad serina/treonina quinasa (STK). En células de mamíferos, varias CDK participan en la regulación del ciclo (fig. 35.2). Sin embargo, estudios recientes han puesto de manifiesto la existencia de redundancia funcional entre las distintas Cdk en células de mamíferos (en ratones), ya que sólo Cdk1 parece esencial para la regulación del ciclo celular.

Las quinasas CDK mantienen sus niveles constantes, mientras su actividad fluctúa a lo largo del ciclo celular, en parte como consecuencia de su asociación con distintas proteínas activadoras de tipo ciclina, que les confieren especificidad de sustrato. Estas oscilaciones de la actividad CDK no sólo dependen

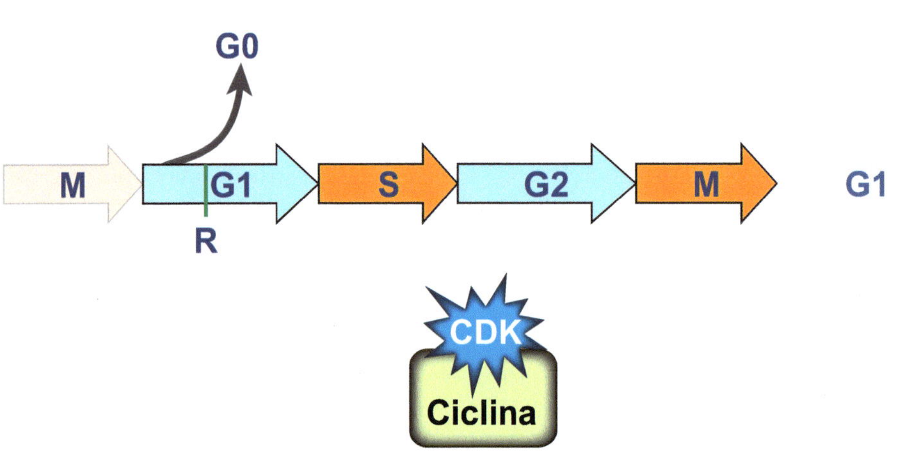

Fig. 35.1 Esquema general del ciclo celular. En la figura se observan las cuatro fases del ciclo, las fases G1 y G2, la fase S (de síntesis de DNA) y la fase M (mitosis). Las flechas señalan las transiciones entre las distintas fases. También se indica el punto de restricción (R) o *Start*, en el que las células pueden abandonar el ciclo celular para entrar en G0 (estado de quiescencia). En la parte inferior se representan los complejos Cdk-ciclina, cuya actividad catalítica regula la progresión por las distintas fases del ciclo.

de la formación de los complejos CDK-ciclina, sino también de procesos de fosforilación y desfosforilación, y de la presencia de proteínas inhibidoras de tipo CKI (*Cyclin-dependent Kinase Inhibitor*).

35.3.1.1. Reguladores positivos de CDK: ciclinas

Las ciclinas fueron identificadas como proteínas que oscilaban periódicamente durante el ciclo celular, de ahí su nombre.

Se pueden distinguir cuatro tipos de ciclinas, a tenor de la homología de secuencia, en función de la fase del ciclo en la que aparecen y de la CDK a la que se asocian (fig. 35.2), aunque no todos los tipos están presentes en todos los organismos eucariotas:

- **Ciclinas de G1.** Promueven el paso por *Start* (inicio) en levaduras, o punto de restricción en células animales, lo que conlleva la entrada de la célula en un nuevo ciclo celular. En mamíferos son las ciclinas D, que se asocian a Cdk4 y Cdk6 durante G1.
- **Ciclinas G1/S.** Requeridas para el inicio de la replicación del DNA. La ciclina E asociada a Cdk2 parece la encargada de esta función en células de mamíferos.
- **Ciclinas de fase S.** Permiten la progresión por la fase S. Con este fin, en células de mamíferos la ciclina A se asocia a Cdk2 durante la fase S.
- **Ciclinas mitóticas.** Su función es necesaria en mitosis. En células de mamíferos esta función la desempeñan la ciclina A y sobre todo las ciclinas B, cuando forman complejos con Cdk1.

35.3.1.2. Reguladores negativos de CDK: CKs

Para la correcta progresión por el ciclo celular es necesaria la actividad CDK, pero se requiere su inhibición para poder finalizar un ciclo y comenzar el siguiente, o en respuesta a determinadas señales, como las relacionadas con procesos de senescencia, inhibición por contacto, señales antiproliferativas o activación de un *checkpoint* o control de comprobación del ciclo celular. En este proceso participan las proteínas inhibidoras de CDK (CKI).

En células de mamíferos se han distinguido dos familias de CKI, CIP/KIP (*Kinase Inhibitor Protein*,) que incluye a p21, p27 y p57, y la familia INK4 (*Inhibitor of Cdk4*) que comprende a p15, p16, p18 y p19. Los miembros de la familia INK4 son específicos de CDK de G1, mientras que las proteínas de la familia KIP tienen un espectro más amplio.

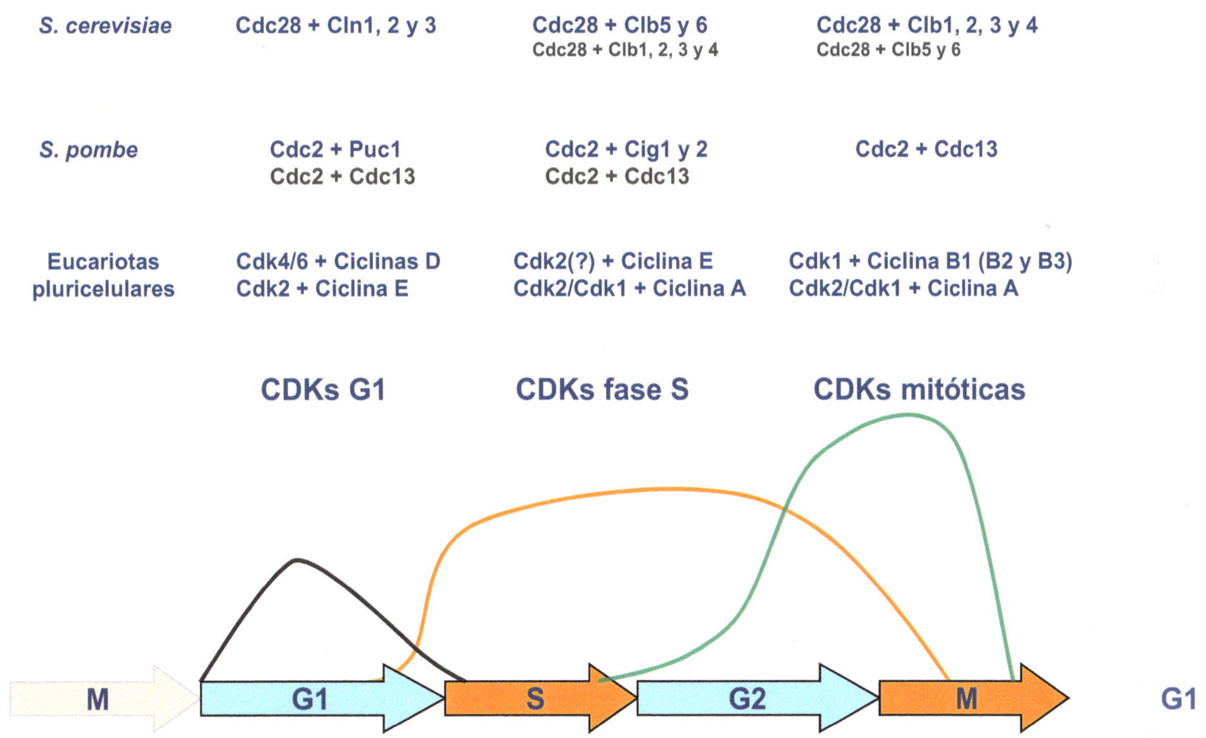

Fig. 35.2 La actividad de los complejos CDK y la regulación del ciclo celular. En este esquema se observan las fluctuaciones de la actividad de los distintos complejos CDK a lo largo del ciclo celular (línea negra: CDK de G1; línea naranja: CDK de fase S; línea verde: CDK mitóticos). La actividad de los complejos CDK de G1 promueve el paso de *Start* o punto de restricción, la actividad de los CDK de fase S permite la replicación del DNA, y por último, los complejos CDK mitóticos inducen la entrada y progresión por mitosis, aunque su actividad debe reducirse al final de esta fase. En la parte superior se muestran las distintas ciclinas y las quinasas CDK que componen estos complejos en *S. cerevisiae*, *S. pombe* y en células animales. En gris se señalan los complejos que pueden llevar a cabo esa función en ausencia de los mecanismos habituales. El símbolo de interrogación indica una intervención de forma probablemente indirecta. En levaduras existe una sola CDK responsable de la progresión por el ciclo celular, que en *S. cerevisiae* se denomina Cdc28 y en *S. pombe* recibe el nombre de Cdc2. Por el contrario, en células de mamíferos, varias CDK participan en la regulación del ciclo, de modo que Cdk4 y Cdk6 están implicadas en la regulación de G1, Cdk2 regula la entrada y la progresión por la fase S, y por último, Cdk1 (también denominada Cdc2) es necesaria para la entrada y la progresión por las primeras etapas de la mitosis. En relación con las ciclinas, en *S. cerevisiae* se diferencian tres grupos de ciclinas asociadas a Cdc28 (de las cuales ninguna es esencial para la supervivencia): las ciclinas de G1, que son Cln1, Cln2 y Cln3; las ciclinas de fase S, Clb5 y Clb6, y por último, las ciclinas mitóticas, Clb1 y Clb2. En *S. pombe* se han identificado cuatro ciclinas que se pueden asociar a Cdc2: Puc1, Cig1 y Cig2, y la ciclina mitótica Cdc13, que promueve la transición G2/M y es la única esencial.

35.3.2. Controles de comprobación del ciclo celular: *checkpoints*

Los controles de comprobación (*checkpoints)* aseguran la estabilidad, la correcta replicación y la distribución adecuada del material genético en las células, además de garantizar el mantenimiento de su homeostasis, fundamentalmente mediante la ralentización del ciclo celular. Estos controles se pueden ejercer al menos en dos puntos; el primero es la transición G2/M, cuyo bloqueo o retraso afecta a la entrada de las células en mitosis y ocurre en respuesta a daño al DNA o a una replicación anómala o incompleta (circunstancias que también pueden inducir un paso lento por la fase S) y también en caso de activación del *checkpoint* de antefase; el segundo punto corresponde a la transición metafase/anafase, en la cual las células pueden sufrir una parada con el fin de impedir la segregación irregular de los cromosomas en caso de activación del *checkpoint* de huso mitótico.

Los *checkpoints* son vías de señalización (v. cap. 29), y como tales están integrados por distintas proteínas, que incluyen: sensores que reconocen la perturbación que afecta al DNA o a la homeostasis celular; adaptadores que permiten la transmisión de la señal desde los sensores a los transductores; transductores, que son quinasas que amplifican la señal procedente de los sensores mediante la fosforilación de otras quinasas o proteínas diana y, efectores, que son las proteínas diana de la cascada, cuya acción evita la progresión de las células por el ciclo en condiciones inadecuadas.

Las proteínas que desempeñan estas funciones varían en función del tipo de *checkpoint*. A continuación se describen los principales tipos de *checkpoints* descritos en células humanas:

- ***Checkpoint* de daño en el DNA.** Se activa cuando se detectan roturas o alteraciones de la cadena de DNA, con el fin de parar el ciclo celular y reparar el DNA si es posible. Este *checkpoint* evita la transmisión de mutaciones a las células hijas y, por lo tanto, contribuye al mantenimiento de la estabilidad genética.
- ***Checkpoint* de replicación o de estrés replicativo.** Es el mecanismo que se activa en respuesta a determinados problemas que afectan, en ausencia de daño directo al DNA, a la replicación, pudiendo inducir incluso su parada. Algunas de las principales proteínas implicadas tanto en el *checkpoint* de daño al DNA, como en el *checkpoint* de replicación en células humanas se muestran en la figura 35.3.
- ***Checkpoint* de antefase.** Promueve la parada de las células en un punto concreto de la transición G2/M, la antefase, en respuesta a problemas en el ensamblaje del huso mitótico, a cambios en la topología de la cromatina, o a un estrés de tipo térmico u osmótico. La antefase es un concepto clásico con el que se designó el período al final de la fase G2, inmediatamente anterior a los signos visibles de condensación cromosómica, durante el cual células normales pueden sufrir un retraso reversible a causa de diferentes tipos de estrés. En el *checkpoint* de antefase pueden participar diversas proteínas de tipo sensor, pero todas ellas inducen la activación de p38, una MAPK quinasa (*Mitogen Activated Protein Kinase*) que promueve la inhibición de proteínas reguladoras del ciclo celular, hCdc25B y hCcd25C (cuyas funciones y regulación se describen más adelante), y/o la activación de p53, importante supresor tumoral implicado en diversos tipos de *checkpoint* (fig. 35.4).
- ***Checkpoint* de huso mitótico.** Es el mecanismo de control que asegura la correcta segregación cromosómica en mitosis, evitando así la aparición de aneuploidías. Este *checkpoint* se mantiene activo desde la ruptura de la envoltura nuclear hasta la metafase tardía, asegurando que todos los cromosomas estén correctamente anclados al huso mitótico y alineados en la placa metafásica.

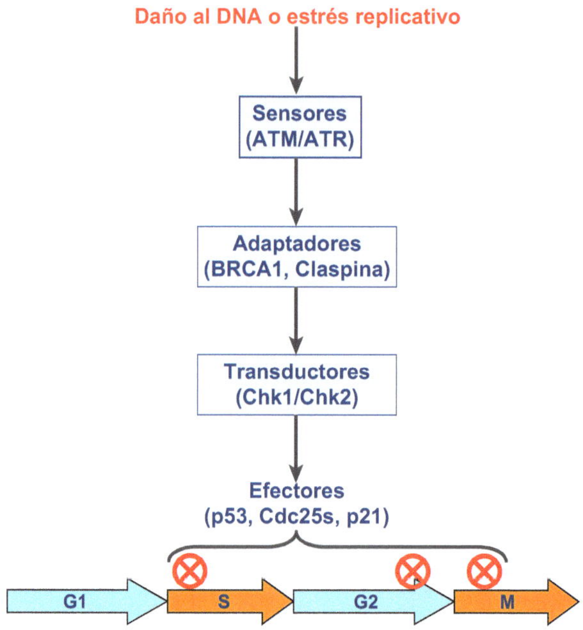

Fig. 35.3 Modelo de señalización frente a estrés replicativo. Tipos de proteínas (sensores, adaptadores, transductores y efectores) implicados en la activación de *checkpoints* en respuesta a estrés replicativo o a daño al DNA. Entre paréntesis se muestran algunos ejemplos concretos de proteínas implicadas en estos *checkpoints*. Las flechas indican el sentido de transmisión de la señal y cómo ésta es amplificada a lo largo de la ruta. La acción de esta ruta sobre las proteínas efectoras puede dar lugar directamente a un retraso o una parada de las células en distintos puntos del ciclo, como fase S o la transición G2/M, señalados en la figura.

35.4. MITOSIS O DIVISIÓN DEL NÚCLEO

En una célula somática animal, la fase M comprende la mitosis y la citoquinesis. Como hemos indicado anteriormente, durante la mitosis o división nuclear se produce la segregación cromosómica, pero además, cada célula hija debe recibir un centrosoma y la parte correspondiente del citoplasma y los orgánulos celulares. La citoquinesis, entendida como la división física de las dos células hijas, comienza al final de mitosis. Los mecanismos que regulan la citoquinesis y la mitosis están íntimamente relacionados entre sí, y son esenciales para ambos procesos los cambios que afectan al citoesqueleto, ya que permiten la organización del huso mitótico a partir de los dos centrosomas (duplicados durante interfase) y la formación del anillo contráctil, punto de división física de la célula. A nivel molecular, el control de la progresión por fase M se basa principalmente en dos mecanismos postraduccionales: la fosforilación/desfosforilación de proteínas y la proteolisis; esta última marca la irreversibilidad del proceso. Ambos mecanismos se regulan mutuamente.

En células de mamíferos, tomando como base el análisis morfológico microscópico se distinguen varias fases en la mitosis: profase, prometafase, metafase, anafase (A y B) y telofase. La profase es considerada la fase inicial de la mitosis,

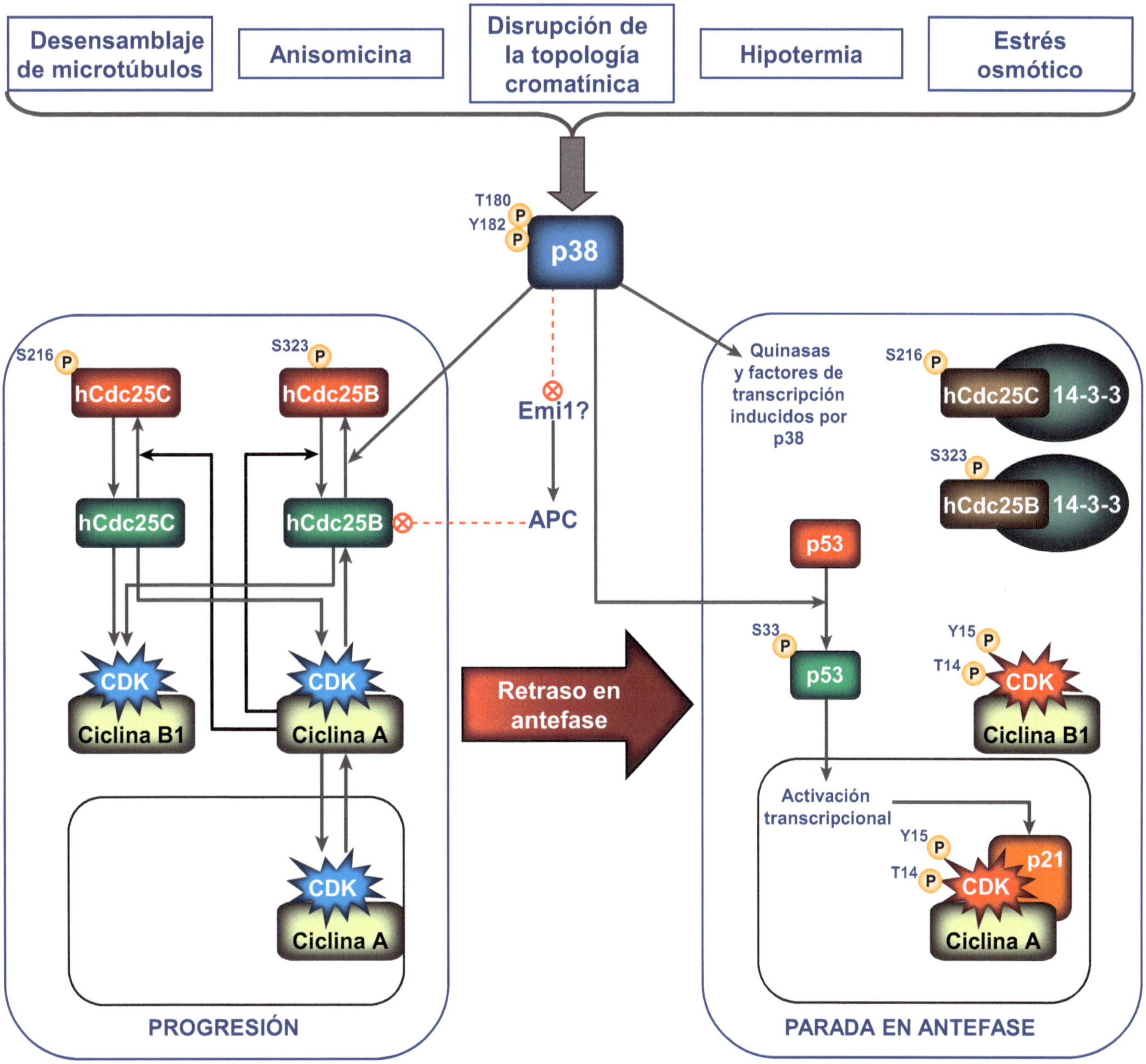

Fig. 35.4 Modelo de la ruta de activación del *checkpoint* de antefase. En la parte superior se muestra que la ruta puede ser activada por distintos tipos de estrés. Todas estas vías de señalización convergen en la proteína p38. El retraso en antefase producido por la activación de este *checkpoint* es consecuencia de la inactivación de los complejos CDK, a través de la inhibición de hCdc25B y/o de la degradación de las ciclinas vía APC (panel izquierdo). Si la activación de esta ruta se prolonga en el tiempo (panel de la derecha), p38 promueve la fosforilación de otras proteínas, como p53, que a su vez induce la expresión del inhibidor de los complejos CDK-ciclinas p21. Todo esto da lugar a parada del ciclo y/o a apoptosis.

se caracteriza por la condensación visible de los cromosomas y finaliza con la ruptura de la envoltura nuclear, proceso que a su vez señala el comienzo de la prometafase, durante la cual los cromosomas se unen, a través del cinetocoro, a los microtúbulos del huso mitótico. Una vez que se han producido estas uniones correctamente, se considera que la célula se encuentra en metafase, caracterizada por la alineación de los cromosomas en la parte central de la célula, en la llamada placa metafásica. A continuación, durante la anafase, las cromátidas hermanas se separan de forma rápida y casi simultánea, y migran por la acción de los microtúbulos del huso mitótico hacia los dos polos opuestos de éste (anafase A), lo que precede a la propia elongación del huso mitótico durante la anafase B. Por último, en la telofase, las cromátidas comienzan a descondensarse, se restaura la membrana nuclear y se inicia la desorganización de los microtúbulos del huso mitótico.

35.5. REGULACIÓN DE LA ENTRADA EN MITOSIS

La entrada en mitosis, entendida como un período que comprende el final de G2 y el inicio de la mitosis hasta la prometafase (incluida), se caracteriza por numerosas modificaciones a nivel molecular y morfológico. Durante este período se producen procesos esenciales, como son la separación y activación de los centrosomas, la condensación cromosómica, la desestructuración de los nucléolos y la posterior ruptura de la envoltura nuclear. En mamíferos, la entrada en mitosis está fundamentalmente regulada por la actividad de Cdk1 (Cdc2), aunque también hay otras quinasas implicadas, como algunos miembros de las familias Polo, Aurora y NIMA.

35.5.1. Regulación de la entrada en mitosis por complejos CDK mitóticos

Los complejos CDK-ciclina mitóticos tienen como subunidad catalítica a Cdk1, que se asocia inicialmente a la ciclina A y después a las ciclinas B. Durante la mitosis, Cdk1 fosforila numerosos sustratos, como por ejemplo las láminas nucleares o proteínas asociadas a microtúbulos. Estas fosforilaciones son esenciales para que ocurran procesos clave como la ruptura de la membrana nuclear, la separación de centrosomas y el ensamblaje del huso mitótico, la condensación cromosómica y la fragmentación del aparato de Golgi. Además, Cdk1 también regula al complejo APC/C (*Anaphase Promoting Complex/Cyclosome*, complejo promotor de anafase), que promueve la degradación ordenada de proteínas que inhiben la entrada en anafase, a través de su ubiquitinación.

35.5.1.1. Complejos CDK-ciclina A

La ciclina A presenta un alto grado de identidad de secuencia con las ciclinas B. En mamíferos se han descrito dos tipos de ciclina A: la ciclina A1, forma embrionaria, y la ciclina A2, forma somática de la proteína. La localización subcelular de ciclina A2 es predominantemente nuclear y se acumula desde la fase S hasta el final de prometafase, momento en el que se degrada. Además, la ciclina A2 es capaz de formar complejos tanto con la quinasa Cdk1 como con Cdk2.

Los complejos CDK-ciclina A parece que son necesarios para que tenga lugar la transición G2/M hasta la entrada de la ciclina B1 al núcleo al final de profase, cuando se vuelven dispensables. En concreto, los complejos CDK-ciclina A participan directamente en la regulación de procesos tempranos, como la condensación cromosómica y la acumulación de la ciclina B1 en el núcleo. Además, estos complejos promueven la propia activación de Cdk1-ciclina B1 a la entrada en mitosis, a través de su efecto sobre diversas proteínas implicadas en su regulación (v. apartado 35.5.2). Así, CDK-ciclina A participa en la regulación positiva de hCdc25B y hCdc25C, la inhibición de Wee1, y la acumulación de Plk1 y la propia ciclina B1, a consecuencia de la inhibición de APC^{Cdh1}.

35.5.1.2. Complejos Cdk1-ciclina B

En la regulación de la transición G2/M es esencial el papel desempeñado por los complejos Cdk1-ciclina B, capaces de inducir la mitosis en células de vertebrados. Estos complejos también se denominan MPF (*Maduration/M-phase Promoting Factor*, factor promotor de fase M).

En mamíferos existen tres formas de la ciclina B. La ciclina B1 es la principal ciclina mitótica, cuya ausencia en ratones KO (*Knock Out*) induce su muerte *in utero*. Los niveles de la ciclina B1 se incrementan durante G2 debido a un aumento de la estabilidad de su mRNA. La ciclina B2 no presenta una función esencial en ratones y la ciclina B3 se encuentra restringida a células germinales durante el desarrollo y a testículos en adultos.

35.5.2. Regulación de los complejos CDK mitóticos en G2/M

La regulación de los complejos Cdk1-ciclina B1 a la entrada en mitosis se produce a través de dos mecanismos moleculares principales: la modulación de la actividad de la subunidad catalítica, Cdk1, a través fosforilación (inhibe) y desfosforilación (activa), y la localización subcelular de la ciclina B1. De este modo, la activación de los complejos Cdk1-ciclina B1 se inicia al final de G2 en los centrosomas y se completa posteriormente en el núcleo al inicio de mitosis.

35.5.2.1. Regulación de la actividad de complejos CDK mitóticos a través de fosforilación/desfosforilación de Cdk1

En la figura 35.5 se describen en detalle los procesos de regulación por fosforilación-desfosforilación de los complejos CDK mitóticos, en los que participan las proteínas que se explican a continuación.

35.5.2.1.1 LAS QUINASAS WEE1 Y MYT1

Son las encargadas de fosforilar Cdk1 en interfase, lo cual posee un efecto inhibidor sobre la actividad de la quinasa. Wee1 lleva a cabo esta inhibición en el núcleo, mientras que Myt1 se encuentra predominantemente asociada a la membrana citoplasmática, donde inactiva a Cdk1 por fosforilación y a través de su secuestro en dichas membranas. Ambas quinasas son activas durante interfase y se inactivan en la transición G2/M, en parte a causa del mecanismo de autoamplificación de la actividad CDK. Así, en células humanas, la degradación de Wee1 mediante ubiquitinación por complejos de tipo SCF (*SKP1-CUL1-Fbox*) es inducida por fosforilaciones iniciadas por Cdk1. Por su parte, Myt1 se encuentra hiperfosforilada durante fase M, lo que coincide con su inactivación, y la quinasa Plk1 es una de las responsables de dicha fosforilación.

35.5.2.1.2 FOSFATASAS DE LA FAMILIA CDC25

Las proteínas de la familia Cdc25 son fosfatasas de especificidad dual altamente conservadas, capaces de activar los complejos CDK, revirtiendo la fosforilación de los residuos Thr^{14} y Tyr^{15}, llevada a cabo por Wee1 y Myt1. De este modo, las fosfatasas Cdc25 desempeñan papeles esenciales en la regulación de un ciclo celular normal y participan como efectores en determinadas rutas de *checkpoint*.

En células humanas hay tres isoformas, hCdc25A, hCdc25B y hCdc25C, que parecen participar en el control de las transiciones G1/S y G2/M, mediante la regulación de Cdk2 y Cdk1. En concreto, hCdc25B participa en la activación de complejos CDK-ciclina A en el núcleo durante G2, y ya durante la transición G2/M, tiene un papel importante como iniciador de la activación de los complejos Cdk1-ciclina B1 en centrosomas. Esta activación es completada por hCdc25C en el núcleo durante las primeras fases de mitosis. La fosfatasa hCdc25A también está implicada en la regulación de los complejos Cdk1-ciclina B1 a la entrada en mitosis, posiblemente induciendo la condensación de los cromosomas. Esta aparente redundancia funcional entre las isoformas de Cdc25 en mamíferos resulta controvertida, aunque parece que dicha redundancia podría no afectar a todas sus funciones ni a todos los tipos celulares.

La regulación de estas fosfatasas, a su vez, está controlada mediante diversos mecanismos, incluyendo su fosforilación por parte de los complejos Cdk1-ciclina B1 (circuito de autoamplificación de la actividad CDK mitótica). Dada su importancia, la regulación de la actividad de las proteínas hCdc25 se describirá más adelante.

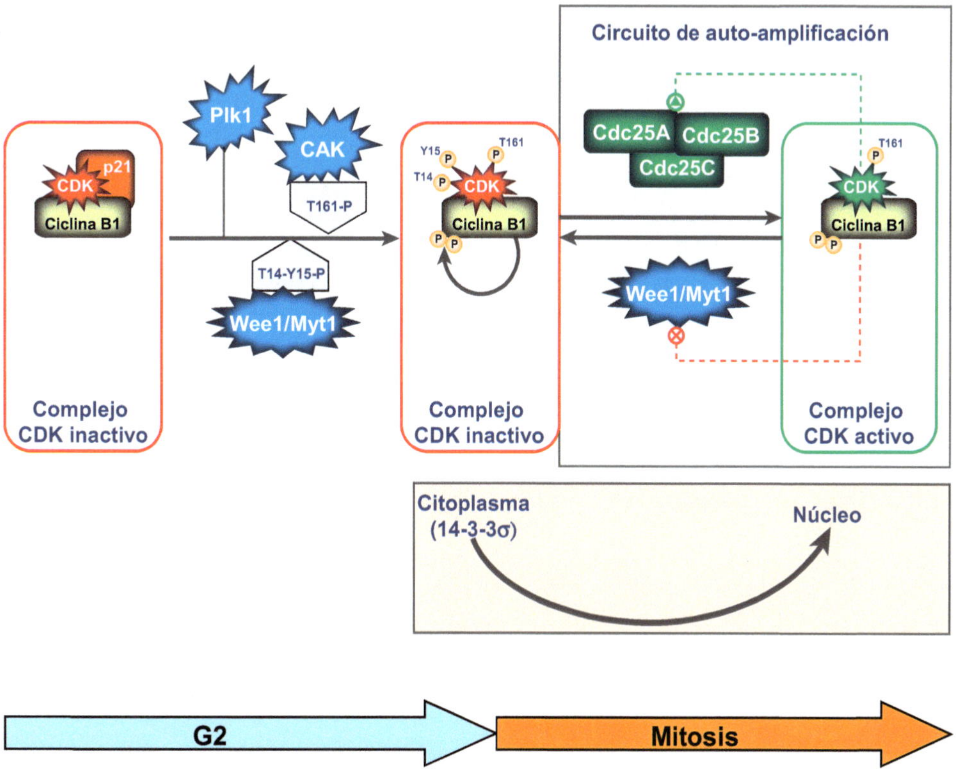

Fig. 35.5 Regulación de los complejos CDK mitóticos. En la figura se muestran las modificaciones que sufren los complejos Cdk1-Ciclina B1 para su activación durante la transición G2/M. En primer lugar es necesaria la fosforilación activadora por CAK (*Cdk-Activating Kinase*, compuesto por Cdk7, ciclina H y Mat1, y puede ser inhibida por p21) del residuo Thr^{161} situado en la región *T-loop* de Cdk1 durante G2. Éste es un mecanismo de regulación común en las quinasas CDK. La fosforilación de Cdk1 en los residuos Thr^{14} (T14) por Myt1 y Tyr^{15} (Y15), por Myt1 y Wee1, situados en la región de unión al ATP, tiene un efecto inhibidor sobre la actividad de los complejos CDK mitóticos. A la entrada en mitosis, las fosfatasas hCdc25 revierten estas dos fosforilaciones inhibidoras en Thr^{14} y Tyr^{15}. El equilibrio entre estos procesos de fosforilación y desfosforilación es un importante mecanismo regulador de la transición G2/M, que no sólo tiene lugar en células de mamíferos, sino que también fue descrito en la levadura *S. pombe*. En esta levadura, los complejos Cdc2-Cdc13 se encuentran inactivos a la entrada en mitosis debido a la fosforilación en el residuo Tyr^{15} de Cdc2 por las quinasas Wee1 y Mik1, y han de ser activados en ese punto del ciclo mediante la desfosforilación de este residuo por la fosfatasa activadora de la entrada en mitosis Cdc25. También se muestra en la figura el circuito de autoamplificación de la actividad CDK mitótica (fondo violeta), que es esencial para que la célula entre en mitosis de forma irreversible, al permitir un rápido incremento de la actividad CDK, necesaria durante las primeras etapas de esta fase. La autoamplificación consiste tanto en la regulación positiva de las fosfatasas Cdc25 activadoras de los complejos CDK mitóticos como en la regulación negativa de las quinasas que los inhiben (al menos de Wee1). Por otra parte, los complejos Cdk1-ciclina B1 también son regulados a través de su localización subcelular, de modo que su entrada al núcleo ocurre al inicio de la mitosis. La localización en el núcleo de estos complejos es promovida por determinadas fosforilaciones en la ciclina B1 (posiblemente por la propia Cdk1 y por Plk1) e inhibida por su unión a la proteína 14-3-3σ (en condiciones de activación de *checkpoint*). Se cree que pueden existir otros mecanismos de regulación de dicha localización subcelular (no mostrados en este esquema).

35.5.2.2. Regulación de la actividad de los complejos CDK mitóticos a través de su localización subcelular

En células de mamíferos, la regulación de los complejos Cdk1-ciclina B1 es fuertemente dependiente de su distribución subcelular. Así, al inicio de la transición G2/M es necesaria la activación de estos complejos en centrosomas, y para que esto ocurra, la quinasa Aurora A induce dicha localización de Cdk1-ciclina B1 en este momento del ciclo. Una vez iniciada la mitosis, estos complejos deben ejercer su función en el núcleo, lo que explica que la ciclina B1, a pesar de ser predominantemente citoplasmática durante la interfase, se acumule en el núcleo al final de la profase. Así, la ciclina B1 está sometida a un continuo movimiento entre núcleo y citoplasma durante la interfase, pero a la entrada en mitosis la fosforilación de la señal de retención citoplasmática CRS (*Cytoplasmic Retention Sequence*), en la que podría participar Cdk1, parece favorecer su entrada al núcleo.

La regulación de la localización nuclear de la ciclina B1 no sólo está modulada a lo largo de un ciclo celular normal, sino también tras la activación de distintos tipos de *checkpoint* que inducen una parada en G2/M. Así, en respuesta a daño al DNA, se promueve la exclusión nuclear de ciclina B1 por unión a 14-3-3σ (fig. 35.5), cuyo control transcripcional depende de p53.

35.5.2.3. Regulación de los complejos CDK mitóticos por parte de CKI

Se ha descrito que la proteína p21 ejerce una función reguladora sobre los complejos CDK mitóticos, Cdk1-ciclina A y Cdk1-ciclina B1, durante la transición G2/M en un ciclo celular normal o en respuesta a la activación de un *checkpoint*.

En primer lugar, p21 participa en rutas de *checkpoint* activadas en respuesta a daño al DNA, promoviendo el mantenimiento a largo plazo de la parada de las células en G2, de forma dependiente de su activación transcripcional por p53. De este modo, en respuesta a daño al DNA, p21 tiene un efecto inhibidor sobre Cdk1 que puede ocurrir por diversos mecanismos, a través del bloqueo de la fosforilación activadora en el residuo Thr^{161}, por medio de la acumulación de complejos Cdk1-ciclina B1 inactivos en el núcleo antes de la entrada en mitosis, lo que evita su activación inicial en centrosomas o bien a través de la inhibición del mecanismo de autoamplificación de la actividad de los complejos, al impedir la activación de hCdc25C por parte de Cdk1.

35.5.3. Regulación de las proteínas hCdc25

Las proteínas humanas Cdc25 se encuentran estrictamente reguladas, dadas sus importantes funciones en el control del ciclo celular, tanto en condiciones normales como en situaciones que conllevan la activación de un *checkpoint*. Esta regulación se lleva a cabo mediante diversos mecanismos, los cuales controlan sus niveles proteicos, su localización subcelular o la afinidad por sus sustratos (frecuentemente a través de su interacción con proteínas 14-3-3), o su actividad catalítica. A su vez, la mayoría de estas modificaciones experimentadas por las hCdc25 están mediadas por fosforilaciones activadoras de estas fosfatasas, como las llevadas a cabo por los propios complejos Cdk1-ciclina B1 (formando parte del circuito de autoamplificación de la actividad CDK mitótica) o con fosforilaciones inhibidoras de las mismas, que afectan principalmente a su dominio regulador en el extremo N-terminal (fig. 35.6). Cabe destacar que los mecanismos que regulan a estas fosfatasas son muy complejos, y no siempre está clara la intervención de un determinado proceso de fosforilación en una forma u otra de regulación de cada isoforma de hCdc25.

Dada su relevancia, pero por salirse de la finalidad del capítulo, los distintos mecanismos por los que se encuentran reguladas las proteínas Cdc25 humanas de forma detallada se describen en la web (apartado 35.5.3).

35.5.4. Regulación de la entrada en mitosis por otras quinasas

En mamíferos, la entrada en mitosis está fundamentalmente regulada por la actividad de Cdk1 (Cdc2), aunque también hay otras quinasas implicadas, como algunos miembros de las

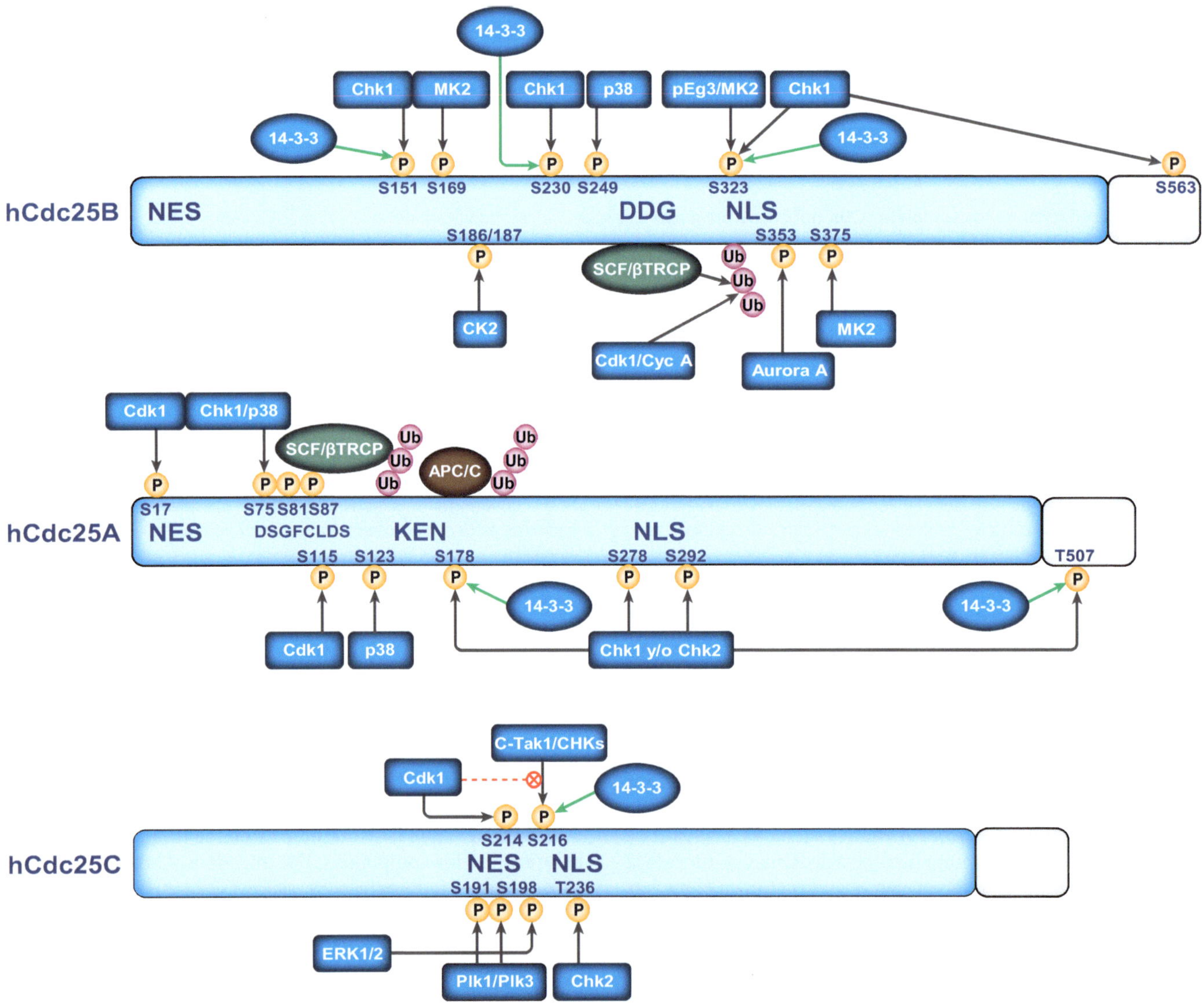

Fig. 35.6 Resumen de la regulación de las proteínas humanas hCdc25 (hCdc25B, hCdc25A y hCdc25C). Sitios de fosforilación conocidos que participan en la regulación de los hCdc25. La mayoría de estos residuos fosforilables se encuentran en la región N-terminal, dominio regulador de estas proteínas (el dominio catalítico C-terminal se representa en un color más claro y no está a escala). Las fosfatasas hCdc25B, hCdc25A y hCdc25C son fosforiladas de forma específica por diversas quinasas que regulan tanto su degradación, dependiente de ubiquitinación por los complejos SCF y/o APC/C, como su actividad catalítica, su interacción con proteínas 14-3-3 y/o su localización subcelular. No se han mostrado algunos sitios putativos de fosforilación por complejos CDK para simplificar el esquema.

familias Polo, Aurora y NIMA, cuyas principales características se describen a continuación; además, se puede encontrar información adicional en la web (apartado 35.5.4).

35.5.4.1. Quinasas de la familia Polo, Plk

Las proteínas Plk (*Polo-like kinases*) son S/TK. En mamíferos existen cuatro miembros: Plk1, Plk2, Plk3 y Plk4, de las cuales la primera es la más estudiada.

En la transición G2/M, Plk1 se localiza en los centrosomas y está implicada en su maduración, al promover la acumulación de γ-tubulina, y la consiguiente formación del huso mitótico. Por otra parte, Plk1 también participa en la activación de los complejos CDK mitóticos, como se ha mencionado anteriormente (v. apartado 35.5.2.1.1). Por otra parte, las quinasas Plk1 y Plk3 también están implicadas en rutas de *checkpoint*. Por último, cabe decir que la proteína Plk1 ejerce funciones esenciales durante la salida de mitosis y la citoquinesis.

35.5.4.2. Quinasas de la familia Aurora

En mamíferos existen tres proteínas en esta subfamilia de S/TK: Aurora A, Aurora B y Aurora C. Estas proteínas presentan estructuras similares, pero difieren en su patrón de expresión, localización subcelular y activación, lo que finalmente conlleva distintas funciones en la regulación de mitosis.

La proteína Aurora A desempeña un papel esencial en la transición G2/M a través de la regulación de los centrosomas (el ensamblaje del huso mitótico) y, como se ha mencionado anteriormente (v. apartado 35.5.2.2), también participa en la activación de los complejos Cdk1-ciclina B1 promoviendo su localización en centrosomas y la actividad de la fracción de hCdc25B localizada en los mismos. Por su parte, Aurora B está implicada en modificaciones de cromatina relacionadas con el inicio de la condensación cromosómica, en la regulación de la unión de los cromosomas al huso mitótico, y ya a la salida de mitosis, en el *checkpoint* del huso mitótico y en la citoquinesis.

35.5.4.3. Quinasas de la familia NIMA, proteínas Nek

Reciben este nombre de la proteína codificada por el gen NIMA (*Never In Mitosis A*) en *Aspergillus nidulans*. En células humanas se han identificado 11 homólogos distintos, de los cuales al menos Nek2, Nek6, Nek7 y Nek9 parecen estar implicados en la regulación de la mitosis.

Nek2 presenta perfiles de expresión y actividad dependientes del ciclo celular, y su expresión máxima se produce en fase S y G2. Además, durante la transición G2/M esta quinasa es un componente de MTOC (*MicroTubule Organizing Center*), y participa en la separación de los centrosomas. En cuanto a Nek9, sus niveles de expresión permanecen constantes durante el ciclo celular, pero su activación depende de su fosforilación en mitosis, y esta forma activa se concentra en los polos del huso mitótico, participando posiblemente en su organización.

35.6. REGULACIÓN DE LA SALIDA DE MITOSIS: DESDE ANAFASE HASTA CITOQUINESIS

La salida de mitosis incluye todos aquellos procesos que tienen lugar durante las últimas etapas de la mitosis, desde el comienzo de la segregación de los cromosomas duplicados (anafase), el posterior desensamblaje del huso mitótico y la descondensación de los cromosomas en cada una de las células hijas (telofase) hasta la citoquinesis.

A diferencia de la entrada en mitosis, la salida de ésta se caracteriza por una drástica bajada de la actividad CDK.

Se considera que hay dos mecanismos principales que gobiernan la progresión a través de estas últimas etapas de la mitosis: la desfosforilación ordenada de sustratos fosforilados, principalmente por Cdk1, y la destrucción también ordenada de proteínas por el complejo APC/C (*Anaphase Promotor Complex*). Así, el modelo propuesto por Sullivan y Morgan considera que el orden en que los distintos sustratos de Cdk1 y APC son desfosforilados y degradados, respectivamente, marca a su vez el orden en el que ocurren los procesos que conducen a la salida de mitosis (fig. 35.7).

35.6.1. Inicio de la anafase

En la levadura *S. cerevisiae* se ha demostrado que un paso clave para la segregación cromosómica es la activación de la separasa (Esp1), que es una proteasa que degrada a la cohesina (Scc1), proteína responsable de la cohesión entre cromátidas hermanas. La activación de la separasa no debe ocurrir antes de que todos los cromosomas estén correctamente orientados en el huso mitótico, por lo que la separasa está inhibida hasta ese momento por una chaperona, la securina (Pds1). Tras el alineamiento de los cromosomas, la securina es ubiquitinada por APC/C y degradada, dando lugar a la liberación y activación de la separasa. En la levadura *S. pombe* existe un mecanismo de regulación similar basado en la separasa (Cut1) y en la securina (Cut2).

Los mecanismos que regulan la pérdida de cohesión entre cromátidas hermanas están muy conservados en células de vertebrados, y la separasa también es necesaria para la segregación de cromátidas hermanas, que se encuentra inhibida por la securina hasta ese momento. Sin embargo, a diferencia de lo que ocurre en levaduras, en células de vertebrados, la mayor parte de la cohesión es eliminada durante profase, a través de la fosforilación por Plk1 y Aurora B de la cohesina, que induce su disociación de los cromosomas. En este proceso, parte de la cohesina, principalmente la situada en los centrómeros de los cromosomas, es protegida por la proteína Sgo1 (*Shugoshin-like 1*) para evitar que la separación de las cromátidas se produzca antes de anafase. Por otra parte, en células humanas la securina no parece ser el único mecanismo que previene la activación prematura de la separasa, puesto que no es esencial para mantener la cohesión de las cromátidas, y dado que también se ha descrito que la ciclina B1 puede ejercer una función inhibidora sobre la separasa.

35.6.2. Inactivación de los complejos CDK mitóticos

La activación de los complejos CDK mitóticos en células humanas depende de la asociación de Cdk1 en primer lugar a la ciclina A, la cual se degrada durante prometafase, y posteriormente a la ciclina B1, que permite la progresión hasta el final de metafase. La degradación de la ciclina B1 coincide con el inicio de anafase y ha sido considerada necesaria para la salida de mitosis, aunque actualmente existe cierta controversia. En este sentido, en células humanas se ha observado que distintos niveles de ciclina B1 no degradable dan lugar a la parada de las células en distintas etapas de mitosis, lo que sugiere un modelo según el cual distintos niveles de actividad Cdk1 son necesarios para fosforilar e inhibir diversas proteínas reguladoras de la salida de mitosis, que actúan de forma secuencial en este momento.

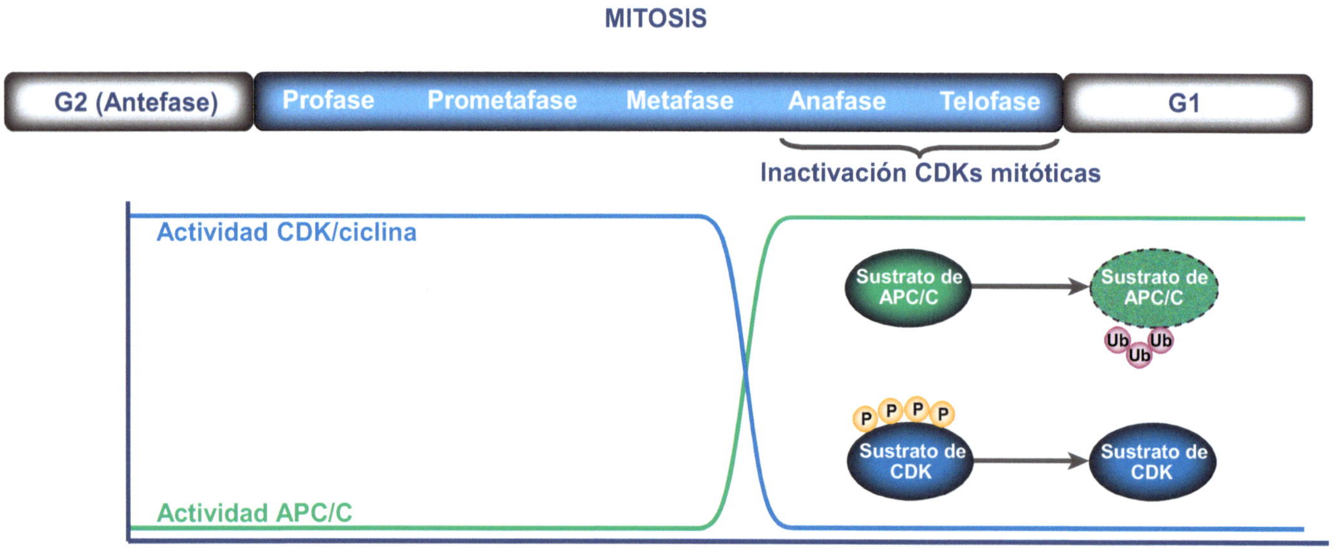

Fig. 35.7 **Modelo simplificado de la regulación de la salida de mitosis.** En la parte superior se muestran las distintas fases de mitosis a las que corresponden las condiciones indicadas en el esquema inferior. Las fases tempranas de la mitosis se caracterizan por una elevada actividad de los complejos CDK mitóticos (azul) y una baja actividad del complejo APC (verde). Durante la transición metafase/anafase se produce un aumento de la actividad asociada al complejo APC, responsable de la ubiquitinación de determinadas proteínas y, por tanto, de su degradación vía proteasoma. Por otro lado, la consecuente inactivación de los complejos CDK en este punto de la mitosis permite la desfosforilación de sus sustratos por parte de fosfatasas específicas al final de la mitosis. Ambos mecanismos regulan la progresión por las últimas fases de mitosis y el comienzo de un nuevo ciclo celular (entrada en G1). Por su parte, en la levadura *S. cerevisiae* existe una importante ruta de regulación de la salida de mitosis y quizás también de citoquinesis, MEN (*Mitotic Exit Network*), en la que se integran una serie de proteínas, entre las que se encuentra Cdc14, proteína esencial que desfosforila diversos sustratos de CDK a la salida de mitosis. En el caso de *S. pombe* se ha descrito una ruta similar llamada SIN (*Septation Initiation Network*), que garantiza que la citoquinesis (septación) ocurra tras la correcta segregación cromosómica, y en la cual también se integra la proteína Cdc14, en este caso denominada Flp1/Clp1.

35.6.3. Desfosforilación ordenada de sustratos de CDK1

35.6.3.1. Sustratos desfosforilados a la salida de mitosis

A pesar de la importancia que parece tener este proceso a la salida de mitosis, sólo algunos de estos sustratos han sido identificados, y se sabe poco respecto a su relación con procesos concretos de la mitosis tardía y al orden en el que ocurre su desfosforilación. En el contenido publicado en la web (apartado 35.6.3.1) se muestra la información conocida en la actualidad en relación con dichos sustratos y el orden en el que se fosforilan.

35.6.3.2. Posibles fosfatasas implicadas en la desfosforilación de los sustratos de Cdk1

Las fosfatasas encargadas de desfosforilar a los distintos sustratos de Cdk1 a la salida de mitosis pueden ser fosfatasas generales (como PP1 o PP2A) o específicas (como las proteínas Cdc14).

PP1 y PP2A son complejos con S/T fosfatasas que presentan una o varias subunidades reguladoras que afectan a su localización subcelular y/o a su especificidad de sustrato:

- **PP1**. PP1 presenta **tres** isoformas en células humanas con alta homología entre ellas, α, β/δ y γ, pero cuyos patrones de localización subcelular a lo largo del ciclo son muy distintos, lo que sugiere diversidad en sus funciones. PP1 parece tener un importante papel en el mantenimiento de la estructura de los cromosomas a partir de la transición metafase/anafase y posiblemente en su descondensación al final de mitosis. Además, se ha descrito que PP1 también participa en la formación de la envoltura nuclear al final de mitosis a través de la desfosforilación de láminas de tipo B en telofase.
- **PP2A**. Esta fosfatasa es un trímero, que puede ser regulado mediante fosforilación y metilación. PP2A puede participar en la regulación de la segregación cromosómica en anafase en células humanas, puesto que interacciona con hSgo1, lo que promueve su localización en centrómeros. Por otra parte, en mamíferos se ha descrito que el complejo PP2A parece estabilizar directa o indirectamente los niveles de la proteína securina hipofosforilada, además de regular negativamente a hCdc25C a la salida de mitosis.
- **CDC14**. Todos los miembros de esta familia desempeñan funciones relacionadas con la regulación del ciclo celular, como antagonistas de la actividad CDK. Es destacable que, dado el papel central y múltiple de los complejos CDK en la regulación del ciclo celular, las distintas proteínas de la familia Cdc14 podrían controlar procesos muy diversos a lo largo de éste.

35.6.4. Degradación de proteínas por el complejo APC/C

La degradación ordenada de diversas proteínas por el proteasoma (v. cap. 19) es esencial para que tenga lugar la correcta salida de mitosis en células eucariotas.

La degradación de proteínas durante la mitosis parece estar regulada principalmente por un complejo ubiquitina-ligasa, el complejo ACP/C, que poliubiquitina proteínas, marcándolas de este modo para su destrucción por parte del proteasoma 26S (gran complejo proteasa). La importancia de la función desempeñada por APC/C en mitosis se pone de manifiesto al demostrarse que su inactivación genética es letal en todas las especies en que se ha investigado, desde levaduras hasta ratones.

Dada la importancia de una activación apropiada de APC durante mitosis, su función es regulada mediante diversos mecanismos. Hasta iniciarse la anafase, su actividad está regulada por su unión al coactivador Cdc20, que se expresa ya durante las fases S y G2 pero sólo se asocia a APC en mitosis, tras la fosforilación de varias subunidades de APC por las quinasas mitóticas Cdk1 y Plk1. Después, en anafase Cdc20 es degradado por APC unido a otro coactivador, la cadherina 1 (Cdh1). Por contraste, la interacción entre APC/C y este segundo coactivador, la Cdh1, es inhibida por la fosforilación llevada a cabo por diferentes CDK durante fase S, G2 y mitosis temprana, permitiendo que la actividad de APC^{Cdc20} se mantenga hasta que comienza a reducirse la actividad de Cdk1, al iniciarse la degradación de ciclinas mitóticas. La asociación de APC con Cdh1 está favorecida por la desfosforilación de este coactivador por fosfatasas como Cdc14 en *S. cerevisiae*, y quizás por hCdc14A en células humanas a juzgar por los datos obtenidos *in vitro*. La actividad del complejo APC^{Cdh1} gobierna las últimas fases de mitosis. Su inactivación se produce durante la transición G1/S; en levaduras, este proceso depende de complejos CDK de fase S que fosforilan Hct1/Cdh1 previniendo su interacción con APC/C, pero en células humanas su regulación parece ser más complicada.

Ambos coactivadores, Cdc20 y Cdh1, poseen un dominio C-terminal WD40 (rico en residuos triptófano y ácido aspártico; v. cap. 29).

35.6.4.1. Degradación de sustratos por APC^{Cdc20}

En *S. cerevisiae*, los sustratos principales de APC^{Cdc20} son la *securina* y Clb5 (ciclina B5), los cuales se degradan simultáneamente antes de anafase. En células humanas, algunos sustratos de APC^{Cdc20} son degradados durante prometafase, como la ciclina A y la quinasa Nek2A, y otros como la securina y la ciclina B1 no se degradan hasta metafase. Este orden depende de un sistema de regulación, el denominado *checkpoint* de huso mitótico, que impide la degradación de la securina y la ciclina B1 hasta que los cromosomas están correctamente unidos al huso mitótico.

35.6.4.2. Degradación de sustratos por APC^{Cdh1}

En células humanas, se sabe que APC^{Cdh1}, ya en anafase, degrada en primer lugar a Cdc20, seguido de Plk1, Aurora A y por último Aurora B. Puesto que Cdh1 no es esencial para la viabilidad de las células, quizá este orden en la degradación de sus sustratos no sea esencial, aunque probablemente permita garantizar la adecuada progresión por las últimas fases de la mitosis.

35.7. FOSFATASAS DE LA FAMILIA CDC14

Puesto que las proteínas hCdc14 presentan un dominio catalítico de tipo PTP (*Protein-Tyrosine Phosphatases*), se incluyen en la superfamilia de las fosfatasas de tipo proteína-tirosina. Dentro de esta superfamilia son consideradas fosfatasas de especificidad dual por su capacidad para desfosforilar sustratos con residuos fosfotirosina y fosfoserina o fosfotreonina, adyacentes o separados por un aminoácido, como aquellos fosforilados por CDK o las MAPK. Todos los miembros de esta familia desempeñan pues, funciones relacionadas con la regulación del ciclo celular, que implican su papel como antagonistas de la actividad CDK. Sin embargo, dado el papel central de los complejos CDK en la regulación del ciclo celular, las distintas proteínas de la familia Cdc14 podrían controlar muy diversos procesos a lo largo de éste. En la figura 35.8 se muestran de forma esquemática los dominios principales presentes en las

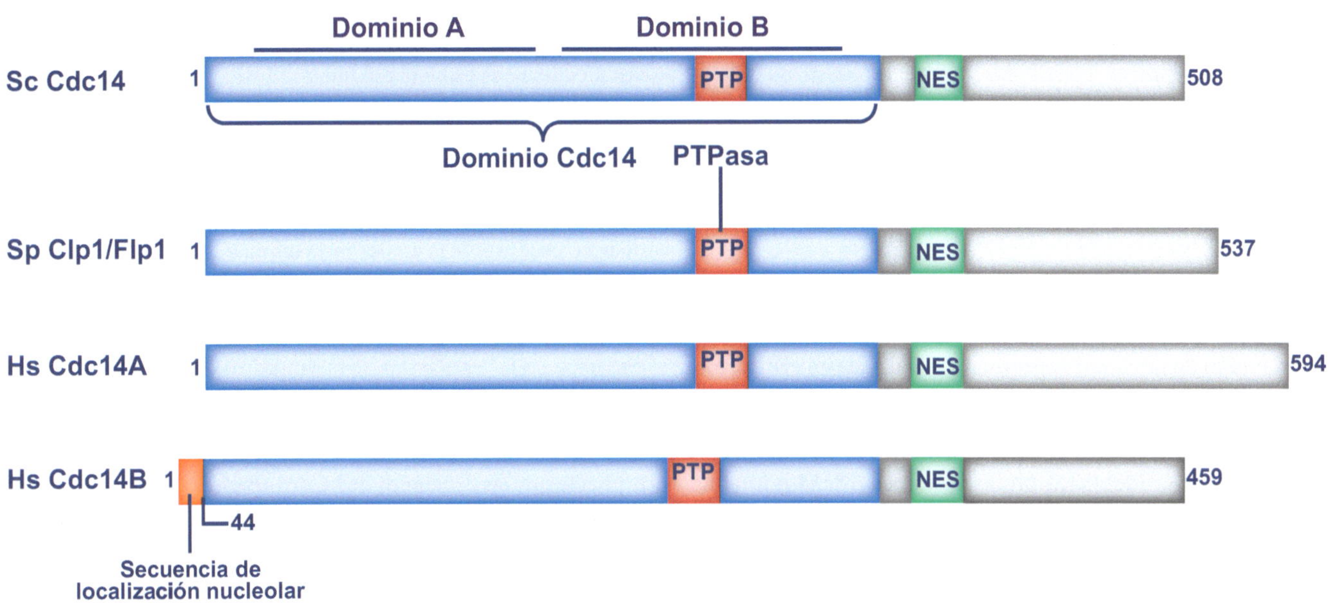

Fig. 35.8 **Relación estructural entre las proteínas de la familia Cdc14.** Estructura primaria de las proteínas Cdc14 de levaduras (Cdc14 y Clp1/Flp1) y de células humanas (hCdc14A y hCdc14B). En el dominio Cdc14 (de aproximadamente 350 aminoácidos) se han identificado dos subdominios A y B, que son estructuralmente equivalentes. También hemos señalado el dominio catalítico (PTP) y la señal de exportación nuclear (NES). La secuencia de localización nucleolar de la proteína hCdc14B en el extremo amino se ha destacado con tono naranja.

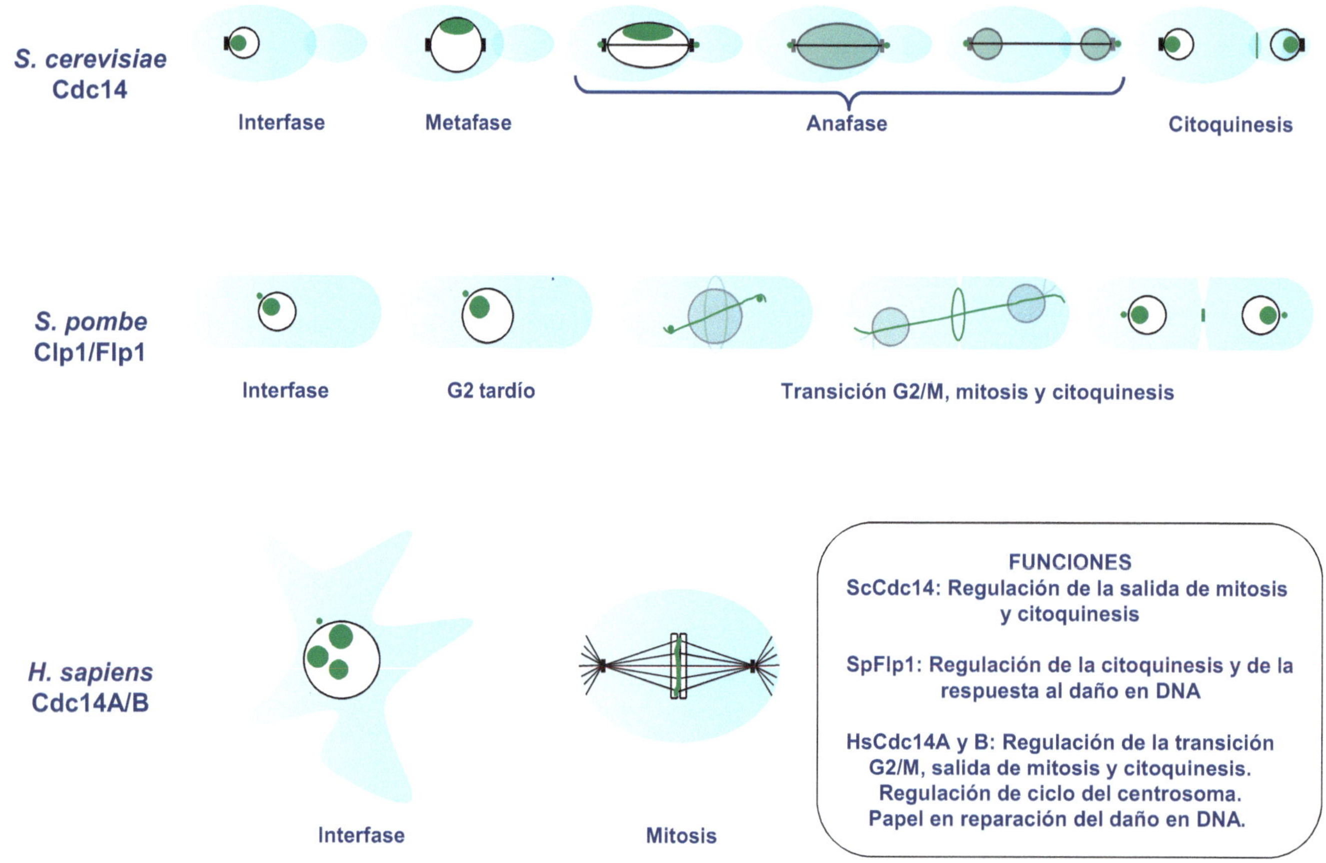

Fig. 35.9 **Localización subcelular y funciones de las proteínas Cdc14 de distintas especies.** Localización subcelular, durante la interfase y la mitosis, de las proteínas Cdc14 presentes en las levaduras *S. cerevisiae* y *S. pombe*, y en células humanas (*H. sapiens*). Los núcleos se muestran en blanco, los centrosomas o SPB y los microtúbulos se muestran en negro. La localización de Cdc14 está señalada en verde. Un resumen de las funciones mitóticas de estas fosfatasas se presenta en el recuadro en la parte inferior derecha de la figura.

distintas fosfatasas de la familia Cdc14, y en la figura 35.9 se resume su localización subcelular y sus funciones.

A continuación se describen sólo las características principales de las fosfatasas Cdc14 en humanos, mientras que información adicional sobre ellas o las Cdc14 de otras especies se resumen en la web (v. apartado 35.7).

35.7.1. Fosfatasas Cdc14 humanas

En células humanas existen dos fosfatasas de esta familia, la hCdc14A y la hCdc14B, que comparten aproximadamente un 65% de identidad de secuencia, correspondiente principalmente a una región de unos 350 aminoácidos localizada en el extremo N-terminal. Ambas proteínas hCdc14, al igual que los otros miembros de la familia, son fosfatasas de especificidad dual, que presentan afinidad por residuos fosforilados por CDK o MAPK.

Desde que se identificaron las proteínas Cdc14 humanas no se han descrito todavía muchos sustratos fisiológicos que nos permitan conocer con más detalle las funciones concretas que desempeñan estas fosfatasas. Los niveles proteicos y de actividad de hCdc14A y hCdc14B no parecen sufrir variaciones importantes durante el ciclo celular, lo que indica que quizá su regulación pueda ocurrir a través de cambios en su localización subcelular, del mismo modo que son reguladas las fosfatasas de esta familia en otros organismos.

La proteína hCdc14A desempeña importantes funciones en la regulación del ciclo de división del centrosoma (que a su vez afecta al ensamblaje del huso mitótico) y también en la segregación cromosómica y la citoquinesis. Los mecanismos que regulan las funciones de hCdc14A controlan principalmente su localización subcelular. Así, durante interfase, la proteína hCdc14A se localiza principalmente en el centrosoma, de los que comienza a disociarse en la transición G2/M. A la salida de mitosis, durante la anafase y la telofase, hCdc14A se localiza en el huso mitótico.

Las funciones de la fosfatasa hCdc14B aún son menos conocidas que las de hCdc14A. Se ha descrito que hCdc14B participa en la regulación de la dinámica del huso mitótico de forma independiente de su actividad catalítica, a través de su unión a los microtúbulos, promoviendo la agrupación y estabilización de éstos. Al igual que ocurre con hCdc14A, parece probable que las funciones de hCdc14B estén reguladas a través de cambios en su localización subcelular. Dicha localización es principalmente nucleolar durante la interfase. Durante la mitosis, la proteína hCdc14B es liberada desde los nucléolos, de modo que, durante la anafase hCdc14B se encuentra en la zona central del huso mitótico, y durante la telofase y la citoquinesis en el cuerpo medio.

En la figura 35.9 se puede observar un esquema comparativo de la localización subcelular de las distintas proteínas de la familia Cdc14 a lo largo del ciclo celular y de sus funciones en la regulación de éste.

RESUMEN

1. **La proliferación celular se basa en procesos de crecimiento y división coordinados.**
2. **El mecanismo molecular de control de la mitosis está conservado en todos los eucariotas.**
3. **La regulación de la progresión ordenada por el ciclo celular está basada en la actividad de los complejos Cdk/ciclinas.**
4. **A su vez, la actividad de los complejos Cdk/ciclinas está sujeta a una estricta y sofisticada regulación que impide tanto una progresión desordenada por el ciclo celular como una proliferación celular fuera de control.**

Bibliografía

Barr FA, Sillje HH, Nigg EA. Polo-like kinases and the orchestration of cell division. Nat Rev Mol Cell Biol. 2004;5:429-40.
Hartwell LH, Weinert TA. Checkpoints: controls that ensure the order of cell cycle events. Science. 1989;246:629-34.
Malumbres M, Barbacid M. Mammalian cyclin-dependent kinases. Trends Biochem Sci. 2005;30:630-41.
Massagué J. G1 cell-cycle control and cancer. Nature. 2004;432:298-306.
Mocciaro A, Schiebel E. Cdc14: A highly conserved family of phosphatases with non conserved functions? J Cell Sci. 2010;123:2867-76.
Nasmyth K. A prize for proliferation. Cell. 2001;107:689-701.
Nigg EA. Mitotic kinases as regulators of cell division and its checkpoints. Nat Rev Mol Cell Biol. 2001;2:21-32.
Nurse P. Universal control mechanism regulating onset of M-phase. Nature. 1990;344:503-8.
Pines J. Mitosis: a matter of getting rid of the right protein at the right time. Trends Cell Biol. 2006;16:55-63.
Sacristán MP, Ovejero S, Bueno A. Human Cdc14A becomes a cell cycle gene in controlling Cdk1 activity at the G2/M transition. Cell Cycle. 2011;10:387-91.

Capítulo 36

Metabolismo en diferentes estados nutricionales

Antonio Zorzano Olarte

OBJETIVOS DE APRENDIZAJE

- **Analizar los cambios metabólicos en respuesta a períodos de ayuno de diferente duración.**
- **Describir las adaptaciones metabólicas al ayuno de duración prolongada y su significado funcional.**
- **Analizar las adaptaciones metabólicas a la restricción calórica.**
- **Interpretar los cambios metabólicos y los mecanismos que inducen a la resistencia a la insulina en la obesidad.**
- **Comprender el papel del tejido adiposo en la inducción de resistencia a la insulina en la obesidad.**

36.1. INTRODUCCIÓN

En capítulos anteriores se han analizado diferentes vías metabólicas así como su regulación en respuesta a distintos factores metabólicos, hormonales o ambientales. En este capítulo se pretende abordar el conjunto de variaciones metabólicas que tienen lugar en los organismos en respuesta a diferentes variaciones nutricionales, y que permiten la adaptación a situaciones inesperadas o extremas. Para ello se han seleccionado tres tipos de situaciones: el ayuno de distinta duración, la obesidad asociada a una excesiva ingesta, y la restricción calórica. Estas condiciones se han seleccionado sobre la base de distintos criterios, como son una información extensa (caso del ayuno en la especie humana), o un incremento en la aparición de obesidad, o bien por los datos recientes que indican que la restricción calórica aumenta la longevidad en diferentes especies animales. Se pretende en lo posible prestar una atención especial a las relaciones metabólicas interórganos.

36.2. RESPUESTA METABÓLICA AL AYUNO

Cuando una persona come, su acción inmediata en términos metabólicos consiste en obtener sustratos para sus requerimientos metabólicos, bloqueando en consecuencia la utilización de sustratos endógenos. Así, cuando se ingieren pequeñas cantidades de carbohidratos, se inhibe la producción hepática de glucosa, que provee glucosa al cerebro, y se inhibe la degradación de triacilgliceroles (o treacilglicéridos) en el tejido adiposo. En segundo lugar, aumentan las reservas de glucógeno en el hígado y en el músculo, y también se restablece la proteína previamente degradada en distintos tejidos, y en particular en el músculo. En tercer lugar, el exceso de calorías ingeridas, ya provengan en forma de carbohidratos, proteínas o grasas, se convierten en triacilglicéridos, y se almacenan en el tejido adiposo. Como consecuencia de este escenario, el individuo dispone de reservas energéticas.

En esta sección se resumen las características más relevantes en humanos relativas a las respuestas metabólicas que se generan durante el ayuno. En este sentido, se define el ayuno como la deprivación de alimento. Como se verá, el organismo promueve una serie de cambios metabólicos y hormonales durante el ayuno que conducen al suministro de sustratos energéticos procedentes del tejido adiposo, y al ahorro de proteínas corporales vitales para la supervivencia. Debe tenerse presente que una persona adulta utiliza alrededor de 4-5 kJ (1-1,2 kcal)/minuto con el objeto de mantener sus necesidades energéticas basales. Esto equivale a 6-7,2 mJ (1.500-1.700 kcal)/día. A estas necesidades, lógicamente, se suman las derivadas de la actividad física o del mantenimiento de la temperatura corporal en relación con la temperatura ambiente.

36.2.1. Reservas energéticas corporales

Las reservas de sustratos oxidativos de una persona sana se muestran en la tabla 36.1. La energía potencial presente en forma de sustratos circulantes en la sangre (principalmente glucosa y ácidos grasos libres) es muy limitada, y representa menos del 1% del total de reservas energéticas. La fuente de energía más importante está constituida por los triacilglicéridos almacenados en el tejido adiposo, que representan el 80% de las reservas energéticas. El glucógeno hepático y el muscular representan el 1-2% de las reservas, y las proteínas musculares un 17% de la energía almacenada. Por otro lado, la utilidad de las proteínas musculares como sustratos energéticos es limitada, ya que su consumo implica la desaparición de moléculas con función biológica. A pesar de ello, en ciertas situaciones fisiológicas la proteína muscular es degradada activamente, contribuyendo a la provisión de sustratos para la síntesis *de novo* de glucosa. Debe tenerse presente que los aproximadamente 12 kg de triacilglicéridos presentes en el tejido adiposo suponen una energía acumulada de alrededor de 110.000 kcal, lo que representa la energía necesaria durante más de 1 mes, asumiendo que el suministro energético fuera el único factor limitante de la supervivencia.

Tabla 36.1 Reservas de sustratos energéticos presentes en el hombre

	Kg	Kcal
Triacilglicéridos en el tejido adiposo	12	110.000
Proteína muscular	6	24.000
Glucógeno hepático	0,07	280
Glucógeno muscular	0,40	1.600
Glucosa (fluidos corporales)	0,02	80
TOTAL		135.960

Datos de Cahill et al. (1983) calculados para un individuo sano de 70 kg de peso corporal en estado postabsortivo.

36.2.2. Fases del ayuno

El ayuno en el ser humano puede dividirse en varias etapas. Debe advertirse que, a diferencia de otros mamíferos, la especie humana se adapta relativamente mal al ayuno, de manera que éste eventualmente conduce a la muerte del organismo. Se pueden distinguir las siguientes etapas: estado postabsortivo, ayuno temprano, ayuno intermedio y ayuno prolongado.

36.2.3. Estado postabsortivo

El período o estado postabsortivo se inicia unas horas después de la última comida, momento en el que el alimento contenido en el tubo digestivo ha sido completamente absorbido. Cuando la comida presenta una elevada proporción de carbohidratos de fácil digestión, el período postabsortivo tiene una duración de 3-4 horas y termina usualmente con otra comida o con el inicio del ayuno temprano. La razón para definir este período de manera separada al ayuno temprano se basa en que se presenta cada día en la vida de una persona.

A medida que la absorción intestinal de glucosa disminuye al final del período absortivo, los niveles circulantes de insulina se reducen, de manera que disminuye la captación hepática de glucosa para pasar a producirla. Así, tras 4-5 horas de una comida, el hígado empieza a degradar el glucógeno y lo libera como glucosa a la circulación (fig. 36.1). Esta glucosa sirve preferentemente para hacer frente a las necesidades energéticas del sistema nervioso central y el músculo. Las señales que promueven estos cambios hepáticos son fundamentalmente dos: la menor concentración de insulina y los reducidos niveles de glucosa portal. No está claro que los niveles circulantes de glucagón desempeñen un papel en los efectos comentados.

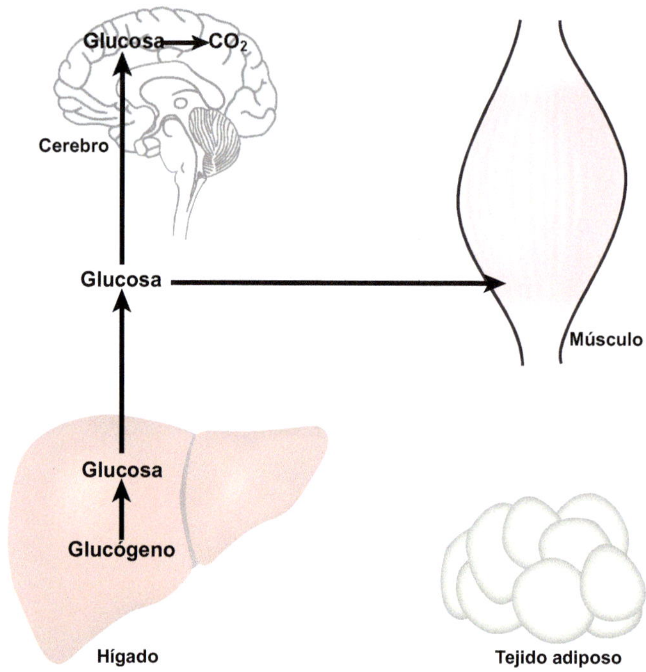

Fig. 36.1 Perfil de movilización y utilización de sustratos en el estado postabsortivo. El esquema resume la implicación del hígado, el músculo y el cerebro, y la prácticamente nula implicación del tejido adiposo.

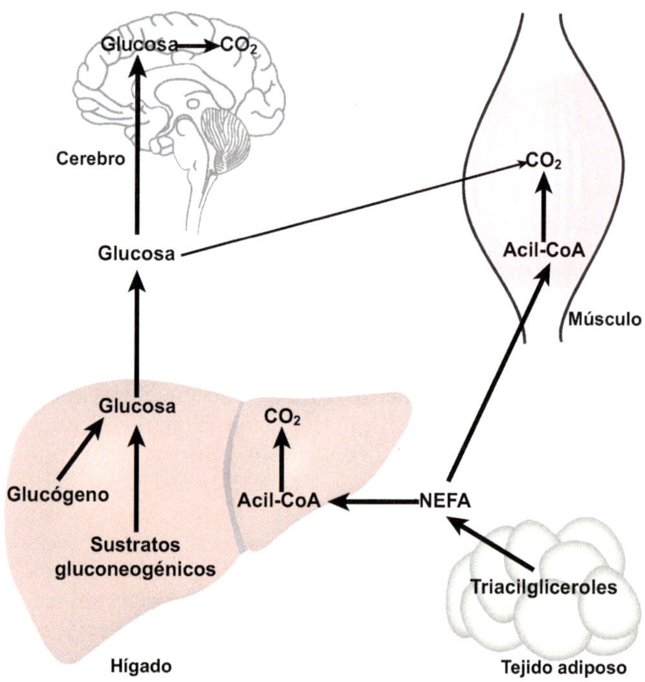

Fig. 36.2 Perfil de movilización y utilización de sustratos en el ayuno temprano. El esquema resume las principales vías en el hígado, el músculo, el tejido adiposo y el cerebro. La intensidad de las flechas refleja el grado de implicación de la vía. NEFA: ácidos grasos no esterificados.

36.2.4. Ayuno temprano

Esta etapa se inicia a las pocas horas del período postabsortivo y persiste hasta las 24 horas después de la última comida. Una persona se sitúa en este período tras una noche de descanso, antes de desayunar. Las principales características metabólicas de este período se muestran en la figura 36.2. En el ayuno temprano, el glucógeno hepático continúa siendo una fuente principal de glucosa y, por tanto, participa en el mantenimiento de la homeostasis glucídica. No obstante, durante este período una parte de la glucosa producida por el hígado proviene de la gluconeogénesis.

En esta fase también tiene lugar la movilización de ácidos grasos desde el tejido adiposo blanco. Esto ocurre como consecuencia de una disminución en los niveles circulantes de insulina, y un incremento en la liberación local de adrenalina por las terminales nerviosas simpáticas del tejido adiposo. En definitiva, la célula adiposa experimenta un incremento en los niveles de AMP cíclico (AMPc), lo que promueve un incremento en la lipólisis de los triacilglicéridos ahí acumulados.

Las velocidades de utilización de glucosa por diferentes tejidos cambian a lo largo de este período. Así, al inicio del ayuno temprano, la mayor parte de los tejidos utilizan glucosa, mientras que más adelante en este mismo período sólo el cerebro y los denominados tejidos anaeróbicos (como, por ejemplo, la médula renal) mantienen unas tasas inalteradas de utilización de glucosa. Esto es debido a que tejidos tales como el músculo esquelético o el corazón disminuyen la velocidad de captación de glucosa como consecuencia de un incremento en la oxidación de ácidos grasos. Esto se debe al ciclo de glucosa-ácidos grasos (v. cap. 13). Estudios realizados en sujetos delgados muestran que a las 12 horas de ayuno la oxidación de grasas representa el 46% del consumo energético basal en reposo, mientras que la oxidación de la glucosa representa un 41%. En paralelo a estos datos, a las 8-10 horas de iniciado el ayuno, alrededor de la mitad de las necesidades energéticas del músculo provienen de la oxidación de ácidos grasos.

Durante este período, el hígado de un sujeto delgado libera glucosa a una velocidad de 8 g/h, y el cerebro la utiliza a una velocidad de 5 g/h. Con respecto a la producción hepática de glucosa, la degradación de glucógeno contribuye aproximadamente con 3 g/h y el resto se genera mediante gluconeogénesis.

36.2.5. Ayuno intermedio

El ayuno intermedio se extiende en un período entre las 24 horas y las 3 semanas de ayuno (fig. 36.3). Las principales características metabólicas se relacionan con el hecho de que la glucemia se mantiene principalmente gracias a una activa gluconeogénesis hepática (el glucógeno hepático ya está agotado), y a una activa lipólisis de los triacilglicéridos del tejido adiposo, que permite una activa oxidación de ácidos grasos y una activa síntesis hepática de cuerpos cetónicos.

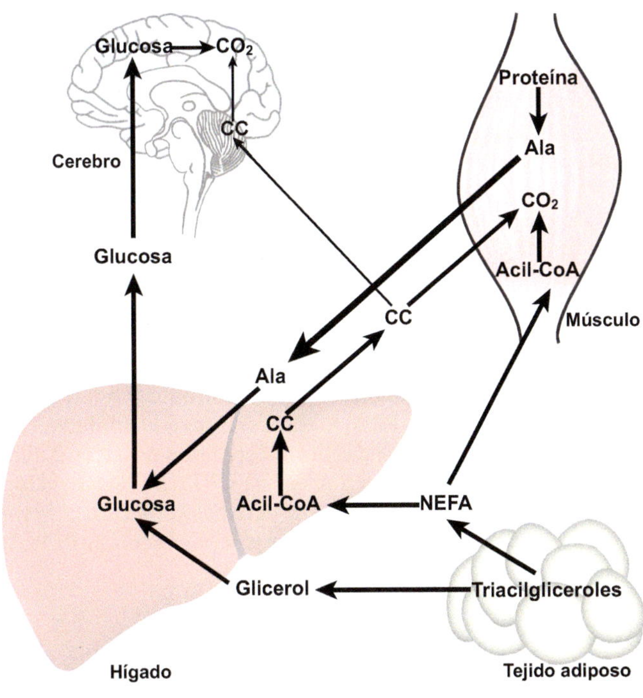

Fig. 36.3 Perfil de movilización y utilización de sustratos en el ayuno intermedio. El esquema resume las principales vías en el hígado, el músculo, el tejido adiposo y el cerebro. La intensidad de las flechas refleja el grado de implicación de la vía. CC: cuerpos cetónicos; NEFA: ácidos grasos no esterificados.

Debe tenerse presente que la mayor parte de lo que conocemos en relación con este período es consecuencia de estudios realizados en sujetos obesos, mientras que los estudios llevados a cabo en sujetos delgados han tenido una duración máxima de alrededor de 60 horas de ayuno. En este tiempo de ayuno, la utilización de grasas representa el 75% de las necesidades energéticas en personas sanas delgadas. Un componente importante y que permite entender la aumentada utilización de grasas es el incremento en la concentración plasmática de cuerpos cetónicos (en particular el 3-hidroxibutirato), que aumenta más de 20 veces en personas ayunadas durante 60 horas.

En este período, los niveles de glucógeno hepático se han agotado y fundamentalmente es la gluconeogénesis hepática la responsable del mantenimiento de la homeostasis glucídica. La principal señal que estimula a la gluconeogénesis hepática es la disminución en la relación insulina/glucagón, ya que el cortisol no varía en esta fase. El suministro de sustratos gluconeogénicos es clave para el mantenimiento de la producción hepática de glucosa. En este sentido cabe comentar que la disminuida concentración circulante de insulina conduce a una proteolisis neta en el músculo esquelético, lo que lleva a un incremento en la liberación de aminoácidos, como alanina o glutamina. Además, el tejido adiposo libera glicerol, el cual es también un sustrato relevante de la gluconeogénesis hepática.

Este período de ayuno intermedio no es un período uniforme desde el punto de vista metabólico. Así, en los primeros días de este período es necesaria una elevada degradación de proteína muscular para proveer de suficientes aminoácidos para la gluconeogénesis hepática. Sin embargo, durante este período ocurren otros procesos relevantes. Uno de ellos es el incremento en las concentraciones plasmáticas de cuerpos cetónicos, importantes sustratos oxidativos. Cuando las concentraciones de cuerpos cetónicos son suficientemente altas, éstos son utilizados de manera significativa por el cerebro, lo que supone un ahorro en la utilización de glucosa por este tejido. El incremento en las concentraciones de cuerpos cetónicos circulantes da lugar también a un ahorro en la degradación de la proteína muscular. Así, la excreción de nitrógeno en la orina, que es una medida de la pérdida irreversible de aminoácidos, disminuye de manera progresiva durante el ayuno. Cabe comentar que el ayuno de varios días promueve un incremento más rápido en las concentraciones de cuerpos cetónicos circulantes en sujetos delgados en comparación con lo que se observa en sujetos obesos. Es posible que este mayor incremento en las concentraciones de cuerpos cetónicos esté orientado a prevenir la degradación de proteína muscular de manera más rápida en personas delgadas que en las obesas.

36.2.6. Ayuno prolongado

El ayuno prolongado aparece alrededor de la tercera semana de ayuno, y sus características metabólicas incluyen los niveles máximos de cuerpos cetónicos. En estas condiciones, el cerebro utiliza menos glucosa dado que utiliza los cuerpos cetónicos, y en consecuencia, se requiere una menor actividad de la gluconeogénesis, así como una menor degradación de proteínas musculares (fig. 36.4). Así, mientras que en los días iniciales de ayuno el cerebro utiliza alrededor de 100 g de glucosa diarios, durante el ayuno prolongado utiliza alrededor de 40 g/día, de los que el 50% proceden de la gluconeogénesis hepática a partir de glicerol derivado de la lipólisis del tejido adiposo.

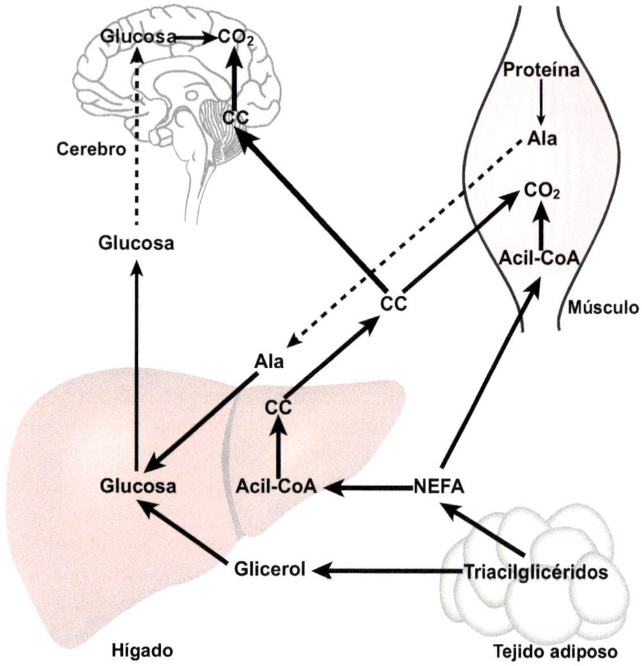

Fig. 36.4 **Perfil de movilización y utilización de sustratos en el ayuno prolongado.** El esquema resume las principales vías en el hígado, el músculo, el tejido adiposo y el cerebro. La intensidad de las flechas refleja el grado de implicación de la vía. CC: cuerpos cetónicos; NEFA: ácidos grasos no esterificados; Ala: alanina.

36.2.7. Mecanismos implicados en la activación de la gluconeogénesis hepática durante el ayuno

Mediante estudios llevados a cabo en animales de experimentación se conocen una serie de proteínas que participan de manera activa durante el ayuno estimulando la gluconeogénesis hepática.

Los principales factores que estimulan la gluconeogénesis durante el ayuno a corto plazo son el aumento en los niveles circulantes de glucagón y la disminución de los de la insulina. La disminución de los niveles de insulina en plasma durante el ayuno reduce la señalización de la insulina en el hepatocito, lo que provoca una menor activación de la *proteína quinasa Akt* (también denominada *proteína quinasa B*), y esto asimismo reduce el nivel de fosforilación de su proteína diana, el factor de transcripción FoxO1 (*Forkhead box Protein O1*), lo que permite su translocación nuclear y la activación de genes que codifican para enzimas de gluconeogénesis tales como la *fosfoenolpiruvato carboxiquinasa* (PEPCK) y la *glucosa 6-fosfatasa* (fig. 36.5).

Además, la gluconeogénesis se activa a través de mecanismos dependientes de la vía del AMPc inducidos por el aumento del glucagón (fig. 36.6A). La activación de la *proteína quinasa dependiente de AMPc* (PKA) promueve la fosforilación del factor de transcripción CREB (*cAMP Response Element-Binding*) en el residuo de serina 133 y su consecuente activación. Esto conduce a la transcripción de genes que codifican para enzimas de gluconeogénesis tales como PEPCK y la *glucosa 6-fosfatasa*. A su vez, el CREB también aumenta la expresión de genes gluconeogénicos a través de la inducción de PGC-1α (*Peroxisome proliferator-activated receptor Gamma Coactivator 1-alpha*). El PGC1α actúa como coactivador nuclear de los factores de transcripción FoxO1, HNF4 (*Hepatocyte Nuclear Factor 4*) o del receptor de glucocorticoides. Estos factores también inducen la transcripción de los genes de PEPCK y la glucosa 6-fosfatasa.

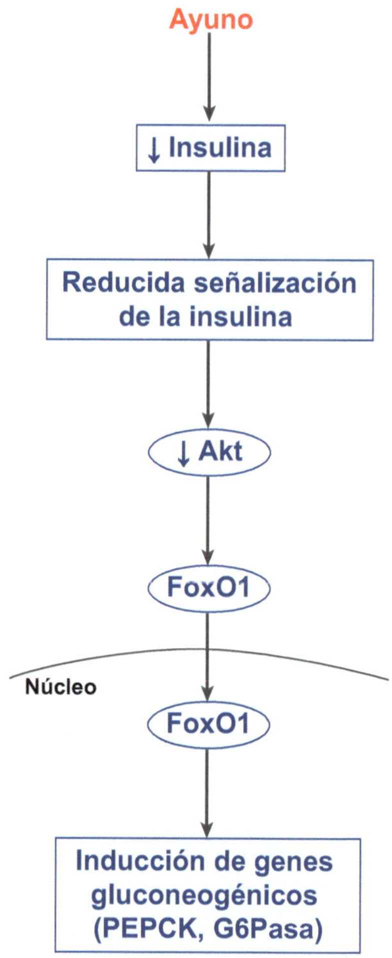

Fig. 36.5 **Activación hepática de la gluconeogénesis por disminución de la insulina y dependiente del factor de transcripción FoxO durante el ayuno.** Akt: *protein kinase B*; FoxO1: *forkhead box protein O1*; G6Pasa: *glucosa 6-fosfatasa*; PEPCK: *fosfoenolpiruvato carboxiquinasa*.

Otro regulador importante de la gluconeogénesis durante el ayuno es el cofactor nuclear CRTC2 (*CREB 2 Regulated Transcription Coactivator 2*) (fig. 36.6B). En estado alimentado, el CRTC2 se localiza en el citoplasma del hepatocito, lo cual se asocia a su fosforilación por la *proteína quinasa SIK2* (*Serine/Threonine-Protein Kinase*). El aumento en la concentración de glucagón en plasma durante el ayuno promueve la activación de PKA, lo que conduce a la inhibición de SIK2 y consecuentemente a la desfosforilación de CRTC2. Ello promueve la translocación nuclear de CRTC2 y la activación del factor CREB. De esta forma, la activación de CREB incrementa la transcripción de los genes gluconeogénicos PEPCK y *glucosa 6-fosfatasa*.

36.2.8. Mecanismos implicados en la activación de la proteolisis muscular durante el ayuno

Como se ha comentado anteriormente, el ayuno promueve un incremento en la degradación de proteínas en el músculo esquelético, lo cual contribuye a proporcionar sustratos (aminoácidos, en particular la alanina) para la gluconeogé-

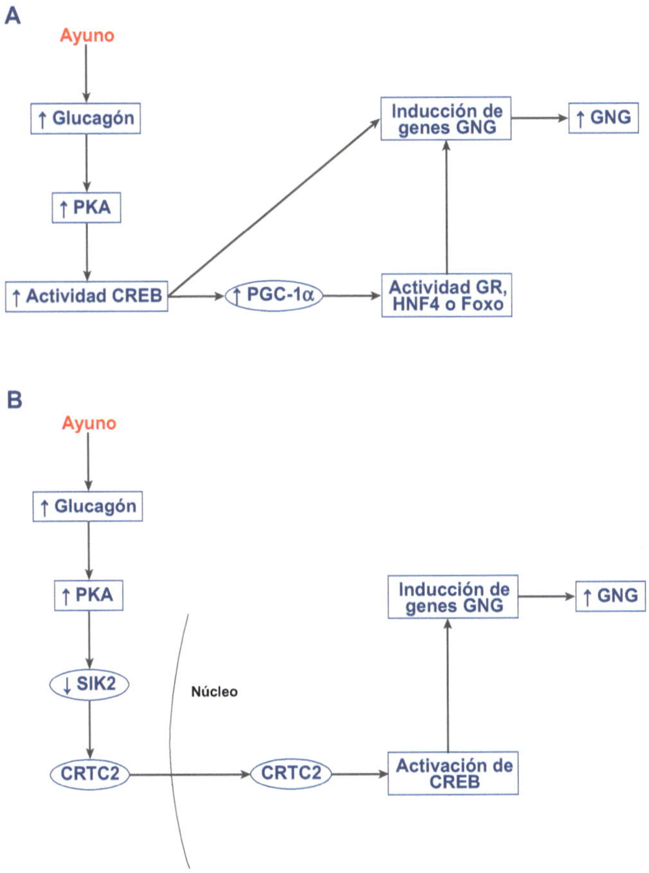

Fig. 36.6 Activación de la gluconeogénesis durante el ayuno. **A.** Por incremento de glucagón y subsecuente aumento celular de AMPc, a través de mecanismos dependientes de la *proteína quinasa A* (PKA). **B.** A través del cofactor nuclear CRTC2 (*Coactivador Transcripcional regulado por CREB 2*), que se asocia a su fosforilación por la *proteína quinasa SIK2* (*Serine/Threonine-protein kinase*). Véanse más detalles en el texto. GNG, gluconeogénesis; GR: receptor de glucocorticoides.

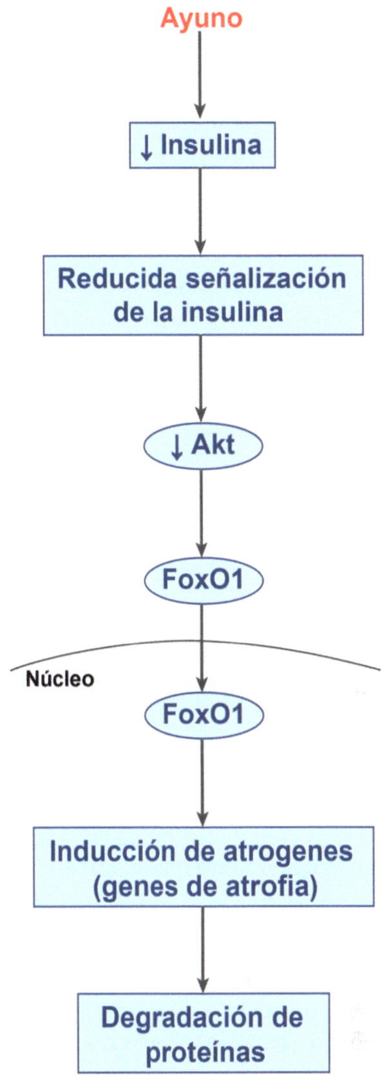

Fig. 36.7 Activación muscular de la degradación de proteínas dependiente del factor de transcripción FoxO durante el ayuno. FoxO1: *forkhead box protein* O1; Akt: *proteína quinasa B.*

nesis hepática. Experimentalmente se ha observado que los factores de transcripción FoxO1 y FoxO3 participan en la activación de la proteolisis en el músculo esquelético en el ayuno.

Durante el ayuno, el FoxO1 se encuentra preferentemente desfosforilado en el músculo (al igual que ocurría en el caso del hígado) y por tanto se localiza en estado activo en el núcleo (fig. 36.7). Otro miembro de la familia de proteínas FoxO, el FoxO3, también se activa en el músculo durante el ayuno y tanto el FoxO1 como el FoxO3 aumentan la degradación de proteínas en este tejido. Estos efectos de FoxO1 o de FoxO3 sobre la proteolisis muscular son consecuencia de la inducción de la transcripción de genes (denominados atrogenes o genes de atrofia) implicados en la actividad autofágica y en la actividad del proteasoma, que dan lugar a la degradación de proteínas.

36.3. ADAPTACIONES METABÓLICAS EN LA RESTRICCIÓN CALÓRICA

Desde hace bastantes años se sabe que la alimentación a ratas con una dieta restringida (entre un 20 y un 40% del aporte calórico normal) aumentaba su longevidad, y hacía que tuvieran una menor incidencia de enfermedades asociadas a la edad. Estas observaciones se han reproducido en otros organismos, tales como levaduras, rotíferos, gusanos (*Caenorhabditis elegans*), moscas (*Drosophila melanogaster*) o peces, aunque siempre con la condición de que no se comprometiera la disponibilidad de los nutrientes esenciales. Esta restricción calórica da lugar a un notable conjunto de efectos metabólicos, los cuales parecen tener relación con sus efectos sobre la longevidad.

36.3.1. Principales efectos metabólicos causados por la restricción calórica

En la tabla 36.2 se relacionan los principales efectos de la restricción calórica en mamíferos. Las concentraciones circulantes de glucosa e insulina disminuyen por debajo de los niveles normales, mientras que las de glucagón aumentan. Esta situación conduce a una menor actividad de síntesis y acumulación de lípidos en el tejido adiposo, lo que lleva a una menor adiposidad. Además, el tejido adiposo modifica la secreción de adipocitoquinas tales como la adiponectina o la leptina. Así, la secreción de adiponectina aumenta,

Tabla 36.2 Efectos de una dieta restringida en tejidos de mamíferos

Tejido	Efectos de dieta restringida
Hígado	Incremento en gluconeogénesis y en glucogenólisis Disminución en glucolisis
Músculo	Incremento en el recambio de proteínas Incremento en la biogénesis mitocondrial Incremento en la β-oxidación de ácidos grasos
Tejido adiposo	Disminución en el almacenamiento de triacilglicéridos Disminución en la secreción de leptina Incremento en la secreción de adiponectina
Células β-pancreáticas	Disminución en la secreción de insulina
Cerebro	Disminución de secreción hipofisaria de hormona de crecimiento, hormonas tiroideas y gonadotropinas Incremento en la secreción adrenal de corticoides
Efectos en el organismo completo	Incremento en la sensibilidad a la insulina Disminución de glucosa en sangre

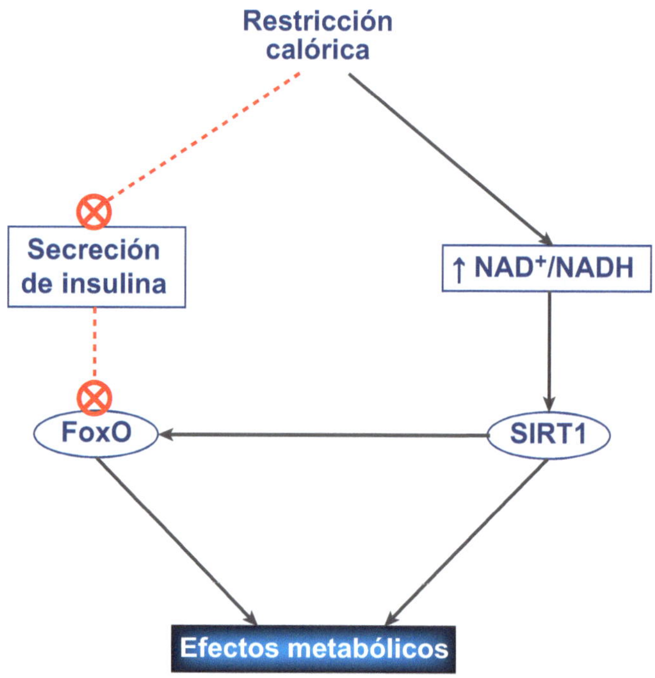

Fig. 36.8 Vías de señalización involucradas en los efectos metabólicos de la restricción calórica. FoxO: *forkhead box*; SIRT1: *NAD dependent sirtuine-1 deacetilase.*

mientras que la secreción de leptina disminuye en respuesta a la restricción calórica. Puesto que la adiponectina aumenta la capacidad de respuesta a la insulina en tejidos tales como el músculo esquelético o el hígado, dicho incremento en sus niveles, durante la restricción calórica, da lugar a una aumentada sensibilidad a la insulina.

El músculo esquelético presenta también una serie de cambios metabólicos, entre los que destacan un incremento en la respiración mitocondrial, probablemente consecuencia de una aumentada biogénesis mitocondrial (aumento en la masa mitocondrial en las fibras musculares), un aumento en la β-oxidación de los ácidos grasos, y un incremento en el recambio de proteínas. El hígado también responde a la restricción calórica aumentando la expresión de genes implicados en gluconeogénesis y reprimiendo la de los genes responsables de glucolisis. En consecuencia, se activa la producción hepática de glucosa. Además, en estas condiciones el hígado sintetiza cuerpos cetónicos, los cuales son utilizados como sustratos oxidativos en tejidos periféricos.

Otra alteración metabólica es una reducción en la temperatura corporal y en el gasto energético, probablemente debido a un aumento en el acoplamiento de la fosforilación oxidativa y la síntesis de ATP por una reducción en los niveles de expresión de proteínas desacoplantes.

36.3.2. Mediadores de los cambios metabólicos inducidos por la restricción calórica

En la restricción calórica se producen dos tipos de señales que parecen tener un papel relevante en sus efectos metabólicos: los reducidos niveles circulantes de insulina y la proteína SIRT1(*NAD-dependent deacetylase Sirtuin-1*) (fig. 36.8). La SIRT1 es una proteína con actividad histona desacetilasa que se activa por un incremento en el cociente $NAD^+/NADH+H^+$ y regula la actividad de distintos factores de transcripción, y en consecuencia, la transcripción de diferentes genes. Desde un punto de vista metabólico, la SIRT1 presenta tres funciones potencialmente relevantes: la activación de FoxO1, la activación del coactivador nuclear PGC-1α, y la inhibición de la actividad del factor PPARγ (*Peroxisome Proliferator-Activated Receptor gamma*) en la célula adiposa. De hecho, se piensa que la aumentada actividad de SIRT1 en la restricción calórica participa en la aumentada degradación de proteínas del músculo y en la disminuida masa mitocondrial. Además, la acción inhibidora de la SIRT1 sobre el PPARγ parece contribuir a la reducida adiposidad que caracteriza a la restricción calórica.

Por otro lado, los reducidos niveles de insulina en la restricción calórica implican una menor activación de la vía de señalización de esta hormona, y una mayor activación del factor de transcripción FoxO1. En consecuencia, algunos de los efectos metabólicos observados en hígado, el músculo o el tejido adiposo en esta situación son el resultado de una aumentada actividad FoxO1.

36.4. METABOLISMO DURANTE LA OBESIDAD

La obesidad es una condición cada vez más frecuente en el mundo, y que se prevé que aumente de manera significativa durante la próxima década. La obesidad es el resultado de un desequilibrio positivo entre la ingesta y el gasto energético. Además, la obesidad es un factor de riesgo en el desarrollo de un elevado número de enfermedades, como son la diabetes de tipo 2, la dislipidemia, las enfermedades cardiovasculares y el cáncer, entre otras.

La fuerte asociación existente entre la obesidad y el desarrollo de diabetes de tipo 2, se explica como consecuencia de que la obesidad (en especial la obesidad visceral, es decir, aquella en la que existe un exceso de tejido adiposo visceral) promueve la aparición de resistencia a la insulina. A su vez, la resistencia a la insulina es un factor determinante que contribuye al desarrollo de la diabetes de tipo 2. En este proceso se producen dos alteraciones distintas que permiten explicarlo. Por un lado, y de manera primaria aparecen alteraciones en la biología del adipocito que conducen al desarrollo de resistencia a la insulina en la célula adiposa. En segundo lugar, y como consecuencia de lo anterior, se promueve una resistencia a la insulina generalizada, que afecta de manera relevante al músculo esquelético.

36.4.1. Factores liberados por el tejido adiposo

Como se ha descrito en el capítulo 17, el tejido adiposo blanco es un órgano multifuncional que además de la función central de almacenamiento de lípidos tiene una importante función endocrina y secreta diferentes hormonas y una gama amplia de otros factores proteicos que reciben el nombre genérico de adipoquinas. Su síntesis puede tener lugar tanto en las células adiposas como en otras células presentes en el tejido adiposo (células sanguíneas, macrófagos, células endoteliales, pericitos, etc.). La producción de estas proteínas varía con la obesidad. En este sentido, se ha propuesto que cuando los depósitos de grasas aumentan en el adipocito, se producen fenómenos locales de hipoxia, lo que activa el factor inducible por hipoxia HIF-1α y promueve cambios en el perfil de expresión de adipoquinas por parte de la célula adiposa.

36.4.2. Resistencia a la insulina del adipocito durante la obesidad

La insulina es un regulador esencial de la función del tejido adiposo, con una amplia gama de acciones (por ejemplo, estimular la diferenciación de preadipocitos a adipocitos y, en adipocitos maduros, aumentar el transporte de glucosa y la síntesis de triacilglicéridos e inhibir la lipólisis). Durante la obesidad, la capacidad del adipocito para responder a la insulina disminuye notablemente; se dice que es resistente a la insulina. Como consecuencia, la captación de glucosa mediada por la insulina y su metabolismo se ven reducidos durante la obesidad. Un factor que desempeña un papel importante en este proceso es el factor de necrosis tumoral alfa (TNF-α). Esta molécula se secreta tanto por el adipocito como por macrófagos, y su producción aumenta en el tejido adiposo durante la obesidad. El TNF-α es un modulador clave del metabolismo de los adipocitos, con un papel opuesto a varios procesos mediados por la insulina, como son la captación de glucosa y el metabolismo de los lípidos. Así, por ejemplo, el TNF-α inhibe la producción de distintas proteínas que intervienen en la captación y metabolismo de lípidos, como la lipoproteína lipasa (LPL), la proteína transportadora de ácidos grasos (FATP, *Fatty Acid Transport Protein*), la perilipina y la *acilCoA sintetasa* (ACS), mientras que activa la lipólisis a nivel de la *lipasa sensible a las hormonas* (HSL) (fig. 36.9). El efecto neto del TNF-α consiste en la disminución de la lipogénesis y la síntesis de triacilglicéridos, y en el aumento de la lipólisis. A su

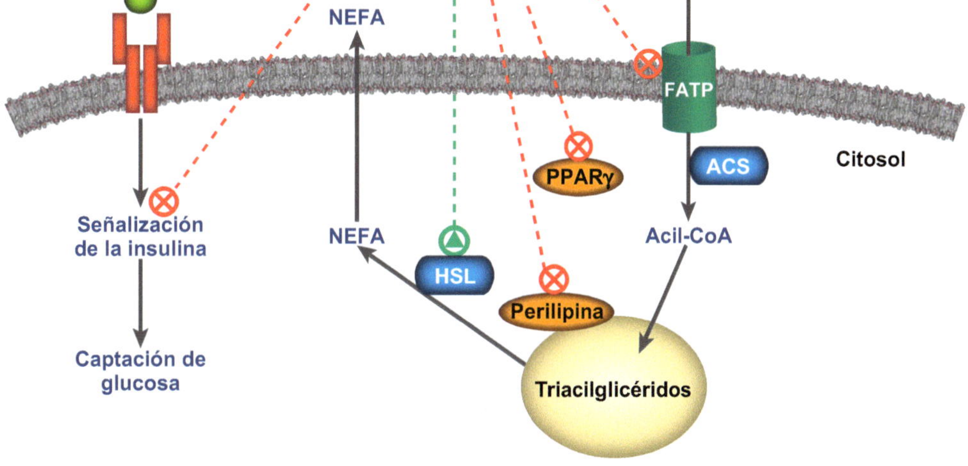

Fig. 36.9 Efectos del factor el factor de necrosis tumoral-α (TNF-α) sobre la actividad del adipocito. FATP: proteínas transferidoras de ácidos grasos; HSL: *lipasa sensible a las hormonas*; LPL: *lipoproteína lipasa*; NEFA: ácidos grasos no esterificados; PPAR γ: receptor activado por proliferadores peroxisomales; CM: quilomicrones; VLDL: lipoproteínas de muy baja densidad.

vez, la administración de TNF-α reduce la vía de señalización de la insulina a diferentes niveles y la consecuente captación de glucosa (fig. 36.9). Así, el TNF-α disminuye la actividad *tirosinquinasa* del receptor de la insulina y reduce la activación de la proteína IRS-1 (*Insulin Receptor Substrate 1*). Además, el TNF-α reduce la expresión de los transportadores de glucosa GLUT4, así como su translocación a la membrana plasmática en respuesta a la insulina. También cabe mencionar que el TNF-α estimula la secreción de leptina por el adipocito, y al estimular la lipólisis promueve la salida de ácidos grasos no esterificados (NEFA, *Non Esterified Fatty Acids*) del tejido a la circulación. Estos efectos del TNF-α sobre el adipocito tienen una influencia notable en la sensibilidad a la insulina por parte de otros tejidos, y en particular el músculo.

36.4.3. Resistencia a la insulina en el músculo

Durante la obesidad tiene lugar una profunda resistencia a la insulina, que afecta en especial al músculo esquelético. En este sentido, la pérdida de peso en respuesta a la restricción dietética mejora la sensibilidad a la insulina. Con respecto a los mediadores responsables de estos cambios en la respuesta a la insulina en el músculo esquelético, cabe destacar el papel de los NEFA. La aumentada lipólisis del tejido adiposo en la obesidad da lugar a un incremento en las concentraciones circulantes de NEFA y, en consecuencia, se promueve un incremento de su captación por el músculo. Una aumentada disponibilidad de NEFA induce resistencia a la insulina en células musculares. En este sentido, cabe también indicar que un incremento en la disponibilidad de ácidos grasos saturados y de cadena larga en el músculo causa un incremento en la biosíntesis de ceramidas, las cuales son importantes inductores de resistencia a la insulina (fig. 36.10). A su vez, la aumentada disponibilidad de ácidos grasos en el músculo puede inducir resistencia a la insulina a través de la activación de una serie de proteína quinasas, tales como JNK (*Jun N-terminal kinase*), IKK-β (*I Kappa B Kinase*), mTOR (*mammalian Target Of Rapamycin*) o *proteína quinasa C-θ*, entre otras.

La resistencia a la insulina en el músculo durante la obesidad puede estar inducida o influida por variaciones en las concentraciones circulantes de mediadores liberados por el tejido adiposo, como la adiponectina, o leptina.

La adiponectina es una proteína circulante producida por el tejido adiposo que tiene propiedades antiinflamatorias y antiaterogénicas, y una elevación de sus niveles en plasma se asocia a un incremento en la sensibilidad a la insulina. De hecho, los niveles séricos de adiponectina están disminuidos en la obesidad, y ello puede contribuir a la mencionada resistencia insulínica del músculo del sujeto obeso.

La leptina es otro factor que es secretado principalmente, aunque no de forma exclusiva, por los adipocitos, y actúa a nivel central y periférico, con implicaciones en la absorción de los alimentos, en el control del peso corporal y del balance energético (v. cap. 28). También parece existir una relación entre el incremento de los niveles de la leptina y la resistencia a la insulina, aunque el mecanismo implicado no está aún dilucidado.

36.4.4. Inducción de obesidad por dietas ricas en grasas

Es bien conocido que dietas ricas en grasas pueden inducir fácilmente obesidad. Esta obesidad se caracteriza por una menor tolerancia a la glucosa, es decir, por una menor capacidad para utilizar glucosa, a pesar de niveles elevados de insulina como consecuencia de la presencia de resistencia a esta hormona.

En respuesta a una dieta rica en grasas, los niveles de hormonas relevantes en el balance energético se modifican. Así, los niveles circulantes de leptina aumentan, pero también se desarrolla una resistencia a la acción de esta hormona.

Otra hormona que se modula en respuesta a una dieta rica en grasas es la grelina. Esta hormona induce la ingesta, y en condiciones normales, sus niveles circulantes son altos antes de comer y disminuyen marcadamente después de cada comida. En animales sometidos a una dieta rica en grasas, los niveles de grelina están reducidos en relación con los controles, y no varían tanto en respuesta a la ingesta. Dado que el descenso de los niveles de grelina se ha asociado con la saciedad tras la ingesta, la menor supresión de estos niveles en animales sometidos a dieta rica en grasas podría explicar la hiperfagia de los mismos y su consecuente obesidad.

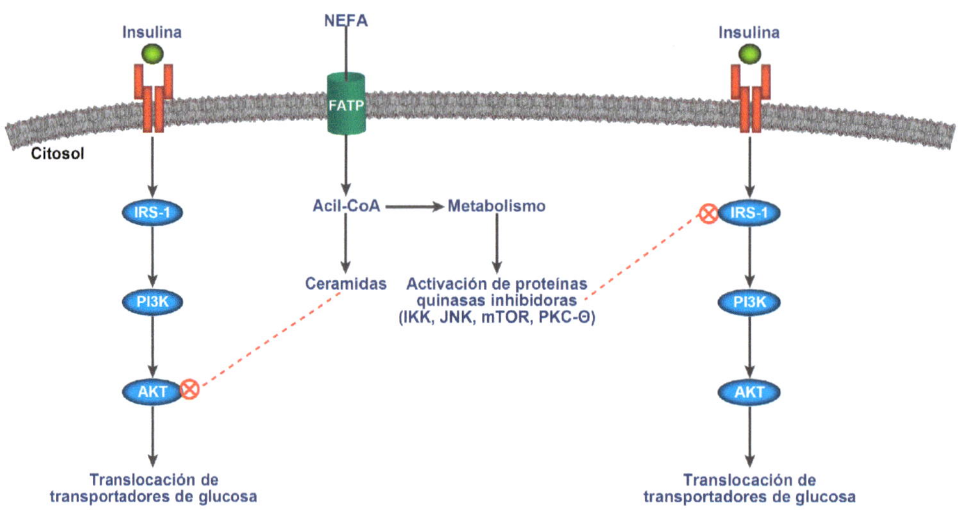

Fig. 36.10 **Resistencia a la insulina en el músculo inducida por una excesiva disponibilidad de ácidos grasos.** IRS-1: *insulin receptor substrate-1*; PI3K: *phosphatidylinositide 3-kinase*; AKT: *protein kinase B*; FATP: *fatty-acid transport protein;* NEFA: *non esterified fatty acids*. Para más detalles, consúltese el texto.

RESUMEN

1. **Durante el ayuno, la glucemia se mantiene gracias a un incremento en la producción hepática de glucosa que tiene lugar inicialmente mediante un aumento de la degradación del glucógeno y más tarde de la gluconeogénesis.**
2. **Durante el ayuno, la activa lipólisis del tejido adiposo permite reducir la utilización de glucosa por tejidos tales como el músculo o el corazón. En el ayuno intermedio o en el ayuno prolongado los cuerpos cetónicos son utilizados por el cerebro, lo que permite reducir el consumo cerebral de glucosa, así como la degradación muscular de proteínas.**
3. **La restricción calórica provoca cambios metabólicos en humanos y en roedores que se caracterizan por reducción en las concentraciones circulantes de glucosa, triacilglicéridos y colesterol, así como por una aumentada sensibilidad a la insulina.**
4. **La hipertrofia de las células adiposas, proceso que tiene lugar en la obesidad, conduce al reclutamiento en el tejido adiposo de células del sistema inmunitario. En relación con estos cambios, durante la obesidad, la capacidad del adipocito para responder a la insulina disminuye notablemente, y en este proceso participan factores producidos por el propio tejido adiposo, entre los que destaca el TNF-α.**
5. **El desarrollo de resistencia a la insulina en el tejido adiposo conduce a un incremento en las concentraciones plasmáticas de ácidos grasos no esterificados. Una excesiva disponibilidad de estos ácidos grasos favorece el desarrollo de resistencia a la insulina en el músculo.**

Bibliografía

Arner P. The adipocyte in insulin resistance: key molecules and the impact of the thiazolidinediones. Trends Endocrinol Metab. 2003;14:137-45.
Cahill GF, Jr. Starvation. Trans Am Clin Climatol Assoc 1983;94:1-21.
Cahill GF, Jr. Fuel metabolism in starvation. Annu Rev Nutr. 2006;26:1-22.
Carlson MG, Snead WL, Campbell PJ. Fuel and energy metabolism in fasting humans. Am J Clin Nutr. 1994;60:29-36.
Civitarese AE, Carling S, Heilbronn LK, Hulver MH, Ukropcova B, et al. Calorie restriction increases muscle mitochondrial biogenesis in healthy humans. PLoS Med. 2007;4:e76.
Cohen HY, Miller C, Bitterman KJ, Wall NR, Hekking B, Kessler B, et al. Calorie restriction promotes mammalian cell survival by inducing the SIRT1 deacetylase. Science. 2004;305:390-2.
Donath MY, Shoelson SE. Type 2 diabetes as an inflammatory disease. Nat Rev Immunol 2011;11:98-107.
Guilherme A, Virbasius JV, Puri V, Czech MP. Adipocyte dysfunctions linking obesity to insulin resistance and type 2 diabetes. Nat Rev Mol Cell Biol. 2008;9:367-77.
Haigis MC, Guarente LP. Mammalian sirtuins–emerging roles in physiology, aging, and calorie restriction. Genes Dev. 2006;20:2913-21.
Hariri N, Thibault L. High-fat diet-induced obesity in animal models. Nutr Res Rev. 2010;23:270-99.
Schenk S, Saberi M, Olefsky JM. Insulin sensitivity: modulation by nutrients and inflammation. J Clin Invest. 2008;118:2992-3002.

Índice alfabético

Los números de página seguidos de c remiten a cuadros, de f a figuras y de t a tablas.